- 国家中医临床研究基地业务建设科研专项——妇科名家诊治多囊卵巢综合征经验　编号JDZX2012047
- 国家中医药管理局流派传承建设基地项目——龙江韩氏妇科流派传承基地项目

妇科名家诊治多囊卵巢综合征临证经验

主　审　肖承悰

主　编　韩延华　胡国华

U0391636

人民卫生出版社

图书在版编目（CIP）数据

妇科名家诊治多囊卵巢综合征临证经验/韩延华,胡国华主编.—北京:人民卫生出版社,2014

ISBN 978-7-117-18906-4

Ⅰ.①妇…　Ⅱ.①韩…②胡…　Ⅲ.①卵巢疾病-中医学临床-经验　Ⅳ.①R271.917.5

中国版本图书馆 CIP 数据核字（2014）第 081577 号

人卫社官网　www.pmph.com	出版物查询，在线购书
人卫医学网　www.ipmph.com	医学考试辅导，医学数据库服务，医学教育资源，大众健康资讯

版权所有，侵权必究！

妇科名家诊治多囊卵巢综合征临证经验

主　　编：韩延华　胡国华

出版发行：人民卫生出版社（中继线 010-59780011）

地　　址：北京市朝阳区潘家园南里 19 号

邮　　编：100021

E - mail：pmph @ pmph.com

购书热线：010-59787592　010-59787584　010-65264830

印　　刷：河北博文科技印务有限公司

经　　销：新华书店

开　　本：710×1000　1/16　　印张：35

字　　数：666 千字

版　　次：2014 年 7 月第 1 版　2024 年 8 月第 1 版第 7 次印刷

标准书号：ISBN 978-7-117-18906-4/R · 18907

定　　价：72.00 元

打击盗版举报电话：010-59787491　E-mail：WQ @ pmph.com

（凡属印装质量问题请与本社市场营销中心联系退换）

本书编委会

主　　审　肖承悰

主　　编　韩延华　胡国华

（以下按姓氏笔画排序）

副 主 编　王东梅　许丽绵　陆　华　谈　勇

编　　委　丁丽仙　王东红　王东梅　王秀云　王金权

　　　　　王惠珍　刘宏奇　闫　颖　许丽绵　杜惠兰

　　　　　李伟莉　李春光　李　莉　肖承悰　吴效科

　　　　　罗颂平　周士源　陆　华　胡国华　胡晓华

　　　　　莎　玫　许小凤　谈　勇　黄　缨　崔晓萍

　　　　　韩亚光　韩延华　傅　萍　雷　磊

学术秘书　刘　丽　胥风华

参 编 者　王　敏　王明明　刘　丽　刘　畅　安　欣

　　　　　李　喆　杨丽丽　张雪芝　韩　晗　魏满霞

张 序

中医学乃我中华国粹,属国学范畴,其历史悠久,博大精深,理论独特,经验丰富,特色鲜明,为人民健康作出了巨大贡献。从学术文化性质而言,国学重传承,重学术的师法和家法,正因如此,才会产生学派纷呈、学说各异的中医学术特色,目前中医传承教育尤其受到国家重视。中医与西医的诊治虽然是两种迥然不同的医道文化景观,中央提出中西并重方针,这对医学的发展具有重大的现实意义。

韩延华与胡国华教授皆为当今中医妇科界杰出人才,近日主编的《妇科名家诊治多囊卵巢综合征临证经验》一书已成,书中全面总结了现代国内各中医妇科名家的学术经验,内容丰富,观点鲜明,既有学术思想的阐述,也有学术理论的发挥,更有临证体会的钩沉,还有方药运用的演绎变化。洋洋大观,从中可见清思妙理,匠心技艺。此书于中医妇科学术,不独可作入门阶梯,更可作临证备要。初学者可由此开阔学术眼界,即临证多年者,亦可从中借鉴良多。

中医发展需要传承不断,虽说目前创新时尚正浓,但是如果割裂历史脉络,中医将成为断流之水,枯萎之木。本书之写作既有传承又见创新,对中医学术的拳拳挚爱之心,跃然可见,其涓涓细流,足可为中医学术添加一助,虽不显赫一时,但将久远流传。中医正需不慕虚荣,如此踏实学风正宜发扬。

值书成之际,主编韩百灵先生之女韩延华教授邀余作序,仆作为中医老者,喜年轻一代之作为,故乐为之序。

国医大师 张 琪
癸巳年九月于哈

肖 序

中医妇科学有着几千年的历史,是中华民族璀璨的瑰宝,为人类的繁衍作出了杰出的贡献。研岐黄之术,施仁爱之心,乃医者之美德。医学无国界之分,近一个世纪以来,随着国外医学的逐渐渗透,多囊卵巢综合征这一病名传入国内,并被中医学所接受,至今已近半个世纪。多囊卵巢综合征是一种生殖内分泌障碍性疾病,呈多因性,多态性,其病理生理变化不但涉及生殖健康,还涉及神经、内分泌、代谢及肿瘤等其他问题,严重影响女性的身心健康,引起了国内外广大医务工作者的高度重视。如何做好该病的诊治及预防,近些年已成为妇产科领域的研究热点。

应时代之需求,组织全国各地中医妇科名家编撰《妇科名家诊治多囊卵巢综合征临证经验》一书,其中有全国第1～5批名老中医药学术继承指导老师、国家教育部重点学科及国家中医药管理局重点学科学科带头人80余人,形成临床名师的医学群体,每位师者都将自己诊治多囊卵巢综合征的经验心悟解囊而出,包括对多囊卵巢综合征的认识、辨证分型、用药特点、典型病例,体现了中医学原创思维和治疗优势,也有西医学的观点及诊断方法,可谓名师荟萃,百花齐放,具有时代的气息,展示了中医学的传承与发展,该书是专论多囊卵巢综合征的第一部专著。不仅具有较高的实用性,也具有一定的科学性和权威性。该书即将脱稿付梓,对此我深感欣慰。

本书的创新在于,融全国中医妇科名家之精华,对疑难病多囊卵巢综合征专病进行系统诠释,对于中医妇科的医疗、教学和科研确是一部很好的参考书,一定会受到病家的喜爱。吾欣然作序,希望该书早日与读者见面,并在医学史上绽放光辉。

原中华中医药学会妇科分会主任委员
北京中医药大学东直门医院首席教授
肖承悰
癸巳年深秋于北京

前　言

　　中医学是一门实践性医学,是中华民族灿烂文化的重要组成部分。回眸历史的长河,它是中华民族长期与疾病作斗争实践经验的总结,从三千年前神农尝百草,至中医药走出国门,屹立于世界医学之林。历经了数千年中医人的上下求索,逐渐形成了独特的理论体系和诊疗方法、显著的疗效和浓郁的民族特色,它古老而淳朴,具有顽强的生命力,为中华民族的繁衍昌盛,为世界医学的发展和人类的健康事业作出了卓越的贡献。

　　多囊卵巢综合征是女性生殖内分泌疾病,严重危害女性身心健康,已经成为医学领域研究的热点,引起临床医务工作者和科研人员的高度重视。近些年关于多囊卵巢综合征的研究进展、诊治经验的报道屡见于医学杂志和综合性书籍,2010年该病已被纳入国家临床研究基地重点研究项目,随之关于多囊卵巢综合征的相关研究也在日益深入,尽管如此,至今尚没有专著详论。

　　组织编写《妇科名家诊治多囊卵巢综合征临证经验》一书,是顺应时代之需,在全国24个省、3个直辖市广泛征集中医妇科名家诊治多囊卵巢综合征的经验。入选人员均为全国第一批至第五批名老中医药学术继承指导老师及国家教育部重点学科、国家中医药管理局重点学科学科带头人,融全国中医妇科之精英,可谓群贤毕至,虽各抒己见,但无门户之分,展现了各地域性差异和个体化的治疗,反映了传统医学和时代融合的特点。

　　本书分上篇、下篇两部分,上篇包括多囊卵巢综合征的概述;多囊卵巢综合征诊断标准及演变;多囊卵巢综合征的发病率及其危害;中西医对多囊卵巢综合征的认识及近些年对多囊卵巢综合征基础研究进展五个方面。下篇收录全国82位妇科名家诊治多囊卵巢综合征的经验,每位入选者从对多囊卵巢综合征的认识、辨证分型、用药特点入手全面系统进行了总结,并举例说案。编写内容出自于入选者本人或其流派传承弟子并得到本人认同。该书是专论多囊卵巢综合征的第一部中医专著,覆盖面广,具有实用性和权威性。

　　本书适用于广大妇产科临床医务工作者参阅,可作为中医妇科博士、硕士研究生的辅助教材,也希望成为多囊卵巢综合征患者的良师益友,相信本书的问世,对于继承名老中医诊治特色,培养中医妇科临床人才,传承和发展中医妇科学都将起到推动和促进作用。由于编者来自全国各地,存在地域差异和不同的辨治特点,其中难免出现疏漏,还望诸位贤能同道提出宝贵意见,批评指正。

　　本书能够得以顺利完成,首先要感谢主编单位黑龙江中医药大学匡海学校长和国家中医临床研究基地黑龙江中医药大学附属第一医院领导以及国家重点学科带头人吴效科教授,感谢他们在本项目完成过程中给予的全力支持和指导;感谢罗颂平教授以严谨的态度,参与本书的策划,并由始至终给予的宝贵建议和真诚支持;同时还要感谢全体参编人员的团队精神及付出的智慧和努力。

主编　韩延华　胡国华

2013 年 11 月

目 录

 上 篇 中西医对多囊卵巢综合征的认识

下 篇 名家诊治经验

（按地区拼音顺序排列）

上 篇　中西医对多囊卵巢综合征的认识

一、多囊卵巢综合征概述

多囊卵巢综合征(polycystic ovarian syndrome,PCOS)是一种以雄激素水平增高、持续性无排卵为特征的生殖内分泌疾病。本病多起于青春期,常见症状有月经稀少或闭经、不孕、多毛、肥胖、痤疮、双侧卵巢持续增大,以及雄激素过多、持续无排卵等。中医学中无此病名,根据其临床表现应属中医学的"月经后期"、"闭经"、"崩漏"、"不孕"等病证范畴。

多囊卵巢综合征非一种简单独特的疾病,而是一种多起因,临床表现呈多态性的综合征,其病理生理变化涉及范围广,不但涉及生殖健康问题,还涉及神经、内分泌、代谢及肿瘤发生等其他问题。

二、多囊卵巢综合征诊断标准及演变

早在希波克拉底时代医疗记录里就有月经稀发、不孕、体重强健、多毛和男性化等多囊卵巢综合征特征描述的记载。1845 年,Chereau 首次描述了这种卵巢的形态学改变;1904 年,Frindley 将其命名为囊性退化卵巢;1935 年 Stein 和 Leventhal 总结了 7 例患者,归纳为闭经、多毛、肥胖及不孕四大病症,首次将此病总结成一种综合征,称为 Stein-Leventhal 综合征(S-L 综合征)。

20 世纪 50 年代,人们发现该病患者除了有黄体生成素(LH)升高外,还具有许多非典型征象,因此,从 20 世纪 60 年代开始,该病逐渐被称为多囊卵巢综合征。1980 年人们注意到糖尿病和雄激素可能和该病有关。此后的研究发现,多囊卵巢综合征患者同时易患 2 型糖尿病、高血脂、心血管疾病、代谢综合征、非酒精性脂肪肝、妊娠期糖尿病、妊娠期高血压、子宫内膜癌、乳腺癌、卵巢癌等疾病。由此来看,多囊卵巢综合征的概念已经超出了妇科内分泌的范畴,它覆盖了一组多系统的慢性内分泌紊乱,但大多数患者只突出表现出其中的一种或几种症状。1990 年美国卫生组织/美国儿童健康和人类发展组织(NIH/NICHD)制定了第一个受到广泛认可的多囊卵巢综合征诊断标准,为雄激素过多症,但也不能得到统一公认。对于卵巢的形态学改变,LH/FSH 比值异常,高胰岛素血症等是否作为诊断依据尚存在着异议。直到 2003 年人类生殖和胚胎学会(ESHRE)和美国生殖医学会(ASRM)在鹿特丹成立,经过讨论确定了多囊卵巢综合征病名,制定了多囊卵巢综合征的"鹿特丹诊断标准",以下三项特征:稀发排卵或停止排卵(OA),临床和(或)生化雄激素过多(HA),超声显示卵巢多囊样改变(PCOM),一侧或双侧卵巢体积>10cm³ 和(或)直径 2~9mm 的卵泡数多于 12 个。具备其中两项即可诊断为多囊卵巢综合征。并分为 OA+HA、OA+PCOM、HA+PCOM、OA+HA+PCOM 四个表型。此外,诊断时还需除外高雄激素血症的其他原因(如高泌乳素血症和甲状腺疾病、先天性肾上腺皮质增生、库欣综合征、雄激素分泌性肿瘤、212 羟化酶缺乏性非典型肾上腺皮质增生、外源性雄激素应用等)。

　　2006 年美国雄激素过多协会提出高雄激素血症是诊断多囊卵巢综合征的必要条件,如不存在临床或生化雄激素过多表现,不管是否有排卵功能障碍、月经失调或多囊卵巢,都不足以诊断为多囊卵巢综合征。

　　2011 年我国卫生部正式颁发"中国多囊卵巢综合征诊断标准",提出:月经稀发、闭经或不规则子宫出血,并伴有下列 2 项中的 1 项,临床或(和)生化雄激素过多;超声表现为卵巢多囊性改变。排除其他可能引起高雄激素和排卵异常的疾病即可诊断。

　　至今国际上及我国的诊断标准是本领域专家达成的共识,至于哪一个标准能成为诊断 PCOS 的"金标准"仍存在很多争议。近年来,大量临床观察发现,不同国家、种族、地域的患者都存在着个体化差异,其临床表现呈现出异质性和多态性。

三、多囊卵巢综合征的发病率及危害

(一) 发病率

　　多囊卵巢综合征已经成为一种常见病、多发病,在全球范围有着庞大的患者群,据有关资料报道,依据不同的诊断标准调查结果有所不同,按 1990 年美国卫生组织制定的诊断标准,来自美国、英国、西班牙、希腊、加拿大和墨西哥的调查结果显示:发病率为 6%~9%;根据鹿特丹诊断标准的以社区为基础的研究,结果显示:多囊卵巢综合征患者的发病率为 18%。直到目前我国还缺少全国性的大样本、多中心的研究结果。

(二) 危害性

　　多囊卵巢综合征是临床上公认的导致女性无排卵不孕的主要原因,长期无排卵或无孕激素拮抗的单纯高水平雌激素过多,不仅表现为生殖内分泌紊乱、不孕,对女性身心造成严重损害,也会引起持续代谢异常,增加子宫内膜癌发生的风险,有关资料表明:多囊卵巢综合征的患者患子宫内膜癌的风险是正常女性的3～4倍。多囊卵巢综合征患者的代谢综合征、2型糖尿病、心脑血管疾病和中风事件的发生可增加4倍甚至更多,也有报道指出:多囊卵巢综合征患者阻塞性睡眠呼吸暂停综合征患病率升高,已越来越引起人们的重视。

总之,多囊卵巢综合征与多种病因和临床疾病相关的持续无排卵状态有关,其中也包括胰岛素拮抗、高胰岛素血症和高雄激素血症。也就是说,多囊卵巢综合征是多种功能异常引起的后果,而不仅仅是一种特异性中枢或局部疾病。多囊卵巢综合征是导致2型糖尿病、心血管疾病、妊娠期糖尿病、妊娠高血压综合征以及子宫内膜癌的重要危险因素。因此,治疗多囊卵巢综合征不仅是为了解决月经失调和不孕的近期问题,而且对提高妇女的生命质量有重要意义。

四、中医对多囊卵巢综合征的认识

(一) 病名

中医典籍中并没有多囊卵巢综合征相对应的病名记载,但根据临床症状的描述,一般将其归属为月经过少、月经后期、闭经、崩漏、不孕等范畴。

(二) 病因病机

随着医学的发展和中西医学的有力结合,应用西医学研究方法来探索PCOS的发病机制,近几年应运而生。许多学者在传统医学理论的基础上,通过实验及临床研究,对PCOS的中医病因病机进行了有益的探索,虽各家意见不尽相同,但肾、肝、脾脏腑功能失调为本病主要病机,痰湿、瘀血等为致病因素,已得到大多数学者的认同。

1. 脏腑功能失调　多囊卵巢综合征发生主要与肾、肝、脾脏腑功能失调有关。

(1)肾虚:肾为先天之本,藏精,主骨生髓而主生殖,为天癸之源,冲任之本,是人体生长发育和生殖的根本。精能生血,直接为胞宫的行经、胎孕提供物质基础。月经的正常是肾气—天癸—冲任—子宫相互调节,在脏腑、经络、气血的协调作用下,子宫按期藏泻的结果。肾气由肾精所化,主宰肾脏的生理功能活动。肾亦有阴阳之分,肾阴为一身阴气之源,肾阳为一身阳气之本。肾气促进天癸成熟,受脏腑气血的资助,促使任脉通,太冲脉盛,血海按时满盈,满溢于胞宫,化为经血。故《傅青主女科》有"经水出诸肾"之论。《医学正传·妇人科》云:"月水全借肾水施化,肾水既乏,则经血日以干涸。"故肾之阴阳为五脏阴阳之本。这说明肾在女性月经产生与调节及参与生育活动中起主导作用。若先天禀赋不足,肾精亏虚,或房事不节,或惊恐伤志,或早婚多产损伤肾气,肾气不足,生精化气生血功能不足,冲任亏虚,血海不能按时满溢或满溢不足,遂致月经后期,量少,甚至闭经;血海失司,蓄溢失常,可致月经先后无定期;冲任不固,不能摄精成孕,可致不孕。肾气虚进一步发展,致肾阳不足,阴寒内生,寒滞胞脉,血行迟滞,可致月经后期,或经量少,甚至闭经;冲任失于温煦,不能摄精成孕而致不孕。若肾阴亏损,则精亏血少,冲任血虚,血海不能按时满溢,不能凝精成孕,则出现月经稀发、量少、闭经、不孕等表现。《景岳全书》云:"五脏之伤,穷必及肾。"或禀赋不足房事过度,或过服温燥劫阴之品所致肾阴不足,则致冲任血虚,血海不能按时满溢,可致月经后期,或经量少,甚至闭经;冲任血虚,不能凝精成孕。《圣济总录》云:"女子无子,由于冲任不足,肾气虚弱故也。"

若肾阳虚弱,不能蒸腾津液,水液代谢失常,水湿内停,湿聚成痰,痰湿阻络;或肾阳虚不能温煦脾阳,脾虚运化失职,水液失于输布,停于体内,日久凝聚成痰;若肾阳虚不能温煦经脉,血被寒凝,瘀阻胞脉;或肾阴虚,虚热灼伤阴血,血被热灼亦可成瘀。痰瘀内阻则会产生月经失调、闭经、肥胖,导致不孕等症。上述理论,为肾虚与多囊卵巢综合征发生的病机提供了充足的证据。

(2)脾虚:脾为后天之本,气血生化之源,统血,而主运化,且主升清、降浊,喜燥而恶湿。若素体肥胖或恣食肥甘厚味,或饮食不节,或忧思过度,损伤脾胃,导致脾的运化失职,气血乏源,脾虚血少,冲任失养,血海不充,即可出现月经后期、闭经、不孕等;若饮食生冷,损伤脾阳,或元阳不足,命门火衰,脾失温煦,则运化失职;水湿停聚,聚湿成痰。痰湿阻滞冲任、胞脉,壅塞胞宫而致月经后期、闭经、不孕。或痰湿脂膜积聚体内,而致体胖多毛。《丹溪心法》中指出:"若是肥盛妇人,禀受甚厚,恣于酒食,经水不调,不能成胎,谓之躯脂满溢,闭塞子宫……"

(3)肝郁:女子以肝为先天,主藏血和疏泄,为人体气机之枢纽,调畅全身气机、转输气血、津液。若情志不畅,肝气郁结,疏泄失常,气机不利,则影响冲任的调畅,表现出月经不调、闭经;肝郁乘脾,脾失健运,水液内停,聚而成痰,痰湿壅塞胞脉、胞宫,则见月经后期、不孕;湿邪溢于肌肤则肥胖;若肝郁日久化热,湿热互结,阻滞气机,气血失和,冲任失调,则可导致月经失调、不孕或痤疮等。清代名医陈修园在《妇科要旨·种子》篇中论述:"妇人无子,皆因经水不调,经水所以不调者,皆由内有七情之伤","妇人以血为海……每多忧思忿怒,郁气居多……忧思过度则气结,气结则血亦结……忿怒过度则气逆,气逆则血亦逆。气血结逆于脏腑经络,而经于是乎不调矣",由此说明肝郁与PCOS的发生是密切相关的。

2.主要致病因素 研究发现痰湿、瘀血即是多囊卵巢综合征发展所形成的病理产物,同时又可作为新的致病因素随气机升降壅塞肌肤、胞宫。明代《万氏妇人科》指出:"惟彼肥硕者,膏脂充满,元室之户不开;夹痰者,痰涎壅滞,血海之波不流。故有过期而经始行,或数月经一行,及为浊,为带,为闭经,为无子之病。"对于痰与瘀的关系,《血证论》云:"须知痰水之壅,由瘀血使然……然使无瘀血,则痰气自有消溶之地。"痰乃津液之变,瘀乃血液凝滞,由于津血同源,所以痰瘀不仅互相渗透,而且可以互相转化,因痰致瘀,或因瘀致痰。如血瘀日久,气机不行,可致津液输布代谢障碍,水液停蓄,形成痰湿;反之,若水液代谢严重受阻,痰湿内生,水饮停滞,则气机不畅,亦可影响血液运行而致血瘀,因此,两者互为因果,交织为患。

(三) 治疗

1. 辨证施治　多囊卵巢综合征治疗应当分为青春期和育龄期两阶段,结合临床四诊、B超、性激素检查等结果,综合分析,拟定合理治疗方案。青春期重在调经,以调畅月经为先,恢复周期为本,闭经者,虚则补而通之,实则泻而通之;育龄期患者,调经意在种子。

(1)肾阳虚证

主症:月经初潮迟至、后期,量少,色淡,质稀,渐至闭经,或月经周期紊乱,经量多或淋漓不净,婚久不孕。伴头晕耳鸣,腰膝酸软,形寒肢冷,小便清长,大便时溏,性欲淡漠,形体肥胖,面额痤疮,多毛;舌淡,苔白,脉沉弱。

治法:温补肾阳,调理冲任。

方药:右归丸(《景岳全书》)加减。

熟地黄、山药、山茱萸、枸杞、鹿角胶、菟丝子、杜仲、当归、肉桂、制附子。

加减:若月经量过少者,可加紫河车、丹参等补精血以行经;带下量多者,酌加芡实、金樱子等固涩止带;若肾阳虚不能温运脾土,致脾肾阳虚,大便溏薄者,可加补骨脂、白术等温补脾肾,固肠止泻。

1)中成药:金匮肾气丸温补肾阳,化气行水。

2)针灸

①主穴:关元、归来、子宫、肾俞、命门

②配穴:三阴交、太溪、百会、然谷、腰眼、阴谷

手法:平补平泻,每日1次,20天为一疗程。

(2)肾虚血瘀证

主症:月经初潮迟至、后期,量少,色黑有块,甚或闭经,或月经周期紊乱,经量多或淋漓不净,婚久不孕。伴腰膝酸软,倦怠乏力,头晕耳鸣,面色晦黯,有色素斑,肌肤甲错,面额痤疮,唇周细须显现,甚则可见颈背部、腋下、乳房下和腹股沟等皮肤皱褶处出现灰褐色色素沉着;舌质紫黯或有瘀斑、瘀点,苔薄白,脉沉涩。

治法:补肾活血,调理冲任。

方药:左归丸(《景岳全书》)合桃红四物汤(《医宗金鉴》)加减。

熟地黄、山药、山茱萸、枸杞子、菟丝子、鹿角胶、龟甲胶、川牛膝、桃仁、红花、

熟地、白芍、当归、川芎。

加减:若水不涵木而致肝郁者,加柴胡、香附疏肝解郁,调经止痛;若经前乳胀者,加王不留行、通草以清肝散结,活血通经;偏于肾阳虚,证见形寒肢冷,小腹冷痛,尿频便溏者,加肉桂、淫羊藿以温补肾阳;若子宫发育不良者,可加入血肉有情之品,如紫河车、龟甲等。

1)中成药:左归丸合桃红四物丸补肾填精,活血化瘀。

2)针灸

①主穴:关元、中极、子宫、三阴交

②配穴:肾虚者,太溪、命门;头晕耳鸣者,百会;腰膝酸软者,腰眼、阴谷,气滞血瘀者,合谷、血海、太冲

手法:平补平泻,每日1次,20天为一疗程。

(3)肾虚肝郁证

主症:月经初潮迟至、后期,量少,甚至停闭,婚久不孕。伴腰酸乏力,或足跟痛,头晕耳鸣,心烦易怒,胸胁胀满,乳房胀痛,或精神抑郁,毛发浓密,面部痤疮;舌质黯,脉沉细或弦细。

治法:疏肝理气,补肾调经。

方药:调肝汤(《傅青主女科》)加减。

白芍、山药、山茱萸、枸杞子、巴戟天、泽兰、当归、香附、制首乌、郁金。

加减:若肾虚腰痛甚者,可加续断、桑寄生等以补肾强筋骨;若肝郁克脾,症见腹泻便溏者,加苍术、茯苓等健脾燥湿;若经行浮肿,加泽泻、茯苓皮等温阳化气,利水消肿。

1)中成药可选用舒肝保坤丸温肾疏肝,化瘀通经。

2)针灸

①主穴:关元、太溪、太冲、三阴交、子宫或卵巢

②配穴:肾俞、肝俞、足三里、合谷、气冲、太溪、地机、血海

手法:平补平泻,每日1次,20天为1疗程。

(4)脾虚证

主症:月经后期,量少,甚则停闭。伴肢体倦怠,神疲乏力,食欲不振,呕恶痰涎,脘腹胀满,大便溏薄,面色萎黄,或四肢多毛;舌淡胖有齿痕,苔白腻,脉缓弱。

治法:健脾益气,燥湿除痰。

方药:参苓白术散(《太平惠民和剂局方》)加减。

人参、白术、茯苓、扁豆、甘草、山药、莲子肉、桔梗、薏苡仁、砂仁。

加减:若痰涎壅盛,呃逆较重,可加生姜、竹茹等降逆止呕;若食欲不振较甚者,可加焦三仙、陈皮等健脾理气消积;若脾虚气血生化不足而致月经量少、色淡者,可加当归、白芍等补血养血。

1)中成药可选用参苓白术散以健脾益气,除湿化痰。

2)针灸

①主穴:脾俞、足三里、合谷、三阴交、丰隆

②配穴:次髎、关元、中极

手法:平补平泻,每日1次,20天为一疗程。

(5)痰湿阻滞证

主症:月经后期,量少,甚或闭经,婚久不孕。伴带下量多,色白质稠,形体肥胖,或面浮肢肿,多毛,痤疮,头晕目眩,心悸气短;舌淡胖大,苔厚腻,脉滑。

治法:燥湿除痰,理气行滞。

方药:苍附导痰汤(《叶天士女科诊治秘方》)加减。

茯苓、陈皮、甘草、苍术、香附、胆南星、枳壳、神曲、生姜、当归、川芎。

加减:若痰多,形体肥胖,多毛明显者,酌加山慈菇、穿山甲、皂角刺、石菖蒲;若小腹结块者,加昆布、海藻、夏枯草;若月经量少,错后或闭经者,酌加泽兰、川牛膝;黑棘皮症者加白鲜皮。

1)中成药可选用二陈丸以燥湿化痰,理气和胃。

2)针灸

①主穴:肾俞、脾俞、足三里、照海、关元、丰隆

②配穴:悬钟、太溪、大赫、气穴

手法:平补平泻,每日1次,20天为一疗程。

(6)肝经湿热证

主症:月经稀发,量少,甚则经闭不行,或月经紊乱,淋漓不断。伴带下量多色黄,外阴瘙痒,面部痤疮,毛发浓密,胸胁乳房胀痛,便秘溲黄;舌红,苔黄腻,脉弦或弦数。

治法:清热利湿,疏肝调经。

方药:龙胆泻肝汤(《医宗金鉴》)。

龙胆、黄芩、栀子、泽泻、木通、车前子、当归、柴胡、甘草、地黄。

加减:若大便秘结明显者,酌加大黄;溢乳者,酌加炒麦芽;乳房胸胁胀满甚者,加穿山甲、王不留行、通草;口干渴者,加天花粉、石斛、麦冬。

1)中成药:龙胆泻肝丸清热利湿,疏肝调经。

2)针灸

①主穴:行间、丘墟、阴陵泉、中极、肝俞

②配穴:次髎、期门、蠡沟、太冲、脾俞、足三里

手法:平补平泻,每日1次,20天为一疗程。

2. 其他疗法

(1)艾灸:取关元、中极、足三里、三阴交等穴。

(2)耳针:取肾、肾上腺、内分泌、卵巢、神门等穴。

(3)电针疗法:取穴天枢、大横、支沟、关元、中极、子宫、气海、三阴交、丰隆、肾俞、地机等穴,以补肝肾健脾调冲为原则加减选穴,脾肾阳虚加肾俞、命门、脾俞、足三里;痰湿阻滞加阴陵泉,气滞血瘀加太冲、血海,针刺得气后在天枢和大横穴位使用脉冲治疗仪连续波或电针仪疏密波治疗。

(4)穴位埋线疗法。

(5)穴位注射疗法:穴位注射人绒毛膜促性腺激素(HCG),选穴:中极、关元、子宫(双)、三阴交(双)、气海等。从月经周期的第4日开始,每日选择两个穴位注射 HCG。

(6)耳穴贴压疗法:采用王不留行籽耳穴贴压治疗 PCOS,选用子宫、卵巢、内分泌、肝、肾、脾进行贴压。

(7)针挑疗法:针挑点选用:主点:大椎旁点、骶丛神经点、第2腰椎点、归来点;配点:气冲、第3腰椎点,伴有性欲冷漠者加骶椎点。

(韩延华　胥风华　张雪芝)

五、西医对多囊卵巢综合征的认识

(一) 病因

多囊卵巢综合征(PCOS)为一种多因性疾病,现已证实其与遗传、基因多态性、代谢综合征(MS)及环境心理等因素相关,但具体机制仍不明确。近年来,随着各种技术特别是高通量测序技术的发展,研究人员得以从整个基因组及蛋白质组层面对 PCOS 的发生发展进行深入探索。现综合近5年的研究,将 PCOS 的病因从遗传因素和非遗传因素两个方面进行归纳。

1. 遗传因素

(1)PCOS 的经典遗传学理论:PCOS 具有家族聚集性现象,一级亲属肥胖、糖尿病、冠心病、早秃(男性)、月经稀发(女性)可能是 PCOS 的独立遗传表型。遗传因素与 PCOS 密切相关,如 PCOS 患者的家族聚集性及其在同卵双胞胎中的发病率显著高于非同卵双胞胎的现象可以证明。家系分析提示 PCOS 一般为常染色体显性遗传,但少部分为 X 连锁显性遗传或可能由减数分裂异常所引起。PCOS 相关基因的研究主要集中在:性激素调节相关基因如 LH 受体基因、卵泡抑素基因、β-FSH 基因等;与甾体激素合成和作用相关的基因如 CYP11A、CYP17、CYP21 等;胰岛素敏感性相关基因及代谢综合征(MS)相关基因几个方面。另外已被公认的与高雄激素血症相关的基因有:①17-羟化酶和 17,20 裂解酶基因。②胆固醇侧链裂解酶基因。③芳香化酶基因。④促黄体生成素(luteinizing hormone,LH)基因。⑤促卵泡激素(follicle-stimulating hormone,FSH)基因。

与高胰岛素血症有关的基因有：①胰岛素基因。②胰岛素受体基因。③胰岛素样生长因子(insulin-like growth factors,IGFS)基因。④胰岛素受体底物(insulin receptor substrate,IRS)-1 或 IRS-2 等位基因。⑤钙激活酶基因等。但迄今尚未发现特异的 PCOS 致病基因。

(2)表观遗传学理论：表观遗传学是 20 世纪 80 年代逐渐兴起的一门学科，是在研究与经典孟德尔遗传学遗传法则不相符的许多生命现象过程中逐步发展起来的。是一门生物学学科，研究在没有细胞核 DNA 序列改变的情况时，基因功能的可逆的、可遗传的改变。目前研究发现，表观遗传修饰可能参与 PCOS 的发病；表观遗传学研究包括：DNA 甲基化、组蛋白乙酰化、X 染色体失活(XCI)和基因组印迹等方面。

2. 非遗传因素

(1)肥胖：约 50％PCOS 患者伴有肥胖，体重指数≥25，多呈中心型肥胖。肥胖会降低激素结合球蛋白水平，增加雄激素和胰岛素的分泌以及胰岛素抵抗。肥胖患者与非肥胖患者相比，有更高的雄激素、胰岛素及血糖水平，提示肥胖PCOS患者的临床内分泌及代谢紊乱程度更为严重。

(2)慢性炎症：有研究表明慢性炎症可能是胰岛素抵抗的启动因素，各种刺激均可引起 IL-6、TNF-α 和血管紧张素 Ⅱ 增加，作用于肝脏导致急性 C 反应蛋白水平升高，抑制胰岛素受体酪氨酸激酶活性，加重胰岛素抵抗，进而发生一系列的代谢性疾病、心血管疾病以及 PCOS。

3. 环境因素

(1)子宫内环境：有研究倾向于这样一种观点：PCOS 的发病起始于胚胎时期，母体血清中过高的雄激素和(或)胰岛素可能影响子代的遗传学行为，从而决定个体在后期发育中发生 PCOS 及相关的代谢性疾病。Eisner 等对子宫内的雌性罗猴胚胎注射大剂量雄激素，待其成年后发现大部分罗猴有 PCOS 的临床表现，提示过量雄激素在胎儿期就对 PCOS 的后续发病存在一定影响。

(2)生活环境：化学物质污染占比重较大，尤以环境型内分泌干扰素(environmental endocrine disrupter,EED)对人体的激素代谢影响最大，因而危害也最大。EED 可导致妇女 PCOS 发病率增加，其中中国科学家证实一次性塑料杯喝水、厨房油烟及居住地或工作场所装潢史为 PCOS 发病的 3 个 EED 高危因素。这可能与 EED 抑制淋巴细胞成熟及作用于下丘脑—垂体—性腺轴中的任一环节从而打破机体内激素平衡有关。

(3)精神心理因素：研究发现应激状态下儿茶酚胺如多巴胺(DA)、去甲肾上腺素(NE)、促肾上腺皮质激素释放激素(CRH)、促肾上腺皮质激素(ACTH)、生长激素(GH)、催乳素(PRL)、肾素—血管紧张素—醛固酮等分泌都可能增加。而这其中的很多神经递质和激素正是 PCOS 形成的相关因素。

(二) 内分泌特征与病理生理

1. 内分泌特征　①雄激素过多;②雌酮过多;③黄体生成激素/促卵泡激素 (LH/FSH)比值增大;④胰岛素过多。

2. 病理机制　多囊卵巢综合征(PCOS)是最常见的内分泌紊乱疾病之一,以持续排卵障碍、高雄激素血症和胰岛素抵抗(IR)为特征,其发病机制尚未完全清楚,现结合近年相关研究分述如下:

(1)高雄激素血症:高雄激素血症为多囊卵巢综合征(PCOS)最重要的内分泌特征之一。卵巢局部和循环雄激素水平升高,可以阻碍卵泡的正常生长,造成无排卵或稀发排卵,表现为月经周期紊乱、月经稀发甚至闭经。另外还可引起多毛、痤疮、脱发等临床症状。高雄激素血症的发生机制有以下几方面:

1)下丘脑—垂体—卵巢轴功能异常:主要表现为患者下丘脑促性腺激素释放激素(GnRH)分泌脉冲频率增加,垂体对 GnRH 敏感性增加,GnRH 诱导的 GnRH 受体增加使垂体分泌黄体生成素(LH)的频率及幅度增加,无周期性改变、无黄体生成素峰出现。高 LH 水平可直接作用于卵巢的卵泡膜细胞,增加细胞内的细胞色素 $P45017\gamma$(CYP17)和 $P450C17\alpha$ 酶的活性,刺激卵泡细胞膜产生过多雄激素,形成雄激素过多,持续无排卵的恶性循环。

2)肾上腺功能异常:20%～60%的 PCOS 患者伴有肾上腺高雄激素血症。肾上腺功能亢进产生大量雄烯二酮(AD)引发 PCOS 的发生。PCOS 患者过高的雄激素主要来自卵巢及肾上腺,而肝脏、脂肪等组织中 5α 还原酶活性的异常增强将睾酮转化为不可被芳香化的双氢睾酮,进一步促进高雄激素血症的形成;另外,肾上腺雄激素对正常水平的促肾上腺皮质激素(ACTH)过度敏感,给予肾上腺皮质激素释放激素刺激内源性生理量 ACTH 分泌后,脱氢表雄酮(DHEA)、AD 等雄激素分泌亢进。

3)胰岛素和胰岛素样生长因子:Pasquali 等认为,高胰岛素血症对高雄激素血症的产生起重要促进作用。胰岛素可直接刺激卵巢功能及垂体分泌 LH,使卵巢卵泡膜细胞增生,$P450C17\alpha$ 酶活性增加,雄激素合成增多;胰岛素通过刺激 17α 羟化酶的活性,增强卵泡膜细胞中 LH 以及 IGF-1 介导的雄激素合成,降低肝脏性激素结合球蛋白(sex hormone binding globulin)以及 IGF-1 结合蛋白的合成,从而加重高雄激素血症,而且干扰卵子与卵丘颗粒细胞的相互作用以及卵子的成熟机制。Silfen 等体外研究证实,胰岛素和 IGF-1 能增加卵泡膜细胞和肾上腺皮质细胞雄激素的产生。最近研究发现,胰岛素样因子 3(INSL3)也是一种新型的与卵巢雄激素合成相关的激素。

(2)胰岛素抵抗(IR)和高胰岛素血症(HI):胰岛素抵抗以及高胰岛素血症主要出现在无排卵型的 PCOS 患者中。邱红玉等人的研究结果认为 PCOS 合并

IR 患者脂肪组织胰岛素受体底物(IRS-2)蛋白酪氨酸磷酸化程度的降低,可能是发生 IR 的机制之一。其他人的研究也证实了胰岛素抵抗源于其受体下游信号转导通路的异常,与肥胖是相对独立的两个临床表征。

(3)促性腺激素:PCOS 患者主要表现为负反馈调节机制的增强和正反馈调节机制的丧失,以致下丘脑—垂体—卵巢性腺轴功能紊乱,促性腺激素的异常分泌,主要表现在 LH 升高、FSH 降低、LH/FSH 升高等。

1)黄体生成素(LH)升高:卵巢及肾上腺的雄激素在外周组织芳香化酶作用下转化为雌酮,形成高雌酮血症,对下丘脑形成正反馈,致使 GnRH 分泌频率增加;下丘脑、垂体的自身功能异常,主要是多巴胺数量及活性相对不足,导致垂体分泌 GnRH 增多。GnRH 脉冲频率过快促使下丘脑分泌过多 LH,LH 脉冲频率和振幅升高,导致持续高水平,无周期性改变,不形成月经中期黄体生成素峰。LH 直接作用于卵泡膜细胞,通过增加细胞内直链裂解酶的活性,使卵泡膜细胞产生过多的雄激素。过多雄激素在外周转换为雌酮,而雌酮又增加 GnRH 促垂体分泌 LH 敏感性,LH 分泌更多,形成了恶性循环。

2)卵泡刺激素(FSH)降低:PCOS 患者体内高脉冲频率的 GnRH 对 FSH 呈负反馈,使 FSH 水平相对降低。研究认为 PCOS 无排卵的直接原因是 FSH 不足,FSH 的合成和分泌减少,卵巢颗粒细胞功能受阻,优势卵泡选择受阻致无排卵。

3)LH/FSH 升高:垂体黄体生成激素与卵泡刺激素的比值(LH/FSH)升高被认为是 PCOS 的主要内分泌变化之一。Kalro 等研究发现,促性腺激素亚单位的基因表达受 GnRH-I 调节,高频率的 GnRH 脉冲诱导 LH mRNA 表达增加,但不影响 FSH mRNA 的表达,其结果是黄体生成素的分泌高于促卵泡激素,同时由于多囊性卵巢分泌过多抑制素选择性抑制垂体促卵泡激素分泌,从而使黄体生成素/促卵泡激素比值增加。

3. 病理

(1)卵巢变化:与正常女性相比,PCOS 患者双侧卵巢均匀性增大至正常卵巢的 2~5 倍。表面光滑,切面见卵巢包膜呈灰白色,均匀性增厚,较正常厚约 2~4 倍,坚韧。其下可见大小不等≥10 个囊性卵泡,直径多在 2~9mm。镜下见白膜增厚、硬化,皮质表层纤维化,细胞少,血管显著存在。白膜下见多个不成熟阶段呈囊性扩张的卵泡及闭锁卵泡,无成熟卵泡生成及排卵迹象。

(2)子宫内膜变化:子宫内膜主要表现为无排卵型的子宫内膜,表现可多样化,如单纯型增生、复杂型增生,甚至呈不典型增生,或表现为腺瘤状甚至内膜癌变。

(三)临床表现

1. 月经失调 发生月经失调,包括闭经、月经稀发和功能失调性子宫出血的主要病因是无排卵或稀发排卵。

月经超过 6 个月或 183 天来潮为无排卵；每年少于 8 次排卵（包括 8 次），为稀发排卵。月经规律并不能作为判断有排卵的证据。要依靠基础体温（BBT）、B 超监测排卵、月经后半期孕酮测定等方法判断是否有排卵。

2. 不孕　引起不孕的原因可能是激素紊乱或卵巢功能不全引起的无排卵，也可能是卵子质量差或孕激素缺乏造成子宫内膜生长不良，不利于受精卵着床、发育所引起。

3. 高雄激素相关临床表现

（1）多毛：毛发的多少和分布因性别和种族的不同而有差异，多毛是雄激素增高的重要表现之一，临床上评定多毛的方法很多，其中世界卫生组织推荐的评定方法是 Ferriman-Gallway 毛发评分标准。我国 PCOS 患者多毛现象多不严重，大规模社区人群流调结果显示 mFG 评分＞5 分可以诊断多毛，毛发的分布有男性化倾向，如胡须、胸毛、肚脐到阴部的毛发以及肛门、四肢的毛发增多，阴毛粗，浓而黑。

（2）高雄激素性痤疮（hyperandrogenitic acne）：PCOS 患者多为成年女性痤疮，伴有皮肤粗糙、毛孔粗大，与青春期痤疮不同，具有症状重、持续时间长、顽固难愈、治疗反应差的特点。

（3）女性型脱发（female pattern alopecia，FPA）：PCOS 患者 20 岁左右即开始脱发。主要发生在头顶部，向前可延伸到前头部（但不侵犯发际），向后可延伸到后头部（但不侵犯后枕部），只是头顶部毛发弥散性稀少、脱落，它既不侵犯发际线，也不会发生光头。

（4）皮脂溢出：PCOS 产生过量的雄激素，发生高雄激素血症，使皮脂分泌增加，导致患者头面部油脂过多，毛孔增大，鼻唇沟两侧皮肤稍发红、油腻，头皮鳞屑多，头皮痒，胸、背部油脂分泌也增多。

（5）男性化表现：主要表现为有男性型阴毛分布，一般不出现明显男性化表现，如阴蒂肥大、乳腺萎缩、声音低沉及其他外生殖器发育异常。在 PCOS 患者如有典型男性化表现，应注意鉴别先天性肾上腺皮质增生、肾上腺肿瘤及分泌雄激素的肿瘤等。

4. 卵巢多囊样改变（PCO）　关于 PCO 的超声诊断标准虽然进行了大量的研究，但仍众说纷纭，加上人种的差异，其诊断标准的统一更加困难。2011 年我国卫生行业标准 PCO 超声诊断：一侧或双侧卵巢内直径 2～9mm 的卵泡数 12 个，或卵巢体积≥10cm³〔卵巢体积按 0.5×长径（cm）×横径（cm）×前后径（cm）计算〕。

5. 其他

（1）肥胖：占 PCOS 患者的 30％～60％，其发生率因种族和饮食习惯不同而不同。在美国,50%的 PCOS 妇女存在超重或肥胖,而其他国家的报道中肥胖型 PCOS 相对要少得多。PCOS 的肥胖表现为向心性肥胖(也称腹型肥胖)。

(2)黑棘皮症:阴唇、颈背部、腋下、乳房下和腹股沟等处皮肤皱褶部位出现灰褐色色素沉着,呈对称性,皮肤增厚,质地柔软。

(3)阻塞性睡眠窒息:这种问题在 PCOS 患者中非常常见,且不能单纯用肥胖解释,胰岛素抵抗较年龄、BMI 或循环睾酮水平对睡眠中呼吸困难的预测作用更大。

(4)抑郁:PCOS 患者抑郁发病率增加,且与高体重指数和胰岛素抵抗有关,患者生活质量和性满意度明显下降。

(四) 辅助检查

1. 内分泌激素测定

(1)血清 LH、FSH:血清 LH 与 FSH 比值与浓度均异常,呈非周期性分泌,大多数患者 LH 增高,而 FSH 相当于早期卵泡期水平、稍低,LH/FSH≥2.5~3,无排卵前 LH 峰。

(2)血清雄激素:睾酮水平升高、但通常不超过正常范围上限 2 倍,硫酸表雄酮、硫酸脱氢表雄酮水平正常或轻度增高。

(3)血清雌激素:雌酮(E_1)水平升高、雌二醇(E_2)正常或轻度升高,且水平波动小,无正常的月经周期性变化,恒定于早卵泡期水平,$E_1/E_2>1$,高于正常周期。

(4)血清泌乳素(PRL):可轻度升高,但因高泌乳素血症可出现类 PCOS 症状,应加以鉴别。

(5)尿 17-酮类固醇:正常或轻度升高。正常时提示雄激素来源于卵巢,升高反映肾上腺雄激素的分泌增多。

(6)其他:腹部肥胖型患者应检测空腹血糖、空腹胰岛素、空腹血脂及口服葡萄糖耐量试验(OGTT)、肝肾功能。

2. B 型超声检查　卵巢体积增大,约为正常卵巢体积 1~4 倍,面积>5.5cm²,体积可达 10ml。包膜回声增强,轮廓较光滑,间质增多回声增强;一侧或两侧卵巢皮质周边有多个囊性卵泡,常≥10 个,直径 2~9mm 呈项链征或网状分部。连续监测未见优势卵泡发育及排卵迹象。

3. 基础体温测定　表现为单相型基础体温曲线。

4. 诊断性刮宫　选择月经来潮前数日或月经来潮 6 小时内进行,子宫内膜呈不同程度增殖改变,无分泌期改变。

5. 腹腔镜检查　双侧卵巢均匀性增大,包膜增厚,表面光滑,无排卵孔,呈灰白色,有新生血管,包膜下显露多个卵泡,无排卵迹象,无黄体、无血体。镜下取卵巢组织送病理检查,可明确诊断。

（五）诊断及鉴别诊断

1. 诊断　我国卫生部于 2011 年 7 月 1 日发布中国的 PCOS 最新诊断标准,并于 2011 年 12 月 1 日开始使用。疑似 PCOS 诊断必要条件:月经稀发或闭经或不规则子宫出血;高雄激素的临床表现或高雄激素血症;超声表现为卵巢多囊样改变:超声示一侧或双侧卵巢直径 2~9mm 的卵泡≥12 个,和(或)卵巢体积≥10ml。上述条件需符合 3 项中的 2 项,并需排除其他原因引起的高雄激素疾病。

2. 鉴别诊断

(1)肾上腺腺瘤及癌以及卵巢分泌雄激素肿瘤:肾上腺腺瘤及癌可引起男性化表现、高雄激素血症以及慢性不排卵。一些卵巢肿瘤也可引起相似临床表现。最常见的卵巢男性化肿瘤有卵巢睾丸母细胞瘤、卵巢门细胞瘤、良性囊性畸胎瘤及卵泡膜细胞增殖症。分泌雄激素的肿瘤一般发病迅速、症状严重,且雄激素水平异常升高,研究表明只有当睾酮(T)>7nmol/L 才可证实自主性分泌肿瘤的存在。B 型超声、CT 或 MRI 可协助鉴别。

(2)库欣综合征:库欣综合征通常继发于垂体肿瘤、异位促肾上腺皮质激素(ACTH)分泌肿瘤、肾上腺肿瘤或癌症患者,临床几乎都有多毛症,70%~80%有月经失调,46%有卵巢多囊样改变;该病患者血中皮质醇浓度异常升高;近半数患者患有低促性腺激素血症,可表现为高雄激素血症的临床症状及体征,但雄激素水平可在正常范围,而 SHBG 水平降低。

(3)迟发性先天性肾上腺皮质增生:因皮质醇合成受阻而使 ACTH 分泌增加,导致雄激素过高和卵巢多囊样改变。ACTH 兴奋试验有助于鉴别。

(4)高泌乳素血症:属于下丘脑—垂体—性腺轴功能失调疾病,常因自主分泌泌乳素的垂体肿瘤所致。PRL 刺激肾上腺皮质分泌脱氢表雄酮,睾酮随之升高,主要表现为溢乳及月经失调,也可有多毛、痤疮、血清硫酸脱氢表雄酮(DHEAS)升高及卵巢多囊样改变。高泌乳素血症患者由于中枢多巴胺增多,刺激腹膜间皮细胞(PMC)的分泌,所以 LH、FSH 水平较低,血清泌乳素异常升高可帮助鉴别。

(5)甲状腺功能异常:甲亢患者血清游离 T4、SHBG、T 水平升高,皮质醇结合球蛋白和皮质醇水平降低,可伴有卵巢多囊样改变。甲减患者 SH-BG 水平下降,T 水平可增高。部分患者可伴有慢性不排卵及卵巢多囊样改变。

(6)低促性腺激素性卵巢功能低下:为下丘脑或垂体源性疾病,可表现为闭经及卵巢多囊样改变,但卵巢内卵泡直径较小,间质细胞无增生。血清雄激素水平正常,但与雌激素比值 T/E 可能偏高。临床多毛现象可不明显,体重基本正常或偏瘦。

（六）治疗

1. 调整生活方式　　无论是否有生育要求，PCOS 患者均应调整生活方式，包括控制饮食、运动、戒烟、戒酒，通过行为方式调整，降低体重及腰围，可以改善胰岛素抵抗、增加胰岛素敏感性，降低睾酮水平，恢复卵巢正常排卵。且体重降低至正常范围可以有效阻止 PCOS 远期并发症，如糖尿病、高血压、高血脂和心血管疾病等。

2. 药物治疗

（1）降低血雄激素水平

1）口服避孕药：对雌激素和孕激素无禁忌且有避孕要求的妇女，口服避孕药是首选的治疗卵巢性高雄激素血症的药物。其作用机制：抑制 LH 和 FSH 分泌，且在月经中期抑制促性腺激素峰，使卵巢雄激素合成减少，肝脏生成 SHBG 水平增加，从而使血清游离睾酮、雄烯二酮水平下降。临床上首选药物是达英-35，其主要成分醋酸环丙孕酮，通过竞争结合雄激素受体，发挥降低雄激素生物活性的作用，且其孕激素样作用明显，能够抑制 LH 和雄激素的合成，使肝脏对雄激素的清除作用增强。常用的方法：自子宫出血的第 5 天起，每日口服 1 片，共 21 天，可服 3～6 个月。常见的副反应包括抑郁、体重增加、性欲减退、轻度头痛和水潴留。

2）促性腺激素释放激素类似物：促性腺激素释放激素类似物（GnRH-a）在临床上主要治疗严重的卵巢性高雄激素血症且对传统治疗不敏感者，其通过抑制下丘脑—垂体—卵巢轴而发挥作用，与口服避孕药联合应用，可以减少由于雌激素水平下降所引起的并发症，同时还能刺激 SHBG 分泌，降低游离雄激素水平。此外，长效 GnRH-a 通过抑制下丘脑—垂体—卵巢轴的降调节作用，可以提高体外受精—胚胎移植（IVF-ET）患者的促排卵效果，改善卵子质量，提高妊娠率，并使流产率下降。因雌激素水平低下可导致骨质丢失，需要雌、孕激素补充治疗。

3）糖皮质类固醇：肾上腺是雄激素的另一来源。虽然肾上腺来源的脱氢表雄酮（DHEA）和 DHEA-S 的雄激素活性较弱，但通过代谢可成为雌激素或活性强的雄激素。抗肾上腺雄激素生成药物的作用机制是通过抑制下丘脑—垂体—肾上腺轴活性，进而抑制 DHEA 的合成。临床上对克罗米芬抵抗的 PCOS 患者，可同时给予糖皮质激素地塞米松辅助治疗，诱发其排卵。常用药物为地塞米松，每晚 0.25mg 口服，不宜超过 0.5mg，以免抑制垂体—肾上腺轴活性。

4）安体舒通：可干扰雄激素合成并竞争雄激素受体。每日 100～200mg，分 2 次口服。但其可能有潜在增加男性胎儿女性化的风险，应用后 4 个月内应避孕。副反应为月经过多和月经不规则、乳房痛、头痛、情绪波动、乏力和性欲减退。

5)氟他胺:是一种非甾体的抗雄激素制剂,对硫酸脱氢表雄酮抑制效果最好。因无内在激素活性,即使长期应用,也没有相应的激素水平改变和副反应。氟他胺可使患者多毛症状明显减轻,血脂水平有所改善。此外,还可提高子宫灌注,有助于恢复生育能力。然而,也可能有使男性胎儿畸形的潜在危险性,用药期间应避孕。

6)非那甾胺:一种 5α-还原酶抑制剂,可以抑制雄激素转化为双氢睾酮,减轻 PCOS 患者临床高雄激素血症的症状。副反应较小,主要为胃肠道反应,因可引起男性胎儿生殖器两性畸形,用药期间应避孕。

(2)改善胰岛素抵抗:临床一线药物主要是二甲双胍及噻唑烷二酮类降糖药,如罗格列酮。

1)二甲双胍:二甲双胍能够抑制小肠吸收葡萄糖,降低肝脏葡萄糖的合成,增加肌肉等外周组织对胰岛素敏感性,并促进其对葡萄糖的吸收、利用。还通过调整机体代谢,降低血糖、血脂、血浆中脂肪细胞因子及炎性因子,进而改善胰岛素抵抗。二甲双胍通过改善胰岛素抵抗、降低空腹胰岛素水平,增加 PCOS 患者胰岛素敏感性,降低体重,可以改善月经周期,减少雄激素的产生,提高排卵率和受孕率。临床上常规的二甲双胍用法是 500mg 口服,每日 2～3 次,治疗时每 3～6 个月复诊 1 次。

2)噻唑烷二酮类药物:通过作用于特异性核苷酸序列重复区,使特定基因的表达得以调节,从而使脂肪组织、肌肉以及肝脏对胰岛素的敏感性增强,进而改善胰岛素抵抗,并有效抑制肾上腺来源的雄激素分泌。但在临床应用上,噻唑烷二酮类药物尚缺乏长期的安全性资料,且在孕期禁用,故临床应用中比较受限。

(3)诱发排卵:对无排卵的 PCOS 妇女首先应调节饮食、运动及减轻体重。如果调整生活方式后仍不成功,可使用药物诱发排卵。

1)克罗米芬(CC):为一线促排卵药物,为类固醇类抗雌激素制剂,具有弱雌激素效应,能竞争性结合雌激素受体,减少细胞内受体,从而使 FSH 升高。从自然月经或黄体酮撤退出血的第 5 天开始,服用克罗米芬 50mg/d,共 5 天,如无排卵则每周期增加 50mg/d,直至 150mg/d。

2)促性腺激素:为二线促排卵药物,促性腺激素种类包括人绝经期促性腺激素(HMG)、纯 FSH 药物,高纯度 FSH(HP-FSH)和基因重组 FSH(r-FSH),而 r-FSH 中几乎不含 LH 量,特别适用于 PCOS 患者。使用后排卵率及妊娠率均有较大提高,但卵巢过度刺激综合征(OHSS)发生率及多胎率亦有所上升。超声提示,单侧或双侧卵巢呈多囊样改变,2～9mm 窦状卵泡数目超过 12 个以上。性激素检测:睾酮(T)升高、黄体生成激素(LH)/卵泡刺激素(FSH) >2.5。

目前西医治疗主要以降雄激素为主,针对有生育要求排卵障碍的患者,克罗米芬仍为首选的一线药物。这种治法在国际上通用,有一定的疗效,但也存在着很多的不足,特别是一些盲目诊断和过度用药造成的不良后果,有少部分人虽表现为PCO特征,但能够正常生育。因此,应该严格掌握诊断指征。若过度给予促排卵药物或不能严格遵守激素药物使用的时间,就可能会导致卵巢过度刺激综合征,也可能导致卵巢早衰发生。

3. 手术治疗

(1)腹腔镜下卵巢打孔术(LOD):包括激光打孔术和电凝打孔术,主要适用于经药物治疗无效的PCOS患者。通过卵巢打孔,破坏了卵巢间质,血清雄激素水平下降,间接调节了垂体—卵巢轴的功能,恢复对CC、HMG的敏感性。对游离睾酮水平高、BMI<34,LH>10mu/ml者效果好。每侧以4个孔为宜。

(2)超声下经阴道未成熟卵泡穿刺术(TV-IMFA):TV-IMFA可减少卵巢中的窦卵泡数量,调节内分泌状况,改善对促排卵药物的反应,降低发生OHSS的危险。主要用于治疗中、重度PCOS不孕症患者。

4. 辅助生殖技术　主要是体外受精—胚胎移植(IVF-ET),通过GnRHa调节垂体功能,抑制内源性FSH和LH分泌,降低高LH水平的不良作用,改进卵巢对HMG或FSH的反应。

(吴效科　韩延华　王敏)

参 考 文 献

[1] Franks S,Stark J,Hardy K. Follicle dynamics and anovulation in polycystic ovary syndrome[J]. Hum Reprod Update,2008,14(4):367-378.

[2] Nam Menke M,Strauss JF 3rd. Genetics of polycystic ovarian syndrome [J]. Clin Obstet Gynecol,2007,50(1):188-204.

[3] Tracy L,Setji MD,Ann J. Polycyatic Ovary Syndrome:Diagnosis and Treatment[J]. The American Journal of Medicine,2007,120:128-132.

[4] 黄卫娟,刘嘉茵,李丽娜. 环境因素与多囊卵巢综合征发病的相关性分析[J]. 中华妇产科杂志,2007,42(5):302-304.

[5] 中华中医药学会,ZYYXH/T239-2012,多囊卵巢综合征[S]. 北京:中国中医药出版社,2012-07-01.

[6] 乐杰. 妇产科学[M]. 第7版. 北京:人民卫生出版社,2008:315-316.

[7] 中华人民共和国卫生行业标准,WS330-2011,多囊卵巢综合征诊断[S]. 北京:中华人民共和国卫生部,2011-12-01.

下篇 名家诊治经验

安徽妇科名家

徐志华

徐志华,男,1925年出生于庐江县盛桥镇,安徽中医学院第一附属医院妇科教授、主任医师,为安徽中医妇科三大学术流派之一的安徽庐江县徐氏中医妇科传人,13岁随先父学习中医,从事中医妇科70余年。历任安徽中医学院妇科教研室主任、妇科主任,全国高等医药院校教材编审委员会委员,《长江医话》副主编,全国中等医药学校教材1989年第1版《中医妇科学》主审,中华中医药学会妇科分会委员,安徽省中医药学会妇科专业委员会主任委员,安徽省药品评审委员会委员,安徽省中医药学会常务理事。1992年享受国务院政府特殊津贴,1996年被评为安徽省名老中医。先后发表论文30余篇,出版著作10余部,1987年参与研制的《妇科专家徐志华电脑诊疗软件系统》畅销国内,并远销日本等地,饮誉海内外。2001年,由中国中医药出版社出版了《中国百年百名中医临床家——徐志华》。《徐志华老中医妇科临床经验整理与研究》获省政府科学技术三等奖,2007年,《徐志华名老中医临床经验、学术思想传承研究》获科技部"十一五国家科技支撑项目"。2010年,获得国家中医药管理局"全国名老中医徐志华传承工作室"项目。

【诊治特点】

一、对PCOS的认识

徐志华教授认为多囊卵巢综合征(PCOS)是妇科疑难杂症,与现代社会精神压力的增加,饮食不节制,生活习惯不健康,缺少运动等有关,中医可见于月经后期、闭经、崩漏、不孕等病证。肾为月经及生育之本;肝藏血,主疏泄,脾为后天之本,气血生化之源,也是女性生殖的重要脏腑。多囊卵巢综合征表现的月经稀发、不排卵,徐志华教授认为多责之于肝脾肾三脏。肾阳不足无力推动气血运行,"阳虚生内寒"、"寒则血凝",瘀血内生,形成肾虚血瘀;脾阳运化不足则痰湿内生,肾虚不能蒸腾下焦津液,水湿积聚成痰;肝气郁结,血行不畅,或肝郁化火,肝木克土则痰湿内盛,临床表现为肥胖、多毛、卵巢增大、黑棘皮症等。因此,肝脾肾功能失调是PCOS的发病根本,气郁、痰湿、瘀血为病理产物,但有时也为主要的致病因素。徐老认为多囊卵巢综合征是由脏腑功能失调而导致虚实错杂的病机变化,多种病机集于一体,治疗有一定难度。必须全面而细致的辨证,才能掌握病变的主要实质。

二、辨证分型

徐志华教授长期致力于妇科疾病的研究,特别是对多囊卵巢综合征有独到的见解,根据其临床经验将本病分为如下类型辨治。

1. **肾虚型**　症见月经后期量少,甚至经闭不行。婚久不孕,腰背酸痛,白带清稀,畏寒,困倦乏力,舌淡,苔薄白,脉沉细。

2. **痰湿型**　症见神疲乏力,嗜睡,月经量少或无,色淡,体型肥胖,多毛,婚久不孕,舌淡胖,脉沉滑。

3. **气滞血瘀型**　症见经闭不孕,毛发浓密,颜面痤疮,胸闷,便结,乳房作胀,带下量多、黏稠,舌黯红有瘀点、瘀斑,苔薄或厚腻,脉沉涩。

4. **肝经郁火型**　症见月经稀发、量少,甚则经闭不行,不孕,或月经紊乱,毛发浓密,面部痤疮,经前乳胀,大便秘结,小便黄,带下量多,舌红,苔黄,脉沉弦。

三、用药特点

目前PCOS的治疗较棘手,徐老在治疗过程中充分将"辨病"与"辨证"相结合,不墨守一方,而是辨证施治,根据疾病在当前阶段的突出特点,选方遣药。瘀血学说及活血化瘀法,是中医学的重要组成部分,广泛应用于临床各科,而对妇科方面尤为重要。唐代医家孙思邈《备急千金要方》中表明:"瘀血内停,恶血内漏",能使妇人无子。发展到明代《万氏妇人科》中就有"忧愁思虑,恼怒怨恨,气郁血滞而经不行"的记载。徐老认为血瘀亦是多囊卵巢综合征发生的病机,引起瘀血的原因有很多,包括气虚、气滞、寒凝、热结及脏腑的功能失常。瘀血阻滞,冲任欠通,血海不能如期满溢,月经后期而来;瘀阻冲任,血不得下,则见月经停闭;瘀血内阻,血不归经而妄行,可见崩漏;瘀滞冲任,胞宫、胞脉阻滞不通则不孕。妇女以血为本,举凡经、带、胎、产诸病,不论虚实寒热,最后均可导致气血瘀结。同样瘀血阻滞广泛存在于多囊卵巢综合征的各个阶段,故徐老在多囊卵巢综合征的治疗中善用活血化瘀法,灵活施用桃红四物汤,总结出理气化瘀、活血化瘀、清热化瘀、温经化瘀和破血化瘀五大类。且认为本为病之源,标为病之变,采用益气养血治其本,审因用药治其标的寓攻于补,攻补兼施之法,自创方剂多首,广泛用于多囊卵巢综合征的治疗中。徐老常用代表方剂有:

1. **通经散(经验方)**

方药组成:当归10g　白芍10g　川芎5g　丹参10g　红花10g　桃仁10g　川牛膝10g　香附10g　郁金10g　三棱10g　莪术10g　泽兰10g

刘寄奴 10g　　益母草 10g

方解：本方以桃红四物汤加减而成，方中桃仁、红花活血祛瘀，养血通经，两者同用，有协同作用，配当归、川芎可养血调经；白芍养血敛阴、补血，加香附、郁金以行气解郁，祛瘀调经；香附为"血中气药"，引补血药至气分以生血；丹参、泽兰、刘寄奴专走血分，可破血通经，调经止痛；三棱苦平，破血力量大于破气，莪术辛温，破气力量大于破血，与西药合用，可使瘀祛脉通，月经转常；益母草专入血分，行瘀血而新血不伤，养新血而瘀血不滞；川牛膝补肝肾散瘀血，引血下行，也引为直达病所。全方共奏活血化瘀，理气通经之效。如小腹冷痛，得热痛减，为寒凝血瘀，可加肉桂以温通血脉。

2. 补肾养冲汤（经验方）

方药组成：熟地 10g　　山药 10g　　枸杞子 10g　　菟丝子 10g　　覆盆子 10g
沙苑子 10g　　仙茅 5g　　仙灵脾 5g　　补骨脂 5g　　肉苁蓉 10g　　巴戟天 10g
锁阳 10g　　茺蔚子 10g

方解：本方专为胞宫虚寒而设，徐老将沙苑、仙茅、仙灵脾、补骨脂、肉苁蓉、巴戟天、锁阳等诸多温肾壮阳药集于一方，补肾兴阳，力祛阴寒；以熟地、山药、枸杞子、菟丝子、覆盆子填补肾精，以资化育之源，即"扶阳以配阴"之意；茺蔚子意在静中求动，活血调经。若肾阳虚甚者加鹿角胶；兼有气虚者加黄芪、党参。

3. 固经汤（经验方）

方药组成：生地 15g　　白芍 10g　　牡丹皮 10g　　卷柏 10g　　紫草 10g　　茜草 10g　　红蚤休 10g　　地榆 10g　　炒蒲黄 10g　　黄芩 10g　　黄柏 10g　　益母草 10g

方解：方中丹皮、黄柏、卷柏、茜草、紫草、红蚤休凉血止血；生地、白芍养血止血，炒蒲黄化瘀止血；益母草缩宫止血。全方共奏清热化瘀、调理胞宫之功，以达固守堤防，修复冲任损伤之寓意。

4. 桃红四物二陈汤

方药组成：桃仁 10g　　红花 10g　　当归 10g　　白芍 10g　　川芎 5g　　生地 10g　　制半夏 10g　　茯苓 10g　　陈皮 10g　　甘草 5g

方解：方以四物汤合二陈汤加桃仁、红花而成。肥胖妇女，躯脂满溢，脂痰相结，壅塞胞宫，冲任阻塞不通，故徐老以二陈汤健脾燥湿化痰，桃仁、红花、四物汤养血活血通经。若痰湿重者加苍术、南星；腹胀痛者加枳壳、香附、玄胡；白带多者加车前子、薏苡仁、樗白皮；肾虚者加菟丝子、川断。

【典型病例】

病例 1：王某，女，33 岁，职员。2011 年 8 月 3 初诊。

主诉：未避孕未孕 3 年。

病史：结婚 5 年，未避孕未孕 3 年，配偶精液检查正常。自 14 岁月经初潮后，周期错后，2～3 个月一行，经来量多，经行日久，长达 8～15 天，甚则出血不止,需口服止血药止血。2010年在外院诊断为多囊卵巢综合征,口服达英-35近6个月,现停药6个月,1/30,Lmp:7月20日,月经量少,色黯,夹血块,舌质黯红,尖有瘀点,苔薄白,脉细涩。既往无流产史。

辅助检查:2010年省立医院输卵管造影提示:输卵管通而不畅;超声提示:卵巢多囊样改变;性激素六项示:FSH:6.75mIU/ml,LH:9.54mIU/ml,PRL:17.81ng/ml,E$_2$:47pg/ml,P:0.74ng/ml,T:1.04ng/ml。

中医诊断:不孕症;西医诊断:多囊卵巢综合征

辨证:气滞血瘀,阻滞冲任。

治法:活血化瘀通络。

处方:通经散加减。

当归10g 白芍10g 川芎5g 丹参10g 红花10g 桃仁10g 川牛膝10g 香附10g 郁金10g 三棱10g 莪术10g 泽兰10g 刘寄奴10g 坤草10g 15剂

二诊:2011年8月30日,现月经错后10日,自测尿HCG(-),脉象平和,继予益气养血调经方药15剂。

处方:牡丹皮10g 丹参10g 香附10g 茺蔚子10g 党参10g 白术10g 茯苓10g 甘草5g 当归10g 白芍10g 川芎5g 生地10g

三诊:2011年9月15日,Lmp:9月5日,经量较前增多,继以上方加用墓头回、落得打各10g,石见穿10g,以加强其活血通络之功。连服5剂。

四诊:2011年10月18日,Lmp:10月12日,经量中等,色红,少许血块。时值经后,继予活血化瘀通络治疗,方用双阻汤(经验方)15剂。

处方:金银花10g 连翘10g 红花10g 红藤10g 当归10g 白芍10g 莪术10g 三棱10g 紫花地丁10g 石见穿10g 蜀羊泉10g 牡丹皮10g 甘草5g 落得打10g

治疗两个月经周期后,同时监测排卵,患者于2011年12月13日自然受孕,孕后予寿胎丸加减保胎治疗,2012年10月顺产1子。

病例2:方某,女,25岁,未婚。2008年3月10日初诊。

主诉:停经2月。

病史:该患者14岁月经初潮,月经初潮后即不规律。月经周期2个月至半年,经期7～10天,曾用西药做周期治疗6个月,效果不显,Lmp:2008年1月2日,量中,伴腰酸腹痛,偶有月经中期不规则出血,现停经2月,转求中医治疗。症见形体消瘦,神疲乏力,带下量多。舌淡苔薄白,脉沉细。

辅助检查:2008年3月5日彩超提示:内膜5mm,双侧卵巢多囊样改变。性激素六项:LH/FSH:2.5,E$_2$:22.9pg/ml,T:43.5nmol/L。

中医诊断:月经后期;西医诊断:多囊卵巢综合征

　　辨证：肾虚。

　　治法：补肾填精。

　　处方：补肾养冲汤。

　　菟丝子10g　熟地10g　山药10g　枸杞子10g　关沙苑10g　仙茅10g　仙灵脾10g　补骨脂10g　肉苁蓉10g　巴戟天10g　黄芪15g　白术10g

　　二诊：2008年4月5日，按上方连服20剂后，自觉精神好转，纳食香，白带已不多。守原方加党参10g。每日1剂，连服1月。

　　三诊：2008年5月6日，服药后诸症明显好转，时有腰酸腹胀，脉沉细有力，似有行经之兆，继上方加行气活血之品，以促月经来潮。

　　处方：当归10g　川芎6g　仙茅10g　仙灵脾10g　关沙苑10g　菟丝子10g　肉苁蓉10g　巴戟天10g　黄芪10g　香附10g　泽兰10g　茺蔚子10g

　　四诊：2008年5月19日，药进8剂时月经来潮，量少，色紫红，3天净。后按补肾养冲汤随证加减，调治8个月，诸症消失，月事如常。

　　病例3：柴某，女，37岁。2008年9月28日初诊。

　　主诉：阴道不规则流血31天。

　　病史：月经不调4年，既往月经规则，14岁初潮，近4年月经周期、经期均紊乱，在安徽中医药大学附属医院诊断为多囊卵巢综合征，7～40/37～45，Lmp：8月28日，阴道流血31天未净，初7天量多，后量少，呈咖啡色，伴腰酸，腹痛，带多，色黄，经前乳房、胸胁胀痛。舌红苔黄，脉沉弦。

　　辅助检查：2008年2月2日超声示：双侧卵巢呈多囊改变，子宫内膜厚6.5mm。

　　中医诊断：崩漏；西医诊断：多囊卵巢综合征

　　辨证：肝经郁火。

　　治法：疏肝清热，凉血化瘀。

　　处方：固经汤加减。

　　炒地榆10g　旱莲草10g　仙鹤草10g　紫草10g　拳参10g　大小蓟各10g　牡丹皮10g　红茜草10g　炒蒲黄10g　生地10g　柴胡6g　白芍10g　当归10g　连服15剂。

　　二诊：2008年10月26日，Lmp：10月19日，7天未净，刻下头晕乏力，舌淡白，苔薄白，此系反复出血后气血两虚之证，拟用温肾补脾，益气摄血法治之。

　　处方：党参10g　黄芪10g　白术10g　煅龙牡各10g　山萸肉10g　乌贼骨10g　红茜草10g　炒荆芥10g　炒地榆10g　樗白皮10g　白芍10g　连服15剂

　　三诊：2008年11月22日，上次月经13天干净，Lmp：11月19日，量多，色黯,夹血块,左下腹时有疼痛,以通经散活血化瘀通络,连服 15 剂。

处方:当归 10g　白芍 10g　川芎 5g　丹参 10g　红花 10g　桃仁 10g 川牛膝 10g　香附 10g　郁金 10g　三棱 10g　莪术 10g　泽兰 10g　刘寄奴 10g　坤草 10g

四诊:2008 年 12 月 21 日,上次月经 8 天干净,Lmp:12 月 13 日,量偏少,时有腰酸,经后予调补肝脾肾之法,连服 15 剂后月经恢复正常。

处方:党参 10g　白术 10g　茯苓 10g　甘草 5g　当归 10g　白芍 10g 川芎 5g　生地 10g　菟丝子 10g　枸杞子 10g　关沙苑 10g　山药 10g

病例 4:杨某,女,37 岁。2009 年 5 月 17 日初诊。

主诉:停经 6 个月余。

病史:3 年前足月分娩 1 胎,产后身体逐渐发胖,月经稀发,经量亦减少,以致渐渐闭经。Lmp:2008 年 11 月,停经 6 个月余,形体肥胖,胸闷,少腹胀满,带下量多,色白质稠。苔白滑,脉沉弦。

辅助检查:2009 年 5 月 1 日超声示:双侧卵巢呈多囊改变,子宫内膜厚 4mm。

中医诊断:闭经;西医诊断:多囊卵巢综合征

辨证:痰湿瘀阻。

治法:活血调经,燥湿化痰。

处方:桃红四物二陈汤。

桃仁 10g　红花 10g　当归 10g　白芍 10g　川芎 5g　生地 10g　制半夏 10g　茯苓 10g　陈皮 10g　甘草 5g　樗白皮 10g　车前子 10g　苍术 10g

二诊:2009 年 6 月 18 日,上方随证加减先后服用 1 月余,胸闷好转,白带不多,但少腹仍感胀满,时有隐痛,腰酸,苔薄白,脉沉弦。上方去樗白皮、车前子、苍术,加泽兰 10g,丹参 10g,山楂 15g 以活血调经,因势利导。

处方:桃仁 10g　红花 10g　当归 10g　白芍 10g　川芎 5g　生地 10g　制半夏 10g　茯苓 10g　陈皮 10g　甘草 5g　泽兰 10g　丹参 10g　山楂 15g　15 剂

三诊:2009 年 6 月 30 日,服药 11 剂时,月经来潮,量偏少,色红,经期感到神疲乏力,腰酸,脉沉弦。经后宜补,应以益气健脾为主,养血调经为辅,佐以补肾。

处方:牡丹皮 10g　丹参 10g　香附 10g　茺蔚子 10g　党参 10g　白术 10g　茯苓 10g　甘草 5g　当归 10g　白芍 10g　川芎 5g　生地 10g

四诊:2009 年 8 月 1 日,Lmp:6 月 29 日,月经未潮,腰酸明显,继予补肾健脾调经为治。

处方:党参 10g　白术 10g　茯苓 10g　甘草 5g　当归 10g　白芍 10g

川芎 5g　　生地 10g　　菟丝子 10g　　枸杞子 10g　　关沙苑 10g　　山药 10g

以上方为基本方,调治 3 个月后,月经基本恢复正常。

【按语】

病例 1,该患者中医诊断为不孕症。血瘀所致月经后期临床较为常见,气血失调,瘀阻胞脉,血海不能按时满溢,以致月经后期。徐老根据寒者温之,热者清之,虚者补之,瘀者消之的原则,治疗初期主要以活血化瘀为主,活血通络,理气调经,使气血调畅,经至如期。后期徐老考虑患者妇科手术易感受病邪,证型以瘀热阻滞胞宫为主,并自拟双阻汤清热解毒,化瘀通络,患者则自然受孕;徐老考虑多囊卵巢综合征孕后患者妊娠后自然流产的风险高,以寿胎丸加味补肾健脾,固冲安胎治疗。

病例 2,妇女天癸的发生,冲任的通盛,皆以肾气的盛衰为前提,肾气不足,天癸难至,地道也失于通调。徐老治疗肾阳不足,子宫虚寒型闭经亦以此为依据,且制方遣药力戒辛燥,以防补阳而耗阴精,对于肉桂、附片刚燥之属,用之恒慎,习用仙茅、仙灵脾、肉苁蓉、锁阳、巴戟天等药,这类药物温而不燥,配以菟丝子、枸杞子、关沙苑等辛润之品,既可助阳,又可益阴,诸药合用,阴阳俱顾,这是徐老补肾用药特点之一。对于肾阳不足这类患者,徐老指出,一般病程长,恢复慢,因此治疗不能操之过急,只要辨证无误,就应该坚持守法守方。诚如《景岳全书》谓:"但使雪消而春水自来,血盈则经脉自至,源泉混混,又孰有能阻之者奈何"。可见,只要通过治疗,肾气旺盛,精充血足,冲任得养,月经自然按时而下。临证应用补肾养冲汤时,若气虚明显者加黄芪、白术;兼有血虚者加当归、制首乌;服药过程中,如症状基本消失,或少腹出现隐隐坠胀痛感时,方中应加丹参、香附、桃仁、益母草等行气活血通经药,以促经血下行;子宫发育不良患者,临床多见肾阳虚证候,亦有临床毫无症状者,徐老皆以补肾养冲汤加丹参、红花等药治疗,其认为活血药有加强血液循环,促进子宫发育作用,临床效果亦较为满意。

病例 3,崩漏为妇科常见疾病,是由各种原因所引起的子宫出血,治疗目的以达到止血为主。徐老认为该患者素体阴虚,或久病失血伤阴,阴虚内热,虚火内炽,扰动血海,加之阴虚失守,冲任失约,故经血非时妄行;血崩失血则阴愈亏,冲任更伤,以致崩漏反复难愈。素体阳盛,肝火易动;或素性抑郁,郁久化火;或感受热邪,或过服辛温香燥助阳之品,热伏冲任,扰动血海,迫血妄行而成崩漏。其治法古有塞流、澄源、复旧三步法。但塞流不是上策,最忌见血止血,酸、涩、敛、腻之品,用之不当,则有滞邪留瘀之弊。因此,止血必须澄源。《济阴纲目》崩漏门眉批方:"止涩之中,须寓清凉,而清凉之中,又须破瘀解结。"说明清热凉血,化瘀止血,为治疗崩漏的基本法则之一,不止之中寓有止意。其常用方药,一是清化固经汤:白芍、生地、生卷柏、紫珠草、红茜草、红蚤休、贯众、生地榆、炒槐花、炒蒲黄、旱莲草、仙鹤草,功能为清热养阴,化瘀凉血,主治崩中。二是桃红二丹四物汤:桃仁、红花、丹皮、丹参、当归、白芍、川芎、生地、益母草、炒蒲黄、血余炭,功能为化瘀清热、凉血止血,主治漏下。血止后常以八珍汤加山药、枸杞子、巴戟天、锁阳,调补服后。

病例4,痰浊是致病因素作用于机体形成的病理产物,又能直接或间接地影响脏腑、经络、气血,引起疾病的发生和发展,成为致病因素,而且也能导致许多妇科病变,其中闭经与痰邪关系十分密切,月经能正常来潮,最基本条件是血海满溢,冲任二脉通调。若痰多湿盛,痰湿聚于胞宫,冲任阻滞,则导致气血运行不畅而出现肥胖、胸闷脘胀、浮肿、带多、闭经等一组复杂综合征。徐老认为治疗本症应从祛痰健脾燥湿入手,但临床上纯属痰阻者较少,多与血瘀并见,亦有合并肾虚、气滞,故将二陈汤与桃红四物汤合用,以二陈汤健脾燥湿祛痰治其本,用桃红四物活血化瘀畅其流,务使任脉通畅。胞宫通畅后,旋以健脾补肾法调理,一般多能达到治愈目的。

(李伟莉　徐云霞)

梁文珍

梁文珍教授是全国第三、四、五批名老中医药学术经验继承工作指导老师,安徽省名中医。行医44年,一直致力于中医临床、教学和科研工作。主编著作2部,分别获中华中医药学会优秀著作一等奖和优秀奖;参编著作12部;发表学术论文42篇,获安徽省自然科学优秀成果三等奖及省教育厅科技成果一等奖。现兼任中华中医药学会妇科专业委员会委员,安徽省中医药学会常务理事、副秘书长、妇科专委员会主任委员;《安徽中医学院学报》、《中医药临床杂志》等编委。曾获安徽省教委颁发的"陈香梅教育奖"、安徽省师德先进个人及中华中医药学会中医药传承工作特别贡献奖。在临床上,根据女性特有生理特点和易受寒、热、湿邪、七情内伤、体质因素的影响,多见脏腑功能失常、气血失调、冲任督带损伤以及肾—天癸—冲任—胞宫生殖轴功能失调,她提出肾虚和血瘀的妇科病病机特点,临证注重补肾和化瘀的灵活应用,形成了自己的学术风格。对月经不调、多囊卵巢综合征、不孕症及子宫内膜异位症、子宫肌瘤等有丰富的经验。

【诊治特点】

一、对 PCOS 的认识

梁文珍教授认为多囊卵巢综合征(PCOS)的发病率有逐年上升趋势。好发于青春期及育龄期妇女。临床表现为月经失调、闭经、不孕、多毛、痤疮、黑棘皮症、肥胖。少数病人表现为月经频发或异常阴道出血。常伴发代谢异常。是西医学治疗较为棘手的疾病。运用中医辨证与辨病结合的方法治疗PCOS具有远期疗效显著、副作用小等特点,可有效减轻卵巢过度刺激等并发症,是一种行之有效的治疗方法。

梁教授认为 PCOS 的发病机制与肾、脾、肝及气血功能失常关系密切,肾虚、血瘀、痰湿、肝郁是 PCOS 发病的主要病理机制。肾—天癸—冲任的平衡是月经来潮及受孕的必要条件,而 PCOS 的病机则与肾虚、痰湿、气滞等密切相关。同时,不良生活习惯如嗜食肥甘、缺乏运动、熬夜等是其发病诱因。

二、辨证分型

梁文珍教授多年致力于中医妇科临床工作,对多囊卵巢综合征的治疗有着丰富的临床经验。根据自己多年的临证经验,通常将多囊卵巢综合征分以下证型辨证治疗。

1. 肾虚血瘀型　症见经行后期或稀发,月经量少,甚则闭经,婚久不孕,腰骶酸楚,头晕耳鸣,口干、心烦、便秘、多毛、痤疮,舌质淡黯或紫黯,舌边有瘀点、瘀斑,脉弦或弦细涩。

2. 肾虚痰湿型　症见婚久不孕,形体肥胖,经行后期,甚则闭经,带下量多,色白质黏无臭,头晕心悸,胸闷泛恶,面色虚浮,舌淡苔白腻,脉沉滑。

三、用药特点

梁文珍教授特别强调肾虚、痰滞、血瘀在 PCOS 中的病因病机作用,用药多主张补肾、化瘀、祛痰。常用经验方代表方剂有:

1. 养精通络汤

方药组成:菟丝子、枸杞子、当归、赤芍、王不留行、三棱、莪术、丹皮、荔枝核。

加减:适用于肾虚血瘀型。若肾阳虚加仙灵脾、桂枝温肾通阳化瘀;肾阴虚加黄精、玉竹滋阴凉血;血瘀明显加刘寄奴、桃仁温经化瘀;胸胁胀闷不适加荔枝核、麦芽。

2. 养精导痰汤

方药组成:菟丝子、枸杞子、山药、太子参、白术、当归、薏苡仁、胆南星、白芥子、川牛膝、泽兰。

加减:适用于肾虚痰湿型。若痰湿内盛、胸闷气短者酌加瓜蒌、石菖蒲宽胸利气以化痰湿;心悸者酌加远志以祛痰宁心;月经后期或闭经者酌加鹿角胶、仙灵脾、巴戟天。

此外,梁文珍教授在治疗 PCOS 患者时,常结合患者年龄特点和月经周期不同阶段选方用药,随证加减。其用药特点如下:

1. 注重补肾　在月经产生的过程中是以肾气为主导,肾藏精,主生殖。肾气的盛衰决定着天癸的至与竭,而天癸主宰着月经的潮与止。《素问·上古天真论》:"女子七岁,肾气盛,齿更发长,二七而天癸至,任脉通,太冲脉盛,月事以时下,固有子……"《傅青主女科》谓:"经水出诸肾。""肾主生殖"、"冲任之本在肾"。因此,补肾为治疗 PCOS 之治本之法。

2. 注重化瘀　梁教授认为因气血郁滞的血瘀证,广泛存在于妇产科疾病的各个阶段。妇科疾病,观其症状,不外血、块、痛、带四大主症,这种瘀血,既是疾病导致的结果,又是导致疾病的因素,如此因果相干,使得许多妇科疾病包括PCOS迁延难愈,甚至成为顽症痼疾。因此,化瘀调经是 PCOS 的重要治疗方法之一。

3. 注重疏肝 梁教授认为"妇人病,源于脏腑,累于气血,气血之中,气多郁滞,血多瘀阻"。故主张"调经必理气血"、"理血必疏肝气"。认为"妇人病多是气血郁结"、"诸郁之中,肝郁为首",疏肝行气,调理气血,一则可以充其营血,富其化经之源头;二则可以流畅营隧、经脉,使气血循行有序,按时盈泻。故而,梁教授常于治疗 PCOS 方药中加疏肝理气之品。如气之初郁或体虚肝郁者,则选药性平和、开郁而不伤阴的绿萼梅、无花果、佛手、香橼皮、玫瑰花、刺蒺藜等;郁之甚或体实者可选用泄肝行气的青皮、香附、枳壳、乌药、厚朴、木香、槟榔等。此即"妇人以血用事,气行则无病。故古人治妇人病多用香附、砂仁、木香、青皮、枳壳者,行气故也。凡妇人病,多是气血郁结,故治以开郁行气为主,郁开气行,而月候自调,诸病自瘥矣。"

4. 中西医结合用药 梁教授治疗 PCOS 时多中医辨证结合西医辨病,对本病中激素水平偏低或合并有子宫内膜受损偏薄患者,则结合西药人工周期用药治疗,以期尽快取得满意的治疗效果。

5. 中药人工周期 对激素水平正常或偏高患者,梁教授则根据月经周期阴阳消长规律选方遣药,经后期滋肾养阴为主,方用养精通络汤或养精导痰汤;经前期温肾助阳为主,方用育精汤,组成:菟丝子、枸杞子、仙灵脾、杜仲、续断、太子参、当归、白术、茯苓、郁金;经期化瘀通经,用调经汤,组成:当归、赤芍、川芎、桃仁、红花、三棱、莪术、牛膝、丹皮、香附。

6. 药食结合、注重调护 对 PCOS 患者形体肥胖者,在中药内服治疗的同时,梁教授多嘱其注意食疗如食荷叶粥、山药粥、薏苡仁粥等,并加强运动,以降低体重。认为控制体重达到间接豁痰祛湿、振阳益肾之功,为本病的治疗起到了殊途同归、事半功倍的推动作用。

【典型病例】

病例 1:张某,22 岁,学生,未婚。初诊日期:2010 年 3 月 11 日。门诊病历号:0000327,地址:合肥。

现病史:近 1 年余月经每 3～6 个月 1 潮,甚至每需用药方行。且体重增加,上身明显偏胖。体毛浓密。Lmp:2010 年 2 月 22 日,量极少,色淡黯,质稀,胸腹无苦。平时带下量、色正常无异味。现月经第 17 天。查体:舌质淡,苔薄白,脉滑。体重 65kg,身高 1.60m。

检测血性激素六项:FSH:4.62mIU/ml,LH:13.83mIU/ml,E_2:37pmol/L,PRL:21.33ng/ml,T:0.99nmol/L(正常值<0.9nmol/L),P:4.05ng/ml。

中医诊断:月经后期;西医诊断:多囊卵巢综合征

辨证:肾虚痰湿。

治法:益肾养血,健脾泄浊。

处方:养精导痰汤加减。

菟丝子 10g　枸杞子 10g　山药 10g　当归 10g　川芎 6g　党参 15g
炒白术 10g　茯苓 10g　薏苡仁 20g　白芥子 10g　陈皮 10g　石菖蒲 10g
泽兰 10g　15 剂

医嘱:①自测 BBT。②忌食甘甜油腻滋补酸涩生冷煎炸辛辣食物。③控制体重。

二诊:2010 年 3 月 31 日,月经第 37 天,自测 BBT 持续 36.5℃,白带量少。舌脉同前。继服养精导痰汤,7 剂。于 3 月 31 日加服乙烯雌酚 0.25mg,每晚 1次,连服 7 日,4 月 2 日再加服甲羟孕酮 4mg,每日 3 次,连服 5 日。经期服用调经汤 4 剂。

处方:桃仁 10g　红花 10g　当归 10g　赤芍 10g　莪术 10g　川牛膝10g　丹皮 10g　香附 10g　茺蔚子 10g　当归 10g　川芎 6g

三诊:2010 年 4 月 14 日,Lmp:2010 年 4 月 9 日,量少,色淡黯,质稀,胸腹无苦。现月经 5 天。自测 BBT 持续 36.5℃,白带量少。舌脉同前。续服养精导痰汤 12 剂。于月经第 5 日每晚服乙烯雌酚 0.125mg,连服 22 日,于月经第17 日再加服甲羟孕酮 4mg 每日 3 次,连服 10 日,两药同时停服。经期服调经汤4 剂。

如上治疗 3 个月经周期后,停用西药,坚持上述中药内服。并嘱自测 BBT若持续 3 天高于 36.7℃后,更服育精导痰汤至经潮。如上间断治疗 1 年。

末诊:2011 年 4 月 26 日,近 3 个月经周期均正常来潮,4~6 天/35~42 天,自测 BBT 均呈典型双相型。Lmp:2011 年 3 月 24 日,量色正常,小腹隐痛。现月经第 17 天,自测 BBT 明显上升已 3 天。舌脉同前。继原法,嘱本次月经后可停药观察。

病例 2:杨某,16 岁,高二学生,未婚。初诊日期:2010 年 8 月 26 日。本院就诊卡号:254022,地址:安徽舒城县。

现病史:月经紊乱 2 年余,多延后不行,甚则 1 年余不潮。Lmp:2010 年 8月 15 日(用黄体酮后),量少,色黯红,质黏稠,胸腹无所苦。平时带下量少,无异味。面额、背部痤疮频发。2010 年 8 月 2 日他院超声检查提示:双侧卵巢呈多囊样改变。近 2 年西医诊为多囊卵巢综合征,并一直服用西药未见显效。查体:舌质淡黯,苔薄白润,脉滑。身高 1.62m,体重 75kg。

中医诊断:闭经;西医诊断:多囊卵巢综合征

辨证:肾虚痰湿。

治法:益肾导痰调经。

处方:导痰养精汤化裁。

枸杞子 10g　太子参 10g　炒白术 10g　当归 10g　胆南星 10g　白芥子 10g　天花粉 10g　川楝子 10g　金银花 10g　泽兰 10g　生麦芽 20g　20 剂

医嘱:①自测 BBT。②忌食甘甜油腻滋补酸涩生冷煎炸辛辣食物。③控制体重,适当锻炼身体。

二诊:2010 年 9 月 23 日,Lmp:2010 年 9 月 12 日,量少,色黯红,质黏稠,小腹隐隐胀楚不适。平时带下仍量少。面额、背部痤疮无明显改善。自测 BBT 持续单相。舌脉同前,上方加皂刺 15g,20 剂。

三诊:2010 年 10 月 21 日,月经第 39 天未潮,自测 BBT 35.6℃,带下量中质稀无异味。面额、背部痤疮略减轻。舌脉同前。经期服用调经汤加减 3 剂。

处方:丹皮 10g　红花 10g　当归 10g　赤芍 10g　川芎 10g　丹参 10g　桃仁 10g　川牛膝 10g　泽兰 10g　月季花 10g　制香附 10g

四诊:2011 年 6 月 23 日,诉上药治疗后,月经自然来潮 2 次,量中,色、味已趋正常。自行停药,现月经 4 月余未潮,自测 BBT 持续低温。带下量中质稀无异味。面额、背部痤疮复发明显。于 6 月 22 日舒城人民医院检测血性激素六项:E_2:129.43pmol/L(正常值 > 139pmol/L),PRL:40.18ng/ml(正常值 < 26.53ng/ml),T:2.06nmol/L(正常值 1.04～3.73pmol/L)。余值均在正常范围内。同日该院 BUS(检查号 09-11543)所见:子宫 37mm×32mm×42mm,内膜 6mm,双侧卵巢内见多个小卵泡,最大 7mm。提示:卵巢多囊样改变。舌脉同前。

处方:导痰养精汤化裁。

枸杞子 10g　太子参 10g　炒白术 10g　当归 10g　白芍 6g　生地 10g　川芎 6g　胆南星 10g　天花粉 10g　金银花 10g　泽兰 10g　生麦芽 20g　7 剂

于 6 月 23 日加服乙烯雌酚 0.25mg,每晚 1 次,连服 7 日,6 月 25 日再加服甲羟孕酮 4mg,每日 3 次,连服 5 日。

五诊:2011 年 8 月 11 日,Lmp:2011 年 7 月 25 日,量中,色黯红,质黏稠夹血块,小腹隐痛,腰酸如折。服药后小便明显增多,面额、背部痤疮减轻。现月经第 17 天,自测 BBT 持续单相。舌脉同前。原法继进,平时按 6 月 23 日方药原方服用,经期服用调经汤 3 剂。

末诊:2011 年 10 月 20 日,父亲代诉,因患者现高三学习紧张,五诊后遵医嘱在当地取药服用。近 2 次月经如期而至,量、色正常。Lmp:2011 年 10 月 3 日。现月经第 18 天,BBT 升高 2 天。要求取方巩固疗效。嘱原法继用 1 个月经周期后停药观察。

病例 3:张某,女,29 岁,教师,已婚未育。初诊时间:2008 年 1 月 16 日。

病史:结婚 2 年同居未避孕未孕,配偶生殖功能正常。平时月经 7 天/1～2 个月,量中等,色红,无痛经。Lmp:2007 年 12 月 2 日,量中等,色红,痛经(+),带血 8 天。本市保健院诊为 PCOS,予以激素治疗(具体用药不详),并行子宫输卵管造影术,提示:双侧输卵管梗阻。B 超示提示:双卵巢多囊性改变。性激素检查 T:2.01ng/ml(正常值 0.47～1.08ng/ml)。曾于 2007 年 8 月,首次 IVF-ET 失败,同年 12 月 4 日在外院第二次行 IVF-ET,给予黄体酮 60mg,肌内注射,每日 1 次,持续至 1 月 15 日,考虑助孕失败,现停止注射。患者身高 1.60m,体重 76kg。妇检:子宫体水平位,饱满,质中,无压痛,活动可;双侧略增厚,无压痛。舌质淡,边有齿痕,脉沉稍滑。

中医诊断:不孕症;西医诊断:多囊卵巢综合征,双侧输卵管阻塞

辨证:肾虚血瘀,痰湿阻滞。

治疗:治以温肾化痰、活血化瘀,祛湿通络。

拟养精通络汤加减,并嘱病人控制体重。

菟丝子 10g　枸杞子 10g　仙灵脾 10g　赤芍 10g　三棱 10g　莪术 10g　薏苡仁 20g　桂枝 6g　透骨草 15g　皂角刺 15g　刘寄奴 15g　王不留行 10g　川牛膝 10g　姜半夏 10g　泽兰 10g　15 剂,水煎服,每日 1 剂。

二诊:2008 年 2 月 13 日,Lmp:1 月 19 日(第二次 IVF-ET 停黄体酮后),量中等,色黯红,带血 7 天,正值月经 25 天,阴道彩超提示:子宫 47mm×27mm×39mm,内膜 7mm,双侧卵巢多囊性改变。舌淡红,苔薄白,脉沉稍滑。拟滋肾养精,祛瘀调经,祛湿通络法。用养精通络汤加减。

处方:生地 10g　山药 10g　山萸肉 10g　菟丝子 10g　枸杞子 10g　太子参 10g　杜仲 10g　苡仁 20g　三棱 10g　莪术 10g　陈皮 10g　姜半夏 10g　生麦芽 20g　15 剂,水煎服,每日 1 剂。

三诊:2008 年 2 月 27 日,Lmp:2 月 23 日,量少,色黯,经期 5 天。2 月 26 日查性激素六项:T:1.04ng/ml(在正常范围)。舌脉同前。方用养精通络汤加生麦芽 20g,胆南星 5g 以和胃除湿化痰,并予中药人工周期法进行加减调经治疗。

此后间断复诊予以养精通络汤及养精导痰汤加减治疗,并于经后给予野菊花通络灌肠颗粒(院内制剂)保留灌肠,至 2009 年 7 月 20 日复诊,Lmp:2009 年 5 月 16 日,停经后于 7 月 15 日宿州市人民医院 B 超示:宫内妊娠囊(18mm×10mm×23mm,囊内见胚胎及原始心管搏动)。1 年后携女拜谢,母女体健。

【按语】

病例 1、2 病机均为先天禀赋不足,肾气不充,气化失司,水湿内停阻滞冲任,治疗以补肾为主,兼祛湿理气,结合西药以起到协同作用而获效;病例 3 属于先天禀赋不足,加之婚后不慎房事,而致肾虚精亏血少,血海不能按时满盈,另则经行前后外邪乘虚而入,与血相互搏结,瘀阻冲任;导致冲任不畅,故而月经后期,

量少;冲任阻滞,两精不能相搏而致不孕;肾虚不能载胎,故 2 次辅助生殖失败。经西医学确诊,本病例为:多囊卵巢综合征;双侧输卵管梗阻。梁文珍教授认为肾气亏虚,痰湿内盛,瘀血阻滞,痰湿瘀互结下焦,致冲任不畅,治疗宜补肾化痰祛湿通络,选方养精通络汤、养精导痰汤及调经汤三方结合而用,并根据病人月经周期不同时期遣方用药,同时结合化瘀通络方药保留灌肠。痰为湿聚而成,其性黏滞,缠绵难愈,故而病程较长,但坚持治疗,便使痰湿瘀阻渐得解除,肾气充盛,冲任通畅,气血调和,终可得孕产子。

(刘春丽)

赵荣胜

　　赵荣胜,1942 年 1 月生,安徽省繁昌县人,主任中医师、硕士生导师。1967年毕业于安徽中医学院本科,一直致力于中医临床、科研、教学工作。业医 40 余载,学验俱丰,擅长妇科,重点研究不孕不育症,该项目 1998 年列为安徽省重点发展专病,2008 年列为国家中医药管理局重点专病。先后发表论文 35 篇,出版《赵荣胜妇科临床经验选》1 部,合作整理专著 1 部(副主编),获省、市科技进步三等奖各 1 项。曾任安徽省中医药学会理事,安徽省中医药学会妇科专业委员会副主任委员,安庆市中医药学会副会长兼秘书长,安徽中医学院兼职教授,安庆市中医院妇科主任。1997 年被评为安徽省首批名中医,1999 年被聘为安徽省第一批跨世纪中医学术和技术带头人指导导师,先后被国家人事部、卫生部、中医药管理局确定为全国第三批、第五批中医药专家学术经验继承工作指导老师。2008 年 9 月荣获安徽省人民政府"中医药学术传承突出贡献专家"表彰。

【诊治特点】

一、对 PCOS 的认识

　　赵荣胜教授在 40 多年妇科临证中,对多囊卵巢综合征所致病症多有研究。他认为多囊卵巢综合征的发病虽与肾—天癸—冲任—胞宫轴的平衡失调有密切关系,但其主要发病机制则与肝脏藏血及疏泄功能失常有关。赵教授强调:女子以肝为先天,倡导女子以血为本,以血为用。所以是凡妇科疾病多与肝和血有关。西医则认为多囊卵巢综合征(PCOS)是稀发排卵或无排卵、高雄激素、或胰岛素抵抗、多囊卵巢为特征的内分泌紊乱的综合征。临床上是凡西医内分泌紊乱和代谢性相关疾病多与肝疏泄功能有关。故从肝入手治疗 PCOS 也就成为赵荣胜教授的基本观点,此其一。其二,从病理变化过程来看,PCOS 病因病机虚实错杂,虚、实、瘀、滞、痰、湿既可以表现在某一个阶段,也可以贯穿疾病始终。肝脏疏泄功能正常,则气机条达疏畅,气血运行正常无阻;反之,肝气不疏,则周身气机郁结,血行不畅。世医普遍认为:是凡人体气、火、痰、瘀、湿、风等病理变化过程无不与肝脏有关联。赵教授认为现代人物欲横盛,精神压力大,往往易导致肝脏疏泄功能与情志失常,他认为肝肾失养、肝气郁滞是 PCOS 的先导。PCOS临床表现的月经稀发、失调、闭经、肥胖、多毛、不孕等无不与肝脏有关。其三,从发病不同年龄阶段来看,PCOS 主要发生于青春期和育龄期,即天癸既行阶段。赵教授根据刘完素《素问病机气宜保命集》提出的"妇人童幼天癸未行之间,皆属少阴;天癸既行,皆从厥阴论之;天癸已绝,乃属太阴经也"观点,按照不同年龄阶段应分别重视肾、肝、脾论治的理论,PCOS 的发生正处在天癸既行阶段,故赵荣胜教授明确提出从肝论治 PCOS 的观点。

二、辨证分型

赵荣胜教授对多囊卵巢综合征常分为如下类型辨证论治。

1. 肝郁气滞型　症见婚久不孕,月经周期延后、过少甚至闭经,色黯红、或有血块,小腹胀痛,或有精神抑郁,胸胁乳房胀痛,舌质正常或红,苔薄白或微黄,脉弦或弦数。治宜疏肝解郁,行气调经。

2. 肝经火郁型　症见月经经期不准、经量不一,或有崩漏,久婚不孕,伴有经期两胁胀满不舒,或烦躁易怒,或口苦口干,经前乳房胀痛,舌红苔黄,脉弦数等。治宜疏肝解郁,清火调经。

3. 肝经湿热型　症见月事不调、经量偏多,经期胸闷心烦,乳房满胀,口苦以及不孕,肥胖,毛发浓密,面部痤疮,带下量多、色黄、气味重等,舌红,苔黄腻,脉弦滑而数。治宜疏肝理气,泻火除湿。

4. 肾虚肝郁型　症见不孕,月经量少、经期延后或闭经,腰酸腿软,胸胁及乳房胀痛,胸闷腹胀等,舌红,苔薄,脉细。治宜疏肝理气,补肾调经。

三、用药特点

赵荣胜教授治疗多囊卵巢综合征所致病症虽以辨证分型治疗为主,但治疗的切入点是从肝论治。根据肝主升发,喜条达而恶抑郁和肝为刚脏、体阴而用阳的生理特性,归纳肝脏病理特征是:郁、滞或郁而化热或郁湿互生。从而提出四字治疗原则,即疏、清、扶、养(疏肝理气、清热凉肝、扶土抑木、养血柔肝)。常用主药:柴胡、麦芽、黄芩、夏枯草、山栀、丹皮、当归、茯苓、生地、白芍等。赵荣胜教授用药另一特点,治肝多注重健脾。《金匮要略》一书中云"见肝之病当先实脾"。故方中常用白术、茯苓、麦芽等。另外,他根据精血同源理论,治肝不忘补肾。如病例 4 的帅某月经过少,运用补肾调肝法而收到满意效果。具体分型用药如下:

1. 肝郁气滞型　开郁调经汤(经验方)

组成:柴胡 10g　当归 12g　白芍 10g　白术 10g　茯苓 15g　枳壳 10g　香附 10g　丹皮 10g

方中柴胡、枳壳、香附疏肝解郁;当归、白芍养血柔肝调经;白术、茯苓健脾和中、扶土抑木;丹皮凉血止血。若经行少腹胀痛,经血有块者,加益母草、月季花、玄胡行气活血止痛;经行乳房胀痛者加王不留行、皂角刺、橘核、麦芽通络止痛;若月经量少、经期延后或闭经者,加桃仁、红花、川芎、益母草以行气活血调经。

2. **肝经火郁型**　丹栀逍遥散加减(《内科摘要》)

组成:丹皮10g　山栀10g　柴胡9g　当归10g　生地12g　皂角刺10g　金橘叶10g　川楝子10g　夏枯草10g　黄芩12g　赤芍15g

方中丹皮、山栀、黄芩、赤芍清肝泄热;当归、生地养血柔肝;柴胡、金橘叶、川楝子疏肝理气;皂角刺、夏枯草化瘀散结通络。若经期乳房胀痛明显者加青皮;行经血块不下,少腹胀痛者加蒲黄、五灵脂。

3. **肝经湿热型**　龙胆泻肝汤加减(《医宗金鉴》)

组成:龙胆草6g　黄芩9g　山栀9g　泽泻9g　当归10g　生地黄10g　柴胡9g　生甘草6g　茯苓12g　麦芽20g

方中龙胆草、黄芩、山栀泻火除湿;茯苓、泽泻渗湿泄热,导湿热下行;茯苓、麦芽健脾和胃;生地、当归补血养阴;柴胡、麦芽疏肝理气;甘草调和诸药。若经期腹部胀痛明显者加川楝子。

4. **肾虚肝郁型**　补肾调肝汤(经验方)

组成:当归10g　白芍10g　白术10g　茯苓10g　枸杞子10g　杜仲10g　麦冬10g　白蒺藜15g　夏枯草10g　青皮9g　麦芽30g

方中当归、白芍养血柔肝;枸杞子、杜仲、麦冬补肾而益精血;白术、茯苓健脾生血,白蒺藜、夏枯草、青皮、麦芽疏肝解郁,理气止痛。兼见阴虚有热者加首乌、生地、丹皮;脾虚带多者加山药、薏苡仁、陈皮。

【典型病例】

病例1:王某,女,24岁,工人,2004年9月13日初诊。

主诉:结婚2年,同居未避孕亦未受孕。

现病史:婚后月经7/15~(30~60)天,经量中等,经色红,有血块,经前乳房轻胀,经期腰酸,Lmp:8月24日。脉弦。

妇检:外阴已婚式,阴道通畅,宫颈光滑,子宫前位,正常大小,双侧附件(一)。

辅助检查:血清性激素检查:LH/FSH>3,T值略高于正常。B超检查:双侧卵巢增大,均可探及多个小于5mm大小无回声区,提示多囊卵巢。

中医诊断:不孕症;西医诊断:多囊卵巢综合征

辨证:肝郁气滞。

治法:疏肝解郁,兼补肾调经。

处方:开郁调经汤。

柴胡10g　当归12g　白芍10g　白术10g　茯苓15g　枳壳10g　香附10g　丹皮10g　菟丝子15g　枸杞子10g　杜仲10g　益母草15g　丹参

15g　7剂,测基础体温。

二诊:2004年9月22日,服药后无特殊不适,基础体温尚未上升,原方去丹参,加荔枝核10g,7剂。

三诊:2004年10月13日,Lmp:10月1日,行经4天净,经色红,无血块,经前乳房胀痛明显,经期腰酸,基础体温单相,脉弦,治以疏肝解郁,活血通络。

处方:柴胡10g　当归12g　白芍10g　白术10g　茯苓15g　枳壳10g　香附10g　丹皮10g　金橘叶10g　川楝子10g　丹参15g　王不留行15g　皂角刺10g　地龙10g　7剂

四诊:2004年10月22日,基础体温已上升3天,刻下乳房轻胀,脉弦,原方去丹参,加仙灵脾10g,7剂。

五诊:2004年11月6日,Lmp:11月3日,行经3天净,经色红,无血块,经前乳房胀痛明显。基础体温呈双相,高温相持续14天,温差大于0.3℃,脉弦。10月13日方去丹参、地龙,加菟丝子10g,枸杞子15g,15剂。

六诊:2004年12月20日,Lmp:12月10日,行经5天净,用卫生巾8片,经色红,无血块,经前乳房胀痛仍然明显。基础体温呈双相,高温相持续14天,温差大于0.3℃,脉弦。予以养血清肝调经。

处方:柴胡10g　当归12g　白芍10g　白术10g　茯苓15g　枳壳10g　香附10g　丹皮10g　夏枯草10g　白蒺藜12g　菟丝子15g　枸杞子15g　皂角刺10g　地龙10g　7剂

七诊:2005年3月1日,Lmp:1月15日,行经5天净,经前经期无明显不适,现停经45天,基础体温呈双相,高温相持续28天不降,查尿妊娠试验阳性。

病例2:王某,女,28岁,工人,2001年4月25日初诊。

主诉:月经后期两年。

现病史:1998年人工流产后,月经6/40～60天,经量中等,经色红,有血块,经前头晕、心烦、口干、乳房轻胀,经期少腹两侧坠胀,有烧灼感,Lmp:4月17日。平时带下偏多,色淡黄,近年来全身毛发增多。舌红,苔薄白,脉弦。

妇检:外阴已婚式,阴道通畅,宫颈光滑,宫体后位,大小正常,双侧附件增厚,压痛(+)。

辅助检查:血清性激素检查:LH/FSH>2,T偏高。B超检查:子宫、卵巢未发现异常。2个月前院外输卵管通水术提示:输卵管欠通畅。宫腔镜检查:宫腔无异常发现。自上次人流后,未避孕亦未受孕。

中医诊断:月经后期;西医诊断:多囊卵巢综合征

辨证:肝经郁热。

治法:疏肝清热调经。

处方:丹栀逍遥散。

丹皮 10g　山栀 10g　柴胡 9g　当归 10g　生地 12g　皂角刺 10g　金橘叶 10g　川楝子 10g　夏枯草 10g　地龙 10g　龙胆草 10g　10 剂,嘱测基础体温。

二诊:2001 年 5 月 12 日,服药后带下不多,色转白,体温尚未上升,脉弦。

处方:丹皮 10g　山栀 10g　柴胡 10g　当归 10g　黄芩 10g　赤芍 15g　茜草 12g　乌贼骨 15g　王不留行 15g　夏枯草 10g　白蒺藜 12g　皂角刺 10g　桃仁 10g　10 剂

三诊:2001 年 6 月 2 日,月经昨日来潮,经量中等,色红,经前头晕、心烦减轻,经期少腹隐痛。基础体温双相,高温相持续 13 天,脉弦。原方加红花 10g,5 剂。

四诊:2001 年 6 月 14 日,Lmp:6 月 1 日,行经 7 天净,色红无块,脉弦。仍以疏肝清热通络为主,原方去白蒺藜、红花,加红藤 20g,7 剂。

以上方为基础随证加减,共服 60 剂,月经于 6 月 28 日、7 月 31 日、8 月 31 日各来潮 1 次。2001 年 11 月 2 日来诊,停经 63 天,有恶心呕吐反应。查尿妊娠试验为阳性。

病例 3:潮某,女,19 岁,学生,2007 年 7 月 16 日初诊。

主诉:月经过多 3 年。

病史:13 岁月经初潮,自 2004 年 9 月于外地就学后,月经 7/30～35 天,经量增多,色红,有块,经前及经期乳房胀痛,经期腹胀痛,口干苦。Lmp:7 月 5 日。诊时证见:形体丰满,面部毛多,有痤疮。平时带下偏多,色黄。舌红,苔黄腻,脉弦滑。

辅助检查:血清性激素:LH/FSH＞2,T 值较正常值偏高。B 超示卵巢多囊样改变。

中医诊断:月经过多;西医诊断:多囊卵巢综合征

辨证:肝经湿热。

治法:疏肝清热,健脾除湿。

处方:龙胆泻肝汤。

龙胆草 6g　黄芩 9g　山栀 9g　泽泻 9g　当归 10g　生地黄 10g　柴胡 9g　生甘草 6g　茯苓 12g　麦芽 20g　薏苡仁 15g　5 剂

二诊:7 月 23 日,服药后带下仍多,舌红,苔黄腻,脉弦滑。

处方:龙胆草 6g　黄芩 9g　山栀 9g　泽泻 9g　当归 10g　生地黄 10g　柴胡 9g　生甘草 6g　茯苓 12g　麦芽 20g　薏苡仁 15g　红藤 15g　败酱草 20g　7 剂

三诊:8 月 1 日,药后带下减少。正值月经前期,刻下乳房已轻微胀痛,脉弦滑。

处方:龙胆草 6g   黄芩 9g   山栀 9g   泽泻 9g   当归 10g   生地黄 10g   柴胡 9g   生甘草 6g   茯苓 12g   麦芽 20g   川楝子 10g   香附 9g   益母草 15g   5 剂

四诊:8 月 16 日,8 月 7 日来潮,行经 7 日净,经量减少,经期乳胀及腹胀痛减轻。刻下带下量多,色白。舌淡红,苔薄,脉弦滑。处以 7 月 23 日方去山栀,加白扁豆 9g,7 剂。

五诊:8 月 25 日,药后带下不多。时感口干。舌红,苔薄,脉弦。

处方:龙胆草 6g   黄芩 9g   当归 10g   生地黄 10g   柴胡 9g   生甘草 6g   茯苓 12g   麦芽 20g   川楝子 10g   麦冬 10g   女贞子 10g   山药 10g   青蒿 10g   10 剂

六诊:9 月 17 日,其母转述。药后无口干,9 月 6 日来潮,行经 6 天净,经量中等。经期前后无明显不适。

病例 4:帅某,女,26 岁,农民,2007 年 5 月 8 日初诊。

主诉:月经量少,经期推后 3 年。

现病史:自 2004 年起月经量呈进行性减少,今年来每次行经量极少,有时甚至不需用卫生巾,月经周期 40～50 天 1 行,行经期 5～7 天,经色淡红或紫黯,无块,经前期乳房明显胀痛,心烦,平时大便干。性激素检查:LH/FSH=2:1。B超提示:两侧卵巢呈多囊样改变。妇检:子宫附件无异常发现。曾用妈富隆治疗 3 个月罔效。舌红少苔,脉细数。

中医诊断:月经过少,月经后期;西医诊断:多囊卵巢综合征

辨证:肾虚肝郁。

治法:滋阴养血、调肝解郁。

处方:补肾调肝汤。

当归 10g   白芍 10g   白术 10g   茯苓 12g   枸杞子 10g   麦冬 10g   杜仲 10g   制首乌 12g   丹皮 10g   白蒺藜 15g   夏枯草 10g   青皮 9g   麦芽 30g

二诊:2007 年 6 月 12 日,上方连续服 20 剂,月经于 6 月 1 日来潮,行经 5 天净,色红,无血块,经前乳房胀痛消失,大便转正常,脉弦。原方去首乌,加蒲公英 30g,15 剂。

自本次治疗后,月经基本恢复正常。

【按语】

赵荣胜教授多年临床观察研究认为,多囊卵巢综合征多与肝脏藏血及疏泄的生理功能异常有关。女子以肝为先天,以血为本,以血为用,所以是凡妇科疾病多与肝与血有关。临床上则认为是凡西医内分泌紊乱和代谢性相关疾病多与肝疏泄功能有关。这就是赵荣胜教授"从肝论治"多囊卵巢综合征的重要依据。

病例 1 为不孕症患者,经检查属多囊卵巢综合征,根据月经期先后不定、经

前乳房胀痛、脉弦等症辨证为肝郁气滞,方用开郁调经汤,先后加金橘叶、川楝子、王不留行、皂角刺、丹参、益母草、地龙等疏肝理气、活血通络。经期腰酸,说明兼有肾虚之象,用菟丝子、枸杞子、仙灵脾等补肾填精。经过五诊治疗,月经周期虽然转为正常,但经前乳房胀痛仍在,考虑肝郁日久,必然化热,故六诊时在开郁调经汤中加夏枯草、白蒺藜平肝清热;菟丝子、枸杞子补肾调肝。药证合拍,故药后肝气顺畅,乳胀消失,随之受孕。

病例2为月经后期患者,经期前后伴有明显的头晕、心烦、口干、乳痛、少腹胀坠等肝经郁热症状,故治疗以丹栀逍遥散出入,方中龙胆草、丹皮、山栀、黄芩、赤芍清肝泄热;当归、生地养血柔肝;柴胡、金橘叶、川楝子疏肝理气;皂角刺、夏枯草、地龙化瘀散结通络。二诊时考虑方中寒凉太过,故去龙胆草、生地等,同时考虑双侧附件压痛、输卵管欠通,因此加桃仁、茜草通经活络。坚持服用2月,热清则气降,气降则经调,经调故能有子。

病例3为月经过多患者,辨证要点为经期乳房满胀、口苦以及肥胖、毛发浓密、面部痤疮、带下量多、色黄、舌红,苔黄腻,脉弦滑而数。证属肝经湿热,热扰冲任,迫血妄行,以致月经过多。故方中用龙胆草、黄芩、山栀、生地三药清热平肝泻火,肝平则火不妄动,经量自然减少。柴胡配伍麦芽有理气调肝功效;泽泻、茯苓、薏苡仁健脾淡渗利湿;当归、生地养阴补血,以防龙胆草、山栀等苦寒药伤肝。诸药相合,肝火得清,肝气得疏,肝气条达,热清血宁,经量自然恢复正常。

病例4为月经过少,西医诊断为多囊卵巢综合征,中医辨证为肾虚肝郁。肾精不足,冲任血亏,故月经量少;水不涵木,乳络失养则心烦、乳房胀痛;大便干,舌红少苔为阴液不足之候。药用当归、白芍、枸杞子、麦冬、杜仲、首乌滋阴养血补肾,水足则肝气亦安;丹皮、白蒺藜、夏枯草清热散结;白术、茯苓、青皮、麦芽健脾和胃、疏肝通络。傅青主认为"肝肾之气舒而精通,肝肾之精旺而水利"。肝气条达,血海充盈则经自调。

(叶脉延　陈丽娟)

北京妇科名家

许润三

许润三,男,1926年生于江苏盐城。1945—1949年,拜当地名医崔省三门下,从师学习中医。1949年受业期满,自立诊所。1953年开设了阜宁县新沟区联合诊所,同年进入盐城地区中医进修班学习。1957年毕业于南京中医学院医科师资班。1957—1984年在北京中医学院附属东直门医院妇科工作,任妇科教研室主任、妇科副主任。1984年6月调至卫生部中日友好医院任中医妇科主

任、硕士生导师。1990 年被国家人事部、卫生部、国家中医药管理局遴选为全国
500 名老中医药专家,享受国务院颁发的政府特殊津贴,先后承担了国家中医药
管理局三批师带徒工作。从医 70 余年,许老潜心医道,参合各家经验,精于脉
理,详于辨证,以善用经方治疗疑难重证著称,医界恒以"内、妇临床家"相许。临
床和科研都取得了显著的成果。获国家中医药管理局科技进步二等奖 1 项,主
编、参编学术著作 10 余部,发表学术论文 60 余篇。2006 年获国家中医药管理
局"首届中医药传承特别贡献奖";2009 年获中华中医药学会"全国首届名医工
作室"称号;2010 年获"北京'同仁堂杯'中医药特别贡献奖"。

【诊治特点】

一、对 PCOS 的认识

多囊卵巢综合征(PCOS)是一种以内分泌紊乱为主,多种代谢异常导致的
临床综合征。病程较长,病因复杂,治疗难度大,见效缓慢,故属于中医的疑难
病症。

(一)肾虚为本,痰湿为表,虚实夹杂是 PCOS 的主要发病机制

"经本于肾","经水出诸肾"。都说明了肾在月经潮与否中所占据的重要的
地位。许老在妇科病证的调治中,也非常强调肾的功能,非常重视补肾法的
应用。

PCOS 主要证候是闭经,常伴有肥胖,许老认为主要病源于肾虚。治疗上要
通过补肾调经,达到调整卵巢功能,促进排卵,恢复正常月经的目的。至于肥胖,
中医辨证虽多属于痰湿内停,但单纯的痰湿内停是不足以引起闭经的,必须在有
肾虚的前提下,方可导致 PCOS 的发生。而肾虚可因患者体质的不同,或以肾气
虚为主,或以肾阳虚为主。痰湿既可以是在肾虚基础上的病理产物,又可以是致
病的因素。故 PCOS 的病机是肾虚为本,夹有痰湿的虚实兼杂证。

(二)补肾更重视温补肾阳以治本

许老认为,PCOS 的患者虽以肾虚为本,但更多的是以肾阳不足为主。故选
方用药偏以温补肾阳,温化痰湿。因阳气属于人体的生发之气,是人体功能活动
的原动力。阳气充沛,气血条达,人的功能活动才能得以正常运行。而具体到女
性,也只有阳气旺盛,其月经、生育功能才能正常。反之,若阳气虚衰,除可出现
人体的功能衰退,还可引起因虚致瘀、因虚致痰、因虚致湿的病理产物的生成。
故温补肾阳之法,在治疗 PCOS 的中显得尤为重要。

二、辨证分型

许老临证将 PCOS 分为以下三个证型辨治。

1. 肾虚痰湿型　肾主生殖,为先天之本。先天禀赋不足,或房事失度,损伤
肾气,肾虚不能温阳化水,水湿凝聚,化为痰湿。痰湿阻滞于胞宫胞脉,故致经闭
不行、不孕。症见婚久不孕,经期延后或闭经,月经量少,色淡黯,质黏腻,形体肥

胖,或晨起咽中有痰,难咯出,腰骶酸痛乏力,下肢肿胀,畏寒怕冷,食欲不佳,大便溏稀,或不爽,舌质淡,边有齿痕、苔白腻,脉沉细。

2. 脾肾阳虚型　肾为先天之本,脾为后天之本。若摄生不慎,感受寒邪,或房劳过度,或饮食劳倦,损伤脾肾阳气,冲任虚寒,故致闭经、不孕。症见婚后不孕,月经后期,量少,色淡,质稀,面色不华,精神疲惫,形寒肢冷,带下清稀如水,纳差便溏,夜尿频,舌质淡,苔白润,脉沉细无力。

3. 肝经湿热型　肝主疏泄,藏精血,性喜条达。若七情不遂,疏泄失常,肝郁化热,横克脾土,脾失健运,水湿内生,湿热蕴结,阻滞冲任,故致月经紊乱、不孕。症见婚后难孕,月经紊乱,或经闭不行,或经血非时而下,淋漓不净,色黯红,质稠,形体壮实,毛发浓密,面部,或背部痤疮明显,心烦易怒,胸胁胀痛,口苦口干,大便秘结,舌质红,苔黄腻,脉弦滑。

三、用药特点

中药治疗方面,许老各证型均配以相应的处方。

(一) 肾虚痰湿型

方药:鹿角霜饮

方药组成:鹿角霜 15g　续断 30g　菟丝子 30g　巴戟天 10g　当归 10g　赤芍 15g　白芥子 10g　制南星 6g　羌活 6g　枳壳 15g　益母草 15g

方中鹿角霜温肾助阳,通络祛痰;续断、菟丝子、巴戟天补益肾气;当归、赤芍养血活血;白芥子、制南星温化痰湿;羌活理气通络;枳壳、益母草理气活血通经。

临证加减:若患者肥胖,大便不爽或秘结者,加荷叶 15g,生山楂 15g 消壅去脂;若患者四肢肿胀明显者,加生黄芪 30g,茯苓 50g,泽泻 10g 益气健脾利水。

(二) 脾肾阳虚型

方药:温补脾肾调周方

方药组成:淫羊藿 15g　仙茅 6g　紫河车 10g　枸杞子 15g　女贞子 15g　生黄芪 30g　当归 10g　白芍 15g　香附 10g　益母草 15g

方中淫羊藿、仙茅温补肾阳以补先天;紫河车、枸杞子、女贞子滋补肾精;生黄芪、生山药健脾益气;当归、白芍养血调经;香附、益母草理气活血通经。

临证加减:若患者形寒肢冷明显者,加桂枝以温经散寒;若小腹冷痛者,加艾叶、乌药以暖宫止痛;若大便溏泄甚者,加补骨脂、炒白术以温肾健脾止泻。

(三) 肝经湿热型

方药:丹栀逍遥散加减

方药组成:丹皮 10g　栀子 3g　柴胡 10g　当归 15g　赤白芍各 15g　茯苓 30g　生白术 30g　黄精 20g　女贞子 30g　生何首乌 25g　龙胆草 6g　生牛膝 15g

方中丹皮、栀子、龙胆草清泻肝经湿热;当归、赤白芍养血活血调经;茯苓、白术健脾利湿;黄精、女贞子、生何首乌补益肝肾以调经之本;生牛膝活血通经,引诸药下行。

临证加减:若痤疮明显者,加生薏苡仁30g,苦参10g;若胰岛素抵抗者,加丹参30g,黄连2g;大便秘结者,加桃仁15g,大黄6g。

另外,在选方用药上,温补肾阳之品,许老喜用二仙及巴戟天。二仙,即仙茅、淫羊藿,两药禀性辛温,专壮肾阳;巴戟天,温而不燥,补阳之中又具补阴之性,许老认为三药合用可大补肾阳,以促使下丘脑—垂体—卵巢轴功能的恢复。滋补肾阴,许老首选血肉有情之品,如紫河车、鹿角胶,两药补肾填精,以促进子宫发育。此外菟丝子、黄精、女贞子、制何首乌、枸杞子也是许老常用的补肾益气助阳的药物。补脾之品,许老擅用生黄芪。许老认为生黄芪味甘、性温,是一味最常用的补气药,且补气之中能升提清阳,还有行滞之功,故生黄芪补中能升,补中能降,一药多功。祛痰之品,许老喜用白芥子、制南星、清半夏。许老认为,PCOS患者的痰邪为患属于湿痰,故选用的白芥子、制南星、清半夏都具有温化痰湿的功效。但是祛痰只是治其标,更要结合患者的具体证候,或补肾祛痰、或健脾祛痰。PCOS的患者若面部痤疮明显,形体壮实、多毛便秘为主,当以疏肝清利湿热为主,但是还应佐以补肾。

【典型病例】

病例1:程某,女,32岁。2008年3月7日初诊。

患者月经17岁初潮,第1次月经后即停经半年,后行经1次,以后不能自行来月经。2005年至2007年分别在外院用倍美力加安宫黄体酮做人工周期3次,每次均做3个月,用药期间月经规律,量多,带经7天。但停药后则闭经。Lmp:2007年12月5日,系肌注黄体酮3天后来潮。现已3个月未行经,白带很少,晨起喉中有痰,色白,难咯出,下肢肿胀不适,食纳正常,大便不爽,日1~2次。舌质正常,苔白腻,脉沉细。近1年体重增加12kg。尿妊娠试验阴性。2007年12月8日性激素测定:E_2:123.10pmol/L,FSH:6.3mIU/ml,LH:15.3mIU/ml,T:2.9nmol/L,PRL:304.00mIU/L;5天前盆腔B超:子宫偏小,内膜厚9mm,双侧卵巢增大,呈多囊样改变。

中医诊断:月经后期;西医诊断:多囊卵巢综合征

辨证:肾虚痰湿,冲任阻滞。

治法:温肾助阳,化痰通经。

处方:栝蒌根散加味。

桂枝15g 桃仁10g 蟅虫10g 赤白芍各15g 天花粉15g 生牛膝10g 淫羊藿15g 7剂,水煎服。

治疗10天后,月经来潮,量偏少,色正常,痛经不明显,带经5天干净。月经干净后以鹿角霜饮为基础方。

处方:鹿角霜15g　续断30g　菟丝子30g　黄精20g　当归10g　赤芍15g　白芥子10g　制南星6g　羌活6g　枳壳15g　益母草15g　连服30天。

患者月经未潮,但自觉白带增多,轻度小腹不适,初诊方去牛膝、淫羊藿,加当归10g,制香附10g,益母草15g,7付,8天后月经来潮,量较上次增多,有血块,经行第一天腹痛明显,带经8天净。月经干净后再服鹿角霜饮。如此治疗4个月后,体重每月减3kg,月经开始恢复正常。周期37～42天一行,量色正常,轻度痛经。

病例2:佘某,女,36岁。1995年1月3日初诊。

患者月经18岁初潮,周期40～50天不定。Lmp:1993年12月,1994年5月中旬曾口服安宫黄体酮5天,但月经至今一直未潮,曾在外院查尿妊娠试验阴性,同年8月份服中药治疗3个月,仍未行经。现感精神疲惫,腰酸乏力,形寒肢冷,白带很少,食纳尚可,大便偏干,2天1次。舌质淡,边有齿痕,苔薄白,脉沉细。辅助检查:盆腔B超:子宫偏小,内膜厚4mm,左侧卵巢增大,呈多囊样改变,右侧卵巢显示不清。性激素测定:E_2:75.10pmol/L,FSH:3.8mIU/ml,LH:11.9mIU/ml,T:2.1nmol/L,PRL:297.00mIU/L。

中医诊断:闭经;西医诊断:多囊卵巢综合征

辨证:脾肾阳虚,冲任虚损。

治法:温肾助阳,健脾调经。

处方:温补脾肾调冲方。

仙茅10g　淫羊藿10g　巴戟天10g　鹿角胶10g(烊化)　紫河车20g枸杞子20g　沙苑子20g　山茱萸10g　当归30g　白芍15g　香附10g　益母草25g　21剂,水煎服。

服药21天后,患者感小腹隐痛,白带增多,查舌质淡,边有齿痕,脉细略滑。许老认为此为药物奏效,月经将至之征兆,当因势利导,故在上方基础上,加大活血通经之力。即上方去鹿角胶、山茱萸、沙苑子,加续断30g,赤芍15g,红花10g,生牛膝10g。7剂。

患者服5剂药后阴道有少量出血,色淡黯,质稀,3天干净。药后虽有月经来潮,但量少,色淡黯,说明脾肾功能未复,血海依旧空虚,故继服温补脾肾调冲方为基础方加减治疗,共服用3月余,期间月经来潮2次,经量较前有所增多,经色转红,带经期4天,轻度痛经。

6月初月经第3天复查性激素:E_2:95.56pmol/L,FSH:5.82mIU/ml,LH:8.13mIU/ml,T:1.63nmol/L,PRL:323.16mIU/L。6月中旬患者因出国,又取温补脾肾调冲方20付巩固治疗。

病例3:束某,女,23岁。2009年5月20日初诊。

患者 12 岁月经初潮,初潮后 5 年内月经规律。17 岁时因高考,学习紧张,情绪波动大,易焦虑烦躁,月经开始不规律,或经闭不行数月,或经血非时而下,量时多时少,淋漓不断,色黯红,质黏,有血块,未行系统的检查和治疗。现阴道流血 18 天,色鲜红,量多少不定,近 2 天有增多的趋势,血块不多,无腹痛。面部及后背痤疮明显,色红,脓头明显,形体壮实,烦躁易怒,口渴口苦,大便干结,3～4 天 1 次。舌质红,苔黄腻,脉弦滑有力。辅助检查:5 天前查性激素:E_2:101.10pmol/L,FSH:4.5mIU/ml,LH:16.9mIU/ml,T:2.78nmol/L,PRL:124.00mIU/L;盆腔 B 超:子宫 53mm×35mm×32mm,内膜 4mm,左卵巢 39mm×25mm,右卵巢 37mm×28mm,左侧卵巢每切面卵泡数目 12 个,右侧卵巢每切面卵泡数目 10 个。

中医诊断:崩漏;西医诊断:多囊卵巢综合征

辨证:肝经湿热。

治法:清利肝胆湿热,调经固冲。

处方:犀角地黄汤加味。

水牛角粉 15g(包煎)　丹皮 10g　赤芍 30g　生地 25g　茜草 10g　乌贼骨 30g　5 剂,水煎服。

服药 4 天阴道出血干净。面部痤疮减轻,大便通畅,每日 1～2 次。月经干净后以丹栀逍遥散加减。

处方:丹皮 10g　栀子 3g　柴胡 6g　当归 15g　赤白芍各 30g　茯苓 30g　生白术 30g　淫羊藿 30g　生地黄 20g　女贞子 30g　丹参 30g　皂角刺 10g　益母草 15g

化裁治疗 6 个月后,月经周期 35～45 天,量色正常,带经 6 天净。面部及后背痤疮明显改善。2010 年 3 月因先兆流产在门诊保胎治疗,2010 年 10 月剖宫产一男婴。

【按语】

PCOS 属妇科的疑难杂症。由于本病系不排卵或稀发排卵,故临床表现既可见闭经,也可见崩漏。辨证上许老认为无论是经闭不行,还是经血淋漓不尽,均源于肾虚。结合 PCOS 的症状特点,如闭经、肥胖、多毛、痤疮等,中医辨证除以肾虚为本外,还可兼痰湿、脾虚、肝经湿热证。其中肾虚痰湿证在临床上最为多见。许老认为痰湿为标,它既可以是有形之邪,如患者有喉中痰多,色白,难咯出;也可以是无形之痰,如患者肥胖等。

治疗上许老提出应牢牢抓住"肾虚"这一主线,或补肾以除痰;或补肾以健脾;或清利肝胆湿热,佐以补肾。同时还要参照西医学的检查手段,根据患者的具体情况,或先治其标,再治其本;或标本兼治,或攻补兼施。如病例 1 患者,初潮迟,月经一直稀发,形体肥胖,晨起喉中痰多,辨证属于肾虚痰湿证,当以补肾祛痰,但由于患者 3 月未行经,B 超示子宫内膜偏厚,许老认为当因势利导,促其内膜脱落,使月经来潮,故选用栝蒌根散加味,活血通经,转经后施以鹿角霜饮。病例 2 辨证属脾肾阳虚证,虽 1 年未行经,但 B 超示子宫内膜薄,治疗则以补肾健脾、滋补精血为主。待血海充盈,再加以活血通经之品,使经血畅行。病例 3 表现为阴道流血不止,量多少不定,故当止血为先,用犀角地黄汤加味。血止后,再以丹栀逍遥散加减清利肝胆湿热为主,佐以补肾治其本。

治疗中许老指出要注意观察患者服药后的反应,及时调整治疗大法。闭经的患者多数表现为白带少,无腹痛。若服药期间出现白带增多,小腹坠痛,往往是药物奏效的反应,预示着月经即将来潮,此时,应因势利导,加用活血通经之品,促使月经来潮。

PCOS 属于疑难杂症,病情复杂多变,一法一方难以获效。需衷中参西,仔细分辨,只有辨证准确,用药精当,方可获效。

(赵红)

刘　琨

刘琨,女,出生于中医世家。1955 年河南医学院医疗系毕业。1962—1965 年参加北京市第一届西医脱产学习中医班,从此开始中西医结合研究和治疗妇科疾病的工作。第三批国家级名老中医专家,曾任首都医科大学附属北京中医医院妇科主任、中国中西医结合学会妇产科分会副主任委员、北京市中西医结合学会理事、北京市中西医结合学会妇产科学会主任委员等职。获部级科研奖 2 项,市级科研奖 3 项,局级科研奖 5 项。发表论文 30 余篇,与他人合著妇科专业著作多部。由于在中西医结合妇科内分泌研究方面的造诣和成就,1989 年、2001 年两次获得中国中西医结合学会颁发的荣誉证书及奖杯。1991 年享受国务院特殊津贴。由刘琨教授处方,并与同仁堂共同研发的"坤宝丸"、"调经促孕丸"至今畅销海内外。

【诊治特点】

一、对 PCOS 的认识

(一)发病机制

刘琨教授认为肾元不足,阴血亏虚是该类患者的本质。《傅青主女科》谓:"经水出诸肾",肾气的盛衰,主宰着天癸的至与竭;女子以血为主,以血为用,血海充盈才能血满经自溢。先天的肾元不足,后天脾胃调养失当,造成阴血亏虚,出现经闭不行。

刘琨教授还认为 PCOS 的患者存在明显的郁证。郁证是指脏腑气血失和引起病邪郁滞、瘀结、壅遏的一组疾病,范围甚广。《内经》所论五郁之治和朱丹溪倡言的六郁之说均属广义的郁证。"气血冲和,万病不生,一有拂郁,诸病生焉,故人身诸病,多生于郁"(《丹溪心法》)。PCOS有月经壅滞不行的问题,其郁非常明显,但气血郁滞并不能完全解释疾病的所有症状。《医学正传》谓:"气郁而湿滞,湿滞而成热,热郁而成痰,痰滞而血不行,血滞而食不消化,此六者皆相因而为病者也"。刘琨教授认为气郁食积,阳明经、腑不利,故经闭或漏下不止;内热郁结,熏蒸于里,肺主皮毛,导致多毛、痤疮;痰湿阻止,运化无权则出现肥胖;可见气、湿、热、痰、血、食六郁是造成PCOS的主要原因。

(二) 治疗思想

刘琨教授抓住此类患者血虚肾亏的本质,采用养血益肾法为主,根据病人的症状辨证加减用药。关注先天肾气的亏盈,后天脾胃的健运。《景岳全书·妇人规》认为"调经之要,贵在补脾胃以资血之源;养肾气以安血之室"。临床上见到的月经后错、量少、闭经者,一部分当以健脾和胃,滋养气血为治,使血满而经自调。还有一部分患者由于先天肾气不足,或后天伤肾,使天癸成熟迟缓,冲脉不盛,任脉失畅而导致月经不调,应用滋补肾精,培护肾气之法。所谓"阳邪之至,客必归阴,五脏之伤,穷必及肾,此源流之必然,即治疗之要着"。刘琨教授自拟的养血益肾汤即是在《景岳全书·妇人规》中归肾丸的基础上加减而来,临床疗效显著。以多味药益肾养血,补育先天之本的基础上,又兼加少量助阳之品,使阴阳双补,互生互长。同时,兼顾健脾理气,培护后天。脾健则运化流通无阻,补血而不滞血,行血而不破血,补中有散,散中有补,通补开合,以达补血、调经之效。

刘琨教授重视肝藏血,主疏泄的作用。肝的藏血功能和疏泄功能必须相互协调,使脏腑化生的阴血依时下注血海而为月经。但妇女患病以情志因素多见,肝气不疏,失于条达,气血运行不畅故发病。女子以阴血为本,气滞血瘀,郁而化热,又会暗耗阴血,使病情加重和复杂化。刘琨教授在治疗中非常重视疏肝解郁,调畅气血,除常用香附、川芎等传统理气行血的药物外,还选用一些即能行气又可活血的药物,如郁金、延胡索、合欢皮等,使药少而力强。此外,临床上还非常注意调和肝肾。肾藏精,肝藏血,肝肾同居下焦。精生血,血化精,精血同源,精亏则血虚。肝主疏泄,肾主封藏,一开一合,一泄一藏,协调合作才能经血调和。刘琨教授在治疗时常用肝肾同治法,配合用药,以达显著疗效。

刘琨教授强调肺主皮毛,宣降气化。颜面部归属肺经,面部痤疮为肺经湿热所致,而究其原因,"脾为生痰之源,肺为贮痰之器"。由于脾胃湿热导致湿热弥漫上焦。肺乃"娇脏",被湿热所困,气机失调,不能正常的宣发和肃降,湿热之邪外泛肌肤而成痤疮。脾失运化,肺失宣降,痰湿渐生,日久体多肥胖。故刘琨教授常用宣肺、清肺、利水道之品,以宣降肺气,恢复气化功能。

刘琨教授遵从《素问·六元正纪大论》提出的"木郁达之,火郁发之,土郁夺之,金郁泄之,水郁折之"的原则,以理气、行血、化痰、利湿、清热、消食之剂,依病情需要增减用药,使郁开结散,气血调和,阴阳平衡而病症自除。六郁日久必定化热,伤及阴血、精元,所以患病时间长的患者,虚实交织,病情复杂,需化郁而补虚,在化郁基础上,还应养心安神,滋阴扶正,用药注意补益心脾而不过燥,滋养肝肾而不滞腻。

二、辨证分型

刘琨教授善于利用西医学的检查手段,根据中医理论,采用辨证用药和现代药理结合的方式,结合 B 超下卵巢大小和卵泡情况、基础体温(BBT)进行选药处方。

1. 肾虚血亏型　症见于月经不调、子宫发育不良,体型瘦小干枯,皮肤疹多粗糙。"冲为血海,任主胞胎",冲任二脉皆起于胞中,肾气的盛衰是冲任二脉功能正常与否的前提。此类病人多表现 BBT 单相,B 超下卵巢内卵泡不多。刘琨教授分以偏阴偏阳辨证用药。偏肾阴虚的,应用自创的养血益肾汤;偏阳虚的,应用右归丸,刘琨教授常用药物有醋柴胡、白芍、香附、熟地黄、山茱萸、紫河车、紫石英、淫羊藿、炒杜仲、何首乌、菟丝子、覆盆子、枸杞子、石楠叶、鹿角胶、龟板。

2. 肝肾两亏型　肝肾两亏患者多瘦小干枯,皮肤粗糙,BBT 单相,卵巢中有稍多的小卵泡。不宜用疏导通经的中药,否则如涸泽而渔,空伐其身。治疗上,应从滋补肝肾入手,培先天,调后天,根据阴阳的虚实不同,采用五子衍宗丸或河车大造丸、左归丸或右归丸加减。多采用傅青主"补精生血,温润添精,血中补阴,气中补阳"的方法,熟地黄、菟丝子、枸杞子、龟甲、淫羊藿等为其习用之品。

3. 脾虚痰湿型　患者多表现典型的 PCOS 表象,如肥胖、多毛、痤疮等。BBT 单相,B 超发现较多卵泡。刘琨教授多采用逍遥丸与平胃散合方加减,重用苍术、厚朴、陈皮、茯苓,燥湿健脾,培土疏肝。同时,配合夏枯草、连翘、川芎、莪术、牛膝、车前子等软坚化瘀、利水宣肺之品。同时,考虑脾肾先后天的关系,仍需结合益肾填精的药物,如山茱萸、杜仲、寄生、菟丝子等,共同达到治疗PCOS的目的。

4. 肾虚肺热型　患者多有皮肤粗糙、痤疮,油脂分泌较多,表现脱发、颜面污浊,身体或胖或瘦、腰酸,带下不多,多嗜食辛辣刺激性食物。BBT 单相,B 超提示有多囊表现。刘琨教授多采用清肺热,育金水的方法,用沙参、玉竹、墨旱莲、生地黄等滋阴生水,启肺益肾,配合菊花、金银花、连翘、夏枯草等清解之品,使上焦热清,而下焦水足的目的。

三、用药特点

刘琨教授自拟"养血益肾汤",乃归肾丸和四物汤合方加减而成。治疗PCOS的患者,多在此基础方上加减应用。主要组成有当归、赤芍、白芍、川芎、丹参、菟丝子、山茱萸、枸杞子、山药、炒杜仲、女贞子。从六郁着手,如气郁用香附、夏枯草、川楝子、连翘;湿郁用泽泻、茯苓、车前子、瞿麦;痰郁用竹茹、南星、瓜蒌;热郁用金银花、野菊花、栀子、青黛;血郁用桃仁、红花、川芎;食郁用鸡内金、山楂、焦麦芽等,使上下通利,气血流通顺畅无阻。

刘琨教授喜用野菊花,以其苦、寒,直入肺经,清热解毒,其味又辛,能于"清"中有"宣",暗合肺脏生理。临床上常配合应用月季花、代代花、凌霄花。因为这类患者虽有湿热蓄蕴上焦,但下焦血府不充,胞中经血不能按时而下。若过用苦寒直中,清利下焦之品,恐更伐伤冲任胞脉,致月事不行。故用花类,取其轻扬走上。连翘性亦苦寒,入肺经,能清热解毒,消痈散结,与野菊花同用,清解上焦之力增。同时,也常用一味夏枯草来清肝泻火,化郁散结,有釜底抽薪之意。生山楂味酸、甘,性微温,入脾、胃、肝经,能开胃、消食、化积,活血、散瘀、消肿;与清热、解毒、凉血的药物同用,可起到醒脾胃,化湿浊,凉血而不滞血,清解但无寒凝之弊。脾胃与肝胆同居中焦,脾胃的湿热内蕴,最易连及肝胆,使中焦湿热弥漫,肝脾不和,升降失常。决明子味甘、苦,性微寒,入肝、大肠经,能清肝明目,润肠通便;与夏枯草有协同作用,加强了清泻肝火的力量;同时,与白茅根的利尿清热,使湿浊祛化有路同理,决明子润肠通便,使湿热从大肠而解。最终达到中焦火撤,肺免熏蒸的目的。四类药物合用,使上焦如雾,宣降自如,血平气和。

通过现代药理学的研究表明,生山楂、决明子具有降低血中的高胆固醇、降低血压的作用。所以,对体态肥胖,脂溢较多甚或痤疮遍布的病人,刘琨教授喜用这两味药起到降脂的目的。刘琨教授在治疗上常用益肾、补血、活血、化瘀之剂,所谓"壮水之主,以制阳光",令任脉充,冲脉盛,肾水盈。与上述四类药相伍,滋下清上,使宣降有序,气血调和,上下交通,故月事以时下。

【典型病例】

病例1:尚某,女,26岁。2005年5月25日初诊。

主诉:月经稀发10年。

病史:16岁初潮,7天/3~6个月,量中,无痛经。多次应用安宫黄体酮行经,Lmp:2005年1月。刻下:带下不多,腰时酸,无腹痛,纳可,大便头干,后稀软。舌尖红,苔薄,脉弦细稍滑。B超提示:子宫稍小,内膜厚2mm,双侧卵巢明显增大,可见十余个卵泡。血清激素:E_2:85.3pg/ml,FSH:6.6mIU/ml,LH:27mIU/ml,T:98ng/dl,P:0.76ng/ml,PRL:6.11ng/ml。

中医诊断:闭经;西医诊断:多囊卵巢综合征

辨证:肝肾不足,气血失和。

治法:滋补肝肾,调和气血。

处方:炒麦芽20g　鸡内金10g　泽兰10g　杭菊花10g　菟丝子10g
女贞子10g　郁金10g　丝瓜络10g　车前子10g　阿胶珠10g　牛膝10g
墨旱莲15g

二诊:2005年6月9日,带下增多,腰酸,大便偏软,夜寐尚安。舌淡红,苔薄白,脉细滑略弦。上方加续断 15g,茯苓 15g。

三诊:2005 年 6 月 26 日,乳房时有刺痛,带下不多,腰酸轻微,进食可,大便通畅。舌淡红,苔薄白稍腻,脉细滑。

处方:炒麦芽 20g　鸡内金 10g　泽兰 10g　杭菊花 10g　菟丝子 10g　女贞子 10g　郁金 10g　丝瓜络 10g　车前子 10g　阿胶珠 10g　牛膝 10g　墨旱莲 15g　续断 15g　川芎 6g

四诊:2005 年 7 月 18 日,乳房胀痛,下腹坠胀,腰酸沉,大便偏稀。舌淡红,苔薄,脉滑。继用上方治疗。

五诊:2005 年 7 月 27 日,7 月 20 日行经,量中,无痛经。舌淡红,苔薄黄,脉细滑。7 月 23 日复查血清激素:E_2:58.9pg/ml,FSH:7.5mIU/ml,LH:11.2mIU/ml,T:53ng/dl。

经后换方:土茯苓 15g　女贞子 15g　墨旱莲 15g　冬瓜子 30g　白茅根 30g　泽兰 10g　菟丝子 15g　阿胶珠 10g　黄连 6g　炒麦芽 15g　炒枳壳 10g　茵陈 10g

患者于 8 月 26 日和 9 月 30 日分别行经,BBT 典型双相。

病例 2:刘某,女,36 岁。于 2004 年 3 月 17 日初诊。

主诉:月经后错,继发不孕 2 年半。

病史:2001 年 2 月因孕 70 余天胚胎停育行清宫术,术后月经周期后错,自 2001 年 8 月起未避孕未孕。月经量不多,色黯红,轻微痛经。Lmp:2004 年 3 月 2 日,平素带下不多,纳可,大便调,面部黄褐斑,手足冷,夜尚安。舌淡红,苔薄白,脉细滑。B 超示:子宫大小正常,回声欠均匀,子宫内膜厚 4mm,双卵巢增大,可见多个卵泡回声。血清激素检查:FSH:4.5mIU/ml,LH:12mIU/ml,E_2:32.6pg/ml,T:76ng/dl,P:0.62ng/ml,PRL:9.13ng/ml。

中医诊断:月经后期,不孕症;西医诊断:多囊卵巢综合征,继发不孕

辨证:肾虚血亏,气血失和。

治法:益肾养血,调和气血。

处方:当归 10g　代代花 10g　玫瑰花 10g　月季花 10g　川芎 6g　赤白芍各 10g　何首乌 10g　蝉蜕 6g　浮萍 10g　野菊花 15g　山药 10g　香附 10g

二诊:2004 年 4 月 6 日,BBT 平稳单相,Lmp:4 月 2 日,量不多,无痛经,带下不多,腰不酸,口干,纳可,大便不成形,日 1 次。舌黯红,苔根稍腻,脉沉细弦。

处方:藿香 6g　怀山药 15g　生山楂 15g　香附 10g　佩兰 6g　山茱萸 10g　茺蔚子 15g　茯苓 15g　陈皮 10g　月季花 15g　鸡内金 15g　砂仁 6g

三诊:2004 年 4 月 14 日,BBT 上升一天,带下清稀,纳可,大便成形,不干,

日 1 次,夜尚安。舌黯,苔薄,脉细弦。

处方:菟丝子 20g　覆盆子 10g　山药 15g　茯苓 20g　炒杜仲 10g　山茱萸 10g　萆薢 10g　陈皮 10g　草豆蔻 10g　浮小麦 30g　砂仁 6g

四诊:2004 年 5 月 8 日,月经未至,查尿妊娠试验阳性,B 超提示宫内早孕。

病例 3:毛某,女,22 岁。2005 年 3 月 27 日初诊。

主诉:停经 49 天。

病史:既往月经后错,Lmp:2 月 6 日,量不多,痛经。现带下不多,面部痤疮,腹胀,无腰酸,无乳胀痛,纳食可,大便正常。舌尖边红,苔薄白,脉细滑。今查尿妊娠试验阴性。B 超示:子宫大小正常,内膜厚 7mm,双卵巢增大,可见多个卵泡回声。血清激素:FSH:6.8mIU/ml,LH:18.3mIU/ml,E_2:56.7pg/ml,T:92ng/dl,P:0.97ng/ml,PRL:8.77ng/ml。

中医诊断:月经后期;西医诊断:多囊卵巢综合征

辨证:阴血不足,肺胃热盛。

治法:滋阴养血,清热益肾。

处方:野菊花 10g　沙参 15g　玉竹 10g　白薇 10g　丹皮 10g　生地 15g　夏枯草 10g　续断 15g　女贞子 15g　墨旱莲 15g　连翘 6g　茯苓 15g

二诊:2005 年 4 月 3 日,BBT 上升 3 天,带下稍多,面疹减轻,纳食可,大便调。舌黯红苔薄,脉细弦。

处方:野菊花 10g　桃仁 10g　夏枯草 10g　续断 15g　女贞子 15g　墨旱莲 15g　连翘 6g　丝瓜络 10g　沙参 15g　丹皮 10g　鸡内金 10g　菟丝子 15g

三诊:2005 年 4 月 10 日,BBT 双相,带下不多,面部小疹不明显,口不干,纳可,大便调,夜寐欠佳。舌红,苔薄黄,脉细弦滑。

处方:沙参 15g　麦冬 10g　桑白皮 10g　续断 15g　墨旱莲 15g　女贞子 15g　丹参 15g　丝瓜络 10g　夏枯草 10g　炒扁豆 15g　白茅根 30g　菟丝子 15g

四诊:2005 年 4 月 17 日,4 月 12 日行经,带经 5 天,量中,无明显痛经,面疹消失,纳可,大便偏干,日一行。舌淡红,苔薄白,脉细滑。

处方:沙参 15g　麦冬 10g　茵陈 10g　续断 15g　墨旱莲 15g　女贞子 15g　炙枇杷叶 15g　浙贝母 6g　夏枯草 10g　生牡蛎 30g　杭菊花 10g　牡丹皮 15g

五诊:2005 年 4 月 24 日,带下量多 2 天,呈清稀拉丝状白带,BBT 平稳未上升,纳可,大便偏干。舌黯红,苔薄,脉沉细。

处方:沙参 15g　麦冬 10g　金银花 10g　生牡蛎 30g　墨旱莲 15g　女贞子 15g　丹参 15g　玄参 15g　鸡内金 10g　炒扁豆 15g　炒谷芽 30g　砂仁 6g

病人于 5 月 13 日行经,BBT 典型双相。

【按语】

病例 1 初潮年龄较晚,经行即后错稀发,先天禀赋不足。肾为先天,肝为女性之先天。结合症状、舌脉,辨其肝肾阴亏,气血匮乏。初诊时,其舌尖红,大便头干,有阴血内热之象,故刘琨教授首方未采用大量温补药物,而仅仅用养阴清热,理气健运之品。复诊酌加益肾健脾,使阴中求阳,阴阳和合。因患者平素嗜食辛辣,治疗过程中,出现湿热内蕴之象,故在叮嘱患者忌口的同时,加强了清热凉血,养血益肾的应用。药后经行如期,恢复自然排卵周期。

病例 2 病因明显,继发于流产术后,出现月经后错,结合症状、舌脉辨其肾虚血亏。初诊时,刘琨教授在四物汤基础上酌加清肺理气之品;二诊时,关注中焦枢机之转化;三诊时,强调益肾健脾的作用。层次分明,步步深入,药物从轻到重,从浅到深,条理清晰,所以效如桴鼓。

病例 3 年轻在校学生,平素饮食起居不节,造成经行失调。结合症状、舌脉辨其阴血不足,肺胃热盛,刘琨教授初期采用养阴血,清虚热的药物,使阴血充盈,热清血静。药物选择上,也多选用启肺金、生肾水的药物,灵动而没有滋腻化热之弊。待脉静阴充之刻,马上关注脾胃运化和转输功能的作用,加入炒谷芽、砂仁、鸡内金、白扁豆健运脾胃,从阴出阳,从而快速恢复排卵的正常月经。

刘琨教授在治疗中还十分注意紧随时代发展,强调病因病机的变化。由于现代女性社会地位、生活起居、饮食习惯等的巨大变化,现代疾病谱也随之发生了改变,疾病产生的病因、病机更是有所差异。比如由于精神紧张、压力增大而导致的心源性影响,阴血暗耗、心肾不交;过食辛辣肥厚之品以及生活环境的污染,造成肺胃燥热的病人越来越多。在临床上,其非常注重这些新问题的出现。养阴血,启心气,使水火相济,阴阳平衡;清肃痰火,宣降肺气,通顺胃肠,使气血流通无阻。常用的药物有阿胶、黄连、百合、莲子心、合欢皮、连翘等。

刘琨教授在临证处方时,首先考虑中医辨证施治的原则,对证下药,其次灵活运用西医学、药理学等的研究成果,对治疗起着辅助指导作用。巧妙运用中西医结合的方法,促进疗效。

总之,在治疗 PCOS 的过程中,刘琨教授时刻顺应女性独特的生理特点,顾护脏腑气血的调和充盈,使正强而邪祛。

(朱梅)

李光荣

李光荣,女,1935 年生于北京,中国中医科学院广安门医院主任医师,博士生导师,博士后合作导师,享受国务院政府特殊津贴,全国第三批名老中医学术经验师承指导老师,曾任第九、十届全国政协委员,国家药典委员会委员,国家食品药品监督管理局新药评审委员等。

1963年毕业于北京中医学院中医系,同年分配至广安门医院工作,1968年倡导成立广安门医院妇科,并工作至今。其学术思想主要渊源于《黄帝内经》、《金匮要略》,受《医林改错》《傅青主女科》影响颇深,师从王赫焉、刘奉五等著名中医,并得到蒲辅周等老中医的指导。40余年的临床实践,形成了独树一帜的学术思想和求古意、采众长的诊疗特点,擅长以中医药为主治疗多囊卵巢综合征、子宫内膜异位症、宫颈上皮内瘤变及妇科肿瘤等疑难病,其组创的多囊饮、芪丹消异饮、桂附胶囊、宫颈Ⅰ号栓等诸多经验方均有显著的临床疗效。曾承担卫生部、国家中医药管理局课题及国家重点基础研究发展计划(973计划)中医基础理论专项课题"多囊卵巢综合征的病因学研究初探"。研究成果获卫生部科技进步三等奖及中国中医研究院科技进步二等奖。

【诊治特点】

一、对 PCOS 的认识

(一)肾虚是 PCOS 月经异常的根本原因

PCOS的不孕和卵巢增大均与内分泌失调所导致的无排卵有关,而排卵障碍首先表现为月经异常,因此该病应属于月经病范畴。"经水出诸肾",月经的产生与肾密切相关。肾藏精,精血同源,精充则血盛,而血为月经的物质基础。临床上PCOS患者多于青春期月经初潮后发病,其直系亲属中有月经不调、糖尿病、高血压等病史,说明该病的发生与禀赋不足有关。肾为先天之本,因此,肾精亏虚是PCOS月经异常的根本原因。

(二)肝郁脾虚是 PCOS 月经异常的重要病机

血是月经的物质基础,皆藏于肝而营养周身。"肝为女子之先天",主疏泄,使血定期下注冲任,经行有时。李光荣教授认为,PCOS的发病与情志不畅有关。由于不孕承受了来自家庭和社会的压力,致使肝气郁结,疏泄失职,则阴血不能按时下注血海而为月经;若素体脾虚,或肝郁乘脾,脾失运化,不能输布水谷精微,一方面致肝肾精血亏虚,另一方面,致水湿内停,痰湿内生。痰瘀互结,阻塞脉道,则见闭经、肥胖等。因此,肝郁脾虚是PCOS月经异常的重要病机,由此引起的血瘀、痰凝是不可忽视的病理产物。

二、辨证分型

1. 肝肾亏虚型　症见月经推迟,量少,色黯或夹有血块,或闭经,或婚久不孕,腰骶酸痛,或足跟痛,性欲淡漠,阴道干涩,舌淡红,苔少,两尺脉沉弱。

2. 肾虚肝郁型　症见月经推迟,量少,色黯或夹有血块,或闭经,或婚久不孕,腰膝酸痛,或足跟痛,性欲淡漠,阴道干涩,烦躁易怒,经前乳房胀痛,舌紫黯,或边尖有瘀点,苔薄白,脉弦尺弱。

3. 肾虚痰湿型　症见月经推迟，量少，色黯或夹有血块，质黏腻如痰，或闭经，或婚久不孕，腰膝酸痛，或足跟痛，性欲淡漠，胸腹痞满，形体肥胖，呕恶痰多，或面浮足肿，神疲乏力，口淡无味，纳少便溏，或大便先干后溏，舌质淡胖，舌边齿痕，苔白滑或白腻，脉沉弦滑尺弱。

三、用药特点

临床多以上述三型辨证论治，肝肾亏虚型，选方六味地黄汤加减，药用：山药、熟地黄、山茱萸、丹皮、当归、白芍、菟丝子、淫羊藿等；肾虚肝郁型，自拟方多囊饮加减，药用：柴胡、当归、白芍、炒白术、茯苓、菟丝子、淫羊藿、泽兰、益母草等；肾虚痰湿型，方选苍附导痰汤加减，药用：苍术、炒白术、茯苓、制香附、清半夏、陈皮、菟丝子等。

一般而言，若患者表现为阴道干涩，性欲淡漠，或子宫小，证属肝肾不足、精血亏虚，治疗以滋肾养血为主，常用药物为熟地黄、菟丝子、紫河车、山药、山茱萸、当归、白芍、淫羊藿等；若表现为月经后错，则注重肾、肝、脾同调，在滋肾养血中加疏肝解郁行气、健脾和胃燥湿之品，常用药物柴胡、香附、白芍、炒白术、茯苓；肝郁化热者加龙胆草。

《素问·阴阳应象大论》云："阳生阴长，阳杀阴藏"。李光荣教授重视阳气的作用，强调阴的化生离不开阳，故在滋补肝肾之阴的同时注重温肾壮阳药的配伍应用，取其"善补阴者，必于阳中求阴，则阴得阳升而泉源不竭"之意，防"寒水之地不生草木，重阴之渊不长鱼龙"之弊。常用的温肾壮阳药有淫羊藿、仙茅、紫河车、补骨脂、巴戟天、菟丝子等。处方时多以药对配伍应用，如经后期常以偏入肾经气分的淫羊藿配伍偏入肾经血分的巴戟天。

"妇人以血为本"，血以活为用。而瘀血内停、脉道不通为 PCOS 的病机之一。因此，李光荣教授治疗 PCOS 活血法贯穿始终。常用药物有当归、川牛膝、泽兰、益母草等。

【典型病例】

病例1：王某，女，30 岁。2002 年 8 月 31 日初诊。

患者 12 岁初潮，月经周期 1～5 个月，经期 7 天。1992 年始月经周期半年至 1 年。1998 年就诊于北京妇产医院，诊为 PCOS。1999 年西药人工周期治疗 6 个月，停药后闭经复发。Lmp：2001 年 11 月。现闭经 9 个月，面色萎黄，纳谷佳，夜寐易醒，二便调。苔薄白，脉弦滑。结婚 6 年，夫妇同居，未避孕一直未孕，配偶精液检查正常。妇科检查：外阴正常，阴道通畅，宫颈上唇糜烂，子宫中后位，活动可，附件：双侧增厚，右侧明显。8 月 30 日查女性激素六项示 LH：28.55mIU/ml，FSH：7.88mIU/ml，E_2：56pg/ml，P：0.2ng/ml，T：3.8ng/ml，PRL：0.96ng/ml。B 超示子宫大小 4.7cm×2.5cm×3.8cm，双卵巢内均见大于 10 个最大直径 0.5cm 的小卵泡。提示子宫体小，多囊卵巢。

中医诊断:闭经,不孕症;西医诊断:多囊卵巢综合征

辨证:肾虚肝郁。

治法:调肝补肾,养血活血。

处方:多囊饮加减。

柴胡、龙胆草、当归各 10g　白芍 15g　炒白术 18g　菟丝子 30g　女贞子 30g　淫羊藿 30g　泽兰 12g　紫河车 20g

二诊:2002 年 10 月 8 日,上方服用 1 个月,患者诉阴道分泌物增加,月经仍未行,面色萎黄,纳谷佳,夜寐好转,二便调,苔薄白,脉弦滑。治疗已经起效,治疗守上方加益母草 16g,川牛膝 10g。

三诊:2002 年 12 月 25 日,守方服用 2 个月,11 月 2 日月经来潮,量极少,1 天净。12 月 16 日月经再次来潮,量仍少,但较上次有所增加,3 天净。现患者无不适,纳谷佳,夜寐好转,二便调,苔薄白,脉弦滑。前方有效,继以初诊方加益母草 14g。

四诊:2003 年 7 月 22 日,守上方加减服用 6 月余,2003 年 1 月 10 日行经 1 次,月经量较以往略增,5 天净。2 月 22 日月经前行宫颈黏液结晶检查,可见椭圆体。此后月经周期基本正常,量逐渐增多至中等量。Lmp:7 月 17 日,周期 32 天,经量中等,色深红,有少许血块,无痛经,目前月经已净,患者无不适,纳谷佳,夜眠安,二便调,舌苔薄白,脉弦滑。守初诊方加炙龟板 15g 以补肾益精。

五诊:2004 年 1 月 10 日,已服上方加减 6 个月,2003 年 10 月 29 日曾查血 LH:20.57mIU/ml,FSH:7.86mIU/ml,E_2:41pg/ml,P:0.16ng/ml,T:2.5ng/ml,PRL:13.58ng/ml。近半年月经基本正常来潮,量中等。目前患者无不适,舌苔薄白,脉弦滑。患者月经及 T 值均已恢复正常,治疗改以补肾健脾为主,佐以疏肝,处方以六味地黄汤加减。

处方:山药 30g　熟地黄 30g　山茱萸 20g　茯苓 16g　炒白术 16g　菟丝子 30g　淫羊藿 30g　桑寄生 20g　柴胡 10g　当归 10g　白芍 15g　泽兰 12g　益母草 16g　紫河车 15g

六诊:2004 年 6 月 9 日,守方加减服用半年,月经周期 30 天左右,量中等,Lmp:2004 年 6 月 6 日,于 6 月 7 日查性激素:LH:19.05mIU/ml,FSH:7.17mIU/ml,E_2:71pg/ml,P:0.26ng/ml,T:2.3ng/ml。现无不适,苔薄白,脉沉缓。患者月经及血清睾酮值正常、稳定,故治疗宜守上方继服。

七诊:2004 年 10 月 12 日,Lmp:2004 年 9 月 3 日,现停经 39 天,查尿妊娠试验阳性,现无明显不适,要求保胎治疗,苔白厚腻,边有齿痕,脉沉缓双尺弱。治以健脾补肾,养血安胎。

处方:炙黄芪 30g　炒白术 18g　茯苓 18g　柴胡 10g　升麻 6g　全当归 10g　白芍 15g　菟丝子 30g　桑寄生 20g　续断 30g　淫羊藿 10g

随访:2004 年 11 月 9 日曾于我院查 B 超示胎芽长 1.3cm,胎心 146 次/分。后足月分娩一男婴。

病例 2:张某,女,21 岁。2003 年 7 月 5 日初诊。

患者自 13 岁月经初潮后即后错,后逐渐加重,月经周期由 40～50 天逐渐增加至 2～3 个月。自 2002 年 2 月始无诱因出现闭经,在北京中医医院予中药治疗无效,改用人工周期,予倍美力加安宫黄体酮,连用 3 个月。用药期间月经正常来潮,停药后复逾期未行。6 月 30 日在我院查血 LH:4.08mIU/ml,FSH:4.39mIU/ml,E_2:47pg/ml,P:0.36ng/ml,T:5.6ng/ml,PRL:16.54ng/ml。今日查 B 超示子宫大小 3.9cm×2.8cm×3.1cm,内膜厚 0.6cm,双侧卵巢均呈多囊样变。Lmp:2003 年 5 月 5 日(人工周期),量中,有小血块,6 天净,伴腰酸。刻下症:停经 61 天,阴道干,口干喜饮,纳食可,二便调。苔薄白,脉沉涩尺弱。否认性生活史。

中医诊断:闭经;西医诊断:多囊卵巢综合征

辨证:肝肾亏虚。

治法:滋补肝肾,养血活血。

处方:六味地黄汤加减。

山药 30g　熟地黄 30g　砂仁 8g(后下)　茯苓 18g　山茱萸 20g　当归 10g　白芍 15g　益母草 16g　泽兰 12g　菟丝子 30g　淫羊藿 30g　紫河车 15g

二诊:2003 年 8 月 9 日,上方服 30 剂,阴道干、口干逐渐消失,近日阴道分泌物增多,乳胀,舌质红,苔薄白,边有齿痕,脉沉弦尺弱。患者肾虚之象已减轻,复出现肝气郁滞之象,故调整处方以增强疏肝理气之效。

处方:柴胡 10g　当归 10g　白芍 15g　泽兰 12g　益母草 16g　熟地黄 30g　砂仁 8g(后下)　茯苓 12g　刘寄奴 10g　制香附 18g　菟丝子 30g　淫羊藿 30g　川牛膝 10g　仙茅 10g　炙甘草 8g

三诊:2003 年 9 月 2 日,月经于 8 月 10 日来潮,周期 3 月余,量略少,有小血块,4 天净,经期小腹胀、腰酸,现无不适,苔薄白,脉沉弦尺弱。继续治以补肾养血活血,予 7 月 5 日方加凌霄花 10g,制香附 14g。

四诊:2003 年 9 月 30 日,上方服 28 剂,Lmp:9 月 16 日,周期 37 天,经量略少,无血块,5 天干净,经期轻微腰酸,现无不适,纳食佳,夜眠安,二便调,苔薄白,脉沉细略滑。效不更方,守上方继服。

五诊:2003 年 11 月 20 日,服上方治疗 1 月余,10 月 16 日、11 月 14 日行经 2 次,月经量均正常,经期无腰酸腹痛,现月经已净,无不适,苔薄白,脉沉细。患者月经周期、经量均已恢复正常,故予八珍益母丸、河车大造丸调理善后。

病例 3:宋某,女,32 岁。2004 年 3 月 5 日初诊。

患者自 14 岁初潮后即月经稀发,2～5 月一行,9 年前出现闭经,曾行西药人工周期治疗 5 月,用药期间月经正常,停药后复闭经。此后间断服中药治疗,疗效不显。半月前在外院查 B 超示子宫大小 4.3cm×2.5cm×2.8cm,内膜厚 1.1cm,肌层回声均匀,双侧卵巢呈多囊样变。2 月 26 日在我院查 FSH:5.78mIU/ml,LH:9.62mIU/ml,E$_2$:109pg/ml,P:0.06ng/ml,T:3.1ng/ml。Lmp:2003 年 12 月 20 日,量少,经期无不适,2 天净。目前腰酸,心烦易怒,纳食可,夜眠安,大便不畅,2～3 天 1 行。苔白厚,脉沉滑尺弱。婚后 10 年,未避孕一直未孕。妇科检查:外阴阴毛浓;阴道通畅;宫颈轻糜,触血;子宫中后位,略小,活动可;附件双侧未扪及异常。

中医诊断:不孕症,闭经;西医诊断:多囊卵巢综合征

辨证:脾肾两虚夹痰湿。

治法:健脾祛湿,补肾养血。

处方:苍附导痰汤加减。

苍、白术各 10g　清半夏 12g　陈皮 12g　茯苓 16g　当归 10g　白芍 15g　柴胡 10g　泽兰 12g　菟丝子 30g　淫羊藿 30g　紫河车 20g　川牛膝 10g　龙胆草 9g。

二诊:2004 年 3 月 18 日,服药后无不适,月经于 3 月 17 日来潮,周期 87 天,量极少,擦之即净。现仍感腰酸,心烦减轻,纳食佳,夜眠安,大便不畅,苔白厚,脉沉滑尺弱。中药上方加益母草 16g,白扁豆 30g,改茯苓 18g。

三诊:2004 年 4 月 30 日,患者服上方 1 月,月经于 4 月 25 日来潮,周期 39 天,量略少,有血块,经期腰痛明显,小腹胀,5 天干净。现有时腰酸,情绪正常,纳食佳,夜眠安,大便时溏,苔白略厚,脉沉滑尺弱。患者月经周期较前缩短,经量较前增加,病情已好转,守方继服,上方去龙胆草、白扁豆。

四诊:2004 年 6 月 3 日,服上方 1 月,于 5 月 24 日又行经 1 次,周期 29 天,经量仍略少,有血块,5 天干净。经期腰痛,程度较以往减轻,现无不适,纳食可,夜眠安,大便不畅,苔薄白,脉沉。患者月经周期已正常,但经量仍少,故应继续治疗以求全功,予 3 月 5 日方去龙胆草。

五诊:2004 年 7 月 10 日,服上方 1 月余,月经于 6 月 22 日来潮,周期 29 天,经量中等,少许血块,经期轻微腰酸,6 天干净。现无不适,纳食可,夜眠安,大便溏,苔薄白腻,脉沉。患者月经周期、经期均已恢复正常,予参苓白术丸调理善后。

【按语】

李光荣教授认为 PCOS 患者多存在不同程度的肾、肝、脾功能失调的表现,治疗多以补肾为主,注重肾、肝、脾同调。病例 1 月经稀发 8 年,闭经 9 月,未孕 1 年。辨证为肾虚肝郁,治疗首先疏肝补肾,养血调经。待患者出现阴道分泌物

增加时加益母草、川牛膝活血以促月经来潮。月经来潮后,加用小泽兰汤以活血化瘀,促使卵巢恢复排卵功能;出现排卵后加炙龟板以加重补益肾精之力。月经基本正常来潮后,治以补肾健脾,佐以疏肝,通过补后天以充先天。治法中充分体现了调理肝脾肾在治疗月经失调中的作用。病例2乃肾虚血瘀型PCOS,临床表现为闭经、血清睾酮高。李光荣教授根据"经水出诸肾"、"精血同源"理论,治以滋补肝肾,养血活血,药用熟地黄、山茱萸、山药滋补肝肾之阴,菟丝子补肾精,淫羊藿温肾阳,当归、白芍、紫河车养血,以泽兰、益母草活血。二诊时患者出现乳胀,阴道干涩已消失,此乃经脉不通之象,故更方逍遥散加减以理气活血,助气血运行。三诊月经来潮后经量偏少,说明肝肾之阴匮乏,治仍以滋补肝肾,适量加理气药以助气血运行。治疗后,精充血旺,经脉流畅,月经如常。病例3不孕、闭经、血清睾酮高,证属脾肾两虚夹湿。"脾为后天之本,气血生化之源";"经水出诸肾","肾主生殖",脾肾不足,精血亏虚,故见闭经、不孕;腰为肾之府,肾虚故见腰酸;脾虚运化无力,痰湿内停,故见大便不畅、苔白厚。痰湿为标,脾肾两虚为本。痰湿不去,阻滞经络,则气血不得畅行;脾肾亏虚,则精亏血少,经闭不行,故宜标本兼治。以苍附导痰汤加减健脾燥湿化痰,以当归、白芍养血,菟丝子、淫羊藿、紫河车补肾,柴胡疏肝以助脾气健运,川牛膝、泽兰活血化瘀,龙胆草清肝火。现代药理研究发现,龙胆草有降低睾酮的作用。李光荣教授常用其治疗PCOS见高睾酮血症者。药后患者月经来潮,守方续进,加益母草以活血,加白扁豆及加大茯苓用量以增强健脾祛湿的作用。治疗后患者症状逐渐消失,月经周期、经量逐渐恢复正常。

(刘新敏　赵瑞华)

肖承悰

　　肖承悰,女,1940年生于北京,出身中医世家,是北京四大名医之首萧龙友先生嫡孙女、学术传承人。1965年北京中医学院中医系毕业后留北京东直门医院工作至今。现任北京中医药大学东直门医院首席教授、主任医师、博士生和传承博士后导师,全国第四批名老中医,享受国务院政府特殊津贴。中华中医药学会妇科分会前任主任委员、教育部全国学位与研究生教育发展中心评审专家、全国中医标准化技术委员会委员、国家食品药品监督管理局药品审评专家、国家医疗保险咨询专家、全国科学技术名词审定委员会中医药学名词审定委员会委员、北京中医药大学学术委员会委员。由中华中医药学会授予全国中医妇科名师。2013年被评为第四批全国名老中医药专家学术经验继承工作优秀指导老师。

　　肖教授秉承家学,耳濡目染祖父深厚的学识和精湛的医术,心正意诚,兼收并蓄,博采众家之长,"继承传统不泥古,开拓创新不离源",逐渐形成临证详审,最重问诊,融汇中西,知常达变的诊疗特点。临床擅长治疗子宫肌瘤、卵巢囊肿、慢性盆腔炎、更年期综合征、月经不调、子宫内膜异位症、不孕症、流产、产后病及多种妇科疑难杂症,尤其在治疗多囊卵巢综合征方面颇具特色。所研创的院内制剂"肌瘤内消丸"和"缩宫宁"治疗子宫肌瘤临床显著疗效,深受患者欢迎。

肖教授为传承、发扬中医妇科事业,在教学、教材、人才培养及妇科流派研究等方面,作出了重大贡献。

【诊治特点】

一、对 PCOS 的认识

多囊卵巢综合征是妇科临床常见病、疑难病。近年由于生活节奏加快,工作压力增加及生活环境等因素,发病率呈明显上升趋势。肖教授对多囊卵巢综合征的治疗有独特的见解,临床效果颇佳。

1. 强调真机期变化　肖教授认为真机期是由阴转阳的关键时期,也是阳气发动、阴精施泄的种子时期。"凡妇人一月经行一度,必有一日氤氲之候……此的候也……顺而施之,则成胎矣。"多囊卵巢综合征患者临床表现常见闭经、无排卵。经后期(卵泡期)延长,卵泡发育不良,缺乏优势卵泡,难以实现由经后期过渡到真机期,无法按照正常月经四期的生理特点进行治疗。肖教授抓住这一特点,临证重视经后期治疗,促使真机期变化。月经的正常来潮与肾肝心脾关系密切。肾藏精,主生殖,肾精充盛,才能"冲任脉盛,天癸至,月事以时下"。"二阳之病发心脾,有不得隐曲,女子不月。""月事不来者,胞脉闭也。胞脉者,属心而络于胞中,今气上迫肺,心气不得下通,故月事不来也"。肝气郁结、心营暗耗、脾运失司均可导致闭经。肾气精血充足是排卵的基础,气血和畅是排卵的条件,肾阴阳消长转化正常是排出成熟卵泡的关键。真机期前期,血海空虚,故治疗应采用滋肾阴、补肾气、养肝血之药使肾气精血充盛,促使卵泡发育成熟,雌激素水平升高,子宫内膜渐厚,为排卵奠定物质基础。如患者就诊时已停经2~3个月,首先进行 B 超检查卵泡大小和子宫内膜厚度,结合患者基础体温和激素水平,以确定目前所在生理阶段。若子宫内膜厚 0.5cm 左右,卵泡大小在 0.9cm 以下,肖教授认为此时可能为早卵泡期或为小卵泡期,仍属于经后期阶段,虽然按月经时间已到经间期,但天癸匮乏,并未出现真机期,如同大自然的季节一样,节气到了,气温及自然界的表现未到,即"至而未至"。此时若机械按月经周期盲目促排卵,非但达不到排卵的目的,反而动用了卵巢储备,欲速则不达。治疗应补益肾精肝血,促使真机期到来。常用药物:生熟地、制首乌、女贞子、枸杞子、桑椹子、山萸肉补肾阴;当归、白芍养肝血;桑寄生、川续断、菟丝子、覆盆子、沙苑子补肾气;炒白术、茯苓健脾利湿。

将至真机期时,卵泡发育成熟达到 1.5cm 左右,子宫内膜达 0.8~0.9cm,此时有排卵的可能,肖教授常谓"真机期已至",机不可失,在补肾同时,注意加用活血化瘀通络之品。为适应由阴转阳的突变,在阴盛阳动之际,肖教授加用苏木、土鳖虫破瘀助动,促进卵子破裂、排出。此方可服至经前7天左右,即受精卵着床之前。肖教授认为多囊卵巢综合征患者的卵巢均匀增大,包膜增厚坚韧,切面看卵巢白膜均匀增厚,从辨病角度分析,此乃属于血瘀之征,加用活血化瘀之品,既可促使卵泡发育成熟,又可使卵泡冲破肥厚的白膜而排出。此时可参照B超、BBT及是否有锦丝带,并结合临证表现。此期若阴阳交媾就有受孕可能。

排卵后治疗以补肾益气、固冲调任之法,常用药物:仙灵脾、巴戟天、川断、杜仲炭、菟丝子、桑寄生、紫石英、鹿角霜补肾阳,紫河车大补精血,生熟地、制首乌、女贞子以阴中求阳,党参、生黄芪、阿胶、白术益气养血,滋补冲任,苏梗、砂仁既可防滋补过腻,若已妊娠则有保胎之效,未孕则起调经促孕之功,此法称为“双保险”。

2. 补肾养血、健脾利湿、祛痰软坚治疗肥胖　PCOS患者临床表现多见有肥胖。中医认为肥胖的主要病理基础为痰湿聚于体内,多为肾虚气化失调,脾虚水湿运化失司,津液凝聚而成痰湿。《内经》中有“肥人”、“肥贵人”、“脂人”之说,即指湿较盛之质。《丹溪心法》云:“肥盛妇人,禀受甚厚,恣于饮食,经水不调,不能成胎,谓之躯脂满溢,闭塞子宫,宜行湿燥痰。”“自气成积,自积成痰,痰夹瘀血,遂成窠囊。”治疗用药侧重补肾健脾、祛湿化痰。常用药物:女贞子、生熟地、何首乌、炒白术、茯苓、生薏苡仁、川断、桑寄生补肾健脾;海藻、昆布、浙贝母、法半夏、陈皮、枳实、鸡内金祛湿化痰散结;丹参、川牛膝、益母草、泽兰活血祛瘀通经。

3、滋补肾阴、清泻肝热治疗多毛、痤疮　多毛、痤疮为PCOS患者的主要症状之一。《傅青主女科》云:“经水出诸肾,而肝为肾之子,肝郁则肾亦郁矣”。该证型患者多为雄激素水平增高,肖教授采用补肾疏肝法治疗,常用药物:女贞子、生熟地、山茱萸、制首乌、白芍、当归补肾滋阴养血;桑寄生、川续断、菟丝子、覆盆子、沙苑子补益脾肾阳气;南沙参养肺阴,补肺启肾,金水相生;炒白术、茯苓、生薏苡仁健脾祛湿;白蒺藜、茵陈、蒲公英、生甘草清肝热而消痤疮;丹参、益母草、泽兰、郁金凉血活血通经。

二、辨证分型

1. 肾脾两虚、痰瘀阻滞证　症见月经后期、量少、闭经,不孕,腰膝酸软,形体肥胖,带下量多,胸闷泛恶,口腻多痰。舌质淡,舌体胖大,舌苔白腻,脉沉滑。临床常与胰岛素抵抗,高雄激素血症有关。

2. 肝肾阴虚、血虚肝旺证　症见形体瘦或正常,月经先后不定期,或淋漓不尽,头晕腰酸,两颧潮红,手足心热,双目干涩,有时溢乳。舌红而干,苔薄,脉弦细数。临床常与FSH升高,P降低,PRL升高有关。

3. 肝郁脾虚、肾气不足证　症见月经量少或闭经,两胁作痛,头痛目眩,口燥咽干,神疲食少,乳房胀痛,或痤疮、多毛。舌淡红有齿痕,舌苔薄白,脉细弦。

三、用药特点

1. 肾脾两虚、痰瘀阻滞证

方药组成：川续断 15g　炒杜仲 15g　桑寄生 15g　巴戟天 15g　菟丝子 15g　炒白术 15g　茯苓块 15g　广陈皮 10g　法半夏 10g　炒枳实 10g　绵茵陈 15g　泽兰叶 15g　川牛膝 15g　制香附 12g

方中川续断、杜仲、寄生、菟丝子、巴戟天补肾气；炒白术、茯苓、茵陈健脾清热利湿；陈皮、法半夏、枳实燥湿化痰除痞，健脾和胃，以杜生痰之源；泽兰、川牛膝活血化瘀；香附疏肝理气，为气中血药，可通血脉。

随症加减：若大便稀者，去枳实，加炒薏苡仁 15g，益智仁 15g；若口苦，痤疮明显，舌红苔黄者，加蒲公英 15g。

2. 肝肾阴虚，血虚肝旺证

方药组成：生地黄 15g　熟地黄 15g　女贞子 15g　制首乌 15g　枸杞子 15g　菟丝子 15g　沙苑子 15g　巴戟天 15g　全当归 10g　杭白芍 15g　白茯苓 12g　生龙牡各 15g　白蒺藜 10g　杭菊花 10g　制香附 12g

方中生地黄、熟地黄、女贞子、制首乌、枸杞子滋养肝肾之阴；菟丝子、沙苑子、巴戟天补益肾气以阳中求阴；当归、白芍养血柔肝；茯苓健脾助气血生化之源；生龙牡、白蒺藜、杭菊花平肝阳；香附疏肝理气行血。

随症加减：若大便溏者，去生地、首乌，加益智仁 15g，山药 15g；若溢乳者，加川牛膝 15g，赤芍 15g，焦麦芽 15g，蝉衣 6g；若阴道淋漓出血不尽者，去当归，加旱莲草 15g，炒杜仲 15g，白茅根 15g，马齿苋 15g。

3. 肝郁脾虚，肾气不足证

方药组成：柴胡 10g　香附 12g　陈皮 12g　白术 15g　茯苓 15g　当归 15g　白芍 15g　川芎 10g　巴戟天 15g　菟丝子 15g　川断 15g　杜仲 12g　桑寄生 15g　川牛膝 15g　狗脊 12g　骨碎补 15g

方中柴胡、香附、陈皮疏肝解郁行气；白术、茯苓健脾祛湿；当归、白芍养血柔肝；川芎条达肝气，行气开郁，活血行滞；川断、巴戟天、菟丝子、杜仲、桑寄生、狗脊、骨碎补、川牛膝补益肝肾，通中有补、补中有通。

随症加减：若白带量多、质稀，大便溏者，去当归，加益智仁 15g，炒薏苡仁 15g；若头痛头晕明显者，去柴胡，加天麻 10g，钩藤 12g。

【典型病例】

病例1：秦某，女，28 岁。2009 年 5 月 11 日初诊。

主诉：经期延后 4 年余。

现病史：患者 2004 年因环境改变出现经期延后，月经周期 30～60 天，经期 3～5 天，量少，色黯，无血块，无痛经，Lmp：2009 年 3 月 9 日。曾间断服中成药治疗，效果不明显。刻下症：月经延后，阴道分泌物量中，腰酸，乏力，纳差，眠安，二便调。患者体型肥胖。身高 155cm,体重 67.5kg。舌淡红苔白腻,脉沉滑,尺弱。

经孕产史:患者月经 12 岁初潮,月经周期 30 天,经期 5 天。Lmp:2009 年 3 月 9 日,已婚未避孕而未孕。

辅助检查:妇检:外阴阴毛较密,阴道通畅,子宫正常大小,质地中等,无压痛,双侧附件未触及。

2009 年 5 月 3 日于北京妇产医院查血:LH:11.07mIU/ml,FSH:3.78mIU/ml,E_2:60pg/ml,P:0.34ng/ml,T:4.7ng/ml(增高),PRL:13.26ng/ml。B 超:子宫 4.0cm×2.9cm×3.5cm,内膜厚 0.6cm,左卵巢 4.1cm×2.5cm,右卵巢 3.9cm×2.4cm,双侧卵巢内均可见 10 个以上小的无回声区。B 超提示:双卵巢多囊样改变。

中医诊断:月经后期,不孕症;西医诊断:多囊卵巢综合征,原发性不孕症

辨证:肾脾两虚、痰瘀阻滞。

治法:补肾健脾,祛痰化瘀。

处方:川续断 15g　炒杜仲 15g　桑寄生 15g　巴戟天 15g　菟丝子 15g 炒白术 15g　茯苓块 15g　广陈皮 12g　胆南星 6g　生甘草 6g　法半夏 10g 炒枳实 15g　绵茵陈 15g　泽兰叶 15g　川牛膝 15g　制香附 12g

上方加减治疗四诊共 2 个月后,体重较前减轻 6.5kg。2009 年 8 月 23 日查 LH:5.23mIU/ml,FSH:4.02mIU/ml,E_2:100pg/ml,P:0.33ng/ml,T:2.5ng/ml,PRL:12.57ng/ml。患者诸症均明显减轻,抽血检查睾酮值正常。继之加减治疗以巩固疗效。1 年后随访,患者经期正常,并且妊娠,次年足月产一子。

病例 2:祝某,女,31 岁。2011 年 1 月 11 日初诊。

主诉:未避孕未孕两年。

现病史:婚后 2 年,同居未避孕。爱人精液未查。近 2 年体重增加 13kg,2010 年 5 月外院查血 T 升高,诊断为 PCOS,开始口服达英-35 和二甲双胍 84 日。现面部及背部痤疮,体毛重,口唇上角毛发多,身高 162cm,体重 70kg,素怕冷,纳好,眠差,梦多,大便时干时稀,排大便时无力,2 天 1 次,小便调。舌质黯红,苔薄白,脉沉细弱。

经孕产史:患者月经 13 岁初潮,月经周期 30～42 天,经期 5 天,量中,色黯红,有时有血块,偶有腰酸,近 1 年来血量较前减少,Lmp:2010 年 12 月 20 日。孕 2 产 0。自然流产 1 次(2010 年 2 月),人流 1 次(2008 年)。

辅助检查:腋下体毛重,阴毛重,四肢毛发重。妇科检查:外阴阴毛重,阴道通畅,宫颈光滑,子宫前位,常大,质中,活动,压痛(一),双附件未触及明显异常。2010 年 8 月 3 日 B 超:子宫厚 4.5cm,子宫内膜厚 1.2cm,右卵巢 4.2cm×2.6cm,内见≥10 个卵泡,最大 1.3cm×1.0cm,左卵巢 3.2cm×2.5cm,内见>

10 个卵泡,最大 0.5cm×0.7cm。后穹隆游离液 1.1cm。2010 年 8 月 17 日空腹血糖 4.62nmol/L(3.3～6.1),空腹胰岛素 12.12mU/ml(2.6～24.9)

中医诊断:不孕症;西医诊断:多囊卵巢综合征,继发性不孕症

辨证:肝郁脾虚,肾气不足。

治法:疏肝健脾,补益肾气。

处方:柴胡 10g 香附 12g 陈皮 12g 白术 15g 茯苓 15g 当归 15g 白芍 15g 肉苁蓉 15g 巴戟天 15g 菟丝子 15g 川断 15g 杜仲 12g 桑寄生 15g 川牛膝 15g 狗脊 12g 骨碎补 15g

上方加减治疗五诊共 2 个半月后,Lmp:3 月 21 日。3 月 23 日查血 LH:2.85mIU/ml,FSH:4.49mIU/ml,E₂:0.22pg/ml,P:1.87ng/ml,PRL:16.18ng/ml,T:4.22ng/ml(0.35～2.26),4 月 12 日 B 超左卵巢卵泡 1.7cm×1.1cm,继以上方加减治疗。

2011 年 6 月 7 日再诊时,Lmp:5 月 19 日。现纳寐好,二便调。舌黯红,苔白,脉细滑。6 月 7 日 B 超:子宫内膜厚 0.7cm。左卵巢无回声 3.3cm×2.3cm(囊肿?)。右卵巢无回声 1.5cm×1.1cm(卵泡)。

处方:羌活 10g 赤芍 15g 木香 10g 当归 15g 益母草 15g 苏木 10g 地鳖虫 10g 鹿角霜 12g 紫河车 10g 巴戟天 15g 仙灵脾 15g 狗脊 15g 枸杞子 15g 党参 15g 生黄芪 15g 骨碎补 15g

2011 年 7 月 15 日再诊时,已停经 57 天,Lmp:5 月 19 日。现无阴道出血,近两天外感,鼻流清涕,咳嗽,咳黄绿痰,偶有小腹疼痛,无腰酸,纳差,胃脘胀闷,眠差,易醒。大便干,小便调。舌淡红,苔黄厚,脉滑。

7 月 6 日人民医院查血:P:73.07nmol/L,β-HCG:2404u/L。

7 月 9 日人民医院查血:β-HCG:8122u/L。

7 月 13 日人民医院查血:P:55.05nmol/L,β-HCG:26923u/L。

嘱黄体酮 10mg×14 支/20mg,每日 1 次,肌注。

处方:桑寄生 15g 川断 15g 菟丝子 15g 阿胶 10g 白术 15g 黄芩 12g 苎麻根 15g 川贝 6g 百合 15g 炙杷叶 12g 鱼腥草 12g 南沙参 15g 北沙参 15g 苏梗 12g 砂仁 6g(后下) 桑椹子 15g 生甘草 6g

随访生一女孩健康。

病例 3:徐某,女,31 岁。2011 年 1 月 3 日初诊。

主诉:停经 7 月余。

现病史:2003 年于人民医院诊为 PCOS。平素月经 6～7/30～180 天,量中,色黯红,有血块,Lmp:2010 年 5 月 28 日。孕 1 产 0,1996 年人流 1 次,未避孕。近 2 年明显消瘦,痤疮时发。现头晕腰酸,手足心热,心烦易怒,面部痤疮,纳眠可,小便调,大便干,2 日一行。舌黯红而干,苔薄白,脉弦细数。

经孕产史:平素月经 6～7/30～180 天,量中,色黯红,有血块,Lmp:2010 年 5 月 28 日。孕 1 产 0,1996 年人流 1 次,未避孕。

辅助检查:妇科检查:外阴阴道(一),宫颈光,子宫后位,正常大小,质地中等,活动好,无压痛,双附件无压痛。白带:(一)。

2010 年 12 月 28 查血激素:E$_2$:33.6pg/ml,PRL:63.39mIU/ml,FSH:4.3mIU/ml,LH:8.1mIU/ml,T:43ng/ml,P:2.0ng/ml。

2011 年 1 月 3 日 B 超:子宫 3.5cm×4.4cm×3.1cm,表面平回声不均,内膜回声中等厚 0.9cm,左卵巢 3.5cm×2.3cm×2.5cm,可见＞10 个卵泡/视野,最大卵泡直径 0.7cm,右卵巢 4.0cm×3.3cm×3.5cm,＞10 个卵泡/视野,最大卵泡直径 0.8cm,提示:双卵巢多囊样改变。

2010 年 6 月造影术:双侧输卵管通畅。

中医诊断:闭经,不孕症;西医诊断:多囊卵巢综合征,继发不孕症

辨证:肝肾阴虚,血虚肝旺。

治法:滋肾益阴,养血清肝。

处方:生地黄 15g　熟地黄 15g　女贞子 15g　制首乌 15g　枸杞子 15g　菟丝子 15g　沙苑子 15g　巴戟天 15g　全当归 10g　杭白芍 15g　白茯苓 12g　生龙牡各 15g　白蒺藜 10g　杭菊花 10g　制香附 12g

嘱黄体酮注射液 20mg,每日 1 次,肌注,共 3 天。

上方加减治疗 5 诊后,2011 年 6 月 10 日来诊,Lmp:2011 年 5 月 3 日,查尿 HCG 阳性。现恶心,干呕,局部过敏,眠差,多梦,自觉偶有腹痛,舌黯,尖红,苔薄白,脉细滑。

处方:桑寄生 15g　川断 15g　菟丝子 15g　阿胶珠 15g　党参 15g　黄芪 15g　白术 15g　黄芩 12g　莲房炭 15g　苎麻根 15g　白芍 15g　炙甘草 6g　苏梗 12g　砂仁 6g(后下)

随访生一男孩健康。

【按语】

肖教授临证以中医辨证论治为主,结合西医学的理论与检测手段,力求辨证与辨病相结合。注重气血的变化、脏腑功能盛衰及精神情志与疾病的关系,注重微观辨证与整体辨证相结合,动态辨证用药,重视标本兼治,组方遣药严谨,临床疗效显著。

病例 1 为肾脾两虚、痰瘀阻滞证。肖教授认为该病机为肝脾肾三脏功能失调,水液代谢失常而致痰湿壅阻,脂膏夹湿阻滞冲任、胞脉,痰湿阻滞气机,气血运行不畅,日久成瘀,进而痰湿血瘀互结而成。故治疗遵"调经之要,贵在补脾胃以滋血之源,养肾气以安血之室"之原则,补肾以培先天之根,健脾以滋气血之源,脾健则痰湿自除。方中川续断、杜仲、寄生、菟丝子、巴戟天补肾气,炒白术、

茯苓健脾利湿,陈皮、法半夏、南星、茵陈、枳实燥湿化痰除痞,健脾和胃,以杜生痰之源,因该患已近经期,故加泽兰、川牛膝、香附行气活血以促月经来潮。

病例 2 为肝郁脾虚,肾气不足证。肖教授采用疏肝健脾补肾法治疗。肾藏精,主生殖,肝藏血,主疏泄,精血同源。情志不畅,肝郁克土,脾失健运可致月经稀少、闭经、不孕。方中柴胡、香附、陈皮疏肝解郁;白术、茯苓健脾祛湿;当归、白芍养血柔肝;川断、巴戟天、菟丝子、杜仲、桑寄生、狗脊、肉苁蓉、骨碎补、川牛膝补益肝肾。6 月 7 日就诊时 B 超提示卵泡 1.5cm×1.1cm,内膜厚 0.7cm,肖老认为受孕的"真机期"到了,改用巴戟天、仙灵脾、肉苁蓉、鹿角霜、狗脊、骨碎补补肾壮阳,生黄芪、紫河车、枸杞子补肾填精,益气养血;当归、木香、赤芍、羌活、益母草活血行气促卵泡排出;苏木、地鳖虫加强排卵之力,促使成熟卵泡顺利排出。再次就诊则改用寿胎丸加味进行保胎调经,即肖教授常说的"双保险"措施。最后就诊时已妊娠 57 天,兼有外感,肖教授在寿胎丸基础上予鱼腥草、百合、炙杷叶、南北沙参、川贝等清肺化痰止咳药以治疗外感咳嗽,既不伤胎元,又有利于外感疾病的迅速好转。

病例 3 为肝肾阴虚,血虚肝旺证。该病程长阴血耗伤较甚,出现明显形体消瘦、手足心热等阴伤之征,治以滋阴补肾养血为主,佐以平肝。方中生地黄、熟地黄、女贞子、制首乌、枸杞子滋养肝肾之阴;菟丝子、沙苑子、巴戟天补益肾气以阳中求阴;当归、白芍养血柔肝;茯苓健脾助气血生化之源;生龙牡、白蒺藜、杭菊花平肝阳;香附疏肝理气行血。标本同治,效如桴鼓。

(王东红)

福建妇科名家

吴 熙

吴熙,1940 出生,男,福建同安人,1957 年起随父从医,是闽南吴氏妇科第九代传人。历任中华中医药学会理事兼妇科分会副主任、秘书长;"世界中联"妇委会副会长、福建省中医药学会常务理事兼妇科分会主委;现任福州吴熙中医妇科医院院长、书记、教授、研究员、主任医师、博士生导师,全国第二、三、四批老中医药专家继承工作指导老师,全国第二批临床优秀人才导师。吴熙教授从医 56 年,撰写医学专著和科普书籍 48 部,发表学术论文 255 篇,其擅长治疗妇科疑难杂病,尤其对治疗不孕症及其相关疾病更有自己的特色。他在学术上有突出贡献,先后获得国家级、省、市级各种荣誉 115 次,是国务院表彰有突出贡献享受政府津贴的专家。在他从医 35 周年之际,原福州市委书记曾在贺信中赞誉,勤勉从医 35 载,在祖传基础上,致力于中医妇科实践研究,具有丰富的临床经验和较高的理论水准,在海内外享有盛誉。

【诊治特点】

一、对 PCOS 的认识

多囊卵巢综合征(PCOS)是生育年龄妇女的常见病,是以月经紊乱——月经稀发或闭经,持续性无排卵或偶发排卵,肥胖,不孕,多毛合并双侧卵巢囊性增大为临床特征的综合征。其发病年龄高峰在 20～30 岁,约占总数的 85.3%,占妇科内分泌疾病的 8%,不孕症之 0.6%～4.3%,在妇科手术中检出率为1.4%,尸解检出率为 3.5%。中医学无“多囊卵巢综合征”这一病名,但根据其症状表现,与“月经失调”、“闭经”、“不孕”、“癥瘕”等有相似之处,吴熙教授认为本病主要涉及肾虚及痰湿两方面,肾虚是内因,痰湿侵袭,阻滞胞宫是外因,两者互为因果作用于机体而致病。

二、辨证分型

根据中西医结合辨证,本病以肾气亏虚、痰湿阻滞为主,主要表现为肥胖、多毛、月经失调、不孕等。吴熙教授根据多年临床经验认为本病常见肾气亏虚、痰瘀阻滞、肝郁痰热 3 型,临证根据患者个体的不同表现,辨其兼夹之证。

1. 肾气亏虚型　症见月经初潮晚,月经后期量少,渐至经闭,婚久不孕,或多毛,形寒肢冷,嗜睡乏力,腰脊酸楚,乳房发育差,大便溏薄,带下量少或带下清稀,舌苔薄白,质淡胖,脉细滑。

肾为先天之本,元气之根。肾虚禀赋素弱,先天不足,肾气亏虚,精血亏少,冲任不充,则月经量少或闭经;肾虚冲任脉衰,胞脉失养,不能摄精成孕;肾阳亏虚,命门火衰,气化不足,聚湿成痰,阻塞经络,故闭经、不孕。

2. 痰瘀阻滞型　症见月经后期量少,继发闭经,肥胖多毛,嗜睡,身重,目眩,喉中有痰,吐之不尽,胸闷泛恶,纳谷欠佳,舌苔薄白腻,脉弦滑。

肥人之体,痰湿壅盛,或肾虚不化,脾虚不运,或饮食劳倦,或忧思过度,脾气受损,水湿不化,聚湿成痰,痰湿留滞经隧,壅塞胞宫,经水阻隔不行,以致闭经不孕。

3. 肝郁痰热型　症见月经失调,崩漏,不孕,经前乳房胀痛或痛经,多毛,皮肤粗糙,面部痤疮,溢乳,口渴咽干,喜冷饮,苔薄白,脉弦。

肝主疏泄,性喜条达,若七情所伤,疏泄失常,气机郁结,血为气滞,运行不畅,经脉受阻,冲任瘀塞,可致月经后期或闭经,崩漏及不孕;肝气郁结,久而化热,热扰冲任,血海不宁,则月经先期、崩漏;肝失疏泄,木旺克土,脾失健运,水湿内生,冲任阻滞,月事不调,亦难以受孕。

三、用药特点

由于 PCOS 患者卵巢常有不同程度增大或硬化,吴教授自拟吴氏消囊汤,以醋炙牛角粉为主要药物,取其活血化瘀,软坚散结之效,疗效显著。

1. 肾气亏虚证

治法:温补肾阳,佐以涤痰调经。

方药:吴氏消囊汤1号。

方药组成:熟地黄15g 桑螵蛸10g 蛤壳15g 梅片0.5g 川芎10g 当归10g 牛角粉15g(醋炙,先煎) 巴戟天15g 仙茅10g 枸杞15g 桑椹子15g

2. 痰瘀阻滞证

治法:涤痰软坚,活血调经。

方药:吴氏消囊汤2号。

方药组成:草蔻6g 枳壳10g 佛手10g 海藻15g 皂角刺15g 人字草15g 牡蛎30g(先煎) 夏枯草15g 牛角粉15g(醋炙,先煎)

加减:若双侧卵巢增大,包膜厚者,加大贝母12g;若性情抑郁,乳房胀痛者加娑罗子12g,广郁金9g,露蜂房12g,仙灵脾12g。

3. 肝郁痰热证

治法:疏肝清热,化痰散结。

方药:吴氏消囊汤3号。

方药组成:牛角粉15g(醋炙,先煎) 柴胡10g 法夏10g 夏枯草10g 人字草15g 牡蛎30g(先煎) 皂角刺12g 川芎5g 当归10g

加减:如伴口干、多饮、便秘,证属肝郁化火,方用龙胆泻肝汤(《医宗金鉴》)加减;也有肝肾阴虚者,症见头痛头晕、耳鸣、腰酸、手足心热,乳房胀痛、月经失调,治疗当滋肝补肾,方用知柏地黄丸(《医宗金鉴》)加减。

4. 其他疗法

(1)针灸疗法:吴教授治疗PCOS以中药治疗为主,对于有生育需求的患者常配合针刺促排卵(取穴:关元、中极、子宫、三阴交)或耳穴促排卵(取穴:子宫、卵巢、肾上腺)。

1)针刺促排卵操作方法:一般在月经中期开始,每日1次,连续3天,每次留针20分钟,之后观察7~10天,若BBT仍未升高,可重复2个疗程。若肥胖多痰者,可加丰隆穴、脾俞穴;若腰酸者,加肾俞穴、气海穴。

2)耳穴促排卵操作方法:用王不留行子或磁珠穴位贴敷,压迫刺激。

(2)常用中成药

1)芎芍丸:每日3次,每次6g,可与中药或其他中成药合用,适用于本病的各种证型。

2)调经促孕丸:每日2次,每次6g,适用于肾气亏虚证。

3)二陈丸:每日3次,每次6g,可与中药或其他中成药合用,适用于各种证型。

4）艾附暖宫丸：每日 2 次，每次 6g，适用于肾气亏虚证。

吴熙教授治疗 PCOS 除药物及针灸治疗外亦强调预防与调护，常嘱患者应饮食节制，少食脂膏肥厚之品，注意加强体育锻炼，增强体质，对于体型肥胖者尤其重视控制体重的重要性。

【典型病例】

病例1：朱某，室女，23 岁，2011 年 5 月 23 日初诊。

病史：15 岁初潮，初潮后月经周期 30～60 天不等。近 1 年无明显诱因出现月经量少，2～3 个月一行，色淡红，质稀，就诊时停经 3^+ 个月。形体肥胖，嗜睡，胸脘满闷，形寒肢冷，便溏，纳欠。舌体淡胖，苔薄白，脉濡。查体：身高 160cm，体重 78kg，腰围 95cm，臀围 105cm。口唇、前臂外侧及小腿外侧多毛。

辅助检查：B 超：子宫大小正常，内膜 13mm；双侧卵巢略增大，呈多囊样改变。T：1.03nmol/L。胰岛素测定提示胰岛素抵抗。糖耐量正常。

中医诊断：月经后期；西医诊断：多囊卵巢综合征

辨证：痰瘀阻滞。患者素体阳虚湿胜，痰湿留滞经隧，壅塞胞宫，经水阻隔不行，以致月经后期；胸脘满闷，便溏，纳欠，嗜睡为阳虚湿胜影响心、脾所致；湿阻气机，气血运行不畅，日久可致瘀血内生。

治法：温阳涤痰，活血调经。

处方：巴戟天 15g　淫羊藿 15g　秦当归 10g　川芎 6g　熟地黄 10g　牛角粉 15g（醋炙，先煎）　生黄芪 15g　佛手 10g　皂角刺 15g　人字草 15g　益母草 15g　泽兰 15g　7 剂，水煎服。

同时服安宫黄体酮 8mg，每天 3 次，服 3 天；

并嘱其运动减肥，经净后复诊。

二诊：2011 年 6 月 7 日，Lmp：2011 年 5 月 30 日，量多，色红，夹小血块，无经行腹痛。形寒肢冷，便溏，纳欠，嗜睡。舌体淡胖，苔薄白，脉细滑，尺弱。

治法：温阳补肾，健脾渗湿，涤痰调经。

处方：吴氏消囊汤 1 号方加党参 15g，白术 10g，云茯苓 30g，连服 10 剂。

三诊：2011 年 6 月 17 日，大便已成形，无形寒肢冷，纳可。舌淡红边有齿印，苔薄白，脉细滑，尺弱。治疗以补肾健脾，涤痰调经。继续予上方口服。

四诊：2011 年 7 月 11 日月经来潮，量少，色黯。舌淡红，苔薄白，脉细滑。治以活血调经，涤痰软坚。予吴氏消囊汤 2 号加益母草 15g，当归 10g，川芎 6g，5 剂，水煎服。服药后月经量多，色红，偶有血块，无痛经，7 日经血自净。

以上述方案继续治疗 2 个月后体重 70kg，腰围 90cm，臀围 101cm。复查 B 超：子宫大小正常，双侧卵巢大小正常，未见多囊样改变。激素六项均在正常范围，LH/FSH＝1.16。此后持续治疗 3 个月经周期，治疗期间每于月经中期阴道分泌物呈清涕状，可拉丝。治疗半年余停药，随访 1 年，月经周期 30～35 天，经量正常,无痛经史。

病例 2:王某,女,30 岁,2012 年 8 月 28 日初诊。

病史:无避孕未再孕 3 年,月经紊乱 1 年。患者既往有不良妊娠史 2 次。3 年来无避孕未再孕,1 年前无明显诱因出现月经周期延长至 40～50 天,经量减少,约既往 1/2 量,经前乳房胀痛明显。曾就诊多家医院,发现睾酮偏高,予达英-35 治疗 3 个周期后复查正常;监测卵泡发现,偶见优势卵泡且有排卵障碍。就诊时停经 32 天,口干喜饮,默默不欲言,腰酸,多梦,纳可,二便调。舌红,苔薄,脉弦滑,尺弱。查体:形体肥胖,面红赤,身高 158cm,体重 65kg,腰围 80cm,臀围 100cm。

辅助检查:B 超:子宫大小正常,内膜 9mm;双侧附件未见明显异常声像。T:0.78nmol/L,PRL:27.54ng/ml,略高。

中医诊断:不孕症,月经后期;西医诊断:继发性不孕症,月经稀发,多囊卵巢综合征

辨证:肾阴不足,痰瘀阻滞。患者性情抑郁,肝失疏泄,气机郁结,气血运行不畅,经脉受阻;郁久化热,炼液成痰,痰瘀互阻与冲任、胞脉,则月经后期、不孕。

治法:滋肝补肾,化痰散结。

处方:吴氏消囊汤 3 号加知母 9g,黄柏 6g,熟地黄 15g,白芍 9g。

服药 10 剂月经来潮,量有所增多,色红,有血块,无痛经。

二诊:2012 年 9 月 12 日,月经初净,口干稍缓解,仍多梦、腰酸。舌红苔薄,脉弦滑,尺弱。治以滋肝补肾,涤痰调经。

处方:生、熟地各 15g　牛角粉 15g(醋炙,先煎)　柴胡 10g　枸杞 15g　山茱萸 15g　覆盆子 15g　法夏 10g　牡蛎 30g(先煎)　抚川芎 5g　秦当归 10g　知母 9g　丹皮 9g　杭白芍 10g　5 剂,水煎服。

三诊:2012 年 9 月 17 日,B 超:卵泡未见,子宫内膜厚 5mm。诸症均有缓解,舌红,苔薄,脉滑,尺弱。予上药继服,并监测卵泡。

四诊:2012 年 10 月 5 日,B 超:左侧卵巢见一约 20mm×18mm 卵泡,内膜 8mm。舌尖边红,苔薄,脉滑。治疗守上方去山茱萸、覆盆子、牡蛎,加佛手 9g,人字草 15g,夏枯草 15g,2 剂,水煎服;予针刺关元、中极、子宫、三阴交以促排卵。

2 日后 B 超复查卵泡未见,内膜 8.5mm。此后予知柏地黄丸加减滋肝补肾,固任调经。10 月 19 日月经来潮,量色正常。次月继续予上述方案治疗,监测卵泡见优势卵泡,且无排卵障碍。2012 年 12 月 10 日自测尿早早孕阳性,12 月 24 日 B 超:宫内早孕(胚芽长约 0.8cm,见原始心管搏动)。随访至今,胎儿无异常。

病例 3:林某,室女,17 岁,学生,初诊日期:2012 年 1 月 17 日。

病史:12岁初潮,初潮后月经尚规则。2年前升入高中后出现月经周期延长,2~3个月一行,10余日始净。就诊时阴道少量出血3周,色黯红,夹小血块,无腹痛、腰酸、烦躁多梦、痤疮,口渴不喜饮,纳少,寐欠,大便秘结,2~3日1次。舌红苔黄腻,脉弦滑。查体:身高172cm,体重65kg,腰围70cm,臀围93cm。皮肤粗糙,口唇、前臂外侧及小腿外侧多毛。

辅助检查:B超:子宫大小正常,内膜4mm;双侧卵巢呈多囊样改变。T:0.83nmol/L,PRL:13.54ng/ml。

中医诊断:月经后期,经期延长;西医诊断:多囊卵巢综合征

辨证:肾虚痰湿。肝主疏泄,性喜条达,长期精神紧张、焦虑致其疏泄失常,气机郁结,气血运行不畅,经脉受阻,冲任瘀塞,且肝气郁结,久而化热,热扰冲任,血海不宁,故见崩漏、烦躁多梦;肝失疏泄,木旺克土,脾失健运,水湿内生,为热所灼,炼液成痰,痰阻、气滞可见痤疮、口渴不喜饮,纳少,大便秘结。

治法:疏肝清热,化痰散结。

处方:吴氏消囊汤3号改当归6g,夏枯草15g,加黑栀子10g,槐角10g,车前子10g(布包),5剂。

服药后便秘明显改善,每日1次,阴道出血渐止。

二诊:2012年1月22日,阴道出血已止1日,痤疮有所减少,纳可,寐安,二便调。舌红苔薄黄,脉弦滑。继续治以疏肝清热,化痰散结。方用吴氏消囊汤3号改夏枯草15g,加栀子10g,黄芪15g,白术6g。

三诊:服药10剂来诊,痤疮明显减少,纳寐可,二便调。舌淡红边有齿印,苔薄黄,脉细滑。治以健脾疏肝,化痰散结。方用吴氏消囊汤3号加党参15g,白术9g,茯苓30g,白芍10g。

服药1周月经来潮,量色如常,7日自净。

四诊:2012年2月18日经净复诊,痤疮已瘥,纳寐可,二便调。舌尖红边有齿印,苔薄黄,脉细弦滑。治以健脾疏肝,化痰散结。予吴氏消囊汤3号加党参15g,白术9g,茯苓30g,白芍10g继服1周。

此后半年以吴氏消囊汤3号加减口服,月经周期28~32天,量色如常,无经行腹痛。随访至今月经周期30~35天,量色正常,7日可净。

【按语】

多囊卵巢综合征在临床上主要表现为肥胖、多毛、月经失调、不孕等症,中医学无特定的病名,多是根据其临床表现诊断为"月经失调"、"崩漏"、"闭经"、"不孕症"、"癥瘕"等。吴熙教授根据多年临床经验,认为本病的发生多与肾、肝、脾三脏功能失调及痰湿、血瘀密切相关,尤以肾气亏虚、痰湿阻滞为主。肾为先天之本,元气之根。肾虚禀赋素弱,先天不足,肾气亏虚,精血亏少,冲任不充;肾阳亏虚,命门火衰,气化不足,可聚湿成痰;肥人之体,痰湿壅盛,或肾虚不化,脾虚

不运,或饮食劳倦,或忧思过度,脾气受损,水湿不化,亦能聚湿成痰;肝失疏泄,气机郁结,气血运行不畅,可致冲任瘀塞;肝气郁结,久而化热,热扰冲任,而血海不宁;肝失疏泄,木旺克土,脾失健运,水湿内生,聚而成痰。痰湿阻滞气机,血为气滞,滞久成瘀,终至痰瘀互结。故吴教授临证治疗以补肾化痰为主,尤重温化,同时不忘以醋炙牛角粉入药,取其活血化瘀,软坚散结之效;对于久不行经且子宫内膜达 8mm 以上者,配合黄体酮类药物先使月经来潮,再对证治疗;肥胖者结合运动处方。总结吴教授多年的治疗经验,其总是根据患者的兼症、体质及治疗目的制订整体的治疗方案。

(潘丽贞　李健　吴岩)

王惠珍

王惠珍,女,1954 年出生于福建漳州南靖,1977 年毕业于福建医科大学。主任医师,教授,硕士研究生导师,曾留学日本,现任中华中医药学会妇科分会常务委员;福建省中医妇科分会副主任委员;国家中医药管理局第五批师承指导老师;福建省第二人民医院妇科教研室主任;从事妇科的教学、临床与科研工作已37 年,主编《妇科辨病专方治疗》、《经方妇科应用集成》,由人民卫生出版社出版;参编教材、教参 6 部。国家级、省级杂志正式发表数十篇文章。曾获得优秀教师、优秀临床带教称号。对不孕症、绝经前后诸症、子宫内膜异位症、多囊卵巢综合征等病有一定探讨。在继承中医传统理论的同时,师古而不泥古,曾提出"子宫与乳房相表里"之理论,得到同行的认可与赞同;主研省级课题 3 项,其中重点课题 1 项;协研国家中医药管理局课题 1 项。

【诊治特点】

一、对 PCOS 的认识:病、证结合,中西互参

王惠珍教授认为多囊卵巢综合征临床以月经后期、闭经及生殖功能障碍之不孕等为主要病证,伴肥胖、多毛、痤疮等的全身症状与体征。由于肾主生殖,为月经之本。故本病以肾虚为本,兼有血瘀、痰湿、肝郁和痰瘀互结,冲任二脉不能相资,胞宫胞脉不能行月经和主胎孕而致月经失调及不孕症,痰湿瘀阻,脏腑冲任气血失调是其主要病机。

由于病程较长,病情错综复杂。故 PCOS 临证应辨病与辨证相结合,辨病体现整体观,辨证体现疾病的阶段性及个性化。辨病包括辨西医的病。临床上发现肥胖者多合并糖代谢障碍及高胰岛素血症;痤疮、多毛多合并高雄激素,但不成正比。

1. 肥胖者温化活血　"肥胖"是 PCOS 的一大主要临床体征,"肥胖"者,中医多责之于痰湿。如元·朱丹溪较为详细论述肥胖的成因与不孕症的关系,于《丹溪心法》中就指出:"若是肥盛妇人,禀受甚厚,恣于酒食之人,经水不调,不能成胎,谓之躯脂满溢,闭塞子宫,宜行湿燥痰。""凡人身上中下有块者多是痰……许学士用苍术治痰窠囊,旁行极妙。痰夹瘀血,遂成窠囊。"积痰成核,而成癥瘕,其中"窠囊"如同多囊卵巢改变。可见痰湿血瘀为"肥胖"其主要病因病机之一。治遵仲景之训"病痰饮者,当以温药和之",以温药振奋阳气,开发腠理,通行水道,化瘀祛浊。

2. 痘多者责之心肺 有关痤疮的记载,最早见于《素问·生气通天论》:"汗出见湿,乃生痤痱,高粱之变,足生大丁,受如持虚。劳汗当风,寒薄为皶,郁乃痤"。张介宾注曰:"形劳汗出,坐卧当风,寒气薄之,液凝为皶,即粉刺也,若郁而稍大,乃形小节,是名曰痤。"《素问·至真要大论》所论:"诸痛痒疮,皆属于心。"又肺主皮毛,可见"痤疮"乃汗出见湿,寒气薄之,液凝为皶,郁于皮毛而为痤疮。病位当责之心、肺,以疏达为主,切忌苦寒。

3. 多毛者调其冲任,引血下行 正常女子之所以无须,如《灵枢·五音五味》曰:"妇人无须者,无血气乎? 岐伯曰:冲脉、任脉皆起于胞中,上循背里,为经络之海。其浮而外者,循腹右上行,会于咽喉,别而络唇口,血气盛则充肤热肉,血独盛则淡渗皮肤,生毫毛。今妇人之生,有余于气,不足于血,以其数脱血也,冲任之脉,不荣口唇,故须不生焉"。由于月事以时下,气血不荣口唇,故无须。女子多毛,甚者须长如男子,此乃由于气血不能下注于胞宫以蓄经、化经,而循经上行以养唇口,以及走于皮毛以充肤热肉渗皮肤,故全身多毛。治当调其冲任,引血下行。

PCOS 是一个多脏受累之病,以肾、肝、脾虚损为主,兼损及心、肺。其病性以虚实夹杂为多的病证。治疗上谨守病机,各司其属,审因论治。根据不同月经周期冲任、胞宫阴阳气血变化而加减。由于多囊卵巢综合征患者常常是多因性,症状多样化,于药物治疗同时,应针对不同患者,不同病因,还应给予饮食调理,心理疏导,生活指导。

二、辨证分型

王惠珍教授于多囊卵巢综合征的临床实践中,将本病分为如下类型辨治。

1. 痰湿内阻型 脾肾素虚,水湿难化,聚湿成痰,痰阻冲任、胞宫,气机不畅,经行推后或停闭;痰阻冲任,脂膜壅塞,遮隔子宫,不能摄精成孕而致不孕。症见婚久不孕,多自青春期始即形体肥胖,多毛、痤疮,月经常推后或稀发,甚者停闭不行,带下量多,色白质黏无臭,头晕心悸,胸闷泛恶,面目虚浮,舌淡胖,苔白腻,脉滑。

2. 气滞血瘀夹痰型 肝主疏泄,性喜条达,若七情六欲纷扰,疏泄失常,导致气机不畅,郁久成瘀,肝郁脾虚,运化失常,湿聚成痰,痰瘀阻滞冲任,血海蓄溢失常,致月事不调,冲任不能相资则难以受孕。症见经闭不孕,颜面痤疮,胸闷,乳房胀痛,经来腹痛,色黯,有血块。舌黯红边瘀斑、苔薄白腻,脉弦。

3. 肝郁肾虚夹痰型 肝气郁结,气机不畅,疏泄失司,木克土,肝郁脾虚,运化失常,湿聚成痰,肝肾同源,肝为肾之子,肝之疏泄失常,子病及母,而致肾之封藏失职。而成肝郁肾虚夹痰之证。肝郁肾虚夹痰,气血失常,冲任失调,血海蓄溢失常,故月事不以时下;肝失条达,肾虚封藏失职,冲任不能相资,故婚久不孕。症见婚久不孕,月经量少,经期延后或闭经,腰背酸痛,带下清稀,畏寒,舌淡红,苔薄白,脉细弦,尺沉。

4. 寒湿瘀阻型　多因经期冒雨、涉水、游泳,或经水临行贪食生冷,内伤于寒,或过于贪凉,或久居阴湿之地,风冷寒湿客于冲任、胞宫,以致胞宫、冲任气血凝滞。主要证候:经行错后,量少,色黯有块;小腹冷痛,畏寒肢冷,面色苍白,小便清长。舌淡晦边瘀斑,苔白腻;脉沉紧或沉迟。

三、用药特点

中药治疗方面,王教授根据不同证型选用不同的方药治疗。

1. 苍附导痰汤加减

方药组成:苍术 9g　香附 6g　姜半夏 9g　茯苓 12g　陈皮 6g　胆南星 9g　枳壳 9g　炙甘草 6g

本方治疗痰湿内阻。方中二陈汤燥湿化痰,健脾和胃,以杜生痰之源;苍术芳香燥湿健脾;胆南星燥湿化痰,合苍术助二陈汤祛湿痰;香附疏肝理气行血,为气中血药;枳实苦辛微寒,破气消积,化痰除痞;配合香附疏解肝郁,行气导滞,通阳达郁,气行则痰消。诸药相合,燥湿除痰,行气活血,使痰湿祛,气血运行通畅则月事以时下。

2. 血府逐瘀汤加减

方药组成:桃仁 9g　红花 3g　当归 12g　生地黄 12g　川芎 9g　赤芍 9g　牛膝 15g　法半夏 9g　柴胡 9g　枳壳 9g　甘草 6g　桔梗 6g

本方适用于气滞血瘀夹痰型。方中桃仁、红花活血化瘀,使血行通畅,冲任瘀阻消除而经行;四物汤养血调经;配柴胡、赤芍、枳壳、甘草疏肝理气解郁,使起行则血行;桔梗开胸膈之结气;牛膝引瘀血下行。诸药合用既有活血化瘀养血之功,又有理气解郁之效,使气血流畅,冲任瘀血消散,经闭得通,月事以时下。

3. 定经汤加减

方药组成:菟丝子 30g　白芍 9g　当归 9g　熟地 12g　山药 15g　茯苓 12g　芥穗 6g(炒黑)　柴胡 6g

此方适用于肝郁肾虚夹痰型。方中菟丝子补肾养肝,熟地滋阴补肾,两药配伍补肾益精,养冲任为君;当归、白芍养血柔肝调经为臣;柴胡、荆芥既可疏肝解郁,又可理血,山药、茯苓健脾和中而利肾水为佐使,全方补肝肾之精血,肝气疏而神精旺,气血调和,冲任相资,则血海充盈,月事以时下。

4. 温经汤(《金匮要略》)加减

方药组成:桂枝 9g　吴茱萸 6g　当归 12g　川芎 9g　芍药 9g　人参 9g

牡丹皮 12g　阿胶 9g　生姜 3g　甘草 3g　法半夏 9g　麦冬 9g

本方适宜寒湿瘀滞型,方中桂枝、吴茱萸、生姜以温经暖宫为君;麦冬、半夏润燥、化痰、降逆为臣;阿胶、当归、川芎、芍药、丹皮养血祛瘀为佐;甘草、人参补益中气为使。全方共奏温经散寒,活血祛瘀,化痰降逆之功。

临证随症的变化,及月经周期冲任、胞宫阴阳气血变化而加减。

辨证加减:湿盛者加藿香、薏苡仁、白豆蔻以温化水湿;夹气虚者,加党参、黄芪、白术;肾阳虚者加覆盆子、肉苁蓉、肉桂;肾阴虚者加女贞子、生地、桑椹子;痰湿化热加黄芩;夹心火上炎者加淡竹叶、莲子心。

审月经周期加减用药:经后期(卵泡期)加枸杞子、何首乌、女贞子等滋肾填精;经间期(排卵期)桃仁、川芎、丹参等活血通络;经前期(黄体期)加鹿角霜、菟丝子等温补肾阳、佐以滋阴;行经期(月经期)加蒲黄、五灵脂、牛膝等活血通经,引血下行。

【典型病例】

病例1:蒋某,女,27 岁,职员。2012 年 6 月 15 日初诊。

病史:无避孕 3 年未孕,其夫精液正常。自 14 岁月经初潮后月事延后而至,周期 30～60 天,经量中,色黯红,夹血块,经行腹痛、腰酸、伴经前乳胀,7 天净。经净旬余后复阴道出血,量少,持续 3～7 天止。末次月经 2012 年 5 月 27 日。平日腰背酸软,带下清稀,畏寒,便溏。舌淡红,略胖,边瘀斑,苔薄白,脉细弦。患者形体适中,查体:身高 160cm,体重 48kg,黑棘皮症(-)。

辅助检查:输卵管造影示输卵管通畅;测不孕不育抗体提示均阴性;超声提示卵巢多囊改变;女性内分泌检查示:FSH:7.24mIU/ml,LH:22.93mIU/ml,PRL:265.84μIU/ml,E_2:192.0pmol/L,T:1.91nmol/L。

中医诊断:不孕症,月经后期,经间期出血;西医诊断:不孕症,多囊卵巢综合征,月经失调

辨证:痰湿瘀阻。

治法:燥湿化痰,化瘀调经。

处方:苍附导痰丸合血府逐瘀汤加减。

苍术 9g　香附 6g　茯苓 12g　陈皮 6g　姜半夏 9g　桃仁 9g　红花 3g
当归 12g　生地黄 12g　胆南星 9g　川芎 9g　赤芍 9g　柴胡 9g　枳壳 9g
甘草 6g

疗效:治疗初期 3 个月,月经基本 40～60 日左右一行,量、色正常,经间期出血除,内分泌 LH/FSH 比值恢复正常,基础体温呈不典型双相。继续给予纯中药治疗,经后期(卵泡期)滋肾填精,经间期(排卵期)活血通络,经前期(黄体期)温补肾阳、佐以滋阴,行经期(月经期)活血通经。治疗第 4 个月基础体温呈双相,月经 40 天一行,规律 4 个月后自然怀孕。末次月经 2013 年 2 月 20 日,期间出

现阴道少量出血,王教授予其保胎治疗后阴道出血止,妊娠 7 周,胚胎发育良好。

病例 2:齐某,女,25 岁,未婚,2009 年 10 月 28 日初诊。

病史:该患 14 岁月经初潮,开始几年尚规律。近 3 年月经不规律,经血非时而下,出血量时多时少,淋漓不断,色黯红,夹有血块,现阴道流血 6 天。心悸气短,胸脘满闷,面色萎黄,夹见痤疮。舌淡体胖,边瘀斑,苔薄白,脉细弦。查体:身高 165cm,体重 55kg。

辅助检查:妇科彩超:子宫 53mm×39mm×46mm,左卵巢 20mm×16mm,右卵巢 18mm×18mm,内膜 11mm。性激素六项:FSH:9.36mIU/ml,LH:36.27mIU/ml,PRL:111.57μIU/ml,E$_2$:161.93pmol/L,T:0.75nmol/L。

中医诊断:崩漏;西医诊断:多囊卵巢综合征

辨证:痰湿瘀阻夹气虚。

治法:豁痰除湿,益气固冲。

处方:苍附导痰丸合安冲汤(《医学衷中参西录》)加减。

苍术 9g　香附 6g　姜半夏 9g　茯苓 12g　红参 9g　黄芪 12g　白术 12g　陈皮 6g　乌贼骨 9g　续断 9g　炙甘草 6g　龙骨 12g　牡蛎 12g　茜草 12g

遵"有形之血不能速生,无形之气所当急固"之旨,方中用苍附导痰丸豁痰除湿,合用安冲汤益气固冲化瘀止血以塞其流。血止后再转治其主证,用苍附导痰丸加减,豁痰除湿,化瘀调经。先后加减用药半年后,月经恢复正常,复查内分泌明显改善:FSH:7.48mIU/ml,LH:8.14mIU/ml,PRL:221.21μIU/ml,E$_2$:139.0pmol/L,T:1.40nmol/L。

病例 3:吴某,女,19 岁,2010 年 6 月 5 日初诊。

病史:停经 4 个月。既往 10 岁初潮,月经不规律,2～4 月一行,持续 7～13 天,Lmp:2010 年 2 月 4 日,平素月经量多,色黯红,夹血块,经前乳房胀痛。外院曾诊断高泌乳素血症,口服溴隐亭降至正常水平。面部痤疮色黯,现停经 4 个月,自觉乏力、腰酸。舌淡红,边有瘀斑,苔薄白,脉细弦。

体格检查:身高 153cm,体重 44kg,黑棘皮症(+),胡须明显。该患者系早产儿,出生时体重仅 2kg。

辅助检查:超声示卵巢呈多囊改变,子宫内膜厚 6.6mm;蝶鞍部 CT 平扫:鞍区无明显扩大,垂体形态较小,高度约 4mm,垂体柄尚居中,未见明显偏移征象。性激素六项提示 FSH:6.314mIU/ml,LH:20.534mIU/ml,E$_2$:636.29pmol/L,T:1.09nmol/L,PRL:332.28μIU/ml。

中医诊断:月经后期,经期延长;西医诊断:多囊卵巢综合征

辨证:肝郁肾虚夹痰凝。

治法:疏肝补肾,祛痰调经。

处方:第一阶段,患者已停经 4 个月,先用甲羟孕酮,促其转经,再用中药调整。

1. 安宫黄体酮每日 12mg,连服 5 天,停药后 1 周转经。

2. 苍术 9g　香附 6g　制半夏 9g　党参 15g　枳实 6g　陈皮 9g　胆南星 6g　茯苓 15g　当归 12g　川芎 9g　川牛膝 15g　柴胡 6g　白芍 12g　桃仁 9g　菟丝子 15g　水煎服,日 1 剂,早晚 2 次分服。

治疗第二阶段:2011 年 3 月 26 日。经上述方案治疗 9 月后,月经周期为规律,35～40 天左右一行,月经量正常,经期缩短至 5～7 天。舌淡红,边有瘀斑,苔薄白,脉细弦。腰酸、乏力症状缓解明显,面部痤疮、胡须明显减轻。由于时值高三,冲刺高考,故压力较大,病情反复,伴有乳房胀痛,夜寐欠安,大便 2～3 天一行。但复查内分泌四项测定:FSH:6.17mIU/ml,LH:3.34mIU/ml,E_2:277.0pmol/L,T:1.60nmol/L。

与第一阶段相比,患者肾虚症状改善,并且月经量转常,生殖激素水平得到明显改善,LH/FSH 比值下降至正常,见药中病,守上法继续予化痰除湿、疏肝补肾,方用苍附导痰汤加减,在主方基础上酌加疏肝理气,以及宣肺润肠之品。

治疗第三阶段:2012 年 9 月 4 日,治疗 1 年 5 个月后,月经以时下,月经量适中,持续 5～7 天,经前仍有乳房胀痛,面部痤疮虽减但时见。舌淡红,边有瘀斑,苔薄白,脉细弦。体格检查:黑棘皮症(－),面部痤疮、胡须明显减轻。性激素五项测定:FSH:5.48mIU/ml,LH:6.87mIU/ml,E_2:170pmol/L,PRL:168.42μIU/ml,T:1.64nmol/L。与第二阶段治疗相比症状改善明显,生殖激素水平基本正常。

【按语】

临床上月经异常、不孕是多囊卵巢综合征患者之主病;肥胖、多毛、痤疮是多囊卵巢综合征患者全身症状及主要体征。由于体质的差异,地域不同,病有长短,证有轻重,邪有兼夹,临床上应详细了解,病之起因,治疗经过,结合舌脉,辨证施治。

由于福建地处东南沿海地带,气候为温、热带的过渡地带,为典型的亚热带湿润季风气候,气候暖热,雨量充沛,加之饮食喜酸、甜及冷饮习惯,故多湿盛。福州地区多囊卵巢综合征患者,痰浊瘀阻、寒湿瘀阻、肝郁肾虚夹痰为多见。

多囊卵巢综合征患者以痰湿阻滞,脏腑冲任气血失调为其主要病机。肥胖显著者当责之脾肾;见痘多者当责之心肺肝,切勿过用苦寒;多毛者当调其冲任气血,引血下行。肥胖者多合并糖代谢障碍;痤疮、多毛多合并高雄激素,临证当辨病与辨证相结合。

本病虽多痰湿,苍附导痰丸虽是常用之方。但尚需根据个体的差异,证之不同,谨守病机,各司其属,方不失中医之本。

(李素敏　刘琛)

甘肃妇科名家

丛春雨

丛春雨,男,生于1941年,吉林省扶余县人。1965年毕业于长春中医学院。教授、主任医师。2000—2005年任中华中医药学会妇科专业委员会副主任委员。2005年任该学会学术顾问。主编的高等中医药院校试用教材《中医妇科学》获1990年中国中医文化博览会"神农杯"奖。《敦煌中医药全书》获1996年第三届世界传统医学大会世界传统医药突出贡献国际金奖。《中医妇科临床经验选》获中国中医研究院第二届"医圣杯"国际中医药学术著作三等奖。1993年获甘肃省普通高等学校优秀教学成果一等奖,国家教委普通高等学校优秀教学成果二等奖。2001年《敦煌中医药全书》被《中国文物报》读者及著名文史专家组投票评为《二十世纪最佳古籍整理图书》。2001年《敦煌中医药精萃发微》获中华中医药学会"康莱特杯"优秀学术著作二等奖。2004年《中医药学高级丛书·中医妇产科学》获第二届"康莱特杯"优秀学术著作一等奖。《近现代二十五位中医名家妇科经验》获三等奖。

【诊治特点】

笔者在几十年的中医妇科临床、教学、科研实践中,把多囊卵巢综合征中的月经稀发至闭经、不孕、肥胖、多毛、痤疮等证候进行辨证施治,提出一套中医理法方药,并收到较为满意的疗效,为探索中医中药治疗疑难重病拓展了新鲜思路。

一、对PCOS的认识

1. 月经稀发、闭经　由于长期无排卵,则表现月经稀发或月经量过少,经期1~2天,或点滴而至,绝大多数表现为继发性闭经,有人统计为35%~95%,多发于20~40岁生育期妇女,而低龄化趋势较为明显。偶见功能性出血(崩漏),多发生在青春期,为初潮后不规则月经的继续。

多囊卵巢综合征中闭经一症,是女性整体内在功能失去平衡而在妇科局部的反应,涉及脏腑功能活动和气血冲任的盛衰畅滞,病因复杂,证型多样,不能简单的对症治疗,而应着眼于全身整体施治。正如《张氏医通·卷十》所言:"经闭不行,经血阴血也,属冲任二脉,上为乳汁,下为血水。其为患,有因脾盛不能生血,或郁结伤脾而血损也;有因胃火而血烁者;有因劳伤心脾而血耗者;有因郁怒伤肝而血闭者;有因肾水不能生肝而血少者;有因肺气虚伤,不能统血而经不行者。治疗之法,损其肺者,益其气;损其心者,调其营卫;损其脾胃者,调其饮食,适其寒温;损其肝者,缓其中;损其肾者,益其精。审而治之,庶无误之。室女、妇人诸病,以调经为先,调经以理气为要。盖气不和则血不流,故经闭。"中医药学是一个伟大的宝库,古人先贤这些精辟论述至今都有着重要的现实意义。

2. 不孕　卵巢排卵障碍是多囊卵巢综合征的临床主要特征之一,排卵功能失调常致慢性无排卵或排卵稀发,从而导致不孕、闭经或月经稀发。有人统计在该病患者中不孕占 35%～95%,大多数为原发性不孕。

中医妇科学治疗不孕症的历史文献与临床经验极为丰富,仅《傅青主女科》在"种子"中列出十种不孕证候与方药,其中有身瘦不孕(养精种玉汤);胸满不思食不孕(并提汤);下肢冰冷不受孕(温胞饮);胸闷少食不受孕(温土毓麟汤);少腹急迫不孕(宽带汤);嫉妒不孕(开郁种玉汤);肥胖不孕(加味补中益气汤);骨蒸夜热不孕(清骨滋肾汤);腰酸腹胀不孕(升带汤);便涩腹胀足浮肿不孕(化水种玉汤)。这其中有不少提法与今天多囊卵巢综合征中不孕证候有许多相似之处,值得思考与借鉴。

二、辨证分型

笔者在临床实践中体会到多囊卵巢综合征辨证关键在于:肝郁、气滞、血瘀(血液黏稠)、胞宫虚寒、冲任亏损、气虚失荣、湿邪阻塞、相火亢奋等多种机制失常而成。辨证中要区分轻重缓急,而选方用药要做到重点突出,统筹全局。

1. 闭经、月经稀发　大凡临床中分为三型:

(1)肝郁宫寒证:形壮体胖,性格急躁,头痛目眩,月经量少,点滴而至,或至闭经,经来小腹痛,畏寒肢冷,腰膝酸困,性欲冷淡,带下清稀,查舌质红,苔白腻或薄白,脉见弦细,或滑缓。拟疏肝解郁,温宫暖肾之法。

(2)气虚夹痰证:形体肥胖,月经量少,倦怠懒言,胸闷气短,毛发粗壮,性毛延及小腹,闭经不孕,带下量多,或小腹中有包块,按之则痛,查舌质红,舌体胖大,边有齿痕,或舌质紫黯,舌苔厚腻,脉见滑缓或濡滑。治疗拟燥湿化痰,益气活血之法。

(3)冲任虚衰证:面色萎黄,形体瘦弱,头晕目眩,神疲乏力,腰膝酸软或足跟酸痛,性欲淡漠,月经后期,量少,或逐渐发展至闭经,婚久不孕。查舌质淡红,苔薄,脉见沉细,尺脉无力。治疗拟滋补肝肾,调养冲任之法。

中医妇科在通过整体观念和辨证施治中,对于促进卵巢排卵功能的恢复,特别是卵泡的生长、发育、成熟都有着不可替代的优势,而且没有副作用,深受广大病患的欢迎。

2. 不孕　笔者在中医妇科实践中体会到,多囊卵巢综合征因排卵障碍而致不孕症,大都有:

(1)肾虚宫寒证:即肾阳不足,宫寒不孕,或精血不足,冲任脉虚,胞脉失养,卵泡发育不全,精卵失和而不孕。

(2)肝郁血滞证:精神紧张,压力增大,情志不畅,肝气郁结,气滞血瘀,气血不和,冲任失助,卵巢功能弱化而致不孕。

(3)痰湿壅滞证:形体肥胖,多痰多湿,或喜食肥甘厚味,酿生痰湿,气机不畅,胞脉受阻,痰湿肥胖不孕。本病治疗,当分虚实。虚者宜温肾、暖宫、填精,补益冲任,促其卵泡生长、发育、成熟,再行补气健脾恢复卵巢的排卵功能。实者宜疏肝解郁,活血化瘀,使气血调和,月事有常则可摄精成孕。此外,还宜调情志、节房事、慎起居、多运动,节食减肥。

3. 肥胖、多毛、痤疮　在治疗多囊卵巢综合征由于雄激素过多而造成肥胖、多毛、痤疮中,突出以下三个证型。

(1)痰湿脂聚证:形体肥胖,倦怠懒动,胸闷气短,脘痞纳呆,毛发偏多,上唇生须,大便秘结,闭经不孕,带下量多或清稀如水,或小腹两侧见有包块,经来胀痛,查舌质红或舌黯,或舌体胖大,边有齿痕,或有薄白腻苔,脉见滑缓或濡缓。治疗:运脾化湿,温阳涤痰,消脂减肥。

(2)痰瘀交结证:形体肥胖,面黯唇紫,毛发粗重,口唇生须,胸脘满闷,乏力倦怠,头重目眩,闭经不孕或经来量少,小腹胀痛,查其舌质紫黯,边有瘀斑,或舌体胖大,黄白腻苔,脉象弦滑有力。治疗:化湿祛痰,活血化瘀。

(3)阴虚阳亢证:形体肥胖,上肢粗壮,腹大膨出,面生痤疮,痛痒难忍,夜间突出。抓破后有血水溢出,或挤出白脓头样分泌物,或紫色包块,瘢痕较长时间不退,严重者面部凹凸不平,斑块累累,月经期明显,手足心热,咽干口燥,烦躁易怒,闭经或经来量少,大便干结,有的性欲亢奋,或阴中干涩,查其舌质鲜红,或光剥无苔,脉见细数,尺脉无力。治则:滋补肾阴,潜纳相火。

【典型病例】

病例1:王某,女,21岁,某商学院大三学生,初诊日期:2009年3月15日。

主诉:月经半年没有来潮。

现病史:1年来月经2～3个月一行,经量少。经期2天,小腹冷痛,素有怕冷,手足不温,腰酸困,性格急躁,好生气。妇科B超检查:子宫前位,体积大小约38mm×36mm×28mm,轮廓清晰,表面光滑,形态如常,肌层回声均匀,内膜厚5.0mm,长26mm,与子宫分界清晰。

附件:左侧卵巢大小约为41mm×17mm×20mm,内可见直径7mm以下的9～10个卵泡回声,右侧卵巢大小31mm×22mm×24mm,内可见直径大小约为8mm以下的9～10个卵泡回声。双侧卵巢内均可见大小不等的卵泡回声无优势卵泡,B超提示:系多囊卵巢改变。

内分泌检查:LH(化学发光法):23.45mIU/ml(参考值:卵泡期:1.9～12.5,黄体期:0.5～16.9)。FSH(化学发光法):8.63mIU/ml(参考值:排卵期3.4～33.4)。PRL:11.76ng/ml(参考值:未妊娠2.80～29.2)。P:0.46ng/ml(参考值:卵泡期0.15～1.4,黄体期:3.34～25.56)。T:45.08ng/dl(女性参考值:

14～76)。E₂:61.15pg/ml(参考值:卵泡期:18.9～246.7,黄体期:22.4～256)。

接诊时视其面色萎黄,形体偏瘦,乳房发育欠佳,查其舌质淡嫩,边有齿痕,薄白苔,脉见沉缓,两尺无力。

中医诊断:闭经;西医诊断:多囊卵巢综合征

辨证:肝郁血滞,胞宫虚寒,冲任虚衰,气虚失荣而致闭经。

治法:拟疏肝,化瘀,温宫,益气,暖冲之法。

处方:酒炒川芎9g　赤芍15g　当归尾15g　熟地15g　丹参15g　桃仁15g　红花15g　益母草30g　泽兰15g　醋香附12g　麸炒台乌12g　盐炒小茴香9g　盐炒吴萸9g　盐炒菟丝子30g　枸杞子30g　淫羊藿30g　盐巴戟30g　盐黄柏12g　生黄芪30g　土炒白术15g　川牛膝15g　炙甘草9g

水煎服,嘱病人每日早晚饭后半小时各服1次,约250ml,还令病人服"七制香附胶囊",每日早、中、晚饭后3次,1.5g(3颗)/次。"参车胶囊",每晚睡前半小时,服1.5g(3颗),淡盐水送服。

治疗经过:每周1次门诊,根据病情和舌脉情况,方药有所加减,但其基本方没有改变,服药1个月后,病人高兴告之月经来潮,经量较前增多,小腹冷痛、腰酸困、疲乏等症均有好转。遂即停用汤药,改服胶囊,连服3个月,月经恢复正常,再诊病人面色红润,自述乳房发育较为明显,身体恢复到正常状态。

病例2:雷某,女,28岁,某公司职员。初诊:2010年7月10日。

主诉:婚后3年未孕。

现病史:患者16岁月经初潮,周期为30～35天,经期3～5天,近年来性格急躁,精神压力大,心情不畅,性欲淡漠,小腹虚冷,腰酸无力,全身怕冷,手足不温,月经期更甚。纳差,时有便溏。妇科检查:子宫前倾、前屈,大小、活动均正常。B超检查:双侧卵巢内有多个小囊,数量>10,LH:21mIU/ml(化学发光法),FSH:6.12mIU/ml(化学发光法)。查其舌质红,苔薄白,脉象:沉缓,右脉细软,尺脉无力。

中医诊断:月经后期,不孕症;西医诊断:多囊卵巢综合征

辨证:肝郁气滞,肾阳虚怠,寒客胞宫,冲任失荣,下元亏损。

治法:补虚温经,暖宫散寒,促孕成胎。

处方:酒炒川芎9g　杭白芍15g　全当归15g　大熟地15g　益母草30g　泽兰15g　醋香附12g　麸炒台乌12g　盐炒小茴香9g　盐炒吴萸9g　盐炒菟丝子30g　枸杞子30g　淫羊藿30g　盐炒巴戟30g　干姜12g　生黄芪30g　砂仁4.5g　川断15g　炙甘草9g

水煎服,每日1剂,早晚饭后分服,每次煎250ml,忌食辛辣寒凉之品。又嘱病人口服"四制香附胶囊",每日早、中、晚饭后各1.5g(3颗),每日晚睡前半小时口服"参车胶囊"1.5g(3颗),淡盐水送服。

治疗经过:遵此方服 30 余剂,经期恶寒感基本消失,小腹发凉坠痛,腰骶酸困明显好转,性生活恢复正常。查其舌质红,脉见滑缓,尺脉有力,知其肾阳渐旺,宫寒得除,下元得复。又嘱病人口服"四制香附胶囊"、"参车胶囊"连续治疗 3 个月,于 2012 年 2 月 5 日随访,病愈后怀孕,生一男孩,母子健康。

病例 3:孙某,女,29 岁,商场店员。初诊日期:2008 年 5 月 2 日。

主诉:月经量少,近 3 个月来闭经,体重增加 10kg,腹部、臀部肥胖明显,体重 82kg。面部发热,连发丘疹样痤疮,疹块如豆大,红肿痛痒,挤破后有红血水流出。夜间咽干口渴,喜饮凉茶水,性格急躁,失眠多梦,阴中干涩,大便干燥,3～4 天一行。查舌质红,边有瘀斑,舌中光剥无苔,脉见弦细数,尺脉无力。检查:LH:25mIU/ml,FSH:5.8mIU/ml;胰岛素测定示胰岛素抵抗。睾酮 123.5ng/dl(正常 4～100)。B 超检查:双侧卵巢增大,每个平面有 12～15 个,直径为 2～6mm 大小的卵泡。

中医诊断:闭经;西医诊断:多囊卵巢综合征

辨证:阴虚血热,痰湿不化,相火亢奋。

治法:凉血清热,化湿涤痰,潜纳相火。

处方:生地 15g　粉丹皮 15g　赤芍 15g　紫草 15g　盐黄柏 15g　苍术 12g　生苡仁 30g　赤小豆 15g　苍耳子 12g　蒺藜 30g　蛇床子 15g　苦参 15g　土茯苓 30g　醋柴胡 12g　连翘 12g　生甘草 9g

水煎服,每剂煎 2 次,早晚饭后半小时各服 1 次,约 250ml,温服,忌食辛辣、羊肉、烟、酒之物。又嘱病人口服"七制香附胶囊",早、中、晚饭后各服 1.5g(3 颗),"洋参河车胶囊"每晚睡前服 1.5g(3 颗)。

治疗经过:此方连服 30 余剂,方中曾加丹参 15g,桃仁 15g,红花 15g,益母草 30g,泽兰 15g,川牛膝 15g,待月经来潮后,又有所调整,痤疮发红,肿块较大时加生槐花 15～30g,白茅根 15～30g,紫草 15～30g。病人失眠多梦,阴中干涩加枸杞子 15～30g,五味子 15g,珍珠母 15～30g,盐黄柏 15～30g,知母 15g,玄参 15～30g。

病人连续治疗 3 个月后,月经恢复正常。又嘱病人口服"白芷消斑胶囊"3 个月,面部痤疮逐渐消退,瘢痕渐平,面部光滑,体重降到 72kg。2010 年 12 月 5 日随访,结婚 1 年后,已怀孕 5 个月。

【按语】

病例 1 多囊卵巢综合征辨证关键在于:肝郁、血滞、宫寒、气虚,所拟方药以桃红四物汤作为基础方,养血生血,再用益母草、泽兰妇科专药补而不滞,活而不峻,以活血化瘀,通畅胞脉、胞络。醋香附、麸炒台乌乃《韩氏医通》青囊丸,佐以盐炒小茴香、盐炒吴萸针对卵巢形态学改变以达病所,通达肝经,软坚化滞。方中重用盐炒菟丝子、枸杞子、淫羊藿、巴戟肉,并伴服"参车粉"(红人参、紫河车)

血肉有情之品,促进卵泡的生长、发育、成熟,并重用生黄芪、土炒白术益气生肌,促进子宫内膜的增生和卵巢排卵功能的恢复,加上川牛膝引血下行,标本兼治,所以病人用药月余后而经血来潮。后用"七制香附胶囊"、"参车胶囊"以善其后。盖香附为女科要药,能行气开郁,又能行滞气中之滞血,气行则血畅,用其七制使其暴烈之弊已去,反而纯良可佳、药性非常。一制:用川芎、元胡,冷水浸,血中气药与气中血药,相得益彰。二制:用柴胡、三棱,高醋浸,入其足厥阴肝经。三制:用莪术,童便浸,性味咸寒,直达下焦。四制:用红花、乌梅,盐水浸,咸以入肾、胞宫胞脉,专化瘀滞。五制:用当归,黄酒浸,酒通血脉,周行一身,通利三焦。六制:用枳壳、苏木、蕲艾,小米粥汤浸,借谷气以入胃,升清降浊。七制:用丹皮、姜半夏,薏苡仁粥汤浸,化湿、化痰、消浊。

以上浸泡时间为春三天、夏二天、秋五天、冬七天,取出晒干,制成细粉,装入胶囊。笔者几十年来用七制香附治疗妇科多种疾病均取得良好效果,在治疗多囊卵巢综合征中,更有不可多得的效果。中药炮制是中医治病所独具的魅力和优势,是老祖宗留给我们特殊的法宝,中药生熟新久,炮煅炙烘,汤丸膏散,合宜而用,乃为良工。令人遗憾的是这样的优势目前在临床上发挥得能有几何?

病例 2 卵巢排卵障碍,致原发性不孕,脉证合参,系肾阳虚衰,宫寒不孕,冲任亏损,卵巢失荣。治疗重点突出温宫、暖肾、益气、补虚。方中以四物汤为基础方,活血养血,在此基础上一方面用益母草、泽兰化瘀通经。而另一方面用醋香附、麸炒台乌疏肝活络,两者相伍,气血同治;本方另一重点是用盐炒小茴香、盐炒吴萸、干姜直逼胞宫,温胞暖肾,更喜用盐炒菟丝子、枸杞子、淫羊藿、盐巴戟填补冲任,阴起阳兴。另用生黄芪、砂仁、川断、炙甘草补益元气,从而激活卵巢排卵功能,使其病情大有起色。另嘱服"四制香附胶囊",所谓"四制"是指首先用米泔浸入,借谷气入胃,化源不竭;二是黄酒炒之,酒通血脉,周行全身;三用醋炒,酸以入肝,疏肝解郁;四用童便浸之,性味咸寒,引入阴分,潜纳相火。再配合"参车胶囊",旨在甘咸温养,填补奇经,培补下元,皆为妙用血肉有情之品而独得其功。

病例 3 痰、湿、脂同出一源,俱为津液不归正化,停积而为病。痰多厚浊,湿性黏滞,脂多停聚,无处不到,变化多端。"善治者,治其生痰之源","惟能使之不生,方为补天之手。"痰湿脂聚证,当以温药和之,运脾化湿,温阳消脂。

方药:姜半夏9g　化橘红15g　杏仁9g　苍术12g　茯苓15g　炒枳实9g　黄连4.5g　竹茹9g　远志9g　菖蒲9g　郁金9g　生薏苡仁30g　炒冬瓜仁9g　醋香附15g　丹参15g　桃仁15g　红花15g　水煎服。并每晚冲服"琥珀粉"1.5g,以化瘀、化痰、开窍。

痰乃津液之变,瘀乃血液凝滞,由于津血同源,所以痰瘀不仅互相渗透,而且又可以相互转化,或因痰而致瘀,或因瘀而成痰,或因痰瘀互相兼夹,瘀血和痰湿既是病理性产物,又是致病因子,是阴精为病两个不同方面的表现形式。痰瘀交结证治疗宜燥湿化痰,活血化瘀,两者相兼,视病证而有轻重缓急。

方药:酒炒川芎9g   赤芍15g   当归尾15g   大熟地15g   丹参15g   桃仁15g   红花15g   益母草30g   泽兰15g   醋香附15g   苍术15g   法半夏9g   生薏苡仁30g   炒冬瓜仁9g   橘红15g   茯苓15g   炒莱菔子9g   川牛膝15g   白通草0.5g   水煎服,并每晚冲服"水蛭粉"1.5g,以化瘀、涤痰、消脂。

肝肾位居下焦,为先天之本,肝藏血,肾藏精,精血同源,血从精化,乙癸同源。肾阴不足或肾精亏耗,即水不涵木,形成肝肾阴虚之病理,而两脏之间又同司相火,而相火又需肝肾阴精之潜育,才能形成动态平衡,维持机体正常代谢。若肝肾阴液不足,水不涵木,则肝血亏虚,肝阴不足则肝阳偏亢,阳失育潜则相火亢奋。多囊卵巢综合征,雄激素过多,引发肥胖、多毛、痤疮,正是女性肝肾阴虚、相火亢奋的一种特殊的临床表现,雄激素过多,实缘于真阴肾水之不足,在治疗上毫不可泻火,只能补水以配火,即"壮水之主,以制阳光"之义。临床上多选六味,左归之类。

方药:大熟地15g   炒山药15g   山萸肉15g   醋制龟板15g   川牛膝15g   鹿角胶15g   盐炒菟丝子30g   枸杞子15g   盐黄柏15g   酒炒川芎9g   杭白芍15g   全当归15g   六神曲12g   水煎服,此乃重用血肉有情厚味胶质之品重补肝肾之阴,填补奇经,可冀生机,以善其后。

降低体重是治疗多囊卵巢综合征的基本原则,体重下降5%则可减轻高雄激素的症状如多毛、痤疮等。痰湿脂聚证、痰瘀交结证、阴虚阳亢证三组方药,辨证施治,对于减肥降低体重有较好疗效。同时还必须指出,控制饮食和坚持运动如跑步、游泳、自行车、羽毛球、登山等项运动均有助于提高该病的疗效。肥胖者要坚持控制饮食,首先应坚持饮食的营养和质量,不提倡素食等都有利于减轻体重,可以纠正由肥胖而加剧的内分泌环境。

(丛春雨)

广东妇科名家

罗元恺

罗元恺(1914—1995年),男,汉族,原广州中医学院教授,副院长,学位委员会主席。第五、六、七届全国人大代表。首批获中医硕士、博士学位授予权的研究生导师;首批享受国务院特殊津贴的中医专家;国务院学位评定委员会第一届学科评议组成员;中华全国中医学会理事、中华全国中医学会第一届妇科分会副主任委员;中华医学会理事和广东省医学会副会长、广东省中医学会副会长兼妇科专业委员会主任委员。岭南医学名家,以他为代表的岭南罗氏妇科在全国有较大影响。

罗元恺是全国著名中医教育家。从事中医医疗、教学 60 年,曾任广东中医药专门学校校长。1962 年获省政府授予的"广东省名老中医"称号。1977 年成为国内第一位中医教授。1978 年开始招收中医学中医妇科学研究生。1991 年成为全国首批老中医药专家学术经验继承工作的导师,学术继承人张玉珍、罗颂平 1994 年出师。

【诊治特点】

一、对 PCOS 的认识

罗元恺教授主编的《实用中医妇科学》(上海科学技术出版社,1994)首次把"多囊性卵巢综合征"作为"妇科杂病"章之一节。确定了此病在中医妇科疾病中的重要性。当时对于 PCOS 的诊断,主要根据月经稀发、闭经或不规则阴道流血、不孕,并可伴有多毛、体重增加等表现,检查指标以 LH/FSH 比值大于 3,高雄激素为特征,影像指标为双侧卵巢增大。罗老认为其中医病机主要是肾、肝、脾三脏失调,病因有禀赋不足、情志不畅、饮食偏嗜等,导致肾虚、痰湿、气郁、血瘀夹杂而见,治法以补肾、健脾为本,祛痰、行气、化瘀为标。具体运用时,需考虑患者的主要临床表现以及生育要求,以月经后期、闭经为主诉者,当以调经为先;以不规则阴道流血为主症者,应以止血为首务;有生育要求者,须在调经的基础上促进排卵,以助受孕。施治之时,又需兼顾月经周期,因势利导,顺而施之,方有事半功倍之效。

二、辨证分型

1. 肾虚型　禀赋不足,肾气不盛,天癸不能按期而至,冲任不充,胞宫不能定期藏泻,月事不行或行而失其常度。命门火不足,脏腑失于温煦,则形寒肢冷,面色晦黯,性欲淡漠,带下清稀,大便溏薄。舌质淡黯,脉沉弱,尺脉尤甚。

2. 痰湿型　脾肾气虚,则不能运化水湿,聚液成痰,痰湿内阻,又阻碍气机之运行,互为因果。乃虚实夹杂之证。形体肥胖或肌肉松弛,面色晦黄,月经后期,甚则闭经。伴有气短乏力,口淡纳呆,胸胁满闷,毛发浓密。舌淡胖苔白腻,脉沉细而滑。

3. 瘀热型　素体阴虚,虚热内生,情怀不畅,肝气郁结,气滞则血滞,久则郁结化火,瘀热互结,阻于胞脉。月经或先期或后期,或淋漓不止,或行而不畅,经色紫黯。伴有面部痤疮,口干咽燥,烦躁易怒,大便秘结。舌红,苔少或黄,脉弦细数。

三、用药特点

罗老善用补肾法,肾阳虚者,以右归饮、右归丸为主加减化裁,认为熟地与附子合用,有促排卵的作用。阴虚内热兼有血瘀,则以左归饮、左归丸为主,并以当归、芍药促进卵泡与内膜生长,加桃仁以促排卵,加地骨皮以降火除烦。痰湿则以启宫丸、苍附导痰丸为主,合佛手散之当归、川芎以活血养血,加黄芪、补骨脂、仙灵脾以健脾补肾,攻补兼施,标本兼顾。

【典型病例】

病例1:王某,女,32岁,医生。1976年4月5日初诊。

结婚4年多未孕。一向月经不调,周期35～50天不等,量或多或少,末次月经3月10日。经期少腹胀痛及腰酸,体毛较多。经北京、广州西医院诊断为多囊卵巢综合征,并使用克罗米芬治疗。经广州孙逸仙纪念医院郑惠国教授推介,要求中医治疗。

检查提示阴毛浓密,卵巢稍增大如荔枝样。

查体:舌嫩红,少苔,脉沉细。

中医诊断:不孕症,月经后期;西医诊断:多囊卵巢综合征

辨证:肾虚,兼有气滞。

治法:补肾养血,行气调经。

处方:菟丝子30g　熟地20g　当归15g　川芎10g　党参15g　枳壳12g　怀牛膝15g　淫羊藿10g　肉苁蓉15g　枸杞子15g　嘱每次月经净后连服10剂。

以上方为基础,选用乌药、香附、首乌、川楝子、白芍等适当加减化裁。经过半年的治疗,月经周期已基本恢复正常,30～35天一周期,经量中等,持续5～6天。仍嘱继续服药调治,按上方以桑椹、金樱子、黄精、女贞子等出入加减。

1977年2月怀孕,孕后2个月,曾因房事引起少量阴道流血的先兆流产症状,经治疗后胎元得以巩固,至年底安然产下一女婴,母女健康。

病例2:司徒某,女,19岁,未婚。1977年11月19日住院。

主诉:阴道流血已1个多月,伴眩晕、心悸。

患者自14岁初潮,月经周期紊乱,40天至5个月一潮,持续时间7～30天不等,量多,用卫生纸3～10包。1974年4月曾因月经过多住院治疗。此次月经从10月20日开始,量多如注,数日后经量渐减少,色淡红,无瘀块,但淋漓不断,至11月19日住院治疗。证见头晕目眩,心悸失眠,面色黄黯,眼眶黯黑,气短纳呆,腰酸无力。上次月经为1977年5月,量中,1周净。外院检查性激素提示LH/FSH>3,拟诊"多囊卵巢综合征"。

查体:舌淡嫩,苔薄微黄稍干,脉弦细虚数。

实验室检查:红细胞12.4×10^{12}/L,血红蛋白38g/L。

中医诊断:不孕症,月经后期,崩漏;西医诊断:多囊卵巢综合征,功能失调性子宫出血,继发贫血

辨证:脾肾两虚,兼气血不足。

治法:健脾补肾,益气养血。

处方:党参30g　制首乌30g　黄芪30g　白术25g　续断15g　鹿角霜20g　棕榈炭12g　阿胶12g(烊服)　砂仁3g(后下)　每天1剂,再煎。吉林参12g(另炖服)。

连服5剂后阴道流血减少。因重度贫血,输同型血300ml。按上方去棕炭、鹿角霜、首乌,加菟丝子、桑寄生、乌豆衣、五味子等,终于1977年11月29日阴道流血完全停止,精神好转,胃纳增进,眩晕心悸等均改善,依上法再投培脾补肾益气养血之品以调经。1977年12月21日月经复潮,经量中等,6～7天干净,取得近期较好的疗效。

其后继续门诊中药治疗4个多月,月经周期恢复正常,为28～32天之间,经量中等(1包卫生纸左右)。随访1年余,月经一直正常,精神面色均可。

病例3:沈某,女,34岁,已婚,1975年1月31日初诊。

患者平素月经周期紊乱,先期或后期不定。结婚2年,同居未孕。这次月经干净7天后,复见阴道流血两周未止,量较多,色鲜红,无血块。伴心悸,腰痛,小腹坠痛,睡眠饮食均差,屡医未效。诊刮示:"子宫内膜增殖"。B超示:"双侧卵巢多囊改变"。面色晦黄,舌淡红,苔白微黄,脉细滑数。

中医诊断:不孕症,崩漏;西医诊断:多囊卵巢综合征,功能失调性子宫出血。

辨证:脾肾不固,冲任受损。

治法:补肾健脾以止血。

处方:岗稔根30g　地稔根30g　制首乌60g　续断15g　白术15g　炙甘草5g　荆芥炭9g　仙鹤草20g　艾叶12g　4剂,每天1剂。

3月21日二诊:阴道流血已止,但感头晕,腰腿发软,小腹胀痛,口淡纳差。舌淡红略黯胖,脉沉细。须以补肾为主,兼理气血,俾能调整月经周期,恢复排卵,以收固本之效。

处方:桑寄生15g　续断15g　益智仁10g　菟丝子15g　炙甘草6g　制首乌15g　党参12g　金樱子15g　4剂,每天1剂。

3月28日三诊:末次月经3月20日,现未净,色淡,量较多,伴头晕头痛,腰酸软,下肢酸麻乏力,口淡,舌淡胖,边有齿印,苔薄白,脉弦细略数。

处方:岗稔根30g　地稔根30g　制首乌25g　菟丝子15g　熟地20g　金樱子30g　续断15g　炙甘草6g　党参12g　4剂,每天1剂。

5月12日四诊:末次月经4月25日,6天干净,现头晕腰痛,睡眠欠佳,梦多纳呆,带下清稀,舌淡红边有齿印,苔薄白,脉细弦弱。仍以补肾健脾为主。

处方:菟丝子15g　续断15g　制首乌15g　桑椹12g　干地黄20g　白芍12g　女贞子15g　旱莲草15g　党参15g　炙甘草9g　3剂,每天1剂。

7月5日五诊:月经后复少许下血,淋漓不断,现已一周多未净。伴头晕,腰酸,疲乏,纳呆。舌黯红,苔微黄,脉沉细弦。病势虽缓,但仍漏下不止,拟以滋养肝肾为主,兼以固气益血。

处方:熟地 25g　续断 15g　菟丝子 15g　制首乌 20g　党参 15g　茯苓 20g　白术 15g　炙甘草 9g　桑寄生 20g。3 剂,每天 1 剂。

9 月 13 日六诊:本次月经于 8 月 26 日来潮,6 天后,仍点滴漏下达十余天。头晕腰痛,肢软乏力,纳差,舌黯红,脉细弱略弦。仍守前法。

处方:菟丝子 20g　覆盆子 15g　续断 15g　桑寄生 20g　党参 15g　熟地 25g　橘红 5g　茯苓 20g　4 剂,每天 1 剂。

10 月 4 日七诊:末次月经 9 月 26 日,量中等,6 天干净．仍见头晕腰痛,睡眠饮食均差,夜尿多,舌淡黯,苔薄白,脉细弱。守前法以巩固疗效。

处方:菟丝子 15g　覆盆子 15g　续断 15g　桑寄生 20g　金狗脊 15g　党参 15g　炙甘草 6g　佛手 12g　3 剂。按上方加减,每周服 2～3 剂,持续两个多月。

12 月 27 日八诊:服药后精神好转,无头晕。月经从 9～12 月已正常来潮,量中等,末次月经 12 月 14 日,现有腰痛,纳差,胃脘隐痛不舒。舌淡红略黯,脉细弱略弦。患者经常服药将近 1 年,月经周期逐渐恢复正常,为"种子"做好了准备。此时预计是排卵期,按补肾健脾的原则,重用菟丝子、熟地,加入淫羊藿温补肾阳,以促排卵。

处方:菟丝子 25g　熟地 20g　淫羊藿 10g　桑寄生 20g　党参 15g　炙甘草 6g　海螵蛸 12g　春砂仁 5g(后下)　4 剂,每天 1 剂。

1976 年 2 月 7 日九诊:月经正常,末次月经 1 月 19 日,间有心悸,腰痛,睡眠饮食仍欠佳。舌淡红苔少,脉弦细稍数,排卵期已过。继续滋肾补肾,佐以安神镇摄。

处方:菟丝子 25g　熟地 20g　生龙骨 20g　桑寄生 25g　夜交藤 30g　金樱子 25g　女贞子 15g　炙甘草 9g　金狗脊 15g　桑椹 15g　4 剂,每天 1 剂。

3 月 20 日十诊:停经两个多月,纳呆,恶心,乳房胀痛,心悸,腰痛,眠差多梦,尿妊娠试验阳性。舌黯红少苔,脉细数滑。妇科检查:子宫颈光滑,着色,软,子宫体前倾,软,增大如 2 个月妊娠,附件未见异常。此为早孕反应,兼见腹痛、小腹坠痛等症。治宜固肾安胎为主,以防胎漏。

处方:菟丝子 25g　桑寄生 15g　熟地 25g　党参 15g　枸杞子 15g　金樱子 20g　陈皮 5g　4 剂,每天 1 剂。

5 月 5 日十一诊:妊娠三个多月,头晕腰痛,小腹坠痛,夜尿多,怕冷,胃纳较前增进。舌淡红,苔白略干,脉细滑。

处方:菟丝子 25g　桑寄生 15g　续断 15g　党参 15g　覆盆子 9g　甘草 6g　白术 12g　制首乌 25g　4 剂,每天 1 剂。以后,依上方加减,间歇服药。患者虽然在妊娠 4 个多月时曾反复阴道流血多次,仍能继续妊娠。于 1976 年

10月顺产一男婴,母婴健康。

【按语】

病例1经西医院确诊为多囊卵巢综合征,采取中西医结合的药物疗法,经过7个月左右的治疗,恢复排卵并顺利妊娠。其主要症状是月经不调,伴有多毛,少腹胀,腰酸,舌红而少苔,肾阴不足,兼有气滞。以熟地、菟丝子滋养肾阴;当归、枸杞、川芎养血活血;枳壳行气化滞;辅以淫羊藿、肉苁蓉,有阳中求阴之意。病例2以崩漏为主要表现,因失血过多,伴有贫血,治以止血为先。重用党参、黄芪、白术,补气以摄血;续断、鹿角霜固肾止血;阿胶、棕炭、首乌止血养血;配合人参大补元气。止血之后,根据其素有月经不调的病史,重在补肾调经,以恢复月经周期。患者为青春期少女,无生育要求,故未进行排卵情况的监测。

病例3表现为育龄期月经不调和不孕。亦属于无排卵性功能失调性子宫出血。可归属于中医"崩漏"、"不孕"的范畴。患者年近五七之期,阳明脉始衰,脾虚不能固摄,月经失其常度,周期紊乱、经量过多、经期延长,久则伤肾,封藏失职,冲任不固,不能摄精成孕。其治疗可循塞流、澄源、复旧三步。在崩漏未止的阶段,以固摄止血为主,用经验方"二稔汤"加减,君药为岭南特有之岗稔根、地稔根,均重用,取其补气摄血而不温燥;选党参、白术健脾益气以固摄;熟地、桑寄生、首乌养肝肾益精血;续断固肾止血;辅以棕炭、赤石脂之类收敛止血。第二阶段,下血已止,周期未复,则巩固疗效,防止再次崩漏,并着重调补肾、肝、脾三脏,以助月经周期的建立,以"滋阴固气汤"加减,以菟丝子补肾气;女贞子养肝阴;党参健脾益气;选金樱子、桑椹之类固涩精血。第三阶段,经量与经期已得到控制,重在建立月经周期,促进排卵。以补肾调冲任为主,用"补肾调经汤"加减,以熟地黄、菟丝子、续断、桑寄生补肾固冲;党参、白术健脾补气;选用制首乌、枸杞子、金樱子之类养血固涩。此例调经的治疗约半年余,期间仍有漏下、经期延长,继续调理3个月,月经周期正常,排卵恢复,并顺利妊娠产子。

(罗颂平)

李丽芸

李丽芸,1934年生,1954年毕业于广州中医药专门学校医疗本科。现为广州中医药大学第二临床医学院妇科教授,主任医师,硕士研究生导师,是全国第二、三、五批老中医药专家学术经验继承工作指导老师,广东省名中医。广东中医妇科专业委员会顾问,广东省中医药科技专家委员会常委、广东省中医药研究促进会理事、广东省中医医疗事故鉴定会妇科专业组组长。曾获国家专利1项,广东省中医药科技进步二等奖2项。主编专著6部,其中《疑难杂病现代中医治疗精粹》获广州中医药大学基础研究二等奖。多篇论文获省、市级优秀论文奖。

李教授师从岭南妇科名家罗元恺教授,并在罗氏妇科的基础上,悉心研究历代医学论著,融汇古今,博采百家,根据岭南地区的人群体质特点及发病情况,积50多年的临证经验,总结内服验方及外治法,在临床实践中反复验证,自成独具一格的岭南妇科疾病诊治思维。擅长应用中医及中西医结合方法治疗排卵障碍性不孕、多囊卵巢综合征不孕、输卵管炎性不孕、内异症相关不孕、卵巢功能减退、高龄相关不孕及反复自然流产等疾病。尤其在 PCOS 治疗方面见解独到,自创灵术颗粒、芪苓胶囊序贯治疗本病,每获佳效。

【诊治特点】

一、对 PCOS 的认识

李丽芸教授认为多囊卵巢综合征(PCOS)是妇科的一种病情复杂、治疗时间长、难以彻底治愈的顽病、难病、怪病。顽难怪病多由“痰”作祟,痰湿内盛、瘀血阻滞是 PCOS 发生的病机关键,与肾虚、肝郁、脾虚密切相关。治疗从治痰入手,兼顾补肾、疏肝、健脾。

李教授亦认为,PCOS 不孕的发生在痰湿内盛的病理基础上,肾阴及肾阳之转化规律失调,也是导致月经稀发、闭经、不孕的原因。补肾调周法在促进肾之阴阳转化,胞宫胞脉血海充盈泻溢,卵泡生长发育成熟排出,促进嗣育中发挥重要作用。同时主张合理膳食,适当锻炼,调理体质,有利于多囊卵巢综合征月经失调的改善及增加受孕机会。

二、辨证分型

根据病因病机,李教授将多囊卵巢综合征分为 4 种证型,分别为肾虚痰湿型、脾虚痰湿型、痰瘀互结型、湿热互结型,并结合临床经验遣方用药。

三、用药特点

(一) 从“痰”论治

李教授认为肥人之月经失调及不孕症,其病机多为痰湿占居血海或闭塞子宫,治法以燥痰化湿。李教授善用导痰汤之类,自拟导痰种子方是遵丹溪“肥人多痰湿”之意,为启宫丸合苍附导痰丸加减而成。启宫丸来自《医方集解》,主治妇人体肥痰盛,子宫脂满,不能孕育者。方中组成有川芎、白术、甘草、茯苓、香附、神曲、半夏曲、橘红。苍附导痰丸来源于《叶氏女科》卷一,主治形盛多痰,气虚,至数月而经始行;形肥痰盛经闭;肥人气虚生痰多下白带。方中有苍术、茯苓、胆星、生姜汁以运脾燥湿利湿;陈皮、香附、枳壳以解痰郁;神曲以消食导滞。李教授自拟导痰种子方用白术加强健脾燥湿利湿之功;加薏苡仁者,取其利水而不伤正,补脾而不滋腻。用郁金、青皮代替陈皮、香附、枳壳者以解肝经之痰郁,又加丹参者,使经水得利。

(二) 分型论治

1. 肾虚痰湿型　肾虚为本,痰实为标,治以补肾调经,化痰祛湿。拟右归丸合二仙汤加减。肾阴阳俱虚者,加熟附子、巴戟天、补骨脂、益智仁以阴阳双补。

2. 脾虚痰湿型　治以化痰除湿、理气通络,佐以健脾。拟自拟导痰种子方加减,为启宫丸合苍附导痰丸加减而成。呕恶胸满甚者,加枳壳、竹茹以宽中降逆化痰;心悸甚者,加远志化痰宁心安神。

3. 痰瘀互结型　治以化痰通络,活血祛瘀。若偏于脾虚湿盛者,加白术、苍术、川朴等;若偏于阳虚者,加仙灵脾、巴戟天、杜仲、川断等;偏于肾虚者,加旱莲草、生地、山萸肉、枸杞子等;肾阴阳俱虚者,加熟附子、巴戟天、补骨脂、益智仁以阴阳双补;若偏于气滞瘀重者,加郁金、赤芍、三棱、莪术等。痰瘀互结成癥者,加昆布、海藻、三棱、莪术以软坚化痰消癥。

4. 湿热互结　治以疏肝解郁,清热利湿。肝郁化火者,加栀子、黄柏以清热;经前乳房胀痛明显者,加枳壳、猫爪草、全瓜蒌行气通络。

(三)分期论治

李教授根据 PCOS 病因病机特点,将本病分为两个阶段分期分型治疗。一为孕前调理阶段,按辨证分型,遣方论治;二为计划妊娠阶段,根据排卵前后月经周期特点用药。

排卵前,即卵泡期(周期第 7~14 天,经后至排卵期前):此期为冲任、胞宫气血复常之时,是肾中阴阳由阴转阳时期,治宜滋养肾阴为主,稍佐温肾补气之品,肾阴充实则能发挥肾阳功能。常用经验方滋肾种子汤(由山萸萸、生地黄、女贞子、旱莲草、紫河车、当归、白芍等组成),或用左归丸(由熟地黄、山药、山萸萸、枸杞子、川牛膝、菟丝子、鹿角胶、龟板胶等组成),使天癸充盛,促使卵泡发育成熟;在即将发生阴阳转化之时,可以补肾阴基础上温肾活血,治以滋阴养血活血、温肾育卵为主,促进卵泡发育成熟,李教授多用经验方温肾育卵汤。处方:淫羊藿、巴戟、黄芪、紫河车、当归、熟地黄、川芎、牛膝、鹿角霜、枸杞子、丹参、菟丝子。

排卵期:此期可在卵泡期用药基础上加行气活血之品,如丹参、当归、乌药等,促卵泡破裂排卵。

排卵后,即黄体期(周期第 16 天至经前,排卵期后至月经前期):此期为阳长期,阴充阳长,子宫内膜充血增厚,肾阳之气暂旺,治宜平补阴阳,暖宫待孕,常用经验方温肾种子汤(由仙灵脾、鹿角霜、川断、菟丝子、桑寄生、熟地、当归、党参、白术、紫河车等组成),或用经验方补肾健脾助孕汤(由桑寄生、续断、旱莲草、菟丝子、白芍、砂仁、太子参、熟地黄组成),补肾健脾,益气养血,使肾得封藏,促进黄体成熟,为胎孕或下次月经来潮奠定基础,有利于受精卵着床孕育。

月经期(周期第 1~7 天):此期血室正开,宜活血调经,因势利导,促进正常行经。通过上述周期法调治,可使肾功能充盛,肾精充盈,则易受孕且胎壮而安。

(四)针对病机,研制中成药

李教授治疗本病,除予中药煎煮成汤药内服治疗外,同时服用灵术颗粒和芪苓胶囊序贯治疗。灵术颗粒和芪苓胶囊是以李教授的经验方导痰种子方为基础制成的医院制剂,主要功效为补肾健脾、活血化痰。灵术颗粒由淫羊藿、仙茅、胆南星、白术、当归等 10 味组成,前期临床研究表明,灵术颗粒治疗 PCOS 具有调整患者体内性激素水平,降低 LH、LH/FSH、T 值,调整月经周期,促进卵泡发育排卵的作用。研究表明补肾中药可调节神经肽(NPY)和肥胖基因(OB)mRNA 的表达,从而发挥减肥和促排卵作用,可能在中枢和外周水平协调发挥作用,调整能量失衡和性腺功能低下。

其中主药淫羊藿、仙茅温肾壮阳,现代药理研究表明,淫羊藿能提高机体免疫功能,特别是对肾虚患者的免疫功能低下有改善作用。仙茅有增加大鼠腺垂体、卵巢和子宫等重量,同时可增加下丘脑—垂体—卵巢促黄体功能。方中当归是补血要药,现代药理研究表明,当归对子宫的作用取决于子宫的功能状态而呈双向调节作用。

芪苓胶囊由菟丝子、党参、黄芪、鸡血藤、茯苓等 10 味组成,其中主药菟丝子功补脾肾,现代研究表明,菟丝子可增加下丘脑—垂体—卵巢促黄体功能,提高垂体对黄体生成激素释放激素及卵巢对 LH 的反应性。临床研究表明,灵术颗粒和芪苓胶囊序贯治疗 PCOS 不孕,是通过调整下丘脑—垂体—卵巢轴,改善 LH/FSH 比例,降低 T 水平,升高排卵日宫颈评分,降低患者的体重指数而促使 PCOS 患者恢复排卵,成功妊娠。

【典型病例】

病例 1:毛某,女,29 岁,2007 年 11 月 30 日初诊。

病史:结婚同居未避孕 2 年余未孕。患者曾经在某医院诊治,服用达英-35 及多个周期克罗米芬促排卵治疗,仍未孕。月经 5~6/35~60 天、量中、色黯红。2006 年 6 月查内分泌:LH:15.17IU/L,FSH:7.10IU/L,T:4.93nmol/L。诊见:形体肥胖,纳差,疲倦、腰酸。舌黯、苔薄白,脉沉滑。妇检示:外阴阴毛浓密,阴道通畅,宫颈轻度炎症,纳氏囊肿。子宫前位、常大、欠活动,轻压痛,双附件未扪及明显异常。

中医诊断:不孕症;西医诊断:原发性不孕症,多囊卵巢综合征

证型:脾虚痰湿。

治疗第一阶段:

治法:先进行孕前调理,予自拟导痰种子方加减治疗。

处方:茯苓、白术、布渣叶、厚朴、苍术、天南星、郁金、丹参、薏苡仁各 15g 青皮 10g　炙甘草 5g　7 剂,每天 1 剂,水煎服。治后月经于 12 月 21 日来潮。

治疗第二阶段:

治法:计划妊娠阶段,拟根据月经周期特点用药。

二诊:2007 年 12 月 28 日,Lmp:12 月 21 日,5 天干净。腰痛,怕冷,纳眠差。舌黯红、苔薄黄,脉细弱。此时为排卵前(卵泡发育期),计划怀孕。先予序

贯疗法,灵术颗粒口服,1 袋/次,每天 3 次,口服。参芪胶囊健脾益气,活血养血,4 粒/次,每天 3 次,口服。同时予温肾育卵汤以滋阴养血活血、温肾育卵,促进卵泡发育。

处方:淫羊藿、巴戟天、当归各 10g　黄芪、牛膝、鹿角霜、枸杞子、丹参各 15g　熟地黄、菟丝子各 20g　紫河车、川芎各 5g　7 剂,每天 1 剂,水煎服。

治疗第三阶段:

三诊:2008 年 1 月 18 日,腰酸,口干,纳眠差。舌尖红、苔薄白,脉细滑。此为排卵后(黄体期),治以补肾健脾,益气养血,为胎孕做准备。

处方:桑寄生、续断、旱莲草、菟丝子、太子参各 15g　白芍、麦冬各 10g　熟地黄 20g　砂仁(后下)5g　7 剂,每天 1 剂,水煎服。按此法治疗 2 个月经周期。

四诊:2008 年 3 月 13 日,心烦,易发脾气,疲倦乏力,腰酸。舌红边有齿印、苔薄白,脉细。复查内分泌:LH:10.08IU/L,FSH:6.82IU/L,T:2.19nmol/L。Lmp:10 月 3 日,BBT 双相。中药予温肾育卵汤酌加疏肝理气之品,促进卵泡发育。

五诊:2008 年 4 月 11 日,已经停经 41 天。4 月 10 日查 β-绒毛膜促性腺激素(β- HCG):182.4U/L,4 月 8 日查孕酮(P):69.9nmol/L。诊断为:早孕。4 月 28 日 B 超:早孕,宫内双活胎。

病例 2:黄某,女,25 岁,2007 年 8 月 22 日首诊。

病史:月经稀发 10 年余。已婚未育,G0,平素月经欠规律,13 岁初潮,6～12 个月一潮,7 天干净。带下不多,色黄,无异味,时有阴痒。纳眠可,二便调。外院 B 超及性激素检查诊断多囊卵巢综合征,已服"达英-35"5 个月,Lmp:12 月 8 日(服达英-35 后来潮)色黯,量中,血块(＋),无痛经。诊见:形体肥胖,现觉乏力,烦躁、口干口苦,面色晦黯,可见黑斑,时有腰酸,易醒梦多。舌淡黯,舌底络脉迂曲,苔薄白,脉弦。妇检:外阴阴道正常,宫颈光滑,子宫前位,大小正常,活动可,无压痛,双附件未及异常。

中医诊断:闭经;西医诊断:多囊卵巢综合征

证型:痰瘀互结。

治疗第一阶段:

妇人以精血为本,先治以补肾阴养肝血,为月经来潮提供物质基础,拟养精种玉汤加减。

处方:旱莲草 15g　生地 15g　山萸肉 15g　熟地 30g　枸杞子 15g　当归 10g　白芍 15g　泽泻 15g　丹皮 10g　知母 10g　黄柏 15g　菟丝子 20g　甘草 5g　7 剂,日 1 剂,水煎服。另嘱运动减肥。

二诊:2007 年 9 月 19 日,自觉阴痒,白带量少,Lmp:9 月 9 日,4 天净,量中

等,色偏黯,无血块及痛经,纳眠可,二便调。舌黯,苔薄,脉弦。查肝功能 ALT:
87.4U/L,AST:48U/L,INS:44,血脂异常。考虑为口服达英-35 后出现肝功能
异常,予护肝片、肝泰乐口服护肝。中药汤剂仍以补肾填精为主,方用桑寄生、菟
丝子、黄精、仙灵脾、山萸肉等,酌加当归、柴胡、白芍等行气疏肝,养血止痒。

三诊:2007 年 10 月 10 日,月经未潮,阴痒好转,余症基本同前。舌淡红,苔
薄白,脉弦细。BBT 单相。月经如期未至,为精血不足之象,当治以补肾养阴,
行气活血调经,方用桃红四物汤加减合用鸡血藤、牛膝等,大剂量运用熟地、白芍
以补肝肾,填精血。

处方:熟地 30g　白芍 30g　川芎 15g　白术 15g　柴胡 5g　五味子 5g
川断 15g　肉桂 5g　牛膝 15g　桃仁 10g　红花 5g　鸡血藤 25g　日 1 剂,
水煎服。

治疗第二阶段

四诊:2007 年 10 月 17 日,Lmp:9 月 9 日,带血 4 天,量中,BBT 仍单相,现
下腹坠胀,腰酸,二便可,纳眠好,口干欲饮。舌淡,苔薄白,脉弦滑。患者自觉下
腹坠胀,为精血渐复,冲任胞脉充盈之象,故在用药上改为活血祛瘀,化痰通络,
另继续予当归、川芎、鸡血藤、牛膝等行气活血通经,因势利导,引血下行,以期月
经顺势而至。

处方:布渣叶 15g　草决明 20g　泽泻 15g　当归 15g　炒薏苡仁 20g
丹参 20g　茯苓 15g　青皮 10g　枳实 15g　山楂 15g　当归 10g　川芎 10g
鸡血藤 30g　牛膝 15g

五诊:2007 年 12 月 5 日,Lmp:11 月 24 日,无明显不适,此期为卵泡期,是
冲任、胞宫气血复常之时,治宜滋养肾阴为主,稍佐温肾补气之品。予原方基础
上酌加淫羊藿、巴戟天、黄芪等品。

处方:布渣叶 15g　草决明 20g　泽泻 15g　当归 15g　炒薏苡仁 20g
丹参 20g　茯苓 15g　青皮 10g　枳实 15g　山楂 15g　淫羊藿 10g　巴戟天
10g　黄芪 15g。

后每月月经可自然来潮,BBT 提示双向,体重较前减轻 5kg,复查血脂及肝
功均恢复正常。

病例 3:刘某,28 岁,2009 年 7 月 19 日。

病史:同居未避孕未孕 6 年,月经失调 12 年。2001 年曾行药流 1 次,后行
清宫。2007 年诊断为多囊卵巢综合征。Lmp:6 月 19 日,7 天干净,量中,色偏
黑,血块(+),痛经(-)。检查:FSH:9.63IU/L,LH:20.09IU/L,B 超示卵巢
多囊改变。妇检:外阴阴道正常,宫颈光滑,子宫前位,大小正常,活动可,无压
痛,双附件未及异常。平素性情急躁,易生痤疮,经前乳胀,偶有大便秘结。诊
见:面有痤疮,情绪抑郁,时觉腰骶痛,纳差,眠欠安,二便常。舌红,苔薄白,

脉细。

中医诊断:不孕症;西医诊断:原发性不孕,多囊卵巢综合征

证型:湿热互结。

治疗第一阶段

治法:先进行孕前调理,辨证施治。

本期为经期,月经将至未至,拟补肾养肝健脾,为下次月经来潮做准备。

处方:桑寄生15g 川断15g 旱莲草15g 菟丝子15g 白芍10g 春砂仁5g(后下) 太子参15g 熟地黄20g 当归10g 茯苓15g 女贞子15g 7剂,日1剂,水煎内服。

二诊:2009年12月7日,Lmp:12月6日,现第二天,量中,痛经(+-)。经前白带量多,阴痒,纳差,眠一般,二便可。舌淡红苔薄白,脉沉细。为经前,拟行气活血调经,促进正常行经。

处方:当归10g 赤芍10g 桃仁5g 红花10g 丹皮10g 丹参15g 香附10g 郁金10g 鸡血藤20g 益母草20g 牛膝15g 水煎内服,7剂,日1剂。

三诊:2009年12月15日,无特殊不适,自觉时而带下偏黄浊,情志不畅,阴痒,大便偏硬。舌淡红,苔薄黄,脉弦。湿热蕴结,标实未去,拟治以疏肝解郁,清热利湿。

处方:茵陈15g 茯苓15g 佩兰15g 川朴10g 布渣叶15g 金银花15g 白花蛇舌草15g 黄柏10g 水煎内服,7剂,日服1剂。

治疗第二阶段

治法:计划妊娠阶段,拟根据月经周期特点用药。

四诊:2010年1月14日,Lmp:1月7日,无特殊不适,带下、阴痒缓解。舌淡红,苔薄白,脉弦。此为卵泡期,排卵前,治宜滋养肾阴为主,以滋肾种子汤加减。

处方:山茱萸15g 生地黄15g 女贞子15g 旱莲草15g 紫河车10g 当归10g 白芍15g 水煎内服,7剂,日服1剂。排卵期予原方基础上加丹参、当归、乌药等,促卵泡破裂排卵。

五诊:2010年1月23日,自测尿妊娠试验阴性,偶有腰酸,眠稍差,舌淡红,苔薄白,脉细滑。此为排卵后,黄体期,拟用补肾健脾助孕汤。

处方:桑寄生15g 续断15g 旱莲草15g 菟丝子15g 白芍15g 砂仁5g(后下) 太子参20g 熟地黄20g 按此法治疗3个月经周期,同时予灵术颗粒冲剂、参芪胶囊序贯治疗。

六诊:2010年6月11日,停经43天。自测尿妊娠试验阳性,查β-绒毛膜促性腺激素(β-HCG):1689.0U/L,孕酮(P):59nmol/L。诊断为早孕。

6月18日B超:宫内早孕。

【按语】

1. 李教授治疗该病以分期诊治、序贯疗法为治疗特点。第一阶段,进行孕前调理:标实为痰湿,治法当以祛痰湿为主,予自拟导痰种子方加减治疗,以共奏化痰除湿、理气通络、健脾调经之功效。第二阶段,月经来潮后,计划怀孕,拟根据排卵前后月经周期特点用药。在月经(或撤血)第5～14天补肾健脾,活血化瘀,理气导痰,疏通胞脉,使经脉自通,排卵顺畅,第14天后或排卵后以健脾益气,活血养血。同时予温肾育卵汤以滋阴养血活血、温肾育卵,促进卵泡发育。三诊排卵后(黄体期),治以补肾健脾,益气养血,为胎孕做准备。

2. 李教授采用中医调经有两个特点。第一,精血为本:中医认为,月经的产生,是肾气、天癸、脏腑气血协调作用于子宫,使之定期藏泻的结果。在月经产生的过程中,肝肾起到了主要作用,肾气盛,则天癸至,精血充足为月经来潮的物质基础。肝主疏泄,肝肾同源,故对于月经稀发的病人,在治疗初期当以补肾疏肝,养血益精为法。在补肾过程中,利用阴阳互用互补的特点,灵活用药,以达阴阳调和。第二,因势利导,灵活用药:中医调经,讲究的是因势利导,灵活用药,根据月经不同时期,用药也有不同。如果患者形态肥胖,血脂偏高,考虑为痰瘀互结,蕴阻胞宫,致月经难潮,故在治法上改用活血祛瘀,化痰通络,行气活血通经,因势利导,引血下行。调经当先补后攻,见治疗奏效时,应效守原法,适时补攻,交替进行,巩固疗效,方能长久。

(徐珉)

欧阳惠卿

欧阳惠卿,为广州中医药大学主任医师,博士生导师,广州中医药大学妇科第二代学术带头人,全国第三批名老中医药专家学术继承工作的导师。中华中医药学会“全国中医妇科名师”,广东省名中医,广东省中医药学会终身理事。曾任国家中医药管理局重点学科建设专家指导委员会委员,中华中医药学会妇科分会副主任委员,广东省中医药学会妇科专业委员会主任委员。

欧阳惠卿教授长期致力于中医妇科的教学、医疗和科研工作,学识渊博,勤于钻研。获“南粤优秀教师奖”。为全国高等中医院校统编教材《中医妇科学》1995年版副主编和21世纪教材主编,中医药学高级参考丛书《实用中医妇科学》和《现代中医妇产科学》的副主编,其中21世纪教材版获2005年卫生部颁发的全国高等医药学校优秀教材一等奖。在长期的医疗实践中,她积累了丰富的临床经验,善治月经病和不孕症,早年从事功能失调性子宫出血和内分泌功能紊乱导致不孕症的研究,近年来进一步研究子宫内膜异位症和子宫肌瘤引起的月经不调与不孕症。

【诊治特点】

一、对 PCOS 的认识

欧阳惠卿教授经多年来的临床观察认为，PCOS 是月经不调、闭经、崩漏、不孕等多种中医妇科病证的综合表达。其病因病机以肝郁居多，脾虚次之，肾虚再次之。肝郁多气滞或化热，均能克伐脾土，令运化失常，脾虚固然运化无力，肾虚不能固补脾气，亦使脾的运化功能受损。由此可见，以上各种因素都可导致脾失健运，痰湿内生，令人肥胖；湿痰蕴积化热，临床出现痤疮、多毛、带下等证候；湿痰重浊黏腻，易下注冲任，流注于胞络之间，致月经不调，难于成孕。湿痰虽是病理产物，但由于其易于流注脏腑、经络之间，且缠绵难去，因此成为 PCOS 病理变化的重要病机，也是使 PCOS 成为病程绵长的疑难病证因素之一。

二、辨证分型

1. 肝郁痰阻　症见月经先后无定期，经量多少不定，经期长短不一，经行乳房胀痛，经前头痛，胸闷脘胀，痰多，大便不爽，带下量多、黏稠。舌黯红，苔厚，脉弦滑。多是由于素性抑郁，情怀不畅，肝气郁结以致脾气不疏，运化不利，聚湿成痰；肝藏血，主疏泄，肝郁则气血疏泄失调，复加痰湿阻于冲任，月经失于调摄，则难以受孕。

2. 脾虚痰郁　症见形体肥胖，月经后期，经量减少，或经闭，带下，腹胀便溏，四肢倦怠，舌胖舌边齿印，舌色淡红，苔薄白或厚腻，脉细滑。多是由于忧思过度，损伤心脾或饮食不节，劳累过度，脾气虚损，脾生血，为经水化生之源，脾虚化生精血不足，经水之源匮乏；脾主运化水谷，脾虚运化失司，水液聚而湿痰生，下注冲任，影响任通冲盛，导致月经不调、闭经、不孕等证。

3. 肝经湿热　症见月经紊乱，崩漏，闭经，不孕，痤疮，多毛，烦躁，失眠，咽干，便结，胸胁胀满，乳房胀痛，带下黄稠，小便色黄。舌红，苔黄或黄腻，脉弦滑。多是由于素性急躁，工作、学习压力过大，精神过度紧张，肝气失于疏泄，肝气怫郁久而化热；"土得木而达"，木郁则土的运化不能畅达，则湿邪内生，湿热互结，下注冲任而致月经失调，甚或不孕。

4. 肾虚痰结　症见月经稀少，闭经，偶见漏下，面色无华，头晕耳鸣，腰酸体倦，阴中干涩。舌淡黯，苔白，脉沉细。多是由于先天不足，肾精虚弱，或体弱多病，房事不节，堕胎小产伤损肾阳、肾气，肾精、肾气不足，天癸不盛，冲任失于滋养，肾阳不足令脾气失于温煦，脾失健运，湿痰内生，留滞冲任，阻碍经水下注血海及胎孕形成。

三、用药特点

中药辨证治疗以苍附导痰丸加减（《叶氏女科》）为基本方。

方药组成：苍术 10g　香附 15g　茯苓 20g　法半夏 15g　陈皮 10g　甘草 6g　胆星 10g　浙贝母 15g　石菖蒲 10g

方中以陈皮、胆星、法半夏、浙贝母化痰,苍术燥湿,茯苓利水化湿,香附理气行滞,石菖蒲化痰通窍,全方有燥湿健脾,化痰通络,理气调经之效。

临证加减:肝郁痰阻型加柴胡15g,麦芽20g,郁金15g;脾虚痰郁型去胆星,加远志15g,山药20g,白术10g,鸡内金15g;肝经湿热型去石菖蒲、苍术、香附,加龙胆草10g,栀子10g,黄芩15g,柴胡10g,车前子15g;肾虚痰结型去苍术、石菖蒲,加菟丝子15g,肉苁蓉10g,枸杞子15g,皂角刺10g,鸡内金10g等。

中西医结合治疗常用于下列情况:合并胰岛素抵抗者,结合二甲双胍治疗;闭经日久者,单纯中药治疗效果不明显,结合孕激素或雌孕激素序贯治疗先通经,再拟中药辨证治疗。

【典型病例】

病例1:刘某,女,25岁,干部,2011年9月27日初诊。

主诉:月经失调10余年。

病史:患者自12岁初潮即月经稀发,3~4个月方一潮,行经时间持续10~20天,经量时多时少。Lmp:9月17日,淋漓至今未干净,量一直不多,无血块,色鲜红,无腹痛。自2007年开始体重增加,面部痤疮,心烦易怒,口干口臭,梦多难寐,胸胁胀满,少腹隐痛,平素带下量多,色黄,质地稠,偶有外阴瘙痒不适,小便黄短。孕0。查体:舌红,苔黄腻,脉弦细。

辅助检查:2011年6月内分泌:FSH:9.52IU/L,LH:19.2IU/L,E_2:225pg/ml,T:94.88ng/d。

中医诊断:崩漏;西医诊断:多囊卵巢综合征

辨证:肝经湿热。

治法:清热利湿,疏肝调经。

处方:旱莲草20g　生地20g　丹皮15g　茯苓20g　黄芩15g　栀子10g　龙胆草10g　法半夏15g　浙贝母15g　胆星10g　陈皮10g　甘草6g 共7剂,水煎服,日1剂。

二诊:2011年10月7日,患者仍阴道出血至今,10月2日至10月6日阴道出血量增多,无血块,无腹痛,色鲜红,二诊时量开始转少。舌红,苔黄腻,脉弦滑。大便干结,口苦口干,胸胁胀满,喜叹息,夜寐差。上方加茜草15g,海螵蛸10g,蒲黄10g。共6剂,水煎服,日1剂。

三诊:2011年10月14日,患者阴道出血至10月10日干净。超声提示双侧卵巢多囊样改变。现失眠多梦,仍烦躁口干。舌红,苔黄,脉滑数。

处方:黄芩15g　牡丹皮15g　柴胡15g　生地黄20g　栀子10g　泽泻15g　甘草6g　远志10g　熟枣仁20g　浙贝母15g　陈皮15g　茯苓15g　龙胆草10g　共7剂,水煎服,日1剂。

四诊:2011年11月4日,患者自诉带下量多,色黄,质地稠,治疗后睡眠质量改善,无口苦,仍见口干。舌淡,苔薄,脉沉。

处方:山药15g　浙贝母15g　牡丹皮15g　栀子10g　黄芩15g　远志15g　生地黄20g　甘草6g　陈皮10g　柴胡10g　法半夏15g　胆星10g　龙胆草10g　皂角刺10g　共7剂,水煎服,日1剂。

五诊:2011年11月22日,Lmp:11月7日,经量不多,色深红,无痛经,无血块。舌尖边红,苔黄,脉细滑。带下量不多(但较前增多),纳眠可,二便调。

处方:山药15g　浙贝母15g　牡丹皮15g　栀子10g　远志15g　熟枣仁15g　甘草6g　远志10g　陈皮15g　柴胡15g　胆星10g　茯苓15g　山茱萸15g　共7剂,水煎服,日1剂。

六诊:2011年12月14日,Lmp:12月5日,经量不多,经色深红,无血块,无痛经。睡眠明显改善,无口苦,口干好转,舌略红,苔薄黄,脉弦细。

处方:山茱萸15g　制首乌15g　陈皮10g　远志15g　浙贝母15g　柴胡15g　甘草6g　茯苓15g　白芍10g　香附10g　共7剂,水煎服,日1剂。

七诊:2012年2月18日,患者自诉近两月月经能正常来潮,Pmp:1月11日,带血6天,量较治疗前多,但仍少于常量,色鲜红。Lmp:2月14日,带血至今,量不多。口干不明显,舌淡红,苔薄白,脉弦细。

处方:柴胡15g　白芍15g　茯苓15g　甘草6g　鸡内金10g　制首乌15g　山茱萸15g　郁金10g　共14剂,叮嘱患者经后开始服,日1剂。

病例2:叶某,女,23岁,公务员,2011年11月29日初诊。

主诉:月经后期4年。

病史:患者12岁月经初潮,周期规则,月经量及经期正常,行经期间无痛经及其他不适。18岁后因学习紧张,经常深夜未眠,饮食减少,餐后胃脘胀满,夜寐不宁,易腹泻,头晕,四肢倦怠,时见胸闷泛恶,月经亦开始紊乱。开始见月经周期推后,40~60天一行,量中等,近年来经量亦逐渐减少。1年前曾用达英-35等西药治疗,用药期间,月经正常,停药半年经又不调,后服用地屈孕酮2个周期月经又正常。10月26日服用地屈孕酮后撤退性出血,带血5天,量中,Lmp:11月15日,量少,带血6天,色黯红,无痛经,无血块。查体:舌淡红,体胖,舌边齿印,苔白厚,脉细滑。有性生活,孕0。

辅助检查:2011年7月(月经第3天)性激素检查:T:3.12nmol/L,LH/FSH>4.6;2011年7月盆腔彩超提示:双卵巢大,多囊改变,内膜厚3mm。

中医诊断:月经后期;西医诊断:多囊卵巢综合征

辨证:脾虚痰郁。

治法:健脾祛湿。

处方:绵茵陈15g　苍术10g　茯苓20g　陈皮15g　麦芽20g　山药20g　法半夏15g　甘草6g　浙贝母15g　鸡内金15g　共10剂,水煎服,日

1 剂。

二诊:2011 年 12 月 9 日,Lmp:11 月 15 日,患者无不适,纳眠可,二便调。舌淡红,胖齿印,苔白,脉细缓。今日超声提示:双侧卵巢呈多囊样改变。

处方:鸡内金 10g　麦芽 30g　远志 10g　枳壳 15g　山药 30g　陈皮 15g　茯苓 20g　白术 15g　浙贝母 15g　甘草 6g　法半夏 10g　苍术 10g 共 10 剂,水煎服,日 1 剂。

三诊:2011 年 12 月 13 日,患者时有胃脘部不适,带下量不多,质地稀,纳呆,眠可,二便调。舌质淡红,体胖,边有齿印,苔白,脉细缓。

处方:远志 15g　白术 10g　山药 30g　浙贝母 15g　麦芽 30g　陈皮 15g　苍术 10g　远志 10g　鸡内金 10g　淫羊藿 20g　覆盆子 10g　甘草 6g 共 14 剂,水煎服,日 1 剂。

四诊:2012 年 1 月 10 日,Lmp:12 月 20 日,较平时经量少,色红,无血块,无痛经,失眠,大便不调,时有溏便,胃脘胀痛,舌质淡红,体胖,苔薄白,脉沉细缓。外院查肝功能 6 项正常。

处方:鸡内金 15g　山药 30g　甘草 6g　淫羊藿 15g　浙贝母 15g　茯苓 20g　香附 10g　覆盆子 10g　法半夏 15g　苍术 10g　陈皮 15g　共 10 剂,水煎服,日 1 剂。

五诊:2012 年 1 月 31 日,Lmp:1 月 24 日,总体量偏少,第 3 日稍多,现胃胀,二便调。舌质淡红,体胖,苔薄白,脉细缓。

处方:木香 10g(后下)　厚朴 15g　佛手 15g　远志 10g　法半夏 15g　茯苓 20g　山药 30g　淫羊藿 20g　陈皮 15g　柴胡 15g　甘草 6g　共 14 剂,水煎服,日 1 剂。

六诊:2012 年 3 月 16 日,Lmp:3 月 26 日,经量中,色鲜红,有血块,无明显痛经,偶见胃脘胀痛。舌质淡红,体胖,苔薄白,脉细缓。

处方:白术 10g　黄芪 15g　升麻 10g　木香 10g(后下)　柴胡 10g　党参 15g　炙甘草 6g　佛手 15g　茯苓 20g　山药 20g　陈皮 15g　共 10 剂,水煎服,日 1 剂。

病例 3:张某,女,29 岁,工人,2011 年 9 月 27 日初诊。

主诉:结婚后性生活正常未避孕未孕 3 年余。

病史:既往崩漏史 5 年,近 1 年以漏下为主,Lmp:9 月 2 日,淋漓带血 20 天,量不多,色黯红,无血块,无痛经,腰酸头晕,喉中见痰,白带少,阴道干涩,大便三天一行,便溏。查体:舌淡黯,苔白厚腻,脉沉细。孕 0。

辅助检查:7 月 25 日内分泌检查:FSH:6.46IU/L,LH:22.47IU/L,PRL:13.6ng/ml,P:0.85ng/ml,E_2:57pg/ml,T:1.09ng/ml。输卵管造影显示:双侧输卵管通畅。配偶精液检查正常。B 超检查提示:双侧卵巢多囊样改变。

中医诊断:不孕症,崩漏;西医诊断:多囊卵巢综合征

辨证:肾虚痰结。

治法:补肾化痰。

处方:肉苁蓉15g 菟丝子15g 苍术15g 香附15g 陈皮10g 法半夏10g 浙贝母15g 茯苓20g 鸡内金10g 皂角刺10g 续断15g 7剂,水煎服,日1剂。叮嘱其自行测基础体温。

二诊:2011年10月21日,Lmp:9月2日,BBT显示持续单相。患者自觉喉中痰结阻塞感,无特殊不适。大便1～2天1次,便溏。舌淡黯,苔白厚,脉沉细。上方加丹参15g,赤芍20g,山药20g,淫羊藿15g,石菖蒲10g。14剂,水煎服,日1剂。建议抽血查胰岛素释放试验。

三诊:2011年11月4日,Lmp:11月1日,第二、三天量稍多,月经量较上月增多,色红,无血块,带血至今,现量减少。少许腰酸,患者自觉喉中痰结阻塞感减轻,时有头晕,大便日1次,质软。舌淡黯,苔白偏厚,脉细。BBT单相。胰岛素释放试验结果提示阳性。

处方:菟丝子15g 淫羊藿15g 山茱萸15g 苍术10g 茯苓20g 陈皮15g 胆星15g 法半夏15g 甘草6g 补骨脂15g 香附10g 14剂,水煎服,日1剂。西药口服格华止1片/次,每日2次,连服14天。

四诊:2011年12月5日,Lmp:11月1日,带血8天。患者自诉白带量增多,无明显腰酸,时夜尿1次,喉中无明显痰阻塞感。BBT示不典型双相,高温相上升缓慢。舌淡黯,苔白,脉沉细。

处方:菟丝子15g 续断15g 山药30g 皂角刺10g 白术10g 茯苓20g 陈皮15g 法半夏15g 甘草6g 枸杞子15g 桑寄生15g 7剂,水煎服,日1剂。继续口服格华止1片/次,每日2次,连服14天。

五诊:2011年12月25日,Lmp:12月15日,带血9天,量中等,较上次月经量少,但仍较平素多,无血块,无明显痛经,少许腰酸,下腹坠胀,白带不多,BBT处低温相。舌淡,苔白,脉细。

处方:淫羊藿15g 熟地20g 白术10g 陈皮15g 茯苓20g 皂角刺10g 甘草6g 法半夏15g 丹参15g 红花10g 石菖蒲10g 7剂,水煎服,日1剂。继续口服格华止1片/次,每日2次,连服14天。

六诊:2012年2月3日,Lmp:12月15日,患者自诉纳可,时有胃脘部胀而不适,恶心欲呕,纳眠可,乳胀,二便调。舌淡,舌边有齿印,苔白略厚,脉细滑。BBT呈双相,高温相持续26天,即予查血HCG:16347U/L,显示妊娠。B超提示:宫内妊娠5周,双侧附件区未见明显异常。

处方:菟丝子15g 桑寄生15g 续断15g 砂仁6g(后下) 山药20g 茯苓20g 炙甘草6g 陈皮10g 杜仲15g 党参15g 共7剂,水煎服,日1剂。

【按语】

以上病例的诊疗过程显示,在主要根据病史、症状辨别中医月经后期、崩漏、闭经或不孕症等疾病时,有必要考虑与西医 PCOS 及排卵障碍的相关性。在辨证时,需要辨明虚、实。虚者以肾虚或脾肾两虚为主,实者以痰湿、肝郁化火、气滞血瘀多见。在此基础上进行选方用药是取得效果的重要途径,而固本培元则是治疗 PCOS 所必需的临证思路。

病例 1 病属肝气失于疏泄,肝气怫郁久而化热,木郁则土的运化不能畅达,则湿邪内生,湿热互结,蕴结于肝经,循经下扰冲任,经血妄行,经期紊乱。第一阶段以龙胆草泻肝胆之实火,并能清下焦之湿热,黄芩、栀子具有清泻实火之功,胆星、浙贝母能清化热痰,其余旱莲草、生地滋阴凉血,以防苦寒燥湿之药耗伤阴血,丹皮凉血止血,整方药力专注,故效果初现,可见血能归经。经少而淋漓难净乃为肝虚之象,故第二阶段治以制首乌、白芍、山茱萸、熟枣仁等滋肝阴、养肝血之品,肝体得养,疏泄正常,经血蓄溢有度,经行如常。

病例 2 患者为脾虚之人,复加劳倦伤脾,脾虚化生精血不足,经水之源匮乏;脾主运化水谷,脾虚运化失司,水液聚而湿痰生,脾虚痰郁,冲任不畅,故月经后延。痰湿碍于中焦,治宜苍术、茵陈、浙贝母加二陈汤以化痰除湿为首要,麦芽、鸡内金消导痰湿,畅达脾气,以消为补,实为补脾一法,及至痰湿渐消,冲任流畅,即可用山药、党参、白术、茯苓诸药补脾,佐以覆盆子、淫羊藿补肾培脾,滋养经水生化之源,冲任气血冲盛,经脉流畅,经期自然恢复正常。本例以补中益气汤、山药等补脾益气,柴胡、佛手、木香、陈皮疏肝理气和胃,培脾固土,毋令肝木乘脾,脾气旺,气血生,痰湿化,诸证自愈。

病例 3 患者素体肾虚不能固摄冲任而崩漏反复发作,日久未愈,重伤肾气,肾精、肾气不足,天癸不足,冲任失于滋养,肾阳不足令脾气失于温煦,脾失健运,湿痰内生,水液不能聚结成痰,痰结阻于胞脉,而不能成孕。第一阶段治以淫羊藿、补骨脂、续断、菟丝子、山药补肾益精,苍附导痰丸加减化痰除湿,两者合用共奏调补冲任之效。第二阶段在补肾化痰的基础上加入鸡内金、皂角刺、石菖蒲化痰散结,丹参、赤芍、红花活血通经之品,精血充足,胞脉通调,此例病程长,有急切的生育要求,故配以二甲双胍调节代谢,通过中西医结合治疗达到经调成孕的目的。

(黄洁明)

张玉珍

张玉珍,女,1944 年出生于广东省兴宁市。1969 年毕业于广州中医学院后留校工作至今。是广州中医药大学第一附属医院妇科教授、主任医师、博士研究生导师,享受国务院政府特殊津贴。是全国妇科名家罗元恺教授学术继承人,全国第五批名老中医药指导老师。

张玉珍教授从事中医妇科教学、医疗、科研工作 40 余年,具有深厚的中医妇科理论基础和丰富的临床经验,获得多项省部级科研成果奖,培养了 30 多位硕、博士研究生。发表学术论文 30 余篇,为 10 多部专著的主编或副主编。尤其是其连续主编高教"十五"、"十一五"、"十二五"国家级规划教材、全国高等中医院校规划教材,其中后者被评为"新世纪全国高等中医药优秀教材"。擅长以中医药为主治疗月经病、不孕不育、盆腔炎、多囊卵巢综合征、卵巢早衰等妇科疑难病证,充分体现并发挥中医药在调经、治带、种子、安胎中的特色与优势。

【诊治特点】

一、对 PCOS 的认识

张玉珍教授认为多囊卵巢综合征散见于中医历代著作中的月经后期、闭经、崩漏、不孕、癥瘕等病证中。多囊卵巢综合征的主要病因病机是肾肝脾功能失常,气血水失调,导致痰瘀闭阻胞宫所致。辨证要点为肾肝脾的寒热虚实,兼顾气血水和胞宫,病位分清主次。治法则通过调理肾肝脾和气血水的功能或通过调控肾—天癸—冲任—胞宫轴,令其各司其职,使胞宫能主行月经和种子育胎。

(一) 证型分布特点

张玉珍教授临床研究显示在所就诊的 118 例 PCOS 中,肝经郁火证有 56 例,占 47.46%;而肝经郁火证 PCOS 中,青春期患者占 47.92%,说明肝经郁火证是 PCOS,尤其是青春期 PCOS 发病的主要证型。

(二) 主要病机特点

月经产生虽然以肾为主导,但肝为风木之脏,主藏血,主疏泄,喜条达而恶抑郁,在月经产生过程中亦起着重要作用;肾与肝为母子之脏而经络相连,精血同源共同成为月经的物质基础,封藏疏泄协同维持月经的定期而潮,适时而止。张玉珍教授认为青年时期生长发育如木之升发,喜条达而恶抑郁,但由于青年时期情绪不稳,"易为物所感",同时面对激烈的竞争,超重的学习负担及升学压力,肝气易郁,郁则气滞,怒则伤肝,气郁化火,肝木升发太过,相火妄动,正如朱丹溪所言:"主闭藏者肾也,主疏泄者肝也:两脏皆有相火……易为物所感而妄动。"人体是一个有机的整体,肝失条达,气血不和,或脾肾精血生化乏源,或肝经郁火灼伤肝阴,进而损伤肾阴,均可致血海不能按时满溢,从而发生闭经、月经量少,月经后期等。肝气失于疏泄,故患者烦躁易怒,胸胁胀痛。肺居上焦,外合皮毛,若肝气郁滞化火犯肺,肺热之郁熏蒸颜面,则表现为面部痤疮,毛发浓密。

(三) 临床研究

张玉珍教授亲自指导进行了 PCOS 中医证型与临床指标的相关性研究,其结果表明:PCOS 肝经郁火证患者血清 LH、PRL 及 T 的水平均较痰湿证、肾虚证 PCOS 患者血清值明显增高;肝经郁火证 PCOS 患者的发病年龄明显低于非肝经郁火证的 PCOS 患者;而 PCOS 痰湿证组患者的 WHR 大于 0.8、BMI 大于 25 及 ISI 低于 0.021 的频数均明显高于其他证型 PCOS 组,为 PCOS 的临床分型提供了参考。

二、辨证分型

张玉珍教授长期致力于多囊卵巢综合征的临床研究,将本病分为如下类型辨治。

1. 脾肾虚痰湿型 肾为先天之本,元气之根。先天肾气不足,或后天伤肾,肾阳虚不能化气行水,水聚成痰,痰湿下注,则胞宫失养,不能主行月经或不能摄精成孕。脾胃素虚,或饮食劳倦伤脾,脾阳虚不能运化水湿,聚湿成痰,阻滞经络胞宫,故闭经、不孕。症见月经量少,色淡,经期延后或闭经,形体肥胖,腰酸,胸闷泛恶,神疲乏力,痰多或带下量多,婚久不孕,舌淡胖有齿痕,苔薄白或厚腻,脉沉细或细弱。

2. 肾虚肝郁型 先天肾气不足,或后天伤肾,而肾为月经之本。肝藏血主疏泄,性喜条达,恶抑郁。肝肾同源为子母之脏,若肾虚可加重肝郁,使其疏泄失常;如肝郁不能"为肾行气",又能影响肾藏精的功能。肾虚肝郁,冲任匮乏,血海蓄溢无常,胞宫失常,则月事不调,或经闭或难以受孕。症见月经量少,经期先后不定或延后,形体适中,腰酸、胸闷,便干,经前乳胀或经闭,或带下量多,黏稠,婚后不孕,舌偏红,苔薄白,脉弦细。

3. 肝经郁火型 素性忧郁或七情内伤,肝气郁结化火,气机阻滞经隧,胞宫热灼壅塞,经水不行,故致月经后期,或闭经,或经来如崩似漏,或不孕。肝郁木火炽盛,蕴于肌肤,故颜面痤疮。症见月经稀发或月经紊乱,婚久不孕,毛发浓密,颜面痤疮,经前乳房胀痛,便结,苔薄黄,脉弦或弦数。

临床上多以上述三种证型为主,但仍须细辨兼证。

三、用药特点

1. 脾肾虚痰湿型是本虚标实证,以苍附导痰汤(《叶天士女科全书》)加黄芪、仙灵脾、佛手散为主方加减。

方药组成:苍术 10g 香附 10g   法半夏 10g   茯苓 30g   陈皮 10g   胆南星 10g   黄芪 30g   神曲 15g   仙灵脾 15g   石菖蒲 10g   当归 10g   川芎 15g

此方主要针对痰瘀闭阻胞宫的证型,对于其他证型,也可使用。方中二陈汤燥湿化痰,健脾和胃,以杜生痰之源;苍术芳香燥湿健脾;胆南星燥湿化痰,合苍术助二陈汤祛湿痰;香附疏肝理气行血,为气中血药;黄芪补气健脾利水;仙灵脾补肾壮阳除湿,增强性腺轴功能;加佛手散当归、川芎养血,活血调经;配合香附疏解肝郁,行气导滞,通阳达郁,气行则痰消。诸药相合,标本同治,燥湿除痰,理气行水活血,气、血、水同调,使痰湿祛,气血运行通畅,胞宫得养,则月事以时下。

常用药对:石菖蒲 10~15g,皂角刺 10g 或浙贝 15g 以通窍开闭,软坚化痰散结。

2. 肾虚肝郁型以定经汤(《傅青主女科》)为主方加减。

方药组成:菟丝子 20g　熟地 15g　当归 10g　白芍 15g　柴胡 10g　山药 20g　茯苓 20g　女贞子 15g　巴戟天 15g　香附 10g　郁金 15g　丹参(或丹皮)15g

方中菟丝子、熟地、女贞子、巴戟天补肾气,益精血,养冲任;当归、白芍养血柔肝调经;柴胡、香附、郁金疏肝解郁;山药、茯苓健脾和中;佐丹参(或丹皮)活血调经。全方疏肝肾之郁气,补肝肾之精血,肝气疏而肾精旺,气血调和,冲任得养,血海蓄溢正常,则经水自能定期而潮。此型常见,以平调肾肝脾功能为主。根据偏肾虚或肝郁,或月经周期阴阳转化和气血盈亏的变化规律加减用药,疗效较佳。

3. 肝经郁火型以龙胆泻肝汤(《医方集解》)加减。

方药组成:龙胆草 10~15g　当归 10g　生地 15g　黄芩 10g　山栀子10~15g　柴胡 10g　丹皮 15g　泽泻 15g　夏枯草 20g　车前子 15g

方中龙胆草泻肝经火热;黄芩、山栀子、夏枯草助龙胆草清泻肝火;肝经有热,易耗伤阴血,佐生地、当归入肝肾,养阴血;柴胡疏畅肝胆之气;丹皮凉血活血;车前子、泽泻清利湿热。诸药合用,共奏清泻肝火,养血活血之功。此型以青壮年女子多见,形体偏瘦,根据经前痤疮多,选加白鲜皮、土茯苓、生薏苡仁、徐长卿;大便干结者,改用大柴胡汤调理枢机;经后加强养血益阴,减轻苦寒药。此方临床研究表明可以降低肝经郁火证 PCOS 患者的游离睾酮、雄烯二酮值,从而治疗高雄激素血症;亦可以使胰岛素敏感指数上升,而降低胰岛素抵抗,同时可以降低患者 LH/FSH、LH 水平,使患者月经规则,恢复排卵,且使部分不孕患者受孕,其疗效与达英-35 相近。同时现代实验研究结果也证实了,加减龙胆泻肝汤能够抑制 PCOS 卵泡膜细胞雄烯二酮及 17α-羟孕酮的分泌,通过降低卵泡膜细胞 $P_{450}c17$ 酶的活性改善高雄激素血症。

【典型病例】

病例 1:钟某,女,33 岁,职员,2009 年 12 月 25 日初诊。

主诉:婚后 4 年未避孕而不孕。

病史:1998 年孕 3 月不全流产后行清宫术。2005 年因排卵障碍曾用克罗米芬。Pmp:2009 年 6 月 22 日,Lmp:2009 年 11 月 27 日,带血两天,量极少,色黯红,血块(+),痛经(+)。平素月经不规律,5 天/2~6 个月,近几年来常需服用黄体酮类药物调经。形体肥胖(75kg),平素腰酸,乏力,偶有头痛,昨日起乳头略胀痛,纳眠一般,二便调。查体:舌淡胖,苔黄腻,脉沉细。男方检查提示:精液量少(具体不详)。

辅助检查:2008 年 12 月 B 超提示:子宫附件未见明显异常。2008 年 3 月

27 日性激素示:E$_2$:58.24pg/ml,P:0.4ng/ml,T:1.12ng/dl,余未见明显异常。2009 年 3 月 15 日性激素示:FSH:5.3mIU/ml,LH:5.6mIU/ml,PRL:19.52ng/ml,E$_2$:16.5pg/ml,P:0.17ng/ml,T:30.86ng/dl。2009 年 11 月 18 日性激素示:FSH:7.4mIU/ml,LH:11.2mIU/ml,PRL:6.3ng/ml,E$_2$:188.42pg/ml,P:1.72ng/ml,T:2.3ng/dl。2010 年 3 月子宫输卵管造影 MRI 示:鞍形子宫,子宫颈体交界区后壁小囊肿可能,黏膜损伤未排除;两侧附件区考虑两侧输卵管伞部炎症,少量积液。

中医诊断:不孕症;西医诊断:继发性不孕症,多囊卵巢综合征,慢性盆腔炎

辨证:脾肾虚痰湿。

诊疗:患者病情日久,病因复杂,且求子心切,需要采取中西医结合治疗尽快促进其受孕。

治疗第一阶段(2009 年 12 月—2010 年 10 月):

患者既往多囊卵巢综合征病史,目前月经后期与月经过少同时存在,先调经,经调则子嗣。中药以补肾健脾,燥湿化痰为基本治则,方用苍附导痰丸加减。

处方:苍术 10g　香附 10g　法夏 10g　陈皮 10g　茯苓 30g　胆星 10g　淫羊藿 15g　北芪 30g　石菖蒲 10g　皂角刺 10g　白术 15g　神曲 15g　水煎,日 1 剂,早晚 2 次分服。

二诊:2010 年 3 月,经治疗,月经较以往改善,周期已缩短至 1 月余,经量仍少。根据子宫输卵管造影报告,建议入院做宫腹腔镜联合手术,患者不同意手术,要求中药治疗疏通输卵管。中药以健脾利湿,行气活血为基本治则,予当归芍药散加味。

处方:当归 10g　白芍 15g　川芎 10g　茯苓 30g　白术 15g　泽泻 15g　丹参 15g　香附 10g　乌药 15g　北芪 30g　枸杞子 15g　穿破石 30g　水煎,日 1 剂,早晚 2 次分服。

治疗第二阶段(2010 年 10 月—2012 年 2 月):

患者于 2010 年 10 月份行腹腔镜下双侧卵巢打孔＋双输卵管高压灌注＋宫腔粘连松解术。术后促排卵两个周期,均未见成熟卵泡。因患者年龄偏大,加之腹腔镜术后促排卵失败。其后于中山六院与佛山妇幼保健院行 IVF-ET。孕两月余自然流产。

治疗第三阶段(2012 年 2 月—2012 年 7 月):

患者实施 IVF-ET 后自然流产,剩余 3 个冷冻胚胎,计划再次移植前服用中药调治。

2012 年 4 月 11 日:Lmp:2012 年 3 月 22 日,量少,咖啡色,腰酸,痛经,无血块。纳眠可。自觉双膝关节酸痛,易疲劳,二便可,舌淡,边有齿痕,苔白,脉沉细。针对患者肾虚肝郁脾虚表现,三脏同调,治以健脾补肾,疏肝理气,方用定经

汤加减。

处方:盐菟丝子 20g　制何首乌 15g　当归 10g　白芍 15g　续断 15g　山药 20g　柴胡 10g　茯苓 20g　枸杞子 15g　炙甘草 6g　骨碎补 15g　黄芪 30g　水煎服,日 1 剂,早晚 2 次分服。

2012 年 7 月 5 日:Lmp:2012 年 5 月 10 日。2012 年 6 月 3 日自测尿 MT 阳性。6 月 12 日开始肌注黄体酮。6 月 23 日阴道少量褐色分泌物,小腹坠胀不适,无腰酸,其后出血自行停止。现无腰酸腹痛,无阴道出血。精神可,纳可,眠差,二便调。舌红,苔薄黄,脉滑。6 月 26 日:β- HCG:55399.3IU/L,P:22.73μg/L。7 月 5 日 B 超提示:宫内孕 8 周,胚胎存活,宫腔少量积液,双附件未见异常。诊以早孕,辨为肾虚夹热型。方用寿胎丸加味。

处方:盐菟丝子 20g　桑寄生 15g　续断 15g　盐杜仲 15g　太子参 30g　白术 15g　酒萸肉 15g　白芍 15g　制何首乌 20g　阿胶 15g(烊化)　黄芩 15g　女贞子 15g　墨旱莲 30g　水煎服,日 1 剂,早晚 2 次分服。

2013 年 2 月 2 日,孕 38⁺ 周,有产兆,双下肢水肿(＋),无高血压,无蛋白尿,体重 92.5kg,即剖宫产一女婴,3.1kg,一般情况可。2013 年 4 月 2 日电话询问,母女平安。

疗效:该不孕症患者平素月经不规律,月经过少,西医诊断为多囊卵巢综合征,前后经历 3 年,间断治疗后成功诞下一女。痰湿为标,脾肾亏虚为本,3 年来间断来诊,紧扣病机以主方加减治疗,结合宫腔镜、腹腔镜手术及辅助生殖技术,综合设计治疗方案,最终口服中药助孕、安胎,终获自然受孕的良好治疗效果。孕后出现胎漏的症状,以服中药寿胎丸加味为主,注意休息,阴道流血停止。孕 3 月半正常上班。2013 年 2 月 2 日,诞下一健康女婴。

病例 2:甘某,女,29 岁,未婚,2009 年 12 月 23 日初诊。

主诉:月经稀发 15 年。

病史:14 岁初潮,闭经 1 年后月经不规则,7 天/3～4 个月,量中,色黯红,血块(＋),痛经(－)。Lmp:2009 年 11 月 27 日,量中,痛经(－),血块(＋)。2007 年开始月经稀发加重,体重增加 10kg。2007—2008 年在胡安医院诊断为 P-COS。2009 年 9—11 月口服倍美力、黄体酮行人工周期,经量较前减少。否认性生活史,无生育要求。现形体肥胖,面部痤疮,色红,晨起喉中有痰,易疲倦,纳眠可,二便调。查体:舌尖红,苔薄白腻,脉细滑。

辅助检查:2009 年 12 月 4 日外院 B 超提示:子宫大小正常,双附件未见明显异常,内膜 0.7cm。2009 年 12 月 4 日性激素示:FSH:7.91IU/l,LH:7.8mIU/ml,T:0.8ng/dl。

中医诊断:闭经;西医诊断:多囊卵巢综合征

辨证:痰湿兼肝经郁火。

患者病情日久,较为复杂。治疗分为两个阶段:

第一阶段(2009 年 12 月—2010 年 7 月):

患者经前面部痤疮明显,口干口苦,体内有热,急则治其标,治以清肝泻火调经为主,方用清经散加减。

处方:丹皮 15g　生地 15g　黄柏 10g　黄芩 10g　白芍 15g　青蒿 10g　茯苓 20g　马齿苋 30g　地榆 20g　甘草 6g　合欢花 15g　浙贝母 15g　水煎,日 1 剂,早晚 2 次分服。

一月后面部痤疮明显改善。根据患者肥胖,辨证为痰湿型,中药治以补肾健脾,燥湿化痰,予苍附导痰汤加减。

处方:苍术 10g　香附 10g　法夏 10g　陈皮 10g　茯苓 30g　牛胆星 10g　淫羊藿 15g　黄芪 30g　石菖蒲 10g　皂角刺 10g　白术 15g　神曲 15g　水煎服,日 1 剂,早晚 2 次分服。

共间断治疗半年,从 2010 年 4 月—2010 年 7 月间均能 30～40 天自然来经。

第二阶段(2010 年 8 月—2012 年 10 月):

经第一阶段治疗,患者面部痤疮已不明显,体重减轻约 5kg,月经也明显改善。下阶段以巩固所建立月经周期为主要目的。

从 2010 年 8 月始,依据中药周期疗法,月经后用定经汤加减。

处方:菟丝子 20g　熟地黄 15g　当归 10g　白芍 15g　女贞子 15g　山药 20g　柴胡 10g　茯苓 20g　枸杞子 15g　炙甘草 6g　石菖蒲 15g　皂角刺 10g

重在治本,肾肝脾三脏同调;根据患者症状变化,是否有来经之兆,可适当延长用药时间。配合六味地黄丸、逍遥丸加强补肾疏肝之力。待经前则因势利导,治以活血化瘀通经,再选用当归芍药散加减。

处方:当归 10g　川芎 10g　赤芍 15g　生地黄 15g　桃仁 15g　红花 10g　牡丹皮 15g　刘寄奴 20g　香附 10g　石菖蒲 15g　土茯苓 30g　白鲜皮 15g

上述两方交替使用,患者间断就诊,有时依方在当地取药。2012 年 4—10 月停药期间也能正常来经,获良效。

病例 3:罗某,女,17 岁,学生,2012 年 9 月 3 日初诊。

主诉:闭经 3 年。

病史:12 岁初潮,7 天/28～32 天,Lmp:2012 年 7 月 31 日(达英-35 调经),量中等。近 3 年月经不能按时来潮,需服通经药,月经方可行。曾服用"达英-35、二甲双胍、补佳乐"等治疗,停药后月经不能按时来潮。体重增加明显,现体重为 62.5kg,四肢体毛中,颈部黑棘皮症(+)。平日常感头晕,双太阳穴头痛,面部、背部、前胸痤疮明显,乳沟处见小疖肿 1 年余,多与痤疮同时出现,能自行消失。胸闷,易疲劳,纳可,入睡困难。小便正常,大便干结,3~5 日 1 次,腹胀。查体:舌尖红,舌体胖,苔白腻,脉弦。否认性生活史。

辅助检查:2010 年 9 月 1 日性激素 6 项示:FSH:6.7mIU/ml,LH:18.67mIU/ml,PRL:13.86ng/ml,E_2:16pg/ml,P:0.87ng/ml,T:0.51ng/ml。2012 年 7 月 11 日 B 超示:子宫、附件未见明显异常。2012 年 7 月 23 日体检:甘油三酯:3.37mmol/L,尿酸:475μmol/L。乳腺 B 超提示:双乳腺增生。

中医诊断:闭经;西医诊断:多囊卵巢综合征

辨证:肝郁化火夹痰湿。

治法:清肝泻火,行气通腑。

处方:大柴胡汤加减。

柴胡 15g　黄芩 15g　白芍 15g　法半夏 10g　枳实 15g　粉葛 30g　大黄 10g　姜厚朴 15g　郁金 15g　皂角刺 10g　石菖蒲 10g　醋香附 10g　10 剂,水煎服,日 1 剂,早晚 2 次分服。

建议控制体重,调节饮食,加强锻炼。暂停激素治疗。疗效:目前患者痤疮十分明显,大便干结,标症突出,先予大柴胡汤加减清肝泻火通腑,调理枢机。

二诊:2012 年 9 月 15 日,Lmp:2012 年 9 月 14 日,服药后便秘症状减轻,二日一行,小便偏黄,痤疮有改善,肝火症状已减轻。根据患者体胖,胸闷,舌体胖,苔白腻等表现,再治以健脾燥湿化痰,活血调经,予苍附导痰丸加减。

处方:苍术 15g　醋香附 10g　当归 10g　川芎 10g　法半夏 10g　陈皮 5g　茯苓 15g　皂角刺 15g　泽兰 10g　鸡血藤 30g　丹参 15g　柴胡 10g　枳壳 15g　30 剂,服法同上。

2013 年 3 月追踪,服上药至今近半年,月经周期基本正常,大便再无秘结。

【按语】

多囊卵巢综合征临床表现呈多态性,在长时间的病程中,临床证型会有所变化,但总离不开肾肝脾的寒热虚实。在发病的某个阶段,上述三个证型可兼夹出现,但以偏重于肾肝脾三脏中一脏为主,抓住主证,兼顾兼证,临床须仔细辨识。

青春期多囊卵巢综合征临床表现多见痤疮明显,针对月经不调辨证治疗的同时,有时须先注重对标症痤疮的治疗,待痤疮好转,再整体论治。

多囊卵巢综合征病情复杂,病程长,治疗时间长。中药周期治疗方面,通常分两个阶段进行治疗。月经后内膜脱落,血海空虚,在上述辨证分型基础上加以补肾填精,充养血海,以促卵泡发育,加女贞子、菟丝子、巴戟天等;先治疗三周,根据患者病情变化,是否有来经之兆,可适当延长用药时间。待月经前期血海满盈,则因势利导,治以活血化瘀通经,使胞腑和顺,气血调和,可选用当归芍药散、桃红四物汤等。并嘱咐患者要"管住嘴巴,迈开腿"调整其生活方式配合治疗。

中西医结合治疗中,PCOS闭经患者中医药治疗后观察疗效,若排卵功能仍不理想,输卵管造影检查正常,内分泌 E_2 水平在正常值,可酌情配合克罗米芬促排卵。经中西医保守治疗无效时,亦可行腹腔镜微创手术。最后还可选择辅助生育技术。孕前、孕后再配合中药调治。对于青春期多囊卵巢综合征患者必要时配合西医人工周期让其自然恢复排卵功能,不主张用克罗米芬过早促排卵治疗。

(张玉珍　廖慧慧　赵颖)

司徒仪

司徒仪,女,1946年5月10日出生。1969年毕业于广州中医学院。现任广东省中医院主任医师,香港中文大学中医学院专业顾问。曾任广东省中医院妇科主任、广州中医药大学妇科教研室主任,教授,博士研究生导师,博士后合作导师,"广州市优秀中医临床人才研修项目"指导老师,第四批全国老中医药专家学术经验继承工作指导老师,曾任中华医学会广东分会妇科专业委员会第三届委员会第一副主任委员,广东省中西医结合学会理事,中华中医药学会妇科专业委员会副主任委员,中国中西医结合学会第三届妇科专业委员会委员,广东中西医结合学会妇产科专业委员会主任委员,广东省中西医结合学会第六届理事会理事。世界中医药学会联合会第一、二届妇科专业委员会副会长、常务理事;《中成药》等多个杂志编委,世界中医药学会联合会"特聘专家"。

主编面向21世纪高等医学院校教材《中西医结合妇产科学》等8部著作,参编5部著作。获科研成果10余项,其中"妇女更年期综合征中医证治规律——优化治疗方案"的研究获2005年国家教育部二等奖。

【诊治特点】

一、对 PCOS 的认识

司徒仪教授认为多囊卵巢综合征肾虚为致病之本,痰湿为致病之标,痰湿阻滞经隧令血滞不畅,甚可痰湿瘀互结阻塞胞脉、胞络,令胞宫不能定时满溢而经血不行。肾藏阴精又为化血之源,直接为胞宫的行经提供物质基础,肾虚则精血不足,影响月经的来潮;肾元阳不足,可令其他脏腑失于温煦,致脏腑生化、输送气血功能受碍,同样可使化生经血缺乏物质基础。因此,具有月经稀发、不孕为特征的 PCOS 肾虚实为病理的根本。

本病好发于育龄期,此期妇女工作、学习、生活压力大,思虑过度伤脾,脾气虚则运化失调,水谷精气不能四布,反聚湿为痰,痰湿阻经隧或脂膏夹湿滞于冲任,则血行不畅,胞宫不能定时溢泻而月经稀发,肾虚且经隧阻滞不通畅,亦令孕育难成。有如朱丹溪曰:"经不行者,非无血也,为痰所碍而不化也。"《女科切要》云:"肥人经闭,必是痰湿与脂膜壅塞之故"。因此,本病与肾虚、痰湿关系密切。

此外,忧思郁结伤肝,令肝气不疏失于条达,致气滞血滞,血瘀乃成,肾虚为本,血滞血瘀相夹,则月经后期不定,并难以成孕。

在治法上,补肾化痰贯穿其中,研究提示补肾化痰治疗可通过提高 PCOS 病人血 FSH 水平,使 LH/FSH 比值下降,提高血 E_2 水平,使 E_1/E_2 比值下降,卵泡发育与排卵;清肝补肾法治疗不仅能提高 PCOS 病人血 FSH 水平,同时亦使PRL 水平降为正常,有利于卵泡发育与血 E_2 水平提高;益肾化瘀祛痰法可通过降低血雄激素水平,使胰岛素分泌减少,高神经肽 Y 及高前阿黑皮素(POMC)水平下降,一方面产生饱食感,减少进食而减少脂肪积累和血瘦素水平,另一方面去除对 GnRH 分泌的抑制,使血 FSH、LH 达正常水平。卵巢颗粒细胞增生,血 E_2 水平提高,卵泡发育,从而达到促排卵和减肥的效果。

在治法中强调周期序贯用药,并配合现代检测手段,通过 B 型超声波了解卵巢内卵泡的发育变化,子宫内膜的增厚程度,在辨证的基础上促卵泡发育,促排卵发生,促月经来潮,实现有排卵的月经使不孕者孕育成功。

二、辨证分型

1. 肾虚痰湿型　症见月经稀发,量少,甚或闭经,不孕,肥胖,畏寒,痰多,腰酸,疲乏,舌淡胖,脉细沉,常有 LH/FSH>2.5~3,血睾酮水平偏高。

2. 肾虚肝郁痰湿型　见月经稀发,量少,甚或闭经,不孕,或月经后期不定,经来延长漏下,毛发浓密,面部痤疮,乳房胀痛或胁胀痛,或有溢乳,大便秘结,苔薄黄,脉弦,常血睾酮及催乳素偏高。

3. 肝肾阴虚夹痰湿瘀互结型　症见月经延后,或量少不畅,经行腹痛,或闭经,不孕,口干,心烦,郁闷,面部痤疮较多,多毛,肥胖较显著,舌黯红,苔薄,脉沉弦或弦细。

三、用药特点

治疗用药上,司徒教授以左归丸(《景岳全书》)、右归丸(《景岳全书》)、苍附导痰丸(《叶天士女科诊治秘方》)与膈下逐瘀汤(《医林改错》)进行加减运用于各型病者。

司徒教授强调中药周期的治疗,注重分析患者末次月经的时间,借助 B 超的检测了解卵巢内卵泡发育的状态与子宫内膜的状态,进行辨证用药。

1. 肾虚痰湿型

方药组成:熟地黄 15g　山药 15g　菟丝子 20g　补骨脂 15g　丹参 12g淫羊藿 15g　胆南星 10g　法半夏 12g　浙贝母 12g　苍术 10g　全方共达破坚促卵之效。

当患者月经愆期未至,但超声提示卵巢内未见优势卵泡,子宫内膜厚度少于7mm,用此方补肾益精,化痰软坚法。此用药亦可应用于患者经净后,相当于卵泡期,作促卵泡发育的治疗。当患者超声提示卵巢内有成熟卵泡时,则可以在上方基础上去胆南星、法半夏、浙贝母,加入皂角刺 15g,枳壳 9g,党参 12g,当归 9g,用皂角刺化痰通利,通窍开闭,合枳壳理气行滞,以达破卵泡,促卵泡破裂卵子排出之目的;用党参、当归益气活血补血,借助气血旺盛流畅助成熟卵泡排卵。不孕者应指导其性生活。

对于无生育要求的中药周期促排卵成功者,在排卵后可予补肾健脾,活血调经法,可用首方去补骨脂、淫羊藿、胆南星、法半夏、浙贝母,选加当归 9g,郁金 12g,川芎 9g,白芍 12g,赤芍 12g,香附 12g,桑寄生 15g,茯苓 15g 化裁。排卵后有生育要求者,可在上方基础上去郁金、赤芍、川芎,加白术 9g,杜仲 12g。

2. 肾虚肝郁痰湿型

方药组成:菟丝子 20g　熟地黄 15g　山萸肉 10g　白芍 15g　柴胡 9g 郁金 12g　茯苓 15g　青皮 12g　三棱 9g　桑寄生 15g　莪术 9g　浙贝母 15g

不论患者是月经期净后或月经愆期未至,只要超声提示卵巢处多囊状态,内未见优势卵泡,子宫内膜不厚,都可应用补肾活血疏肝,化痰利湿法。当患者超声提示卵巢内有优势卵泡或成熟卵泡时,可在上方基础上去三棱、莪术,加入皂角刺、补骨脂助卵发育与促排卵发生。当排卵发生后,应在本证型上方基础上再去浙贝母、皂角刺、补骨脂,酌加入白术 9g,陈皮 5g,桑椹子 12g,旱莲草 15g,丹参 15g,女贞子 15g,健脾以防痰湿内生,柔肝养肝以和血养血。

助孕者此期除去郁金、三棱、莪术外,丹参亦有不宜。

3. 肝肾阴虚夹痰湿瘀互结型

方药组成:生地黄 15g　山萸肉 10g　赤芍 15g　桑寄生 15g　知母 15g 三棱 9g　莪术 9g　丹参 15g　郁金 12g　浙贝母 15g　皂角刺 12g　石菖蒲 10g

当患者月经期净后或月经愆期未至,而超声提示卵巢处多囊状态,内未见优势卵泡,子宫内膜不厚,可应用滋阴清热,活血化痰利湿散结调经法。当患者超声提示卵巢内有成熟卵泡时,可酌加党参、当归、枳壳、王不留行助卵排出。

对有生育要求者,同样如上两型一样在排卵后应去掉破血消癥的药,适当加强补肾益精,养气血之品。对无生育要求者,排卵后应加强滋肾养肝健脾活血以调经。

【典型病例】

病例 1:唐某,女,未婚,28 岁,2010 年 5 月 26 日初诊。

病史:患者既往月经正常,自 2009 年 8 月始月经稀发,量少,往往经中药加西药催经,月经方能来潮,仅行期两天,量少,经色鲜红,无明显痛经,面部痤疮,时觉乳房胀痛,腰微酸,纳可,大便干结,两天一行,舌红,苔薄黄,脉弦细。

末次月经 2010 年 4 月 16—17 日(应用黄体酮行撤退出血治疗)。近期月经情况:2010年2月27—29日(应用黄体酮催经);2009年11月2—3日(自然来潮);2009年8月15—16日(应用黄体酮催经)。

辅助检查:2009年11月3日性激素六项提示FSH:7IU/L,LH:15.3IU/L,睾酮2.6nmol/L。妇科超声波提示双侧卵巢稍大,呈多囊卵巢改变。2010年5月24日妇科超声波提示,子宫大小正常,子宫内膜厚0.5cm,双侧卵巢稍大,呈多囊卵巢改变。

中医诊断:月经后期;西医诊断:多囊卵巢综合征

辨证:肾虚肝郁痰湿。

治法:补肾活血疏肝,化痰利湿法。

处方:菟丝子20g 生地黄15g 山萸肉10g 白芍15g 合欢皮12g 郁金12g 茯苓15g 苏木12g 桑寄生15g 柴胡9g 鸡血藤18g 浙贝母15g

6月期间3次复诊,及7月上半个月2次复诊,均在上方基础上酌行赤芍、法半夏、茺蔚子、熟地黄、沙苑子、黄精、白术加减。

2010年7月15日复检妇科超声波提示,子宫大小正常,子宫内膜厚1cm,双侧卵巢未见发育卵泡。改用补肾健脾,活血通经法。

处方:当归9g 郁金12g 川芎9g 白芍12g 赤芍12g 香附12g 桑寄生15g 茯苓15g 苏木9g 党参12g 牛膝12g 生地黄15g

月经于2010年7月25日来潮,历3天,经量较前略增。嘱月经周期第5天继续复诊,仍守首诊法服药。其后多次复诊治法相同。

2010年8月27日复诊,诉近日带下增多清稀,无臭,无阴痒,疑排卵近期,予妇科超声波检,提示左卵巢内有卵泡1.5cm×1.6cm,子宫内膜厚0.7cm。予下方助卵泡继续发育以达排卵效果。

处方:菟丝子20g 生地黄15g 沙苑子12g 白芍15g 郁金12g 茯苓15g 桑寄生15g 鸡血藤18g 皂角刺12g 补骨脂12g 枳壳9g

月经周期于2010年9月7日而至,行期3天,量尚偏少。以后继续坚持就诊,守上仿周期用药,月经随后以31天、31天、27天周期而至,经量渐增,嘱暂可结束治疗。

病例2:李某,女,已婚,32岁,2011年8月20日初诊。

病史:患者已婚3年,夫妇同居未孕,婚前月经正常,自婚后月经后期不定,42天至3个多月不等,经量渐少,继后行期仅2~3天,西医诊断多囊卵巢综合征。2010年9月曾腹腔镜检,见子宫及输卵管形态正常,见卵巢呈多囊改变,并予卵巢打洞治疗。术后月经仍后期不定,量仍少。2011年5月、6月、7月西医曾应用克罗米芬治疗,未成孕且经量更少,行期仅2天。末次月经2011年8月5日。症见口干,心烦,郁闷,面部痤疮,多毛,肥胖体型,身高156cm,体重

60.5kg,BMI:24.9,诊日周期第 16 天体温单相,舌黯红,苔薄,脉弦细。

辅助检查:性激素六项提示 FSH:5.3IU/L,LH:12IU/L,睾酮:2.8nmol/L,PRL:0.85IU/L,胰岛素:21mU/L。

中医诊断:不孕症,月经后期,月经过少;西医诊断:多囊卵巢综合征

辨证:肝肾阴虚夹痰湿瘀互结。

治法:滋阴清热,活血化痰,利湿散结调经法。

处方:生地黄 15g　山萸肉 10g　赤芍 15g　桑寄生 15g　知母 15g　三棱 9g　莪术 9g　丹参 15g　郁金 12g　浙贝母 15g　皂角刺 12g　石菖蒲 10g

其后于周期第 24 天、31 天、38 天复诊,处方如上,加入菟丝子、合欢花、黄精、当归、百合、石斛、陈皮、法夏进行加减化裁。

周期第 45 天复诊,体温依旧未见典型双相,患者觉下腹胀坠,腰酸,心烦,梦多,舌微红,薄淡黄苔,脉细弦。予活血行滞通经法。

处方:生地黄 15g　赤芍 15g　桑寄生 15g　丹参 15g　郁金 12g　香附 12g　益母草 15g　当归 12g　川芎 9g　白芍 15g　沙参 15g

10 天后月经来潮,经来第 1～3 天继续用上方药,该次经色鲜红,量增,经期历 4 天。其后嘱患者调控饮食。适当运动。建议双休日夫妇户外活动或郊游,以达减肥与身心愉悦。

经历半年多仿周期的疗程治疗。患者月经周期维持在 40～47 天之间,基础体温渐获双相,但呈阶梯上升并高相期仅 10～12 天,而经期达 4 天,经量渐达正常,体重降至 52kg。2012 年 4 月 12 日经来第三天复检性激素六项,FSH、LH、睾酮、胰岛素已正常。PRL:0.63IU/L,略偏高。

经历了 8 个月中药周期治疗,已能产生排卵的月经,但基础体温显示卵巢功能尚未健全,于 2012 年 5 月 27 日经来第 5 天配合西药克罗米芬,每日 1 次,每次 50mg,连服 5 天。中医在卵泡期采用滋肝肾养阴,健脾活血法。

处方:生地黄 15g　山萸肉 10g　白芍 15g　桑寄生 15g　白术 10g　茯苓 15g　菟丝子 15g　女贞子 15g　当归 9g　陈皮 5g　石斛 15g

于周期第 12 天始处方加入补骨脂 12g、沙苑子 15g。继应用 B 超监测卵泡发育与内膜状态,于周期第 18 天示左卵巢内卵泡 1.8cm×1.9cm×1.9cm,子宫内膜厚 0.8cm。于上处方去山萸肉、茯苓、女贞子、陈皮、石斛,加枳壳 9g,皂角刺 12g,2 剂。

排卵后以寿胎丸合二至丸加减,于 2012 年 7 月 27 日超声确诊早孕活胎。

病例 3:叶某,女,已婚,32 岁,2009 年 10 月 28 日初诊。

病史:患者已婚 5 年,夫妇同居未孕,月经素后期不定,往往需依赖黄体酮催经而至,经中、西医诊断多囊卵巢综合征。其夫精液常规正常。2008 年底曾做子宫输卵管碘油造影检查,见子宫及输卵管形态正常。刻下症见停经 3 个月,肥

胖,畏寒,痰多,腰酸,疲乏,舌淡胖,脉细沉。

辅助检查:性激素六项提示 FSH:4.3IU/L,LH:12IU/L,睾酮 2.6nmol/L,胰岛素 26mU/L,空腹血糖 6.2mmol/L,身高 165cm,体重 81.2kg,臀围 113cm,腰围 97cm,腰围/臀围＝85.8%。

中医诊断:肥胖,不孕症,月经后期;西医诊断:多囊卵巢综合征

辨证:肾虚痰湿。

治法:补肾益精,化痰软坚法。

处方:熟地黄 15g　山药 15g　菟丝子 20g　补骨脂 15g　丹参 12g　淫羊藿 15g　胆南星 10g　法半夏 12g　浙贝母 12g　苍术 10g

患者为超重体型,建议由营养师及体疗师配合制定食谱与运动谱。坚持锻炼,2 个月后体重下降 4.5kg,期间多次复诊,守上方加入山楂、郁金、当归、白术、茯苓、泽兰、牛膝加减化裁。月经仍未至,予妇科超声复检,双卵巢仍呈多囊改变,内膜厚 0.9cm,停经已 5 个月,应用黄体酮先产生一次荷尔蒙药物撤退性出血,出血历 6 天。

于月经周期第七天始继续守上法补肾益精,化痰软坚。于周期的第 21 天左右,改用补肾健脾,活血调经法,可用上方去补骨脂、淫羊藿、胆南星、法半夏、浙贝母,选加当归 12g,郁金 12g,川芎 9g,白芍 12g,赤芍 12g,香附 12g,桑寄生 15g,茯苓 15g,泽兰 12g,苏木 12g。应用 10～14 天月经未至又重复补肾益精,化痰软坚法。

坚持接受营养师及体疗师指导,继后 5 个月体重继续渐次下降至 70kg,月经能 45～60 天一潮。进而进行基础体温测定,排卵试纸及妇科超声监测,于 2010 年 5 月 24 日排卵试纸阳性,同时妇科超声提示右卵巢内卵泡 2.0cm×1.9cm×1.8cm,子宫内膜厚 0.9cm,处方以本证首方去胆南星、浙贝母,加枳壳 9g,皂角刺 12g,2 剂,指导房事;5 月 26 日见基础体温双相,已上升第 2 天,再令复检妇科超声,提示该成熟卵泡消失,子宫内膜厚 1cm,改用补肾健脾固冲法,处方:菟丝子 15g,桑寄生 15g,白术、山药各 15g,续断 12g,杜仲 12g,女贞子 15g,炙甘草 5g,服至超声提示孕 8 周宫内活胎。于 2011 年 2 月 12 日剖腹产一男婴。

【按语】

从以上三个医案的诊疗过程可以反映司徒仪教授对多囊卵巢综合征的诊疗思路与用药方法:

1. 其在诊疗中,从本病的致病机制入手,遵循补虚去实的原则,补肾之虚去痰湿瘀之实。从始至终强调肾主月经、肾主生殖的重要性。肾气、肾精、精血是经、孕的物质基础,痰、湿、瘀是致病因素,脾虚痰湿内生,外邪亦可体内湿聚,有形的痰瘀令胞脉、胞络不通,则不能产生氤氲乐育之排卵时机,祛邪通络,消坚通络是解除疾病的重要一环。因此司徒仪教授对多囊卵巢综合征辨证主要分为

肾虚痰湿型、肾虚肝郁痰湿、肝肾阴虚夹痰湿瘀互结型三个证型,治病过程中围绕肾脾肝三个脏的功能失健以调整平衡,针对痰湿瘀的病理实质去其有余,也就是化痰祛湿,活血行瘀以通络攻坚,使卵巢内卵泡得以发育直至成熟,这是关键的一步,也是最困难的一步。整个诊疗需要时间,医患双方都要耐心地循序渐进地达到补虚祛邪的目的。

2. 多囊卵巢综合征属疑难病,治疗中强调中药仿周期的应用,应用 B 超的监测,了解卵巢内卵泡发育的状态与子宫内膜的状态,进行辨证用药。由于治疗不可能短期应手,而患者停经超过 3 个月,超声上反映子宫内膜的厚度亦大于或等于 7~8mm,此时卵巢内仍无优势卵泡,则可以借助西药黄体酮催经治疗,月经来潮后又继续中药治疗的新周期。

3. 多囊卵巢综合征患者中肥胖发生率约为 50%,常有胰岛素抵抗致高胰岛素血症,正如病例 2、3 都属肥胖,应在营养师及体疗师指导下减肥,这易获得减肥成效,也有助于排卵与月经的发生。

(司徒仪)

罗颂平

罗颂平博士,女,广东省珠江学者特聘教授,广州中医药大学第一附属医院妇产科主任,二级教授,博士生导师。出自中医世家,从医 30 载,是全国著名中医学家罗元恺教授的学术继承人,岭南罗氏妇科流派传承工作室负责人。擅长于复发性流产、月经病、不孕症的中医药防治。为国家级重点学科中医妇科学学科带头人;国家级精品课程负责人;国家级教学团队带头人;广东省名中医。国务院学位委员会第五、六届学科评议组成员,中华中医药学会妇科分会候任主任委员,中国免疫学会生殖免疫学分会副主任委员,广东省中医药学会常务理事兼妇科专业委员会主任委员,广东省政协常委。获国务院颁发的政府特殊津贴;是国家级有突出贡献的中青年专家;全国百名杰出女中医师。

主编"十二五"规划教材《中医妇科学》(人民卫生出版社,2012);国家精品课程主讲教材《中医妇科学》(高等教育出版社,2008)、案例版《中医妇科学》(科学出版社,2007)和《罗元恺妇科经验集》、《生殖免疫学与内分泌学》、《中医妇科名家医著医案导读》、《全国中医妇科流派研究》等。

【诊治特点】

一、对 PCOS 的认识

PCOS 的中医病机特点是肾—天癸—冲任—胞宫生殖轴失常,肾、肝、脾功能失调,痰、瘀、热互结,虚实错杂。病程较长,病情反复,个体差异较大,由于持续不排卵,故治疗以调经助孕为本。

1. 辨病与辨证结合　根据患者的年龄、生育要求以及病情的标本缓急,确定调经助孕策略。青春期少女重在调经，中药汤剂或中成药治疗为主；育龄期不孕妇女重在助孕，可配合西药促排卵，孕后中药安胎。

2. 中医周期治疗 按月经周期中阴阳气血的消长规律，因势利导，攻补兼施。滋肾补肾、疏肝养肝、健脾益气、祛湿化痰、行气活血等治法灵活运用。对于卵泡黄素化（LUFS）的患者，配合针灸促排卵。并兼顾岭南气候特点与患者体质，注重个体化治疗，善用岭南特有之南药。

3. 预防与治疗并重 对于月经不调，有卵巢多囊样改变，雄激素水平偏高，但未达到 PCOS 诊断标准的患者，积极实施干预，给患者制定中成药治疗、饮食与运动辅助的治疗方案，体现"治未病"的思想。

二、辨证分型

PCOS 的中医证候有虚、实、寒、热之别，或虚实夹杂，寒热并见，痰瘀互结。

1. 肾脾两虚，痰湿阻滞型 肾藏精，为先天之本。脾主运化，为后天之本。禀赋不足，肾气不充，天癸不能按期而至；或饮食劳倦，忧思过度，脾失运化，水湿内停，聚而成痰，阻滞冲任，则胞宫藏泻失职，故月经不调，不能摄精成孕。证见：月经后期，量少，色淡质稀，甚至闭经，不孕，精神不振，形寒肢冷，腰膝酸软，纳呆便溏，带下清稀，性欲淡漠，舌质淡，苔厚腻，脉沉细或沉弱。

2. 肝郁脾虚，痰瘀互结型 肝主疏泄，喜条达，若情志不畅，肝失疏泄，气郁则血滞；肝气横逆犯脾，脾失健运，痰湿内生，冲任阻滞，月事不调。证见：月经先后不定，经行不畅，有血块，甚或闭经、崩漏，婚久不孕，喜叹息，乳房作胀，胸闷痰多，大便不实，带下量多清稀，舌淡黯，苔白厚，脉弦滑。

3. 肾虚肝郁型 肝肾同处下焦，肾主封藏，肝主疏泄，共同调节胞宫之定期藏泻。若房劳伤肾，水不涵木；或郁怒伤肝，疏泄失常，则胞宫藏泻失期，月事不调。证见：月经或先或后，或闭经，或崩漏，婚久不孕，伴乳房胀痛，胸胁胀痛，腰膝酸软，舌质淡黯，苔薄，脉细或弦。

4. 肝经郁热型 素性抑郁，肝气郁结化热，或起居失节，夜不安寝，或饮食辛燥，嗜辣少蔬，内热炽盛，肝火上炎，冲任逆乱，胞宫藏泻失职。证见：月经先期或先后不定，或崩漏，或闭经。伴有面部痤疮，或背部疖肿，毛发浓密，烦躁易怒，胸胁乳房胀痛，口苦咽干，大便秘结，舌红，苔黄，脉弦或弦数。

三、用药特点

对于青春期患者，一般未有生育要求，以调经为主。此期的少女以肝经郁热型、痰湿阻滞型为常见，又往往因住校不便于长期用汤药，故多给予中成药调治。肝经郁热型用丹栀逍遥丸；肝郁脾虚型用逍遥丸；痰湿阻滞型用温胆片（医院制剂），用药三周，再配合血府逐瘀颗粒活血通经。一般可以连续调治 3～6 个月，如月经未来潮，则适当使用黄体酮或人工周期，待月经来潮后再继续使用中成药调治。

对于有生育要求的妇女,则重在调经以助孕,以促排卵为目标。痰湿阻滞型和痰瘀互结型均以苍附导痰汤或温胆汤为主方,肾脾两虚者,加参、芪、二仙,痰瘀互结者,合佛手散(芎、归);肾虚肝郁型以定经汤为主方;肝经郁热型以丹栀逍遥丸为主方。若排卵后,则以寿胎丸为主方加减。

温胆汤以半夏、橘皮燥湿化痰;竹茹清热化痰;枳实行气降逆;生姜、甘草和中。乃化痰行气之代表方。

逍遥散、丹栀逍遥散、定经汤均有疏肝之功,又各有侧重。逍遥散乃疏肝健脾之要方;丹栀逍遥散则增加了清肝之丹皮、栀子;而定经汤则在逍遥散的基础上,以菟丝子、熟地黄补肾气益肾阴,具有补肾、疏肝、健脾之功效。对于肝郁脾虚、肝经郁热、肝郁肾虚之月经不调,具有较好的调经作用。

临证加减:偏肾阴虚加山茱萸、女贞子、石斛等;偏肾阳虚加仙茅、仙灵脾、巴戟天等;偏脾气虚加党参、黄芪等;肝郁较甚者,加郁金、合欢花、素馨花等;痰瘀互结,加当归、川芎、鸡血藤、丹参等;痰湿重者加石菖蒲、藿香等。

排卵后,以平补肾气为原则,以维持黄体功能。一般以寿胎丸为主方,随症加减:脾虚加黄芪、党参、白术;痰湿者去阿胶,加陈皮、藿香;阴虚内热加女贞子、石斛、地骨皮;肾气不固加金樱子、覆盆子。

治疗期间通过 B 超监测、BBT 等观察卵泡发育、排卵和黄体功能等情况。对于卵泡发育缓慢,或中药治疗三个周期仍未见优势卵泡者,配合氯米芬、来曲唑等促排卵。

【典型病例】

病例1:陈某,女,27 岁,病历号:000000188409,2008 年 7 月 15 日初诊。

主诉:上环后月经稀发 4 年,停经 48 天。

现病史:患者曾怀孕 1 次,其后用宫内节育器避孕。上环后月经延后,3～4个月一行,近年需用黄体酮通经。外院诊断为 PCOS,近期用达英-35 两个周期。末次月经 5 月 29 日,经量中等,色红,有血块,形体肥胖,4 年内增重 20kg,胃纳、睡眠正常,面部痤疮,易烦躁,便秘。舌淡,苔薄黄,脉细滑。

2008 年 5 月 30 日查激素:FSH:5.56IU/L,LH:5.35IU/L,PRL:21.93μg/L,E$_2$:243.2pmol/L,T:2.20nmol/L。现已取环,有生育要求。即日 B 超:左卵巢呈多囊改变,内膜 0.6cm。嘱查空腹血糖、血脂。

中医诊断:月经后期;西医诊断:多囊卵巢综合征

辨证:肝郁脾虚,痰瘀互结。

治法:疏肝健脾,理气化痰,活血调经。

处方:苍附导痰丸加减。

苍术 12g　香附 10g　法半夏 10g　陈皮 6g　茯苓 15g　川芎 10g　枳壳 15g　泽兰 10g　桃仁 15g　皂角刺 15g　怀牛膝 15g　蚕砂 15g

中成药予温胆片、血府逐瘀颗粒口服。

配合针灸减肥:取归来、关元、气海、三阴交(双)、太冲(双)穴,针灸,配合红外线神灯照射及拔罐,人胎盘组织注射液穴位交替注射水道(双)、肾俞(双)、归来(双)、关元俞(双),每周2次。

二诊:2008年7月29日,便秘、痤疮等稍改善,末次月经5月29日,月经仍未来潮,舌质淡,苔薄黄,脉细滑。

空腹血糖:4.96mmol/L,总胆固醇:7.73mmol/L,载脂蛋白B:1.57g/L,低密度脂蛋白:5.76mmol/L。治法同前,佐以消脂化食,加用复方益母草口服液因势利导,活血通经。

三诊:2008年8月26日,病史同前,末次月经8月8日,带血5天,经量中等,血块(+),面部痤疮较前明显好转,大便正常,无特殊不适,舌淡红,苔黄,脉沉滑。

B超监测月经周期13天未见增大卵泡,内膜0.5cm。针对卵泡发育迟缓及内膜偏薄的情况,加强养血疏肝,加用逍遥丸,促使卵泡的生长及排出。

处方:当归10g　川芎10g　苍术12g　香附10g　法夏10g　陈皮6g　茯苓15g　丹参15g　皂角刺15g　泽兰10g　怀牛膝15g　桃仁15g

四诊:2008年9月25日,末次月经8月8日,现腹胀不适,舌淡红,苔薄黄,脉细弦。停经49天,查尿妊娠试验阴性。考虑患者月经后期,卵泡发育迟缓,现已虽未查出妊娠,仍不宜过用活血通经之品。治疗在健脾祛痰的基础上,加用淫羊藿温肾通阳。

处方:苍术12g　香附10g　当归10g　川芎10g　法夏10g　陈皮6g　茯苓15g　淫羊藿10g　鸡血藤30g

五诊:2008年10月15日,停经69天,末次月经8月8日,近日晨起呕恶反酸,口干口苦,纳眠二便正常。舌黯苔薄白,脉沉滑数。

查妊娠3项:HCG:14021IU/L,P:25.89nmol/L,E_2:1320pmol/L。B超:宫内妊娠约40天,双侧附件未见异常。PCOS患者孕后多表现为黄体功能不健,治疗以补肾安胎,佐以宽胸止呕为法,用医院制剂助孕丸口服,方选寿胎丸加味。

处方:菟丝子20g　桑寄生20g　川断15g　阿胶10g(烊化)　枸杞子15g　苏梗10g　竹茹10g　怀山药15g　白芍15g　女贞子15g　杜仲15g

病例2:肖某,女,25岁,病案号:000002666081,2012年6月19日初诊。

主诉:月经推迟,婚后3年未孕。

现病史:素有月经推迟,周期37~60余天,量少,4~5天干净,色黯红,有血块,无明显痛经,Lmp:5月29日,Pmp:3月28日。经前乳房胀痛,面部痤疮明显,形体较肥胖,二便正常,舌淡红有齿痕,苔薄白,脉细。

外院诊断为 PCOS,口服达英-35 及二甲双胍治疗。G0。

妇科检查:未见明显异常。

2012 年 6 月 1 日性激素检查:FSH:6.89IU/L,LH:5.16IU/L,E_2:187pmol/L,PRL:76.1μg/L,T:0.7μg/L;糖耐量试验:血糖 0h:4.8mmol/L,1h:5.8,2h:5.6,胰岛素:0h:4.8mIU/L,1h:101.43,2h:54.03。

2012 年 5 月 27 日 B 超(月经前):双卵巢体积增大,呈多囊改变;左卵巢囊性包块(23mm×17mm×21mm);子宫未见异常。

中医诊断:月经后期,不孕症;西医诊断:多囊卵巢综合征

辨证:肝郁化火。

治法:疏肝清热,活血调经。

处方:柴胡 10g　牡丹皮 15g　赤芍 15g　丹参 15g　郁金 15g　皂角刺 10g　鸡血藤 30g　泽兰 10g　牛膝 15g　甘草 6g

中成药:逍遥丸合温胆片,口服。

治疗后基础体温恢复双相,B 超见优势卵泡,但出现卵泡不破裂黄素化的情况,嘱患者在月经后配合针灸治疗,促进卵泡排出。

中药调治方案:经后以滋阴补肾,养血填精为主;排卵前少佐仙灵脾、巴戟等,使氤氲之时阴阳顺利转化。经过 3 个多月治疗,自然周期怀孕。孕后积极保胎治疗,予补肾健脾之中药及医院制剂助孕丸补肾安胎。

病例3:崔某,30 岁,病历号:000001952197,2011 年 11 月 16 日初诊。

主诉:月经不规则 3 年,婚后未孕 2 年。

现病史:患者自 2008 年因工作压力大导致月经紊乱,通常 2～7 个月一潮,色黯,有血块,间有不规则阴道流血,量少,Lmp:10 月 17 日,5 天净,量中,30/10～1/11 日有少量阴道流血,呈咖啡色。Pmp:8 月 17 日,4 天净。9 月 13～15 日及 9 月 28～30 日分别出现少量咖啡色分泌物。伴腰酸,小腹下坠,腹胀便秘,舌尖红,苔薄,脉细滑。

15 岁月经初潮,经期 3～5 天。结婚 2 年未避孕,未孕。

外院诊断为 PCOS,曾用氯米芬治疗,卵泡生长缓慢,出现卵泡不破裂黄素化综合征的情况。妇检未见异常。

实验室检查:性激素 6 项:FSH:3.92IU/L,LH:15.73IU/L,PRL:13.41ng/ml,E_2:47pg/ml,P:0.18ng/ml,T:0.7ng/ml。

B 超:子宫偏小,内膜 0.5cm;双卵巢多囊样改变。

中医诊断:月经先后无定期,不孕症;西医诊断:多囊卵巢综合征

辨证:肾脾两虚,冲任失调。

治法:健脾补肾,调理冲任。

处方:党参 15g　杜仲 15g　白术 15g　山药 15g　桑寄生 20g　覆盆子

15g　陈皮5g　黄芪15g　续断15g　菟丝子20g　茯苓15g　丹参15g

中成药:温胆片口服。

治疗半年后,月经较规则,但未有排卵。鉴于曾用氯米芬效果不佳,周期第5～9天给予来曲唑5mg/天促排卵,同时继续予针灸及中药。2012年11月证实妊娠,继续用助孕丸安胎治疗。

【按语】

PCOS以持续不排卵或偶发排卵,高雄激素血症和卵巢多囊样改变为特征。可出现高胰岛素血症和胰岛素抵抗。在临床上,中国患者的高雄激素血症表现往往不是很典型。其临床表现多样化,中医证候亦往往虚实夹杂、寒热错杂。

对于PCOS的治疗,应遵循阶段性、个体化、效益最大化的原则。阶段性,即根据年龄、临床表现、生育需求等,确定现阶段治疗目标;个体化,即根据患者的病史、病程、体质、既往治疗情况、对药物的反应等,设计合适的治疗方案;效益最大化,即根据卫生经济学原则,首选简单的治疗方法,先中后西,能中不西,中西医结合;促排卵应先用口服的氯米芬、来曲唑等,次选HMG、rFSH等,药物促排卵无效,才考虑腹腔镜卵巢打孔。尽量采用简便、价廉、损伤少的治法。

中医治疗PCOS,在调整月经周期,消除症状方面较有优势。尤其在西药促排卵出现卵泡不破裂黄素化综合征,或药物不敏感,或虽有排卵,但内膜较薄,难以妊娠者,采用中药或针药结合治疗,可取得较好的疗效。然而,中医治疗在促排卵方面,往往取效较慢,虽有优势卵泡,但卵泡发育迟缓,卵泡期长,或小卵泡排卵,故痰湿型PCOS患者在理气化痰的基础上,加温肾助阳之品,以助命门一息真阳,使枢机转动,阴阳顺利转化,恰似氤氲之候,此时阴阳交合,妊娠之机可待,此乃治疗成功之关键。另一方面,PCOS患者受孕后,常有黄体功能不健的现象,主要是孕酮水平偏低,容易出现胎漏、胎动不安。上工治未病,应尽早保胎治疗。因此,排卵后的治法以补肾健脾为原则。

总的来说,PCOS的治疗,一则病情复杂、病程较长,治疗周期相对较长,医生及患者均需有耐心;二则由于月经后期,卵泡发育迟缓,卵泡期长,当月经逾期未潮,一定要检查是否妊娠,不可妄投破血通经之峻剂;三则排卵后应平衡阴阳,补肾健脾,先天与后天并重,支持黄体功能,孕后则尽早安胎治疗。对于卵巢不敏感的患者,在中药治疗的基础上,适当选择促排卵药物,但必须严格监测排卵,防止卵巢过度刺激(OHSS)的发生。

(曾蕾　罗颂平)

王小云

王小云教授,女,1954年生于广东广州,现任广州中医药大学第二临床医学院(广东省中医院)妇科主任,妇科教研室主任,主任医师,教授,博士生导师,博士后协作导师。是国家卫生部、人事部、教育部联合指定的第五批全国老中医药专家学术经验继承工作及学位指导老师，广东省名中医。师从广东省名老中医李丽芸教授、国医大师路志正教授、腹针创始人薄智云教授，深受名老中医学术思想的影响。王小云教授从事中医妇科临床医疗、科研及教学工作30多年，秉承中医经典理论，主张在辨证论治基础上，充分发挥中医综合疗法的优势，针药并用，取得满意的临床疗效。擅长中医药治疗妇科急危重及疑难杂疾病，尤其主张"心身同治"疗法治病，创立了"中医情志疗法"操作规范，疗效显著。王小云教授将中医学与临床医学有机结合，在证候规律、指标量化、治疗方案、疗效评价、新药研制等方面造诣颇深。主持及参加国家、部省级、厅局级各级课题共45项，并荣获科技成果奖13项，出版专著27部，在省级以上杂志发表学术论文106篇，被SCI杂志、EI、CA等杂志收录共19篇。

【诊治特点】

一、对PCOS的认识

多囊卵巢综合征（PCOS）是一种病因不明，临床表现高度异质，以高雄激素血症和无排卵为主要特征的临床综合征，是目前妇科内分泌研究的热点之一。该病发病机制比较复杂，目前西医治疗主要给予性激素治疗，胰岛素增敏剂改善胰岛素抵抗，手术治疗等，部分病人停药后容易复发，而且性激素不宜长期应用。

王小云教授治疗多囊卵巢综合征临床经验丰富，根据中医理论审证求因，认为本病责之肾、脾、肝三脏。她认为本病病机特点是肾虚为本，痰湿瘀为标，痰湿瘀阻滞经脉，血行不畅，导致肾—天癸—冲任—胞宫功能失调。肾主生殖，主水，肾虚肾阳不布，不能蒸腾津液，反聚为痰，阻遏气机及血液运行，壅塞胞宫而发病；脾运化水湿，平素思虑伤脾，嗜食肥甘厚味，损伤脾胃则痰湿内生，痰湿壅塞冲任胞宫发病；肝主疏泄，肝气郁结，疏泄失常，肝木克脾土，脾失运化，湿热蕴结阻碍冲任胞脉，气血不和而发病。肾、脾、肝三脏功能失常，可以相互影响、互为因果，使病机更为复杂。以上因素最终引起月水不潮则经闭，卵巢多囊性改变，不孕症。

王小云教授非常重视情志因素对多囊卵巢综合征的影响，认为情志障碍是引起多囊卵巢综合征不可忽略的因素。肝为"刚"脏，体阴而用阳，肝主疏泄功能的正常发挥有赖于阴血的濡养，而"妇人之生，有余于气，不足于血，以其数脱血也"，因此，妇女经孕产乳、数伤阴血的生理特征决定了其更易因阴血相对不足而影响肝之疏泄，出现情志不遂，肝郁不舒。不仅如此，现代女性繁忙紧张的工作压力，上孝父母、下养儿女的生活重担，更容易导致阴血耗伤，忧思郁怒，肝气不舒。"忧愁思虑，恼怒怨恨，气郁血滞而经不行"，"冲任损伤者……女子之性，执拗偏急，愤怒妒忌，以伤肝气。肝为血海，冲任之系，冲任失守，血气妄行也"。可见肝气郁滞是女性经闭或崩漏的常见病因病机。论及多囊卵巢综合征，其闭经、月经后期或崩漏、不孕的发生也与肝气不舒多有相关。王教授治疗该病以通畅气血调经为原则,使任通冲盛,气血畅达,方能使月经和排卵恢复正常。

二、辨证分型

王小云教授认为多囊卵巢综合征辨证分型如下。

1. 肾虚型　症见月经后期,量少,色淡,渐渐致闭经,不孕,伴头晕耳鸣,腰膝酸软,形寒肢冷,小便清长,大便不实,性欲淡漠,形体肥胖,多毛;舌淡,舌苔薄白,脉细,尺脉无力。

2. 痰湿瘀阻型　症见月经量少,经行延后甚或闭经,黑棘皮症,肌肤甲错,婚久不孕,或带下量多,头晕头重,胸闷泛恶,四肢倦怠,形体肥胖,多毛。舌淡红或黯,苔白腻,脉滑或涩。

3. 气滞血瘀型　症见月经延后,或量少不畅,经行腹痛,拒按,或闭经,婚后不孕,胸胁胀满;舌质紫黯,或舌边尖有瘀点,脉沉弦或沉涩。

4. 肝郁化火型　症见闭经,或月经稀发,量少,或先后无定期,崩漏,或婚久不孕,毛发浓密,面部痤疮,心烦易怒、经前乳房、胸胁胀痛,或有溢乳,口干喜冷饮,大便秘结;舌红,舌苔薄黄,脉弦数。

三、用药特点

王小云教授治疗本病重在调经,重建月经周期。"经水出诸肾",故调经之本在肾,补肾健脾疏肝为主,理气化痰祛瘀为辅。同时注意补肾壮阳与填精补血并用,使阴平阳秘精血俱旺,经水自调,用药过程始终注意用药平和,顾护脾胃,扶脾在于益血之源,健脾化痰不过用辛燥或甘润之品以免耗伤脾阴或困阻脾阳,疏肝祛瘀以条达肝气为主,意在调其疏泄之功,但不用辛香燥烈之品,以免劫津伤阴耗损肝血;活血祛瘀不过用破血逐瘀之品以免耗损气血。并使补而不滞,畅药达所。但上述诸法以补肾扶脾为要,燥湿化痰、疏肝祛瘀为辅,因本病肾虚为本,痰湿为标。

王小云教授临证验方:陈皮 15g　法半夏 15g　茯苓 25g　甘草 5g　川芎 10g　枳壳 15g　肉桂 1.5g(焗服)

上方由二陈汤加川芎、枳壳、肉桂组成。方中陈皮、半夏理气燥湿化痰为君药;茯苓、川芎为臣药,茯苓健脾渗湿,助君药以杜生痰之源,川芎一是活血祛瘀,另一方面行气,辅君药理气化痰。枳壳能破气,行痰为佐药,进一步促进君臣理气化痰之功;肉桂为佐药,归肾、脾、心、肝经,可补火助阳,活血通经,辅佐君臣药温阳化痰,活血化瘀;甘草调和诸药为使药。诸药相合,理气燥湿化痰,活血祛瘀,使痰湿去,气血畅,则诸证消。

加减:若出现肾虚为主证候,可在验方中加川断 15g;如出现痤疮,心烦易怒、口干喜冷饮,大便秘结;舌红,舌苔薄黄,脉弦数等肝郁化火诸症,可在验方中去肉桂、川芎,加赤芍 15g,郁金 10g。

　　根据不同月经时期情况,辨证采用中药调周疗法。经后期以滋阴血法为主,偏重补肾填精血的基础上适量加用1～2味补阳之品以阴中求阳。常用滋阴血药用熟地、山茱萸、白芍、当归、川芎等;常用补阳药:菟丝子、肉苁蓉、巴戟天等。并结合酌加健脾开胃之品,以顾护脾胃助气血生化有源。经间期用药的目的在于促进卵泡逐渐成熟发育。在排卵期,王教授酌加丹参、赤芍、当归等活血之品,且又破血通络,佐加香附、木香、台乌等理气疏肝,调畅气机,气行则血行,有促动排卵的功效。经前期是阳长阴消,是阳长运动的重要时刻,注意在补阳的同时要注意阴中求阳,常用仙茅、仙灵脾、菟丝子、肉桂、肉苁蓉等,加适量熟地、菟丝子、黄精、女贞子、当归等,以共同促进黄体发育。行经期重阳必阴,排泄月经。治疗继用牛膝、泽兰、桃仁、少量红花、五灵脂等活血化瘀,引血下行的中药,可以促进子宫内膜规则剥落。此期注意选用药性平和之品,慎用过寒过热之品以免寒凝血瘀,或热扰冲任迫血妄行。

　　另外,王教授还强调,在多囊卵巢综合征的诊治过程中,临证必查患者心性,遇性情怪僻易怒者,焦虑忧心者,不仅治以药石,还必劝以良言,必要时进行中医情志治疗,疏畅肝气,调节气机。王教授临证疏肝之法是以调肝为上,少用辛香走窜之气药,恐耗伤肝血,顺应女性肝脏生理,养肝血,调肝气,解肝郁。正所谓"损其肝者,缓其中",足见王教授对多囊卵巢综合征的调治,非常重视"心身同治"。

【典型病例】

　　病例1:陈某,女,17岁,学生,未婚,2012年3月16日初诊。

　　病史:患者平素月经欠规律,13岁月经来潮,20～60天一潮,4～5天干净,色红,血块(+),痛经(-),经前乳胀(-),经期腰酸(+);近1年来出现月经淋漓不尽,最长20多天月经方净,常需要服用药物才能止血。因学习压力较大,感觉心情烦躁,时有腰酸,纳可,眠一般,梦多,小便调,大便稍硬。舌偏红,苔薄白,脉沉细。Lmp:2月22日,量多,色鲜红,13天净;Pmp:12月20日,量多,色红,10多天净。否认性生活史。

　　查体:体型适中,黑棘皮症(+),毛发较多体征。

　　辅助检查:妇科B超:子宫偏小,双卵巢呈多囊改变。性激素六项:无明显异常。胰岛素、血糖结果无异常。

　　中医诊断:崩漏;西医诊断:多囊卵巢综合征

　　辨证:肾虚。

　　治法:补肾调经。

　　处方:熟地黄10g　女贞子15g　川断15g　当归5g　柴胡10g　牡丹皮10g　枳壳15g　山萸肉10g。

　　二诊:2012年3月23日,病史同前。Lmp:3月21日,现第3天,量多,夹少许血块。下腹少许隐痛,伴腰酸,纳可,眠一般,梦多,小便调,大便质硬。舌偏红,苔薄白,脉沉细。现月经来潮,予补肾化瘀通经。

处方:女贞子15g　旱莲草15g　川断15g　川芎5g　桃仁10g　红花5g　郁金10g　枳壳15g

三诊:2012年4月1日,病史同前,Lmp:3月21日,带血10天,量多,色红,血块(+),Pmp:2月22日,量多,色鲜红。现心情较前好转,仍觉学习压力大,纳眠可,小便调,大便软。舌淡红,苔薄白,脉滑数。现为月经中期,予补肾调经方药。

处方:香附10g　柴胡10g　川芎5g　当归10g　牛膝15g　续断15g　熟地黄15g　怀山药15g

四诊:2012年4月15日,病史同前,Lmp:3月21日,带血10天,量多,色红,血块(+),现月经未来潮,腰酸,纳眠可,二便调。舌红,苔薄白,脉细。

处方:菟丝子20g　当归10g　肉桂3g(焗服)　续断15g　赤芍10g　醋香附10g　枳壳10g　甘草5g

五诊:2012年4月28日,病史同前,至今月经未来潮。4月5日开始出现下腹隐痛,纳眠可,二便调。舌红,苔薄白,脉滑利。因目前月经仍未来潮,但已有下腹隐痛,脉滑利,提示可能月经即将来潮,予活血通经方药。

处方:桃仁15g　红花10g　刘寄奴30g　生地黄15g　当归15g　川芎10g　牛膝15g　厚朴15g

六诊:2012年5月10日,Lmp:5月5日,现第5天,量中等,色鲜红,血块(+),腰酸痛(+-)。现纳差,无食欲,余无不适。舌红,苔薄白,脉滑。

处方:大腹皮15g　郁金10g　连翘15g　牡丹皮15g　益母草15g　桔梗10g　黄芩15g　炙甘草10g

根据患者情况,继续予补肾调经法加减调理3月后月经恢复正常。

病例2:黄某,女,28岁,2010年9月22初诊。

现病史:月经不调3年,未避孕,不孕2年余。月经于13岁初潮,开始尚规律,近3年月经后期,30天至6个月一行,每次行经2~6天。曾于外院间断治疗效不佳,遂来就诊。末次月经2010年8月16日,2天即净,量少,色黯,经行腹痛,喜暖喜按。白带量偏少。2008年7月人工流产1次。患者面部痤疮较重,体型偏胖,且自诉近期体量增加较明显。平素畏寒、腰酸,纳眠可,大便偶稍干,小便正常。舌质淡红,舌体胖大,有齿痕,苔白腻,脉滑。

辅助检查:B超示:双侧卵巢呈多囊样改变。性激素示:LH/FSH>3。

中医诊断:月经后期,继发性不孕;西医诊断:多囊卵巢综合征,继发性不孕。

辨证:肾虚痰湿。

治法:豁痰除湿,佐以补肾祛瘀。

处方:陈皮 15g　法半夏 15g　茯苓 25g　川断 15g　川芎 10g　枳壳 15g　肉桂 1.5g(焗服)　嘱忌食肥甘厚味,多吃蔬菜水果,加强运动;经来复诊。

二诊:2010 年 10 月 11 日,Lmp:10 月 10 日,现为第 2 天,经量偏少,色黯,伴小腹冷痛,舌脉同前。正值月经期,治以活血化瘀,温经散寒,理气调经。

处方:熟地 15g　当归 15g　川芎 10g　桃仁 10g　红花 10g　香附 15g　乌药 12g　川牛膝 15g

经净后继服一诊中药调理,治疗 3 个月经周期,月经均如期而至。

三诊:2011 年 2 月 20 日,Lmp:1 月 9 日,现停经 40 天。查尿 HCG(+),昨日查血 HCG:7060IU/L,患者纳差,口干苦,恶心、呕吐,头晕乏力,易疲劳,懒言,嗜睡,二便正常,舌红苔薄白,脉缓滑,两尺脉沉弱无力。今日妇科 B 超示:宫腔内妊娠囊 18mm×16mm。

处方:川续断 15g　杜仲 15g　菟丝子 30g　炒白术 10g　黄芩 10g　苏梗 10g　春砂仁 6g(后下)　桑寄生 10g

并嘱咐患者绝对卧床休息,严禁房事;保持心情舒畅;加强营养,忌辛辣。2011 年 4 月 21 日彩超示:宫内单活胎,如孕 14 周大小。

病例 3:梁某,女,25 岁,2012 年 3 月 9 日初诊。

现病史:患者月经 14 岁初潮,自来月经始月经后期,周期 1～12 个月一潮,经期 5～7 天,量偏少,色淡。Lmp:2 月 10 日,7 天净,量少,第 1～4 天量少,色黯,护垫即可,第 5～6 天 2 片卫生巾即可,质黏,色红,血块(++),无经前乳胀。Pmp:12 月 2 日(服用地屈孕酮片),量中,色黯红,血块(++)。曾服妈富隆调经,2011 年服达英-35 半年(4～9 月),服激素治疗药期间月经正常来潮,但停药后月经后期。

现面部痤疮,形体偏胖,肢体困倦,痰多,纳呆,睡眠可,二便调。舌偏黯,苔白腻,脉滑。未婚,否认性生活史。

辅助检查:(2011 年 2 月)B 超提示:子宫偏小(3.8cm×2.8cm×3.3cm),左卵巢多囊性改变。曾查血清睾酮:2.9nmol/L。

中医诊断:月经后期;西医诊断:多囊卵巢综合征

辨证:痰湿瘀阻。

治法:理气化痰,活血化瘀。

处方:陈皮 10g　法半夏 15g　茯苓 15g　车前子 15g　郁金 10g　枳壳 15g　川芎 10g　石菖蒲 15g

二诊:2012 年 3 月 23 日,Lmp:3 月 15 日,7 天净,量仍偏少,血块(++)。现面部痤疮,眼睑肿胀改善,困倦较前改善,纳眠一般,二便调。舌偏黯,苔白微腻,脉弦滑。患者服药后正常来月经,继续予理气化痰除湿方药治疗。

处方:柴胡 10g　香附 10g　苍术 15g　白芍 15g　牡丹皮 10g　续断

15g　当归 10g　白前 10g

三诊:2012 年 4 月 14 日,Lmp:4 月 11 日,未净,第 2～3 天量多,色黯红,血块(＋),痛经(－),经前乳胀(－),腰酸(－)。上次服药后出现大便次数增加,2～4次/天,质稀烂,味臭,无腹痛,停药 2～3 天症状消失,再服用后仍出现轻微腹泻症状。现无明显不适,纳眠可,少许口干,小便可调。舌偏黯,苔白稍厚,脉滑。现患者服药后正常来月经,继续予化痰除湿方药调理。

处方:白术 15g　茯苓 15g　川芎 5g　当归 10g　陈皮 10g　香附 10g
法半夏 15g　苍术 10g

后继续予化痰除湿化瘀方药治疗,3 月后月经恢复正常。

【按语】

王小云教授认为肾虚是多囊卵巢综合征的主要病机,月经的来潮和受孕都与"肾"的关系密切,《素问·上古天真论》言:"女子……二七天癸至,任脉通,太冲脉盛,月事以时下,故有子",即说明女性发育到一定的年龄,在肾气旺盛的情况下,体内"天癸"物质的出现,促使了女性月经初潮、周期建立、出现排卵而可以妊娠。可见,只有"肾气盛",肾的阴阳平衡与协调,女性的生理功能才能正常。同时月经的基本物质是血,脏腑为气血生化之源。而肾藏精,精能生血,血能化精,精血同源而互相资生,共同成为月经的基本物质。故《傅青主女科》曰:"经水出诸肾","经水早断,似乎肾水衰涸","肾水本虚,何能盈满而化经水外泄"。多囊卵巢综合征在临床正是表现为月经稀发、闭经、不孕,肾虚是主要病机,治疗以补肾为主,兼调他脏。正如上述病案,都离不开补肾调经为主。现代研究也证实,补肾可以调节内分泌机制,提高卵巢对 LH 的反应,从而调节下丘脑—垂体—卵巢轴的功能,促进卵泡生长、发育、成熟和排出,恢复月经周期。

多囊卵巢综合征患者的另一个临床表现就是体态偏胖,而肥胖的主要发病原因即为痰湿停聚,痰湿的产生与脾肾阳虚有关。所谓"脾为生痰之源",脾气偏虚,水液精微失运,停聚而成痰湿;或可由平时饮食不当,恣食膏粱厚味,损伤脾胃则痰湿更易产生,痰湿留聚胞宫,阻碍气机,经脉气血流通受阻,冲任不调而使得月经紊乱失调、闭经、不孕;痰湿积聚,脂膜壅塞,则见体胖多毛。痰湿积聚小腹胞中而致卵巢增大,包膜增厚。所以,健运水湿,需得到肾阳的温煦,若肾阳不足,命门火衰,则使得脾阳不振,无法健运水谷精微就可以产生痰湿,王小云教授认为痰湿、血瘀是其标,是加重肾气虚损的病理产物。故在临床治疗时要在肾虚基础之上根据情况加健脾化痰祛湿及活血化瘀之药,进一步促进疗效。

多囊卵巢综合征是一组临床临床表现高度异质,症状多样的疾病,对此王小云教授重视个体化治疗方案。青春期患者,在辨证论治的基础上采用中药调周法,力使患者月经来潮,强调保护卵巢功能,以期到育龄期后能顺利生育。育龄期患者,如果有生育要求,可以中西医结合治疗,优势互补,提高疗效。而对于无生育要求者,促使患者月经来潮是关键,以防止子宫内膜长期受雌激素影响过度增生,从而减少子宫内膜癌的发生。在治疗 PCOS 的过程中,充分利用基础体温(BBT)监测以及妇科 B 超,了解排卵情况及子宫内膜的厚度,更能及时指导临床辨证用药,指导受孕。

总之,多囊卵巢综合征的防治是一个艰辛而漫长的过程,在充分发挥中医药调经助孕的优势基础上,还应该将中西医结合起来,从不同的角度和层面进行更深入的研究,以取长补短,优化组合,防治并重。

(刘建)

广西妇科名家

班秀文

班秀文,出生于 1920 年,男,广西人,壮族,1940 年毕业于广西省立医药研究所(本科)。班老从医 60 余年,治学严谨,医德高尚,学验俱丰,擅长内、外、儿、针灸科疾病,对妇科造诣尤深。

数十年来班秀文在教学、医疗一线辛勤耕耘,从 1957 年开始先后担任广西中医学院妇儿科、中国医学史、各家学说、金匮要略等教研室主任和壮医研究室主任。1972 年晋升为广西中医学院副教授,1982 年晋升为教授。1979－1984年任广西中医学院教务处副处长。1989 年获广西壮族自治区和全国优秀教师光荣称号。1990 年经国家人事部、卫生部、国家中医药管理局确定为首批国家级名老中医专家。1992 年被国务院批准享受政府特殊津贴(第一批)。1991 年被澳大利亚自然疗法学院聘为客座教授,被中外名人研究中心列入《中国当代名人录》。2003 年 9 月被聘为中华中医药学会终身理事,2009 年 6 月被中华中医药学会授予终身成就奖。2009 年 5 月被评为我国首批"国医大师",2011 年被广西壮族自治区劳动厅、卫生厅授予桂派中医大师。班秀文教授是全国首届国医大师中唯一在中医妇科和壮医领域中获此殊荣的名医,是桂派中医大师中最杰出的代表。

【诊治特点】

一、对 PCOS 的认识

班秀文教授认为本病属于闭经范畴,临床可分为虚实两类,虚者多为经源不足,血海空虚,如先天禀赋不足,或后天多产、堕胎、房劳伤肾,导致肝肾亏虚,精血匮乏;或饮食劳倦,脾胃虚弱,或节食减肥导致脾虚气血化源不足;或素体阴虚,或小产失血伤阴,或过食辛燥导致阴虚血燥。实者则因气滞血瘀或痰湿阻滞,使冲任瘀阻,经血不下。但虚实之间可相互转化,如虚者阳气不足,可致寒凝血瘀;气虚不能行血,可致血行迟滞,从而出现虚中夹实,实中夹虚,寒热错杂的局面。因而虚证不可纯补,实证不可猛攻,必须衡量其轻重缓急,分清主次,或补中有通,或通中有补。班秀文教授认为,经者血也,治经必治血,而本病须从经血之源流辨治。由于肝主疏泄,调畅气机,气行则血行;肝又主藏血,女子以肝为先天,故调肝养肝尤为重要。而肾为气血之始,经源于肾;脾胃主受纳腐熟,为气血生化之源,故肝、脾、肾在经血的生成及施泄中起到重要的作用,此乃治疗中的重点。

二、辨证分型

1. 肝郁气滞型　本型以室女多见。肝藏血而为女子之先天,其疏泄功能正常与否与人体气机条达息息相关。闭经纯虚者少,虚实夹杂者多,治者单投补剂或攻剂难以奏效,尤其室女积想在心,情窦初开,多为气郁、气滞所致闭经。症见月经量少或停闭,情志抑郁或恼怒,胁胀,乳房胀痛,或少、小腹胀痛,大便时硬时溏,舌质正常或色黯或有瘀斑,苔正常或薄黄,脉弦或紧。

2. 气滞血瘀型　本型多见于因气滞而导致血瘀、或经行之际,感受寒邪,寒凝血滞,瘀阻冲任,血不能下行或行而不畅者。症见闭经,或量少,行而不畅,少、小腹或胀或痛,全身酸痛,形体壮实,舌质黯红或边有瘀点,脉细涩。

3. 湿热瘀滞型　本型临床见于既有瘀阻性闭经,又有带下病变者。湿为阴邪,其性黏腻重浊,湿之不去,则带下不止,血瘀难化,经血闭阻。若湿瘀阻滞胞宫,则瘀久化热。症见闭经,带下量多,白黄相兼,臭秽,或少、小腹胀痛,阴道瘙痒。妇科检查多为慢性盆腔炎或阴道炎,舌淡红,苔黄腻,脉细或数。

4. 痰湿瘀阻型　本型多因素体脾虚或饮食不节损伤脾胃,脾虚运化失司,聚湿成痰,或先天不足、痰湿之体,痰湿阻滞冲任二脉,经血不得下行。症见月经后期,量少,渐至闭经;伴形体肥胖,神疲肢倦,带下清稀,大便时溏,舌淡红,苔腻,脉细滑。西医检查多伴有卵巢囊肿。

5. 肝肾亏虚型　肝藏血,肾藏精,精血匮乏,源断其流,冲任失养,则血海不足而致闭经。本型见于先天禀赋不足,精气未充,冲脉不盛,任脉不通之室女,或房事不节,产育过多,损伤肝肾精血者。症见闭经,或月经量少,色淡,渐至停闭,面色苍白,性欲淡漠,久婚不孕,或妇科检查子宫发育不良者。舌淡,苔薄白,脉沉细。

6. 脾肾虚弱型　脾为后天之本,肾为先天之本。肾藏精,先天之精藏于肾,需要脾胃水谷精气的滋养,脾主运化为气血生化之源,有赖于肾中命门真火(肾阳)的温煦推动,才能发挥其运化作用。月经为血所化,而精能化血,血能生精,精血之间可以相互转化,故脾肾亏虚,则精血化源不足,源断其流,可出现闭经。见于先天禀赋不足,精气未充;或思虑过度,饮食不节损伤脾胃,生化不足,营血亏虚;或产后大出血,大病久病,产育过多,精血匮乏者。症见月经量少,色淡,渐至稀发,闭止,面色苍白或萎黄,腰膝酸软,性欲淡漠,夜尿频频,头晕耳鸣,舌淡,苔薄白,脉沉细或细弱。

三、用药特点

班秀文教授认为本病虚实夹杂,病情复杂多变,寒热相兼,且病者体质不同,居住环境不一,难以偏执一方以治之。他临证常言"有证无方"。即在辨证精确的前提下,以方证相合为目的,选方遣方,不论经方时方,都要兼收并蓄,择善而从。选方处方,既要有证有方,又要有证无方,权宜多变。根据证型不同,选方用药亦不同。如肝郁气滞型,故制宜选用疏肝理气行血之法,疏肝,调肝,使肝气敷和,气机条达,瘀通血行。临证常用柴胡疏肝散或逍遥散加路路通、威灵仙、牛膝、红花治之。气滞血瘀型,治拟活血化瘀通经法,方选桃红四物汤加王不留行、牛膝、枳实、益母草、香附治之,或用血府逐瘀汤加减,诸药合用,既有活血化瘀养血之功,又有行气通经之效,使气血流畅,经闭得通,诸症自除。对瘀血时间较长之闭经,还可以选虫类破血通经之品如土鳖虫、水蛭,或用皂角刺、炮山甲等,可提高疗效。湿热瘀滞型,治以清热利湿,化瘀通经法,方用当归芍药散(《金匮要略》),加元胡、川楝子、丹参、郁金、急性子或四妙散加当归、赤芍、泽兰、救必应、刘寄奴、益母草治之。其中益母草用于通经用量可达30g左右。痰湿瘀阻型,多遵"以温药和之"之宗旨,除宗李东垣用参、芪、柴之属益气升阳外,注意选用温化痰瘀之药,常用方为苓桂术甘汤加当归、赤芍、泽泻、山楂或合二陈汤加鸡血藤、丹参、苍耳子、枳实,或归芍六君子汤加苍术、石菖蒲、白芥子、皂角刺等健脾益气,温化痰湿,用药注意攻补兼施,刚柔并济,因势利导,使脾旺而能运化痰湿生化气血,气血充沛则经行可期。肝肾亏虚型,治以温肾养肝,补益精血。偏于肝郁血虚者,用黑逍遥加鸡血藤、菟丝子、茺蔚子或仙茅、仙灵脾、肉苁蓉;偏于肾虚精亏者,用归芍地黄汤或左归丸加巴戟天、紫石英、菟丝子、茺蔚子或仙茅、仙灵脾治之;兼阳虚宫寒者,用艾附暖宫丸加肉苁蓉、锁阳、红花、路路通、茺蔚子等。脾肾虚弱型,治以补肾健脾,养血调经,方用四物汤、二仙汤、五子衍宗丸合方或十全大补汤加减,药物选用紫河车、鹿角胶、龟板胶等血肉有情之物,以填精补髓,待气血充盈,脉象流畅充盈之时再佐以通经之品,如路路通、红花、香附、益母草等。或在辨证的基础上,犹在大队的补益剂中,酌加一二味花类药,如有化瘀行血作用的有田七花、玫瑰花等,能使之补而不滞,健运脾胃,可达事半功倍之效。总之,闭经一病,临证虚实夹杂,病程较长,其发生与预后转归取决于病因、病性、体质、环境、精神状态、饮食等诸多环节。若因病程较长,尤其长期使用雌孕激素致卵巢功能减退后,疗效难尽如人意。临床上班秀文教授根据病人的不同体质,病性不同阶段,灵活选用疏气、活血、温宫、补养等法。

【典型病例】

病例1:覃某,19岁,未婚,学生。于1992年7月28日初诊。

现病史:停经 4 月余。15 岁初潮,行经 2 个月后即出现闭经。2 年前曾用己烯雌酚、黄体酮周期治疗 3 个月,用药期间月经正常,停药后诸症依然。Lmp:1992 年 3 月 12 日。经量较少,色黯夹块,经行第 1 天腰痛,多尿,大便干结。B 超检查:子宫偏小,形体消瘦,舌淡红,苔薄白,脉细。

中医诊断:闭经;西医诊断:闭经

辨证:阳虚宫寒,血凝经闭。

治法:温肾暖宫,养血通经。

处方:制附子 6g(先煎)　补骨脂 10g　艾叶 6g　香附 10g　肉桂 5g(后下)　小茴香 6g　熟地 15g　当归 10g　川芎 6g　赤芍 6g　炙甘草 6g　7 剂,水煎服。嘱其禁食生冷之品。

二诊:1992 年 8 月 7 日,自觉四肢温暖。Lmp:1992 年 8 月 4 日,量少,色黯,两天即净,伴小腹阵发性剧痛。现自觉头晕,大便干结,舌淡红,苔薄白,脉细。此乃精血不足,血海空虚,清窍失养所致,治拟滋养肝肾,调补冲任。

处方:柴胡 6g　当归 10g　白芍 10g　白术 10g　茯苓 10g　素馨花 10g　茺蔚子 10g　肉苁蓉 20g　锁阳 10g　4 剂

三诊:1992 年 8 月 12 日,服药后大便已软。现觉食后胃脘胀痛,嗳气,舌淡红,苔薄白,脉细略弦。肾为气血之始,脾胃为气血生化之源,治宜补后天以益先天,健脾胃以充血源。

处方:当归身 15g　白术 10g　茯苓 10g　陈皮 6g　藿香 6g　炒麦芽 15g　怀山药 15g　白蒺藜 10g　炙甘草 6g　3 剂,水煎服。

四诊:1992 年 8 月 14 日,胃脘疼痛减轻,舌淡红,苔薄白,脉细滑。仍守补益肝肾之法。

处方:当归 10g　白芍 10g　熟地 10g　怀山药 15g　萸肉 6g　丹皮 10g　茯苓 6g　泽泻 6g　女贞子 10g　枸杞 10g　菟丝子 20g　7 剂,水煎服。

五诊:1992 年 10 月 26 日,近段时间因其他原因未能坚持服药。于 1992 年 9 月 10 日、10 月 23 日行经,经量偏少,2～3 天干净,现带下量较多,色白,舌淡红,苔薄白,脉细。予调补肝肾法善后。

处方:柴胡 6g　当归 10g　白芍 6g　白术 6g　茯苓 10g　肉苁蓉 10g　锁阳 10g　仙灵脾 15g　炙甘草 6g　7 剂

经上述治疗后,基本能按月行经,经量逐渐增多,巩固治疗半年后停药,随访月经已恢复正常。

病例 2:谢某,39 岁,已婚,干部,1992 年 8 月 17 日初诊。

现病史:月经后期 3 年。3 年前因服用长效避孕药月经量逐渐减少,渐至闭而不行。曾用己烯雌酚、黄体酮同期治疗 3 个月,但停药后又出现停经。Lmp:1992 年 2 月 9 日(黄体酮),迄今 6 月余经水未行。无自觉不适,纳便正常。13

岁初潮,月经规则,孕4产1流3。形体适中,舌淡红,苔薄白,脉细弦。妇科检查无异常发现,B超示双侧卵巢呈多囊性。

中医诊断:闭经;西医诊断:多囊卵巢综合征

辨证:肝肾不足,冲任失养。

治法:补益肝肾,调养冲任。

处方:鸡血藤20g　丹参15g　当归10g　川芎6g　白芍10g　熟地15g　川断10g　牛膝10g　红花10g　益母草10g　炙甘草6g　7剂,水煎服。嘱其忌生冷之品。

二诊:1992年9月4日,今早经行,量少,色黯,伴少腹隐痛不适,舌淡红,苔薄黄,脉细。药已中的,守上方3剂。

三诊:1992年9月8日,经行1天即净。现无任何不适,纳便正常,舌淡红,苔薄白,脉细。

处方:柴胡6g　当归10g　白芍10g　白术10g　茯苓10g　素馨花10g　首乌15g　麦冬10g　炙甘草6g　仙灵脾15g　10剂

四诊:1992年10月16日,Lmp:1992年10月15日,量少,但血色较前鲜。经前眩晕而吐,次日已缓解,小腹微痛,舌淡红,苔薄黄,脉细。

处方:沙参10g　麦冬10g　熟地15g　怀山药15g　黄肉10g　当归10g　白芍10g　丹皮6g　茯苓6g　泽泻6g　红枣10g　10剂

五诊:1992年10月30日,Lmp:1992年10月15日,6天干净。今又出现阴道流血,量少,夹带而下,大便干结,夜尿增多,舌淡红,苔薄黄,脉细。此乃相火妄动,迫血妄行,拟健脾摄血。

处方:当归15g　白术10g　云茯苓10g　陈皮6g　海螵蛸10g　茜根10g　益母草10g　山楂10g　炙甘草6g　4剂

六诊:1992年11月20日,经水逾期5天未行,每于下午自觉眩晕,胸闷,大便微溏,舌淡红,苔薄白,脉细,拟行气疏肝,活血通经。

处方:桃仁10g　红花6g　当归10g　川芎10g　赤芍10g　熟地15g　枳实10g　牛膝10g　鸡血藤20g　柴胡6g　红枣10g　7剂

七诊:1992年11月29日,服药后翌日经水已行,但经量仍少,现无任何不适,舌脉如平。拟调肝培中,补益经源以巩固。

处方:柴胡6g　当归10g　白芍10g　白术10g　茯苓10g　素馨花10g　党参15g　炙黄芪20g　茺蔚子10g　薄荷3g(后下)　炙甘草6g　7剂

经上述用药加减调理半年,月经已恢复正常。

病例3:何某,25岁,未婚,护士。1992年5月11日初诊。

现病史:月经后期3年。14岁月经来潮,月经尚规律,自1989年始无明显诱因出现闭经,每次需黄体酮肌注经方行。西医检查丙酸睾酮偏高,诊为"多囊卵巢综合征",嗣后形体渐丰,平素带少而稀,小腹欠温,腰骶胀痛,纳、便、寐未见异常。末次月经为半年前。形体肥白,舌淡胖,苔薄白,脉细。

中医诊断:闭经;西医诊断:多囊卵巢综合征

辨证:脾肾亏虚,痰湿阻滞。

治法:温肾健脾,燥湿化痰通经。

处方:云茯苓20g　制半夏10g　陈皮6g　胆南星10g　苍术10g　白芥子6g　路路通10g　当归10g　赤芍10g　益母草10g　炙甘草6g　7剂

二诊:1992年6月8日,面部痤疮散发,小腹隐隐作痛,大便溏烂,每日1～3次,腰胀,舌淡红,苔薄白,脉细。

处方:党参15g　鸡血藤20g　仙灵脾15g　薏苡仁10g　当归10g　川芎6g　赤芍10g　白术15g　茯苓20g　泽泻15g　7剂

三诊:1992年6月22日,服药后大便正常,仍觉腰胀,咽干而涩,带下量少,舌淡红,苔微黄,脉细。

处方:熟附子10g(先煎)　党参20g　白术10g　茯苓10g　艾叶10g　肉豆蔻6g　当归10g　赤芍10g　鸡血藤20g　炙甘草6g　10剂

四诊:1992年7月28日,服药后带下如鸡蛋清状,量少,偶有腰胀,能寐多梦,纳便正常,舌淡红,苔薄白,脉细。

处方:当归15g　川芎10g　生地15g　赤芍10g　桃仁6g　红花3g　茺蔚子10g　路路通10g　牛膝10g　仙灵脾15g　柴胡3g　15剂

五诊:1992年9月17日,攻补兼施已用药1个月。9月6日阴道有少量血性分泌物,半天干净,现带下量多2天,咽中有痰,咯之不爽,舌淡红,苔薄白,脉细弦。

处方:当归10g　川芎10g　赤芍10g　熟地15g　艾叶10g　仙灵脾15g　仙茅10g　茺蔚子10g　川杜仲10g　鸡血藤20g　炙甘草6g　7剂

六诊:1992年10月9日,带下量少,腰膝酸痛,月经未行,舌黯红,苔薄白,脉细。

处方:桃仁10g　红花6g　当归10g　川芎10g　赤芍10g　熟地15g　牛膝10g　枳实10g　厚朴6g　王不留行15g　路路通10g　7剂

七诊:1992年11月17日,服药后阴道有少量血性分泌物,5天干净。现腰胀,苔微黄,脉细滑

处方:当归10g　川芎6g　白芍10g　白术10g　茯苓10g　泽泻10g　补骨脂10g　仙灵脾15g　枸杞10g　熟地15g　怀山药15g　炙甘草6g　15剂

守上法攻补兼施,间断调理半年,几个月来月经规律,但经量偏少,复查丙酸睾酮已降至正常。

【按语】

《内经》云:"女子二七而天癸至,任脉通,太冲脉盛,月事以时下。"班秀文教授认为,经者血也,治经必治血,闭经要从经血之源流辨治。由于肝主疏泄,调畅气机,气行则血行;肝又主藏血,女子以肝为先天,故调肝养肝尤为重要。而肾为气血之始,经源于肾;脾胃主受纳腐熟,为气血生化之源,故肝、脾、肾在经血的生成及施泄中起到重要的作用,治疗上要重点调理肝、脾、肾的功能。病例1二七之年即经闭不行,显系肾水未充,冲任发育未全,经源不足。腰痛,尿频,带多色白,为肾阳不足,带脉失约,水湿下注所致。纳差,腹胀,便结为火不暖土,脾失健运之变。班秀文教授一诊从温肾暖宫入手,血得温则行;继用补肝肾、调脾胃诸法,使冲任得养,经血充盈,且补中寓通,滋而不腻,用药甘平温润,切合病机,使4年的闭经得以通行。病例2因肝血不足,血海匮乏,冲任失养,血虚经闭;舌淡,脉细弦为精血不足之证。在治疗上,班秀文教授从治肝着手,认为肝体阴而用阳,治肝必须体、用并重,脾胃为水谷之海,气血生化之源,土旺则木荣,故治疗上除治用、治体外,必须兼顾阳明。案中治肝体选用了四物汤、逍遥散,在柔肝、养肝的同时注意滋肾、温肾,既注意养,又注重调,以养为主,养中有疏,肝肾同治,精血充足,则经行正常。病例3症情复杂,治疗较为棘手。根据中医理论审证求因,本病责之于肾、肝、脾三脏功能失调。肾藏精而主水,为气血之根;脾主运化水谷而为气血生化之源;肝藏血而主疏泄。肾虚则肝失所养,脾失温煦,血海不充,冲任不足,经水日益枯竭,乃至经闭。脾虚则痰湿内生,肝郁则疏泄失职,血气紊乱,湿瘀阻滞胞宫胞脉,均可使经水不能畅行,证情虚实夹杂,治疗攻补兼施,班秀文教授在本案中根据病情发展的不同阶段,灵活使用了健脾化痰燥湿、温肾补肾、理气活血、化瘀通经诸法,治疗历时1年,取得了满意的疗效。

(李莉)

陈慧侬

陈慧侬,出生于1940年,广东省南海市人,中共党员,1963年毕业于广西中医学院。为广西中医药大学教授,硕士研究生导师,全国名老中医,第三批名老中医专家学术经验继承工作指导老师。曾任广西中医药学会常务理事,中华中医药学会妇科分会中南片组长及广西中医妇科专业委员会主任委员。2002年获国家卫生部、劳动人事部等授予全国名老中医专家学术经验继承工作指导教师称号,2011年获广西壮族自治区劳动厅、卫生厅授予桂派中医大师称号。在长期的临床实践中,对妇产科疑难病症的中医治疗积累了丰富的经验,取得较好疗效。曾出版专著2部,参与专业教材编写出版数部,撰写专业论文30余篇,主持和参加多项省级科研课题,其中在"葡萄胎病因研究"中发现在体细胞G显带染色体中有一种与对照组不同的异常细胞嵌合体现象,提出"嵌合体"的概念,并试图用中药改变嵌合体现象,撰写3篇学术论文参加国际性专业会议并获奖。早年曾师从国医大师班秀文教授,深得班秀文教授的学术精髓,为班秀文教授的得意门生之一。如今陈慧侬教授已享誉中医妇科界,在邕城南宁更有"送子观音"的美称。

【诊治特点】

一、对 PCOS 的认识

多囊卵巢综合征在排卵障碍性不孕症中是最常见的,约占排卵障碍性不孕症的50%～70%。陈慧侬教授认为 PCOS 的中医发病机制与肾、脾、肝三脏有着密切关系,并且由于痰浊、瘀血病理产物的形成,共同导致了肾—天癸—冲任—胞宫生殖轴的功能紊乱。肾为先天之本,气血生化之源,元气之根;肾又为冲任之本,肾藏精、主生殖,故凡是月经失调等疾病多与肾的功能失调有关。肾者主水,肾气虚不能化气行水,反聚为湿,湿阻气机,壅塞胞宫而发病;肾的气化功能还担负着人体泌别清浊的职能,肾气足,则清者得升,浊者得降,人体内的代谢产物得以排出体外;若肾气衰,则清者不得敷布,浊者停聚体内而成痰浊瘀血。脾主运化水湿,平素嗜食肥甘厚味伤及脾胃则痰湿内生,湿浊流注冲任,壅塞胞宫而发病;若肾阳虚不能温煦脾阳,脾失健运亦导致痰湿内生;肝藏血、主疏泄,若肝气郁结,气机阻滞,亦可导致水湿停聚为痰,痰浊壅塞胞宫而发病。可见脏腑功能失常、气血运行失调导致体内水湿停聚,痰浊壅盛,流注冲任,壅塞胞宫,是 PCOS 的根本原因。痰浊壅盛,流溢肌肤,则形体肥胖;痰瘀气血互结为癥积,则卵巢呈多囊性改变。临床辨证主要以脾肾阳虚为本,气滞湿阻,痰瘀互结为标,治疗需以补肾温肾、健脾和中,佐以理气、祛瘀、化痰为法。

二、辨证分型

临床常见的证型有脾肾阳虚型、肾虚血瘀型、肝郁气滞型和痰湿瘀阻型。

1. 脾肾阳虚型　症见婚久不孕,月经后期,量少,色淡质稀,甚则闭经,平时白带量多,腰酸如折,腹冷肢寒,性欲淡漠,体倦乏力,纳少便溏,小便频数或不禁,舌淡胖,边有齿痕,苔白滑,脉沉细而迟,或沉迟无力。

2. 肾虚血瘀型　症见婚久不孕,月经不调,量少,色黯有块,经行腹痛,经行不畅,淋漓难净,腰酸腿软,精神疲倦,小便清长、下腹疼痛或肛门坠不适或性交痛,舌质紫黯或舌边有瘀点,苔薄白,脉沉或细涩。

3. 肝郁气滞型　症见多年不孕,月经或先或后,经量多少不定,色黯红或紫红,或有血块,经前乳房胀痛,胸胁不舒,少腹胀痛,精神抑郁,或烦躁易怒,舌红,苔薄,脉弦。

4. 痰湿瘀阻型　症见婚久不孕,形体肥胖,月经后期,甚则停闭不行,带下量多色白,质黏无臭,头晕心悸,胸闷泛恶,面色㿠白,舌淡胖或有瘀点,苔白腻,脉滑或涩。

三、用药特点

根据不同的证型,陈教授选择不同的治疗方法。

1. 脾肾阳虚型　治以温肾健脾,调冲助孕。自拟经验方种子Ⅰ号方。

方药组成:鹿角胶 10g(烊化)　仙灵脾 10g　菟丝子 10g　仙茅 10g　党参 15g　白术 10g　干姜 10g　茯苓 20g　砂仁 10g　炙甘草 5g

加减:气虚明显者加黄芪 15g,山药 15g;经后期加紫河车 10g,当归 10g 以滋肾生精养血;排卵期加桃仁 10g,茺蔚子 10g,怀牛膝 10g;经前加当归 10g,川芎 10g,香附 10g,远志 10g,五味子 5g 以疏肝理血,交通心肾,促使月经来潮。

2. 肾虚血瘀型　治以补肾化瘀,调经助孕。自拟经验方种子Ⅱ号方。

方药组成:当归 10g　川芎 10g　香附 10g　桃仁 10g　丹参 15g　鬼箭羽 10g　菟丝子 10g　川断 10g　桑寄生 10g　牛膝 10g

加减:偏肾阳虚者加鹿角胶 10g,巴戟天 10g;瘀血重者加血竭 10g,九香虫 10g;经后期加紫河车 10g,山萸肉 10g 以滋阴养血;经前期加柴胡 10g,郁金 10g 理气通经。

3. 肝郁气滞型　治以疏肝解郁,理气调经。自拟经验方种子Ⅲ号方。

方药组成:白芍 15g　谷芽 10g　柴胡 10g　牛膝 10g　当归 10g　巴戟天 10g　仙茅 10g　菟丝子 10g　丹参 12g　川楝子 10g　山楂 10g

加减:血瘀明显者加血竭 10g 祛瘀通经;肝郁化热,经量增多,色红质稠者,加山栀子 10g,夏枯草 10g,丹皮 10g;肝郁克脾,纳呆脘闷甚者,加白术 10g,陈皮 10g 理气和胃;兼肾虚者加山萸肉 10g,狗脊 10g,杜仲 10g。

4. 痰湿瘀阻型　治以燥湿豁痰,化瘀消癥。自拟经验方种子Ⅳ号方。

方药组成:鹿角胶 10g(烊化)　菟丝子 10g　仙灵脾 10g　法半夏 10g　茯苓 10g　党参 15g　苍术 10g　丹皮 10g　桂枝 10g　赤芍 10g　桃仁 10g

加减:症见形寒肢冷,夜尿频、喜热饮者加制附子 9g(免煎颗粒),肉桂 3g(免煎颗粒),益智仁 20g 以温肾助阳;经后期加紫河车 10g,当归 10g;经前期加益母草 15g,牛膝 10g 活血通经;气虚明显者,加黄芪 15g 以补气。

陈慧侬教授治疗多囊卵巢综合征有以下特色:

1. 使用动物类药即用血肉有形之品,其效力更强,达到事半功倍的效果,如紫河车、鹿角胶、鹿角霜、龟板、鳖甲等;

2. 辨证虚多实少。陈慧侬教授认为妇女有月经、带下、妊娠、产育、哺乳等生理特点,这些生理均与肝脾肾相关联,这就决定肝脾肾容易受损,故妇女肝脾肾虚,气血阴阳不足,冲任失调而引起月经后期或停闭为多见,故以调补肝脾肾,调和气血阴阳为法;

3. 陈慧侬教授认为久虚必瘀必滞,故补气血阴阳的同时,适当活血化瘀,达到阴阳调和,气血充足,运行通畅,经血自调;

4. 重视辨病与辨证相结合,疗效更佳,如闭经患者合并高催乳素血症者,认为本病乃肝气不舒,肝郁横脾,脾失健运,气血生化乏源而致,故用谷芽、柴胡、白芍等以疏肝柔肝、健脾消食、降催乳素的作用,每用即效。

【典型病例】

病例1:秦某,女,33岁,已婚,2010年5月20日初诊。

现病史:月经稀发5年,停经2月余。17岁月经初潮,周期、经期、经量尚正常,无痛经。5年前人流术后,出现月经周期延后,经量减少,周期50~120天,经期4~5天,经量少,色淡红,少许血块,常需用黄体酮月经才来潮。曾于多家医院诊治,诊断为多囊卵巢综合征。Lmp:2010年3月13日,现已停经2月余。刻诊:时有腰腿酸软,肢冷,头晕,倦怠乏力,带下量多,质稀,夜尿频多,大便稀薄。舌淡胖,边齿痕,苔薄白,脉沉细。辅助检查:性激素六项(2010年5月15日):促卵泡激素(FSH):4.66mIU/ml,促黄体激素(LH):16.13mIU/ml,雌二醇(E$_2$):132pg/ml,泌乳素(PRL):6.6ng/ml;孕酮(P):0.25ng/ml,睾酮(T):2.08ng/ml。B超示:子宫内膜0.9cm,双侧卵巢单一切面多个小卵泡(大于10个),无优势卵泡。

中医诊断:月经后期;西医诊断:多囊卵巢综合征

辨证:脾肾阳虚。

治法:温肾健脾,活血通经。

处方:鹿胶10g(烊化) 仙灵脾10g 仙茅10g 巴戟天10g 菟丝子10g 党参15g 白术10g 干姜10g 茯苓20g 砂仁10g 当归10g 川芎10g 远志10g 皂角刺10g 炙甘草5g 7剂

二诊:2010年5月29日,服上药至第6剂月经来潮,现为月经第3天,经量少,色稍黯淡,无明显腹痛,时有腰酸耳鸣,大便溏,舌淡胖,边齿痕,苔薄白,脉沉细。治法:温肾健脾,固冲调经;方用理中汤合四物汤加减。

处方:党参15g 白术10g 干姜10g 川芎10g 杜仲10g 巴戟天10g 菟丝子10g 当归10g 熟地10g 益母草15g 白芍10g 炙甘草5g 3剂

三诊:2010年6月3日,月经已净,白带量多,质稀,无异味,腰酸痛,夜眠可,大便稍溏,小便正常,舌淡胖,边齿痕,苔薄白,脉沉细。此乃经后期,治则以滋肾温肾,健脾养血为主,用种子Ⅰ号方加紫河车10g,当归10g,以助子宫内膜生长,20剂。

四诊:2010年6月30日,月经未来潮,自觉无不适,舌脉同前,复查B超示子宫内膜10mm,仍以温肾健脾,活血通经为法。守一诊方7剂。

五诊:2010年7月16日,月经昨天来潮,色黯红,少许血块,量中等,经前乳房胀痛,无痛经,畏寒,腰酸痛,二便调,舌淡胖,边齿痕,苔薄白,脉沉细。方用四物汤加减。

处方:当归 10g　川芎 10g　白芍 10g　熟地 15g　牛膝 10g　益母草 10g　鹿胶 10g(烊化)　白术 10g　党参 10g　杜仲 10g　巴戟天 10g　菟丝子 10g　桃仁 10g　5 剂

该患者经中药调理 6 个月后,月经 37 天左右一潮,经量有所增多,复查性激素六项基本正常,于 2011 年 1 月停经 50 天后尿妊娠试验阳性。

病例 2:覃某,女,33 岁。2007 年 6 月 24 日初诊。

现病史:婚后未避孕未孕 3 年多,停经 7 月余。16 岁月经初潮,自初潮始,月经 40 天至 6 个月一潮,曾长期服用中药及激素类药物调节月经,用药时月经情况稍好,停药后月经如前,近 1 年来月经量逐渐减少,经色鲜红,夹血块,5～7 天净。经前乳房小腹胀痛,行经期小腹坠胀不适;结婚 3 年余,未避孕未受孕。Lmp:2006 年 11 月 20 日,孕 0 产 0,个人史、家族史无特殊可参。就诊时症见:停经 7 月余,烦躁易怒,喜太息,胸胁胀闷,少腹胀痛,带下量中,色淡黄,纳可,寐差,二便尚可,舌淡红,苔薄白,脉弦细。B 超检查提示:子宫稍小,子宫内膜厚 7mm,双卵巢囊性增大。性激素测定:促卵泡激素(FSH):3.15mIU/ml,促黄体激素(LH):9.08mIU/ml,雌二醇(E_2):68.5pg/ml,泌乳素(PRL):36.08ng/ml,孕酮(P):0.16ng/ml,睾酮(T):0.48ng/ml。妇科检查:外阴发育正常,阴道通畅,分泌物量中,色淡黄,宫颈光滑,宫体后位,稍小,质地中等,活动度正常,无压痛,两侧附件未触及异常。

中医诊断:不孕症,闭经;西医诊断:原发性不孕,多囊卵巢综合征

辨证:肝郁气滞。

治法:疏肝解郁,理气调经。

处方:白芍 15g　谷芽 10g　柴胡 10g　牛膝 10g　当归 10g　巴戟天 10g　仙茅 10g　丹参 10g　菟丝子 15g　川楝子 10g　山楂 10g　炒麦芽 20g　山萸肉 10g　10 剂

二诊:2007 年 7 月 4 日,月经仍未来潮,喜太息、少腹胀痛症状稍缓解,舌脉如上。中药守上方 7 剂。

三诊:2007 年 7 月 11 日,诉偶有腰腹坠胀感,带下稍有增多,乳房胀痛不适,纳寐可,二便调,舌淡红,苔薄白,脉弦细。中药守上方,去山萸肉、巴戟天,加王不留行 10g,桃仁 10g。7 剂。

四诊:2007 年 7 月 19 日,Lmp:2007 年 7 月 17 日来潮,经量少,色黯红,有血块,伴小腹疼痛,乳房胀痛,舌淡,苔白,脉弦涩。治拟和血调经,桃红四物汤合四逆散加味。

处方:当归 10g　炒白芍 20g　川芎 10g　熟地 15g　益母草 10g　枳壳 10g　红花 5g　桃仁 10g　柴胡 10g　炙甘草 5g　3 剂

五诊：2007年7月28日，月经于7月23日干净，带血6天，近来仍有烦躁易怒，少腹胀痛，眠差，带下正常，二便调。治拟疏肝解郁，调补肝肾。处方同一诊，10剂。

遵循以上方法调理治疗近两年，患者于2009年5月妊娠。

病例3：蔡某，女，28岁，已婚。2010年7月3日初诊。

现病史：自然流产清宫术后未避孕未孕3年。15岁初潮，自初潮始，月经后期，50～60天一周期，偶可出现月经6个月未潮的情况，经期4～5天，经色淡红夹血块，无明显痛经。Lmp：2010年1月下旬，已婚，孕1产0，2005年胚胎停止发育行清宫术，现未避孕3年未孕。多方求医，诊断为多囊卵巢综合征。就诊时症见：停经5月余，形体肥胖，面色㿠白，乏力肢倦，头晕心悸，耳鸣，纳差泛恶，带下量多，质黏色白无异臭，大便溏，夜尿2～3次，舌淡胖，苔白腻，脉沉滑；尿妊娠试验（一）。

中医诊断：不孕症；西医诊断：继发性不孕，多囊卵巢综合征

辨证：痰湿瘀阻。

治法：燥湿豁痰，化瘀消癥。

处方：法夏10g　茯苓10g　苍术10g　香附10g　党参15g　桂枝10g　赤芍10g　桃仁10g　鹿角胶10g（烊化）　仙灵脾10g　菟丝子10g　紫河车10g　当归10g　炙甘草5g　10剂

二诊：2010年7月14日，月经仍未来潮，下腹胀痛，腰骶酸痛不适，心烦，眠差，二便尚可，舌质淡红，苔白腻，脉弦滑。守前法加重活血通经之药。

处方：法夏10g　茯苓10g　苍术10g　香附10g　延胡索10g　五灵脂10g　赤芍10g　桃仁10g　王不留行10g　蒲黄10g　胆南星10g　川芎10g　当归10g　炙甘草5g　7剂

三诊：2010年7月22日，Lmp：2010年7月21日，经量偏少，色黯红，下腹无明显疼痛，心烦、眠差症状缓解，夜尿1～2次，大便溏烂，舌淡红，苔白腻，脉沉滑。

处方：法夏10g　茯苓10g　苍术10g　香附10g　党参15g　胆南星10g　益母草10g　桃仁10g　川芎10g　白芍10g　当归10g　益智仁20g　炙甘草5g　5剂

四诊：2010年7月28日，月经已干净，带下量多，色白，黏稠，无异味，胸部满闷，二便调，舌质淡红，苔白腻，脉沉细。守一诊方药20剂。

五诊：2010年9月5日，停经40天后，月经8月30日来潮，带血5天，现月经干净第2天，自觉无不适，舌质淡红，苔白腻，脉沉细。方药同三诊，15剂。

患者经上述治疗1年后，体重减轻8kg，并于2011年12月妊娠。

【按语】

陈教授治疗临床多囊卵巢综合征时，除结合月经周期各期的生理特点，采用

中药序贯疗法治疗外,还常采用辨证与辨病相结合的方法,首先了解患者的既往月经及治疗情况,查性激素水平和子宫发育情况,了解患者的性腺轴功能。若黄体生成激素(LH)、卵泡刺激素(FSH)、雌二醇(E_2)水平低下,子宫内膜菲薄,则重用紫河车、鹿角胶、仙灵脾、桑寄生、女贞子等补益精血之品;若催乳素(PRL)升高,则重用炒麦芽、白芍等疏肝柔肝之品,降低催乳素水平;若形体肥胖,为痰湿内盛之体质,则重用化痰祛湿的苍术、白术、半夏、陈皮、薏苡仁等;同时强调注意饮食调节,不可偏食、过分节食,避免由于节食或服用减肥药而致闭经。病例1陈慧侬教授认为患者5年前人流术损伤肾气,肾虚则肾水匮乏,冲任不足,故月经稀发,量少,肾为先天之本,脾为后天之本,肾阳不足,命门火衰,火不暖土,最终致脾肾两虚,脾之运化失常,肾之蒸腾失司,水湿停聚而成痰,痰阻于胞宫胞脉,冲任不通,故不仅月经不调日益加重,而且难以成孕,种子Ⅰ号方即以理中汤加味而成,方中理中汤建立中阳,茯苓健脾淡渗利湿,鹿胶、仙灵脾、仙茅、巴戟天、菟丝子温肾补肾,用紫河车乃取阴中求阳之意,远志能交通心肾,促使月经来潮,因辨证准确,遣方得当,故疗效甚佳。病例2从月经初潮伊始即月经愆期、闭经,子宫发育偏小,就诊时虽停经7月余,但子宫内膜仍只有7mm,患者除月经不来潮外有肝郁气滞的临床表现。分析病证,当属先天不足,乙癸乏源,肝郁气滞,治疗拟疏肝解郁,理气调经。方用种子Ⅲ号方加味。当子宫内膜尚未达到来经之前的厚度,加用菟丝子、仙茅、巴戟天、白芍、山萸肉、当归补益肝肾,益气血。三诊时预料胞宫将近充盈,再在原方加王不留行、桃仁攻补兼施,活血催经。待经潮之后,又改为四物汤加味以畅流。例3为痰湿瘀阻,痰湿、痰瘀互结为病。流行病学资料显示,约半数PCOS患者存在超重或肥胖。脾不健运,不能运化水湿之邪,使浊邪内存,痰湿内蕴,则形体肥胖。古人有"肥人多湿"、"肥人多痰"等论述,追其根本,乃脾虚之故也。陈慧侬教授酌情选用苍附导痰丸、四君子汤、二陈汤加减,制定种子Ⅳ号方燥湿豁痰,化瘀消癥。肾为先天之本,脾为后天之本。脾肾两虚日久,必因虚致瘀,因瘀重虚,互为因果而形成恶性循环。另外,瘀乃血液凝滞,痰乃津液之变,由于津血同源,所以痰瘀不仅能互相渗透,又可以互相转化,因痰致瘀,或因瘀致痰。治疗宜燥湿豁痰,化瘀消癥并兼顾补肾健脾,标本同治。重用化痰祛湿的苍术、白术、半夏、陈皮合桃红四物汤加减出入,取得较好的疗效。

(韦丽君)

陈慧珍

陈慧珍,女,出生于1940年,广西桂林地区永福县人,1963年毕业于广西中医学院并以优秀成绩留校任教,从事中医妇科教学、医疗、科研工作50年。陈慧珍教授治学严谨,潜心中医妇科教学和临床,1992年晋升为广西首名中医女教

授。曾任广西中医妇科专业委员会副主任委员、广西中医药大学妇产科教研室
及第二附属医院(现更名为瑞康医院)妇产科副主任、硕士研究生导师。现为广
西中医药大学仁爱分院妇科专家、广西名老中医、全国第五批名老中医指导
老师。

陈慧珍教授为人淳朴、淡泊名利,她勤研经典,将教书育人、传承经典、保护
妇女健康为己任,在教学上善于因材施教、教学风格独具一格,多次被评为先进
教育工作者、优秀教师。她在国内出版著作、教材 10 部(含独著、合著),发表论
文 21 篇,其中《课堂教学的讲写问见》一文,被评为广西高教学会优秀成果。早
在 20 世纪 80 年代初,陈慧珍教授就擅长根据妇女不同体质来诊治妇科疾病并
取得较好疗效。代表作《论体质与月经病的发生发展》曾获"中国西部创新、实
践、发展研讨会"优秀论文特等奖。多年来,陈教授默默奋战在教学、临床第一
线,为广西的中医妇科发展和传承做出了较大的贡献。

【诊治特点】

一、对 PCOS 的认识

PCOS 是妇科难治病症之一。陈慧珍教授认为,PCOS 的治疗重在养血调
经,使气血条达,经行循常,但经血乃"生化于脾,统总于心,藏受于肝,宣布于肺,
施泄于肾"(《景岳全书·妇人规》),故五脏功能正常,则经血生化有源。五脏中,
陈慧珍教授尤重视肾在月经中的作用,力倡调经要以肾为主,脾肾并重,肝肾并
调。PCOS 病程较长,病机虚实夹杂,除肾虚外,还要重视痰瘀因素,肾虚痰瘀为
其核心。西医认为本病病理为卵巢内的间质及卵泡膜细胞增生,引起排卵障碍、
卵泡多囊样变、高雄激素等,与中医病机有异曲同工之处。盖肾藏精,主生殖而
为作强之官,是元阴元阳之根,肾气盛,阳气充沛,火暖水温,才能天癸至,任脉
通,太冲脉盛,月事以时下,若肾阳虚,命门火衰,冲任失于温煦,则胞宫寒凝血
瘀;肾气虚不能化气行水,聚液则生痰,痰湿阻络,气机不畅;气滞血瘀,痰瘀互
结,多因夹杂,可导致冲任不通,月事不能以时下,甚则闭经、不孕。陈慧珍教授
尤为重视体质因素在本病的作用,体质的不同,决定了妇女对某种疾病病因的易
感性,不同的患者,因体质的不同,表现出不同的证候,也可出现不同的病情与转
归,故治疗本病,在重视补肾活血化痰的同时,还要结合个体差异,辅以温阳、疏
肝、清热等法,才能提高疗效。临床上陈教授根据不同的病因病机采用以下分型
施治。

二、辨证分型

1. **肾虚血瘀型**　本型多因素体肾虚,藏精不足,经血乏源;或肾阳虚不能温
煦血脉,致寒凝血瘀。虚实夹杂,乏源与阻滞共存,致冲任难以通盛,月事不能以
时而下。症见经行后期、量少、甚则闭经,婚久不孕,腰骶酸楚、腿软,头晕耳鸣,
口干,心烦,便秘,多毛,痤疮,舌质黯红或紫黯,边有瘀点,脉弦或弦细涩。

2.肾虚痰湿型　本型因肾虚气化不足,影响脾之运化,脾肾阳虚,水失健运,聚而成痰,痰湿阻滞气机,气机升降失常,气滞血易滞,遂致血瘀,痰瘀交结,壅滞阻塞经络,影响冲任通盛。症见婚久不孕,形体肥胖,经行后期,甚则闭经,腰酸背痛,膝软乏力,带下量多,色白质稀无臭,胸闷泛恶,舌黯淡或紫黯,边有瘀点、瘀斑,苔白腻,脉细滑。

3.肾虚肝郁型　"肝肾同源",肝藏血,肾藏精,精血同源而互相资生,成为月经的基本物质。肾气不足,则肾精不能化生为血,冲任不充,血脉不盈,精亏血少,则水不涵木,肾虚肝郁,肝气不能畅达而失于疏泄,气滞则血结,胞脉闭阻,冲任不通盛,则月事不能应时而潮。症见月经逾期方潮,甚至停闭,婚久不孕,经量过少、色黯有块,经前乳房胀痛,腰酸腿软,精神抑郁,视物模糊,舌淡,边有瘀点,苔薄白,脉细涩。

4.肾虚血寒型　肾为先天之本,元气之根,肾阳亏虚,阴寒内生,冲任失于温煦,血寒而凝致瘀,既虚又瘀,则冲任不通盛,致月经后期、闭经,甚而无子。症见月经初潮延迟,经量偏少、经色黯淡,甚或闭经,婚久不孕,腰膝酸软、性欲淡漠、畏寒肢冷、面色少华、小便清长、带下色白、质稀如水,舌淡胖,苔薄白,脉沉弱。

三、用药特点

陈慧珍教授在治疗PCOS中尤为重视肾虚痰瘀这一核心病机,主张辨证与辨病相结合,补肾养血,化痰祛瘀,根据患者不同的体质用药要有所侧重。

1.肾虚血瘀型　治以补肾活血法,方选归肾丸合丹参饮加减。

方药组成:熟地15g　山萸肉10g　茯苓15g　当归10g　川杜仲10g　菟丝子15g　川芎6g　川断10g　紫河车10g　川牛膝10g　丹参15g　甘草6g

2.肾虚痰湿型　治以补肾化痰活血法,方选二仙汤合二陈汤加减。

方药组成:仙灵脾15g　仙茅6g　巴戟天10g　当归10g　法半夏10g　胆南星10g　陈皮6g　丹参15g　川牛膝10g　紫河车10g　茯苓15g

3.肾虚肝郁型　治以补肾疏肝,方选归肾丸合逍遥散加减。

方药组成:熟地15g　山萸肉10g　茯苓10g　当归10g　川杜仲10g　菟丝子15g　柴胡6g　郁金10g　丹参15g　川牛膝10g　鸡血藤20g

4.肾虚血寒型　治以补肾温宫活血,方选艾附暖宫丸合二仙汤化裁。

方药组成:艾叶6g　香附10g　当归10g　菟丝子15g　川断10g　川芎6g　肉桂6g(后下)　丹参15g　川牛膝10g　仙灵脾15g　仙茅6g

陈慧珍教授认为妇女的体质因素与PCOS发生及证型有密切关系。临床用药常根据患者不同的体质,用药有所侧重,如素体肾虚者,在辨证的基础上酌加菟丝子、巴戟天、肉苁蓉、杜仲温肾补肾;素体脾虚者,加党参、黄芪、白术健脾益气;素体肝郁者,加柴胡、郁金、香附、合欢花、玫瑰花以疏肝解郁;素体阳虚者,酌加补骨脂、制附子、肉桂温阳壮阳;素体痰湿者,选用白术、苍术、白芥子、胆南星、石菖蒲燥湿化痰;湿热体质的人要注意疏肝利胆,清热祛湿,选用茵陈蒿、苦参、薏苡仁、车前草治之。总之,临证时必须注意了解患者的素体状况,全面分析致病原因,以便选用有效的治疗药物。

【典型病例】

病例1:甘某,女,22岁,未婚。2012年9月10日初诊。

现病史:月经停闭6个月。16岁月经初潮,一贯月经推迟,2~3个月一行,经量稍少,曾多方治疗,用西药安宫黄体酮片催经,连续4个周期,用药时尚能正常行经,但停药后月经周期更为延长,时觉腰酸,全身无力。未婚有性生活史,未避孕。胃纳尚可,夜寐一般,二便无异。形体略纤瘦,肤色稍晦黯。彩色阴道B超提示:子宫36mm×40mm×35mm,双侧多卵泡卵巢,血性激素六项检查:LH/FSH>2.8,睾酮:98.05ng/ml。舌质稍紫黯,苔薄白脉沉,重取乏力。妇检:阴毛较多,宫体略小,余未见异常。Lmp:2012年3月7日。尿妊娠试验(-)。

中医诊断:闭经;西医诊断:多囊卵巢综合征

辨证:肾气亏虚,冲任不盛。

治法:补肾益气,调理冲任。

处方:熟地12g　怀山药12g　山萸肉12g　茯苓12g　当归15g　枸杞子15g　杜仲15g　菟丝子18g　紫河车10g　茺蔚子15g　川牛膝15g　党参15g　甘草3g　10剂

二诊:2012年9月18日,服药后腰酸明显减轻,自觉精神较前好,服上药第7天发现阴道流出少许淡红色分泌物,仅用护垫即可,1天即净。舌脉同上,继予上方化裁:

处方:熟地12g　怀山药12g　山萸肉12g　当归15g　杜仲15g　菟丝子18g　川牛膝15g　党参15g　丹参15g　香附10g　紫河车10g　甘草3g　10剂

三诊:2012年9月28日,服完上药后,经血来潮,血量较前略增,血色深红,行经第2天用卫生巾3片,带血4天。舌淡红,苔薄白,脉沉,重取较前有力。继用补肾养血活血之法,仍守前方加减治之。

处方:熟地12g　怀山药12g　山萸肉12g　茯苓12g　当归15g　杜仲15g　菟丝子18g　紫河车10g　党参15g　丹参15g　川牛膝15g　鸡血藤15g　甘草3g　10剂

四诊:2012年10月15日,患者服完上药后,半月方来就诊,喜说近期月经按时来潮,量中,5天干净,经行第1天下腹隐痛,腰略酸软,余无不适。因家庭经济情况稍差,加之厌烦煎药,欲服中成药以巩固疗效,遂予下方:五子衍宗丸(大丸),1丸/次,每日2次,复方丹参滴丸(小丸),8丸/次,每日2次,连续服药

20 天。

五诊:2013 年 2 月 15 日,患者月经延期 15 天未潮,情绪极为紧张,恐上病又犯,查尿妊娠试验阳性。舌象如前,脉略滑。因患者未婚,迫切要求终止妊娠,遂行人工流产术终止妊娠。

病例 2:兰某,女,34 岁,职员,已婚。2011 年 4 月 20 日初诊。

现病史:不孕 10 年,月经后期 9 年,停经 70 余天。患者于 2002 年起,月经推迟,周期为 50～100 天,有时甚至更长,经期 5 天,经量稍少,伴随形体渐丰,曾在多家医院诊治,西药、中药几乎未中断,疗效欠佳,结婚 10 年,夫妻同居,性生活正常,迄今未孕。现停经 70 余天,时觉腰酸腿软,平素纳食、夜寐、二便均如常。查尿 HCG(-),彩色阴超提示:子宫正常大小,双侧多卵泡卵巢。配偶多次行精液检查结果正常。舌紫黯,苔薄白,脉沉。

中医诊断:不孕症,月经后期;西医诊断:原发性不孕,多囊卵巢综合征

辨证:肾气亏虚,痰湿壅盛。

治法:补肾健脾,化痰活血。

处方:仙灵脾 10g　仙茅 10g　巴戟天 10g　菟丝子 18g　紫河车 10g　当归 10g　川芎 8g　法半夏 10g　茯苓 12g　陈皮 15g　丹参 15g　川牛膝 15g　甘草 3g　7 剂

二诊:2011 年 5 月 25 日,药后无不适,月经未潮,舌脉同上。继予上方 7 剂。

三诊:2011 年 6 月 3 日,月经来潮,经量一般,带血 4 天。行经第 1 天小腹轻微胀痛,舌脉如前,守原方出入。

处方:仙灵脾 10g　仙茅 10g　巴戟天 10g　菟丝子 18g　紫河车 10g　紫石英 20g　当归 12g　川芎 8g　法半夏 10g　胆南星 10g　丹参 15g　川牛膝 15g　甘草 3g　10 剂

四诊:2011 年 6 月 14 日,药已,无不适,月经按期来潮,继自行在院外药店照原方购药 10 剂煎服。舌常,脉沉,重取较前有力,现其形体肥胖现象较前有所减轻。效不更方,从此每次经净后服药 5 剂。

五诊:2011 年 11 月 6 日,连续 4 个月,月经正常。现停经已 40 余天,略感体倦。查尿 HCG(+),查血 β-HCG:12315IU/ml,舌淡红,苔薄白,脉沉,予补肾扶脾安胎。

处方:桑寄生 18g　川断 18g　菟丝子 18g　阿胶 10g　川杜仲 15g　党参 15g　白术 12g　白芍 25g　枸杞子 15g　怀山药 15g　甘草 3g　7 剂

六诊:2011 年 11 月 26 日,近日发现阴道流血少许,轻微腰酸,考虑患者此胎来之不易,且年龄近 35 岁,收住院保胎治疗。

病例 3:零某,女,15 岁,学生。2009 年 5 月 16 日初诊。

现病史:反复不规则阴道流血4年余。患者11岁月经初潮,无明显周期性,或10余天一至,或两个月一潮,经期持续10～50天,在南宁多家医院就医,诉外院曾诊为"青春期功能失调性子宫出血"或"多囊卵巢综合征",腹部B超提示"多卵泡卵巢",经外阴视诊及肛查,发现其阴毛偏多,两小腿体毛亦较长,乳晕有两条约2mm长的毛,血性激素六项检查LH/FSH＞2.5,睾酮偏高。间断服用中、西药治疗,症状无明显改善。此次就诊时已阴道流血3周,量时多时少,伴腰酸、头晕面色略㿠白,舌淡黯,苔薄白,脉弱。

中医诊断:崩漏;西医诊断:多囊卵巢综合征

辨证:肾气亏虚,冲任不固。

治法:益气补肾,固摄冲任。

处方:党参18g 黄芪15g 熟地12g 怀山药15g 山萸肉12g 枸杞子15g 菟丝子15g 龟胶10g 蒲黄炭10g 三七粉3g 炙甘草5g 5剂

二诊:2009年5月21日,药后阴道流血明显减少,但仍有大量黯红色分泌物流出,用护垫即可。患者偶感下腹痛,诊断此乃多囊卵巢综合征所致的出血,继予上方剂3剂。

三诊:2009年11月5日,服上药已无阴道黯红色分泌物流出。因故曾停药2月余,刻下月经3月未行,自觉无不适,舌稍紫黯,苔薄白,脉略弱。治以补肾活血。选左归丸合丹参饮加减。

处方:熟地12g 怀山药15g 山萸肉12g 枸杞子15g 川牛膝15g 菟丝子15g 龟胶10g 鹿角胶10g 丹参15g 川芎8g 当归12g 甘草3g 7剂,水煎服,每日1剂。

四诊:2009年11月15日,服上药第5付月经来潮,经量中,色深红,质一般,6天干净,次月经血按时来潮,患母询问可否停药,医者告知再照"三诊方",每月经净后服5剂,连续3个月以巩固疗效。其母表示一定严格执行医嘱。

五诊:2010年5月20日,患诉月经正常已四月,此次经期感冒,时值行经第4天,现经量已少,但仍鼻塞流涕,微咳,暂予桑菊饮加党参、益母草3剂治之。嘱其用六味地黄丸合补中益气丸调理善后。1年后随访其母喜告月经已恢复正常。

【按语】

多囊卵巢综合征临床常表现为异质性,在不同时期,随着环境和生活方式等的变化,该病的病因病机也随之不断变化,需要根据病情发展的不同阶段灵活辨证施治。病例1患者月经初潮年龄偏晚,初潮后一贯月经推迟,经量稍少,形体略纤瘦,肤色稍晦黯,时觉腰酸,宫体略小等,一派先天肾气不足之候,病者属肾虚体质无疑,补肾乃调经之本。超声检查诊为多卵泡卵巢,说明其卵巢内之卵泡膜细胞增生,此种"增生",中医可视为"瘀"。故陈慧珍教授自始至终在补肾的基础上酌予活血化瘀调冲，使其任脉通，太冲脉盛，月事以时下，取得预期疗效。肾藏精，主生殖，肾气旺盛，精血充盈，任通冲盛，月经按时来潮，两精相搏才能生子。若先天不足，或房劳过度，久病耗伤，致肾气虚弱，精血不足，冲任亏虚，温煦无权，则胞宫虚寒不能摄精成孕，《圣济总录》说："女子所以无子，系冲任不足，肾气虚寒故也"。脾胃为气血生化之源，脾胃健旺，冲任气血充盈，才能为受孕提供基本条件。脾失健运，痰湿内生，流注于下，阻塞胞络，影响胞宫气机，则难以成孕。病例2患者婚后未孕10年，长期月事不能以时下，其肾气亏虚可知，加之形体偏胖属痰湿体质，湿浊内停，影响冲任通盛，肾虚、痰湿、瘀血互为因果，致病情缠绵难愈，陈慧珍教授通过补肾健脾，化痰活血，方选二仙汤合二陈汤加减治疗，纵观该患者从月经后期到月经规律，从不孕过渡到妊娠之治疗全过程，体现了中医学补肾化痰活血之法治疗的优越性。病例3患者为室女崩漏，其特点为不规则阴道流血，或暴崩而下，或淋漓不断，或崩闭交替，病程迁延，反复发作。本病多发于月经初潮1～3年内，属西医学之"青春期功能失调性子宫出血"，为妇科临床常见的疑难病症。陈慧珍教授经多年的临床实践，认为该病与肾气未充，体质偏虚有关，其病理特点是以肾气不足，冲任功能失调所致的经血逆乱表现。而肝失疏调、脾不统摄对于经血调节又起着重要作用。辨治特点：宜以出血期与血止期两阶段来治疗。出血期当以止血为要，血止期亦需坚持调养一阶段，方能巩固疗效。少女经病重在治肾，本案选用左归丸合固本止崩汤标本兼治，并借鉴西医学之理论，酌加三七、丹参、川芎等活血化瘀之品，消除局部组织（卵巢内之卵泡膜）的增生，治疗分两个阶段，经行之际治疗用固本止崩汤合左归丸加减。平时治疗则重在补益肝肾，化瘀固本，方取左归丸合丹参饮加减。如此标本兼顾，则能平衡阴阳，调和气血，月经自能恢复正常，治愈了此例反复阴道流血4年余的崩漏患者。陈慧珍教授奉行"衷中参西，为我所用"之宗旨，由此可见一斑。

（班胜　黎敏）

贵州妇科名家

丁启后

　　丁启后（1923—2005年），男，贵阳中医学院教授，著名中医妇科学、中药学专家、中医教育家，首批国家级名老中医，出生于有200余年历史的中医药世家，为黔贵著名丁氏妇科流派第九代传人。丁老从小耳闻目染，受到中医药传统文化的良好熏陶，幼承家训，14岁辍学从师，走上学医行医之路。他1952年创办瓮安草塘联合医院，1954年毕业于贵州省中医进修班，1955年奉调贵州省中医研究所，1960年毕业于南京中医学院高级师资研究班。曾师从擅长妇科临床与研究的一代名医、原贵州省卫生厅副厅长、中医研究所所长、留日学者王聘贤先生多年,得其真传。1965 年奉调贵阳中医学院执教。对中医妇科、中药学造诣精深。曾任贵阳中医学院中药教研室主任,药学系副主任,贵州省第六届人大代表,第七届、第八届人大常委,贵州省中医药学会常务理事。整理出版恩师王聘贤遗著和妇科经验多部;指导传承人总结妇科经验,参编多部著作及论文发表;多次参与全国高等中医药院校教材的编审。丁老凭他高尚的医德,求实的精神,精湛的医术,深得病家的尊重和爱戴。他淡泊名利,甘为人梯,为人师表,深受师生们的尊敬和赞誉。他教学又临床,懂医又懂药,理论又实践,是中医药界难得的人才,在省内外享有盛誉。

【诊治特点】

一、对 PCOS 的认识

多囊卵巢综合征是一种生殖功能障碍与糖代谢异常并存的内分泌紊乱综合征。以持续不排卵、雄激素分泌过多和胰岛素抵抗为临床主要特征的一种妇科常见内分泌疾病。是生育期妇女月经紊乱最常见的原因。该病以患者双侧卵巢囊性增大,并出现月经稀发或闭经、不孕、肥胖、乳房发育不良、多毛、痤疮等症状和体征,其原因尚未十分明确,为常见病,多发病,疑难病。20～25 岁年龄发病率可高达 11.06%。因此,探讨中医药治疗 PCOS 很有临床价值。该病的临床表现,符合中医妇科的"月经后期"、"月经过少"、"闭经"、"崩漏"、"不孕"等病的诊断。丁老认为 PCOS 常因禀赋不足,素体亏虚,多孕多产,劳倦内伤,情志刺激等而导致肝、脾、肾功能失调;当肾阴亏虚明显,也可致心阴肺阴不足。病变脏腑主要责之于肾、脾、肝。主要病理基础是:肾脾虚亏,阴阳失调,气血不和为本;痰湿壅滞,肝郁血瘀,痰瘀内阻为标。主要病机:一是肾脾气虚,损及阳气,痰湿积聚,蕴结体内,浸渍四肢肌肉,则形体肥胖;阳气不足,不能温煦胞宫,冲任亏虚,痰湿脂膜阻滞冲任胞宫,致月经稀少或经闭不来,不能摄精成孕。二是肝肾阴亏,天癸乏源,血海空虚,月经稀少,甚而闭经,不能摄精成孕;阴虚生内热,肺阴受损,肺主皮毛,见痤疮或多毛;热扰冲任可致经行淋漓不净。三是肝气郁结,气滞血瘀,血海不能按时满盈,冲任不能相资,导致月经稀发、闭经、不孕;郁而化热,热邪上逆于肺,见痤疮、多毛。因此,脾肾不足,痰瘀内生,肝肾亏虚,气血不畅致冲任亏虚、或冲任阻滞,或热扰冲任为 PCOS 的主要病因病机。丁老主张以健脾温肾、滋养肝肾、燥湿化痰、疏肝活血为 PCOS 的治疗大法。

二、辨证分型

丁老在临床对多囊卵巢综合征的辨证论治主要分为气虚痰湿型、肝郁血瘀型、阴虚肝郁型三个型。

1. 气虚痰湿型 症见常形体肥胖,月经稀发,月经量少或闭经,不孕,或颜面痤疮,多毛;神疲嗜睡,畏寒肢冷,头晕耳鸣,腰膝酸软,纳少便溏,胸闷痰多,带下量多清稀,或面浮肢肿。舌体胖大,舌苔白腻,脉沉迟无力或沉细滑。

2. 肝郁血瘀型 症见月经稀发,月经量少或闭经,经来腹痛,经色紫黯夹血块,不孕,或颜面痤疮,面长黯斑;胸胁或少腹胀刺痛,经前加重,抑郁寡欢。舌黯或有瘀斑,脉沉弦或沉涩。

3. 阴虚肝郁型 症见常形体不胖,月经稀少或闭经,或经来淋漓不净,不孕,颜面痤疮或多毛;咽干口燥,头晕耳鸣,两目干涩,失眠多梦,腰膝酸痛,心烦易怒,胸胁疼痛。舌黯红,薄黄少苔,脉细数。

三、方药应用特点

1. 用方特点 丁老治疗多囊卵巢综合征选方用药上主要有 2 个特点:一是循古而不泥古,应用灵活,如治疗肝肾阴血亏虚证为主的 PCOS,选用古方"左归丸",尊重原方重用熟地,全方采用。如阴虚生热,津液不能上承,口干咽燥,常加天冬、麦冬、玉竹、地骨皮等养阴清热,生津止渴;面长痤疮,加北沙参、玄参、连翘、金银花养阴清热,凉血解毒;如肾阴不足,心肾不交,失眠多梦,心悸不宁,常加酸枣仁、柏子仁、五味子、莲子心、炙远志、百合等清心敛阴,养心安神,交通心肾之品。又如治疗痰湿瘀阻型的 PCOS 常用古方苓桂术甘汤和苍附导痰丸原方应用,灵活加味。如面浮肢肿,常加胆南星、泽兰、益母草涤痰、活血、消水湿;腹胀纳呆,加神曲、砂仁开胃醒脾,助脾化湿;畏寒肢冷明显,白带量多,加制附子、淫羊藿、巴戟天以温化寒湿,温肾助阳;用方中常加当归、川芎调经助孕。可见丁老遵古方而不泥古方,方药应用灵活,疗效尚佳。二是经验方的灵活应用。丁老在数十年的临床实践中积累了丰富的经验,总结了不少临床行之有效的经验方。如肝郁气滞,肾虚痰瘀 PCOS 所致不孕症,用经验方"疏肝活血种玉汤"治疗。该方肝肾与气血同调,郁滞与痰瘀并袪,寓补益于袪邪之中。如脾肾阳虚,痰湿阻胞 PCOS 所致闭经,用经验方"苓桂导痰调经汤"治疗,该方健脾温肾,燥湿化痰,活血调经。这些经验方组方缜密,药用精当,疗效肯定。总之,丁老治疗 PCOS 所致月经稀发、月经量少、闭经、不孕症有独到的见解和经验。

2. 常用药对

(1)益母草配泽兰:益母草味辛、苦,性凉,归心、肝、膀胱经,具活血袪瘀、消水调经之功。泽兰味苦、辛,微温,归肝、脾经,具活血化瘀,行水消肿之功。丁老常用两药配伍治疗 PCOS 痰湿壅滞,痰瘀阻络,见形体肥胖,带下量多者,以行水消肿,活血化瘀,助化痰湿,袪除瘀滞。

(2)香附配郁金:香附性平,味辛、微苦,入肝经。具疏肝理气,调经止痛之功。郁金辛、苦,性寒,归肝、心、肺经,具行气化瘀,清心解郁之功。丁老常用两药配伍治疗 PCOS 肝气郁结,气血瘀滞致月经量稀少,经闭、痛经,胸腹胀刺痛等症,使气行血行,血行气畅,使冲任胞脉通利。

(3)神曲配砂仁:神曲性温,味甘、辛,归脾、胃经,具健脾和胃,醒脾消食之功。砂仁味辛,性温,归脾、胃经、肾经。具温脾化湿,开胃理气之功。丁老常用两药配伍治疗 PCOS 见脾虚难运,痰滞食积,脘腹胀满、食欲不振等症。

(4)桂枝配制附子:桂枝辛、甘,性温,归肺、心、膀胱经,具解表和营,通阳散寒,温化水气,通络活血之功。附子辛、甘,大热,归心、肾、脾经,具补火助阳,散寒止痛之功。丁老常用两药配伍治疗 PCOS 脾肾阳虚,阴寒内盛,痰瘀阻胞,宫寒不孕、闭经、痛经等。桂枝擅温经散寒,通阳化水,通络活血;制附子擅补火助阳,消阴寒水湿,两者相得益彰。

(5)白芥子配法半夏:白芥子性温,味辛,入手太阴经,为温里化痰药,其性走散,有开宣肺气,透达经络,尤善去寒痰及皮里膜外之痰,散结消肿之功。法半夏辛、温,归脾、胃、肺经。有燥湿化痰,和胃止呕之功。丁老常用两药配伍治疗 P-COS 脾肾阳虚,阴寒内盛,痰瘀阻胞,见胸胁胀满,反胃泛恶,呕吐痰涎,纳呆便溏等。

【典型病例】

病例1:李某,女,28岁,已婚,营业员。于1996年2月26日初诊。

主诉:因产后月经稀少,停经6个月。

现病史:患者月经15岁初潮,月经基本对月来潮,经量中等,经色黯红,带下正常。婚后4年,2年前顺产一女婴,哺乳10个月,奶汁不丰,产后四月上环。自述产后劳累,调摄不好。哺乳期间来月经1次,量少色淡黯,2天干净。停哺乳后半年经来2次,量少明显,可不用纸垫。就诊时已停经6月,体重增加明显,带下量多,神疲嗜睡,头晕头重,少气难言,腰膝酸软,四末不温。舌胖黯,边有齿痕,苔白厚腻,脉沉细滑。见某医院 B 超报告:双侧卵巢多囊改变,子宫内膜厚5mm,诊为"多囊卵巢综合征",给激素达英-35 未服用。

中医诊断:闭经;西医诊断:多囊卵巢综合征

辨证:脾肾阳虚,痰湿阻胞。

治法:健脾温肾,燥湿化痰,活血调经。

处方:苓桂导痰调经汤(经验方)加味。

党参15g　茯苓15g　炒白术15g　苍术15g　香附15g　陈皮12g　枳壳15g　半夏12g　胆南星12g　川芎15g　神曲12g　当归15g　桂枝15g　制附子10g(先煎)　泽兰15g　益母草15g　甘草6g

每日1剂,水煎服,每日3次,每次200ml,服2周,忌贪凉,加强锻炼。

二诊:1996年3月12日,服药后白带减少,神疲乏力等症状有改善。上方加淫羊藿15g,巴戟天15g,续服2周。

三诊:1996年3月28日,月经未来潮,小腹隐胀痛,舌苔薄腻。B 超:子宫内膜7mm。上方加桃仁、红花服至经来。

四诊:1996年4月26日,4天前月经来潮,量不多,用卫生巾2个。上方去泽兰,服至下次经来。

五诊:1996 年 6 月 10 日,月经 40 多天来潮,量增多,用卫生巾 4 个,3 天净,体重减轻 3kg,其余症状明显好转,患者要求服中成药,用妇科再造丸调理 3 月。以后经来 30～35 天一至,量中等。

病例 2:李某,女,29 岁,农民。于 1985 年 6 月 15 日初诊。

主诉:婚后 6 年不孕。

现病史:自述婚后 6 年未孕,配偶生殖功能正常,未避孕而未孕。月经自 17 岁初潮开始周期常推后,40～50 天来潮 1 次,偶可推至 3～6 月来潮,量少色黯红夹小血块,每次用卫生巾不足半包,3 天净。在农村基层医院曾接受中医、西医间断治疗无明显效果。平时胸胁胀刺痛,下腹胀痛,经前加重,带下量多,自幼体胖。1 年前曾在贵阳某医院诊为"多囊卵巢综合征",并做"双侧卵巢楔形切除"。术后月经约 40 天左右一至,仍未孕。就诊时月经干净 14 天,见形体肥胖,情绪忧郁,述胸闷乳胀,口内咸腻,腰酸不适。舌黯,苔薄腻,脉细弦滑。Lmp:1985 年 5 月 28 日。

中医诊断:不孕症;西医诊断:多囊卵巢综合征,原发性不孕症

辨证:肝郁气滞,肾虚痰瘀。

治法:疏肝理气,祛瘀化痰,调经助孕。

处方:疏肝活血种玉汤(经验方)加味。

北柴胡 12g　炒白术 12g　白芍 12g　川楝子 12g　当归 12g　川芎 12g　香附 12g　胆南星 12g　茯苓 12g　苍术 9g　陈皮 9g　丹参 12g　月季花 12g　益母草 15g　桂枝 10g　甘草 6g

水煎内服,每日 1 剂,每日 3 次,每次 200ml,服至经来。嘱注意情志调理,适宜锻炼,控制体重。

二诊:1985 年 7 月 12 日,服药三周,月经 6 天前来潮(周期 38 天),色稍转红,量少不多,3 天干净,胸闷等症状有减轻。上方去红花,加菟丝子 15g,淫羊藿 12g,每日 1 剂,服至经来。

三诊:1985 年 8 月 25 日,月经 7 天前来潮,周期 39 天,量增多,用卫生巾 5 个,4 天干净,以上症状明显减轻。上方去胆南星、月季花、益母草,加巴戟天 15g,枸杞子 15g,覆盆子 15g,调经助孕,服至经来。

四诊:1986 年 10 月 2 日,月经 6 天前来潮,周期 37 天,经量增多,用卫生巾 7 个,4 天干净,自述体重减轻 3kg。方不更张,续服。

五诊:1986 年 11 月 10 日,服药后月经 35 天来潮,经量正常,5 天干净。因在农村无条件做相关的辅助检查,嘱其停药试孕。

六诊:1987 年 2 月 20 日,已停经 62 天,确诊早孕。

病例 3:肖某,女,28 岁,贵阳清镇市牛场镇农民。于 2003 年 8 月 20 日

初诊。

主诉:因葡萄胎后不避孕 2$^+$ 年未孕。

现病史:自述 5 年前结婚,婚后半年受孕,早孕反应重,停经 3 月后出现阴道流血伴小腹隐胀痛,到当地县医院诊断为"葡萄胎"。当即收住院,按"葡萄胎"常规处理,清宫 2 次,述第一次清宫出血较多,第二次清宫术后阴道流血半月干净。出院后常感口干舌燥,夜间盗汗,手足心烦热,腰膝酸软,睡眠不实。月经 3 个月复潮,量少明显,用卫生巾 2 片。以后月经常推后 2~3 个月 1 次,量不多。患者遵医嘱用避孕套避孕 2 年后试孕而 2$^+$ 年未孕,在农村未明确诊断和规范治疗。因盼子心切,每至月经逾期不来,常有早孕反应,月经来潮后又失望不已。就诊时患者形体消瘦,少言寡语,面有黯斑,问及病情潸然泪下。除上述症状外,还有乳胀胸闷,带下量少等症状。月经仍为 2~3 个月来潮 1 次,量不多,色黯,有小血块。舌体瘦黯红,苔薄黄少津,脉沉细数。就诊时已停经 42 天,B 超提示:"双卵巢多囊改变,子宫内膜 4mm"。子宫输卵管碘油造影术示:"子宫形态正常,双侧输卵管通畅,无结核征象。"女性性激素检查:FSH:7.52IU/L,LH:18.21 IU/L,PRL:22.01μIU/ml,E$_2$:72.12ng/L,Pro:2.17μg/L,T:1.67μg/L;LH/FSH 比值>2.0。妇科检查:外阴阴道(-),宫颈光滑,子宫前位,正常大小,活动尚好,双侧附件(-)。

中医诊断:不孕症;西医诊断:多囊卵巢综合征,继发不孕症

辨证:肝肾阴虚,肝郁血瘀。

治法:滋养肝肾,疏肝活血,调经助孕。

处方:左归丸加味。

熟地黄 30g 菟丝子 15g 龟板胶 15g(烊化) 鹿角胶 15g(烊化) 山药 15g 山茱萸 12g 枸杞子 15g 怀牛膝 12g 柴胡 10g 丹参 15g 当归 15g 川芎 15g 香附 15g 玉竹 15g 地骨皮 12g

每日 1 剂,水煎内服,每日 3 次,每次 200ml。嘱其注意情绪调理,少食辛辣油腻食物,鼓励患者树立信心,有望生子。如服药后无不适,上方服至经来,月经期停服,月经干净 2 天后续服药。

二诊:2003 年 9 月 30 日,服药 5 周后月经在 5 天前来潮(周期 77 天),经量稍增,3 天净,经来腰膝酸软,口干盗汗,乳胀症状均有减轻。情绪较初诊时明显好转,可见笑颜。方不更张,续服至经来。

三诊:2003 年 11 月 2 日,服药 50 天月经在 7 天前来潮,量增多,用卫生巾 7 片,5 天净,余症改善明显。上方续服,并嘱患者经来 3 天复查女性性激素。

四诊:2004 年 1 月 5 日,月经 40 天来潮,经量尚可,来潮第 3 天复查女性性激素 LH/FSH 比值已正常。上方去丹参、怀牛膝、柴胡,加覆盆子 15g,续服至月经来潮后停药试孕。

五诊：2004年5月5日，Lmp：3月16日，已停经50天，尿HCG阳性，B超提示宫内妊娠。

【按语】

病例1是产后劳累，调摄不好，气血亏虚，乳汁不多，喂养孩子长期疲劳而致多囊卵巢综合征。因劳则伤气，精血化源不足，血海空乏，又脾虚水湿不化，损伤阳气，脾肾阳虚，形盛多痰，脂膜阻胞，至停哺乳后月经稀少甚而经闭不来。该闭经如古人在《兰室秘藏》所云："妇人脾胃久虚，或形羸气血俱衰而致经水断绝不行"。《女科切要》又曰："肥白妇人，经闭而不通者，必是湿痰与脂膜壅塞之故也"。经验方苓桂导痰调经汤实为苓桂术甘汤和苍附导痰丸加味而成。苓桂术甘汤出于《金匮要略》，由茯苓、桂枝、白术、甘草组成，具温阳化饮、健脾利湿的功效。苍附导痰丸出自《广嗣纪要》卷四，由茯苓、半夏、陈皮、苍术、香附、南星、枳壳、川芎、生姜、神曲等组成，功效健脾燥湿化痰，涤痰理气解郁。丁老于上方中加党参、当归益气养血调经；制附子补火助阳，散寒止痛；益母草、泽兰活血化瘀，行水消肿；三药助化痰湿；甘草调和诸药。初诊方健脾燥湿，温阳化痰，益气养血，活血调经。治疗中加淫羊藿、巴戟天取"经水出诸肾"、"痰湿非温不化"之意，取效后以补养肝肾、养血调经之妇科再造丸善后。

病例2是自幼月经稀少，体型肥胖，本为肾虚痰湿之体，加之婚后多年不孕，情怀不舒，致肝郁血瘀，使痰瘀阻滞胞宫，经血稀少，不能摄精成孕。患者符合"多囊卵巢综合征"诊断。就诊时肝郁血瘀，痰湿阻胞症状突出，丁老治疗以疏肝理气，活血化瘀，化痰除湿为先。初诊方中北柴胡、炒白术、当归、白芍、川楝子、甘草、香附疏肝柔肝，调理肝脾；胆南星、茯苓、苍术、陈皮醒脾化痰；当归、川芎、丹参养血活血调经；月季花、益母草祛瘀调经，益母草又有利水消肿之功，可助祛痰化湿；桂枝温通经脉，善通阳气，与茯苓、白术配伍化阴寒痰湿。当肝郁痰瘀症状明显缓解后，丁老在方中适宜取舍，加菟丝子、淫羊藿、巴戟天、枸杞子、覆盆子温补肾阳，滋养肾精之品。全方疏肝活血，化痰消滞，补肾助孕获效。

病例3是因葡萄胎后二次清宫，流血较多而致多囊卵巢综合征。中医认为，阴血大亏，血海空乏，月经稀少；口干舌燥，夜间盗汗，手足心烦热，腰膝酸软，睡眠不实，带下量少等症，均因肝肾阴虚，精血不足所致；因数年不孕，盼子心切，情怀不舒，久致肝郁血瘀，面有黧斑，乳胀胸闷，气机郁滞，致冲任不畅，加重月经稀少。肝肾阴虚，冲任阻滞，不能摄精成孕。丁老用左归丸加味获效，左归丸出自《景岳全书·新方八阵》。方中重用熟地黄为君药，甘温滋肾，填补真阴；菟丝子、枸杞子补肝肾，益精血；鹿角胶、龟板胶合用，可沟通任督二脉，共助熟地益精填髓，滋补真阴之力；山药、山茱萸滋肾补脾固精，涩精敛汗；牛膝补肝肾，壮腰膝并引药下行。丁老在上方中加柴胡、香附疏肝理气；丹参、当归、川芎养血活血调经；玉竹、地骨皮养阴清热。诸药合用，滋补肝肾，益精填髓，疏肝活血，调经助孕获效。

以上三病例均为多囊卵巢综合征而致闭经、不孕症。病例 1 是脾肾气虚,阳气不足,痰湿阻胞而致闭经,拟健脾温肾,燥湿化痰,活血调经治愈;病例 2、3 均为不孕,一为原发性不孕症,一为继发不孕症,病例 2 为肝郁气滞,肾虚痰瘀之不孕,拟疏肝理气,祛瘀化痰,滋肾温肾,调经助孕获效;病例 3 为肝肾阴虚,肝郁血瘀之不孕症,拟滋养肝肾,填精益髓,疏肝活血,调经助孕得子。以上分析可见,无论什么原因所致 PCOS 闭经或不孕症,瘀滞为其共同的病理基础,活血祛瘀调经法应视为治疗常法。同为 PCOS 致闭经、不孕症,丁老辨证灵活,方药应用精当,采用不同法则,不同方药终获良效,可谓同病异治耳。

(丁丽仙)

何成瑶

何成瑶,女,75 岁,贵阳中医学院教授,博士生导师,原贵阳中医学院妇科教研组主任、第二附属医院妇产科主任。何成瑶教授早年毕业于贵阳医学院,20 世纪 70 年代参加高等院校西学中班学习,曾在成都中医学院进修中医妇科,师从妇科名中医卓雨农的传人卓启墀、王渭川、王祚久老师。从医 50 年,对中医妇科进行了艰苦的实践探索,在妇产科教学、医疗、科研方面做出了较大贡献。医风朴实,医德高尚,兢兢业业,获第四、五批全国名老中医指导老师称号。其重视基础研究,善于整体把握,补肾贯穿始终。在治疗中坚持求因治本,治标治本相结合,以治本为重。坚持中西医结合,以中医为主,强调辨证与辨病相结合。善于把握异病同治和同病异治。娴熟运用中西医有关理论指导妇产科教学、科研和临床工作。善于运用中西医结合模式治疗妇科常见病、多发病、疑难杂症,特别是不孕不育症,经验丰富,疗效肯定,特色鲜明,颇受推崇,已形成一定优势,慕名前来就诊的患者络绎不绝,在贵州省乃至外省妇科界有一定的知名度和社会影响力。发表学术论文 20 余篇。

【诊治特点】

一、对 PCOS 的认识

多囊卵巢综合征是一种发病多因性、临床表现多态性的内分泌综合征。以月经紊乱、不孕、多毛、肥胖、双侧卵巢持续增大,以及雄激素过多、持续无排卵为临床特征。其内分泌特征是高雄激素血症、高胰岛素血症以及代谢综合征等。其病机与肾虚、肝郁、痰湿、血瘀、郁热等因素有关。肾藏精、主生殖,胞络系于肾。肾有阴阳二气,五脏的阴阳皆以肾阴肾阳为根本。"五脏之伤,穷必及肾"。肾的功能作用在女性生理及病理上处于主导地位,肾气的盛衰是决定人体发育、生殖和衰老的根本,女性的经孕产乳生理功能无一不是肾脏正常生理功能的体现。中医病因病机主要在于肾阴虚,天癸不足,阴虚及阳,阳虚则致痰湿壅阻,但阴虚心肝气郁,又易化火,火旺则毛发易长,皮肤粗糙,面部痤疮,月经后期,甚至闭止。其产生又与脾胃有关,所谓"脾为生痰之源",后天水谷不能运化就可以产生痰湿,究其妇科月经而论,其痰湿的根源在于肾。肾为五脏阴阳之本,肾之阳气,职司气化,主前后二阴,有调节水液,推动月经周期演变的作用。若先天肾气不足,或后天肾气受损,冲任不足,气化不力,故不能推动月经,以致闭经;水液精微失运,停聚而成痰湿,痰湿积聚,脂膜壅塞,体肥多毛,或痰湿凝聚而致卵巢增大,包膜增厚,痰瘀成癥。可见此疾病发生最为密切的脏腑是肾、肝、脾三脏。临床辨证常以脏腑辨证、气血辨证等为主,注意辨证与辨病相结合。

二、辨证分型

1. 肾虚痰湿型　肾为先天之本,元气之根。先天不足,房事不节,肾气亏虚,则冲任二脉虚衰,不能摄精成孕。肾阳虚,命门火衰,气化不足,聚湿成痰,痰阻经络,症见婚久不孕,月经量少,月经周期延后或闭经,腰膝酸软,带下清稀,畏寒,困倦乏力,小腹有冷感,舌淡胖嫩有齿痕、苔薄白,脉沉细或细弱。

2. 脾虚痰阻型　脾胃虚弱,或饮食劳倦,或忧思过度,脾气劳伤,水湿不化,聚而成痰,冲任受阻,脾虚化源不足,痰湿不化,遮隔子宫,不能摄精成孕。症见婚久不孕,神疲乏力,嗜睡,月经量少、月经后期或闭经,经色淡,体型肥胖,四肢倦怠,大便溏薄,舌淡胖,脉虚弱。

3. 气滞血瘀型　肝主疏泄,性喜条达,若七情内扰,疏泄失常。症见月经紊乱或经闭、不孕,毛发浓密,郁而化热,湿热上逆,颜面痤疮,胸闷胀痛,乳房作胀,烦躁易怒,大便干结,舌质紫黯夹瘀点,脉沉弦。

三、方药应用特点

中药治疗方面,何成瑶教授治疗 PCOS 的各型以以下两个经验方即妇科调经 1、2 号方加减治疗。

1. 妇科调经 1 号方

药物组成:鹿角霜 12g　巴戟天 12g　枸杞子 12g　杜仲 12g　菟丝子 15g　阿胶 12g　熟地 10g　当归 10g　覆盆子 12g　党参 15g　白术 10g　黄芩 10g　苏梗 10g　砂仁 6g(后下)　麦冬 12g　白芍 10g　五味子 10g　炙甘草 6g　大枣 6 枚

2. 妇科调经 2 号方

药物组成:覆盆子 12g　车前子 12g　枸杞子 12g　五味子 12g　菟丝子 15g　当归 10g　川芎 10g　牡丹皮 10g　赤白芍各 12g　茯苓 10g　法半夏 10g　牛膝 12g　桃仁 10g　山药 12g　山茱萸 12g　生熟地各 10g　香附 10g　炙甘草 6g

采取月经周期的分阶段调治方案,根据月经周期的气血阴阳变化来指导用药,取得了较好疗效。通过采用周期调治的方法,围绕调畅气血、从阴引阳的模式,即滋肾益阴养血与阴中求阳、阴阳共济循序进行,将调月经、促排卵、助妊娠等基本环节充分协调统一起来。周期调经法是按照月经周期的四分期模式随时调整治疗方案,围绕经间期促排卵而展开治疗的。即经后期以滋肾益阴养血为主;经间期以补肾活血为主促进排卵;经前期治以补肾助阳,温肾暖宫;行经期以因势利导,行气活血。以妇科调经1号方加减在经后期、经间期或非经期以补肾健脾调周;以调经2号方加减滋阴补肾,活血调经,促经血下行;偏肾阳虚加仙茅、仙灵脾、巴戟天、肉苁蓉等;偏肾阴虚加女贞子、旱莲草、川续断、香附等。偏痰湿者配伍赤芍、茯苓、半夏、陈皮、胆南星等化痰之品,同时配合丹参、穿山甲、红花活血通络促排卵。若肝郁化火,结合清肝泻火,临证时以妇科调经1号方加牡丹皮、赤芍、牛膝、生麦芽、鸡内金、生山楂、柴胡等加减治疗。对合并胰岛素抵抗者,结合二甲双胍类药物治疗,不仅可改善胰岛素抵抗状态,且能纠正与胰岛素相关的代谢紊乱;睾酮高者,可以予"达英-35"口服治疗,配合以上中药内服,中西医结合治疗可提高临床疗效。并叮嘱患者清淡饮食,加强运动。

【典型病例】

病例1:张某,17岁,学生。于2009年9月15日就诊。

主诉:月经失调3年,伴停经3个多月。

现病史:患者初潮10岁,既往月经不规律,月经周期3~6个月一行,经期5天,量少,色黯红,无血块。形体肥胖。曾在外院诊断为"多囊卵巢综合征"(未见实验室检查结果),服"二甲双胍"、"达英-35"等药治疗3月月经正常来潮,停药后月经再次出现停闭不潮。此次来我院就诊时月经停闭3月未来潮,体重增加,伴胸闷烦躁,面色晦黯,皮肤黝黑。舌淡紫,边有齿痕。苔薄白,脉沉弱。实验室检查:睾酮、胰岛素升高(睾酮3.95nmol/L,空腹胰岛素值25mU/L);妇科B超未见明显异常,子宫内膜厚0.6cm。Lmp:2009年6月7日。

中医诊断:月经后期;西医诊断:多囊卵巢综合征

辨证:肾虚痰湿阻滞。

治法:补肾燥湿化痰,活血调经。

处方:妇科调经2号加三棱15g,莪术15g,胆南星10g,红花10g,蒲黄10g,水煎服,每日1剂,日3次,每次150ml,半月复诊。在服中药同时加服"二甲双胍"治疗,500mg,每日3次,连服3月。

二诊:2009年9月30日,月经未潮,感下腹部胀痛,上方有效,继服前方加益母草20g。服至月经来潮,若月经来潮量多则停药。

三诊:2009年10月28日,服药后,Lmp:10月25日,量少,色黯红,有血块,伴经行腹痛,舌淡紫,苔薄白,脉细滑。上方去三棱15g,莪术15g,牛膝12g,蒲黄10g,加小茴香10g,蛇床子10g(服法同前)。半月复诊。

四诊:2009年11月18日,此次月经7天干净,以妇科调经1号方加牡丹皮

10g,赤芍 12g,茯苓 10g,法半夏 10g,胆南星 10g(服法同前)。此方至下次月经来潮。

五诊:2009 年 12 月 28 日,Lmp:12 月 18 日,周期 53 天,经期 7 天,量较前有所增加,嘱其加强锻炼,生活规律,饮食有节。继服前方。

六诊:2010 年 2 月 8 日,Lmp:2010 年 2 月 4 日,周期 46 天,经期 7 天,量中,经行腹痛较前明显缓解。体重减轻 3kg,面部痤疮减少。复查睾酮 2.95nmol/L,空腹胰岛素 20mU/L。继续调控饮食,加强锻炼。

病例 2:何某,女,34 岁,已婚,于 2010 年 3 月 4 日就诊。

主诉:因产后 5 年未避孕未孕。

现病史:患者 5 年前顺产分娩一女婴,产时、产后流血不多,此后因过度劳累,出现月经周期推后,月经周期 35～40 天,经期 2～3 天,量少,色黯红,质稠,无经行腹痛,患者未进行系统检查及治疗。伴形体肥胖,纳少,神疲乏力,口干。舌淡苔少,脉沉细。Lmp:2010 年 2 月 10 日。B 超示"双侧卵巢内多个小卵泡,一个切面有 8～10 个"。女性性激素六项示:睾酮高(2.98nmol/L);双侧输卵管造影示"双侧输卵管通畅"。妇科检查:外阴阴道阴性,宫颈肥大,子宫后位,正常大小,质中,活动可,双侧附件阴性。

中医诊断:不孕症;西医诊断:多囊卵巢综合征

辨证:脾虚痰湿阻滞。

治法:健脾补肾,除湿化痰,活血调经。

处方:妇科调经 1 号方加牡丹皮 10g,赤芍 10g,茯苓 10g,法半夏 10g,蒲黄 12g,三棱 10g,莪术 10g,红藤 15g,败酱草 15g。水煎服,日 3 次,150ml/次,半月复诊。服中药的同时加服"达英-35"口服,每日 1 次,1 次 1 粒。连服 3 月。

二诊:2010 年 3 月 20 日,服药后无特殊不适,Lmp:2010 年 3 月 18 日,量少,前方去三棱 10g,莪术 10g,红藤 15g,败酱草 15g,加益母草 15g,泽兰 15g,丹参 12g,水煎服,日 3 次,每次 150ml,半月复诊。

三诊:2010 年 4 月 5 日,此次月经行经 5 天即净,周期 38 天,自述胸闷、乏力,口干,予妇科调经 1 号方加牡丹皮 10g,赤芍 10g,茯苓 10g,法半夏 10g,丹参 12g,瓜蒌壳 12g,天花粉 15g(服法同前)。服至下次月经来潮复诊。

四诊:2010 年 5 月 30 日,服药后患者未能按时复诊,其末次月经、末次前月经分别于 4 月 23 日和 5 月 25 日来潮,周期为 35 天和 32 天,经期为 5 天。口干症状较前缓解,带下量多,故上方加黄芪 20g,薏苡仁 30g,芡实 15g(服法同前)。

五诊:2010 年 6 月 30 日,服药后无不适,Lmp:2010 年 6 月 27 日,周期 32 天,量中,有小血块,伴下腹隐痛。予妇科调经 2 号方加三棱 10g,莪术 10g,胆南星 10g,炒白术 15g,嘱经净停服。继以妇科调经 1 号方加丹皮 10g,赤芍 10g,茯苓 10g,法半夏 10g,丹参 12g(服法同前)。2 个月后复诊。

六诊:2010 年 9 月 20 日,自述症状缓解,复查 B 超示"子宫、附件未见明显异常"。女性激素睾酮值正常 2.83nmol/L。后电话追踪其半年后受孕。

病例 3:陈某,女,25 岁,未婚。于 2010 年 2 月 23 日就诊。

主诉:月经稀发 3 年。

现病史:患者月经初潮年龄 13 岁,3 年前无明显诱因出现月经周期推后,周期 40~60 天,经期 2 天,量少,色淡红,质稀,无经行腹痛。Lmp:2010 年 2 月 10日。曾于外院诊为"多囊卵巢综合征",予以"达英-35"口服半年,服药期间月经周期正常,月经量中,色黯红,质中,停药后月经周期仍然推后,40~60 天一行。就诊时精神欠佳,形体肥胖,多毛,面部痤疮。舌淡紫苔薄白,脉沉细。查女性性激素六项示"睾酮升高(3.15nmol/L)"。

中医诊断:月经后期;西医诊断:多囊卵巢综合征

辨证:肾虚痰湿,气滞血瘀。

治法:补肾燥湿化痰,活血调经。

处方:妇科调经 1 号方加法半夏 10g,胆南星 10g,茯苓 10g,三棱 10g,莪术 10g,牡丹皮 10g,赤芍 10g,桃仁 10g,红花 10g,益智仁 15g,水煎服,日 3 次,150ml/次,半月复诊。

二诊:2010 年 3 月 7 日,患者服药后无特殊不适,继服上方(服法同前)。服至月经来潮复诊。

三诊:2010 年 3 月 21 日,Lmp:2010 年 3 月 20 日,周期 40 天,量少,无腹痛,舌淡紫苔薄白,脉沉细。予以妇科调经 2 方加鸡血藤 15g,胆南星 10g,鹿角霜 15g,红藤 15g(服法同前)。口服中药同时,加服"达英-35",每日 1 次,1 次 1粒(月经来潮第 5 天开始服用)。连服 3 个月。

四诊:2010 年 4 月 30 日,服药后 Lmp:2010 年 4 月 20 日,周期 30 天,经期 5 天,量较前稍增多。感乏力,眠差,妇科调经 1 号方加黄芪 20g,酸枣仁 15g,夜交藤 15g,合欢皮 15g,柴胡 10g,广木香 10g(服法同前)。2 个月后复诊。

五诊:2010 年 6 月 23 日,Lmp:5 月 20 日,6 月 22 日来潮,量同前,故予以调经 2 号方加鸡血藤 15g,泽兰 15g,三棱 10g,莪术 10g 促经血下行(服法同前)。2 个月后复诊。

六诊:2010 年 9 月 15 日,患者 2 月后复诊,体重较前减轻 5kg,复查女性性激素,睾酮降至正常。月经周期基本恢复正常,35~37 天,经量较前增多,面部痤疮及其他症状较前明显改善。续以妇科调经 1 号加法半夏 10g,牡丹皮 10g,胆星 10g,茯苓 10g,柴胡 10g,广木香 10g,调理 1 个月后停药。

【按语】

病例 1 为多囊卵巢综合征因肾虚痰湿阻滞之月经后期案。中医学对月经停闭的论述非常丰富,早在《内经》就提出心营暗耗,脾运失司可导致经闭,《傅青主女科》提出"经水出诸肾","经本于肾"的观点。因此,闭经的发病机制,多责之于虚实两端。虚者因精血不足,源断其流,冲任不充,血海空虚,无血可下;实者多为实邪阻隔,冲任不畅,脉道不通,经血无路可行。何成瑶教授认为月经停闭当以肾虚论治,通过补肾兼以疏肝,养血活血,调整月经周期,调整卵巢功能,以达到促进排卵的目的。此病患者素体先天禀赋不足,导致冲任亏虚,血海不能按时满盈,致月经停闭不来。加之素体肥胖,痰湿内盛,痰湿下注冲任,胞脉闭塞,经血不得下行,加重其月经的停闭不来。因此以补肾健脾,调补冲任的妇科调经1号方加化痰除湿之品,在经后期、经间期或非经期以补肾健脾调周;方中鹿角霜、巴戟天、枸杞子、杜仲、菟丝子、覆盆子滋肾补肾,阿胶、熟地、白芍、当归、党参、白术、黄芩、苏梗、砂仁、大枣、麦冬、五味补气健脾,调和气血,全方共奏补肾健脾养血固冲任之功。以调经2号方中覆盆子、车前子、枸杞子、五味子、菟丝子滋阴补肾,牡丹皮、赤白芍、茯苓、法夏、山药、山茱萸、生熟地滋补肾阴,活血调经,当归、川芎、牛膝、桃仁、香附促经血下行;偏肾阳虚加仙茅、仙灵脾、巴戟天、肉苁蓉等;偏肾阴虚加女贞子、旱莲草、川断、香附、益母草等。妇科调经2号方源自《刘奉五医案》"五子衍宗丸"方,用于补肾益精,活血调经促排卵。本病辨证应以肾虚痰湿、脂膜壅塞为主,在补肾的基础上,配伍赤芍、牡丹皮、茯苓、半夏、陈皮、胆南星等化痰之品;同时配合丹参、穿山甲、红花活血通络促排卵。对本病的辨证应以全身症状为依据,结合病史及舌脉,分清虚实。其治疗原则,应本着"虚则补而通之,实则泻而通之",虚实夹杂者当补中有通,攻中有养,同时注意治疗原发疾病。此例患者形体肥胖,结合其月经的期、量、色、质以及舌脉,辨证为肾虚痰湿阻滞型。采取中西医结合方法,同时抓住患者为青春期的特点,泻中有补,方可取效。

病例2为多囊卵巢综合征因脾虚痰湿阻滞之不孕症。《女科切要》云"肥白妇人,经行而不通者,必是湿痰与脂膜壅塞之故也"。患者病起于产后过度劳累,损伤脾气,"脾为生痰之源",后天水谷精微运化不利产生痰湿,经脉受阻,冲任失调则月经不调;加之形体肥胖为痰湿之体,躯脂满溢,遮隔子宫,不能摄精成孕。朱丹溪《丹溪心法》中指出:"若是肥盛妇人,禀受甚厚,恣于酒食之人,经水不调,不能成胎,谓之躯脂满溢,闭塞子宫,宜行湿燥痰"。故多采用"健脾化痰除湿,调补冲任"法治疗。何成瑶教授在治疗此病时,本着《景岳全书·妇人规》所说:"五脏所伤,穷必及肾。此源流之必然,即治疗之要着"。故除用健脾补肾,化痰除湿,行气活血以上常规治法外,非常重视补肾,肾为冲任之本,生殖之根,故重用温补肾阳,滋养肾阴之鹿角霜、巴戟天、枸杞、杜仲、菟丝子、阿胶、熟地,以达到经调子嗣,标本兼治的目的。

病例3为多囊卵巢综合征因肾虚痰湿,气滞血瘀所致之月经后期案。患者病程较长,病情反复而出现情志抑郁不舒,加重瘀滞,肾虚阳气不足,脾失健运,痰湿内生,痰瘀互结,阻滞胞脉胞宫所致,经血不得如期下行致月经后期。"七情内伤郁而生痰",心肝气郁,又易化火,火旺则毛发易长,皮肤粗糙,面部痤疮,加重月经后期。本病的辨证应分青春期和育龄期两阶段论治,青春期重在调经,以调畅月经为先,恢复月经周期为根本,按照月经病的辨证要点,结合月经的期、量、色、质和全身的症状加以辨证,区分虚实。月经稀发或闭经者,虚者补而通之,实者泄而通之。此患者属肾虚痰阻,气滞血瘀,在补肾基础上应结合化痰调经,疏肝理气,并结合月经周期阴阳消长变化规律的特点论治。本病特点是热多寒少,实多虚少,病情复杂,容易反复。除中药治疗外,配合西药降睾酮治疗,注意饮食情志调节、劳逸结合,加强锻炼等获效。

何成瑶教授认为,"多囊卵巢综合征"以月经稀发、不孕、闭经、多毛等为主要临床表现。根据《素问·至真要大论》"谨察阴阳所在而调之,以平为期",以调经治本为治疗原则,即重点在"调"。通过调理脏腑功能,调理气血,从而达到治本目的。使标证得除后,本证才得以治。此三个病例的发病特点在于脾肾虚所致痰湿内生,痰湿壅阻,冲任阻滞,经血不得下行,发生月经稀发;躯脂满溢,遮隔子宫,不能摄精成孕,发生不孕。其辨证特点抓住本虚标实的病机特点,按照月经病的辨证要点,以月经的期、量、色、质和全身症状加以辨证,做到辨证准确,通补结合,调经治本,方能收效,使月经得到恢复,经调子嗣,从而达到调经种子目的。用药特点以经验方为基本方,临证加减,处方用药较全面,从而达到较好临床疗效。治疗的关键在于抓住病史特点,分阶段进行论治,以调畅月经为先,恢复月经周期为根本。因此补肾助阳,化痰健脾除湿,活血理气调经是治疗本病的关键,只有肾气盛,脾气健,才能经血旺,子嗣强,抓住症结之所在,可收标本兼治之功。

(马卫东)

丁丽仙

丁丽仙,女,贵阳中医学院教授,主任医师,硕士生导师,校级名师,贵州省首批名中医,全国第一批国家级名老中医丁启后教授学术继承人,中华中医药学会中医妇科学分会副主任委员,贵州省中医药学会中医妇科学分会主任委员,中国民族卫生协会全国中医专家委员会常务委员,《国医年鉴》编委,贵州省省级精品课《中医妇科学》负责人,丁启后名老中医传承工作室主持人,黔贵丁氏妇科流派工作室主持人。丁丽仙教授从事妇科临床、教学、科研30余年,有丰富的临床经验,特别是对中医治疗有优势的疾病如痛经、绝经综合征、经前紧张症、先兆流产、产后病、妇科炎症、代偿性月经、宫内节育器副反应等疗效显著。对功能失调性子宫出血、不孕症、高催乳素血症、多囊卵巢综合征等疑难病的治疗独具特色。曾获贵州省科学技术进步成果三等奖2项、中华中医药学会科学技术进步成果三等奖 1 项、第二届全国中西医结合贡献奖、贵阳中医学院优秀教师奖、名师奖及多项教学奖。主编教材 1 部，参编专著多部，发表学术论文 40 余篇。主持完成"十五"国家科技部攻关课题 1 项、省级课题 10 余项。

【诊治特点】

一、对 PCOS 的认识

西医学认为 PCOS 是一种生殖功能障碍与糖代谢异常并存的内分泌紊乱综合征。对 PCOS 的病因认识，丁丽仙教授特别强调三点：一是随着社会的快速发展，现代生活节奏加快，职业妇女面临家庭和工作的双重压力，学生面临巨大的学习压力，压力成为 PCOS 的主要发病因素；二是不良的生活习惯，如嗜烟酗酒、夜生活等是发病的重要原因；三是不婚而孕或避孕不慎多次人流和药流，也成为PCOS 重要发病因素。长期精神压力、身心疲劳，导致肝脾肾功能失调，正如《素问·举痛论》曰："劳则气耗"。《万氏妇人科》云："忧愁思虑，恼怒怨恨，气郁血滞而经不行"。人流和药流相当于中医"堕胎"范畴，古代医家有"堕胎损经脉，损经脉故血不止也"之说。人流、药流后直接损伤冲任胞宫，导致气血亏虚，肾精亏耗。以上病因主要导致脾肾两虚，肝肾阴亏，气滞血瘀，痰湿阻滞，郁热内生，冲任不盛，冲任阻滞，热扰冲任，出现 PCOS 月经稀少，或闭经，不孕，多毛，痤疮，肥胖等症状。

二、辨证分型

丁丽仙教授将 PCOS 辨证分为四型。

1. 肝肾阴虚型　症见月经后推，经行量少，或致闭经，或淋漓不尽，色红质稠，不孕，颜面痤疮，多毛；伴腰膝酸软，耳鸣健忘，失眠多梦，心烦惊悸，口干便结，五心烦热，舌红，苔少，脉细数。

2. 肝郁血瘀型　症见月经延迟，量少或多，色黯有块，甚或经闭，不孕，颜面痤疮，多毛；伴小腹胀痛，胸胁胀痛，精神抑郁，舌黯红，有瘀斑点，苔薄或薄黄，脉弦涩。

3. 气血亏损型　症见月经延后，经量减少，色淡质薄，或渐至经闭，不孕；伴神疲乏力，面色萎黄，头晕眼花，心悸气短，舌淡，苔薄白，脉沉缓或细弱。

4. 阳虚痰湿型　症见月经稀发，量少色淡，质地黏腻，甚则闭经，不孕，形体肥胖，颜面痤疮，多毛；伴形寒肢冷，腰膝酸软，神疲倦怠，带多质黏，夜尿频多，舌黯淡，苔白腻，脉沉细迟或弱。

三、用药特点

1. 古方、经验方结合运用　主张不同证型灵活选方。如肝肾阴虚型，常选左归丸、三甲复脉汤、两地汤、滋阴活血促卵汤（经验方）等灵活应用。若心肾不交，常选加味黄连阿胶汤（经验方）、百合地黄汤等灵活应用。肝郁血瘀型，常选柴胡疏肝散、开郁种玉汤、血府逐瘀汤、一贯煎等灵活应用。气血亏虚型，常选圣愈汤、八珍汤、归脾丸、人参养荣汤、当归补血汤等灵活应用。阳虚痰湿型,常选温阳化痰助孕方(经验方)、苍附导痰丸、苓桂术甘汤等灵活应用。

2. 善用中成药调理善后　对已获效者,常用定坤丹加当归丸、妇科再造丸加当归丸、桂枝茯苓丸加当归丸、乌鸡白凤丸等巩固疗效,调理善后。

3. 常用部分药对

(1)鳖甲配皂刺:鳖甲具滋阴潜阳,软坚散结功效。皂刺有拔毒排脓,温经通络,活血行气,散结消肿功效。两药配伍治疗 PCOS 肝肾阴虚,瘀结内阻所致的阴虚发热,劳热骨蒸,经闭癥瘕,卵巢增大,多囊改变等。这里用皂刺是取其行之以消散,引之以出头的穿破之意,两药配伍意在软坚化癥,刺激排卵。

(2)川楝子配郁金:川楝子善行降泄,具疏泄肝热,行气止痛,杀虫功效。郁金具行气化瘀,清心解郁,利胆退黄功用。两药配伍治疗 PCOS 因肝郁气滞,气滞血瘀,郁久化热所致的胸胁脘腹胀满刺痛,经来色黯有块,下腹疼痛而拒按,月经稀发或经闭,不孕等病。

(3)阿胶配龟板胶:阿胶有补血止血,滋阴润燥功效。龟板有滋阴潜阳,养阴清热,益肾强筋,固经止漏功效。两药配伍治疗 PCOS 因肝肾阴虚,精血不足,阴虚内热,肝阳上亢所致心悸失眠,头晕耳鸣,潮热盗汗,经来淋漓不净,不孕等病。

(4)巴戟天配淫羊藿:巴戟天具补肾助阳,祛风除湿,强筋壮骨功效。淫羊藿有补肾壮阳,强筋健骨,祛风除湿功效。两药配伍治疗 PCOS 因肾阳亏虚所致的腰膝痿软,肢冷畏寒,面浮肢肿,少腹冷痛,带下清冷,痰湿壅滞,体型肥胖,月经稀少或闭经,宫寒不孕等病。

(5)川芎配月季花:川芎具活血行气,祛风止痛功效。月季花具有活血调经,疏肝解郁,行气止痛,消肿解毒功效。两药性温,均活血行气,调经止痛。常用两药配伍治疗 PCOS 因血瘀气滞明显所致胸胁刺痛胀痛,月经不调,痛经,闭经,不孕等病。

4. 顽固性 PCOS,中西医结合诊治　若月经停闭时间长或经行淋漓不净,B超见子宫内膜薄者,结合性激素人工周期疗法;子宫内膜厚者,用黄体酮使其内膜脱落、月经来潮或止血。对合并胰岛素抵抗者,口服二甲双胍,纠正胰岛素抵抗和高雄激素状态,改善卵巢排卵功能。对高雄激素血症,使用复方醋酸环丙孕酮片,对抗雄激素过多症状,调节月经周期。对有生育要求者,适时用氯米芬促排卵。在西医治疗同时,中医辨证用药。

【典型病例】

病例1:毛某,女,26岁,已婚,护士,2011年10月22日初诊。

病史:月经紊乱1年。既往月经正常。1年前因工作劳累,熬夜加班,开始出现月经周期紊乱,10余天或数十天一行,每次经行淋漓不尽可长达30余天,量不多,色红,质稠。就诊时月经干净3天,腰膝酸软,口干咽燥,牙龈肿痛,大便干结,小便黄赤,烦躁易怒,形体偏瘦,颜面痤疮,上唇细须明显。舌红苔少,脉细数。妇科检查:阴毛浓密。B超提示:双侧卵巢探及10余个小卵泡,最大者直径约8mm;女性性激素6项提示:FSH:5.08mIU/ml,LH:14.01mIU/ml,PRL:455.1μIU/ml,E$_2$:69.00pmol/L,Pro:3.19μg/L,T:3.14nmol/L(大于正常值);LH/FSH比值>2。G1P1。Lmp:2012年10月5日,经行2周净。

中医诊断:崩漏;西医诊断:多囊卵巢综合征

辨证:肝肾阴虚。

治法:滋补肝肾,养阴清热,固冲调经。

处方:左归丸合二至丸加减。

熟地15g 山药15g 山萸肉12g 枸杞15g 菟丝子15g 阿胶珠15g 川断15g 芡实15g 香附15g 麦冬15g 地骨皮12g 女贞子15g 玉竹15g 鳖甲15g(先煎) 川牛膝12g 连翘15g 水煎服,日1剂,每日3次,每次200ml,服至经来。

二诊:2011年11月12日,服药2周,月经31天来潮,经量正常,经行7天未净。前方去川牛膝,加旱莲草15g,地榆15g,7剂。

三诊:2011年11月20日,服药4天月经净。初诊方续服至经来。

四诊:2011年12月5日,月经21天来潮,量正常,7天净。诸症减轻,效不更方,续服至经来。

五诊:2012年1月9日,月经35天来潮,经量正常,6天净,症状明显改善,前方略出入治疗3个月。

六诊:2012年5月15日,月经周期27~32天,4~7天净,量色质正常,经来3天复查性激素,均在正常范围。

病例2:李某,女,24岁,已婚,无业,2011年5月10日初诊。

病史:婚后3年不孕,停经7个月余。自述结婚3年,有正常性生活,未避孕不孕。既往月经周期、经期正常,经量偏少。配偶精液检查正常。7月余前突然摔倒于滑冰场,数分钟后由他人扶起,此后月经停闭不潮。素体偏胖,经闭后体重增加,感形寒肢冷,神疲乏力,腰酸如折,见形体偏胖,眼眶黯黑,上唇细须明显,带下质稀,大便溏薄。舌黯淡,苔白腻,脉沉细弱。B超提示:双卵巢见数量多于12个的卵泡,直径小于9mm,子宫内膜厚4mm;女性性激素六项提示:FSH:6.08mIU/ml,LH:10.01mIU/ml,PRL:425.1μIU/ml,E$_2$:67.16pmol/L,Pro:4.15μg/L,T:3.34nmol/L(大于正常值)。Lmp:2010年9月20日。

中医诊断:不孕症,闭经;西医诊断:多囊卵巢综合征

辨证:脾肾阳虚,痰湿内阻。

治法:温补脾肾,燥湿化痰,活血调经。

处方:温阳化痰助孕方(经验方)。

诊疗方案:患者病程长,病情重,采用中西医结合方法治疗。

治疗第一阶段:

1. 停经 7 个月余,子宫内膜 4mm,用人工周期疗法。

戊酸雌二醇 1mg,每晚 1 次,连服 21 日,最后 10 天加服醋酸甲羟孕酮,每日 10mg。

2. 中药处方:

巴戟天 15g　淫羊藿 15g　鹿角霜 15g　陈皮 12g　茯苓 15g　法夏 12g　熟地 15g　山药 15g　山萸肉 12g　北柴胡 12g　当归 15g　川芎 15g　香附 15g　川牛膝 12g　鸡血藤 15g　鳖甲 15g(先煎)　皂角刺 15g　水煎服,日 1 剂,每日 3 次,每次 200ml。

嘱其少食生冷、肥甘厚味,加强锻炼,减轻体重,调畅情志。

人工周期停药 5 天,月经来潮,用卫生巾 8 片,流血 5 天净。腰酸如折、形寒肢冷明显减轻,精神好转,经来第 5 天开始人工周期,共 3 个周期。

治疗第二阶段:

复诊:2011 年 8 月 16 日,停西药人工周期,以上中药续治 3 月,嘱做基础体温测定。

复诊:2011 年 12 月 5 日,月经 30 天左右 1 行,量正常,临床症状改善。基础体温呈双相;经来 4 天查雄激素正常,嘱停药试孕。

复诊:2012 年 4 月 2 日,末次月经 2012 年 2 月 9 日,已停经 52 天,测尿 HCG 阳性,B 超示宫内妊娠,2012 年 11 月 18 日平产一健康女婴。

病例 3:任某,女,22 岁,职员,未婚,有性生活,2009 年 10 月 27 日初诊。

病史:停经 6 个月余。患者 14 岁初潮,自初潮起月经稀发,常 3～6 个月一行,行经 3～8 天,经量偏少,色红,有小血块。4 年前就诊当地医院,诊为"多囊卵巢综合征",予"达英-35"口服 6 个月经周期,服药期间月经正常,停药后月经仍 3～6 个月一行,量少。后又就诊于某医院,予"妈富隆"口服 3 个月经周期,服药期间月经正常,停药后月经仍紊乱。未婚有性生活,避孕套避孕,无孕育史。末次月经 2009 年 4 月 10 日,量少。停经期间曾多次自测尿 HCG(-),伴带下量少,头晕耳鸣,腰膝酸软,五心烦热,潮热盗汗,两目干涩,大便不畅,舌质红,苔少津,脉细数。体型不胖,黑棘皮症(+),体毛增多,面部痤疮。B 超示:双侧卵巢内多个小卵泡反射;子宫内膜厚 4mm,女性性激素:T:3.03ng/dl(大于正常值),FSH:5.93IU/L,LH:28.86IU/L,LH/FSH＞2,E_2:125.00pmol/L,PROG:2.56nmol/L(滤泡期),PRL:11.91μg/L,正常;胰岛功能测定:INS:空腹:198.52pmol/L;60min:625.54pmol/L;120min:483.24pmol/L;180min:335.35pmol/L;C 肽:1.55nmol/L;60min:2.34nmol/L;120min:2.25nmol/L;180min:2.14nmol/L。提示胰岛素抵抗。空腹及随机血糖正常。

中医诊断:闭经;西医诊断:多囊卵巢综合征

辨证:肝肾阴虚。

治法:滋养肝肾,活血通经。

处方:滋阴活血促卵汤(经验方)。

生地 15g　当归 15g　川芎 15g　香附 12g　鳖甲 15g(先煎)　玄参 15g
女贞子 15g　丹参 15g　怀牛膝 15g　鸡血藤 15g　赤芍 15g　枸杞 15g　菟
丝子 15g　淫羊藿 15g　皂角刺 15g　水煎服,日 1 剂,1 次服 200ml,每日服 3
次,10 日复诊。

二诊:2009 年 11 月 7 日,服上方月经未行,面部痤疮明显减少,上方加刘寄
奴 15g,月季花 15g,服法同上。

三诊:2009 年 11 月 17 日,月经未行,带下量增多,潮热盗汗、两目干涩有缓
解,心烦眠差,上方去淫羊藿,加酸枣仁 15g,柏子仁 15g 宁心安神,续服 10 日。

四诊:2009 年 11 月 27 日,月经未来潮,感小腹隐胀,乳房胀痛。B 超:子宫
内膜厚 8mm。宗上法治疗,上方加桃仁 15g,红花 12g,川楝子 15g,服 10 日。嘱
经来停药。

五诊:2009 年 12 月 6 日,服上方 3 天月经来潮,量正常,5 天净。上方服至经来。

六诊:2010 年 1 月 21 日,服药 40 天月经来潮(Lmp:2010 年 1 月 15 日),量
中等,5 天净,其余症状明显改善。用妇科再造丸与当归丸合用调理善后,嘱患
者下次月经来潮 3~5 天复查女性性激素。

西医治疗:患者服中药的同时予二甲双胍 0.5mg,口服,每日 3 次;盐酸吡格
列酮 30mg,口服,每日 1 次,连续服用 3 月,改善胰岛素抵抗状态,纠正与之相关
的代谢紊乱。后随访患者月经 35 天左右一至,复查 T:1.84ng/dl(正常);胰岛
功能正常。

病例 4:张某,女,25 岁,职员,已婚,2010 年 1 月 19 日初诊。

病史:月经推后 1 年余,现停经 2 个月。患者 13 岁月经初潮,月经正常,22 岁
结婚,人流 1 次,避孕套避孕。2 年前患心肌炎,用糖皮质激素治疗半年,用药期间
体重增加近 7kg,月经尚正常。近 1 年余月经 2~3 个月一行,5 天净,量中等。就
诊时停经 2 个月,自测尿 HCG(一),形体肥胖,神疲嗜睡,胸胁满闷,头晕头重,纳
食欠佳,大便稀溏,带下量多,舌胖黯有齿印,苔薄白腻,脉细滑。查体:身高 160cm,
体重 74kg,黑棘皮症(+)。B 超示:右侧卵巢卵泡数目增多,大于 10 个,子宫内膜厚
5mm;女性性激素:PROG:0.095nmol/L(小于正常值),E_2:213.30pmol/L,FSH:
4.81mIU/ml,LH:8.38mIU/ml(卵泡期),T:0.750nmol/L,PRL:204.40μIU/ml;胰
岛功能测定提示胰岛素抵抗;空腹及随机血糖正常。

中医诊断:月经后期;西医诊断:多囊卵巢综合征

辨证:痰湿瘀滞。

治法:益气健脾,燥湿化痰,活血调经。

处方:苍附导痰汤合桃红四物汤加减。

党参15g　陈皮12g　法夏12g　生地15g　当归15g　茯苓15g　川芎15g　丹参15g　香附15g　苍术12g　桃仁12g　红花12g　赤芍15g　泽兰15g　川牛膝12g　水煎服,日1剂,1次服200ml,每日服3次,10日复诊。

二诊:2010年1月29日,月经未潮,胸胁满闷、头晕等症状减轻。上方加鸡血藤15g,刘寄奴15g,服法同上。

三诊:2010年2月8日,月经未来潮,纳少便稀,上方去生地,加炒白术15g,神曲15g,续服10日。

四诊:2010年2月18日,月经未来潮,带下量减少,纳食增加,大便不稀,患者体重减轻3kg,感乳房胀,复查B超子宫内膜厚9mm。加川楝子15g,嘱经来停药。

五诊:2010年2月28日,服上药4天月经来潮,量稍增多,经6天净。宗上法,上方服至经来。

六诊:2010年4月3日,服药35天经来,量中等,5天净,其余症状明显改善。用定坤丹与当归丸合用调理善后,嘱下次经来3~5天复查女性性激素。

西医治疗:患者服中药的同时予二甲双胍、盐酸吡格列酮口服,连续服用3个月,改善胰岛素抵抗状态,纠正与胰岛素相关的代谢紊乱。后随访患者月经周期30天左右,复查女性性激素和胰岛功能正常。

【按语】

病例1是多囊卵巢综合征因肝肾阴虚所致崩漏案。患者素体瘦弱,禀赋不足,加之熬夜工作劳累,营阴暗耗,虚热内生,热伏冲任,血海不宁,冲任不固,导致经乱无期,淋漓不尽。腰膝酸软、口干咽燥、大便干结、烦躁易怒、颜面痤疮等均属肝肾阴虚内热之症。李东垣《兰室秘藏》云:"肾水阴虚,不能镇守胞络相火,故血走而崩也。"丁丽仙教授选左归丸合二至丸加减。方中熟地、山药、山黄肉、阿胶珠、女贞子、枸杞、鳖甲、菟丝子、川断等滋肾益阴,填精补髓,"壮水之主,以制阳光";地骨皮滋阴清热,虚热得除,血海自宁;鳖甲、连翘清热并软坚散结,促其排卵;香附理气调经,川牛膝引血下行。全方滋补肝肾,养阴清热,固冲调经而获良效。

病例2是多囊卵巢综合征因脾肾阳虚,痰湿内阻所致不孕、闭经案。患者素体偏胖,痰湿之体,痰湿阻滞冲任,致月经量少,久不能摄精成孕。其闭经原因有三点:痰湿之体坐冰地感寒,寒凝血瘀,痰瘀阻滞冲任胞宫致闭经,加重不孕。形寒肢冷,神疲乏力,腰酸如折,大便溏薄等均为脾肾阳虚、痰湿内阻所致。丁丽仙教授温阳化痰助孕经验方中:巴戟、淫羊藿、鹿角霜温肾助阳益精气;熟地、山药、山黄肉滋养肝肾,取"阴中求阳"、"阳中求阴"之意;北柴胡、香附、当归、川芎、鸡血藤疏肝理气、养血活血;陈皮、法夏、茯苓、山药健脾燥湿、行气化痰;鳖甲、皂刺软坚散结,取其行之以消散,引之以出头穿破之意,刺激排卵。诸药共用,温补脾肾,燥湿化痰,调经助孕,使任通冲盛,月事以时下,故有子。

病例3是多囊卵巢综合征因肝肾阴虚所致闭经案。患者自初潮后半年开始月经稀发,乃先天肾精不足,肾虚精亏血少,肾虚则肾精不能化生肝血,精血不足,冲任不充,血海不能按时满溢,遂发为闭经,丁丽仙教授初诊主要按肝肾阴虚夹血瘀证论治,以经验方滋阴活血促卵汤治疗。方中生地、女贞子、玄参、枸杞、当归滋补肝肾阴血;淫羊藿、菟丝子温润之品补阳益阴,阳中求阴;鳖甲滋阴潜阳,与皂刺活血软坚通络;赤芍、丹参、鸡血藤活血通经;香附以行气调肝;川牛膝活血通经,引药下行。全方滋养肝肾,活血通经。丁丽仙教授遣方用药灵活,法随证变,辨证与辨病结合,加用西药治疗获效。

病例4是多囊卵巢综合征因痰湿瘀滞冲任所致月经后期案。患者因治疗心肌炎服糖皮质激素半年,体重增加7kg,肥胖体型,"肥人多痰湿",痰湿黏腻重浊,沉聚下焦,痰浊胶结,痰瘀互结,滞于冲任,壅塞胞宫而致月经后期。丁丽仙教授以苍附导痰汤与桃红四物汤合方加味治疗,方中陈皮、法夏燥湿化痰,健脾和胃,以绝生痰之源;苍术、茯苓健脾燥湿;党参健脾益气,以助燥湿之功;桃仁、红花活血化瘀;当归养血调经;香附、川芎为气中血药,理气行血,与丹参、赤芍、泽兰配伍加强活血通经;恐熟地滋腻碍脾,聚湿生痰,易其为生地;川牛膝活血调经,引血下行。全方益气健脾,燥湿化痰,活血调经。本病例结合实验室检查,加西药治疗,辨证与辨病结合获显效。

以上4个多囊卵巢综合征病例,临床表现症状不同,病机证治则迥异。病例1以补益肝肾,养阴清热,固冲调经获效;病例2以温肾助阳,燥湿化痰,活血调经获效;病例3以滋养肝肾,活血通经治愈;病例4以益气健脾,燥湿化痰,活血调经获效。值得提出的是,后三个病例均病程缠绵,都有单纯西医治疗疗效不显的特点。丁丽仙教授结合实验室检查结果,病例2加性激素人工周期配合治疗;病例3、病例4合并胰岛素抵抗,加服二甲双胍等纠正胰岛素抵抗和高雄激素状态,改善卵巢排卵功能获效。说明对于顽固性PCOS中西医结合辨病与辨证的诊疗思路是可行的。

另外,还要指导患者科学进食;肥胖者拟定减肥计划;减轻压力,调畅情志,积极配合治疗。

(李琼　翟婷婷)

河北妇科名家

田淑霄

田淑霄,女,汉族,中共党员,1936年9月出生于河北省蠡县,1962年毕业于北京中医学院(现北京中医药大学)。任河北医科大学中医学院教授、主任医师、硕士及临床博士研究生导师,国家第三、四、五批名老中医药学术经验继承指导老师,享受国务院政府津贴,河北省首届十二大名中医之一。

田淑霄教授从事临床、教学、科研 50 余年,既严格遵从中医理论体系辨证论治,又注重西医的理化检查,在妇科病治疗中重视脾肾,融汇中西,形成了自己独特的治疗特点:临证时在中医辨证基础上,结合西医解剖、生理、病理及各项理化检查,运用中医药理论,选用针对性强的中药加入处方中,其疗效比单纯中医辨证或单纯西药治疗效果显著。著作有《田淑霄中医妇科五十六年求索录》,与老伴李士懋教授合著《脉学心悟》、《相濡医集》等 10 部专著;参编《明医之路,道传薪火》(第二辑)等 8 部著作,编写教材 2 部;在国内外期刊发表学术论文 66 篇;主持中药新药研发 2 项(软脉胶囊、痛经平舒乐胶囊);主持省厅级科研课题多项,其中获河北省科技进步三等奖 2 项,获河北省卫生厅科技进步一等奖 5 项。

【诊治特点】

一、对 PCOS 的认识

田淑霄教授治疗多囊卵巢综合征,根据月经稀发、闭经、不孕、功能失调性子宫出血、卵巢增大及多囊性改变、肥胖、多毛、痤疮等临床表现,结合西医检查,融汇中西,认为本病是一种卵泡发育障碍,长期不排卵及高雄激素为特征的内分泌综合征。田老认为卵泡是中医讲的生殖之精。《素问·金匮真言论》云:"夫精者,生之本也。"肾藏精,肾为生命之源,元气之根,生殖之本。《傅青主女科》说:"夫妇人受妊,本于肾气旺也。"《医学衷中参西录》说:"男女生育,皆赖肾气作强……肾气旺自能荫胎也。"因此要使卵泡发育好,必补肾生精,肾强精盛,卵泡自能成熟,而能孕育。本病特点是:双侧卵巢增大,包膜增厚,在包膜下,卵巢的皮层中含有大量大小不等的囊性卵泡。内卵泡膜细胞层增厚,有时细胞黄素化。B 超检查,卵巢中含有 12 个以上的卵泡,多不成熟,即使有成熟卵泡,因卵泡壁过度增生,不能破裂,不能排出,因而继发闭经、月经稀少或不孕。排卵障碍,是卵泡壁增生不破裂,卵子不能排出,西医妇科多用激素治疗,少数用卵巢楔形切除或 B 超下卵泡穿刺治疗。田淑霄教授治疗多选用穿透力强的中药,使其增生卵泡壁破裂,成熟之卵乘机而出,有与卵巢楔形切除或 B 超下卵泡穿刺的同等功效。

二、辨证分型

田淑霄教授根据多年的临床研究,将该病分为以下几种类型。

1. 肾虚型 肾主生殖,肾气旺盛,天癸至,冲任盛与通。中医认为卵泡的发育与成熟与肾气的充盛密切相关,若先天肾气不足或后天损伤肾气,致精不化血,冲任血海匮乏,可致闭经、月经迟发(包括原发性闭经)、月经过少、不孕等。卵子能正常排出又要依赖肾阳的鼓动作用,若肾阳虚,气化、水液代谢失常,湿聚成痰,痰浊阻滞冲任、胞宫,可致月经后期、闭经、不孕;肾阳虚,兴奋功能减退,可出现性冷淡、闭经、不孕。

2. **肾虚血瘀型**　肾虚亦可致血瘀,因血液运行依赖肾气的蒸腾气化而推动,若肾气健旺、肾精充沛,则气血旺盛流畅;肾气、肾精不足,则气化无力,温煦乏源,推动无力,脉道涩滞而为瘀,故本类患者大多有明显的瘀血见症,如月经后期,经黯有块,甚则闭经,舌黯,脉涩等。

3. **痰湿阻滞型**　多囊卵巢综合征的患者多数形体肥胖,中医认为痰湿壅盛是导致肥胖的原因一般痰湿的产生首先与脾胃有关,所谓"脾为生痰之源",后天水谷精微不能运化就可以产生痰湿。其次有学者认为就妇科月经而论,其痰湿的产生与肾虚有关,因肾为水脏,肾虚则水泛为痰,而肾阳虚不能温煦脾阳,脾肾两虚则运化失职,气化失司,不能化生精血为天癸,反聚湿为痰浊,痰湿脂浊堆积于躯干肢体而致肥胖,壅塞于胞宫胞脉则不能摄精成孕。

三、用药特点

田淑霄教授治疗多囊卵巢综合征以补肾益精为主,兼以活血化痰通络为治疗原则,选用不同组方,攻补兼施,标本兼治:若患者表现本虚为主,治疗以补肾益精为主,兼以活血化痰通络;若患者表现标实为主,治应活血化痰通络为主,兼以补肾益精。总之根据患者的标本虚实,随证变法。

1. 自拟补肾填精方。

药物组成:女贞子、覆盆子、五味子、菟丝子、山萸肉、鹿角片等。

多用于肾虚者。方中女贞子补肝肾阴;山萸肉补益肝肾、涩精固脱;覆盆子补肝肾、缩小便、助阳、固精;五味子收敛固涩,益气生津,补肾宁心;菟丝子温阳化气又固护肾阴;鹿角片补肾阳、益精血,强调补肾应该阴阳双补。

2. 桃红四物汤加味。

药物组成:当归尾、川牛膝、赤白芍、益母草、桃仁、红花、川芎、土鳖虫、卷柏、黄芪、党参、香附等。

多用于血瘀者,川牛膝、益母草、土鳖虫、卷柏针对瘀血阻滞,配桃红四物可活血化瘀,引血下行。

3. 二陈汤加味。

药物组成:半夏、陈皮、茯苓、甘草、生姜、乌梅。

多用于痰湿阻滞者。临证加生山楂、荷叶、泽泻、温胆汤、苍附导痰汤。其中荷叶、生山楂、泽泻配用,可利湿化瘀、祛痰消脂,针对肥胖多脂之患者,祛其周身及冲任胞宫内瘀阻之痰浊脂膏,去脂减肥之效极佳。

田淑霄教授对本病除中医辨证施治外,借鉴西医诊断用药。西医认为本病卵泡发育不良,与排卵障碍有关,田老在治疗上多选用穿透力强的中药,使其增生卵泡壁破裂,成熟之卵乘机而出,类似于西医的卵巢楔形切除或 B 超下卵泡穿刺功效。常用白芥子、王不留行、路路通、穿山甲、皂刺等药物。白芥子可搜皮里膜外或筋骨间之痰结;王不留行,活血通经,能走血分,乃阳明冲任之药,俗有"穿山甲,王不留,妇人服了乳长流"之语,可见其性行而不住也;路路通,《本草纲目拾遗》言其"树似白杨,内圆如蜂窝,即路路通。其性大能通行十二经穴";皂刺,因其穿透力极强,运用此药促使卵子从卵巢白膜内排出;穿山甲,善于走窜,性专行散,能活血散瘀,通行经络。

【典型病例】

病例 1:李某,女,28 岁,已婚。

2008 年 3 月 8 日初诊:闭经 5 年,伴有头晕耳鸣,腰酸痛,足跟痛,尿频,夜尿 7~8 次,无尿热尿痛。12 岁月经初潮,40~60 天 1 次,经血色黯红,量正常,七天净。2003 年曾人工流产 1 次,胎停育 2 次。因闭经不孕,多方治疗无效。2005 年经省第二医院确诊为多囊卵巢综合征。舌正常,苔薄白,脉无力,尺脉尤甚。

中医诊断:闭经,不孕症;西医诊断:多囊卵巢综合征

辨证:肾虚。

治法:补肾促排卵。

处方:自拟补肾填精方加减。

鹿角片 30g(先煎)　巴戟天 10g　紫河车 10g　菟丝子 12g　覆盆子 12g 女贞子 20g　山萸肉 20g　益母草 15g　王不留行 20g　白芥子 15g　当归尾 15g　熟地 10g　白芍 10g　川芎 10g

6 月 2 日复诊:以此方临症加减,连服三月余。月经于 5 月 24 日来潮,经血量少,色黯红,无血块,五天净。经期小腹稍痛,腰酸痛,尿已正常,足跟痛愈。舌正常,苔薄白,脉无力,尺尤甚。

2009 年 1 月 17 日复诊:仍用上方临症加减,连服 4 个月。现已怀孕 40 多天,乳房胀,恶心呕吐,胃脘不舒。舌红,苔薄白,脉滑尺无力。予以保胎治疗。经治而愈,足月生一女婴,1 年后又怀孕。

病例 2:刘某,女,30 岁,已婚。

2007 年 3 月 8 日初诊:结婚 6 年未孕。13 岁月经初潮,经血量少,色黯红,有血块,四天净,经前乳房胀痛,胸胁胀满不适,前额起痤疮,经期第一天至第二天小腹剧痛,拒按,必服止痛药方能缓解,伴有腰痛。由 24 岁开始,月经稀发,量少,色黯红有血块,渐转为闭经,已 5 年,多方求医,经治无效,于 2005 年确诊为多囊卵巢综合征。舌黯,有瘀斑,苔薄白,脉弦尺无力。

中医诊断:不孕症;西医诊断:多囊卵巢综合征

辨证:肾虚兼有气滞血瘀。

治法:补肾活血化瘀,佐以促排卵。

处方:桃红四物汤加味。

女贞子 30g　覆盆子 12g　菟丝子 12g　紫河车 10g　鹿角片 30g(先煎)
当归尾 15g　川牛膝 15g　生地 10g　川芎 10g　赤白芍各 10g　桃红各 10g
益母草 15g　王不留行 20g　路路通 20g　白芥子 15g　皂刺 15g　香附 15g
龙胆草 6g

2007 年 5 月 20 日复诊:上方连服两个月,5 月 16 日月经来潮,经血量可,色
黯红,有血块,五天净,经前经期诸症均减。舌黯有瘀斑,其色变淡,苔薄白,脉弦
尺无力。

上方再进三月,另加晚服大黄䗪虫丸 1 丸,早服艾附暖宫丸 1 丸。

2008 年 2 月 15 日复诊:末次月经:2007 年 11 月 18 日,经检查已怀孕,嘱停
药。2010 年追访生一男婴。

病例 3:刘某,女,27 岁,已婚。

2008 年 4 月 6 日初诊:结婚 4 年,2005 年孕三个月流产,近两年未避孕未
孕,经多方治疗无效,省二院检查,确诊为多囊卵巢综合征。曾做 3 次人工受精,
2 次试管婴儿,均失败。近七个月监测卵泡情况,均无成熟卵泡及排卵。

月经周期正常,经血量少,色淡红,无血块,五天净。经前腰痛,经期小腹略
感不适。舌胖大,有齿痕,苔薄白,脉滑无力,尺尤甚。

中医诊断:不孕症;西医诊断:继发性不孕,多囊卵巢综合征

辨证:脾肾虚。

治法:补脾肾,佐以促排卵。

处方:自拟补肾填精方加减。

女贞子 20g　覆盆子 12g　菟丝子 12g　山萸肉 20g　巴戟天 10g　鹿角
片 20g(先煎)　紫河车 10g　王不留行 20g　炮山甲 15g(先煎)　路路通 20g
益母草 15g　白芥子 15g　皂刺 15g　炒白术 10g　黄芪 15g　党参 15g

8 月 11 日复诊:5 月 B 超监测卵泡发育良好,并能正常排卵。8 月 6 日省二
院检查,双输卵管通畅,月经已正常。舌正常,苔薄白,脉无力,尺脉尤甚。宗上
法 30 剂。

11 月 3 日复诊:现早孕 30 多天,腰酸,纳可,二便正常。舌胖大,有齿痕,苔
薄白,脉滑尺无力。予保胎治疗:

黄芪 15g　党参 12g　炒白术 10g　桑寄生 10g　炒杜仲 12g　川断 10g
菟丝了 12g　甘草 6g　砂仁 8g　茯苓 10g　佩兰 12g　10 剂

2011 年 1 月患者父母高兴地告诉,其女足月顺产,生一女婴。

病例 4:杨某,女,29 岁,已婚。

2007 年 6 月 2 日初诊:其女儿五岁,想要二胎,由产后未避孕未孕。月经 14
岁初潮,开始即 3 个月至 1 年多一潮,经血量少,点滴即净,色黯红,两天净,平时

腰酸痛。经期小腹刺痛,现月经4个月未来潮。西医诊为多囊卵巢综合征。舌黯苔薄白,脉涩无力。

中医诊断:月经后期,不孕症;西医诊断:多囊卵巢综合征

辨证:肾虚血瘀证。

治法:补肾,活血化瘀。

处方:桃红四物汤加味。

当归尾15g　川牛膝15g　川芎12g　白芍12g　生地10g　桃红各10g　女贞子30g　五味子10g　山萸肉20g　巴戟天10g　紫河车10g　鹿角片30g(先煎)　土鳖虫10g　肉桂10g　白芥子15g　路路通20g

8月20日复诊:共服60剂,药后腰酸痛明显减轻,月经仍未来潮。近日心慌,疲乏无力。舌红,苔薄白,脉滑数,切脉有孕象,嘱取尿化验,结果呈妊娠阳性,诊为早孕,予以保胎治疗。

黄芪15g　党参15g　川断10g　阿胶20g(烊化)　菟丝子12g　桑寄生10g　杜仲炭12g　炒白术12g　砂仁8g　黄芩8g　14剂

足月生一男婴。

病例5:王某,女,29岁。

2010年10月23日初诊:结婚3年,两年多未避孕未孕。14岁月经初潮,月经一直正常,近4年月经30~40天1次,经血量少,色黯红,有血块,10天净,末次月经10月16日。带多色白质稀,时有小腹痛已两年。大便溏,每日2次。身胖,体重110kg。输卵管造影示:左输卵管不通。舌红,苔薄白,脉滑无力。

中医诊断:不孕症;西医诊断:多囊卵巢综合征,原发性不孕症

辨证:脾虚痰湿内阻。

治法:健脾燥湿,化痰消脂。

处方:二陈汤加味。

半夏6g　茯苓10g　陈皮8g　甘草6g　滑石15g　茵陈15g　薏苡仁30g　生山楂30g　泽泻15g　荷叶20g　白芥子15g　路路通20g　皂刺15g　紫河车10g　鹿角片30g(先煎)

2011年1月1日复诊:上方连服两个月。药后带减,色白质稀,大便正常,体重已减4kg,明显见瘦。12月30日,月经来潮,血量增多,色淡红,现未净。舌红,苔薄白,脉滑无力。正值经期,故予调经:

当归15g　川芎10g　白芍10g　生地10g　丹参15g　丹皮15g　元胡15g　乌药15g　黄芪15g　党参15g　荷叶20g　益母草15g　五灵脂10g　蒲黄10g(包煎)　生山楂30g　泽泻10g　7剂

1月8日复诊:月经已过(7天净),虽未量体重,但日益见瘦,现无明显症状。舌红,苔薄白,脉滑。

处方:半夏6g 陈皮8g 茯苓10g 甘草6g 胆南星10g 白芥子15g 路路通20g 王不留20g 炮山甲10g 皂刺15g 紫河车10g 鹿角片30g(先煎) 女贞子30g 覆盆子10g 荷叶20g 30剂

2月19日复诊:末次月经2010年12月30日,医院检查已怀孕。现小腹不适,饮食、二便正常。舌红,苔薄白,脉滑。予保胎治疗。

处方:黄芪15g 党参15g 升麻6g 葛根12g 山萸肉20g 桂圆肉20g 鹿角胶20g(烊化) 炒白术10g 菟丝子12g 砂仁8g 阿胶20g(烊化) 黄芩10g 14剂

【按语】

《医学正传》云:"月经全借肾水施化。"肾虚则月经不调,甚则闭经。《医学纲目》说:"求子之法,莫先调经。"林佩琴《类证治裁》说:"经不准,必不受孕。"故病例1重在补肾,在补肾的基础上,加四物汤调经。病例2方用桃红四物汤加川牛膝、川芎、益母草,甚者加大黄䗪虫丸、艾附暖宫丸,以活血化瘀通经;加香附、路路通以疏肝行气;肝郁日久化火,肝火上炎以致生痤疮,用龙胆草泻肝火,以除痤疮。方中女贞子、覆盆子、菟丝子、紫河车、鹿角片补肾促卵泡发育;取王不留行、路路通、白芥子、皂刺等,穿透之力,以促卵子排出。故经治月经来潮,并孕育而生。病例3则治以补脾肾,佐以排卵之品。肾为先天之本,生命之源,肾生精,卵子即女性生殖之精,肾虚精少,则卵泡发育不良,无成熟卵泡;肾虚卵子无力破壳而出,故不能排卵。冲脉隶属阳明,脾胃相表里,脾胃健,水谷精微足,肾得以养;肾精盛,又能滋养脾胃即先天资后天,后天养先天,两者相资,卵子得生,孕育正常。故患者经治而愈。病例4治用女贞子、五味子、山萸肉、巴戟天、紫河车、鹿角片补肾助孕;用桃红四物汤加川牛膝活血调经;加白芥子通经络,利气机;加路路通活血通络,行气止痛;加肉桂温通经脉,活血行瘀,全方共奏补肾活血化瘀、调经助孕之功。病例5治用黄芪、党参、茯苓、甘草、苡仁、滑石、茵陈、泽泻健脾益气,除湿止泻止带;陈皮、半夏、茯苓、甘草为二陈汤,加胆南星健脾燥湿化痰,理气和中;加白芥子豁痰利气,搜剔内外痰结;生山楂、荷叶、泽泻均有除膏脂之效;桃红四物汤加赤芍、川牛膝、益母草补血活血化瘀,痰湿止,膏脂消,瘀血除,气机自然通畅;再加路路通、白芥子、王不留行、皂刺等通经活络、通透之品,以利输卵管的疏通。肾为生殖之本,加紫河车、鹿角片、女贞子、覆盆子补肾助孕,故经治而愈。

(吴中秋)

高 慧

高慧,女,1955年生于河北承德,1974年参加工作,1977年考入天津中医药大学攻读硕士、博士学位,后进入山东中医药大学攻读博士后。2008年被授予河北省名中医称号,并成立了"高慧名中医工作室",2012 年被授予第五批全国名老中医学术经验继承工作指导老师称号。历任河北承德医学院附属医院教授、主任医师、硕士生导师、中医教研室主任、中医科主任、中医妇科研究所所长、国家中医重点专科(中医妇科)负责人和学术带头人、全国综合医院中医药工作示范单位科主任,中华中医药学会妇科分会常委,河北省中医药学会妇科分会副主委。

从事中医妇科医疗、教学、科研工作近 40 年,擅长中医药治疗妇科经、带、胎、产、杂病等,在 PCOS 的治疗方面有特色,每获佳效。其有关功能失调性子宫出血和卵巢早衰的研究成果分获 2007 年和 2008 年河北省中医药科学技术一等奖,卵巢早衰的研究还获中国中西医结合学会科学技术三等奖;有关盆腔炎的研究获 2000 年河北省政府科技进步三等奖。近年来共获科学技术奖 10 余项;发表论文 50 余篇;著作 7 部;承担含国家自然科学基金在内的各级科研课题 10 余项。

【诊治特点】

一、对 PCOS 的认识

1. 对 PCOS 病因的认识　高慧教授认为,PCOS 的病因有先天因素、后天因素、情志因素及体质因素等诸多方面。先天因素主要包括遗传基因及母体子宫内环境等,多与中医的肾虚相关;后天因素多与女性出生后的代谢障碍及生活方式相关,与地域也有相关性,寒冷地区的女性易出现体重超标,多见肥胖型PCOS患者;情志因素多与中医的肝郁相关;体质因素多与中医的脾虚和痰湿相关。临证时要注意审因论治,治疗 PCOS 要注重中医的肾肝脾和冲任。

2. 临证注意　临证时,除在治疗上审因论治外,还注意以下几点:

(1)守方治疗:多囊卵巢综合征病程长,患者对服药时间长多产生厌烦心理,感觉希望渺茫。要嘱咐病人坚持治疗;若辨证正确医生也要守方,不要经常更改治法,坚持一定有收获。

(2)注重情志:多囊卵巢综合征患者多有情志失调,对体型身材的在意、对不孕的焦虑、对长周期治疗的厌烦、对恢复有排卵月经的期望等,多种情志状态交织在一起,医生要善于观察,及时疏导。还要在处方中适当加入疏肝调理情志的药物,每获良效,也印证了"凡大医治病必当安神定志"之说。

(3)补肾活血化瘀与祛痰利湿并重:因多囊卵巢综合征患者大多有脾虚痰湿、肾虚痰湿等病机类型,临证单一证型少见,大多兼夹出现,故补肾时要注意兼以健脾,祛痰利湿时要注意兼以活血化瘀;当虚实夹杂时要祛邪与扶正兼顾。高慧教授临证多注意补肾活血化瘀与祛痰利湿并行。

(4)给药途径,口服和灌肠相结合:遇多囊卵巢综合征患者兼夹生殖系统炎症者,在口服给药的同时,兼用中药保留灌肠,可提高疗效。

(5)中药配合针灸:在药物治疗的同时,配合针灸每获良效。所选穴位,下腹部腹面:选任脉穴如中极、气海、关元等穴位加排针直刺;下腹部背面:督脉穴加八髎穴再加排针直刺。既可祛痰湿,又可补肾调经促排卵助受孕。

二、辨证分型

高慧教授在对多囊卵巢综合征的临床研究中,将本病分为如下类型辨治。

1. 肾虚痰湿冲任失调型　肾气亏虚,精血不足则冲任二脉虚衰,胞宫胞脉失养,不能摄精成孕。肾阳虚,气化失司,水液代谢失常,湿聚成痰,痰浊阻滞冲任胞宫致冲任失调,胞失温煦,可致月经后期、量少、闭经、不孕。症见婚久不孕,经期延后、月经量少或闭经,腰脊酸软,带下质清稀,畏寒,困倦乏力,舌淡黯,苔薄白,脉沉细或细弱。

2. 脾虚痰湿型　脾气素虚,或饮食不节,劳倦忧思过度,脾气受损,脾阳不振,运化失职,水湿不化,聚而成痰,痰阻冲任,不能摄精成孕。症见倦怠乏力,月经量少或闭经,色淡质稀,体型肥胖,婚久不孕,舌淡胖,苔白腻,脉沉弱。

3. 肝郁痰湿型　肝主疏泄,性喜条达,若七情伤肝,疏泄失常,横逆犯脾,木郁侮土,脾失健运,水湿内生,痰湿壅滞冲任胞宫,则月事不调,难以成孕。症见月经先后无定期、月经量少、经闭不孕,毛发浓密,颜面痤疮,情志易愤怒或易抑郁,便结,乳房作胀或胀痛,带下量多、质黏稠,舌红、苔白或厚腻,脉弦滑。

4. 寒凝血瘀型　经期产后血室正开之时,调摄失宜,感受风寒湿邪,或过食寒凉生冷,寒客冲任,致寒凝血瘀,瘀血阻滞冲任胞宫,胞脉壅塞,故闭经不孕。症见月经量少或闭经,婚久不孕,色紫黯有瘀块,经行小腹冷痛拒按,得热痛减,面色苍白,肢冷畏寒,舌黯,苔白,脉沉紧。

三、用药特点

中药治疗,按不同证型设立主方并加减,方药如下:

1. 归肾丸为主方合二陈汤加减。

药物组成:菟丝子10g　山茱萸15g　山药10g　杜仲10g　当归10g 川芎10g　熟地10g　茯苓10g　法半夏10g　陈皮10g　枳实10g　甘草10g

多用于肾虚痰湿冲任失调型。方中菟丝子、杜仲补益肾气,熟地、山茱萸滋肾养肝,山药、茯苓健脾和中,当归养血调经;合二陈汤祛痰利湿。全方补肾而兼顾肝脾,使冲任得调,经血如期。

2. 四君子汤为主方合二陈汤加减。

药物组成:党参10g　白术15g　茯苓10g　甘草10g　法半夏10g　陈皮10g　当归10g　川芎10g　枳实10g　苍术10g　香附10g　柴胡10g

多用于脾虚痰湿型。方中四君子汤健脾益气,二陈汤燥湿化痰,佐当归、川芎养血调经,加苍术、香附燥湿健脾,理气行滞。全方使脾气健运,痰湿得除,气血通畅,月事以时下。

3. 逍遥散为主方合苍附导痰汤加减。

药物组成:柴胡 10g　白术 15g　白芍 10g　茯苓 10g　当归 10g　甘草 10g　法半夏 10g　陈皮 10g　川芎 10g　枳实 10g　苍术 10g　香附 10g

多用于肝郁痰湿型。方中逍遥散疏肝解郁健脾,苍附导痰汤燥湿化痰,理气行滞。全方疏肝理脾,使肝气得疏,脾气健旺,痰湿得除,月经自调。

4. 少腹逐瘀汤为主方合苍附导痰汤加减。

药物组成:小茴香 10g　干姜 10g　元胡 10g　肉桂 10g　当归 10g　川芎 10g　法半夏 10g　陈皮 10g　赤芍 10g　枳实 10g　苍术 10g　香附 10g

多用于寒凝血瘀型。方中肉桂、小茴香、干姜温经散寒除湿,当归、川芎、赤芍养血活血行瘀,元胡化瘀止痛,苍术、半夏、陈皮燥湿化痰,香附、枳实理气行滞。全方温经散寒除湿,活血祛瘀止痛,使胞宫得煦,寒湿得祛,经水自调。

注意:临证时每个证型(非肾虚型)均加 1～2 味补肾药。因为"经水出诸肾","冲任之本在于肾","生殖系统疾病责之于肾",故要随时注意顾护肾气。

中西医结合治疗中,可用中药配合孕酮(安宫黄体酮片或黄体酮胶囊等)调经,临床上能取得良好疗效。

【典型病例】

病例1:患者王某,女,29 岁,已婚,职员。2010 年 3 月 4 日初诊。

病史:间断闭经 1 年余,停经 3 个月余。既往 15 岁初潮,月经不规律,35～36 天一行,持续 4～5 天,月经量中等,色红,少量血块,无痛经,末次月经 2009 年 11 月 12 日～11 月 16 日。婚后 2 年,夫妇同居未避孕未孕。现停经 3 个月余,无恶心呕吐,无腰腹痛,纳呆,夜寐尚可,大便调,小便黄,间断心悸,夜间汗出,有脱发近 1 年加重;有服减肥药史,有着凉史,有多囊卵巢综合征病史,有去当地县医院用西药促排卵治疗未能受孕史;舌淡黯,边有齿痕,苔白厚,脉沉弦细。患者形体肥胖,体格检查:身高 161cm,体重 75kg,黑棘皮症(一),无明显胡须。

辅助检查回报:超声提示多囊卵巢;性激素六项示:FSH:7.33mIU/ml, LH:13.07mIU/ml,E_2:63.07pg/ml,P:0.57ng/ml,PRL:219.70ng/ml,T: 0.50ng/ml,β-HCG:0.10mIU/ml。

中医诊断:不孕;西医诊断:多囊卵巢综合征

辨证:肾虚痰湿,冲任失调。

治法:补肾化痰,调理冲任。

处方:归肾丸为主方合二陈汤加减。

熟地 15g　山茱萸 15g　山药 15g　巴戟天 10g　菟丝子 20g　当归 15g 川芎 15g　柴胡 15g　茯苓 10g　党参 15g　半夏 15g　陈皮 10g　炙甘草 10g

日1剂,水煎服。

西药:服用安宫黄体酮片(2mg/片),每天10mg,连服5天。

疗效:继续治疗4个月,月经恢复正常,基础体温呈双相,体重降至65kg。继续给予中药加孕酮治疗,立法仍以补肾化痰,调理冲任为主,佐以疏肝,并辅以中成药杞天口服液、五子衍宗丸等口服。坚持服中药1年余。

经用本人中药方治疗后,再去当地县医院用西药促排卵治疗成功受孕(原来未用中药时,去当地县医院用西药促排卵治疗未能受孕),于2012年3月18日在当地县医院剖宫产一男婴,现小孩已9个月。

病例2:舒某,女,24岁,未婚,职员。2012年10月25日初诊。

病史:月经不调10年余。既往14岁初潮,月经不规律,37～60天一行,持续7～30天(最长可持续180天未净),月经量时多时少、色黯、有血块,无痛经,末次月经2012年10月11日,至就诊时尚未干净,经量少。自觉腰腹痛,夜尿多;自述饭量特大,舌红,苔白,脉沉细。体格检查:身高160cm,体重50kg,黑棘皮症(一),无明显胡须。

辅助检查:2012年10月25日本院超声示:①双侧卵巢内多发卵泡无回声,多囊卵巢可能,请结合临床;②右附件区少量积液;③子宫未见异常。2012年10月25日本院性激素六项:FSH:7.20mIU/ml,LH:12.71mIU/ml,E_2:93.56pg/ml,P:0.77ng/ml,PRL:301.60ng/ml,T:0.58ng/ml。

中医诊断:崩漏;西医诊断:多囊卵巢综合征,盆腔积液

辨证:肾脾两虚冲任失固。

治法:补肾健脾,固冲止血。

处方:①中药口服,治疗崩漏。

山茱萸15g　杜仲炭15g　熟地10g　黄芪15g　山药15g　白术10g
血余炭10g　茜草炭10g　仙鹤草15g　白及10g　藕节15g　炙甘草10g

上药共研细末成中药散剂,一料,每次5g,每日3次,开水冲后晾温口服。

中成药:人参归脾丸口服。

②中药保留灌肠,治疗盆腔积液。

肉桂20g　水蛭10g　败酱草10g　干姜10g　薏苡仁20g　红藤20g
黄柏15g　赤芍10g　丹参10g　桃仁10g　土茯苓10g　皂刺10g

医嘱:查结核菌素试验(PPD试验)。

二诊:2012年11月1日,末次月经:2012年10月11日,至今未净。舌红,苔白,脉沉细。本院结核菌素试验(PPD试验)阳性14mm×15mm。中药守方继用。

三诊:2012年11月29日,前次月经2012年10月11日～11月2日;末次月经2012年11月14日～11月20日,色鲜红,无血块,痛经(＋)。至此,一个

月的淋漓不断的出血终于停止。纳谷香,夜寐安,二便调;自述饭量特大的症状已消失,饭量转为正常。脉右沉细,左沉滑。

①中药口服,初诊处方加补骨脂 10g,仙灵脾 15g,黄精 15g,五味子 10g,薏苡仁 20g,败酱草 15g。仍用中药散剂,一料,5g/次,每日 3 次,开水冲后晾温口服。

②中药保留灌肠,初诊处方加知母 10g,石斛 10g。

中成药:人参归脾丸、血美安胶囊、蒲苓盆炎颗粒,均按说明口服。

医嘱:在出血期间卧床休息。

四诊:2012 年 12 月 31 日,末次月经 2012 年 12 月 6 日～12 月 12 日(于 2012 年 12 月 6 日起口服安宫黄体酮片每天 1 次,10mg/次,连服 5 天),量中等、色红,有血块,痛经(+),于经行第一天下腹痛,乳房胀,无腰疼;纳谷香,夜寐安,二便调。舌红,苔白,脉沉细。中药守方继用。

随访 3 个月,月经恢复正常,超声提示盆腔积液消失,双侧卵巢内多发卵泡无回声消失。

病例 3:刘某,女,20 岁,学生,未婚,2012 年 2 月 16 日初诊。

病史:间断闭经 4 年余。既往 14 岁初潮,月经不规律,4～6 个月一行(不用药),15 天至 1 月一行(需用药),持续 7 天,月经量时多时少、色黯、有血块,无痛经,末次月经 2012 年 2 月 14 日至就诊时正在行经期。外院曾诊断癫痫病,口服抗癫痫药(丙戊酸钠),服药时就闭经。现停经 4 个月,自觉乏力、腰酸、头晕;舌黯,苔白,脉沉细。体格检查:身高 163cm,体重 56kg,黑棘皮症(一),无明显胡须。

辅助检查:2012 年 2 月 17 日本院超声示:考虑多囊卵巢,子宫体积偏小。2012 年 2 月 17 日本院性激素六项:FSH:4.26mIU/ml,LH:12.54mIU/ml,E$_2$:41.71pg/ml,P:2.05ng/ml,PRL:520.40ng/ml,T:0.69ng/ml。

中医诊断:闭经;西医诊断:多囊卵巢综合征

辨证:肾虚冲任失调。

治法:补肾调理冲任。

诊疗:患者病情日久,较为复杂,采用中西医结合方法予以治疗,先用孕激素加中药恢复月经,再用中药调整。

①停经 30 天以上,月经未潮,予安宫黄体酮每天 10mg,连服 5 天,停服后出血、经复。②中药以补肾调理冲任为治法,以归肾丸合二陈汤为基本方加减治疗,少佐疏肝健脾开窍(抗癫痫)。药用:

熟地 15g　山茱萸 15g　巴戟天 10g　菟丝子 20g　仙灵脾 15g　当归 15g　川芎 15g　柴胡 15g　茯苓 10g　党参 15g　半夏 15g　炙甘草 10g　郁金 10g　菖蒲 10g

日1剂,水煎服。

中成药:杞菊地黄丸,血府逐瘀丸口服(两药合用可柔肝息风,开窍抗癫痫)。

西药:安宫黄体酮片(2mg/片):每天10mg,连服5天,于每次月经干净后3周开始口服。每两个月减量1mg(半片)。

二诊:2012年3月8日,末次月经2012年2月14日~2月19日,量中等(10片卫生巾),痛经阳性,乏力、腰酸、头晕消失,纳谷香,夜寐安,二便调。舌红,苔薄白,有花剥苔,脉沉细。

补肾调冲,豁痰祛湿,养血调经,前方加:茜草10g,乌贼骨30g,穿山甲20g。剂型改为中药散剂,一料,每次5g,每日3次,开水冲后晾温口服。

三诊:2012年4月12日,末次月经2012年3月14日~3月21日,量中等,痛经转轻,纳谷香,夜寐安,二便调。舌红,苔白,脉沉弦滑。

为加重豁痰祛湿药力,在初诊方基础上加胆南星20g、枳实20g,仍用中药散剂口服。

四诊:2012年5月17日,末次月经:2012年5月14日。就诊日正值经期,量中等,经色红,无血块,痛经阴性,无腰腹痛,纳谷香,夜寐安,二便调。舌红,苔薄白,脉右沉细,左弦滑。中药守方继用。

辅助检查:2012年4月25日本院超声示:子宫、双卵巢未见明显异常。

患者告知:已停用抗癫痫药(丙戊酸钠),癫痫未复发。

上方加白芷10g,丹皮10g,仍用中药散剂口服。

7个月后随访,患者继续服用中药散剂半年余,以巩固疗效而收官。患者告知,月经规律来潮,癫痫未复发。

【按语】

病例1患者因肥胖服用减肥药,有多囊卵巢综合征病史,月经后期渐至间断闭经,虽经西药促排卵但未能受孕。中药以补肾化痰,调理冲任为主加减治疗,最终月经恢复,再用西药促排卵则能成孕得子。说明中药在调经促孕和辅助生殖周期干预方面功不可没。

病例2患者在患有多囊卵巢、崩漏的同时,还患有盆腔积液(未婚者多考虑结核待除外),说明盆腔有炎症存在之可能,因此治疗功能失调性子宫出血时要兼顾抗炎,兼用中药保留灌肠针对盆腔积液,炎症消则原病去,主证兼证均得到改善。

病例3患者患有癫痫病,长期服用抗癫痫药(丙戊酸钠),抗癫痫药的缺点是女性病人使用后可能出现月经失调、多囊卵巢,致畸作用明显。故本案可能为药源性多囊卵巢。治疗着重使用补肾调冲中药加豁痰祛湿、养血活血中药,适当配合孕酮使患者经候如期,多囊卵巢消失,印证了"经水出诸肾"之理;同时方中配合养血柔肝开窍药抗癫痫,再加中成药柔肝息风开窍,使患者尽快停掉西药抗癫痫药,也可促进卵巢功能尽快恢复。贵在守方,坚持服药1年余而取效。重在审因论治,如能明确多囊卵巢的病因而针对治疗,效果更佳。

(高慧)

杜惠兰

杜惠兰,女,1960年生于石家庄市,祖籍甘肃。1982年毕业于河北医学院中医系,获学士学位;1988年、1993年分别毕业于天津中医学院、成都中医学院中医妇科学专业。2000—2001年在日本做访问学者研究生殖内分泌。先后在石家庄铁路医院、天津中医学院一附院、河北中医学院、河北医科大学工作,任科室主任、系主任、院长等职,二级教授、主任医师、博士研究生导师,国家中医药管理局和河北省中西医结合重点学科学科带头人。担任国务院学位委员会第六届学科评议组成员;全国博士后管委会第七届专家组成员;中国中西医结合学会常务理事、妇产科专业委员会副主任委员;中华中医药学会妇科分会副主任委员;世中联妇科分会副会长;河北省中医药学会和中西医结合学会妇科分会的主任委员等。全国首届杰出女中医师、河北省教学名师和优秀教师。从事中医妇科医教研工作30余年,主要致力于生殖内分泌疾病及妇科疑难病的研究。发表论文138篇,出版著作30余部(主编9部)。承担国家、省部级课题12项。获省部级二等奖1项、三等奖5项。编写9部国家规划教材(主编2部、副主编4部)。主编卫生部医学视听教材1部。

【诊治特点】

一、对 PCOS 的认识

1. 对 PCOS 的病机认识

杜惠兰教授认为,多囊卵巢综合征临床多表现为月经后期、量少、闭经,或崩漏、不孕、癥瘕等。肾藏精、主生殖、主水,若肾阴虚精亏血少,冲任血海不盈、亏涸,则月经后期、量少、闭经;精血亏虚,不能养精(卵),则卵泡发育欠佳,卵子难以成熟而不孕。若肾阳不足,脏腑失煦,生化不足,或阳虚不能制水,水湿内停,湿聚为痰,痰湿阻滞于冲任胞脉,均可致月经后期、量少、闭经;若氤氲期肾阳亏虚,不能鼓动卵子排出则不孕。脾为气血生化之源,又主运化水湿,脾虚气血乏源,血海不盈,或痰湿内生,阻于冲任胞脉,均可致月经后期、量少或闭经;痰湿凝聚,脂膜壅塞,则日渐体胖多毛。肝藏血、主疏泄,喜条达而恶抑郁,若肝气郁结,疏泄失司,则可致月经失调、闭经、不孕;肝郁气滞,血行不畅,瘀血内阻于冲任胞脉,瘀积胞宫,导致闭经、不孕、癥瘕等;若肝郁化火,或肝气犯脾,脾虚生湿,湿热蕴结冲任胞脉,引起冲任失调,气血不和为患。因此,本病的主要病机是肾肝脾功能失常,气血失和,导致湿痰瘀稽留于冲任胞宫为患。其中肾肝脾功能失调为本,气滞湿阻,痰瘀冲任为标。又因病程较长,致使本病虚实错杂兼见,虚多实少。

2. 对 PCOS 的诊治思路

(1)尽早诊治,截断病势。多囊卵巢综合征为难治性疾病,当患者出现月经后期、月经过少或月经紊乱时,要及时诊治,调经治本,避免发展成闭经、不孕、癥瘕。

(2)治病求本,标本兼治。要明辨标本虚实,如肾为五脏之本,肾虚脾失温煦,可致脾肾两虚;母病及子,引起肾虚肝郁;此外还有肾虚血瘀、肾虚痰阻等多种虚实夹杂证。治疗时多以补肾为主,兼以健脾、疏肝、活血、祛痰等。

(3)调治结合,多调善治。多囊卵巢综合征治疗周期较长,在治疗过程中的调摄十分重要。调,包括调畅情志、调摄饮食、调控起居,加强锻炼等,可使患者心情舒畅、体质增强、体重减轻,增强患者治病的信心和依从性,从而有助于治愈疾病,并缩短疗程。

3. 对 PCOS 的治疗特点

(1)审因论治,尤重补肾。杜惠兰教授根据上述的病机认识,临床常用补肾、疏肝、健脾、活血化瘀、燥湿化痰等治法,尤其重视补肾。其原因一是肾虚患者居多;二是肾虚可致水湿痰瘀;三是 PCOS 病程久长,久病及肾。然临床上多为脏腑兼证或虚实并见,因此常是两法或数法并用,但要审清标本,治疗有所侧重。

(2)三辨结合,重在辨证。三辨,是指辨病、辨证、辨体。辨病论治主要是辨 PCOS 表现为中医的什么病,是月经后期、月经过少、闭经、不孕、癥瘕,还是月经过多、崩漏?在辨病基础上再进一步辨证治疗;辨体论治中的"体",一般指"体质",如阴虚、阳虚、气虚、痰湿等不同体质,杜惠兰教授指的是"形体"的胖瘦,即"肥体"、"瘦体",中医认为,"肥人多痰"、"瘦人多火",据此指导治疗;三辨中最重要的是辨证论治。其实辨病、辨体亦融入了辨证论治的思想,临床上将辨病、辨证、辨体论治相结合,可应对临证复杂多样的病变,更有利于突出中医治病个体化的优势。

(3)明辨两期,用药有别。两期,一是指月经周期的不同时期,即治疗时结合行经期、经后期、氤氲期、经前期的不同生理病理特点用药;二是指不同年龄阶段,如青春期 PCOS 患者以补肾调经为主,以期月经恢复正常;生育期患者则当调补脏腑(肾肝脾)、化痰祛瘀、促排卵,重在调经种子,以恢复其生殖功能。

(4)一旦妊娠,尽早安胎。PCOS 患者病本多虚,肾虚不能系胎,脾虚气弱不能载胎。因此,对 PCOS 不孕患者,在确定妊娠后尽早给予安胎治疗,一般保胎治疗至孕 3 月。

(5)治疗癥瘕,祛因为主。杜惠兰教授指出,PCOS 形成的"癥瘕",多是由湿痰瘀阻滞冲任胞脉为患,而湿痰瘀又是肾肝脾功能失常、气血失调的病理产物。虽名"癥瘕",但以"瘕"为主,与子宫肌瘤的以"癥"为主不同。因此,治疗时重在调补脏腑，调畅气血，稍佐消癥散结之品，而不宜以消癥散结为主。

二、辨证分型

1. 肾阳虚证　症见月经初潮迟至，月经后期、量少，色淡质稀，渐至停闭，或月经周期紊乱，经血量多，婚久不孕，形体肥胖，多毛，腰痛如折，形寒肢冷，小便清长，大便不实，性欲淡漠；舌淡，苔白，脉沉无力。

2. 肾阴虚证　症见月经初潮迟至、后期、量少，渐至停闭，或月经周期紊乱，经血淋漓不净，婚久不孕，形体瘦小，或面额痤疮，头晕耳鸣，腰膝酸软，手足心热，便秘溲黄；舌红，少苔或无苔，脉细数。

3. 肝郁气滞证　症见月经周期延后、量少，婚久不孕，性情抑郁或烦躁易怒，经前胸胁乳房胀痛，面部痤疮；舌苔薄白或薄黄，脉弦。

4. 痰湿壅阻证　症见月经量少，经行延后，甚至停闭，婚久不孕，带下量多，头晕头重，胸闷泛恶，四肢倦怠，形体肥胖，多毛；舌淡体胖，苔白腻，脉滑。

5. 瘀血阻滞证　症见月经后期、量少，经行腹痛拒按，块下痛减，甚或经闭，婚久不孕，或胸胁胀满，面额痤疮，性毛较浓，或颈项、腋下、腹股沟等处色素沉着；舌紫黯，或边尖有瘀点瘀斑，脉沉弦或沉涩。

杜惠兰教授指出，由于本病病机复杂，临床上还可见到许多脏腑兼夹证或虚实错杂证，如肾虚血瘀、肾阳虚痰凝、肾虚痰瘀、脾肾阳虚、脾虚湿阻、肝经湿热、肝肾阴虚、肾虚肝郁、心肾不交、心肝火旺、痰瘀互结等证，临证时当细心辨识。

三、用药特点

杜惠兰教授在临床治疗中多运用经方加减治疗。她认为，经方是历代中医先贤临证经验之精华，但疾病不同，每位患者的病情及禀赋、体质、生活环境和习惯等有别，加之在疾病的发生发展过程中"证"也在发生着变化，因此，用药时必须随证加减化裁，方能切中病机，效如桴鼓。

1. 右归丸加减

药物组成：熟地、山药、山萸肉、菟丝子、仙茅、仙灵脾、枸杞子、炒杜仲、肉桂、巴戟天、肉苁蓉、当归、川芎等。

加减：适用于肾阳虚证者。月经量多者，去肉桂、当归，酌加党参、黄芪、艾叶以补气温阳止血。脾肾阳虚者，去山萸肉、肉苁蓉等，加黄芪、党参、白术、茯苓、薏苡仁、炙甘草等加强补脾益气之功。肾阳虚痰凝，形体肥胖者，去熟地、山萸肉、枸杞子，加党参、白术、茯苓、陈皮、制半夏、胆南星、浙贝母等健脾除湿、化痰散结。若为肾虚血瘀证，加路路通、泽兰、益母草、香附等化瘀通络。

2. 左归丸加减

药物组成：熟地、山药、山萸肉、枸杞子、当归、菟丝子、鹿角胶、紫河车、川牛膝等。

加减：适用于肾阴虚证者。若肝肾阴虚者，加女贞子、旱莲草、白芍、何首乌等滋阴养血;心肾不交者,用六味地黄丸加夜交藤、远志、五味子、莲心等交通心肾;阴虚火旺者,加知母、黄柏、两地汤等滋阴降火。肾虚夹瘀者,加桃仁、红花、丹参等活血化瘀。若肾虚无明显偏肾阴虚或偏肾阳虚者,用养精种玉汤合五子衍宗丸加减治疗。

3. 逍遥散加减

药物组成:柴胡、白芍、当归、白术、茯苓、郁金、香附、炙甘草等。

加减:适用于肝郁气滞证者。肝郁化火者,加丹皮、栀子、川楝子等清泻肝火;肝经湿热,月经量多,带多色黄,面额痤疮明显者,用龙胆泻肝汤加丹皮、夏枯草、土茯苓清肝除湿。若肾虚肝郁证,可用归肾丸合逍遥散加减。

4. 苍附导痰丸合佛手散加减

药物组成:苍术、香附、陈皮、半夏、茯苓、泽兰、胆南星、枳实、鸡内金、当归、川芎、川牛膝等。

加减:适用于痰湿壅阻证者。若痰多湿盛,形体肥胖,多毛明显者,加山慈菇、穿山甲、皂角刺、车前子、石菖蒲等祛湿化痰,活血通络;卵巢增大明显者,加昆布、海藻、夏枯草软坚散结。脾虚湿阻,肢倦嗜卧者,用香砂六君子汤加减。

5. 膈下逐瘀汤加减

药物组成:桃仁、红花、香附、柴胡、郁金、夏枯草、赤芍、当归、川芎、丹皮、泽兰、枳壳、乌药、延胡索、王不留行等。

加减:适用于气滞血瘀证者。寒凝血瘀证多采用少腹逐瘀汤加减,常用药物有小茴香、肉桂、干姜、延胡索、制没药、生蒲黄、五灵脂、当归、川芎、半夏、陈皮、苍术等。卵巢增大明显者,酌加山慈菇、三棱、莪术、穿山甲活血消癥。

【典型病例】

病例1:范某,女,29岁,公务员。2010年6月10日初诊。

主诉:结婚4年未孕,月经停闭2月。

月经15岁初潮,5~6/30~32天。婚后伴随体重逐渐增加,月经周期逐渐延后,近1年月经3~4月一行,经量减少。曾在某市妇产医院检查血清激素示:LH:11.8mIU/ml,FSH:4.79mIU/ml,E_2:58.1pg/ml,PRL:19.6ng/ml,P:0.11ng/ml,T:1.27ng/ml,TSH:2.54μIU/ml,FT_3:5.10pmol/L,FT_4:18.6pmol/L。B型超声显示子宫正常大小,双卵巢内可见直径9mm以下滤泡12个以上,呈车轮状分布于卵巢皮质部,提示多囊卵巢;子宫输卵管碘油造影示输卵管通畅。曾用达英-35治疗3个月,治疗期间月经正常。Lmp:2010年4月11日,至今月经未至,遂前来就诊。现形体肥胖,腰酸乏力,肢倦嗜卧,大便溏薄,日1~2次,脱发明显,平素畏寒,带下正常,纳可眠佳。舌质淡胖边有齿痕,苔白,脉沉细。查体:身高165cm,体重75kg,BMI:27.55;妇科检查未见异常,黑棘皮症(-)。男方精液常规未见异常。

中医诊断:原发性不孕症,月经后期;西医诊断:多囊卵巢综合征

辨证:肾阳虚痰凝。

治法:补肾温阳,化痰通络。

处方:右归丸合苍附导痰丸加减。

熟地 20g　山药 15g　菟丝子 15g　肉桂 10g(后下)　仙灵脾 12g　炒杜仲 15g　桑寄生 20g　苍术 10g　香附 10g　法半夏 10g　茯苓 10g　陈皮 10g　当归 10g　川芎 10g　王不留行 10g　川牛膝 12g

嘱其加强锻炼。服用 10 剂后,畏寒、腰酸缓解,大便成形,月经于 6 月 22 日来潮,自述乏力,上方去苍术、川牛膝,加党参 15g、白术 10g。后以上方加减化裁,患者每周坚持游泳 3～4 次,月经分别于 8 月 19 日、10 月 2 日、11 月 1 日来潮,体重降至 67kg,无明显不适。12 月 7 日患者诉嗜睡肢倦,腰酸腹坠,测其尿妊娠试验阳性,遂予中药寿胎丸合举元煎加减保胎至孕 3 月。于 2011 年 8 月顺产一男婴。

病例 2:刘某,女,27 岁,未婚,2006 年 3 月 20 日初诊。

主诉:月经停闭 3 年。

患者月经 16 岁初潮,4～5/28～30 天。于 1996 年高考前因学习紧张致月经周期延后,2～5 个月一行,曾用"安宫黄体酮"(甲羟孕酮)及"乌鸡白凤丸"治疗。上大学后于 1998 年初月经基本正常。2001 年因复习考研又致月经紊乱,淋漓不净,或数月一行,甚至闭经达 8 个月之久,2002 年在某省级医院诊断为"多囊卵巢综合征",曾用"安宫黄体酮"、"达英-35"、"人工周期"及中药治疗后月经来潮,停药后月经稀发、经闭,遂来就诊。Lmp:2003 年 1 月,系用"黄体酮"来潮。现症:身体瘦小,身高 1.55m,体重 40kg,BMI:16.65,性情抑郁,善太息,腰酸,唇上有胡须,无带下,大便干,舌体瘦小质红,苔少,脉沉细。每次就诊均由其母陪伴,其母背后悄悄说,患者拒绝谈对象,在家动辄砸东西毁物。血清六项激素中睾酮稍高,余正常。

中医诊断:闭经;西医诊断:多囊卵巢综合征

辨证:肾虚肝郁。

治法:滋肾疏肝,养血调经。

处方:左归丸合逍遥散加减。

熟地 20g　山药 15g　山萸肉 15g　枸杞子 12g　鹿角胶 10g　紫河车 10g　菟丝子 15g　柴胡 10g　白芍 10g　栀子 10g　当归 10g　川芎 10g　王不留行 10g　桑寄生 15g　川牛膝 12g

嘱其锻炼身体(患者选择练瑜伽),每日对着镜子笑至开心,调畅情志。

二诊:3 月 27 日,诉心绪转佳,腰酸好转,舌脉同前。继以此方加减服用半月,后用桃红四物汤合逍遥散加莪术、川牛膝服用一周,月经于 4 月 20 日来潮。

三诊:4月24日,月经基本净,精神状态明显改善,无明显不适,唇上仍有胡须,舌脉同前。

处方:熟地20g　山药15g　山萸肉15g　枸杞子12g　菟丝子15g　女贞子12g　肉苁蓉10g　紫河车10g　鹿角胶10g　阿胶10g(烊化)　香附10g　柴胡10g　白芍10g　当归10g　木香6g

以此方加减服用20天,经前加活血通经药,如此治疗1年余,月经基本恢复正常,期间患者已谈恋爱。

【按语】

病例1患者为肾阳虚痰凝所致之"肥型"PCOS。肥人多痰,痰湿的形成多责之于脾肾。该患者肾阳不足,不能制水,水湿内停,湿聚为痰;又肾阳虚不能温煦脾土,亦可致脾虚生湿。痰湿阻滞,血行被阻,痰瘀互结于冲任胞脉,而致月经后期、不孕;痰湿壅塞于皮腠则日渐肥胖。《女科正宗》云:"有肥白妇人不能成胎者,或痰滞血海,子宫虚寒不能摄精。"故治疗重在补肾温阳以祛痰湿。右归丸为治肾阳虚的代表方,苍附导痰丸既能燥湿化痰,又可健脾利湿,以杜生痰之源;香附、王不留行、佛手散(当归、川芎)理气活血通经,川牛膝引血下行。诸药合用,补肾健脾以治本,祛痰化瘀以疗标,标本兼顾,共达助孕之功。

病例2为肾虚肝郁证闭经,属"瘦型"PCOS。患者因先天禀赋不足致月经初潮较迟。肾藏精,肝藏血,肝肾同源,精血互生。肾虚精亏,不能涵养肝木,肝体失养,容易引起肝失疏泄。逢高考、考研压力增大,疏泄失常,冲任失调,则月经紊乱;肝郁化火,或肾阴虚虚热内生,扰动血海,则经水淋漓不净;肝气郁结,气滞血瘀,冲任被阻,血海不能按时满溢,则月经后期、闭经。肝郁日久,暗耗肝阴,加重肝肾阴虚;肾阴虚火旺,进一步灼伤阴血;肝阴血不足,更易使疏泄失司,加重肝气郁结,气滞血瘀,形成恶性循环,终致患者月经停闭不行,形体瘦小,性情乖戾。杜惠兰教授指出,本例患者肾虚精亏为本,肝郁气滞、冲任瘀阻为标。若单纯疏肝解郁,则易使肝肾阴血耗伤,唯有滋肾疏肝、养血调经,方能标本兼治,肾精得充,肝体得养,疏泄如常,使冲任胞脉调畅而治愈本病。同时,情志调摄亦十分重要,练瑜伽在强身健体的同时,可消除烦恼,释放身心,加之对镜笑颜,使患者心境转佳,有利于恢复肝的疏泄功能。

(杜惠兰)

河南妇科名家

门成福

门成福,男,生于1931年,河南镇平人,得叔父门光远真传,熔铸各家之长,

1949 年在家乡独立悬壶应诊。1958 年选调河南中医学院,带职学习中医 6 年,1964 年毕业,随后就职于河南省妇产科医院,1975 年调回河南中医学院中医妇科教研室。一直致力于中医妇科的临床、教学与科研工作,1986 年晋升为副教授,并担任硕士研究生导师,1991 年晋升教授,2002 年被评为全国名老中医带徒导师之一,2007 年 9 月被中华人民共和国人事部、卫生部、中医药管理局确定为"第三批全国老中医药专家经验继承指导老师",被授予"为培养中医药人才做出了贡献的老专家"称号。发表论文数十篇,研制姜黄丸、三仙白斑膏治疗外阴白色病变,2005 年出版著作《门成福妇科经验精选》。从教从医 60 余年,擅长中医药治疗经、带、胎、产、不孕不育及疑难杂病等,在长期的诊治实践中总结出了多囊卵巢综合征(PCOS)的临床诊断治疗方案,并具有显著疗效,临床显效率可达 80％以上。

【诊治特点】

一、对 PCOS 的认识

门成福教授认为多囊卵巢综合征(PCOS)属中医妇科月经后错、闭经、崩漏、不孕等范畴,好发于青年女性和育龄期妇女。多囊卵巢综合征是由于肾—天癸—冲任轴失衡,其病因多由肾虚、胞脉失养、冲任虚损造成,或由痰湿瘀滞、肝失疏泄、房事过度所致。肾藏精而主生殖,先天禀赋不足,房事不节,肾气素虚,则冲任虚衰,胞脉失养,不能摄精成孕;先天肾气不足,经血不充,渐致月经后错及闭经;经闭日久,瘀血阻滞,瘀久成癥,以致卵巢包膜增厚,不能成孕;或有肥盛妇人,禀受甚厚,恣于酒食,脾气受损,水湿不化,聚而成痰,痰湿内蕴,胞宫胞脉闭塞,以致冲任不调,经闭不行,经血不调,则不能成胎;或有肝主疏泄,亦主藏血,性喜条达而恶抑郁,如若外因七情内伤,内因性素抑郁,均可致肝气不疏,郁结成患,导致肝疏泄失常,冲任不调,月经紊乱,难以受孕。病位主要涉及肾、肝、脾三脏。本病的发生主要责之于肾,肾虚血瘀是其主要病因病机,痰湿、肝郁亦可导致。临床多表现为:月经后错,经至不断,不孕,形体肥胖,多毛,面部痤疮,情绪抑郁,大便干结等。门成福教授在临床上将多囊卵巢综合征分为:肾虚血瘀型、痰湿阻滞型和肝郁气滞型。治疗时提倡"攻补寒热同用法",以补肾养血化瘀为治疗大法,兼以燥湿化痰,清热疏肝。

二、辨证分型

1. 肾虚血瘀型　症见婚久不孕,月经延后、闭经或月经淋漓不尽,量较少,色黯红,伴腰酸膝软,体重增加,面部痤疮,舌红苔薄白,脉沉细。治以补肾调冲,活血调经。

2. 痰湿阻滞型　症见月经后错,月经量少,色黯红,白带量多,形体肥胖,痰多,四肢多毛,面部痤疮,便秘,舌红苔腻,脉滑。治以补肾活血,健脾化痰。

3. 肝郁气滞型　症见月经后错,或经闭不孕,经前乳房胀痛,胸闷太息,带下量多,满面痤疮,便秘,舌红苔薄黄,脉弦细。治以疏肝解郁,活血调经。

三、用药规律

门成福教授擅长单用中医药治疗多囊卵巢综合征,三种证型均用四物汤合五子衍宗丸为主加味调理,方药如下:

熟地黄 25g　当归 25g　川芎 15g　白芍 15g　五味子 15g　枸杞子 15g　覆盆子 15g　菟丝子 15g　车前子 25g　杜仲 15g　桑椹 25g　仙茅 25g　仙灵脾 25g　川牛膝 15g　三棱 15g　莪术 15g

方中四物汤养血滋阴,益肾柔肝,五子衍宗丸疏利肾气,填精益髓为君;其中四物汤中诸药相配为妇科诸病专方,重用熟地黄滋阴补肾养血,当归补血养肝,活血调经,白芍和营养血,柔肝疏肝,川芎为血中气药,活血化瘀,通络行滞;五子衍宗丸专治不孕不育,为“古今种子第一方”。其中菟丝子温肾阳,促排卵,枸杞子填精补血,五味子味酸浓,补中寓涩,敛肺补肾,覆盆子甘酸微温,固精益肾,车前子补而不滞,泻而通之;二仙温肾助阳,杜仲、桑椹助五子衍宗丸增强填精补肾之力,为臣药;佐以三棱、莪术加强活血化瘀之力,加速卵巢内的小囊破裂;使以川牛膝引血、引药下行,增强诸药的效力。与四物汤相配伍,既可养血,又可活血,与五子衍宗丸相配伍,可谓攻补兼施。以上诸药相配,养血补肾,活血调经,气调血顺,肾精充足则月事调,胎孕成。

临床随症加减:肾虚血瘀型,发育欠佳者加紫河车;肥胖者加半夏、陈皮、牵牛子;便秘者加酒大黄、火麻仁、制首乌;月经延长者加乌贼骨、茜草炭、黑荆芥、阿胶珠、地榆炭。痰湿阻滞型,痰多者加半夏、陈皮、茯苓、胆南星、苍术;面部痤疮者加金银花、野菊花、蒲公英。肝郁气滞型,乳房胀痛者加柴胡、川楝子、郁金等;气虚者加黄芪、党参;饮食不化者加焦三仙。

中药周期治疗法:门成福教授将月经分为月经期、经后期、排卵期、经前期四期。主张经期宜温宜通,多用活血通经之品,促使经血流畅排出,祛除瘀滞,方用生化汤加味;经后期宜养宜补,此期血海空虚,以扶正养血补肾填精为主;排卵期是由阴转阳的重要阶段,滋阴补肾是关键,常用菟丝子、仙茅、淫羊藿、枸杞子、巴戟天等药;经前期宜攻宜活,加用活血引经药物,促其按时而至,可选用桃红四物汤加味。

【典型病例】

病例 1:黄某,女,30 岁,2012 年 2 月 29 日初诊。

病史:结婚 3 年未孕。初潮 12 岁,近 4 年来月经后错,2～4 月一行,经至量少,6 天净,带下正常,末次月经 2012 年 1 月,曾用黄体酮针剂,效果不佳。现症:月经后错,伴腰痛,形体肥胖,面部痤疮。舌红苔白,脉沉细。

辅助检查:彩超示:子宫发育正常,内膜 10mm,双侧卵巢呈多囊样改变。

中医诊断:不孕症;西医诊断:多囊卵巢综合征

辨证:肾虚血瘀,阻滞冲任。

治法:补肾调冲,活血调经。

处方:桃红四物汤加减。

桃仁15g　红花15g　当归25g　川芎15g　赤芍15g　丹参25g　益母草25g　三棱15g　莪术15g　川牛膝15g　水蛭15g　枳壳15g　杜仲15g　桑椹25g　金银花15g　酒大黄15g

二诊:2012年3月7日来诊,服药后经至,量可,色红。无其他不适症状,舌红苔白,脉沉细。

处方:四物汤合五子衍宗丸加味。

处方:熟地黄25g　当归15g　白芍15g　川芎15g　菟丝子25g　车前子25g　覆盆子15g　枸杞子15g　五味子15g　杜仲15g　桑椹25g　仙茅25g　仙灵脾25g　川牛膝15g　半夏12g　陈皮15g　酒大黄15g　金银花25g

三诊:2012年3月21日来诊,服药后一切正常,舌红苔白,脉细数。嘱其继服平时方14付,经前一定要复诊,并更换治疗方案。

四诊:2012年4月4日来诊,月经未至,稍有腹部隐痛不适感,其余正常。舌红苔白,脉沉滑。

处方:桃红四物汤加减。

桃仁15g　红花15g　当归25g　川芎15g　赤芍15g　丹参25g　益母草25g　三棱15g　莪术15g　川牛膝15g　水蛭15g　枳壳15g　杜仲15g　桑椹25g　香附25g

五诊:服用上方3付时,经至,量可,色红,无血块。现已基本干净,改服平时方。

疗效:通过3个周期的治疗后,月经基本恢复正常,经量可,带下正常,体重有所下降。继续给予中药治疗,并建议查看卵泡发育情况,后告知卵泡大小为14mm×15mm,继续服用中药,加紫河车10g,促使卵泡发育。两个疗程之后查看卵泡20mm×19mm,嘱患者卵泡破裂之日试孕。2012年9月13日来诊,自述尿妊娠试验阳性,现有干呕,恶心等症状,舌红苔白,脉滑数。彩超提示:宫内孕,胚胎发育正常。门成福教授给予加味寿胎丸保胎治疗2个月。

病例2:石某,女,27岁,2000年6月24日初诊。

病史:患者未避孕4年未孕,近4年来月经不规律,现已行经10余天,量时多时少,淋漓不断,色淡,无血块,伴面色㿠白,畏寒,面部稍浮肿,腰膝酸软。舌红苔薄白,脉沉细。

辅助检查:彩超提示:双侧卵巢呈多囊样改变。

中医诊断:崩漏;西医诊断:功能失调性子宫出血,多囊卵巢综合征辨证:肾阳虚。

治法:补肾阳,固冲任,止血调经。

处方:四物汤合五子衍宗丸加减。

熟地炭 25g　当归 15g　炒白芍 15g　菟丝子 25g　车前子 25g　覆盆子 15g　枸杞子 15g　五味子 15g　乌贼骨 15g　茜草炭 15g　黑荆芥 6g　阿胶珠 15g　杜仲 15g　川续断 25g　地榆炭 25g　仙茅 25g　仙灵脾 25g　金银花 15g

二诊:服上药后经净,有少量白带,无其他不适症状。拟养血补肾调经法治疗。上方去止血药,加大补肾阳药,服用 20 剂。

处方:四物汤合五子衍宗丸加减。

守上方减地榆炭,改茜草炭 15g 为茜草 12g。

三诊:服药后期间未有出血现象,体质也较前增强,舌红苔薄白,脉细。嘱其继服平时方,下月经前给予适当活血调经药,经期给予生化汤加温通经脉,调理冲任中药。

四诊:服药后经至,后错 3 天,量可,色红,无血块。舌红苔薄黄脉细滑。

处方:加味生化汤。

川芎 15g　桃仁 15g　当归 15g　炙甘草 6g　炮姜 6g　三棱 15g　莪术 15g　丹参 25g　益母草 25g　枳壳 15g　鸡血藤 25g

五诊:服完经期药后来复诊,舌红苔白,脉沉细。并嘱其月经第 11 天查看卵泡发育情况。处方:拟上方。

六诊:服用 7 付后来诊,告知卵泡发育不佳,希望给予诊治。舌红苔白,脉细。

处方:拟上方加紫河车 10g。

疗效:连续治疗三个周期,期间月经按时来潮,经期 6 天,经间期无出血现象,后查卵泡发育良好,择期试孕,2 个月后告知已怀孕。

病例 3:司某,女,32 岁,1999 年 2 月 28 日初诊。

病史:月经停闭 3 个月。既往月经后错,不规律,最长可达半年一至,行经 5 天,经量一般,色黯红,带下正常。经西医治疗无效,前来我院门诊求治,现已 3 个月未至,伴有乳房胀痛,心情烦躁,腰膝酸软。舌红苔薄白,脉弦。

辅助检查:彩超提示:双侧卵巢呈多囊样改变。性激素六项检查显示:FSH:5.38mIU/ml,LH:15.02mIU/ml,E_2:157pmol/L,P:2.18nmol/L,PRL:412.31mIU/L,T:0.24ng/ml。

中医诊断:闭经;西医诊断:多囊卵巢综合征

辨证:肝郁肾虚。

治法:补肾疏肝,活血调经。

处方:桃红四物汤加减。

当归 25g　赤芍 15g　川芎 15g　桃仁 15g　红花 15g　川牛膝 15g　三棱 15g　莪术 15g　益母草 25g　枳壳 15g　水蛭 15g　鸡血藤 25g　茯苓 15g　柴胡 15g　川楝子 12g

二诊:1999 年 3 月 8 日来诊,服上药五付后经至,量一般,色红,无血块,5 天净。无其他不适症状,诊舌脉无异常。

处方:四物汤合五子衍宗丸加味。

熟地黄 25g　当归 15g　白芍 15g　川芎 15g　菟丝子 25g　车前子 25g　覆盆子 15g　枸杞子 15g　五味子 15g　紫河车 10g　杜仲 15g　桑椹 25g　柴胡 15g　仙茅 25g　仙灵脾 25g　川牛膝 15g

三诊:1999 年 3 月 22 日来诊,述服药后无不适症状,舌红苔白,脉沉细。

处方:拟上方加红花 15g。

四诊:服用上方后经至,与上月相比,后错 1 天,色红,量可。舌红苔白,脉细滑。

处方:1. 川芎 15g　桃仁 15g　当归 15g　炙甘草 6g　炮姜 6g　三棱 15g　莪术 15g　丹参 25g　益母草 25g　枳壳 15g　鸡血藤 25g

2. 拟上方(平时方)

五诊:服药后来诊,告知医生无其他不适,舌红苔白,脉细。嘱其一定要坚持服药,连续 3 个周期月经按时而至方可停药。

疗效:调理至第 3 个周期时,月经后错 3 天,经量正常。后又调理一个疗程后,按期而至。

【按语】

1. 用中药调周法治疗多囊卵巢综合征,副作用小,治疗彻底,能有效改善临床症状。门成福教授擅用四二五合方加减治疗多囊卵巢综合征。方中四物汤调补气血,配以三棱、莪术、丹参、川牛膝等药,可活血行气,养血调经;五子衍宗丸补肾填精益髓,配以二仙、桑椹、杜仲、紫河车等药,可温肾助阳,促其阴阳转化顺利,并促进卵泡发育;诸药合用,相辅相成,具有补而不腻,活而有度,行而通畅,温而不燥的特点,充分体现了门成福教授"攻补寒热同用法"。

2. 临床应用时多注重月经调理四期法,即经期宜温宜通,经后期宜养宜补,排卵期宜滋阴补肾,经前期宜攻。对于多囊卵巢综合征月经不规律患者,要结合临床检查将治标与治本有机结合起来,循时用药,趁势而攻,采用攻补结合用药,但仍需注意不可妄补,亦不可妄攻,方能收效。

3. 肥胖是多囊卵巢综合征的常见临床表现,无论哪型患者均可出现此症状,因此对于肥盛妇人,经血不调者,宜行湿燥痰,消脂减肥。多加用陈皮、半夏、牵牛子、酒大黄等燥湿祛痰、化瘀消食之品。

4. 对于有生育要求的妇女,在调理月经的过程中要注重促使卵泡的发育。调经种子是多囊卵巢综合征(PCOS)的最终治疗目的。

5. 多囊卵巢综合征非一日所得,亦非一日可愈。门成福教授指出:此病治疗以三个周期为一疗程,1 个周期可做 1 次观察,随症加减,及时调整药物和药量,一般 1 个疗程见效,2 个疗程可达治疗目的。门成福教授还强调:治病吃药一定要坚持,对好的医生要有足够的信任和信心,不能半途而废,不要随意更换大夫。门教授从医 60 余年,诊治病人无数,成功典型病例不胜枚举,而这些患者的成功无不依赖于"坚持"二字。

(门波)

褚玉霞

褚玉霞,女,1943 出生,1967 年毕业于河南中医学院。从医执教近 50 载,曾任教授、主任医师,硕士研究生导师。第五批全国老中医药专家学术经验继承工作指导老师,传承博士研究生导师,全国首批中医传承博士后导师,河南省首届名中医。妇科教研室主任,中华中医药学会妇科专业委员会副主任委员。现任河南省中医妇科委员会主任委员。河南省省级"名中医工作室"指导老师,河南省中医院"名师传承研究室"终身导师。潜心于中医妇科学的研究,擅长中医妇科各种疑难杂病的治疗,尤其对不孕症、流产安胎、崩漏、多囊卵巢综合征、绝经综合征等疾病之研究有较深的造诣。在数十年来的业医和教学生涯中,愈人无数,桃李芬芳。获河南省科技进步及中医药科技成果奖 4 项。其中"二紫胶囊对不孕大鼠内分泌激素及其受体的影响"获河南省中医药科技成果一等奖,所研制的"二紫胶囊"、"清宫胶囊"获河南省药监局批准文号,作为院内制剂应用于临床,疗效显著。主编、参编出版《女科新书》、《全国中医妇科流派研究》、《黄河医话》等著作 10 余部,发表专业学术论文 50 余篇。

【诊治特点】

一、对 PCOS 的认识

褚玉霞教授穷其心力,长期致力于多囊卵巢综合征(PCOS)的研究,对该病的认识有独到见树,积累了丰富的临床经验。《素问·上古天真论》云:"女子七岁,肾气盛,齿更发长;二七而天癸至,任脉通,太冲脉盛,月事以时下,故有子。"言月经的产生是脏腑、天癸、气血、经络协调作用于胞宫的生理现象,肾在月经的产生中起主导作用。她认为 PCOS 的病理表现主要是肾—天癸—冲任—胞宫轴的功能失调,其病因病机较为复杂,病变涉及多个脏腑,及气血、经络,但总不外乎肾、肝、脾的功能失调,气血运行失常及冲任二脉损伤,其中肾的阴阳失调为致病的关键。若肾气虚,天癸乏源,冲任亏损,血海空虚;或脾胃素弱,饮食不节,劳倦过度,或因肾阳虚,火不暖土令脾失健运,水湿内停,聚液成痰,痰湿之邪阻滞于胞脉；或肝气郁结，郁而化火，疏泄无度，冲任失调，皆可致月经不调、闭经、不孕。血瘀，痰凝而为癥瘕。尚有因气虚运血无力，使瘀血停留，阻滞于冲任胞宫，新血难安而为崩漏、不孕者。总之，本病的主要病机是肾脾气虚为本，气滞湿阻，痰瘀互结为标，临床多表现为本虚标实，虚实夹杂之证。

二、辨证分型

1. 肾虚型　症见月经后期，量少，色淡质稀，甚或月事不来，不孕，腰膝酸软，头晕目眩，神疲乏力，目眶黯黑，舌淡红，苔薄白，脉细弱。偏于阳虚者则形寒肢冷，尿频便溏，舌淡苔薄白，脉沉细。偏于阴虚者则兼咽干口燥，五心烦热，耳鸣便干，舌红苔薄或少苔，脉细数。

2. 痰湿阻滞型　症见月经后期，量少，闭经，不孕，形体肥胖，多毛，面色㿠白，胸闷纳呆，呕恶痰多，头重眩晕，或带下过多，大便不实或秘结，舌淡胖苔白腻或舌黯红苔黄腻，脉滑或沉涩。

3. 肝郁化火型　症见月经先后不定期，或闭经，或经血非时而下，久不受孕，面部痤疮，毛发浓密，胸胁乳房胀痛，或有溢乳，口苦咽干，溲黄便结，舌红苔黄，脉弦数。

4. 气虚血瘀型　症见经血非时而下，量多或淋漓日久不尽，或停闭数月又突然大量出血，继之漏下，血色淡质稀或黯红有血块，面色无华，神疲乏力，心悸怔忡，舌淡苔薄或淡黯有瘀点，脉虚细或沉涩。

褚玉霞教授认为，临证中以上四型并非孤立出现，一些兼夹证型，如痰湿肾虚型，肾虚肝郁型，肝肾阴虚型，脾肾阳虚型，气滞血瘀型等也不鲜见。因肾虚为致病之关键，总以肾虚型或肾虚兼夹证型最为常见，应因人因证，详加审辨。

三、用药特点

褚玉霞教授对于 PCOS 的治疗，精研殚思，颇具特色，临证思路新颖清晰。强调要方证对应，病证结合；治病求本，补肾调周；衷中参西，中医为主；整体观念，身心同医。创制二紫方、橘黄汤、宫血立停方治疗本病，疗效卓著。

中医辨证治疗

1. 肾虚型以二紫方（自拟方）加减

方药：紫石英、紫河车粉、菟丝子、淫羊藿、枸杞子、熟地黄、紫丹参、醋香附、缩砂仁、川牛膝。

方中紫石英、紫河车补督脉，温肾阳，填精益髓为君药；菟丝子为平补肝肾之良药，枸杞子甘平质润，药性平和，能补肝肾以益精，熟地补血滋阴，生精益髓，淫羊藿体轻气雄，可壮阳益精，此四味助君药补肾滋肾，调理冲任，共为臣药；丹参入肝经血分而善活血通经，为妇科要药，香附入肝经气分，乃疏肝调经之良药，两药伍用能活血理气调经，旨在取"气行血行"，"静中有动"之意，砂仁芳香健胃，以防补药滋腻，共为佐药；川牛膝活血通经，引血下行为使。诸药合用共奏补肾滋肾,理气调经助孕之功。

随症加减:偏肾阴虚者加女贞子、山茱萸、黄精;偏肾阳虚者加巴戟天、肉苁蓉、鹿角胶;兼气虚加黄芪、党参;兼血虚加当归、川芎、白芍、阿胶;脘腹胀满加枳壳、木香;肢冷便溏加附子、山药;小便频数加覆盆子、益智仁;眩晕耳鸣加蝉蜕、菊花。

2. 痰湿型以橘黄汤(自拟方)加减

方药:化橘红、天竺黄、姜半夏、胆南星、南苍术、云茯苓、醋香附、炒枳实、紫丹参、炙甘草。

方中橘红、天竺黄行气调中,燥湿化痰为君;胆南星、苍术、姜半夏均归脾经,和中健脾,燥湿化痰以助痰浊消散为臣;茯苓健脾渗湿,香附、枳实、丹参理气行滞,活血调经,共为佐药,炙甘草调和诸药为使。全方俱燥湿健脾化痰调经之效。

随症加减:肾虚腰酸加淫羊藿、巴戟天、川续断;形寒畏冷加制附片、肉桂、鹿角胶;形体肥胖,小便短少者加大腹皮、冬瓜皮、玉米须、车前子;双侧卵巢增大者加鳖甲、生牡蛎、浙贝母、白芥子、土鳖虫、水蛭;嗜睡乏力加党参、石菖蒲;夹瘀者加川芎、三棱、莪术;烦躁易怒,乳房胀痛加柴胡、郁金、栀子、丹皮;大便秘结加大黄、炒决明子。

3. 肝郁化火型以丹栀逍遥散(《内科摘要》)加减

方药:牡丹皮、栀子、当归、白芍、柴胡、炒白术、茯苓、煨姜、薄荷、炙甘草。

方中丹皮、栀子、柴胡疏肝解郁,清热泻火;当归、白芍养血柔肝;白术、茯苓健脾渗湿,使热从小便而出,防木火过旺而犯脾土;薄荷助柴胡疏达肝气,炙甘草调和诸药。诸药相合,清热泻火,疏肝调经。

随症加减:胸胁乳房胀痛加郁金、青皮、佛手;溢乳者加炒麦芽,重用白芍、薄荷;多毛加玉竹、黄精;面部痤疮加石膏、桑白皮、龙胆草、黄芩;小便短黄加黄柏、泽泻、车前子;大便秘结加大黄、炒决明子。

4. 气虚血瘀型以宫血立停方(自拟方)加减

方药:生黄芪、潞党参、白术炭、炙升麻、茜草根、益母草、炒红花、旱莲草、三七粉、炙甘草。

方中黄芪、益母草补气祛瘀为君药;党参、白术炭、茜草、炒红花健脾益气,祛瘀止血为臣;升麻助参、芪益气升提,旱莲草滋阴凉血止血,三七粉加强祛瘀止血之力共为佐药;炙甘草调和诸药为使。全方共奏益气升提,祛瘀止血之效。

随症加减:气虚者易党参为人参;阴损及阳见血崩如注,神昏泛呕,肢冷汗出,脉芤或脉微欲绝者,急投参附汤(《伤寒论》),必要时中西医结合救治;兼血热者加黑黄芩、黑栀子、生地榆、莲房炭;血虚加阿胶、山茱萸、熟地黄;心悸怔忡加五味子、炙远志、炒枣仁。

中医周期治疗:诚如前述,肾的阴阳失调为导致本病的关键,因而燮理肾之阴阳贯穿在周期治疗的全过程。根据月经周期中不同时期阴阳消长,气血盈亏的变化规律,以自拟二紫方加减。行经后津液耗伤,血海空虚渐复,子宫藏而不泻,呈现阴长的动态变化,宜加入女贞子、旱莲草、白芍等滋阴养血之品,与方中紫石英、紫河车等同用,以期收到"阳中求阴"之效。经间排卵期是重阴转阳,阴盛阳动之际,应在重阴的前提下,推动阴阳的消长转化,可加三棱、莪术、茺蔚子、路路通、皂刺、穿山甲等活血破瘀,理气通络之味以促进卵子的排出。经前期,阴盛阳生,渐至重阳,此期阴阳俱盛,可加川续断、菟丝子、盐杜仲、巴戟天、山茱萸等阴阳并补,水火并调,以期达到"阴中求阳,水中补火"之效。行经期,血海由满而溢,子宫泻而不藏,应活血化瘀,理气通经,乘势利导,促使经血排出,多用当归、川芎、赤芍、桃仁、红花、川牛膝之属。临证中,调整月经周期除补肾外,上述各型也当在主方的基础上循期加减应用。

西药辅助治疗:临证中以中医为主调理脏腑、气血、冲任、胞宫之阴阳失衡状态,结合西药治疗本病。西药以达英-35(炔雌醇环丙孕酮片)为首选,根据患者不同的临床表现,选择用药。对雄激素过高者,除用达英-35外,选用螺内酯,对于体型肥胖兼有胰岛素抵抗且有生育要求者,给予胰岛素增敏剂二甲双胍。PCOS合并泌乳素升高的患者,首先应排除垂体及乳腺病变引起的泌乳,再根据患者的症状、体征及内分泌结果结合中医对症治疗。此外,应区分青春期和育龄期不同的年龄阶段分别选用药物。青春期重在调经,多数患者拒用西药,仅用黄体酮辅助调周即可,育龄期患者调经意在种子,除上述药物的应用外,促排卵可以中药配以氯米芬或来曲唑。鉴于西药的副作用,其辅助治疗不超过3~4个月经周期,切勿过度用药。如此中西医结合,制定个体化方案施治,较之于纯中医或纯西药治疗,疗效更佳。

褚玉霞教授在本病治疗过程中,尤重对病人进行心理疏导,让病家了解自己的病情,保持心情舒畅,树立治愈疾病的信心。恰当的心理疏导,胜似无药之良方,再结合患者的病情中西医结合治疗,往往能取得事半功倍的效果。此外,调整生活方式也不容忽视,告诫患者要"食饮有节,起居有常,不妄作劳",对肥胖患者嘱其清淡饮食,适当运动,减轻体重,增强体质,将有利于疾病的转归。

【典型病例】

病例1:毛某,女,35岁,教师,2011年6月22日初诊。

主诉:月经错后伴月经量少2年,有孕育要求。

现病史:月经初潮年龄12岁,初潮后月经基本规律,近两年由月经后期量少,渐至闭经,周期4~6个月一行,经期5~7天。Lmp:2011年6月21日,今月经第2天,量少,色黯红,小腹疼痛,得温痛减,白带正常,平素腰酸,劳累后加重,畏寒,纳可,眠差,二便如常,舌质淡,舌边有瘀点,苔薄白,脉沉细。既往2次妊娠,均行人工流产术。

辅助检查:2011年5月14日彩超示:1.双侧卵巢多囊样改变(双侧卵巢一个切面内分别可见12个以上小卵泡)。2.子宫内膜结构疏松,可见小囊样结构。性激素六项:E_2:63pg/ml(21~251),T:1.18ng/ml(0.09~1.09),P:0.3ng/ml(0.00~0.30),PRL:15.41ng/ml(5.18~26.53),LH:11.28mIU/ml(1.80~11.78),FSH:3.72mIU/ml(3.03~8.08)。

中医诊断:闭经,月经过少,继发性不孕症;西医诊断:多囊卵巢综合征,继发性不孕症

辨证:肾虚血瘀,冲任亏虚。

治法:时值经期,治以活血化瘀,温经散寒,理气通经。

处方:潮舒煎剂(自拟方)加减。

当归15g　川芎10g　赤芍15g　桃仁6g　红花15g　丹参30g　香附15g　乌药12g　吴茱萸5g　川牛膝15g　5剂,日1剂,水煎服。

二诊:2011年6月29日,月经于6月26日净,服药后经量增多,小腹疼痛减轻。但仍觉腰酸,畏寒。舌质淡,舌边有瘀点,苔薄白,脉沉细。经后以补肾养血,理气调经。给予二紫方(自拟方)加减。

紫石英30g　紫河车2g(另冲)　鹿角霜15g　菟丝子30g　枸杞子20g　熟地18g　山茱萸20g　当归15g　川芎10g　香附15g　丹参30g　砂仁6g　川牛膝15g　20剂,日1剂,水煎服。

三诊:2011年7月25日,服药后,昨日月经来潮,量可,色黯,有血块,小腹微痛,大便稀。舌质淡,舌边有瘀点,苔薄白,脉弦细。遂以潮舒煎剂加山药30g,5剂,日1剂,水煎服。

四诊:2011年8月10日,Lmp:2011年7月24日,7天净,量可,色黯,小腹微痛,余无明显不适。舌质红,苔少。遂以二紫方加生地20g,柴胡12g。12剂,日1剂,水煎服。如此周期序贯用药三个月。

五诊:2011年11月8日,Lmp:2011年9月22日,月经未至,偶有小腹隐痛及腰酸,咽痛,咳嗽,有痰,色黄,质稠。舌质红,苔薄黄,脉滑数。测尿HCG(+),彩超示:宫腔内可见约16mm×12mm囊性物。以补肾安胎,化痰止咳为法。

处方:川续断30g　杜仲20g　菟丝子30g　太子参15g　炒白术10g　黄芩12g　百部10g　金银花20g　板蓝根30g　柴胡12g　浙贝母10g　茯苓15g　陈皮15g　甘草5g　3剂,日1剂,水煎服。

六诊:2011年11月12日,服上药咳嗽,咳痰,咽痛症状消失。后以补肾培脾,养阴清热安胎治疗。保胎至妊娠12周,经随访于次年6月20日足月分娩一健康男婴。

病例2:张某,女,17岁,学生,2012年3月15日初诊。

主诉:闭经6个月。

现病史:月经于 14 岁初潮,平素月经不规律,周期 40～60 天,经行 3～4 天,Lmp:2011 年 9 月 28 日,经量少,色黯,质黏稠,经前乳房胀痛,白带正常,形体肥胖,近 3 年来自觉体重增加明显,毛发浓密,面部痤疮,平时痰多,色黄,纳眠可,小便正常,大便秘结,2～3 天 1 次。舌质黯,有瘀斑,苔薄白,脉沉弦。查体:身高:165cm,体重:72kg,腰围:90cm,臀围:95cm,黑棘皮症(＋),胡须明显。

辅助检查:彩超示:双侧卵巢多囊样改变;左卵巢 42mm×36mm×15mm,右卵巢 41mm×34mm×16mm,内膜:7.9mm。性激素六项:FSH:5.2mIU/ml(3.03～8.08),LH:16.85mIU/ml(1.80～11.78),LH/FSH＞3,T:1.21ng/ml(0.09～1.09),余在正常范围。

中医诊断:闭经;西医诊断:多囊卵巢综合征

辨证:痰湿过盛,冲任受阻。

治法:化痰利湿,理气活血调经。

处方:安宫黄体酮 10mg/天,连服五天,后予潮舒煎(自拟方)加减。

当归 15g　川芎 10g　赤芍 15g　生地 20g　桃仁 6g　红花 15g　香附 15g　丹参 30g　泽兰 15g　柴胡 12g　川牛膝 15g　糖为引,10 剂,日 1 剂,水煎分 2 次温服。

二诊:2012 年 3 月 27 日,月经于 3 月 24 日来潮,经量较之前稍多,色可,有少量血块,经行前后无明显不适。舌质红,苔白腻,脉滑。治以理气健脾,燥湿化痰。

1. 方以橘黄汤加减:橘红 15g　天竺黄 12g　姜半夏 10g　胆南星 10g　苍术 10g　香附 15g　枳实 12g　浙贝母 10g　大腹皮 30g　冬瓜皮 60g　丹参 30g　炙甘草 5g　20 剂,日 1 剂,水煎分 2 次温服。

2. 达英-35 于 3 月 28 日口服,日 1 片,连服 21 天。服药的同时嘱其饮食清淡,适当运动。

三诊:2012 年 4 月 22 日,月经于今日来潮,经量可,色质可,经前乳胀,面部痤疮较前减少,舌脉同前。经期给予潮舒煎 5 剂,日 1 剂,水煎分 2 次温服,平时仍给予橘黄汤加柴胡 12g,20 剂,日 1 剂;达英-35 一盒。连续治疗两个月,嘱其药服完后于月经第 12 天复诊。

四诊:2012 年 6 月 30 日,月经于 6 月 18 日来潮,经量较少,色红质黏稠,体重较前减轻,面部痤疮消失,舌脉同前。复查彩超:子宫附件未见明显异常,左侧卵巢内可见一 14mm×12mm 发育优势卵泡回声,继用橘黄汤,15 剂,日 1 剂,水煎分 2 次温服,嘱其月经来潮第三天查性激素六项。

五诊:2012 年 7 月 22 日,月经于 7 月 15 日来潮,经量增多,色可,有少量血块,经行前后无明显不适,舌质红,苔白腻,脉滑。性激素六项示:E₂:63pg/ml(21～251),T:0.75ng/ml(0.09～1.09),P:0.3ng/ml(0.00～0.30),PRL:

14.41ng/ml（5.18～26.53），LH：7.42mIU/ml（1.80～11.78），FSH：4.36mIU/ml（3.03～8.08），均在正常范围。继以橘黄汤加减，经周期治疗5个月，体重下降至60kg，月经按时来潮，诸证悉除。

【按语】

病例1属肾虚血瘀型多囊卵巢综合征。女性月经各期特点不同，故治疗当循时用药。经期血室正开，宜活血化瘀，理气通经，因势利导，促进经血顺利排出。患者月经量少色黯，经期小腹疼痛，得温痛减，舌边有瘀点，证属寒凝血瘀，故经期给予活血化瘀，温经散寒之潮舒煎剂加减。肾藏精，精化气，肾中精气的盛衰主宰着人体的生长发育与生殖，肾气不足，天癸乏源，冲任血海空虚可致月经量少，渐至闭经。肾之外府失养致腰酸，肾阳不足故畏寒。舌质淡，脉沉细，皆属肾虚之征。非经期宜补肾养血，理气调经，给予二紫方加减，方中紫石英、紫河车补督脉，温肾阳，填精益髓，暖胞宫，调冲任；鹿角霜、菟丝子、山茱萸、枸杞子补肾滋肾，调理冲任；当归、川芎补血活血行气；香附、丹参理气活血调经；熟地补血养阴，填精益髓；砂仁健脾和胃，取其补后天以养先天，补而不滞，气行则血行之意，又可缓解熟地滋腻碍胃之弊；川牛膝活血通经，引血下行为使。诸药合用，共奏滋肾补肾，理气调经助孕之功。妊娠期当治病与安胎并举。是案辨证准确，治方严谨对证，故疗效显著。

病例2为痰湿阻滞型多囊卵巢综合征，在临床中最为常见。《素问·逆调论》："肾者水藏，主津液。"脾主运化水液，肾主水液输布代谢，须赖脾阳的协助，脾之运化水湿功能，又赖肾阳之温煦，若脾肾功能失常，则体内水液代谢异常，而致水湿内蕴，湿聚成痰，痰湿内阻，湿困脾土致形体肥胖，面部痤疮；痰湿下注，阻于冲任，血海不能按时满盈，则月经后期量少，甚则闭经；痰阻气机，影响气机的升降、血液的运行，气行则血行，气滞则血瘀，瘀血阻滞胞宫胞脉，引起卵巢多囊性增大。明代《万氏妇人科》："惟彼肥硕者，膏脂充满，元室之户不开；夹痰者，痰涎壅滞，血海之波不流。故有过期而经始行，或数月经一行，及为浊，为带，为经闭，为无子之病。"治以理气健脾，燥湿化痰。经期活血化瘀，理气调经。褚玉霞教授自拟"橘黄汤"，方中橘红、半夏、胆南星、苍术均归脾经，有健脾燥湿化痰之功；天竺黄、浙贝母可清热化痰；大腹皮、冬瓜皮健脾利水消肿；香附、丹参、枳实理气行滞，活血调经；炙甘草调和诸药。诸药合用，共奏燥湿健脾，行气化痰而经自通之功。褚玉霞教授以中药为主调理脏腑气血，冲任、胞宫之阴阳失衡状态，结合西药治疗本病。西药以达英-35为首选，达英-35中的醋酸环丙孕酮具有很强的抗雄激素作用，可以减少卵巢源性雄激素的产生，炔雌醇可以增加肝脏合成性激素结合蛋白，降低游离的雄激素，从而调整月经周期。是案以中医为主，辅以西药治疗，收效甚佳。

（褚玉霞　李晖）

王自平

王自平,女,生于1938年,1965年毕业于河南中医学院。毕业后留校工作至今。2003年被评为全国第三批名老中医药指导老师。曾被河南省卫生厅授予河南省中医药终生成就奖,曾任郑州市妇儿科学会主任,河南省妇科学会委员,被评为河南省优秀教师。现为河南中医学院教授、主任医师、硕士研究生导师。在40余年的教学、临床、科研实践中,不断学习当代医家和西医学的最新理论,并将中医学与西医学相结合,勇于探索,开拓创新,对中医妇科多种疾病的诊疗提出了自己独特的学术理论观点。著书七部,其中主编的《中医妇科析要》,详细记载了本人教学及临床经验之结晶。撰写并发表在国家一级或省内多家杂志之论文40余篇,其中"循时用药治经病"乃作者将中医学与西医学相结合,探索研究、推陈出新之代表。完成科研项目7项,其中1项由本人主持并获河南省科技进步三等奖。

【诊治特点】

一、对PCOS的认识

王教授经过多年对多囊卵巢综合征的临床研究,认为此病的发生,与脏腑、气血、经络关系密切,以月经的异常表现为临床症状。月经为血所化,而血为脏腑所生,并赖气以行,由经脉的输注达到胞宫。血是月经的物质基础,气是运行血的动力,而脏腑是气血生化之源。五脏之中,心主血,肝藏血,脾胃为气血生化之源,脾又能统血,肾藏精,精化血,肺主气,气帅血,它们分司着血的生化、贮藏、调节、统摄与运行。故五脏安和,血脉流畅,则血海充盈,经候如期。其中尤以肾、肝、脾(胃)的作用最为重要。肾气旺盛使天癸成熟;肝气条达使经候如期;脾胃健运,使血海充盛,月事以时下。

二、辨证分型

1. 肝肾不足　症见年过十八尚未行经,或由月经后期量少逐渐闭经,体质虚弱,腰膝酸软,头晕耳鸣,舌质红,苔少,脉象沉弱或细涩。患者禀赋不足,肾气未盛,精气未充,肝血虚少,冲任失于充养,无以化为经血,乃致经闭。或因多产、堕胎、房劳,或久病及肾,以致肾精亏耗,肝血亦虚,精血匮乏,源断其流,冲任亏损,胞宫无血可下,而成闭经。也有因肾阳素虚,阳气不达,阳虚生寒,虚寒滞血,而致经闭者。

2. 气血虚弱　症见月经逐渐后延,量少,经色淡,质稀,甚至闭经,伴头晕眼花,心悸气短,神疲乏力,食欲不振,面色萎黄,舌质淡,苔少,脉象沉缓。脾胃素弱,或饮食劳倦,或忧思过度,损伤心脾,营血不足;或大病、久病,或吐血、下血,堕胎、小产等数脱于血,或哺乳过长过久,或患虫积耗血,以致冲任大虚,血海空乏,无血可下,故成闭经。

3. 阴虚血燥 症见月经量少,经色红,质稠,甚至闭经,咽干口燥,或有颧红,潮热,或见五心烦热,舌质红,苔少,脉象细数。素体阴虚或失血伤阴,或久病耗血,或过食辛燥灼烁津血,以致血海燥涩干涸,故成经闭。若日久病深,精亏阴竭,则可发展为虚劳闭经。

4. 气滞血瘀 症见月经逐渐后延,量少,月经数月不行,精神抑郁,烦躁易怒,胸胁胀满,少腹胀痛,舌质淡,舌边紫黯,或有瘀斑,苔少,脉象沉弦或沉涩。情志内伤,肝气郁结,气滞经脉不利,冲任失畅,经血受阻,发为经闭。

5. 寒湿凝滞 症见月经量少,逐渐停经,小腹冷痛,得热痛减,按之痛甚,经量少,色黯有块,畏冷身痛,舌质淡,苔白腻,脉象沉紧。经期产后,余血未尽,受寒饮冷,寒邪乘虚入胞,血为寒凝,冲任受阻,而致闭经。

6. 痰湿内阻 症见月经停闭,形体肥胖,胸胁满闷,呕恶痰多,神疲乏力,或面浮足肿,带下量多色白,舌质淡,苔腻,脉象滑。肥胖之人,多痰多湿,或素体阳虚,不能运化水湿,湿浊流注下焦,滞于冲任,壅塞胞脉,致月经不行。

三、用药特点

王教授认为闭经的治疗,当循虚者补而通之,实者泻而通之的原则。虚证,以补益肝肾、健脾养血为主,并可据病情适当伍入调气活血通经之品,也可"先补后攻,催经下行",使月经如期来潮。实证,则应根据不同的病因及证候,即根据寒、郁、痰、瘀之不同病机,分别以温经散寒、理气活血、祛痰除湿、活血调经为治则,使气血通畅,经复可望。不管实证、虚证,总需照顾气血,切忌滥用攻破通利,重伤气血;也不可过用滋腻养血,以免脾胃受伤,化源不足。

王教授经过多年的临床实践,深感仅按教科书之方药治疗,临床疗效欠佳。为缩短病程,提高本病的治愈率,提出采用中药建立人工周期。即用中药调整人体的气血变化,使之模仿或符合人体正常的生理周期变化,从而达到恢复人体正常生理活动的目的。因此,采用循时用药的治疗原则,在月经周期的不同阶段,结合其生理、病理特点,采用不同的方药施治,尽早使人体恢复原有的生理平衡而治愈本病。经临床实践,收到了良好的疗效。因本病无经期可循,王教授在临诊时多以经后期开始治疗。

1. 经后期 王教授认为,妇人以血为本,以气为用,气血是女性生理活动的基础。妇女经、孕、产、乳均易耗损阴血,故机体常处于血分不足,气分偏有余的状态,这里说的气有余,并非指过多,而是与血分相对而言。血虚气盛是对妇人生理情况下气血变化特点的概括。

闭经无论虚实,其基本病机为冲任不调,血不下行,故临证选方多以补血调经之四物汤为首选。根据患者的不同症状,随证加减。若肝肾不足者,上方加菟丝子、枸杞子、山萸肉、胎盘粉之类;若气血双虚,上方合四君子汤加黄芪、黄精之类;若气滞血瘀者上方加桃仁、香附、丹参、柴胡、枳壳之类;若寒凝者,上方加入桂枝、肉桂、吴萸之类;若痰湿者上方加陈皮、天竺黄、半夏、茯苓、白芥子之类。上药每日 1 剂,连服 5 日。

此外,王教授在总结前人经验的基础上,结合西医学的相关知识,提出闭经在本期的治疗应给予促进卵泡发育和卵子成熟的药物应用,以此达到调节内分泌,模仿生理变化,建立人工周期之目的。常用药物:党参、黄芪、白术、山药、当归、熟地、首乌、补骨脂、仙灵脾、仙茅、菟丝子、巴戟天、紫河车等,辨证加减。

2. 平时　此期时间较长,为调经治本之好时期。王教授经多年临床实践,总结闭经在本期的治疗,应着重于调理脏腑,补养气血,疏通经络。自拟"固本汤"加减应用,常用药物:川断、熟地、枸杞、杜仲、黄芪、白术、当归、白芍、香附、炙甘草。方中川断、熟地、枸杞、杜仲补血滋阴,益精填髓而固肾;黄芪、白术、炙甘草益气补中,燥湿和胃而健脾生血;当归、白芍、熟地补血养血,调补冲任;香附疏肝解郁,行气散结,调经止痛,也可防补益药滞腻之弊。现代研究表明:治疗虚证之补益类药物,具有助消化、促吸收,加强机体代谢和组织修复再生,增强机体免疫力等多方面作用。全方重在补"先、后"天之本,益气血生化之源,调补冲任,濡养胞宫,恢复机体正常的生理功能,从根本上解除病患。此即古人之"正气存内、邪不可干"。同时依证异而加减,如气虚者加人参、党参;血虚者加阿胶、首乌;阴虚内热者加生地,麦冬,地骨皮;气滞者加柴胡、香附、枳壳;血瘀者加桃仁、赤芍、川芎;寒凝者加桂心、艾叶、吴茱萸;痰湿盛者加半夏、苍术、茯苓。

另外,王教授认为该期为排卵之时,临证应加入促进卵泡破裂、排卵之药物。常选用当归、赤芍、川芎、丹参、泽兰、枳壳、香附、益母草、怀牛膝等药物,随证加减。

3. 经前期　此期为人工周期的经前期。经过了前两个阶段的治疗,人体逐渐恢复到或接近正常的生理状态,为促进月经来潮,本期常给予活血化瘀,破血下行之方药治疗。常用自拟"通经汤"加减。常用药物:当归、桃仁、赤芍、川芎、川牛膝、苏木、土鳖虫、水蛭、肉桂、黄芪。每日 1 剂,连服 5 天,红糖水、黄酒为引子。

4. 经期　此期为人工周期中假定的月经期。若经未来,需停药 5 天,再开始新一周期治疗;若经已来潮,应早、晚各饮一杯红糖水,连服 3 天,待经净后,再开始新的周期治疗,以巩固疗效。经前和经期(假定)都应禁食生冷,防寒保暖,饮食有节,劳逸有度。

【典型病例】

病例 1:毛某,27 岁,已婚,农民,2003 年 5 月 12 日初诊。

病史:闭经 4 年。患者 4 年前到南方打工,因工作劳累加之饮食不适,时有心悸气短,神疲乏力,身体消瘦,月经逐渐后延,量少色淡,不到半年即出现停经至今。曾到当地医院诊治,未效,也曾服近半年草药治疗未愈,情绪低落,精神抑郁。现症见:精神差,面色萎黄,时有头晕、心悸,神疲乏力,肢体倦怠,偶有腰膝酸困,形体消瘦,饮食欠佳,大便溏,小便可。舌质淡、苔少,脉沉缓。

辅助检查:肛诊及超声示:多囊卵巢,子宫及附件无异常;血常规示:血红蛋白 90g/L,红细胞 $2.8×10^{12}$/L,血小板 $121×10^9$/L;出凝血时间正常。

中医诊断:闭经;西医诊断:多囊卵巢综合征

辨证:气血虚弱。

治法:益气养血。

处方:四物汤加减。

当归 15g 熟地 20g 芍药 10g 黄芪 20g 白术 15g 柴胡 10g 鸡内金 15g 山药 25g 枸杞子 15g 菟丝子 20g 肉桂 10g 茯苓 10g 大枣 5 枚 甘草 6g 5 剂,水煎服,日 1 剂。

二诊:5 月 18 日,患者服上药后,无不适感,自诉原症状无明显改善。治疗给予补脾肾、益气血、调冲任之方药。

处方:川断 10g 熟地 20g 枸杞 15g 杜仲 15g 黄芪 25g 白术 15g 柴胡 12g 当归 15g 赤芍 10g 香附 10g 阿胶 15g 陈皮 12g 鸡内金 15g 酸枣仁 10g 菟丝子 20g 山药 30g 川芎 10g 甘草 6g 14 剂,水煎服,日 1 剂。

并嘱其注意休息,加强营养,调畅情志。

三诊:6 月 1 日,患者服上药后,自觉精神好转,头晕、心悸的发作明显减少,全身乏力、腰膝酸困有明显改善,食欲好转,大小便正常。舌质淡红,苔薄白、脉沉细。给予活血化瘀,通经下血之方药。

处方:当归 15g 桃仁 12g 赤芍 10g 川芎 12g 川牛膝 10g 苏木 10g 土鳖虫 6g 水蛭 6g 肉桂 10g 香附 10g 郁金 10g 黄芪 20g 红花 12g 5 剂,水煎服,日 1 剂,红糖水为药引。

嘱患者在本期及以后几天,注意休息,勿劳累,禁食生冷,不可贪凉冒雨。

四诊:6 月 8 日,患者自诉服上药后下阴白带增多,小腹有轻微下坠感,仍未来经。王教授告诉患者注意休息,调畅情志,准备下一周期治疗。

经三个周期治疗,患者月经来潮,后又续服一个疗程而病愈,随访 1 年未复发。

病例 2:张某,女,30 岁,农民。2008 年 5 月 12 日初诊。

病史:患者结婚 4 年未孕,曾多次检查其丈夫精液,均显示正常。患者自 12 岁月经初潮,周期不定,2~3 月一行,经来量多,经行期 8~15 天。末次月经 2008 年 3 月 11 日。现症见:精神差,面色萎黄,时有头晕、心悸,神疲乏力,肢体倦怠,偶有腰膝酸困,形体肥胖,饮食欠佳,大便溏,小便可。舌质淡、苔少,脉沉细。

辅助检查:肛诊及超声示:多囊卵巢,子宫及附件无异常;输卵管造影示输卵管通畅;内分泌六项示:FSH:5.6mIU/ml,LH:9.6mIU/ml,PRL:14.63ng/ml,E_2:70.3pg/ml,P:1.77ng/ml,T:130ng/dl胰岛素测定示胰岛素抵抗。

中医诊断:不孕;西医诊断:多囊卵巢综合征

辨证:痰湿内阻。

治法:活血化瘀,通经下血。

处方:当归15g　桃仁12g　赤芍10g　川芎12g　川牛膝10g　苏木10g　土鳖虫6g　水蛭6g　肉桂10g　香附10g　郁金10g　黄芪20g　红花12g　5剂,水煎服,日1剂,红糖水为药引。

嘱患者在本期及以后几天,注意休息,勿劳累,禁食生冷,不可贪凉冒雨。

二诊:5月22日,患者服上药后,未月经来潮,自诉原症状无明显改善。治疗给予补脾肾、化痰湿、调冲任之方药。

处方:半夏20g　苍术20g　茯苓20g　川断10g　枸杞15g　杜仲15g　黄芪25g　白术15g　当归15g　赤芍10g　香附10g　陈皮12g　鸡内金15g　菟丝子20g　山药30g　川芎10g　甘草6g　14剂,水煎服,日1剂。

嘱其注意休息,调畅情志。

三诊:6月12日,患者服上药后,自觉精神好转,头晕、心悸的发作明显减少,全身乏力、腰膝酸困有明显改善,食欲好转,大小便正常。舌质淡红,苔薄白,脉沉细。现给予活血化瘀,通经下血之方药。

处方:当归15g　桃仁12g　赤芍10g　川芎12g　川牛膝10g　苏木10g　土鳖虫6g　水蛭6g　肉桂10g　香附10g　郁金10g　黄芪20g　红花12g　5剂,水煎服,日1剂,红糖水为药引。

嘱患者在本期及以后几天,注意休息,勿劳累,禁食生冷,不可贪凉冒雨。

四诊:6月25日,患者服上药后,于6月15日月经来潮,经行6日,月经量多半有血块。自觉精神好转,头晕、心悸的发作明显减少,全身乏力、腰膝酸困有明显改善,食欲好转,大小便正常。舌质淡红,苔薄白、脉沉细。继续给予补脾肾、化痰湿、调冲任之方药。

处方:半夏20g　苍术20g　茯苓20g　川断10g　枸杞15g　杜仲15g　黄芪25g　白术15g　当归15g　赤芍10g　香附10g　陈皮12g　鸡内金15g　菟丝子20g　山药30g　川芎10g　甘草6g　10剂,水煎服,日1剂。

嘱其注意休息,调畅情志。准备下一周期治疗。

经2个周期治疗,患者月经应时来潮,月经量、色及经期均正常,患者2月后怀孕,随访1年,患者足月分娩,母亲及婴儿状态良好。

病例3:郭某,女,20岁,学生,未婚,2008年6月9日初诊。

病史:患者自12岁月经初潮,周期不定,出血量时多时少,淋漓不断,色淡红,质稀。目前已行经 10 天。现症见:精神差,面色萎黄,时有头晕、心悸,神疲乏力,肢体倦怠,偶有腰膝酸困,形体消瘦,饮食欠佳,大便溏,小便可。舌质淡、苔少,脉沉细。

辅助检查:彩超:多囊卵巢,子宫及附件无异常;内分泌六项示:FSH:6.6mIU/ml,LH:8.6mIU/ml,PRL:13.63ng/ml,E$_2$:68.3pg/ml,P:1.65ng/ml,T:131ng/dl。

中医诊断:经期延长;西医诊断:多囊卵巢综合征

辨证:气血虚弱。

治法:逐瘀止血,酌以扶正。

处方:益母草 30g　三七粉 3g　蒲黄炭 10g　茜草炭 15g　贯众炭 15g　川断 10g　熟地 15g　当归 15g　黄芪 20g　白术 12g　炙甘草 6g　3 剂

二诊:6 月 13 日,服上药后阴道出血量由多渐少,3 剂后未见下阴出血,神疲乏力较前减轻。给予补脾肾,益气血,调冲任之药物应用。

处方:川断 15g　熟地 15g　枸杞 20g　杜仲 15g　黄芪 30g　太子参 15g　阿胶 10g　当归 15g　白芍 10g　陈皮 15g　白术 12g　香附 15g　炙甘草 6g　14 剂

服药后诸症俱消,按周期规律用药,续服 2 个周期,随访半年月经恢复正常。

【按语】

病例 1:患者因工作劳动强度较大,且单身客居异乡,忧思过度,加之饮食和休息欠佳,导致心脾两虚,冲任虚亏,血海空乏,宫血不足,无血可下而成闭经。日久则可转化为气血俱虚,脾肾两伤,此即为"四脏相移,必归脾肾","五脏之伤,穷必及肾"的道理。患者 4 年来月经未潮,已无周期可言,治疗本病时,应遵循时用药之规律,先依患者过去之生理周期(29 天)自拟人工周期,治疗先以经后期(自拟)开始,治以养血调经,患者久病,必致脾肾不足,气血亏耗,机体枯竭,非短时间内可治愈,故应抓住自拟的平时阶段,调补脏腑,益气养血,调经固本。经前两个阶段的调治,气血渐充,依循经用药之规律,给予活血化瘀,通经下血之方药。依此规律,经三个周期治疗,终引月经来潮。

病例 2:患者肥胖,多痰多湿,不能运化水湿,湿浊流注下焦,滞于冲任,壅塞胞脉,致月经不能按时而行。目前患者月经未潮,已无周期可言,我们治疗本病时,应遵循时用药之规律,先依患者过去之生理周期(28 天)自拟人工周期,治疗先以活血化瘀,通经下血之方药。患者久病,脾虚痰湿内阻,非短时间内可治愈,目前应抓住自拟的平时阶段,调补脏腑,化痰除湿,调经固本。治疗给予补脾肾、化痰湿、调冲任之方药。经前两个阶段的调治,痰湿减轻,气血渐充,依循经用药之规律,活血化瘀,通经下血之方药。如此经两个周期治疗,患者月经应时来潮并受孕。

病例 3:该患经血淋漓,王教授认为首当缩宫止血,逐瘀排污,佐以扶正之品,促进子宫复旧。患者瘀血排净,但本虚未解,为防复发或变生他疾,应抓住平时期,给予补脾肾,益气血,调冲任之药物应用。按周期规律连续用药 2 个周期,经候如期。

王教授认为,治疗本病除应根据月经周期的不同阶段即经前、经期、经后、平时等,采用中药的人工周期治疗外,还要分清是先有他病而后致本病,或是先本病而后致他病。若因他病而致本病,当先治他病,兼以调经。如虫积、瘕病,当在驱虫抗瘕的同时养血调经。口服避孕药或激素而引起的本病,当停药后调经。如术后创伤引起宫颈、宫腔粘连而致本病,应先行手术分离粘连后再佐以调经等。只有辨证求因以治本,方可取得良好疗效。

(王晓卫)

胡玉荃

胡玉荃教授,主任医师,1938 年出生,1962 年毕业于河南中医学院,留河南中医学院一附院从事医、教、研工作 50 多年,曾任河南中医学院一附院妇科主任、教研室主任,河南省卫生系列高级职称评审委员、省计生委专家技术委员会委员、省医疗事故技术鉴定委员会委员等职务。兼任《中原医刊》杂志编委;是河南省中医妇科学会的主要创建者。1987 年荣获国家卫生部"全国创建卫生文明先进工作者"称号。2000 年退休后医院返聘在国医堂工作。2008 年被国家中医药管理局确定为第四批全国老中医药专家学术经验继承工作博士生导师。胡玉荃教授为河南省知名妇科专家,曾先后向吕承全、王寿亭、李雅言等名中医学习,并曾进修于北京协和医院,师从一代名医林巧稚大师。擅长诊治月经不调、炎症、痛经、习惯性流产、不孕症等常见病;对妇科肿瘤、子宫内膜异位症、产后杂病等疑难病症亦有丰富的治疗经验。研制院内中成药制剂 6 个品种,治疗急慢性盆腔炎、炎性包块等效果显著。撰写著作 7 部,发表论文 50 余篇,获省二级、厅级科研成果奖各一项。1987 年曾获卫生部"全国卫生文明先进工作者"称号。

【诊治特点】

一、对 PCOS 的认识

胡玉荃教授总结多年临床经验,认为本病青春期肾虚多见,育龄期肝郁常有,此外肝气郁滞可致血瘀也可致痰阻,三者互为影响,使冲任不畅,而致月经不调或不孕。本病病因分虚实两端。虚者,以肾虚血少为主,主要责之禀赋不足,肾气亏虚,肾精肝血亏少,使冲任血海干涸,胞脉无血可下;实者多为肝郁血瘀痰阻,肝郁克脾,脾失健运,或瘀阻经脉,水液代谢失常,也可致痰湿内停,与瘀血互相影响,壅塞脂膜,阻滞胞络,痰聚胞脉,使阴血不能按时下达胞宫,月经量少甚至闭经。由于本病病程较久，阴血日亏可致虚热内生，气郁可化火，瘀久可化热，湿蕴可生热，所以本病往往兼有不同程度的热象，热之产生又可进一步耗灼阴津精血，冲任严重亏损，形成恶性循环，使病情更为复杂和难治。

二、辨证分型

1. 肝肾亏虚型　症见于青春期患者，此时肾气初盛，天癸初至，冲任尚未充盛，生殖轴最易受环境、饮食、情绪、压力等干扰而导致月经失调；肾为先天之本、元气之根，肾精匮乏，无以化经，肝肾同源，肾精匮乏，肝血亦虚，精血衰少，源断其流，胞宫无血可下，症见月经错后或量少、婚久不孕，舌质淡黯、苔薄白，脉沉细或细弱。

2. 肾虚肝郁型　症见于育龄期患者，若青春期未及时治疗，冲任气血失调逐渐加重，往往延续至生育期。育龄期本就是女性工作、学习、生活等各种压力繁重和交织的时期，事多烦扰、思虑较多，容易情绪波动，肝气郁结，再加上经、孕、产、乳等生理过程屡耗阴血，气有余而更易郁滞。症见月经后期或量少、色黯红，阴道干涩或性冷淡，舌质红，苔薄，脉细弦。

3. 痰湿阻闭型　症见于一些体型较胖的患者，多因过食肥甘厚腻，贪恋快餐膨化食品，不节辛辣刺激之物，湿脂过盛致使痰湿阻闭胞脉，碍血阻络，冲任气血失调，难以按时达于胞宫，以致月经稀少不调，脂液壅溢肌肤而肥胖、难以受孕。症见经闭不孕，毛发旺盛，体型肥胖，颜面痤疮，带下黏稠，舌体胖，舌质红，苔白或厚腻，脉弦滑。

4. 冲任虚损型　此型为胡玉荃教授特为近年来药物流产、减肥药的不当使用致多囊卵巢综合征所创证型。据胡玉荃教授1998—2005年门诊诊治的月经后期量少、闭经及不孕症的病例统计中，源自药流而发病者占1/4～1/3，为明示医者引起重视而特设此型。与此类似的还有减肥药物。不当应用流产药及减肥药物不仅损伤肝肾，对于生殖器官尤其是子宫也会造成一定的伤害，再加上日常调护不慎，就极易损伤冲任而致月经不调、闭经或继发不孕。它的后遗症往往不止多囊卵巢综合征，而是数病同时存在，其治疗也就更为棘手。

5. 邪聚胞脉型　症见因饮食不节，或经期摄生不慎，以致胞脉空虚之时，外邪乘虚而入，与气血搏结，凝滞胞脉，瘀阻于内，致使带脉失约、任脉不能按时充盈而致月经不调甚或不孕。临床可见月经先期来潮，量少、色黯，腰酸腹痛，白带色黄量多，舌质红，苔白或黄，脉涩。

三、用药特点

胡玉荃教授对于本病的治疗，提出以调经为中心，周期治疗。

(一) 调经经验方

胡玉荃教授以自拟调经专用方药通胞系列合剂为主方加减，具体如下：

1. 通胞调经合剂　黄芪、土鳖虫、桃仁、白花蛇舌草、益母草、牡丹皮、重楼、巴戟天、白薇、乌药、甘草。

方中桃仁、益母草、牡丹皮、土鳖虫活血化瘀,使胞宫胞脉瘀滞得散并顺利外排;黄芪益气行血又摄血;巴戟天、乌药温肾暖宫,行气止痛;"瘀久化热",故以白花蛇舌草、重楼、白薇清热解毒而不寒,又制约他药温热之性,且药理研究此三味药均有抗菌消炎镇痛之效;甘草调和诸药。全方扶正祛邪并行,寒热共用,共奏活血化瘀、温经理气、调经止痛之效,使气行血活,经血畅行,通而不痛。

本方针对经前血海充盈、经期血室正开的生理特点,根据因势利导的原则,抓住经期这一消炎的有利时机,温、活、行、补同用,故为调经之基础方。

2. 通胞消癥合剂 党参、黄芪、杜仲、巴戟天、金银花、连翘、败酱草、炒薏苡仁、白头翁、鳖甲、延胡索、甘草。

本方剂常用于经后。此时血海空虚、胞门闭合,邪气瘀阻冲任,故用党参、黄芪益气健脾以生血行血;杜仲、巴戟天调补冲任,固肾止带;鳖甲滋阴软坚、散结消癥;延胡索活血行气止痛,《本草纲目》言其"善治一身上下诸痛";金银花、连翘、败酱草、白头翁共奏清热解毒,利湿祛瘀之功;甘草调和诸药。全方健脾固肾,清热利湿,理气消癥,且补正不留邪,祛邪不伤正,能使热清湿祛,瘀消结散,正气得复,气血和顺而诸症得消。

临证加减:肝肾亏虚型,可酌情加当归、熟地黄、菟丝子、淫羊藿、沙苑子、枸杞子、女贞子等;肾虚肝郁型可加柴胡、郁金、香附、木香等;痰湿阻闭型可加党参、白术、山药、茯苓、薏苡仁、半夏、泽泻等,其中热者可加天竺黄,寒者可加白芥子;冲任虚损型可加阿胶珠、牛膝、熟地黄、肉苁蓉、枸杞子、墨旱莲等;邪聚胞脉可加穿心莲、射干、板蓝根、马齿苋、贯众等。

月经是女性生理的基础和核心,正常的月经周期是孕、产、乳的前提,无论青春期患者还是育龄期患者,治疗多囊卵巢综合征重要的都是恢复和建立正常的月经周期,这也使得本病的治疗周期更长,也需要医者和患者都要有足够的信心和耐心,医患配合,才能取得好的疗效。

(二)"中药人工周期"治疗经验

胡玉荃教授认为"中药人工周期"以补肾法为基础,模仿妇女月经生理,通过调节"肾气—天癸—冲任—胞宫"间的平衡来改善性腺的功能。具体如下:

1. 经前及月经期 "温通行活",即活血理气通经为主,使经血能顺利外排。患者在此期口服胡玉荃教授经验方通胞调经合剂,加血府逐瘀胶囊或少腹逐瘀胶囊。如有痛经、经量少者可用适量黄酒同服,以增强活血止痛之力。

2. 经后期 以补肾滋阴养血为主,常用生地黄、熟地黄、当归、枸杞子、女贞子、桑椹子、何首乌等药,促进卵泡发育,稍加仙茅、淫羊藿、巴戟天、菟丝子等补肾阳,取"阳中求阴"之意。

3. 排卵期 以补肾助阳活血为主,常用补肾阳药如仙茅、淫羊藿、沙苑子、巴戟天等,加当归、赤芍、川芎、丹参、鸡血藤、凌霄花、郁金、路路通、皂角刺等活血通络之品,以促使发育成熟的卵泡正常排卵。

4.排卵后期　以温阳补肾为主,以促黄体成熟,为胎孕或下次经潮奠定良好的物质基础。常用仙茅、淫羊藿、菟丝子、覆盆子、巴戟天、肉苁蓉、紫河车等补肾阳,稍佐生地黄、熟地黄、山茱萸等滋阴,取"阴中求阳"之意。

治疗过程中亦可参考 B 超所示子宫内膜厚度、卵巢大小、卵泡变化等来确定"补"、"破"、"通"、"活"的时机。

【典型病例】

病例 1:朱某,女,18 岁,2010 年 2 月 12 日初诊。

主诉:月经稀发 2 年。

病史:14 岁初潮,16 岁后月经稀发,2 个月至 10 个多月一行,久治不愈,曾做内分泌检查未见异常,现停经 2 个月。查舌质黯红,苔薄黄,脉沉涩。经直肠腔内超声提示:子宫略小,45mm×30mm×42mm,内膜 8mm,双侧卵巢呈多囊样改变。

中医诊断:月经后期;西医诊断:多囊卵巢综合征

辨证:肝肾不足,血瘀气滞。

治法:先活血通经,经后再滋补肝肾,活血理气调经为则。

处方:当归 30g　川芎 15g　土鳖虫 10g　红花 12g　桃仁 12g　鸡血藤 30g　益母草 30g　赤芍 10g　川牛膝 30g　香附 15g　生地黄、熟地黄各 20g　山茱萸 12g　狗脊 15g　菟丝子 30g　甘草 6g　10 剂,每日 1 剂,水煎服。

二诊:2010 年 2 月 23 日,服药后于 2 月 17 日月经来潮,量不多,5 天净。上方去土鳖虫、红花、川牛膝,加枸杞子 10g、覆盆子 10g 增强滋补肝肾之力;加丹参 15g,郁金 12g 增行气解郁及活血化瘀之效。10 剂,每日 1 剂,水煎服。另处以坤灵丸 3 盒,1 包/次,每日 2 次,口服,以助养血化瘀调经。

三诊:2010 年 3 月 5 日,其母代诉,服药后无不适,大便稍干。照首诊方去土鳖虫、桃仁、红花,加桑椹子 12g,覆盆子 12g,丹参 15g,郁金 12g,10 剂,每日 1 剂,水煎服。妇科养坤丸 3 瓶,7.5g/次,每日 2 次,口服,以疏肝理气,养血活血。

四诊:2010 年 3 月 17 日,其母代诉,月经至期而未潮,余无不适。处方:照首诊方加丹参 15g,刘寄奴 12g,10 剂,每日 1 剂,水煎服。妇科养坤丸 2 瓶,7.5g/次,每日 2 次,口服。

五诊:2010 年 3 月 26 日,其母代诉,Lmp:2013 年 3 月 20 日,量多,现将净。照 2 月 23 日方加桑椹 12g,10 剂,每日 1 剂,水煎服。坤灵丸 3 盒,1 包/次,每日 2 次,口服。

六诊:2010 年 4 月 16 日,其母代诉,现近高考,患者一般情况好,服药后气色红润,月经已正常 2 个月,要求巩固治疗。Lmp:3 月 20 日,现距经期 4 天。

守首诊方加丹参15g,活血调经,10剂。因近高考,患者自觉紧张压力大,易致肝郁疏泄不畅,复习熬夜又暗耗阴血,停服汤药时,辅以妇科养坤丸疏肝养血调经。随诊至今月经已正常。

病例2:刘某,女,22岁,2010年1月14日就诊。

主诉:月经稀发8年,靠药物行经1年余。

病史:14岁月经初潮,3～4个月一行,经期6天左右,曾在外院查雄激素偏高。在外院口服达英-35及中药治疗5个月,后又服妈富隆治疗4个月。期间月经正常来潮,但停药后月经又不至。现停妈富隆4个月,近4个月靠口服安宫黄体酮月经才来。Lmp:2009年12月11日,纳眠可,大小便正常。体型适中,体毛较重。舌质淡红,苔薄黄,脉沉涩。2010年1月11日外院B超:子宫53mm×34mm×49mm,子宫内膜8.4mm,双卵巢多囊样改变,盆腔积液。

中医诊断:月经后期;西医诊断:多囊卵巢综合征,盆腔炎性疾病

辨证:肾虚肝郁,冲任瘀阻。

治法:补肾养血,疏肝理气,活血调经。

处方:①生地黄、熟地黄各30g　山茱萸12g　女贞子15g　菟丝子30g　沙苑子12g　当归30g　杭白芍15g　丹参15g　柴胡10g　鸡血藤30g　香附15g　益母草30g　王不留行20g　路路通12g　刘寄奴12g　甘草6g。10剂,每日1剂,水煎服。②经期药:通胞调经合剂5瓶,每次50ml,每日2次,口服;血府逐瘀胶囊3盒,每次6粒,每日2次,口服。

二诊:2010年1月25日,月经尚未来潮,无腹痛,乳不胀,舌脉同前。因在外地上学要求多带药,守第一方去沙苑子,加杜仲12g,川牛膝20g,姜黄12g,30剂,每日1剂,水煎服。

三诊:2010年3月2日,上次中药服至第3天时(2010年1月27日)月经来潮,量少,6天净。现月经过期3天未至。照第一方加川牛膝20g,姜黄12g,30剂,每日1剂,水煎服。经期药同首诊时处方。

四诊:2010年4月6日。月经于4月1日来潮(期间因考试停药20天),现量少将净。守第一方去沙苑子、王不留行,加莪术10g,黄精12g,川芎15g,30剂,每日1剂,水煎服。另外,停汤药时服中成药坤灵丸调经养血,逐瘀生新,1包/次,每日2次,口服。随访至今月经已正常。

病例3:陈某,女,27岁,于2009年5月11日初诊。

主诉:未避孕4年未孕,月经过期半个月未至。

病史:2005年婚后未避孕至今已4年未孕。男方精液检查无明显异常。患者曾用大量克罗米芬促排卵仍无效。Lmp:2009年3月27日,至今未潮,自测尿HCG阴性。无乳胀腹痛等不适,纳眠可,大小便正常。月经平时基本规律,2000年曾早孕人流1次。经阴道超声提示双侧卵巢呈多囊样改变。查体:舌质

淡黯,苔白,脉细弦。

中医诊断:不孕症,月经后期;西医诊断:原发性不孕症,多囊卵巢综合征

辨证:肾虚肝郁血瘀。

治法:目前以活血通经为主,平时宜补肾活血,调理冲任。

处方:①通胞调经合剂 5 瓶,每次 50ml,每日 2 次,口服;②血府逐瘀胶囊 2 盒,每次 6 粒,每日 2 次,口服;③当归丸 1 盒,每次 8 粒,每日 3 次,口服。

通胞调经合剂是胡玉荃教授的经验方,在此主要用于经前及经期,目的因势利导,引经血畅行。血府逐瘀胶囊理气化瘀,当归丸养血活血。三药配伍,活血化瘀,理气温经,使冲任通畅,经血得下。

二诊:2009 年 5 月 15 日,服药后于 5 月 11 日当晚月经来潮,量色正常,5 天净。阴道超声示子宫前位,54mm×53mm×38mm,内膜厚 4.1mm,回声正常,左卵巢 38mm×30mm,内见 10 余小卵泡,右卵巢 46mm×32mm,内见多数小卵泡,但未超过 10 个。提示左卵巢多囊样改变。由于患者不愿服汤药,故予通胞消癥合剂补肾益气,清热消癥;妇宝颗粒益肾活血,理气调经;定坤丹滋补气血,调经疏郁。共奏补肾活血,调理冲任之功,以促卵泡正常发育。

三诊:2009 年 5 月 22 日,月经周期第 12 天,阴道 B 超示:子宫大小 55mm×39mm×45mm,内膜厚 6.4mm,左卵巢 40mm×26mm,内见 10 余小卵泡,右卵巢 43mm×26mm,内见 12mm×15mm 无回声(卵泡)。予通胞消癥合剂合妇宁颗粒及胎宝胶囊,其中后两者补气养血又益肾精,意在进一步促卵泡发育。

四诊:2009 年 5 月 25 日,现月经第 15 天,阴道 B 超提示内膜厚 10.6mm,回声正常,右卵巢内见 21mm×18mm 卵泡回声。卵泡已成熟,除继服上药外配服血府逐瘀胶囊 8 粒,每日 3 次,口服,活血通络以促排卵。并嘱当晚房事。

五诊:2009 年 6 月 25 日,Lmp:2009 年 5 月 11 日,现停经 45 天,测尿早孕(+),阴道 B 超示子宫内孕囊 24mm×14mm,见卵黄囊及 4mm×2mm 的胚芽,有胎心,子宫内膜 10.3mm,诊断为早孕。嘱注意休息,禁房事,忌辛辣油腻之品,并建议到我院按时检查。随访至孕妇如期分娩。

病例 4:樊某,女,28 岁,于 2009 年 8 月 19 日初诊。

主诉:月经稀发 16 年,停经 5 个月。

病史:自 12 岁月经初潮后即月经后错,最多 40 多天一行,近三四年月经失调加重,2~3 个月一行,量可,经期 4~5 天,体重增长较快。Lmp:2009 年 3 月 20 日,至今 5 个月未潮,已排除怀孕。上月曾在外院内分泌化验检查发现雄激素水平高,服中药治疗无效。经常腹胀不适,近日乳房胀,纳食可,睡眠一般,大小便正常,形体略胖。孕 2 产 0 人流 2。2005 年末次人流手术后,性生活正常,未避孕,至今未孕,曾 B 超监测多个周期均无排卵。查体:舌体略胖,舌质淡黯,苔白,脉沉细。

辅助检查:阴道超声检查子宫前位,大小 45mm×37mm×44mm,内膜 5.9mm,回声均正常,左卵巢 31mm×16mm,右卵巢 32mm×23mm,内均见 10 余小卵泡,提示双侧卵巢多囊样改变。

中医诊断:月经后期,不孕症;西医诊断:继发不孕症,多囊卵巢综合征

辨证:肝肾虚损,冲任郁滞。

治法:滋补肝肾,养血活血,理气调经。

处方:当归 30g　生地黄、熟地黄各 30g　山茱萸 12g　女贞子 15g　何首乌 20g　桑椹子 12g　菟丝子 30g　杜仲 12g　川芎 15g　赤芍 12g　丹参 15g　鸡血藤 30g　益母草 30g　柴胡 10g　香附 15g　广郁金 12g　甘草 6g

10 剂,日 1 剂,水煎服。

二诊:2009 年 8 月 31 日,患者服药后于 8 月 28 日月经来潮,经量可,现月经第 4 天,量少将净,乳胀消失,仍觉胃脘小腹胀满不适,舌质淡黯,苔淡黄。守上方加广木香 10g 以理气消胀。10 剂,水煎服。

三诊:间隔近半年,2010 年 2 月 24 日再次来诊,诉服上药治疗后月经基本规律,均 40 多天一潮(分别于 2009 年 10 月 11 日、2009 年 11 月 28 日、2010 年 1 月 13 日各行经 1 次),现停经 42 天,3 天前自测尿早孕(+),之后连查 4 天均为(+),因平时月经周期较长,故暂不做 B 超。建议查血 β-HCG 和孕酮,并嘱注意休息,禁房事,口服叶酸每次 0.4mg,每日 1 次。

四诊:2010 年 3 月 2 日,停经 48 天,无特殊不适。停经 43 天时血 β-HCG: 17825.00mIU/ml,孕酮:14.80ng/ml。今日阴道超声见孕囊 29mm×13mm,胎芽 6mm×3mm,见胎心,内膜厚 12.2mm,诊为宫内早孕,且大小与停经月份肾气相符。因孕酮值偏低,嘱其再次复查,已开始保胎治疗。2012 年 1 月 10 日随访,已如期顺产一女婴。

【按语】

病例 1 患者初潮后肾气未盛,又正逢中学学习紧张阶段,耗血伤精,肝肾俱亏,冲任血海不足,故月经错后。从本例治验体会到,青春期需要特别注意劳逸结合,家长不要在学习上施加太大压力,并注意其心理调适和情绪调节,这样可以有效地减少和预防月经失调的发生。另外,临床可参考 B 超结果,根据子宫内膜厚度决定采取"先通后补",还是"先补后通",或是"通补并行"。

病例 2 患者禀赋素虚,加之日久不效,忧愁思虑,肝气不疏,疏泄失职,故月经不能循时而下。辨证为肾虚肝郁,虚实并见。治疗在补肾养血的同时行气活血,方中以女贞子、山茱萸、菟丝子、沙苑子滋阴助阳,阴阳并补,以使肾气旺盛;生地黄、熟地黄、当归、白芍养血柔肝,以充化源;柴胡、香附疏肝理气,以助疏泄;丹参、鸡血藤、益母草、王不留行、路路通、刘寄奴养血活血,祛瘀通络;甘草调和诸药。全方有补有通,补而不腻,行气而不燥,活血不破血,使血海充盈,郁解瘀

散,冲任通畅而经自行。从本例治验体会到,对于青春期月经不调,不能听之任之,应及早调理,否则时间越长,治疗越难。

病例3之不孕,月经不调当为主要原因。古人云"男精壮女经调,有子之道也",本例禀赋不足、肾气亏损,加之多年不孕,情志抑郁,肝失疏泄,致血海不充,冲任瘀滞,故不能成孕,且月经延后不能应时而下。治疗以中成药通胞消瘕合剂、胎宝、妇宝等补肾活血为主,辅以定坤丹等养血益气,充养冲任,并根据月经周期的不同阶段辨证施治,调整用药,使冲任通畅,月事以时下,自能摄精成孕。另外,在治疗多囊卵巢综合征所致的不孕症过程中,还应借助西医学的检查方法如B超等为我所用,帮助确定促排卵时机及指导患者房事,做到有的放矢,才能保证疗效。

病例4为肝肾虚损、冲任不畅为患。方中以四物汤养血柔肝、活血调经;菟丝子、桑椹子、山茱萸、女贞子、何首乌、杜仲益阴补阳,使阴阳双补,肾精肾气充足,精血有源;益母草、鸡血藤、丹参活血化瘀调经;香附、郁金疏肝理气,助其疏泄;甘草调和诸药。全方补养为主、通调为辅,补而不滞、养而不腻,行气而不伤血,活血而不破气,虚实兼顾,使肾精肝血充足,冲任通畅,经血得以循期而下,故效专力捷。

胡玉荃教授经常强调,多囊卵巢综合征一旦发生往往需要一个相对较长的治疗过程,患者和医者都要有足够耐心。据临床所见,过重的学习、工作、精神压力及频繁宫腔操作、药物流产等均可导致本病,而这些都是可以通过有效的措施加以预防。首先,很多妇科疾病的发生是由于患者缺乏保健知识,我们应抓住一切机会向广大妇女普及医学知识,对育龄期妇女做好计划生育的宣传指导工作,让她们了解反复流产的危害,掌握适合自己的避孕措施,以尽量减少非计划妊娠和流产的次数。另外,作为妇科医生,也应注意合理用药,例如严格掌握药物流产适应证,避免滥用药流药物;另一方面,本病的好发人群之一就是广大学生、都市白领,因学习、工作压力重,作息不规律,最终引起内分泌失调而致本病。因此要培养良好的饮食习惯、规律的作息习惯及合理的减压方式。一旦发生月经失调及早调治,以免拖延日久造成病情复杂难治。以上这种防病于未然的"治未病"思想才是一个医者所应追求的最高目标和境界。

(翟凤霞)

黑龙江妇科名家

韩百灵

韩百灵(1909—2010年),男,汉族,辽宁省台安县人,世医出身。1929年考取中医师资格,1934 年自设百灵诊所,兼哈尔滨市中医工会、市医联、省卫生协会常务理事、监察部长、副主任委员、主任委员等职务,新中国成立初期即赢得了黑龙江省四大名医之美誉。1977 年被评为国内首批中医教授,是全国首批获得中医妇科硕士、博士学位授予权的导师;首批国家重点学科学科带头人;全国首批老中医药专家学术经验继承工作指导老师;中华中医药学会终身理事;全国首届"名医工作室"的获得者;国家级中医妇科名师,黑龙江省及哈尔滨市中医学会副主任委员、妇科分会主任委员及学术委员会主任委员。曾当选为黑龙江省和哈尔滨市人大代表和政协委员。1978 年出席了全国科学大会,受到国家领导人的接见;两次被评为全国卫生文明先进工作者,享受国务院特殊津贴。中华中医药学会授予"国医楷模";全国人大常委会副委员长周铁农题词"百岁名医,千秋楷模"。

韩老从医执教 80 年,为黑龙江中医药大学终身教授,博士生导师,国家重点学科创始人,以"肝肾学说"著称于世。编写出版著作 10 余部,发表学术论文 70 余篇。韩老为中医药事业的发展及中医人才的培养做出了卓越的贡献,谱写了历史的篇章。

【诊治特点】

一、对 PCOS 的认识

韩老认为女性月经、胎孕、产育的特殊功能主要与肝、脾、肾密切相关,并于 20 世纪 80 年代初创立了"肝肾学说",从理论上诠释了肝肾的生理功能,并以其理论指导临证,贯穿疾病诊治的全过程。

自 20 世纪 90 年代中医学界对 PCOS 才有了较明确的认识,并出现在《中医妇科学》教材之中。韩老认为 PCOS 的发病机制复杂,但总不外乎虚、实两端,虚者多以肾虚脾虚为本,实者常见肝郁、血瘀、痰湿阻滞,由于该病难以速愈,因此多出现虚实夹杂之证。临证主要根据患者的临床表现,结合体态、舌脉进行辨治。

韩老临证中发现肾虚不孕的患者,大部分存在排卵功能障碍,这与 PCOS 引起不孕的临床表现是有一致性的,因为卵细胞发育以肾精为基础,其排出有赖于肾阳之鼓动,若肾精不能施化,肾阳不能鼓动,则会导致排卵发生障碍而致不孕。

治疗上韩老多以滋水涵木、肝肾并治为大法。调和体内阴阳,使其达到阴阳平和。对于肾水不足,肝血亏少,精血匮乏,冲任亏损,胞宫干涸无血可下的闭经、不孕者,韩老以助水行舟之法喻之,常言"精满则自溢"。正如《医学正传》所言:"月经全藉肾水施化,肾水既乏,则经血日以干涸。"运用经验方育阴汤加减。对于痰湿壅盛体丰之人,症见面色晦黯,皮肤粗糙,痤疮屡起,治宜条达气机,宣通脉络,佐以化湿调经。既突出和丰富了龙江韩氏妇科流派肝肾学说的理论,也体现了"同因异病,异病同治"的诊治特点。

二、辨证分型

韩老认为,妇科疾病主要在于肝、脾、肾、气、血五字,其变化不外乎虚、实、热、痰、郁、积聚,而关键在于审因论治,四诊合参。20 世纪 70 年代中医很少论及 PCOS 疾病,主要根据临床症状,辨证与辨病相结合的方法诊治。从韩老治疗不孕症、月经后期、闭经、崩漏的典型病例资料中进行回顾性分析,其常见证型如下:

1. **肾虚肝郁型**　月经初潮较迟,行经后又出现闭经,或月经量少,色黯,点滴而下,带血时间长,或崩漏与闭经相间出现,或婚久不孕,腰酸乏力,或足跟痛,头晕耳鸣,心烦易怒,胸胁胀满,乳房胀痛,精神抑郁,毛发浓密,面部痤疮,舌质淡红,苔薄白,脉沉细而弦。

2. **肾虚痰湿型**　月经稀少或闭经,形体逐渐肥胖,或婚后数年不孕,腰膝酸痛,胸胁满闷,带下量多,头晕头痛,胸闷泛恶,体毛多而盛,舌体胖大,边有齿痕,或舌质紫黯,舌苔厚腻,脉滑或濡。

3. **肾虚血瘀型**　形体肥胖,闭经不孕,或月经量少,色黑有块,少腹作痛,面色偏黯,毛发浓密,腰酸膝软,倦怠乏力,头晕目眩,白带量多,舌质紫黯或有瘀斑,苔薄白,脉沉涩。

三、用药特点

韩老在其"肝肾学说"的基础上,进一步提出本病是以肾虚为本,肝郁、痰湿、血瘀互结,根据这一主导思想,用药多以补肾调肝为主,佐以燥湿化痰,活血调经。常用代表方剂有:

1. **育阴补血汤**

方药组成:大熟地、川芎、当归、白芍、山药、山茱萸、牡丹皮、炙龟甲、丹参、制香附、炙甘草。

临床运用:适用于肝肾阴虚,冲任失养,月经后期、闭经以及不孕的患者。若肾虚肝郁者,加炒枳壳、柴胡,疏肝解郁;若经前乳胀者,加王不留行、通草、夏枯草以清肝散结,活血通经;若肾虚血瘀者,方中白芍改赤芍,加桃仁、红花、益母草,增强活血调经之力;若腰膝酸软者,加杜仲、狗脊补肝肾,强筋骨;阴伤甚者,症见口渴不欲饮,加天花粉、沙参以生津止渴,通利经脉;五心烦热者加地骨皮、牡丹皮,滋阴清热,凉血活血。

2. **益肾除湿汤**

方药组成:续断、寄生、怀牛膝、山药、当归、白芍、苍术、薏苡仁、茯苓、生甘草。

临床运用:适用于脾肾两虚,湿邪壅滞胞脉而致月经后期、闭经以及不孕症等。若带下量多,加芡实、金樱子益肾固精,收涩止带;偏肾阳虚者,加淫羊藿、巴戟天、补骨脂温肾助阳止带;偏于气虚者,加人参、黄芪补脾益气;脾虚湿盛便溏者,加白术、扁豆以健脾止泻;四肢肿胀者,加桂枝、茯苓皮温阳化气利水消肿;若兼有血瘀者,加丹参、红花、川芎活血化瘀调经。

3. 育阴止崩汤

方药组成:熟地、山茱萸、怀山药、续断、桑寄生、炒杜仲、海螵蛸、煅牡蛎、白芍、阿胶、生龟甲、地榆炭、甘草。

临床运用:适用于肾阴虚,相火妄动,迫血妄行所致的崩漏,亦可用于 PCOS 崩漏患者。如出血量多者重用炒地榆,加棕榈炭、鹿角胶加强补肾填精、固冲止血之效;有血条血块者加炒蒲黄、三七、茜草以逐瘀止血;腰背酸痛者加狗脊补肾强腰膝。

4. 常用对药

菟丝子、巴戟天:治疗肾阳虚所致的月经后期、量少、闭经、不孕等病。现代药理研究表明,菟丝子含有多种蛋白质和促性腺类激素,能使外周血雌激素和孕酮水平增加,对 LHRH、LH、FSH 等有促进作用。

丹参、红花:治疗瘀血阻滞引起的月经后期、月经量少、闭经等。现代药理研究表明,益母草有改善微循环作用,还能增加大鼠卵巢—子宫静脉血中前列腺素的含量,进而诱发发育成熟的卵泡排卵以助卵泡排出。

益母草、泽兰:治疗血瘀所致的月经后期、量少、闭经、不孕等。现代药理研究表明,益母草对子宫有兴奋作用,对子宫及卵巢亦有增重作用。

王不留行、通草:适用于肝气不畅,气机不利,脉络不通所致的经行乳房胀痛、月经过少、月经后期、不孕。不仅通乳络,且可通调冲任而助孕。

【典型病例】

病例 1:王某,女,35 岁,已婚,1980 年夏来诊。

婚后 13 年未孕,经各大医院检查,为排卵功能障碍,曾用中西药物治疗数年不效,经人介绍前来就诊。月经赶前错后不定,Lmp:7 月 21 日,量少,色黯,时有血块,经行腹痛,伴乳房胀痛,烦躁。平素腰痛,倦怠乏力,时有头晕耳鸣,毛发浓密,有胡须。查体:舌质黯,边有瘀斑,脉沉弦细。

中医诊断:月经愆期,不孕症

辨证:肾虚肝郁,冲任失调。

治法:益肾疏肝,调经助孕。

处方:熟地 20g　山茱萸 15g　菟丝子 15g　怀牛膝 20g　肉苁蓉 15g　龟甲 20g　续断 15g　桑寄生 20g　山药 15g　白芍 15g　川芎 15g　香附 20g　王不留行 15g　丹参 25g　7 剂,水煎服。

二诊:服药后腰痛大减,头晕耳鸣减轻,乳房微胀,舌质略黯,苔薄白,脉弦细。仍守上方,再进 7 剂。

三诊:月经来潮 2 天,量较前多,未见血块,经前烦躁消失,腰痛未作,舌质正常,苔薄白,脉缓。上方去丹参、王不留行,加巴戟天。7剂。

四诊:经期将至给予补肾疏肝活血法调理,上方加丹参、柴胡。

上方加减服用4月余,经水基本如期而至,量中等,无其他不适感觉。经水37天未行,无不适症状,检测尿HCG阳性。行补肾安胎之法,予以安胎之药7剂,嘱其隔日1剂,以固胎元。1981年10月正常产下一男婴。

病例2:张某,女,36岁,职员,1995年9月27日初诊。

结婚10余年未孕,以往行经量少色淡,经期2～3天,1989年曾出现停经5个月,经中西医治疗月经基本恢复正常。Lmp:1995年3月21日,现停经半年余,近期感觉乳房、小腹胀痛,形体肥胖,3个月体重增加10kg,面部背部痤疮较重。查体:舌体大有齿痕,质正常,苔微腻,脉弦滑。妇科检查:子宫大小正常,宫颈轻度糜烂。

中医诊断:闭经,不孕症

辨证:痰湿壅阻,胞脉受阻。

治法:理气化浊,宣通脉络。

处方:制南星15g　姜半夏10g　制附子10g　陈皮15g　全瓜蒌15g　全当归20g　紫丹参25g　炒枳壳15g　台乌药10g　通草10g　7剂,水煎服。

二诊:1995年10月17日,药后腰酸腹痛如旧,经水仍未行。守上方加狗脊20g,延胡索15g。5剂,用法同前;同时予合益母膏同服。

三诊:1995年10月28日,昨日经来,量少色淡,腹痛剧烈,经行不畅,阴道流出小紫色血块,自觉少腹冷痛,舌体齿痕减轻,苔薄白。治温通经络,通达气机之法。

处方:当归20g　附子20g　炒延胡索15g　肉桂粉2g(冲服)　桂枝10g　炮姜10g　茯苓15g　干姜10g　茺蔚子15g　红花15g　香附15g　5剂

用药后经量较多,色泽转鲜,5日经净。

四诊:1995年11月5日,月经过后出现头晕,面部痤疮减轻,体重下降1.5kg。嘱其加强户外运动,少食油腻之品。按上方加减变化。

五诊:1996年2月3日,近2个月经水基本按期来潮,时有胃脘不适,白带量较多,色白,舌淡红略黯,脉弦缓。

处方:姜半夏10g　陈皮15g　苍术15g　全当归20g　炒枳壳15g　延胡索15g　紫丹参25g　金樱子15g　香附10g　通草10g　淫羊藿10g　15剂,水煎服。

六诊:1996年4月12日,Lmp:1996年4月3日,带血6天,无不适感。嘱其停服汤剂,改服中成药归脾丸和益母草膏调理1～2个月。

七诊:1996年6月10日,月经39天未行,恶闻油腻,厌食,嗜卧。舌尖红赤,脉弦滑。尿妊娠试验阳性。告知慎房事,勿过劳。给予保胎丸(院内制剂)每日 3 次,每次 1 丸温开水送服。

病例 3:赵某,女,28 岁,已婚,1996 年 2 月 8 日初诊。

婚后 3 年余未孕,现经水两个月未行,尿妊娠试验阴性,望其神形全无病态。自诉腰酸乏力。18 岁初潮,3～6 个月一行。诊其脉象,沉细稍数,两尺尤沉。在外院辅助检查,超声示:子宫大小为 32mm×29mm×26mm,双侧卵巢见 2～3mm 卵泡,左侧 17 个,右侧 14 个,呈项链状。性激素检测:T:92.06ng/dl,E_2＜20pg/ml,P:0.42ng/dl,LH:16.76mIU/ml,FSH:3.89mIU/ml。

中医诊断:不孕症,月经后期;西医诊断:多囊卵巢综合征

辨证:肾虚

治法:补益先天,佐以养血调经。

处方:熟地 20g　山茱萸 20g　枸杞子 15g　山药 15g　菟丝子 15g　淫羊藿 15g　杜仲 20g　鳖甲 25g　龟甲 15g　怀牛膝 15g　赤芍 20g　7 剂,水煎服。

二诊:1996 年 2 月 16 日,服药后经水仍未来潮,腰酸乏力略减,继上方加丹参、红花、桃仁。7 剂。

三诊:1996 年 2 月 27 日,Lmp:1996 年 2 月 22 日,量少,色黯淡,伴有腰酸,昨日经水已净,上方去活血药,加狗脊 20g。再进 14 剂,随诊数次。

四诊:1996 年 5 月 20 日,连续服药 2 个月后,经水可按期来潮,腰酸乏力消失。嘱其复查超声及性激素。结果回报:性激素各项指标均在正常范围,B 超声示:右卵巢可见 18mm×16mm 大小卵泡,建议进行试孕。

五诊:1996 年 7 月 3 日,患者经水 40 余日未行,伴厌食。尿妊娠试验阳性。次年得顺产一男婴,母婴健康。

病例 4:秦某,女,26 岁,未婚,2003 年 5 月 24 日初诊。

月经 20 余日未净,量时多时少。初潮即不规律,2～3 个月一行,经期 10 余日或至淋漓月余,每需服止血药方能血止,本次月经见血第 7 日自服止血药,血量减少但未能停止。自诉头晕,倦怠乏力,腰酸,偶有牙龈出血,心烦,手心热,睡眠欠佳。查体:体型偏瘦,面部痤疮,舌淡,苔薄白,脉沉细稍数。曾多方求医,多次住院治疗,皆罔效。外院超声:子宫 34mm×32mm×21mm,子宫内膜 4.6mm,左侧卵巢可见 12 个 2～4mm 的卵泡,右侧卵巢见 14 个大小为2～5mm 的卵泡,提示 PCOS 待查。性激素:LH/FSH ＞ 4,P:0.31ng/ml,T:86.76nmol/L。

中医诊断:崩漏;西医诊断:多囊卵巢综合征

辨证:肝肾阴虚,热伏冲任,胞脉失固。

治法:滋阴补肾,固冲止血。

处方:生地20g　白芍20g　阿胶15g　山药15g　续断20g　桑寄生20g　杜仲20g　海螵蛸20g　山茱萸15g　菟丝子15g　地榆炭50g　墨旱莲20g　5剂,水煎服。嘱忌食辛辣之品。

二诊:2003年6月2日,服药后第4天血止,自觉眠差,仍有头晕,上方去地榆炭,加酸枣仁。10剂。

三诊:2003年6月18日,腰酸减轻,睡眠改善。因经期临近,守上方减海螵蛸、墨旱莲固涩止血之药,加益母草、丹参。10剂。

四诊:2003年6月29日,正值经期第5天,本次月经量中,色红,偶有手足心热,心烦。舌淡红,苔薄白,脉细。上方去丹参,加焦栀子、炒丹皮。5剂。

五诊:2003年7月15日,按上法予以周期性调理,根据主方加减2个周期,月经30~35天一行,经期5~7天,经量正常。复查性激素六项,LH/FSH=2.55,T:68nmol/L。继续守上方加减调治两三个月。

六诊:2003年12月3日,现已停药3个月,月经按期来潮,经量正常,于月经第二天复查性激素六项结果,各项指标均在正常范围,而告痊愈。

【按语】

通过对韩老诊治经验的回顾性研究,不难看出韩老对PCOS的认识是在肝肾学说理论指导下,独重肾虚肝郁,同时兼顾脾胃、痰湿、血瘀。

PCOS是以持续性无排卵为主要特点,是导致排卵障碍性不孕的重要原因。病例1、3均表现为婚久不孕、月经不调。属于西医排卵功能障碍性疾病。亦符合中医"月经病"、"不孕"的范畴,其病机主要责之于肝肾。病例1以肾虚肝郁为著,病例3以肝肾亏虚更为突出,两者皆可从肝肾论之,用韩老自拟经验方"育阴汤"以滋补肝肾,养血调经。方中诸多药物皆入肝肾两经,以滋补肝肾,养血调经;尤以龟甲、鳖甲、阿胶等血肉有情之品补肾填精。结合患者的个体差异随证加减,如经前乳房胀痛,烦躁,胸胁胀满,属肝肾同病,当益肾兼顾疏肝,方中加王不留行、川楝子、柴胡疏肝解郁,调畅冲任。经血难下,色紫有块者,加红花、丹参、益母草、桃仁活血调经之品,以祛瘀行血。诸药合用,以达到补肾调肝,活血调经的目的,收到很好的临床疗效。

病例2体态丰腴,多痰多湿,痰湿壅阻经脉;或脾阳失运,湿聚成痰,脂膏痰湿阻滞冲任;胞脉闭而经不行,首宜条达气机,宣通脉络,蠲化痰浊,使浊邪得化,经血自调。若一味破瘀通经,必难取效。临证当豁痰除湿,活血调经,方用苍附导痰汤加减。方中用二陈汤燥湿化痰,健脾和胃;苍术、胆南星助二陈汤健脾燥湿化痰之力;枳壳宽中理气。少腹冷痛,经行不畅,加用肉桂、吴茱萸、炮姜以温经散寒,乃用血得温则行之意;当归、香附、延胡索、红花以理气活血、宣畅气机,使湿邪得散,经血得调。

病例4超声及生化检查指标均符合西医诊断为"PCOS"。根据其经血淋漓及临床症状、舌脉,韩老认为是由于肾虚所为,属于中医"崩漏"范畴。因此,韩老从肾阴不足、封藏失职论治,方中生地、白芍、山茱萸滋阴养血;杜仲、桑寄生补肾;当归、鹿角胶、海螵蛸养血和血止血;山药补气摄血,地榆凉血止血。全方从阴引阳,从阳引阴,所固在肾,所摄在血,有固本塞流之妙用,为治肾阴虚所致崩漏之良方。

20世纪80年代韩老率领课题组对该方进行实验研究,结果证实:"育阴汤"能够促使大鼠及家兔子宫、卵巢发育,并有增重效应,同时又有促进卵泡发育作用。现代药理研究证实:熟地黄、山药、山茱萸、菟丝子、巴戟天、枸杞子等药物能够调节下丘脑—垂体—卵巢轴之间的反馈负反馈作用,从而恢复内分泌调节轴的作用,逐渐恢复排卵功能,为中医药治疗排卵障碍性疾病提供有力证据。

(韩延华　刘丽　韩晗)

王秀霞

王秀霞,女,1939年12月生,主任医师,教授,博士研究生导师。1960年大学毕业后,师承于盈科老先生达8年之久,曾任黑龙江中医药大学附属第一医院妇产科主任及妇产科教研室主任,黑龙江省中西医结合妇科专业委员会副主任委员,中华全国中医学会哈尔滨分会第二届妇儿专业副主任委员,现任黑龙江省女医师协会第一届理事、中西医结合妇产科专业委员会顾问。于1994年被评为黑龙江省名中医,全国第三、四批名老中医药专家学术继承工作指导老师。

王秀霞教授擅长中医药治疗妇科经、带、胎、产及疑难疾病等,在多囊卵巢综合征(PCOS)的治疗方面很有特色,临证思路新颖独特,辨证施治得法,自创痰湿方治疗本病,每获佳效。获黑龙江省中医药科技进步一等奖1项,黑龙江省政府科技进步三等奖1项,哈尔滨市科技局科研成果三等奖1项。发表学术论文30余篇。

【诊治特点】

一、对 PCOS 的认识

王秀霞教授根据多年临床经验,对于PCOS有独到的见解,认为肾虚是PCOS发病的主要原因,痰湿贯穿本病的始末,个别瘦型患者夹瘀,但肾虚是发病之本。肾为先天之本,肾气充盛,肾中真阴不断得到充实,天癸成熟。天癸成熟是月经产生的前提条件。肾主藏精,肾精通过经脉滋养冲任。精血同源,精可化生为血,精充则血盛,而血为月经的物质基础。可见月经的产生与肾密切相关。肾精亏虚,冲任失于充养,血海不能按时满盈,可致月经后期;或肾精亏虚,无以化为经血,无血可下则致闭经。因此,王教授认为,肾虚是本,是该病的核心病机。肾者主水,脏腑功能失调,肾不能化气行水,反聚为湿,阻遏气机,气滞痰瘀,凝血阻滞胞脉,产生月经失调,经水稀发或闭经等症。脾主运化水湿,若肾阳虚不能温蕴脾阳,脾失健运,痰湿内生,痰湿流注冲任,壅阻胞脉而发病。认为痰湿、血瘀积聚是本病的另一表现,是本病的外在表象。根据肾虚为本这一思想,提出了"温化痰饮,疏通经络,调理冲任"的治疗原则,结合临床辨证治疗呈现月经周期后,再应用中药周期疗法治疗。她认为月经是一种周期性藏泻的过程,先藏而后能泻。故治疗一般应先补而充之,继则疏而通之。补乃助其蓄积,疏属因势利导。因此月经净后先以补肾填精,温暖下元,充养血海为主,月经后期以补肾化痰通络,使脏腑和顺,痰湿自化,络脉得通,月事如常。对于闭经时间较长的患者,采用中西医结合治疗,必要时胰岛素增敏剂治疗,偶尔因病人急于月经来潮应用黄体酮治疗,然后在辨证的基础上灵活应用温阳补肾,化痰通络法调治。这样既可缩短疗程,又能克服激素治疗副作用大、不易长期使用的缺点,疗效可靠,不易复发。

二、辨证分型

王教授长期致力于 PCOS 的临床研究,将本病分为如下类型辨治。

1. 肝肾阴虚,血瘀内阻型 症见月经量少、后期,甚至闭经,形体瘦弱,多毛痤疮,腰酸膝软,手足心热,头晕目眩,肌肤甲错,大便干结,舌黯红或有瘀点瘀斑,脉沉细或涩。

2. 脾肾阳虚,痰湿内阻型 症见月经后期,量少,甚则闭经不孕,白带量多,形体肥胖,多毛或毛孔粗大,黑棘皮症,四肢倦怠乏力,畏寒肢冷,腰膝酸软,性欲淡漠,小便清长,大便不实,舌体胖有齿痕,或舌紫黯,或苔厚腻,脉沉细或沉滑。

三、用药特点

1. 肝肾阴虚,血瘀内阻型

治法:滋肾活血,调理冲任。

方药:(1)知柏地黄丸加减。

方药组成:黄芩 15g　赤芍 10g　川楝 15g　浙贝母 20g　鳖甲 15g　枸杞 15g　当归 15g　淫羊藿 15g　牡丹皮 15g　泽泻 15g　甘草 10g　茯苓 20g

方中丹皮清泻相火,泽泻利湿泄浊,浙贝母清热化痰,散结解毒。当归补血活血,调经止痛,润肠通便,枸杞子滋养肝肾之阴,川楝子疏肝气,茯苓健脾除湿,补后天之精,赤芍清热凉血,活血祛瘀。全方资化源,奉生气,天癸居其所,壮水制火,使月经正常。然后在辨证的基础上灵活应用温阳补肾,化痰通络法调治。

(2)调经助孕冲剂(院内制剂),用于月经后半期。

2. 脾肾阳虚,痰湿内阻型

治法:温补肾阳,化痰通络。

方药:苍附导痰汤加减。

方药组成:苍术 15g　香附 20g　陈皮 15g　半夏 15g　茯苓 15g　胆南

星 10g 枳实 15g 鸡内金 10g 生山楂 15g 牛膝 20g

兼肾虚者加仙茅 15g,淫羊藿 15g;兼血瘀者加刘寄奴 15g。

方中二陈汤燥湿化痰,健脾和胃,以绝生痰之源;苍术气味芳香,辛温燥烈,燥湿健脾力强;胆南星其性寒,微辛,最能豁痰,又能清热,与苍术共同加强二陈汤祛痰湿作用,痰湿既是脾虚健运失职的代谢产物,又是阻滞气机的病因,痰湿停滞则气机不畅,故用香附疏肝理气,为气中血药,理气行血;枳实苦辛微寒,破气消积,化痰除痞,配合香附疏解肝郁,行气导滞,通阳达郁,气行则痰消;甘草补脾和中。配以牛膝活血通经,引血下行,诸药相合,燥湿除痰,行气活血,使痰湿祛,气血运行通畅,则月事以时下。以本方为基础根据兼证进行加减:加白芥子、远志,遵经之旨:"病痰饮者,当以温药和之";其二,白芥子本身最能利寒痰。临证随症加减:肾虚痰湿型偏阴虚加山茱萸、女贞子;偏阳虚加锁阳、仙茅、淫羊藿、巴戟天等。气滞痰阻型,加当归、赤芍、乌药。血瘀痰结型,选加川芎、莪术、桃仁等。气虚痰凝型,加黄芪、党参、升麻等。

中药周期治疗方面,经净后内膜脱落,精血耗伤,血海空虚,治以补肾填精,温暖下元,充养血海为主,以促卵泡发育,加女贞子、旱莲草等;排卵前后用滋肾活血以促卵泡排出,酌加丹参、艾叶炭等;月经中期至月经前期肾气旺,天癸充,冲任盛,为阳气活动旺盛阶段,治以补肾助阳,使脏腑和顺,痰湿自化,络脉得通,月事如常,选加仙茅、淫羊藿等。

中西医结合治疗中,对合并胰岛素抵抗者,结合二甲双胍类药物治疗,不仅可改善胰岛素抵抗状态,且能纠正与胰岛素相关的代谢紊乱。配合中药促进痰湿运化,气机流畅,临床上能取得良好疗效。

【典型病例】

病例 1:刘某,女,36 岁。于 2006 年 11 月 1 日初诊。

主诉:月经稀发,停经 5 月,未避孕 4 年未孕。

病史:15 岁初潮,起始月经不调 4 个月～1 年一行,量少,色黯,体型肥胖,结婚 4 年未孕,2000 年外院诊断"PCOS",卵巢打孔治疗后至今未孕,收养一女孩已 5 岁。Lmp:5 月 14 日,现停经 5 个月,嗜睡,乏力,腰酸,头晕耳鸣,畏寒肢冷,舌淡黯有瘀点,苔白腻,脉沉。体格检查:面部痤疮,皮肤粗糙,发际低,黑棘皮症(+),身高 160cm,体重 80kg。脑 MRI 示:垂体高径 3mm,垂体柄偏移鞍底,蝶鞍增大。胰岛素检测:1 小时:$10.03\mu IU/ml$,2 小时:$48.01\mu IU/ml$,3 小时:$62.6\mu IU/ml$,4 小时:$47.11\mu IU/ml$,葡萄糖测定:空腹:5.58mmol/L,1 小时:6.67mmol/L,2 小时:7.76mmol/L,3 小时:6.25mmol/L。

中医诊断:不孕症,月经后期;西医诊断:多囊卵巢综合征

辨证:肝肾阴虚,血瘀内阻。

治法:补肾活血祛痰。

处方:当归 20g　茯苓 10g　益母草 10g　泽兰 20g　鸡血藤 20g　淫羊藿 20g　巴戟天 20g　川芎 15g　半夏 15g　胆南星 15g　香附 25g　白芥子 10g　20 剂,水煎服。

二诊:2006 年 12 月 1 日,服用 20 余剂后,腰酸、乏力,嗜睡症状消失,自觉小腹憋胀疼痛,舌质紫黯,苔白腻,尺脉滑数有力。上方加鳖甲 10g,浙贝母 15g。水煎服。

三诊:2007 年 1 月 3 日,Lmp:2006 年 12 月 17 日,经量中等,经行 6 天,现眩晕,口淡无味,舌黯红,脉沉。

处方:当归 10g　川芎 10g　生地黄 15g　生杜仲 20g　炒山药 15g　山茱萸 10g　巴戟天 15g　香附 15g　丹参 20g　仙茅 20g　淫羊藿 20g　远志 20g　川牛膝 20g　白芥子 10g　水煎服。

四诊:2007 年 2 月 3 日,Lmp:2007 年 1 月 25 日,经量中等,经行 6 天,现汗出明显,便秘,舌黯红,脉沉。

处方:仙茅 15g　山茱萸 15g　枸杞子 20g　覆盆子 20g　巴戟天 15g　生杜仲 20g　淫羊藿 20g　益智仁 20g　鹿角霜 20g　茯苓 15g　鳖甲 15g　浙贝母 20g　当归 15g　川芎 15g　玄参 15g　川牛膝 20g　水煎服。

五诊:2007 年 3 月 10 日,Lmp:2007 年 3 月 1 日,量尚可,色好转,舌黯,脉沉。

处方:仙茅 15g　山茱萸 15g　枸杞子 20g　覆盆子 20g　巴戟天 15g　生杜仲 20g　淫羊藿 20g　益智仁 20g　鹿角霜 20g　茯苓 15g　麦冬 15g　黄芩 15g　苍术 20g　川牛膝 20g　水煎服。

六诊:服上药第 17 天,月经于 2007 年 3 月 28 日来潮,量多、色黯红,精神爽快。连服半年后,痤疮消失,皮肤光滑细腻,黑棘皮症阴性,月经规律,复查脑 MRI 示:垂体高径 1mm,垂体柄偏移鞍底,蝶鞍增大(空泡蝶鞍轻),无胰岛素抵抗。随访 2 年,病未复发。

病例 2:韩某,女,27 岁。于 2006 年 8 月 23 日初诊。

主诉:月经稀发,未避孕 5 年不孕。

病史:15 岁初潮后月经一直不规律,3～6 个月一行,Lmp:2006 年 7 月 8 日,形体肥胖,多毛,面色晦黯,身高 160cm,体重 81kg,腰围 104cm,黑棘皮征(＋),血 LH/FSH:10.4/4.83(＞2),T:91.5pg/ml,E_2:35.5ng/ml。B 超示子宫内膜 11.1mm,双侧卵巢均可见多个囊性改变。舌紫黯,脉沉。

中医诊断:不孕症,月经后期;西医诊断:原发不孕,多囊卵巢综合征

辨证:脾肾阳虚,痰湿内阻。

治法:温肾化痰通络。

处方:苍术 15g　香附 20g　陈皮 15g　半夏 10g　茯苓 15g　胆南星

10g　枳实 15g　鸡内金 10g　白芥子 15g　巴戟天 15g　仙茅 15g　锁阳 15g　川牛膝 20g　生甘草 10g　水煎服。

二诊:治疗期间查胰岛素释放试验发现胰岛素抵抗,上方继服,同时给予罗格列酮(文迪雅)及二甲双胍(格华止)治疗 3 个月。

三诊:2006 年 10 月 25 日,Lmp:9 月 27 日,量少,体重下降 2.5kg,舌黯,脉沉。

处方:苍术 20g　远志 10g　半夏 10g　胆南星 15g　鳖甲 15g　浙贝母 20g　青皮 15g　丹参 20g　川牛膝 20g　白芥子 5g　郁金 15g　牡丹皮 15g　当归 15g　鸡血藤 20g　通草 5g　水煎服。

四诊:2006 年 11 月 24 日,Lmp:10 月 30 日,11 天血止,量少,舌黯,脉沉。本院 B 超:子宫 43mm×35mm×31mm,内膜 10.0mm,左卵巢 37mm×20mm×34mm,其内可见卵泡数约 14 个,右卵巢:33mm×32mm 囊性区,内见 23mm×22mm 液性暗区。

处方:苍术 20g　远志 10g　半夏 10g　胆南星 15g　鳖甲 15g　浙贝母 20g　青皮 15g　丹参 20g　川牛膝 20g　白芥子 5g　石斛 15g　川楝子 15g　荔枝核 15g　通草 5g　水煎服。

五诊:2006 年 12 月 25 日,Lmp:11 月 29 日,舌紫红,脉沉。

处方:仙茅 15g　山茱萸 15g　枸杞子 20g　覆盆子 20g　鹿角霜 20g　巴戟天 15g　生杜仲 20g　淫羊藿 20g　益智仁 20g　茯苓 15g　鳖甲 15g　浙贝母 20g　土茯苓 15g　鸡血藤 20g　水煎服。调经助孕冲剂经前及经期口服。

六诊:胰岛素下降,改善良好,继续原方治疗。起初治疗半年内月经基本一个月左右一行,量、色正常,基础体温呈不典型双相,腰围减至 96cm,降糖药全部停服,给予纯中药治疗,月经净后先以补肾填精,充养血海为主,月经后期补肾化痰通络,基础体温呈双相,月经 30～40 天一行,规律后自然怀孕。末次月经 2008 年 10 月 8 日,期间出现腰酸、腹痛、感冒等不适均来就诊,王教授给其保胎治疗。

病例 3:李某,女,35 岁。于 2007 年 1 月 14 日初诊。

主诉:停经 7 个月。

病史:13 岁初潮,月经 2～6 个月一行,就诊时停经 7 个月后于 2007 年 1 月 10 日来潮,正值经期,性激素六项示:LH/FSH>6,T 升高。形体肥胖,身高 157cm,体重 73kg,多毛,黑棘皮症(+),基础体温呈单相,舌紫黯,脉沉。

中医诊断:闭经;西医诊断:多囊卵巢综合征

辨证:脾肾阳虚,痰湿内阻。

治法:补肾填精,温暖下元,化湿祛痰。

处方:苍术 15g 香附 20g 陈皮 15g 半夏 10g 茯苓 15g 胆南星 10g 枳实 15g 鸡内金 10g 白芥子 10g 巴戟天 15g 仙茅 15g 锁阳 15g 川牛膝 20g 覆盆子 20g 生甘草 10g 水煎服。经前一周服用调经助孕冲剂,并监测基础体温。

二诊:2007 年 2 月 11 日,未潮,今日乳胀不适。舌黯,脉沉。

处方:苍术 15g 香附 20g 陈皮 15g 半夏 10g 鸡内金 10g 白芥子 10g 枳实 15g 茯苓 15g 胆南星 10g 川牛膝 20g 巴戟天 15g 仙茅 15g 锁阳 15g 覆盆子 20g 生甘草 10g 水煎服。

三诊:2007 年 3 月 20 日,未潮,下腹不适。舌黯,脉沉。

处方:苍术 15g 香附 20g 陈皮 15g 半夏 10g 茯苓 15g 胆南星 10g 枳实 15g 鸡内金 10g 白芥子 10g 巴戟天 15g 仙茅 15g 锁阳 15g 川牛膝 20g 覆盆子 20g 鸡血藤 20g 生甘草 10g 水煎服。

四诊:2007 年 4 月 29 日,服药后诸证改善,于 4 月 23 日月经来潮,伴有痛经。舌黯,脉沉。

处方:苍术 15g 香附 20g 陈皮 15g 半夏 10g 鸡内金 10g 白芥子 10g 枳实 15g 茯苓 15g 胆南星 10g 川牛膝 20g 巴戟天 15g 仙茅 15g 锁阳 15g 覆盆子 20g 生甘草 10g 水煎服。

五诊:如此反复两个月,基础体温呈双相。

六诊:2007 年 12 月 12 日,自然流产后 46 天,月经一直未来潮,左下腹疼痛二周,B 超未见异常,复查性激素六项 LH/FSH＞2.5,上方加桔梗、山楂促进子宫复旧。继续补肾化痰调经治疗 10 个月,月经 2～3 个月一行。2008 年 5 月 13 日就诊,Lmp:2008 年 3 月 12 日,尿妊娠试验(＋),给予保胎治疗。

【按语】

以上三位患者均属形体肥胖,多痰多湿型,如《女科切要》所云:"肥人经闭,必是痰湿与脂膜壅塞之故。"肾精不足,元阴亏虚,冲任气血乏源,无以下注胞宫,或肾阳虚弱,气化不利,不能推动月经,均可致月经量少、后期,渐致闭经不潮。而气血津液不足,或肾气化不利,或肾虚不能协助肝脾以司疏泄运化,肝郁脾虚,则痰瘀内生。故患者往往表现为黑棘皮症,或面色发黯,或月经色黯有血块,或小腹胀痛,或舌黯有瘀点,脉弦等瘀血之象,以及形体肥胖等痰湿内盛之征,脉多表现为沉,故治宜温补肾阳,燥湿化痰,疏肝活血。而且王教授认为月经是一种周期性藏泻的过程,先藏而后能泻。故治疗一般应先补而充之,继则疏而通之。补乃助其蓄积,疏属因势利导。因此月经净后先以补肾填精,温暖下元,充养血海为主,月经后期以补肾化痰通络,使脏腑和顺,痰湿自化,络脉得通,月事如常。以苍附导痰汤为基础方加减燥湿化痰,健脾和胃。用仙茅、锁阳、巴戟天等温补肾阳,月经后半期给予调经助孕冲剂以疏肝活血,引血下行,并配合饮食调节,运动控制体重,体重降低亦可改善月经及多毛、黑棘皮症等症状。全方配伍使痰湿、瘀血消除,则经水自通。对于闭经时间较长的患者,采用中西医结合治疗,必要时胰岛素增敏剂治疗,偶尔因病人急于月经来潮应用黄体酮治疗,然后在辨证的基础上灵活应用温阳补肾,化痰通络法调治。这样既可缩短疗程,又能克服激素治疗副作用大、不易长期使用的缺点,疗效可靠,不易复发。

(姚美玉)

韩延华

韩延华,女,出生于 1952 年。现任黑龙江中医药大学教授、博士生导师,首届名中医,黑龙江中医药大学第一附属医院名医工作室主任、妇产科副主任,黑龙江省名中医,国家中医药管理局重点专科带头人,全国第五批名老中医药专家学术经验继承工作指导老师。享受国务院政府特殊津贴。兼任中华中医药学会理事,中华中医药学会妇科专分会副主任委员,黑龙江省中医妇科学术委员会副主任委员等职务。

韩延华教授出生于中医世家,是全国著名中医学家韩百灵教授的学术传人,2007 年获全国高徒奖,是龙江韩氏妇科流派传承基地项目负责人。40 年来,一直工作在临床、教学、科研的第一线,对妇产科疑难病症崩漏、滑胎、子宫内膜异位症、不孕症、多囊卵巢综合征都有较深入的研究和独特的建树,提出了"肝主冲任"的理论得到许多学者的认同;并研发"消抗灵治疗解脲支原体感染"获得国家发明专利。先后主持国家及省部级课题 17 项,承担了国家中医药管理局行业标准的"闭经"的制定。获中华中医药学会科技进步一等奖 1 项,黑龙江省政府科技进步(自然类)一等奖 1 项、省部级二等奖 4 项,厅局奖 10 余项,在国家级核心期刊发表学术论文百余篇,出版著作 30 余部。

【诊治特点】

一、对 PCOS 的认识

韩延华教授认为 PCOS 临床症状、体征都存在个体化的差异,大多数 PCOS 患者表现为月经稀发、闭经、形体肥胖、多毛、头面及背部痤疮、颈部黑棘皮症等,但少数患者则表现为形体瘦弱或阴道不规则流血等。可伴随胰岛素抵抗和糖耐量异常等代谢性问题,生育期女性常因排卵功能障碍而导致不孕症。本病对女性身心健康的影响是从青春期至绝经后,贯穿女性一生的全过程,因此医学界认为 PCOS 可能是一种终身疾病。

(一) 发病机制

韩延华教授认为 PCOS 的临床表现符合中医学的闭经、崩漏、不孕等某些病证,与女性肾气—天癸—冲任—胞宫密切相关,这一认识与西医学的"下丘脑—垂体—卵巢—子宫"的作用环路是相对应的。当这个性腺轴出现问题即可发生内分泌紊乱或排卵障碍。

从脏腑而论，韩延华教授认为 PCOS 发生与肝、脾、肾三脏密切相关，尤责之于肝肾。肾藏精，主生殖，《素问·五脏生成》谓"诸髓者皆属于脑"，而肾主骨生髓通于脑，这与西医学定位的 PCOS 成因与下丘脑、垂体病变是相吻合的。《素问·阴阳应象大论》有"肾生骨髓，髓生肝"的论述，钱镜湖在《辨证奇闻》中提出了"脑气不足治在肝"的观点，说明肝肾与脑密切相连。韩延华教授在借鉴历代医家和韩百灵教授"肝肾学说"理论的基础上，通过长期的临床实践，创新性地提出"肝主冲任"的理论，并将其运用于指导 PCOS 的治疗。她认为，肝血充盈，疏泄有度，冲任才能调畅，经血才能有时、有序、有度地输送至胞宫，胞宫藏泻有期，从而维持女子经、孕、产、乳的正常功能。她还特别强调，现代女性由于工作、学习、生活的压力过大，加之"妇人善怀而多郁，又性喜偏隘"的性格，和"有余于气，不足于血"的生理特点，极易导致肝气郁滞，疏泄失常而引发 PCOS 疾病。

(二) 诊治思路

韩延华教授在以肝为核心的基础上，亦重视肾藏精，主生殖以及脾主运化理论，临证时采用病证结合，中西相参诊治思路，首辨脏腑，再辨虚、实、寒、热。治疗以疏肝益肾，化瘀调经为大法，盖全身气机调畅，精血运行流畅，冲任气血条达，则月事有序，胎孕可成。

1. 调周治疗　针对青春期月经稀发、后期、闭经的 PCOS 患者，韩延华教授主张于经前 10 天予以补肾活血方加减，以补肾活血调经为治法。经后以补益为主，佐以调经，方用加味育阴汤加减，意在建立正常的月经周期，体现了个性化治疗。凡崩漏者当以止血为先，血止后重在调周，符合塞流、澄源、复旧的治崩大法。若雌孕激素低下或促卵泡生成素升高，B 超提示子宫、卵巢发育不良者，加紫河车、菟丝子、巴戟天以填精益髓，调理冲任。

但 PCOS 的患者常无月经周期可言，常须脉证合参，参考必要的检查结果，根据经验给予用药。如患者月经过期不至，但脉象沉细，毫无经水欲来之象，在用药上仍以补肾填精为要，主张"经满则自溢。"如用药一段时间后患者脉象滑疾，出现小腹不适、乳胀等一派经水欲来之象，便应因势利导，用一些行气活血调经之药，选用调肝汤或补肾活血汤加减。青春期 PCOS 患者多以调整月经周期为主，做到尽早诊断，早期治疗，防止病证发展、转化。

2. 促排卵　对于育龄期妇女，特别是有生育要求者，以调周促排卵助孕为目的。排卵期中医学称"氤氲"、"的候"，乃肾气变动，阴阳交互的结果，排卵成功离不开肾气的推动作用。因此在治疗过程中，需监测排卵，当卵泡发育接近成熟时，酌加温肾疏肝，软坚散结之药，如巴戟天、香附、鳖甲等药物，以促进卵泡的排出。对于顽固性排卵障碍者，配合西药促排，严格监控卵泡动态，避免卵巢过度刺激，根据卵泡发育的情况指导患者同房。一般需要连续治疗 3 个周期为一疗程,通过复查超声、性激素六项、糖耐量和胰岛素等各项指标,以判断疾病的转归。

PCOS 患者经治疗怀孕后,要防止自然流产发生,应采取中药保胎治疗,治疗时间至妊娠 12 周为佳。

3. 对症治疗　一般 35 岁以上,无生育要求,以改善临床症状,调节内分泌指标,降低并发症发生,提高生活质量为目的。

二、辨证分型

韩延华教授认为 PCOS 是女性性腺轴发生病变,影响到冲任、胞宫的正常生理功能,其致病特点是脏腑、气血失调,痰瘀互结。多表现为虚实夹杂,本虚标实,寒热并见的错综复杂病症,临床常见证型有:

1. 肾虚肝郁型　月经初潮较迟,周期错后,量少色黯,点滴而下或闭止不行,亦可月经不调,或崩漏与闭经交替出现,或婚久不孕。平素腰酸乏力,或足跟痛,头晕耳鸣,心烦易怒,胸胁胀满,乳房胀痛,精神抑郁,毛发浓密,面部痤疮,舌质淡红,舌质黯,脉沉细或弦细。

2. 肾虚血瘀型　月经后期,量少,色黑有块,少腹刺痛,甚或闭经,不孕,腰膝酸软,倦怠乏力,头晕耳鸣,面色晦黯,有色素斑,肌肤甲错,舌质紫黯或有瘀斑瘀点,苔薄白,脉沉涩。

3. 肝郁脾虚型　月经先后无定期或月经数月不行或婚久不孕,经量或多或少,经行不畅,色紫有块,经前乳房作胀,少腹胀痛,经行前后烦躁易怒;平素情志失畅,脘腹胀满,胸闷不舒,善太息,痰多,形体肥胖,带下量多清稀,大便溏薄,舌体胖大,舌质正常或黯淡,苔薄白或薄黄,脉弦滑。

4. 肾脾两虚型　月经后期,量少,色淡质稀,甚至闭经,不孕,精神委靡,形寒肢冷,腰膝酸软,食少纳呆,带下清稀,性欲淡漠,小便清长,大便溏泄,舌体胖大,舌质淡润,苔厚腻,脉沉缓或沉弱。

三、用药特点

韩延华教授在继承家父韩百灵教授学术理论及用药经验的基础上,特别强调肝之调畅在 PCOS 中的作用,用药多疏肝、调肝、养肝,补肾填精,健脾燥湿,活血调经。同时结合年龄特点和患者就诊的主要目的选方用药,随证加减。常用代表方剂有:

1. 百灵调肝汤(《百灵妇科》)

方药组成:当归、白芍、通草、皂角刺、炒枳壳、怀牛膝、制香附、紫丹参、川楝子、炙甘草。

适用于肝郁气滞,脉络不畅,气机受阻的月经稀发、闭经以及不孕的 PCOS 患者。

加减:若肝郁克脾,症见脘腹胀满,腹泻便溏者,加苍术、茯苓、薏苡仁等以健脾燥湿;经行浮肿者,加桂枝、茯苓皮温阳化气,利水消肿;脾虚湿盛证见痰涎壅盛者,加姜半夏、陈皮,健脾燥湿化痰。

2. 加味育阴汤(《百年中医家——韩百灵》)

方药组成:熟地、山茱萸、山药、生杜仲、续断、桑寄生、白芍、怀牛膝、生牡蛎、龟甲、阿胶(冲服)、甘草。

适用于子盗母气或母病及子,肝肾同病,肝肾阴虚,冲任失调者,症见月经不调、闭经或经水淋漓不止、不孕。

加减:若五心烦热,口渴少饮,加知母、地骨皮、天花粉以滋阴清热,生津止渴;若子宫发育小,卵泡发育不良可加紫河车、菟丝子、巴戟天;若腰膝酸痛,加金毛狗脊以补肝肾,强筋骨。

3. 补肾活血调冲汤(经验方)

方药组成:熟地、山药、枸杞子、菟丝子、巴戟天、怀牛膝、当归、赤芍、益母草、丹参、川芎、鳖甲。

适用于肾虚血瘀型。

加减:若水不涵木而致肝郁者,加柴胡、制香附、炒枳壳疏肝解郁,调经止痛;若经前乳胀者,加王不留行、通草、夏枯草以清肝散结,活血通经;偏于肾阳虚,证见形寒肢冷,小腹冷痛,尿频便溏者,加肉桂、淫羊藿以温补肾阳;背部冷恶风者,加花椒温督脉,以扶阳;子宫发育不良者加紫河车、龟甲等血肉有情之品。

4. 苍附导痰汤(《叶天士女科诊治秘方》)

方药组成:苍术、香附、茯苓、陈皮、胆南星、枳壳、甘草。淡姜汤送下。

适用于脾虚湿盛,痰湿内阻,躯脂满溢,痰瘀互结,阻塞胞宫而致的疾病。症见以月经后期、闭经、不孕,形体肥胖,头晕目眩,胸痞满闷,痰多,口中黏腻,带下量多。治宜豁痰除湿,调理冲任,活血通经。

加减:湿盛痰多者,加姜半夏、陈皮,以宽胸理气化痰;心悸者,加远志,以祛痰宁心;闭经、不孕者,加仙灵脾、巴戟天、丹参,以温补肾气,调通血脉。

【典型病例】

病例1:任某,女,23岁,未婚,因经水7个月一行,于2011年11月28日初诊。

16岁初潮,5～6/40～45天。自高中始因学习压力过大,月经开始失调,2～3月一行,甚则半年之久。Lmp:2011年3月21日。平素腰痛,倦怠乏力,头晕,面部背部痤疮,心烦易怒,颈部黑棘皮症较重,体型肥胖,身高158cm,体重85kg。查体:舌体略大,黯淡,苔白,脉弦细。

辅助检查:B型超声检查:子宫稍小,27mm×23mm×30mm,双卵巢内可见直径<9mm的滤泡12个以上,呈项链状分布,提示多囊卵巢;空腹血糖:6.2mmol/L,180分钟血糖:7.2mmol/L,180分钟胰岛素:26μIU/ml;甲状腺功

能未发现异常；2011 年 11 月 7 日性激素六项检查提示：FSH：3.86mIU/ml，LH：20.02mIU/ml，PRL：0.29ng/ml，E$_2$：46.06pg/ml，P：0.51ng/ml，DHS：180.000μg/dl，AND：3.66ng/ml，SBG：14.6nmol/L。

中医诊断：闭经；西医诊断：多囊卵巢综合征

辨证：肾虚肝郁，冲任失调。

治法：益肾调肝，活血调经。

处方：补肾活血调冲汤加减。

生地 20g 山茱萸 15g 杜仲 15g 菟丝子 15g 巴戟天 15g 香附 15g 柴胡 10g 丹参 20g 当归 15g 赤芍 15g 龟甲 10g 怀牛膝 15g 山药 15g 甘草 5g 10 剂，水煎服。嘱增加运动减轻体重。

二诊：2012 年 12 月 10 日，服药后大便略稀，日 2 次，腰痛，倦怠乏力减轻，现正值经期第 3 天，色黯，质黏，少许血条血块。守上方去丹参、当归，加白术。服法同前。

三诊：2012 年 1 月 5 日，头晕消失，其他症状明显减轻，体重 81.8kg。舌质淡红，苔薄白，脉略滑。考虑经期将近，守原方加益母草 15g。水煎服。经期量多时停服。

四诊：2012 年 2 月 20 日，现月经干净 3 天，自觉腰酸，黑棘皮症明显改善，舌体正常大小，苔薄，脉和缓。以加味育阴汤加减。

处方：熟地 20g 山茱萸 15g 山药 15g 杜仲 15g 菟丝子 15g 巴戟天 15g 香附 15g 丹参 20g 白芍 15g 鳖甲 20g 怀牛膝 15g 苍术 15g 狗脊 15g

五诊：2012 年 5 月 27 日，近 2 月经水基本如期而至，诸证明显改善，体重降至 75.5kg。按前方加减化裁，再服 10 剂。Lmp：2012 年 6 月 8 日。次日复查性激素六项：LH/FSH＞2.43，空腹血糖：6.0mmol/L，180 分钟血糖：6.2mmol/L；180 分钟胰岛素：15.7μIU/ml。

告知患者停服汤剂，给予胎宝胶囊和育阴丸调治，用陈皮泡水送服，并坚持运动减肥，避免精神过度紧张。遵此法治疗近 10 个月，患者月经恢复正常。

病例 2：郭某，女，33 岁，已婚，因婚后 7 年未避孕未孕，于 2012 年 6 月 5 日初诊。

13 岁月经初潮，经期赶前错后不定，Lmp：2012 年 5 月 10 日。倦怠乏力，平素性情急躁，喉中似有异物，经前乳房胀痛。查体：舌黯，苔白微腻，脉弦滑。黑棘皮症，身高 161cm，体重 77kg，腰围 97cm。妇科检查：无明显异常。

辅助检查：B超检查：子宫 36mm×24mm×28mm，内膜 5.7mm；双侧卵巢内均见 12 个以上液性暗区，直径 3～6mm，性激素六项检测：FSH：5.63mIU/ml，LH：18.82mIU/ml，PRL：11.95ng/ml，E$_2$：69.06pg/ml，P：0.12ng/ml，

T:78.47ng/dl。DHS:203.000μg/dl,AND:4.02ng/ml,SBG:16nmol/L,伴胰岛素抵抗。

中医诊断:不孕症,月经先后不定期;西医诊断:多囊卵巢综合征,不孕症

辨证:肝郁气结,痰阻气机。

治法:疏肝解郁,豁痰调冲。

处方:百灵调肝汤加减。

当归、白芍、王不留行、香附、丹参、益母草、怀牛膝、黄连、姜半夏、杜仲各2袋,通草、枳壳、厚朴、白鲜皮、甘草各1袋(免煎颗粒)。10剂,200ml温开水冲服,早晚各1次分服。

地塞米松0.25mg/次,日1次口服,连服15天停药。

二诊:2012年6月16日,Lmp:2012年6月3日,自觉手足心热;喉中异物感减轻。舌略黯,苔白,脉弦滑。

处方:生地、当归、白芍、王不留行、香附、丹皮、怀牛膝、黄连、杜仲各2袋,通草、益母草、厚朴、姜半夏、白鲜皮、甘草各1袋。15剂。

三诊:2012年7月12日,Lmp:2012年7月6日,带血5天,乳胀消失,黑棘皮症减轻,喉中无异物感,腰围减至94cm。舌质正常,苔薄白,脉弦。

处方:生地、当归、白芍、王不留行、香附、丹皮、怀牛膝、黄连、杜仲各2袋,通草、益母草、甘草、紫河车各1袋。

治疗3月余,2012年9月10日复诊,经水过期一周未至,有厌食感,肢体倦怠。建议停药观察,1~2周后B超声检查。2012年9月24日月经仍未来潮,尿妊娠试验(＋)。超声示早孕(单活胎)8周。嘱其勿过劳,禁止性生活,予补肾安胎治疗,方用育阴汤加减。

处方:菟丝子、山茱萸、川断、寄生、杜仲、阿胶、白芍、陈皮、竹茹,各2袋。200ml温开水冲服。此方加减服至妊娠12周后停药。于2013年5月2日,剖腹产下一子,母婴健康。

病例3:宫某,女,27岁,已婚,因未避孕3年未再孕,于2011年4月28日初诊。

既往月经1~3个月一行,Lmp:2011年4月2日,2007年以前曾怀孕2次,均于孕8周左右自然流产。面色如垢,皮肤粗糙,痤疮,多毛,项部黑棘皮症严重,腰酸,头晕,大便不成形。查体:舌淡胖,苔白腻。

辅助检查:FSH:5.67mIU/ml,LH:18.42mIU/ml,PRL:11.96ng/ml,E_2:70.16pg/ml, P: 0.51ng/ml, T: 98.06ng/dl; DHS: 208.000μg/dl,AND:4.86ng/ml,SBG:22.6nmol/L;180分钟胰岛素:28μIU/ml。妇科超声提示:子宫稍小,大小为36mm×35mm×33mm,内膜7mm,双侧卵巢呈多囊状态,子宫输卵管造影术、不孕四项、男子精液化验等排除其他原因所致不孕。身高

158cm,体重 81kg。

中医诊断:月经后期,继发性不孕症;西医诊断:月经稀发,多囊卵巢综合征

辨证:肾虚痰湿,冲任阻滞。

治法:补肾健脾,佐以祛湿化痰。

处方:生地 20g 菟丝子 20g 巴戟天 20g 山茱萸 20g 杜仲 20g 怀牛膝 15g 山药 15g 茯苓 20g 赤芍 15g 黄连 10g 苍术 20g 陈皮 15g 狗脊 20g 10 剂,水煎服。嘱运动减肥。

二甲双胍 0.25g,日 3 次,连服 3 个月;小檗碱:0.1g/次,日 3 次。

二诊:2011 年 5 月 25 日,患者面部痤疮减少,大便正常,偶有胃脘不适,考虑经期将至,守上方加丹参、红花、益母草、鸡内金。

三诊:2011 年 8 月 12 日,现为月经第 2 天,复查性激素六项,各项指标均在正常范围,180 分钟胰岛素:18.12μIU/ml,故停服二甲双胍,体重减轻 8kg,中药周期继服。建议于月经见血第 12 天超声测排卵。

四诊:2012 年 8 月 30 日,B 超提示:卵泡发育不良。建议下次期第 5 日开始服克罗米芬,每日 1 次,50mg 口服,连服 5 日停药。BBT 联合 B 型超声监测排卵,嘱患者于氤氲之时行房事。

处方:生地 20g 菟丝子 20g 巴戟天 20g 山茱萸 20g 杜仲 20g 怀牛膝 15g 山药 15g 茯苓 20g 赤芍 15g 苍术 20g 陈皮 15g 淫羊藿 10g 紫河车 2 袋(免煎剂)入药同服。15 剂。

五诊:2011 年 10 月 16 日,患者自诉经水过期 8 日未行,自测尿妊娠试验阳性。超声提示:宫内妊娠。嘱其慎起居、勿劳累。补肾保胎治疗 2 个月。患者于 2012 年 6 月顺产一男婴。

病例 4:吕某,女,21 岁,因近 3 年月经水淋漓不净,常常持续月余,于 2011 年 9 月 28 日初诊。

17 岁月经初潮,稀发,量少,曾服西药达英-35 治疗 2 年余,用药阶段月经正常,停药后月经仍不行。欲求中医药治疗,遂来我院。患者于 8 月 25 日阴道下血月余不止,量不多,色淡红,伴腰部酸痛,倦怠无力,少气懒言,少食,头晕,记忆力差,面色无华,体型偏瘦,体毛及性毛多。查体:舌淡,苔薄白,脉沉细。

辅助检查:FSH:4.22mIU/ml,LH:18.35mIU/ml,PRL:11.96ng/ml,E_2:70.16pg/ml,P:0.51ng/ml,T:85.37ng/dl;糖耐量及胰岛素、甲状腺功能均正常;超声示:子宫稍小,卵巢多囊样改变,左侧卵巢大小 35mm×22mm,可见 2～4mm 大小卵泡 13 个,右侧卵巢大小 37mm×24mm,2～5mm 大小卵泡 16 个。

中医诊断:崩漏;西医诊断:多囊卵巢综合征,功能失调性子宫出血

辨证:脾肾两虚,冲任亏少。

治法:益肾健脾,固冲止血。

处方:育阴止崩汤合归脾汤加减。

熟地 20g　山茱萸 15g　炒杜仲 15g　续断 20g　寄生 20g　黄芪 20g　党参 20g　山药 15g　茯苓 15g　白芍 15g　阿胶 10g　煅牡蛎 15g　地榆炭 50g　甘草 5g　7 剂,水煎服。

二诊:2012 年 10 月 13 日,服药后 3 天血止,于 10 月 9 日受外界惊吓,复见阴道下血,现带血 5 天,量较多 4 天,手足不温,背部发凉。舌淡红,苔薄白,脉沉缓。守上方减熟地、山茱萸;加巴戟天 15g、艾叶炭 15g、花椒 10g。10 剂。

三诊:2012 年 12 月 12 日,现手足不温明显好转,背部发凉消失。Lmp:2012 年 11 月 18 日,带血 6 天。考虑经期将近,予以补肾调经之药。

处方:熟地 20g　菟丝子 15g　巴戟天 15g　赤芍 15g　益母草 15g　香附 10g　当归 15g　川芎 15g　党参 15g　山药 20g　炙甘草 10g

结合月经周期规律性,运用以上二方加减化裁,患者坚持治疗半年,近 3 个月月经 25～37 天来潮,经期带血 5～7 天。体重增加 3kg,面色近于常人,诸证消失。血 FSH:3.71mIU/ml,LH:8.92mIU/ml,T:55.31ng/dl。停汤剂,改服育阴丸和归脾丸巩固 1～2 个月。避免惊吓、过劳,注意饮食调摄。3 个月后再次随访,患者月经尚正常,体质得到明显改善。

【按语】

从以上四则病例可以看出 PCOS 是一种多因性,多态性的疾病。病例 1 患者发病于青春期,为先天发育不足,精血不充,血海不能按时满溢,故月经稀发。平素腰痛,倦怠乏力,头晕,子宫发育稍小,均为肾虚所致。韩延华教授认为,该患由于先天不足,精血匮乏,水不涵木,致肝失疏泄,气郁而不畅,其肾虚为本,累及于肝,而致母子同病,故采取益肾调肝,活血调经之法。然肾精充足,肝体得养,气机调畅,血海疏泄才能有常。

病例 2 为肝郁痰阻证不孕。《济阴纲目·卷之三》:"凡妇人无子,多由七情所伤,致使血衰气盛,经水不调……不能受孕。"该患平素抑郁,致使肝郁气滞,冲任失畅,血海蓄溢失常,遂致发生月经先后不定期,经前乳房胀痛,为病因之一;形体肥胖,喉中似有异物,为痰湿壅盛之象。湿邪壅滞胞脉,为病因之二。朱丹溪言:"若是肥盛妇人,禀受甚浓,恣于酒食之人,经水不调,不能成胎,谓之躯脂满溢,闭塞子宫。"遵古训,必解四经之郁,以开胞胎之门。方用百灵调肝汤,疏肝解郁,以通利全身气机。用厚朴、姜半夏燥湿化痰除满、下气消积;黄连入中焦脾胃,清热燥湿;杜仲、紫河车补益肝肾,填精补血。现代药理研究表明,黄连素(即小檗碱)能降低血糖,改善胰岛素抵抗;紫河车为血肉有情之品,有激素样作用,可补充雌孕激素。

病例 3 患者形体肥胖,婚后 2 次流产,损伤肾精,导致肾气更虚,冲任失调,因此,发生继发不孕。明·万全在《万氏妇人科》中指出:"惟彼肥硕者,膏脂充满,元宝之户不开;夹痰者,痰涎壅滞,血海之波不流……为浊、为滞、为经闭、为无子之病。"本病以肾虚为本,痰湿为标。痰湿亦与脾的运化功能有关。故标本兼治,以补肾气为主,兼健脾化湿。待患者月经和临床症状基本恢复后,联合西药克罗米芬促排卵,数月收效。以上两个病例,都为不孕患者。但治法不同,用药各异。体现了中医辨证思维的重要意义,以及个体化治疗的必要性。在怀孕后都予以保胎治疗,防止自然流产发生,是中医药治疗该病的优势之处。

病例 4 患者体型偏瘦,月经初潮较晚并见腰部酸痛,倦怠无力,头晕,记忆力差,均为肾虚所致。其病因是:"肾水阴虚,不能镇守包络相火,故血走而崩也。"临证中继承韩百灵教授"肝肾学说",运用百灵育阴止崩汤和归脾汤,先后二天并补,以后天养先天之法。若单纯塞流,不予以澄源、复旧,恐解燃眉之急。在止血过程中必须考虑到正本清源,标本兼顾的治疗原则。

此外,韩延华教授强调,对于 PCOS 患者,应注重她们的身心治疗,在药物治疗的同时,要求患者调整心态,调畅情志,减轻精神压力,特别是肥胖型的患者要增强运动,减轻体重,控制饮食,增强信心,这些方法对治疗都会起到积极的作用。

(韩亚光　韩延华)

侯丽辉

侯丽辉,女,出生于 1951 年 12 月,主任医师,教授,博士研究生导师。全国第五批名老中医学术继承工作指导老师;中国中医科学院博士后合作指导教师;黑龙江省名中医,黑龙江省教学名师。享受国务院特殊津贴,黑龙江省政府特殊津贴;现任黑龙江中医药大学附属第一医院妇产科主任;中医妇科教研室主任;卫生部国家重点专科及国家中医药管理局重点专科带头人;国家中医临床研究基地重点病种(多囊卵巢综合征)首席专家。

侯丽辉教授从事妇产科临床、教学、科研工作 38 年,主要研究方向为中医药对 PCOS 及不孕症等生殖内分泌疾病的中医药临床研究,并创新性提出该病"痰瘀胞宫"的病机新理论。主持实施国家"十一五"科技支撑项目"痰湿型不孕症(PCOS)中医治疗方案的优化研究"及国家重大科技专项—国家公益性行业慢病专项"PCOS 不同生育阶段中医防治方案及转化应用研究"。

主持国家级科研项目 4 项,省部级科研项目 5 项;获省科技进步一等奖 2 项;教育部自然科学一等奖 1 项;省部级二等奖 6 项,三等奖 1 项。主编或参编学术著作 9 部,亲撰和指导研究生发表国家级核心期刊学术论文 300 余篇,被 SCI 收录 12 篇。

【诊治特点】

一、对 PCOS 的认识

侯丽辉教授对中医药治疗 PCOS 具有丰富的临床经验,运用"病证结合"的方法诊断和治疗本病,并通过"应证组合,方证对应",对不同个体实行有针对性的治疗,取得很好的疗效。

1. 创新 PCOS 中医"痰瘀胞宫"病机理论　侯丽辉教授在 PCOS 中医病机理论研究方面,通过对古代中医文献的发掘整理结合现代研究创新性地提出该病"痰瘀胞宫"的中医病机新理论。侯丽辉教授认为 PCOS 的发生主要以肾虚为本,以痰浊、瘀血阻滞为标,属虚实夹杂之证,肾虚导致脾虚、肝郁,肾、肝、脾三脏功能失调导致"痰湿"和"血瘀"这一病理结果。肾主生殖,为天癸之源,冲任之本,肾气的盛衰,决定着月经与孕育,故肾精亏虚、肾阳不足为发病之根本;脾为后天之本,若先天不足,脾肾两虚,运化水谷、水湿功能失调,湿聚成痰,痰湿脂膜下注,壅塞冲任、胞宫而为病;肝为女子之先天,以血为用,肝藏血,主疏泄,血为肝发挥所有功能的物质基础,肾虚肝郁则肾精亏虚,精血不足,肝气郁滞而为病。根据 PCOS 临床四联症(闭经、不孕、肥胖、多毛)可以确定其病位主要是在胞宫,同时涉及肾、肝、脾功能失调。其临床表现以生殖障碍与代谢异常并存。痰浊阻滞冲任、胞宫可致月经稀发、闭经、不孕;痰浊壅盛、膏脂充溢,可见形体肥胖;痰湿气血互结可为癥瘕,使卵巢体积增大,结成窠囊,故卵巢呈多囊性改变。

2. "补肾化痰活血"是治疗 PCOS 基本原则　侯丽辉教授认为治疗 PCOS 当以"补肾化痰活血"为基本治疗原则。她对近 10 年间发表在医学期刊上的 91 篇应用补肾化痰活血法治疗 PCOS 的文献进行统计分析,结果显示"补肾化痰活血法"为中医治疗 PCOS 的根本大法,也印证了侯丽辉教授 PCOS"痰瘀胞宫"中医病机理论。

3. 补肾化痰活血中药复方制剂是侯丽辉教授治疗 PCOS 的临床经验方　她抓住 PCOS 中医病机理论以肾虚为本,痰瘀阻滞为标的特点,在遵循"补肾化痰,治痰循源,随证加减"原则上,创制"补肾化痰活血"中药复方。其组方用药符合 PCOS 中医"痰瘀胞宫"的病机理论,并获得国家发明专利。该方主要由黄芪、淫羊藿、苍术、茯苓、丹参 5 味药材组成。方中黄芪入脾,性甘温,主补脾肺之气,有理气通经之功,李时珍在《本草纲目》中称本品为"气病之总司,女科之主帅"。"治痰先治气,气顺则痰消",黄芪健脾益气使脾气健旺,可助脾化痰湿,助气行瘀血;同时脾升胃降,肝木得养,枢机得利,气血和调,消除痰瘀再生之源,补益气血生化之本。另一方面,黄芪健脾,脾为后天之本,脾气健运,气血生化之源充足,后天滋养先天使肾精充足,则月经、胎孕功能正常。补肾为治疗本病的关键,然补肾药物宜温补而不宜燥烈,否则易暗耗阴血,故臣以淫羊藿以补肾固本。治痰之本,即温肾阳、填精血、益冲任,使肾气足,冲任通盛,月事以时下。采用茯苓补脾,治痰之源,使脾气健旺,则痰不自生,且茯苓可利水,有利于湿浊的祛除。化痰药物选用苍术燥湿,调节体内津液代谢的平衡,在补肾的同时,配合化痰燥湿。两者同为佐药,以佐助君药达到温肾健脾,化痰燥湿之功效;使以丹参养血活血,务使气血充盛,气顺血和,痰无再生之源,则经脉自能畅行无阻,以加强活血利水化痰之功。全方共奏温肾健脾,化痰祛瘀,调经助孕之功。

另外现代研究表明黄芪、淫羊藿可以充实肾经,能增强下丘脑—垂体—性腺轴等内分泌系统的功能,调经促排卵;苍术、茯苓化痰软坚散结以改善PCOS患者的卵巢增大,包膜增厚,以及中晚期的卵巢变硬、间质纤维化。丹参的有效成分是丹参酮,丹参酮能够降低雄激素、促进排卵、降低血糖、降低体重、提高胰岛素敏感性。临床辨证加减应用取得较好效果。

二、辨证分型

侯丽辉教授临证多年,对PCOS的诊疗积累了丰富的经验,认为PCOS辨证分型主要以脾虚痰湿、肾虚肝郁、肾虚血瘀和痰瘀互结四型为常见。同时通过对中国期刊全文数据库、维普数据库和万方数据库1980—2010年检索到的有效文献200篇进行统计分析,得出的PCOS证候规律是肾虚、脾虚、血瘀、痰湿、肝郁。对全国4个直辖市、23个省(包含36个市)近50家医院的86位妇科专家开展关于PCOS证候要素问卷调查,结果显示证候要素依次为痰湿、血瘀、气郁、阳虚、阴虚、气虚,进一步为侯丽辉教授的辨证分型标准提供了循证证据。由于PCOS病因复杂,临床表现多样,迁延难愈,故临床多见虚实夹杂、多脏失调证同时出现。病变之初多以脾虚痰湿证、肾虚肝郁证为主,病程日久则演变为痰瘀互结、肾虚血瘀证。

1. 脾虚痰湿证 经行后期,甚则闭经,婚久不孕,形体肥胖。带下量多,色白质黏无臭,头晕心悸,胸闷泛恶,面目虚浮或㿠白,体倦乏力。舌淡胖有齿痕,苔白腻,脉沉滑。

2. 肾虚肝郁证 月经稀少甚至闭经,婚久不孕,多毛,痤疮。头昏,腰酸,郁郁寡欢,带下量少或无,阴道干涩疼痛,乳房胀痛,心烦,或少量溢乳,经行腹痛。舌黯红、苔白,脉细弦。

3. 肾虚血瘀证 月经稀少、渐至闭经,婚久不孕,多毛,痤疮。伴腰酸腿软,头晕耳鸣,性欲淡漠,带下量少或无,阴道干涩疼痛,口干,心烦,便秘,肌肤甲错。舌质黯红或紫黯,舌边有瘀点、瘀斑,脉沉细。

4. 痰瘀互结证 月经失调,婚久不孕,肥胖、多毛、痤疮。伴带下量多色白质清稀,或胸胁满闷,或呕恶痰多,或神疲嗜睡,头晕目眩,怕冷或腹冷,伴经行小腹胀痛拒按,块下痛减,甚者经闭不行。舌黯红,舌边有瘀点,脉弦细。

三、用药特点

侯丽辉教授治疗PCOS从中医学整体观念出发辨证论治,运用"病证结合"的方法进行诊疗,对不同个体实行有针对性的治疗。

1. 补肾化痰活血中药复方

治法:温肾健脾,化痰祛瘀。

方药组成:黄芪、淫羊藿、茯苓、苍术、丹参。

用法:每日 1 剂,早晚分服,从月经第一天或孕激素撤退出血第一天开始连续服用 3 个月。用于"脾虚痰湿型"PCOS 患者的治疗或促排卵前的准备治疗,以及促排卵的辅助治疗。

2. 二补一通调周法

中药调周方案一:

(1)经后期(月经第 5～12 天服用)

治法:滋阴补肾,填精养血。

常用方药:左归丸(《景岳全书》)去鹿角胶,加白芍、当归。

组成:熟地、山药、枸杞子、山茱萸、川牛膝、菟丝子、龟板胶、白芍、当归。

(2)经间期(月经第 13、14、15 天服用)

治法:滋阴补肾,活血通络,以助排卵。

常用方药:左归丸(《景岳全书》)去鹿角胶,加白芍、当归、丹参、泽兰。

(3)经前期(月经第 16 天至下次月经来潮前服用)

治法:温补肾阳,扶阳济阴,调理冲任。

常用方药:右归丸(《景岳全书》)去鹿角胶、当归。

(4)行经期(月经第 1～4 天服用)

治法:养血活血,去瘀生新。

常用方药:生化汤(《傅青主女科》)去川芎,加熟地、益母草。

组成:桃仁、当归、熟地、益母草、干姜、甘草。

中药调周方案二:

(1)脾虚痰湿证与痰瘀互结证:调经 1 号＋调经 3 号

月经期至经后 2 周予调经 1 号:熟地、山茱萸、杜仲、川芎、菟丝子、炙远志、白芍、当归、山药、甘草、续断、益智仁、巴戟天。

排卵后或月经前 2 周予调经 3 号:夜交藤、香附、白术、川楝子、白芍、当归、丹参。

(2)肾虚肝郁证与肾虚血瘀证:调经 2 号＋调经 3 号

月经期至经后 2 周予调经 2 号:熟地、枸杞子、山茱萸、女贞子、龟板胶、白芍、当归、郁金、香附、甘草。

排卵后或月经前 2 周予调经 3 号。

中药调周方案一、二治疗 3 个月经周期,定期测定孕酮,监测排卵,如无排卵则定期给予孕激素撤退性出血治疗。

3. 针灸治疗

(1)针刺治疗

第一组治疗穴位:中极、气海、双侧归来、双侧三阴交、双侧阴陵泉、双侧合谷、百会,共 11 针。

第二组治疗穴位:双侧天枢、双侧归来、中极、气海、双侧三阴交、双侧太冲、双侧内关、百会,共 13 针。

中极、气海、归来、三阴交、阴陵泉、太冲使用低频 2Hz,脉冲长度 0.3ms 的电针刺激,强度以局部肌肉收缩但无疼痛或不舒适为宜。不连接电针仪的针将每隔 10 分钟手法刺激 1 次(得气)。

于自发月经或孕激素撤退性出血的第三天开始治疗,每周治疗 2 次,两组穴位交替使用,每次治疗 30 分钟,每次间隔 2～4 天。如有妊娠要求的患者,在每次针刺治疗前进行尿妊娠试验,如果阳性,停止针刺治疗。

(2)耳穴压籽:适用于超重的青春期 PCOS 患者,以调经、减重为原则。

选取穴位:内分泌,脾,胃,三焦,大肠,饥点,内生殖器。

操作方法:单侧耳穴压王不留行籽以上七个穴位,每周交替于对侧耳朵。嘱患者于饥饿时,餐前半小时,睡前自行按压,每日 4～6 次,每次 5 分钟。连续治疗 3 个月。

4. 健康指导　包括运动疗法(慢跑、游泳、骑自行车、打太极拳等),每次持续 30～60 分钟,每周 5 次以上;饮食控制。

【典型病例】

病例 1:冯某,女,27 岁,2013 年 3 月 14 日初诊。

主诉:月经稀发 8 年,伴肥胖、多毛。

现病史:既往月经无规律,结婚 2 年,未避孕未孕。11 岁月经初潮,3～5 天/30 天,经量正常,近 7～8 年,月经 5～7 天/2～3 个月,量少,色黯,经行无腹痛,Pmp:2013 年 1 月,Lmp:2013 年 3 月 8 日(药物撤退)。神疲乏力,带下量多,纳可,便溏。舌淡胖有齿痕,苔白腻,脉沉滑。身高 158cm,体重 69kg。

辅助检查:性激素六项:FSH:4.19mIU/ml,LH:8.33mIU/ml,PRL:9.27ng/ml,E_2:10.7pg/ml,P:0.6ng/ml,T:103.47ng/dl。提示高雄激素血症。雄烯二酮:7.91ng/ml,硫酸去氢表雄酮:417μg/dl,性激素结合球蛋白:12.8nmol/L。甲功正常。胰岛素释放试验提示胰岛素抵抗。肝功:ALT:99U/L,AST:81U/L,提示肝功异常。血脂:TG:3.79mmol/L,提示高血脂。肝胆超声:中度脂肪肝。妇科超声:子宫前位,大小 36mm×28mm×33mm,内膜 8mm,回声均匀。左卵巢大小 34mm×24mm×27mm,体积 11.7cm³,卵泡大小 2～6mm,数目 14 个;右卵巢大小 37mm×26mm×29mm,体积 14.7cm³,卵泡大小 2～6mm,数目 17 个。

中医诊断:不孕症,月经后期;西医诊断:多囊卵巢综合征,中度脂肪肝

辨证:脾虚痰湿。

治法:补肾健脾,化痰祛瘀。

处方:补肾化痰方。

二诊:2013 年 4 月 18 日,月经未来潮,便溏有改善,舌脉同前。月经第 22 天测 P:0.09ng/ml,提示未排卵。给予地屈孕酮 10mg,日一次,连服 7 天,撤退性出血;中药继服上方。

三诊:2013 年 5 月 20 日,月经第 22 天测 P:0.38ng/ml,地屈孕酮同前。便溏改善,舌脉同前,中药继服上方。

四诊:2013 年 6 月 23 日,月经第 22 天测 P:0.1ng/ml,地屈孕酮同前。大便正常,舌脉同前。

五诊:2013 年 7 月 5 日,体重 63kg,FSH:3.71mIU/ml,LH:8.23mIU/ml,PRL:7.34ng/ml,E_2:44.56pg/ml,P:0.77.34ng/ml,T:91.9ng/dl。雄烯二酮:3.39ng/ml,硫酸去氢表雄酮:348μg/dl,性激素结合球蛋白:14nmol/L。胰岛素释放试验:空腹:11.33μIU/ml,30min:66.55μIU/ml,60min:88.26μIU/ml,120min:41.95μIU/ml,180min:28.42μIU/ml。OGTT:空腹:4.78mmol/L,30min:8.36mmol/L,60min:9.01mmol/L,120min:7.46mmol/L,180min:6.41mmol/L。HOMA-IR:2.41。肝功:正常。TG:1.99mmol/L。肝胆超声:轻至中度脂肪肝。妇科超声:子宫前位,大小 32mm×26mm×31mm,内膜 4.8mm,回声均匀,左卵巢大小 38mm×22mm×28mm,体积 12.4cm³,卵泡大小 2~6mm,数目 16 个;右卵巢大小 36mm×19mm×27mm,体积 13.2cm³,卵泡大小 2~6mm,数目 13 个。

该患中药治疗 3 个周期,体重下降 6kg,血清甘油三酯下降至 1.99mmol/L,雄激素下降至 91.9ng/dl,胰岛素抵抗指数降低至 2.41。该患有怀孕要求,后续治疗以妊娠为治疗目的,进行促排卵治疗,超声监测排卵,指导性生活。

病例 2:姜某,女,36 岁,2008 年 4 月 7 日初诊。

主诉:结婚 7 年,未避孕未怀孕。

现病史:患者月经稀发 10 余年,结婚 7 年,未避孕未孕。13 岁月经初潮,现月经周期 3~5 天/3~6 个月,量少,色黯,有血块,痛经,Pmp:2007 年 9 月,Lmp:2008 年 3 月 1 日,腰膝酸软,带下正常,便秘。舌质紫黯,舌边有瘀点,苔薄白,脉沉细。身高 161cm,体重 54kg,痤疮,黑棘皮症,多毛。

辅助检查:性激素六项:FSH:5.23mIU/ml,LH:6.02mIU/ml,PRL:12.76ng/ml,E_2:30.54pg/ml,P:0.55ng/ml,T:98.56ng/dl。提示高雄激素血症。甲功正常。空腹胰岛素:17.62μIU/ml。空腹血糖:3.96mmol/L。肝功正常。妇科超声:子宫前位,大小 42mm×29mm×34mm,内膜 10mm,回声均匀。左卵巢大小 32mm×25mm,卵泡大小 2~6mm,数目大于 12 个;右卵巢大小 34mm×29mm,卵泡大小 2~6mm,数目大于 12 个。超声诊断:双侧卵巢呈多囊样改变。子宫输卵管造影:双侧输卵管通畅。丈夫精液常规正常。

中医诊断:不孕症,月经后期;西医诊断:多囊卵巢综合征(原发不孕,月经稀发)

辨证:肾虚血瘀。

治法:补肾活血,调经助孕。

处方:调经2号+调经3号。药物撤退出血(4月18日)后开始服用,定期给予孕激素撤退性出血治疗。

二诊:2008年5月17日,腰膝酸软,便秘、痤疮等稍改善,Lmp:2008年4月18日(孕激素撤退),经期3天,经量少,色黯,有血块,痛经。现月经未来潮。舌脉同前。处方:继服调经2号+调经3号,孕激素撤退出血。

三诊:2008年6月28日,腰膝酸软好转,大便正常,面部痤疮改善,Lmp:2008年5月27日(孕激素撤退),经期5天,经量偏少,色黯,痛经减轻。现月经未来潮。舌质黯,舌边有瘀点,苔薄白,脉沉细。处理同前。

四诊:2008年8月10日,大便正常,面部痤疮较前有明显好转。Lmp:2008年7月7日(孕激素撤退),经期5天,经量中等,色黯红,痛经减轻。现月经未来潮。舌质淡黯,苔薄白,脉沉细。处理同前。

五诊:2008年9月20日,Lmp:2008年9月17日(自然来潮),Pmp:2008年8月15日(孕激素撤退)。舌质红,苔薄白,脉沉细。复查血FSH:5.06mIU/ml,LH:5.34mIU/ml,PRL:8.34ng/ml,E_2:45.09pg/ml,P:0.42ng/ml,T:78.00ng/dl。空腹胰岛素:15.46μIU/ml。空腹血糖:4.02mmol/L。肝功正常。妇科超声:子宫前位,大小44mm×29mm×33mm,内膜6mm,回声均匀。左卵巢大小27mm×21mm,卵泡大小2~6mm,数目大于12个;右卵巢大小24mm×20mm,卵泡大小2~6mm,数目10个。超声诊断:左侧卵巢呈多囊样改变。

从本次月经第5天开始按照中药调周方案一进行中药周期促排卵治疗。于月经第8、10、12、14天监测卵泡发育情况,指导性生活。2008年10月20日六诊:Lmp:2008年10月17日,经量中。继续上方治疗,监测排卵。

七诊:2008年11月22日,停经35天月经未来潮,自测尿妊娠试验阳性。

于停经45天查妇科超声确认宫内妊娠。2009年7月19日妊娠足月产下一名健康男婴。

【按语】

病例1患者月经稀发8年,伴肥胖、多毛。根据其症状辨证属脾虚痰湿型。本病的发生以肾虚为本,如先天不足,肾阳虚不能温煦脾阳,脾肾两虚,可导致运化水谷、水湿的功能失调,故产生"痰、瘀"病理产物。治疗应补肾健脾,化痰祛瘀。实验室检查该患者还伴有高雄激素血症、高血脂、脂肪肝、肝功异常、胰岛素抵抗代谢方面异常。该患者有生育要求,先进行基础治疗再进行促排卵治疗。治疗3个月后,该患者血脂、胰岛素抵抗等代谢指标好转,再进行下一步促排卵治疗。

病例 2 患者结婚 7 年,未避孕未怀孕。经期量少,色黯,有血块,形体适中,腰膝酸软,便秘,舌质紫黯,舌边有瘀点,苔薄白,脉沉细。根据症状辨证属肾虚血瘀证,治疗应补肾活血,调经助孕。侯丽辉教授辨病与辨证相结合,抓住根本,治疗有先后,以调节月经周期、经量为先,待月经正常后进行中药周期促排卵治疗。治疗后患者成功受孕。

总之,PCOS 临床表现多样,病程缠绵,临证时应病证结合,方证对应。侯丽辉教授临床中治疗本病从中医学整体观念出发,以补肾化痰活血法为治疗 PCOS 的基本法则,灵活运用补肾化痰活血方、二补一通调周法进行治疗,并结合针刺、耳穴等疗法,辅以健康指导,疗效显著。

（冯小玲　张春兰　王颖）

湖北妇科名家

刘云鹏

刘云鹏,主任医师,1910 年生,湖北省长阳县人。出生于五代世医之家,幼承庭训,20 岁悬壶沙市,20 世纪 40 年代即被誉为沙市八大名医之一。1956 年创建沙市中医医院,任首任院长,1958 年创办沙市中医学校(现湖北省中医药高等专科学校前身),兼任校长。是国家中医药管理局确定的第一批、第四批名老中医学术思想继承指导老师,享受国务院政府特殊津贴专家,2007 年被中华中医药学会授予"中医妇科知名专家"称号,2010 年被湖北省人事厅和卫生厅授予"湖北中医大师"称号。刘老对仲景学术思想领会颇深,对《伤寒杂病论》、《金匮要略》条文能脱口成诵,对经方的运用灵活化裁,临床多宗仲景方法又不为条文所拘。刘老创制的"健脾固冲汤"、"调经Ⅰ号方"、"柴枳败酱汤"等深受同行好评,"妇炎清颗粒"、"固胎合剂"等广泛应用于临床。

【诊治特点】

一、对 PCOS 的认识

刘老认为肾虚是本病的根本病机,肾为先天之本,藏精,主生殖,肾精亏虚,冲任气血乏源,气血不能下注胞宫,则月经稀发,甚至闭经;肾气不足,肾虚不固,则经血淋漓不断;肾阳虚弱,气化不利,又可致水湿内停,痰湿内生,痰瘀互结阻滞经脉,致经水不调。

在治疗上刘老特别强调辨证论治,调理阴阳,以平为期。《内经》指出:"阴阳者,天地之道也,万物之纲纪,变化之父母,生杀之本始,神明之府也,治病必求于本。"《素问·生气通天论》中记载:"阴平阳秘,精神乃治,阴阳离决,精气乃绝。"尽管人体由脏腑、气血、津液等组成,致病原因千变万化,但不论何种原因致病,最终结果都是阴阳失衡,因此,刘老强调任何疾病的治疗都必须从阴阳入手辨证论治,从纠正阴阳偏盛偏衰这一基本病理变化入手,方能药到病除。而在临床辨证上,刘老又非常重视舌脉,认为"人体内在疾病,必从舌脉表现于外,因此舌脉是辨证的关键、施治之权衡"。

二、辨证分型

(一) 出血证

1. 瘀血阻滞证　瘀血阻滞,新血不得归经,而致瘀血阻络而血溢,血流瘀阻,不通则痛,临床常见月经淋漓不净,甚至崩漏,阴道下血有块,血下痛减,小腹疼痛或痛甚拒按,舌边有瘀点。治以活血化瘀,方用活血化瘀方。

2. 气血不调证　气血不调,冲任受损,临床常见阴道下血量少,淋漓不断,腰腹略胀略痛,或患者虽言小腹不痛,但往往按之痛,脉沉弦。治以调和气血,祛瘀止痛,方用黑蒲黄散。

3. 脾虚阴伤证　其辨证要点为:阴道下血量多,色红,口干不欲饮,无腹痛,脉虚数或沉软,舌苔黄。健脾益阴,固精止血,方用健脾固冲汤。

4. 血热证　对于热入血分者,临床以崩为主,热邪伤阴者,属实中有虚,以阴道下血量多,色红质稠,口干,五心烦热,脉沉细数,舌红少津。刘老常用清经汤治之。

(二) 排卵障碍

1. 肾精亏虚证　排卵障碍,月经量少,月经后期,无腹痛,无乳胀,舌红苔薄,脉沉软无力。治宜养血盛冲,滋肾益精,益五合方治之。

2. 肾虚血瘀证　排卵障碍者,见乳胀、经期腹痛,舌红苔薄黄,脉弦,用促排卵汤。

3. 肾阳亏虚　排卵障碍,下腹冰冷,久不受孕,治宜辛温壮阳,温脾暖肾,祛散胞宫之寒,以助受孕,温胞饮治之。

三、用药特点

(一) 止血

1. 活血化瘀方,治疗瘀血阻滞证

组成:桃仁9g　红花9g　川芎9g　赤芍15g　泽兰15g　莪术9g　卷柏9g　蒲黄(包煎)9g　川断15g　炙甘草6g

加减:腹痛甚加五灵脂,即合失笑散祛瘀止痛;腹胀加香附、枳壳理气行滞;热加黄芩、炒栀子、丹皮清热凉血;气虚加黄芪、党参。

2. 黑蒲黄散,治疗气血不调证

组成:川芎9g　香附9g　熟地15g　阿胶(烊化)12g　白芍15g　蒲黄炭(包煎)9g　当归10g　血余炭9g　丹皮9g　地榆炭9g　棕炭9g　荆芥炭9g　地黄炭15g

3. 健脾固冲汤,治疗脾虚阴伤证

组成:阿胶(烊化)12g　地黄10g　白芍12g　黄芩9g　甘草6g　姜黄9g　赤石脂30g　地黄炭12g　白术9g

加减:舌苔黄厚,热甚者加黄柏9g;下血量多或心悸者,加棕榈炭9g,煅龙骨20g,煅牡蛎20g;舌质红,脉细数或手足心热者,加女贞子15g,旱莲草15g;腰痛者,加杜仲9g,续断9g;气虚者,加党参15g。本方健脾而不温燥,养阴而不腻脾,是治脾虚阴伤,冲任不固的良方。

4. 清经汤(《傅青主女科》),治疗血热证

组成:炒青蒿9g　地骨皮15g　丹皮9g　芍药15g　茯苓9g　黄柏9g生地15g

胁痛去青蒿加柴胡9g;热甚加炒栀子9g;脾虚加白术9g,甘草6g。本方多用于青少年。

(二) 促排卵

1. 益五合方加减,治疗肾精亏虚排卵障碍

组成:熟地15g　芍药12g　当归12g　川芎10g　丹参30g　香附12g茺蔚子15g　益母草15g　白术15g　菟丝子30g　枸杞子20g　覆盆子10g五味子9g　车前子10g

加减:腰酸怕冷者,加仙茅9g,仙灵脾15g,以温阳补肾;纳差、气短,大便不爽者,加党参20g,黄芪20g,以益气升阳;头晕眼花,腰酸背痛者,加桑寄生15g,金毛狗脊15g,女贞子15g,旱莲草15g,以滋补肝肾。五子衍宗丸平补肾精,强阴固精,又有益气生精作用,"精化气",故能双补肾之阴阳,而治久不生育以及气血两虚者。与益母胜金丹合用,使肾精充足,冲任旺盛,促使卵泡发育成熟而有子。

临床研究证实,益五合方治疗精血亏虚型无排卵性不孕症,排卵率达73.42%,妊娠率达33.33%。

2. 促排卵汤,用于肾虚血瘀排卵障碍

证见:乳胀、经期腹痛,舌红苔薄黄,脉弦。

组成:柴胡9g　赤白芍各15g　泽兰12g　鸡血藤15g　益母草15g　怀牛膝12g　刘寄奴10g　苏木10g　蒲黄10g　菟丝子20g　覆盆子10g　枸杞子20g　女贞子15g

加减:阴虚内热者,选加青蒿9g,地骨皮15g,知母9g,玄参12g,以养阴清热;烦躁胸闷乳胀痛者,选加青皮9g,木香9g,制香附12g,王不留行10g,陈皮9g,以理气消胀;痛经腹胀者选加玄胡12g,制香附10g,木香9g,川楝子15g,以行气活血止痛;闭经者,选加三棱9g,莪术9g,茜草9g,当归12g,桃仁9g,红花9g,以活血化瘀;性欲减退者选加仙茅9g,淫羊藿15g,鹿角霜10g,肉苁蓉12g,

山萸肉 12g,以温精补肾;肾阳虚选加补骨脂 10g,鹿角片 15g,肉桂 6g,熟附片 9g,胡芦巴 9g,以温肾壮阳;血虚者,加当归 10g,熟地 15g,阿胶 12g,以生血补血。全方能够温煦、蕴育卵泡,促进卵巢排卵,对卵巢功能不足者起着激活诱导作用。

3. 温胞饮,治疗肾阳亏虚证排卵障碍

症见下腹冰冷,久不受孕,治宜辛温壮阳,温脾暖肾,祛散胞宫之寒,以助受孕。

组成:党参 20g　炒白术 30g　巴戟天 20g　杜仲 12g　菟丝子 15g　补骨脂 9g　肉桂 6g　熟附片 9g　山药 15g　炒芡实 15g

加减:形寒肢冷,小腹冷甚者,加紫石英 30g,淫羊藿 15g,仙茅 9g,以增强益肾壮阳之功;小便清长,夜间尤甚者,选加益智仁 9g,乌药 9g,桑螵蛸 15g,海螵蛸 15g,金樱子 15g 等以温肾缩小便。全方以温阳散寒为主,药物配伍得当,纯正宜人,真是"春风吹又生",对下部冰冷不孕患者,屡投屡孕。

【典型病例】

病例 1:张某,女,23 岁,2005 年 3 月 18 日初诊。

主诉:经水淋漓不净 20 余日。

现病史:患者平素月经紊乱,月经自 2 月 8 日至今淋漓不净。曾查血 LH/FSH>3,测 BBT 单相,此次就诊时,量多,色红有块,伴小腹疼痛、拒按、腰痛。脉沉弦细数 108 次/分,舌质红,苔淡黄,舌边有瘀点。

中医诊断:崩漏;西医诊断:多囊卵巢综合征

辨证:血瘀。

治法:活血化瘀止血。

处方:活血化瘀方加减。

莪术 9g　卷柏 9g　川芎 9g　赤芍 9g　泽兰 9g　桃仁 9g　红花 9g 炙草 6g　续断 9g　艾叶炭 9g　蒲黄炭(包煎)9g　五灵脂 9g　棕炭 9g　3 剂

二诊:2005 年 3 月 21 日,患者服上方后,腹痛减轻,阴道出血减少,经色仍红,自感怕冷,头昏眼花,心慌气短。脉沉弦细软,82 次/分,舌质淡红,舌苔薄黄,舌边有齿印。继续活血化瘀,再加甘温益气之味。守上方加党参 9g,姜炭 6g。共 3 剂。

三诊:2005 年 3 月 24 日,患者服上药后,阴道出血基本干净,仅时见少许血性分泌物,自感各种症状均明显减轻,脉弦细,舌质淡红,苔薄黄。证属瘀血渐活,血虚未复。治以补血活血止血,胶艾汤加减。

处方:川芎 6g　当归 9g　白芍 9g　地黄 9g　白术 9g　甘草 3g　艾叶炭 9g　阿胶(烊化)9g　姜炭 6g　陈皮 9g　荆芥炭 9g　3 剂

四诊:2005 年 3 月 28 日,患者服上药后,阴道出血干净,舌红苔薄黄,脉弦细。拟促排卵汤治疗。

处方:柴胡 9g　赤白芍各 15g　泽兰 12g　鸡血藤 15g　益母草 15g　怀牛膝 12g　刘寄奴 10g　苏木 10g　蒲黄(包煎)10g　菟丝子 20g　覆盆子 10g　枸杞子 20g　女贞子 15g　14 剂

五诊:2005 年 4 月 15 日,患者 Lmp:4 月 6 日,带血 5 天,量中,无腹痛,舌红苔薄黄,脉弦细。守上方 14 剂。

病例 2:吴某,女,25 岁,2008 年 9 月 4 日初诊。

主诉:月经后期来潮 1 年余。

现病史:患者平素月经 4/37 天,量不多。2007 年 3 月开始 4/40～70 天,伴经前乳胀,需用中西药月经才来潮。已在外院诊断为多囊卵巢综合征。末次月经 2008 年 7 月 13 日来潮(吃中药后来潮),四天净,无腹痛,月经至今未潮,白带可,大便一天 1 次,小便次数较多,淋漓不尽感,舌红,苔黄,齿痕,脉搏 72 次/分。

中医诊断:月经后期;西医诊断:多囊卵巢综合征

辨证:精血亏虚。

治法:益肾养血法。

处方:益五合方。

当归 10g　川芎 10g　熟地 12g　白芍 10g　丹参 20g　白术 9g　茺蔚子 12g　香附 10g　益母草 15g　覆盆子 10g　菟丝子 20g　枸杞子 20g　车前子 10g　五味子 9g　7 剂

二诊:2008 年 9 月 25 日,服上药后月经于 9 月 8 日来潮,四天净,量极少,色黯红,有血块,腹胀,早晨稍有好转,脱发较甚,小便淋漓感减轻,大便一天一行。舌红苔黄,齿痕,脉沉软,72/分。

处方:上方加味治疗。

当归 10g　川芎 10g　白芍 10g　丹参 20g　白术 9g　生熟地各 20g　茺蔚子 12g　香附 10g　益母草 15g　覆盆子 10g　菟丝子 20g　枸杞子 20g　车前子 10g　五味子 9g　木香 9g　侧柏叶 25g　制首乌 25g　旱莲草 20g　黑芝麻 30g　14 剂

三诊:2008 年 10 月 27 日,Lmp:2008 年 10 月 19 日,四天净,量较前增多,色红,经前乳房胀痛,纳食睡眠可,二便调。舌红苔黄,齿痕,脉沉,72 次/分。

处方:益五合方加味。

当归 10g　川芎 10g　熟地 12g　白芍 10g　丹参 20g　白术 9g　茺蔚子 12g　香附 10g　益母草 15g　覆盆子 10g　菟丝子 20g　枸杞子 20g　车前子 10g　五味子 9g　柴胡 9g　黄芪 30g　14 剂

四诊:2008 年 11 月 10 日,月经未潮,双乳胀痛,舌红苔薄黄,脉弦滑,72 次/分。

处方:拟调经Ⅰ号方。

柴胡 10g　当归 12g　赤白芍各 15g　甘草 6g　香附 12g　郁金 12g　川芎 10g　益母草 15g　白术 15g　茯苓 10g　7 剂

五诊:2008 年 11 月 17 日,Lmp:2008 年 11 月 15 日,量中,色红,无腰腹疼痛,舌红苔薄黄,脉搏 73 次/分。益五合方加味治疗。

病例 3:吴某,女,28 岁,2006 年 4 月 5 日,初诊。

主诉:继发性不孕 2 年。

病史:2006 年输卵管通畅试验提示:双侧输卵管通畅。抗精子抗体及抗子宫内膜抗体均为阴性。在外院检查性激素和 B 超后诊断为多囊卵巢综合征。Lmp:2006 年 3 月 26 日,3 天净,色红,无血块,轻微腹痛,有时腰痛,无乳胀,舌红胖苔薄,齿痕,脉沉软,72 次/分。

中医诊断:不孕;西医诊断:不孕症,多囊卵巢综合征

辨证:血虚肾亏,精血不足。

治法:养血益精。

处方:益五合方加味治疗。

当归 10g　川芎 10g　熟地 12g　白芍 10g　丹参 20g　白术 9g　茺蔚子 12g　香附 10g　益母草 15g　覆盆子 10g　菟丝子 20g　枸杞子 20g　车前子 10g　五味子 9g　仙灵脾 15g　黄芪 20g　木香 9g　补骨脂 9g　牛膝 12g　14 剂

二诊:2006 年 4 月 21 日,舌红,苔黄胖,苔薄,齿痕,脉沉软,74 次/分。处方:促排卵汤加味。

柴胡 9g　赤白芍各 15g　菟丝子 20g　覆盆子 10g　枸杞子 20g　女贞子 15g　鸡血藤 15g　牛膝 10g　泽兰 10g　苏木 9g　蒲黄 9g　益母草 15g　刘寄奴 10g　黄芪 20g　仙灵脾 15g　21 剂

三诊:2006 年 5 月 12 日,Lmp:2006 年 4 月 28 日,2 天净,量较前增多,无血块,经前腰腹疼痛,乳胀,小便正常,大便溏,舌红,苔薄,脉 72 次/分。

处方:守上方加川断 12g,寄生 15g,枣皮 12g,山药 20g,14 剂。

四诊:2006 年 5 月 26 日,无乳胀,偶有腹痛,腰疼,小便可,大便不成形,舌红少苔,脉 80 次/分。

处方:益五合方加味。

当归 10g　川芎 10g　熟地 12g　白芍 10g　丹参 20g　白术 9g　茺蔚子 12g　香附 10g　益母草 15g　覆盆子 10g　菟丝子 20g　枸杞子 20g　车前子 10g　五味子 9g　玄参 12g　女贞子 15g　旱莲草 15g　桑椹子 15g　楮实子 15g　7 剂

五诊:2006 年 6 月 2 日,患者诉月经未来潮,今查尿 HCG 阴性,腹胀,大便

不成形,舌红胖苔薄黄,齿痕,脉 82 次/分。

处方:守上方去玄参加山药 30g,玉竹 15g,扁豆 20g,14 剂。

六诊:2006 年 6 月 16 日,患者月经仍未至,感下腹下坠感,恶心,乳房偶有胀感,复查尿 HCG 阳性,舌红苔薄齿痕,脉沉软。

处方:当归芍药散加味治疗。

当归 9g　川芎 9g　白芍 15g　白术 9g　茯苓 9g　泽泻 9g　川断 12g
寄生 15g　7 剂

【按语】

病例 1 虽然是多囊卵巢综合征,但就诊时阴道出血,小腹疼痛拒按,舌边瘀点,是实证,证属瘀血阻滞,脉沉弦细数,是出血日久(40 天),失血过多,心失血养,兼见血虚之象。治法当先祛其实,以活血化瘀为主,瘀去然后扶正,故初诊时用活血化瘀方祛其瘀,瘀血得去,血行常道,则崩漏可止。二诊时出血明显减少,腹痛减轻,头昏心慌气短等证较为明显,且见舌淡红,边有齿印,证是血瘀之中又夹气虚之象,乃于活血化瘀药中佐以党参、炭姜甘温益气之品。三诊时阴道出血基本干净,仅有时见少许血性分泌物。脉弦细,舌质淡红,证属瘀血已去,尚见冲任脉虚失其固涩之力,故治当养血固冲为法,用胶艾汤加减。方中胶艾汤养血固冲,姜炭引血归经以止血,荆芥炭取其入血止血,佐以白术、陈皮健脾益气,气生则血长,气血旺盛,冲任得固,则崩漏病除而月经自调。此辨证处方之妙也。

病例 2 患者原本肾精不足,加以突然失血过多,精血骤虚而致病。治疗当以益肾养血为主,方用益五合方治疗,该方由益母胜金丹合五子衍宗丸而成,益母胜金丹养血活血,五子衍宗丸补肾益精,全方使肾精充盛,血虚得养,气血通调,经血应时而下。服药后月经来潮,但量少,伴脱发,仍属精血亏虚,故加用制首乌、黑芝麻、旱莲草、侧柏叶以滋阴补肾益精,加木香理气除腹胀,使补而不滞。三诊时月经又来潮 1 次,经期虽略后延,但经量较前明显增多,故继用益五合方,加用黄芪以补中益气,气有温煦推动作用,可推动血液的运行,气调血畅,经闭可行。本例虽未用通经之品而使经血复来,乃以养为通也。正如《普济方》所云:“就中不行以药行为害滋大,经水枯竭则无以滋养,其能行乎……但服以养血益气诸药,天癸自行。”

第三位患者继发性不孕 2 年,外院诊断为多囊卵巢综合征,考虑为排卵功能障碍所致不孕,舌红苔薄齿痕,脉沉软,乃血虚肾亏,精血不足之象,故予益五合方加仙灵脾、补骨脂、牛膝补肾强腰,黄芪益气,木香行气,使补而不滞。再诊时无特殊不适,此时依据辨证与辨病相结合的原则,宜益肾活血为主,促排卵汤治疗,后月经停闭未潮,查尿 HCG 阴性,此时不可妄用活血行经之药,其血虚肾亏之象仍在,故改用益五合方,并伍以健脾益气,益肾养精之品,于停经 49 天方查出受孕,并出现恶心,小腹下坠,故予当归芍药散加味,养血安胎止痛。

(黄缨)

毛美蓉

毛美蓉(1937—1997 年),女,江苏武进人,教授,主任医师,1964 年毕业于湖北中医学院,留校任教,从事中医事业 30 余年,在治疗月经病、不孕症方面具有较深的学术造诣。曾任湖北省中医学会妇科委员会主任委员,全国中医妇科委员会常务委员,中华中医学会湖北分会理事,中南地区中医妇科学位委员会副主任委员,湖北省新药评审委员,国家自然科学基金会评审委员,全国高等医药院校教材《中医妇科学》三、四、五版的主编或编委,1980 年参加由卫生部组织编撰《中国医学百科全书·中医妇科分卷》的工作,任学术秘书,以及《中医问答题库·中医妇科手册》《中医妇科学·教学参考》等,1995 年被评为"湖北省享受政府专项津贴专家",1997 年被评为"全国中医药学术经验继承工作导师"。

【诊治特点】

一、对 PCOS 的认识

多囊卵巢综合征散载于中医文献"月经过少"、"闭经"、"不孕"等篇章里,是月经不调及不孕的重要因素之一。综观历代医家之言肾虚是其根本,肾虚封藏失职,则肝之疏泄不畅,肝失疏泄,横逆犯脾胃,则运化失司,湿聚痰盛,常见体胖壮盛,若肝气郁滞化火犯肺,则肺之郁热上蒸颜面,表现为面部痤疮、毛发浓密。肝肾同源,精血互补,所以肝失疏泄、郁久化火,灼伤肝阴,进而可损伤肾阴、肾阳。痰之本水也,源于肾;痰之动湿也,主于脾。肾主水液,若肾脏功能失调,水液代谢失常。水湿内停,湿聚成痰,痰湿阻络,气血瘀阻,瘀阻冲任胞脉,故而产生月经失调、经水稀发、闭经、不孕、肥胖等症。可见肾虚是本,气、痰、瘀互结于体内,或寒化或热化或寒热错杂。

二、辨证分型

毛美蓉教授长期从事妇科不孕症的临床工作,据其临床经验将本病分为以下类型。

1. 肾虚痰湿证 症见月经稀少、经行后期,甚则闭经,婚久不孕,带下量多或甚少,形体肥胖,多毛,痤疮,腰骶酸楚,小腹或有冷感,子宫偏小,或胸闷烦躁,口腻多痰,舌苔白腻,舌质淡黯,脉象细濡而滑。治以补肾化痰,活血调经。方用右归丸加减。

2. 痰结湿聚证 症见经行后期,量少,甚则闭经。带下量多,婚久不孕,形体肥胖,多毛,头晕胸闷,喉间多痰,四肢倦怠,疲乏无力,大便溏薄,舌体胖大,色淡,苔厚腻,脉沉滑。治以化痰除湿,通络调经。方用苍附导痰汤加减。

3. 痰瘀互结证 症见经行后期,量少,甚则闭经。带下量多,婚久不孕,形体肥胖,多毛,头晕胸闷,喉间多痰,嘴唇青紫,经行腹痛或伴血块,舌黯有瘀点瘀斑,苔白腻,脉沉弦。治以活血祛瘀,化痰通络。方用小陷胸汤加桃红四物汤加减。

4. 气滞血瘀证　症见婚久不孕,月经失调,常为先后无定期,经量多少不一,色紫黯夹块,甚者经闭不行,伴经行小腹胀痛拒按,块下痛减,或性情抑郁,经前烦躁易怒,善太息,胸胁胀痛,乳房胀痛,毛发浓密,舌质紫黯夹有瘀点,脉沉弦或沉涩。治以理气行滞,活血化瘀。方用柴胡疏肝散合桃红四物汤。

5. 肝经湿热证　症见不孕,月经稀发或闭经,乳房胸胁胀满或胀痛,形体消瘦,痤疮,口干,大便干结,小便黄,带下量多,阴痒,舌质红苔黄厚,脉沉弦或弦数。治以清热利湿,疏肝调经。方用丹栀逍遥散和龙胆泻肝汤加减。

三、用药特点

本病肾虚是本,气、痰、瘀互结于体内,或寒化或热化或寒热错杂,先师认为多囊卵巢的患者绝大多数为肥胖者,肥者脾虚失运化,痰湿内生,阻滞气机,气滞血瘀,痰瘀互结;再者长期月经不调或者不孕致肝气郁结,肝失疏泄,肝木克脾土,脾虚生痰湿,痰湿阻滞气机,气滞血瘀,痰瘀互结,临床上以痰瘀者多见,方用柴胡疏肝散合小陷胸汤及青娥丸加减。用药:柴胡、白芍、枳实、甘草、香附、川芎、瓜蒌、法半夏、薏苡仁、浙贝母、三七、补骨脂、杜仲、石楠叶、紫石英等组成。柴胡疏肝散疏肝行气化痰,小陷胸汤化痰,青娥丸去胡桃,加鹿角霜以温肾补肾。如缪希雍《本草经疏》论鹿角曰:"能峻补肾家真阳之气……鹿之精气全在于角",又曰:"角本下连督脉……故能补人身之督脉",与补骨脂相配,温阳补肾。先师尤其重视痰瘀互结这一证型,在临证时尤其喜用浙贝母、薏苡仁、三七、丹参、柴胡、香附、党参、法半夏等,并随证加减,若肝经湿热,用丹栀逍遥散加味清热利湿,疏肝调经;若为脾虚痰湿,用苍附导痰丸加减,以燥湿化痰、行滞调经;若肾阳虚,用右归丸补肾温阳,养血填精助孕;若兼肾阴虚,则予以知柏地黄丸滋阴降火;经水调,精卵相资,故能成功受孕。

【典型病例】

病例1:张某,女,29岁,职员,1994年6月2日初诊。

主诉:结婚3年未避孕未孕,月经稀发10余年。

现病史:患者自初潮15岁开始月经稀发,4/40天~4个月,量少,经期3天,用药后月经方潮,Lmp:1994年4月10日,量少色黯夹小血块,痛经(+),BBT单相。平素精神抑郁,烦躁易怒,乳房胀痛,经前尤甚,外院诊断为多囊卵巢综合征,后予以氯米芬等药物促排卵治疗3个月(具体不详),停药后经阻1月半。察其形体偏胖,多毛,面部痤疮明显,舌质黯红夹有瘀点,苔腻,脉沉涩。妇科检查:外阴(-)阴道(-);宫颈光滑;宫体前位,常大质中,活动可;双附件未及。辅助检查:(1993.12)血性激素六项:LH/FSH>3;B超提示双侧卵巢可见多个小卵泡,每个切面大于 12 个,呈多囊样改变;1994 年 3 月复查性激素六项:LH/FSH>3;B 超提示双侧卵巢呈多囊样改变,HSG 提示双侧输卵管通畅,宫腔未见明显异常;女方抗精子抗体阴性,支原体、衣原体均正常;男方精液常规正常,抗精子抗体阴性。

中医诊断:不孕症,月经后期;西医诊断:原发性不孕症,多囊卵巢综合征

辨证:肝郁脾虚,气滞血瘀,脾失运化,痰瘀互结。

治法:疏肝健脾,祛瘀化痰活血。

处方:柴胡疏肝散加减。

陈皮 15g　法半夏 15g　茯苓 15g　苍术 12g　香附 12g　胆南星 12g　当归 12g　川芎 12g　白芍 12g　益母草 15g　丹参 12g　红花 12g　柴胡 10g　浙贝母 20g　枳实 20g　白术 15g　薏苡仁 20g　10 剂,水煎服,每日 2 次,每次 150ml。

二诊:1994 年 6 月 12 日,服上药后无明显不适,舌质黯红苔腻,脉沉涩。治宗原法,守上方去红花,加仙茅 12g,仙灵脾 12g。继服一月。

三诊:1994 年 7 月 12 日,月经于 7 月 5 日来潮,色稍转红,量较前稍增多,面部痤疮好转,舌质红稍黯苔微腻,脉细。治宗原法,守上方加巴戟天 12g。继服三月。

四诊:1994 年 10 月 12 日,月经 40～50 天一行,经色转红,量增加,无明显血块,舌质红稍黯苔薄,脉细。治宗原法,继服上方。

五诊:1994 年 12 月 30 日,来诊已孕,后随访于 1995 年 9 月产下一男婴。

病例 2:患者李某,女,27 岁,职员,1996 年 5 月 21 日初诊。

主诉:结婚 5 年未避孕未孕,月经稀发 10 余年。

现病史:患者平素月经稀发,初潮 14 岁,7/40 天～2 个月,量中,痛经(-),Lmp:1996 年 4 月 12 日,量色如常。自诉 3 年前西医诊断为多囊卵巢综合征,后予人工周期治疗,停药后月经仍不规律,G0A0。后于多次外院促排卵治疗,用克罗米芬等(具体不详),察其身体肥胖,头晕胸闷,四肢倦怠,疲乏无力,时有大便溏薄,日 1～2 次,舌质淡红,苔白腻,脉沉细。妇科检查:外阴(-);阴道(-);宫颈光滑;宫体前位,常大质中,活动可;双附件未及。辅助检查:(1996 年 1 月)外院输卵管造影:子宫腔正常,双侧输卵管通畅;血性激素六项:FSH:4.48mIU/ml,LH:15.02mIU/ml,E$_2$:18ng/ml,T:0.36ng/ml。女方抗精子抗体阴,支原体、衣原体均正常;男方精液常规正常,抗精子抗体阴性。

中医诊断:不孕症,月经后期;西医诊断:原发性不孕症,多囊卵巢综合征

辨证:脾虚痰湿。

治法:燥湿化痰,行滞调经。

处方:苍附导痰丸加减。

苍术 10g　浙贝母 10g　大腹皮 10g　陈皮 10g　熟地 10g　法半夏 10g
胆南星 10g　香附 10g　丹参 15g　王不留行 15g　薏苡仁 20g　茯苓 15g
枳壳 15g　皂刺 15g　10 剂,日 1 剂,水煎服,每日 2 次,每次 150ml。

二诊:1996 年 5 月 30 日,用上药后月经于 5 月 29 日自然来潮,量中等,色红,痛经(一),纳眠可,二便调,舌质淡红,苔薄白,脉沉细。治法同前,守上方加郁金 15g,柴胡 6g。15 付,服法同前。

三诊:1996 年 6 月 14 日,月经第 17 天卵泡监测提示:内膜 1.0cm,左侧:0.9cm×0.8cm,右侧:1.1cm×1.0cm,纳眠安,二便调。舌质淡红,苔薄白,脉沉细。守 5 月 21 日方加党参、黄芪、菟丝子、补骨脂、炒白术各 15g,柴胡 10g,郁金 12g。5 付,服法同前。

四诊:1996 年 6 月 19 日,月经第 22 天卵泡监测提示:内膜 1.4cm,左侧:0.8cm×0.7cm,右侧:1.6cm×1.2cm,陶氏腔未见液性暗区,纳眠安,二便调,舌质淡红,苔薄白,脉沉细。守 5 月 21 日方加乌药 10g、煅牡蛎、茜草各 15g。3 付,服法同前。

五诊:1996 年 6 月 23 日,月经第 26 天卵泡监测提示:内膜 1.34cm,左侧:0.9cm×0.7cm,右侧:1.0cm×0.6cm,陶氏腔可见液性暗区,白带增多,似蛋清样,纳眠安,二便调,舌质淡红,苔薄白,脉沉细。守 5 月 21 日方去丹参、枳壳、皂刺、王不留行,加菟丝子、枸杞子、炒白术、五味子各 15g。10 付,服法同前。

六诊:1996 年 7 月 3 日,停经 36 天,查血 HCG:54.35mol/L,现双侧乳房略胀,纳眠安,二便调,舌质淡红,苔薄白,脉滑。法当补肾安胎,自拟方固胎合剂口服:

党参 15g　菟丝子 15g　枸杞子 15g　山药 15g　熟地 15g　山萸肉 15g
炒白术 15g　阿胶 10g　川断 15g　炒白芍 15g　桑寄生 15g　砂仁 10g　甘草 10g　7 付,水煎服,日 1 剂,水煎服,每日 2 次,每次 150ml。

七诊:1996 年 7 月 11 日,停经 44 天,查血 HCG:1089mol/L,P:26.24ng/ml,现双侧乳房胀痛,无阴道流血及腹痛,纳眠安,二便调。舌质淡红,苔薄白,脉滑。守上方加黄芩 10g。10 付,服法同前。

病例 3:吕某,女,34 岁,已婚,电台主持人,1996 年 8 月 24 日初诊。

主诉:原发不孕 2 年余,月经周期延长 10 年。

现病史:患者自 10 年前开始无明显诱因出现月经稀发,2～3 个月一行,轻微痛经,尚可忍受,喜温喜按,Lmp:1996 年 8 月 17 日,Pmp:1996 年 6 月 5 日;G0A0。自诉平素 BBT 单相,外院诊断为多囊卵巢综合征,予以克罗米芬、HMG等治疗 1 年余,效果不显。平素四肢怕冷,腰部酸软冷痛,带下量多,纳可,二便调,察其体胖,舌质淡黯,苔薄白腻,脉沉细。妇科检查:外阴(一);阴道(一);宫颈光滑;宫体前位,常大质中,活动可;双附件未及。辅助检查:(1995.1)当地医院血内分泌检查:FSH:5.42mIU/ml,LH:20.02mIU/ml,E$_2$:17ng/ml,T:0.56ng/ml,2010年5月、6月、7月、8月卵泡监测均提示未见优势卵泡生长,女方抗精子抗体阴性,支原体、衣原体均正常;男方抗精子抗体阴性,男方精液常规:密度28×10^6/ml,活力低:A=22.6%,B=12.02%。

中医诊断:不孕症,月经后期;西医诊断:原发性不孕症,多囊卵巢综合征

辨证:肾虚痰湿。

治法:补肾养血,化痰填精助孕。

处方:右归丸加减。

熟地15g　山药15g　枣皮15g　枸杞子15g　当归20g　杜仲10g　桂枝10g　菟丝子15g　川芎10g　白芍15g　党参15g　鹿角胶12g　陈皮10g　茯苓15g　苍术10g　夜交藤12g　浙贝母10g　石楠叶10g　巴戟天10g　紫石英10g　7付水煎服,日1剂,分2次服。

二诊:1996年8月30日,做卵泡监测,未见优势卵泡,纳可,二便调,舌质淡红,苔白,脉沉细。守上方加香附12g,枳壳10g。15付,服法同前。

三诊:1996年9月28日,Lmp:1996年9月27日,量中等,痛经较前明显缓解,纳眠可,怕冷腰痛好转,查血性激素六项:FSH:6.4mIU/ml,LH:5.38mIU/ml,E$_2$:28pg/ml。处方:守8月24日方加黄芪15g,橘络10g。10付,服法同前。

四诊:1996年10月13日,月经第17天卵泡监测:内膜1.0cm,右侧卵巢可见1.8cm×1.2cm的卵泡。纳可,二便调。处方:守上方9月28日加紫河车粉5g,三七粉5g。2付,服法同前,粉另包冲服。

五诊:1996年10月15日,月经第19天卵泡监测:内膜1.4cm,右侧卵巢可见2.0cm×1.7cm的卵泡。纳可,二便调。处方:①HCG:10 000U 肌注;②中药:当归15g　川芎15g　熟地15g　桃仁10g　红花10g　羌活10g　巴戟天10g　皂刺15g　鹿角霜10g　红藤15g　桂枝10g　5付,服法同前。

六诊:1996年11月1日,现停经36天,乳胀不适,纳可,二便调,舌质淡红,苔薄白,脉滑。处理:①查血β-HCG:476.07mol/L,P:26.95ng/ml。

②补肾固胎方以保胎。

处方:川断15g　寄生15g　菟丝子15g　枸杞15g　枣皮12g　杜仲19g　党参15g　山药15g　砂仁19g　阿胶10g(烊化)　黄芩15g　炒白术15g　7付水煎服,日1剂,分2次服。

后补肾安胎3月余,于1997年6月顺利分娩。

病例4:严某,女,26岁,职员,1995年4月4日初诊。

主诉:未避孕未孕2年,月经周期延长5年。

现病史:患者5年前开始无明显诱因出现月经稀发,2~3个月一行,量少,Lmp:1994年12月24日,Pmp:1994年10月1日,外院予以中药抗炎治疗3个

月(具体不详);G0A0。目前面部痤疮频发,纳可,小便调,大便秘结,带下量多,时有阴痒,察其体型偏瘦,舌质红苔薄黄,脉弦数。妇科检查:外阴(一);阴道(一);宫颈光滑;宫体前位,常大质中,活动可;双附件未及。辅助检查:(1994.9)血内分泌检查:FSH:7.13mIU/ml,LH:22.48mIU/ml,E_2:40ng/ml,T:0.76ng/ml;输卵管造影提示:双侧输卵管通而不畅,宫腔正常;女方抗精子抗体阴性,支原体、衣原体均正常;男方精液常规正常,抗精子抗体阴性。

中医诊断:不孕症,月经后期;西医诊断:原发性不孕症,多囊卵巢综合征

辨证:肝经湿热。

治法:疏肝解郁,清热利湿调经。

处方:丹栀逍遥散加减。

柴胡6g　白芍15g　菟丝子15g　牡丹皮15g　栀子10g　茯苓15g　石菖蒲10g　炒白术15g　香附10g　川芎10g　女贞子10g　薏苡仁15g　当归15g　石楠叶6g　紫石英6g　甘草6g　15付,水煎服,日一付,分2次服。

二诊:1995年4月20日,Lmp:1995年4月14日,量较前增多,面部痤疮较前减少,纳可,二便调,舌质红苔薄黄,脉弦细。处方:守上方加沙参15g,旱莲草10g,生地15g。15付,服法同前。

三诊:1995年5月12日,Lmp:1995年5月11日,量中等,纳可,二便调,舌质红边有齿痕苔薄,脉弦细。处方:守4月20日方加泽泻15g,远志6g。10付,服法同前。

四诊:1995年5月23日,今月经第13天B超卵泡监测:子宫内膜:0.7cm,左侧卵巢内可见2.1cm×1.4cm无回声区,右侧卵巢可见1.8cm×1.9cm,1.9cm×1.7cm无回声,现腹胀不适。处方:守5月12日方加三棱15g,莪术15g,莱菔子30g。5付,服法同前。

五诊:1995年5月25日,今月经第15天B超卵泡监测:子宫内膜:0.9cm,左侧卵巢内可见2.1cm×1.8cm无回声区,右侧卵巢内可见2.5cm×1.9cm,2.0cm×1.6cm无回声区,陶氏腔可见2.1cm×2.2cm×1.2cm的液性暗区。处理:1. HCG:10 000U肌内注射;2. 继服上药。

六诊:1995年5月27日,月经第17天B超卵泡监测:子宫内膜:1.1cm,左侧卵巢内可见1.1cm×1.0cm无回声区,右侧卵巢内可见1.6cm×1.1cm,1.4cm×1.3cm无回声区,陶氏腔积液,自测基础体温已升。服用自拟固胎方。

处方:川断15g　寄生15g　枸杞子15g　枣皮15g　菟丝子15g　党参15g　山药15g　杜仲10g　阿胶10g(烊化)　炒白术12g　10付,服法同前。

七诊:1995年6月18日,停经38天,小腹稍胀,纳可,二便调,舌质红苔薄黄,脉滑细。处理:1. 查血β-HCG:932.8mIU/ml,P:78.24ng/ml;2. 继服上方补肾安胎。服法同前。

后随访于 1996 年 2 月剖宫产一对龙凤胎。

【按语】

中医学认为,月经的正常与否,受脏腑、气血、经络的调节,同时人体的精神、情志等亦直接影响着月经的期、量、色、质。如《傅青主女科·调经》:"妇人有经来断续,或前或后无定期,人以为气血之虚也,谁知是肝气郁结乎! 夫经水出诸肾,而肝为肾之子,肝郁则肾亦郁矣,肾郁而气必不宣前后之或断或续,正肾之或通或闭耳……治法宜疏肝解郁,即开肾之郁也。肝肾之郁既开,而经水自有一定之期矣……疏肝肾之气,非痛经之药也;补肝肾之精,非利水之品也。"《医学正传》云:"月经全借肾水施化,肾水既乏,经血日益干涸。"肾阳虚不能温脾,脾虚则健运失司,水湿内停,湿聚成痰,痰阻气机,不能启动氤氲乐育之气而致不孕。赵献可在《医贯》中云:"七情内伤郁而生痰",严用和在《济生方》中说:"人生气道贵乎顺,顺则精液流通,绝无痰饮之患。""久痰必瘀","痰湿非温不化"。毛师在临证时多以痰瘀者居多,尤喜用浙贝母、薏苡仁、三七、丹参、柴胡、香附、党参、法半夏等,若肝经湿热,用丹栀逍遥散加味清热利湿,疏肝调经;若为脾虚痰湿,用苍附导痰丸加减,以燥湿化痰,行滞调经;若肾阳虚,用右归丸补肾温阳,养血填精助孕;经水调,精卵相资,故能成功受孕。

(张迎春)

湖南妇科名家

杨秉秀

杨秉秀,女,出生于 1936 年,湖南省邵东人。1962 年毕业于广州中医学院。为湖南省名中医,国家第四批名中医继承指导老师。湖南中医药大学第一附属医院妇产科主任医师,中医师承博士生导师。香港国际医学院聘为客座教授。从事中医临床工作近 50 载,积累了丰富的临床经验。擅长治疗痛经、月经不调、盆腔炎、外阴疾患、痤疮、黄褐斑、妊娠剧吐、先兆流产、习惯性流产、更年期综合征、子宫肌瘤、卵巢囊肿、子宫内膜异位症、多囊卵巢综合征、闭经、功能失调性子宫出血等,特别是对不孕症有独特造诣,被誉为"妈妈医生"、"送子观音"。自制妇科外用膏治疗妇人癥瘕及痛症;自拟输通汤,并采取一方多用,内服、灌肠及外敷等多途径治疗输卵管不通。其研究"玉阴洁洗剂治疗外阴、阴道炎及保健外用的新药研究"1995 年获湖南省中医药科学技术进步三等奖,并获新药书。

【诊治特点】

一、对 PCOS 的认识

杨秉秀教授根据中医理论"女子肾气盛,齿更发长;二七天癸至,任脉通,太冲脉盛,月事以时下,故有子","肾为先天之本","经水出诸肾","经本于肾","肾主生殖",认为肾气的盛衰是月经产生及正常来潮的决定性因素。肾气盛,天癸泌至,冲任充盛,月经方能如期而至;而月经的正常与否,又是卵子成熟和排出的重要标志,肾气盛,肾主生殖的功能维持正常,卵子作为生殖之精才能正常发育成熟而排出。因此,卵子的成熟与排出与肾的关系密切。若肾气亏虚,精血匮乏,冲任血海失养,卵子失养,经血乏源,或气虚运血无力,血行迟滞致瘀,瘀阻冲任,致卵子发育受阻,经血阻隔,均可导致经迟或经断不来。

"脾为后天之本,气血生化之源","妇女以血为本",营血是卵子发育及月经来潮的必要的物质基础,若脾胃虚弱,气血生化乏源,冲任血海不充,卵子失养,经水乏源;脾失运化,痰湿内生,痰湿阻滞冲任,致卵子发育受阻,经血受阻,而致经水迟至或阻隔不行。

"肝主疏泄",调节卵子的发育、排出及月经的按期来潮。育龄期妇女多因生活情志所伤,肝气郁结,气滞血瘀,冲任受阻,致卵子发育受阻,月经延后或不潮。

因此,肾、脾、肝是本病发生的主要脏腑,脾肾两虚,痰湿内阻,肝郁血瘀是其发病的主要病机。

二、辨证分型

杨秉秀教授在多年临床实践中,总结本病常见有 4 种证型,并辨证施治,取得较好的疗效。

1. 肾虚肝郁证　症见月经延后或停闭,经量少,色淡黯,质稀或稠,或夹血块,面色晦黯,头晕耳鸣,下腹胀痛,经前乳房胀痛,腰膝酸软,婚久不孕,小便清长,舌淡黯,苔薄,脉弦细。

2. 脾虚痰湿证　症见月经量少错后,或闭经,色淡,质黏,面色萎黄,神疲乏力,气短懒言,体型肥胖,婚久不孕,纳呆,嗜睡,白带量多,舌质黏腻,大便溏薄,舌淡胖边齿痕,苔白或白腻,脉细滑。

3. 气滞血瘀证　症见月经延后或停闭,经量少,色黯红,质稠夹块,下腹胀痛,经前乳房胀痛,婚久不孕,小便清长,舌黯有瘀点,舌苔薄,脉弦细或弦涩。

4. 肝经湿热证　症见月经延后或停闭,经量少,色黯红,质稠,面部痤疮,烦躁,经前乳房胀痛,或婚久不孕,舌淡红,舌苔薄黄或黄腻,脉弦或弦数。

三、用药特点

1. 肾虚肝郁证　以补肾健脾,疏肝解郁,化瘀散结为法。

方药组成:菟丝子 15g　续断 10g　枸杞 10g　巴戟天 10g　鹿角霜 10g 何首乌 15g　桑寄生 15g　黄芪 15g　党参 15g　怀山药 15g　鸡内金 10g 茯苓 10g　法半夏 10g　柴胡 10g　三棱 10g　莪术 10g　桃仁 10g　赤芍 10g　丹参 15g　土贝母 10g

2. 脾虚痰湿证　常以益气健脾,燥湿化痰,化瘀散结为法。

方药组成:黄芪 15g　党参 15g　怀山药 15g　薏苡仁 15g　白术 10g　白芥子 10g　砂仁 6g　法半夏 10g　神曲 15g　鸡内金 10g　三棱 10g　莪术 10g　赤芍 10g　刘寄奴 15g　丹参 15g　枳壳 10g　皂角刺 10g　土贝母 10g

3. 气滞血瘀证　常以理气活血,化瘀散结为法。

方药组成:三棱 10g　莪术 10g　当归 10g　赤芍 15g　丹参 15g　刘寄奴 10g　枳壳 10g　川楝子 10g　王不留行 15g　鳖甲 10g　土鳖虫 10g　土贝母 10g　皂角刺 10g　黄芪 15g　太子参 15g　茯苓 10g　鸡内金 10g

肝郁者可加柴胡、川楝子等;气滞甚者可酌加乌药、香附、荔枝核等。

4. 肝经湿热证　治法以清肝泄热,除湿化痰为法。

方药组成:柴胡 10g　牡丹皮 10g　栀子 10g　夏枯草 15g　炒麦芽 15g　茯苓 10g　蒲公英 10g　黄芩 10g　生牡蛎 10g　鸡内金 10g　车前子 10g　橘核 10g　皂角刺 10g　甘草 6g

整体治疗是本病治病关键,治疗时既要从肾、脾、肝三脏出发,又要祛除"痰湿"、"瘀血"有形之邪,治则或标本同治,或先治标后治本,同时又要多证兼顾。治法上在补肾、健脾的前提下,或化痰祛湿,或理气祛瘀,或清肝泄热。根据多囊卵巢具有小卵泡多、卵泡不长、不破、不排,从而形成"癥积"的特点,杨秉秀教授注重补益脾肾以长养卵子,使卵子成熟,补肾注意阴阳双补,以助肾气生化,予以菟丝子、续断、枸杞、桑寄生、鹿角霜、何首乌之类;健脾多用健脾利湿,消食化痰之品,常用生黄芪、太子参、党参、怀山药、茯苓、法半夏、薏苡仁、鸡内金、神曲之类;并以攻、散、破为治疗原则,以破瘀消癥、软坚散结为法,常配伍三棱、莪术、丹参、桃仁、赤芍、刘寄奴、穿山甲、鳖甲、土鳖虫、土贝母、皂角刺之类;疏肝解郁、理气行滞则以柴胡、乌药、川楝子、王不留行等;清肝泄热常用夏枯草、黄芩之类,从而达到促使卵子破裂、排出的目的。

【典型病例】

病例 1:患者,女,28 岁,1998 年 10 月 25 日初诊。

主诉:婚后夫妻同居 2 年未孕,伴闭经 8 个月。

病史:患者于 1996 年结婚,夫妻同居未避孕未孕,既往有贫血病史,1998 年 2 月因经期中患牙痛,不能进食,用多种抗生素及消炎药物治疗后,牙痛愈,但月经量减少,并现胃脘嘈杂、恶心欲呕,食欲不振,心烦易怒,大便干结,嗣后月经不潮,长达 8 个月之久,现精神疲惫,怕冷,头部空痛,腰酸腿软,四肢不温,小腹发凉。查体:舌薄白,脉沉细。曾在外院诊断为多囊卵巢综合征,以虚寒闭经论治,方用温经汤治疗月余无效,遂来我院就诊,患者经查排除先天性生理缺陷和畸形。

中医诊断:不孕症,闭经;西医诊断:原发性不孕,继发性闭经,多囊卵巢综合征辨证:肾虚。

治法:温肾填精调冲。

处方:二仙汤合归肾丸加减。

枸杞12g　熟地黄15g　当归15g　菟丝子15g　怀山药30g　巴戟天10g　淫羊藿12g　仙茅12g　阿胶10g　紫石英15g　鹿角霜15g　怀牛膝5g　日1剂,分2次服,早晚各加服全鹿丸3g。

二诊:1998年11月10日,服药14天后虚寒诸症好转。服活血通经之桃红四物汤加味。

处方:当归15g　川芎10g　熟地黄12g　赤芍12g　益母草15g　桃仁10g　红花5g　香附10g　怀牛膝5g　合欢皮15g　生黄芪30g　日1剂

三诊:1998年11月25日,进服10余剂后,月经来潮,量少色黯,无腹胀痛,稍感腰痛。舌质淡红,苔薄白,脉弦细,药方获效,守方再进,连服3个月经周期,并配服定坤丹每日1丸。

四诊:1999年8月5日,月经已恢复正常,但仍感头空痛乏力,不耐劳累,大便干结。守原方去香附、益母草,加肉苁蓉、山茱萸以滋肝补肾,润肠通便。后精神、便结均有好转,改拟益气健脾,调补肝肾之法,用柴芍为君合左右归丸加减。

五诊:1999年10月25日,治疗两个月余,患者体质增强,精神愉快,夫妻生活正常而孕,于2000年12月剖宫产一男婴,母子平安。

病例2:张某,女,33岁,2000年4月20日初诊。

主诉:婚后同居8年未避孕而未孕,男方精液检查正常。

病史:月经6/40天,Lmp:2000年4月5日,色黯,量少,平素腰膝酸软,形寒肢冷,性欲淡漠。查体:舌质淡胖,苔薄白,脉沉细。

辅助检查:BBT呈单相,输卵管通水试验示:双侧输卵管通畅。B超提示:双卵巢增大,内可见数个小卵泡,直径<1.0cm。

中医诊断:月经后期,不孕症;西医诊断:多囊卵巢综合征,原发性不孕症

辨证:肾阳虚。

卵泡成熟期:治以滋补肝肾,调养冲任。

处方:何首乌15g　熟地黄12g　山药15g　瓜蒌15g　石斛10g　当归15g　白芍12g　枸杞子12g　茺蔚子15g(布包)　菟丝子15g(布包)　仙茅15g　淫羊藿15g

排卵期:治以疏调冲任,补肾活血。

处方:柴胡10g　当归15g　桃仁10g　红花5g　川芎10g　紫河车6g(吞服)　香附15g　羌活10g　牛膝10g　合欢皮15g　菟丝子15g(布包)　茺蔚子15g(布包)

黄体期:治以益肾健脾,调养冲任。

处方:巴戟天 10g　续断 12g　肉苁蓉 12g　补骨脂 15g　淫羊藿 15g　桑寄生 15g　狗脊 15g　山药 15g　熟地黄 15g　黄精 15g　何首乌 15g　菟丝子 15g(布包)　仙茅 15g

月经前期及月经期:治以活血调经。

处方:桃仁 12g　红花 6g　当归 15g　熟地黄 15g　川芎 10g　赤芍 12g　丹参 30g　香附 10g　牛膝 10g　益母草 15g　甘草 15g

二诊:2000 年 6 月 6 日,按月经周期做上述中药周期治疗两个周期后,月经 6/33 天,色黯红,量较前增多,腰酸腿软,形寒肢冷症状有所改善,性欲提高,BBT 开始呈现双相,但为爬行式上升,高相持续 10 天,提示为黄体功能不健全。嘱患者中药续服,并于月经周期第 14 天开始,服乌鸡白凤丸,每日 2 丸,早晚 1次。继续治疗 3 个周期。

三诊:2000 年 9 月 9 日,BBT 呈现典型双相,经净后嘱服定坤丹,每日 1 丸,连续 5 日,并配合中药促排卵方,嘱患者排卵期前后行房事。

四诊:2000 年 10 月 26 日,自诉停经 40 天,BBT 高相 21 天,脉弦而滑,妊娠试验阳性,提示患者已妊娠。

病例 3:某女,20 岁,未婚。2010 年 5 月 8 日初诊。

主诉:停经 50 天。

病史:14 岁初潮后,月经周期后错,40～50 日一行,甚至半年一潮,月经量偏少,经色黯红,夹瘀血块,3～4 日干净,平素懒于活动,体型偏胖,神疲倦怠,纳呆,嗜睡。查体:舌淡黯边有齿印,苔白腻,脉细略滑。2008 年外院诊断为多囊卵巢综合征,服达英-35 等药后,月经能恢复正常,停药后又出现月经周期延后,甚至数月不潮。

辅助检查:B 超提示双侧卵巢多囊样改变。

中医诊断:闭经;西医诊断:多囊卵巢综合征

辨证:脾虚痰湿。

治法:健脾益气,化痰祛湿,活血化瘀,消癥散结。

处方:黄芪 15g　党参 15g　怀山药 15g　炒白术 10g　砂仁 6g　法半夏 10g　鸡内金 10g　薏苡仁 15g　白芥子 10g　三棱 10g　莪术 10g　赤芍 10g　刘寄奴 15g　丹参 15g　枳壳 10g　土贝母 10g　4 剂,日 1 剂,分 2 次温服。

二诊:5 月 23 日,月经于药后 5 日来潮,经量多,经色黯红,夹少量瘀血块,余证减轻,药证相合,遵前方出入。

三诊:6 月 20 日,此次月经过期未潮,精神好转,食睡转佳,舌淡黯边齿印,苔薄白腻,脉缓略滑,改以桃红四物汤加丹参、益母草、香附以活血通经,7 剂。

四诊:半月后,月经于 6 月 27 日来潮,量多,经色鲜红,夹瘀血块。以后数次复诊,仍宗初诊方药施治,自 9 月始月经周期恢复正常,30～32 日一潮,经量中等,经色黯红,夹极少量小瘀血块,余证消失。

五诊:12 月 11 日,B 超检查未发现双侧卵巢多囊样改变,病已痊愈,为巩固疗效,防止病情复发,仍守初诊方药连服三月。

【按语】

病例 1 患者素体血虚,肾精不足,更因经期牙痛,多用抗生素消炎,清火苦寒之药,损伤脾肾,运化失调,生化乏源而致肾精更虚,乃至不孕,闭经。故前医用温经散寒之法无效,而改辨证为肾阴亏虚,冲任失养,治则以益肾填精,调冲种子为主,方用二仙汤合归肾丸加减,并加服全鹿丸或定坤丸等药治疗,两个月后月经来潮,继服 6 个月后,月经完全恢复正常,继而益气补脾,调补肝肾,使先天之肾和后天之脾均得补养。患者身心健康,夫妻生活如意,终得贵子,而获全功。

病例 2 遵循月经周期阴阳演变的规律,以补肾阴—补肾活血—补肾阳—活血调经为其立法公式。在卵泡成熟期治疗应着重补肾之阴精,为排卵期创造必要的物质基础,排卵期在补肾基础上加上活血药,如当归、桃仁、红花、牛膝之类,促进卵子排出。肝郁加柴胡、香附、合欢皮以疏肝理气,黄体期加上温肾助阳的巴戟天、肉苁蓉、补骨脂、淫羊藿及山药、熟地黄、黄精、何首乌以补益脾肾,使脾气旺升,肾强固密,促进黄体功能健全,使肾中阴阳达到平衡,为受精卵着床创造良好的条件。如卵子未受孕则血海盈满而泻,月经来潮,此期胞宫表现为泻而不藏,方中桃红四物汤活血调经,促使子宫内膜剥脱,疏导经血排出。

病例 3 抓住患者脾气虚弱,湿聚成痰,痰湿阻滞冲任、胞宫,气滞不行,瘀阻胞脉,卵子生长发育、排出受阻所致的病机,标本兼治,以黄芪、党参、白术、怀山药为君药健脾益气;以砂仁、薏苡仁、法半夏、白芥子为臣药健脾化痰祛湿;以三棱、莪术、丹参、赤芍、刘寄奴、土贝母、皂角刺、鸡内金为佐药活血祛瘀,消癥散结;以枳壳为使药以行气,守方治疗 6 个月后痊愈。

(雷磊)

尤昭玲

尤昭玲,女,生于 1949 年,湖南湘潭人,1977 年毕业于湖南医科大学,1983 年获湖南中医学院中医诊断学医学硕士学位。教授、博士研究生导师、主任医师,享受国务院政府特殊津贴专家,国家第四批名中医继承指导老师,国家中医药管理局重点学科中医妇科学学术带头人。中华中医药学会首席健康科普专家,中华中医药学会妇科专业委员会主任委员,世界中医药联合会妇科分会常务副会长,中华中医药学会常务理事,中国中西医结合学会常务理事,中国中西医结合教育工作委员会主任委员。从事中医临床工作 40 年,对不孕症、体外受精—胚胎移植中医辅助治疗、卵巢早衰、多囊卵巢综合征、月经不调、肿瘤等疑难病症有丰富的临床经验和较高的学术造诣。曾先后应邀赴美国、日本、北欧、法国、德国、新加坡、中国香港、中国澳门、中国台湾等国家和地区讲学。先后承担国家自然科学基金项目 2 项,省部级重大科研项目 4 项,获省部级科技进步奖5 项。

【诊治特点】

一、对 PCOS 的认识

尤昭玲教授认为多囊卵巢综合征首先表现为月经不调甚或闭经以致不孕,肾虚是本病的根本病机。肾精不足,元阴亏虚,冲任气血乏源,无以下注胞宫,故表现为经水后期或闭经;肾阳虚弱,气化不利,又可水湿内停,或脾阳失于温煦,痰湿内生,或胞宫胞脉气血无以温运而至瘀阻经脉,气血不能下注胞宫,故表现为一系列虚实夹杂的综合症状。若表现有一侧或两侧卵巢增大,中医虽可诊为"肠覃",但又非一般意义上的"肠覃",从经络位置上其属于胞脉、胞络之病变,主要是由于脏腑功能失常,肾虚或脾虚或肝郁,使精微不能化为气血,反生湿浊,日久化痰,冲任失畅,胞宫、胞脉、胞络之气血失调,痰湿与气血塞结所致。除此之外,患者往往还表现有形体肥胖,或下肢明显增粗而又非水肿,带下量多等痰湿内盛和湿邪下注之象。故本病多以肾虚为本,气血痰湿凝滞为标。

二、辨证分型

辨证论治以补肾调冲:尤昭玲教授认为多囊卵巢综合征以肾虚、冲任失调为根本病机。然而临床上并非只有肾虚这一单一证型,往往表现为肾虚血瘀、肾虚痰阻、肾虚肝郁、脾肾两虚等虚实夹杂、标本同病之证,如表现为形体肥胖,带下量多,舌苔白腻,脉濡滑等症者,则为肾虚痰阻之证,治宜补肾健脾化痰为主;若表现为经期延后、经前乳胀,抑郁不乐者,则为肾虚肝郁之证,宜先疏肝解郁,理气行滞,再补肾调冲;若卵巢有明显增大,则又不能仅按一般"肠覃"论治,而是通过补肾活血、消癥散结、利湿通络以达消癥之效。

辨病论治以促发排卵:尤昭玲教授认为本病之月经不调及不孕主要是因为卵泡发育不良,不能按时排卵或卵泡虽有发育但不能顺利排出所致,因而失去了正常的月经周期,月经不调,也就难以受孕。在辨证论治的基础上,抓住肾主生殖这一关键环节,结合现代研究关于下丘脑—垂体—卵巢轴对月经周期的调节机制,既重视卵泡发育期、排卵期、黄体期及月经期各期的特点,同时关注各期之间的内在联系,卵泡发育期重视为卵泡的正常发育提供充足的物质基础,以使卵泡能按期保质发育成熟;排卵期则力求使经脉气血调畅,卵子能顺利排出;黄体期以维持和促进黄体功能为主,使子宫内膜由增生期充分转变为分泌期,为受孕做准备;月经期则以因势利导,让经血按时顺利排出为主。这样既抓住病的共性和月经周期的特点,又从不同患者不同证型的角度出发论治,确立了一套病、证、期辨治相结合的立体治疗思路。

三、用药特点

遣方用药多以证守方,因期变通:尤昭玲教授认为应该根据辨证结果,坚守基本方,证型不变,基本方不变。同时结合现代药理学研究成果选用对女性生殖轴有调节作用的药物,一般情况下,肾阴虚用二地汤,肾阳(气)虚用肾气丸,肝郁证以柴胡散,痰湿证用二陈汤为基本方进行化裁,在此基础上,再根据生殖周期不同阶段加用不同的药物,如卵泡发育期用紫石英、补骨脂、锁阳、覆盆子等药,既补肾填精而不滋腻,又温运气血而不伤阴。现代研究紫石英有兴奋中枢神经、促进卵巢内分泌的作用;补骨脂和覆盆子都具有弱雌激素样作用,可抵抗高雄激素水平的影响,促进卵泡发育成熟;锁阳味甘性温,其甘润质滑之性,既温阳又益精,因此对此类药物每多选用1~2味。排卵前的治疗尤为关键,常选用地龙、路路通、九香虫等通经活络之品,以促进卵泡的排出;对于有卵巢增大者,采用桂枝茯苓丸既消癥又能通络;而对B超下显示卵泡发育较大但不能自行排出者,选用薏苡仁、泽泻等以利湿通络促使排卵,往往获意外疗效。黄体期用药则当慎重,根据基础体温提示在排卵期适时指导受孕后,黄体期用药多选用温肾益精、调固冲任之味,如桑寄生、菟丝子、杜仲等,现代研究发现这类药物具有孕激素样作用,有利于使子宫内膜转变为分泌期反应,而对有受孕期望患者此期应防止使用活血化瘀、通经活络及有堕胎、碍胎之嫌的药物。如未受孕,月经期用药则要防止过分温补和寒凉,以免动血或滞血。鉴于此期用药难于把握,多数医家经期停止用药。但尤昭玲教授认为,经期为新的卵泡发育之始,此期调治得当对整个周期都很有利,抓住经期治疗时期是导师的又一特色。如按以上基本方法施行中药周期治疗3个月以上,仍无排卵发生者,则可考虑中西医结合治疗,在中医基本治疗思路不变的基础上,适当加用雌孕激素和克罗米芬等以加强促排卵之力。经过以上治疗,患者多能获满意的治疗效果。

卵泡期:生地黄10g　熟地黄10g　沙参20g　麦冬10g　菟丝子10g　覆盆子10g　桑椹子10g　甘草5g

排卵期:生地黄10g　熟地黄10g　山药10g　莲肉10g　石斛10g　莲子心10g　紫石英30g　百合10g　月季花10g　橘叶10g　珍珠母20g　甘草5g

黄体期:党参10g　生黄芪20g　白术10g　苎麻根10g　阿胶10g　川续断10g　菟丝子10g　桑寄生10g　苏梗10g　甘草5g

月经期:柴胡10g　当归10g　白术10g　川芎10g　车前子20g　牛膝20g　益母草10g　茯苓10g　泽兰10g　泽泻10g　桃仁10g　红花10g　香附10g　郁金10g　荔枝核10g　桔梗10g　乌药10g　甘草5g

随症加减:若腰痛甚者,加杜仲、续断、桑寄生、狗脊;烦躁胁痛者,加柴胡、郁金、延胡索、川楝子;肢体浮肿明显者,加益母草、泽泻、泽兰;少腹作痛,白带色黄者,加红藤、败酱草、白芷、皂角刺;少腹冷痛,脉沉迟者,酌加桂枝、吴茱萸。

【典型病例】

病例1:葡某,29岁,于2002年5月27日初诊。

主诉:患者月经后期10余年及至无自主月经,求子3年未避孕而未孕。

现病史:表现为形体较肥胖,平时带下较多,色白无臭,既往月经1~2个月1次,经前乳胀,无其他不适,近3年肌注黄体酮有月经来潮,已在外院诊断为多囊卵巢综合征,Lmp:2002年5月18日(为肌注黄体酮以后来潮),量中等,无痛经等其他不适。舌质淡红,苔白稍腻,脉弦缓。

妇科检查:无明显异常改变。

中医诊断:继发性不孕症,月经后期;西医诊断:多囊卵巢综合征,继发性不孕症

辨证:脾虚肝郁,痰湿阻络。

治法:疏肝解郁,健脾化痰。

处方:柴胡6g　当归10g　川芎10g　茯苓10g　香附6g　法夏10g　泽泻10g　白术10g　白芷10g　皂角刺10g　腹皮10g　甘草6g　水煎服7剂

二诊:2002年6月2日,预计排卵期,上方去白芷、皂角刺,加补骨脂12g,锁阳12g,紫石英30g,路路通10g,用7剂以补肾通阳,促发排卵。

三诊:2002年6月25日,患者诉感乳房胀,余无不适,舌淡红,苔薄白稍腻,脉弦滑。基础体温已是高温相第7天。

处方:当归10g　柴胡6g　生地10g　白芍10g　桑寄生10g　云茯苓10g　香附6g　泽泻10g　甘草6g　7剂

四诊:2002年7月2日,主诉感腰酸胀,晨起恶心欲呕,舌质淡红,苔薄白,脉弦滑。基础体温上升第7天,晨尿妊娠试验阳性。

处方:党参10g　生黄芪12g　陈皮10g　苏梗10g　桑寄生10g　菟丝子12g　杜仲10g　生姜3片　大枣5枚　甘草6g　服10剂以固肾安胎。

五诊:6个月后,来院产前检查,胎儿生长发育正常。

病例2:患者,女,29岁,2009年11月12日初诊。

主诉:初潮后一直月经稀发,婚后2年不避孕而未孕。

现病史:Lmp:2009年10月14日,量少,既往月经周期30~35天,经期3~4天。近3年来体重增加近15kg余,有痤疮,形体肥胖,胸闷乏力,腰膝酸软,畏寒肢冷,情志抑郁,乳房作胀,睡眠欠佳,二便正常,舌淡红,苔厚白腻,脉沉而滑。

妇科检查:外阴正常,阴毛浓密,布及肛周及脐中线,且色素沉着,阴道通畅;宫颈光滑,子宫后位,大小正常,附件未触及异常。双乳发胀,乳晕周围可见多根较长汗毛。妇科检查无特殊。

辅助检查:B超示双卵巢增大,内可见数个小卵泡,直径<1.0cm;血清性激素测定:LH:14.67U/L,FSH:4.25U/L,E₂:54ng/L,P:0.40mg/L,T:20.93mg/L。

中医诊断:不孕症,月经后期;西医诊断:多囊卵巢综合征,原发性不孕症

辨证:肾虚肝郁。

治法:补肾疏肝。

处方:柴胡10g　当归10g　川芎10g　牛膝15g　车前子15g　合欢皮10g　白术10g　益母草30g　泽泻10g　泽兰10g　桑寄生10g　川断10g　路路通10g　土贝母10g　甘草5g　共5剂,来月经时服用,同时在月经第5天开始服用氯米芬50mg,连用5天。

二诊:2009年11月19日,Lmp:2009年11月15日至今,少许血块,经前乳胀,腰酸,大便稀,手心发热。

处方:生地黄10g　熟地黄10g　沙参10g　山药30g　桑椹子10g　覆盆子10g　石斛15g　莲肉15g　菟丝子10g　首乌10g　枸杞10g　桑叶10g　淡竹叶10g　杭菊花10g　月季花10g　香附10g　甘草5g　服用10剂。嘱月经干净后服用,并于周期的第7、9、11天在B超下监测排卵。

三诊:2009年11月25日,B超示右侧卵泡11mm×19mm,左侧无优势卵泡。子宫内膜:8.5mm,肌注HCG:2500U,并于第二晚及第三晚同房。2天后B超提示已排卵,改用补肾健脾滋养胚胎。

处方:党参15g　生黄芪15g　补骨脂10g　肉苁蓉10g　桑椹子10g　覆盆子10g　白术10g　菟丝子10g　石斛10g　山药10g　乌药10g　路路通10g　甘草5g

四诊:2009年12月18号,月经未至,查HCG(+),早孕。

病例3:陈某,女,28岁,2002年5月14日初诊。

主诉:结婚3年未避孕而未孕。

现病史:1990年10月,孕40多天行人工流产术,术后月经不规则,2天/1~5月,量少,色黯,Lmp:2002年3月20日。夫妻性生活正常,未避孕而未再孕。2000年3月在外院B超检查示:卵巢多囊样改变。曾多方求治无效,后经人介绍遂来我院求治。刻诊:体胖,易脱发,面色萎黄,胸闷泛恶,腰膝酸软,畏寒肢冷,易疲劳,情志抑郁,乳房作胀,睡眠欠佳,二便正常,舌淡红,苔厚白腻,脉沉而滑。

妇科检查:外阴、阴道正常,宫颈轻度糜烂,宫体前位,大小、质地、活动度正常,可扪及增大的双侧卵巢。

辅助检查:阴道B超示:右卵巢体积达8.8cm³。左卵巢体积达8.3cm³,双侧卵巢卵泡数增多,直径在10mm以下的卵泡达8~10个,子宫6.0cm×

4.4cm×2.4cm,内膜厚 1.4cm。超声波检查提示:①双侧卵巢增大;②子宫内膜增厚。血清性激素测定:LH:26.5U/L,FSH:11.3U/L,T:5.2nmol/L。

中医诊断:不孕症,月经后期;西医诊断:多囊卵巢综合征,继发性不孕症

辨证:脾肾阳虚,气滞湿阻。

治法:温肾健脾,行气利湿。

处方:生地黄 15g　熟地黄 15g　山茱萸 15g　菟丝子 15g　白术 15g
紫石英 30g　薏苡仁 30g　仙茅 10g　淫羊藿 10g　续断 10g　茯苓 10g　大腹皮 10g　郁金 10g　白薇 10g　牡丹皮 10g　香附 6g　甘草 6g

二诊:2002 年 5 月 30 日,服上方 14 剂后,月经于 5 月 30 日来潮,4 天干净,量、色、质均正常。以上方药味稍加调整。28 剂。

三诊:2002 年 6 月 30 日,继服 28 剂,基础体温呈双相,给予患者同房指导。

四诊:7 月 30 日,患者诉感恶心欲呕,嗜睡,测尿 HCG 示:阳性。遂告知患者已怀孕。

病例 4:某患者,女,34 岁,2009 年 8 月 5 日初诊。

主诉:结婚 5 年未孕。

现病史:患者 14 岁月经初潮。既往月经规律,8 年前无明显诱因出现月经延后、量少,继而月经稀发,2~5 个月 1 行。曾予克罗米芬及中药等治疗,效果不明显。刻诊:形体肥胖,体质量 67kg,嗜睡,二便调,舌黯红,苔薄黄,脉弦数。

妇科检查:外阴正常,阴毛浓密,布及脐中线,色素稍有沉着;阴道通畅;宫颈光滑;子宫后位,大小正常;附件未触及异常。乳房胀痛,每侧乳晕周围可见 3 根较长汗毛。

辅助检查:血清性激素测定:FSH:8.2U/L,LH:17.76U/L,T:3.10nmol/L。B 超检查示:双侧卵巢多囊样改变,双卵巢内均可见 10 个以上大小不等卵泡。

中医诊断:月经后期,不孕症;西医诊断:原发性不孕症,多囊卵巢综合征

辨证:肝郁脾虚。

治法:疏肝健脾。

处方:柴胡 10g　当归 10g　白术 10g　川芎 10g　车前子 20g　牛膝 20g　益母草 10g　茯苓 10g　泽兰 10g　泽泻 10g　桃仁 10g　红花 10g　香附 10g　郁金 10g　荔枝核 10g　桔梗 10g　乌药 10g　甘草 5g　日 1 剂,水煎服。

二诊:2009 年 8 月 25 日,服药 18 剂后,月经来潮。改用补肾填精,促卵护巢。

处方:生地黄 10g　熟地黄 10g　沙参 20g　麦冬 10g　菟丝子 10g　覆盆子 10g　桑椹子 10g　山药 15g　甘草 5g　月经第 3 天开始服用。

三诊:2009 年 9 月 8 日,本次月经第 8 天开始 B 超监测排卵,月经第 20 天

发现优势卵泡,服上方至优势卵泡直径达 17mm(月经第 30 天)。

四诊:2009 年 9 月 28 日,因卵巢将成熟,改用通经活络,以排卵。

处方:生地黄 10g 熟地黄 10g 山药 10g 莲子肉 10g 石斛 10g 莲子心 10g 紫石英 30g 百合 10g 月季花 10g 橘叶 10g 珍珠母 20g 甘草 5g

五诊:2009 年 10 月 5 日,3 剂后排卵,因当时患者打算调理 3 个月经周期后再怀孕,排卵后即从肝论治。方药如一诊相仿。14 天后月经来潮。

以上方案连续治疗 3 个月,月经周期分别为 45 天、36 天、30 天;每个周期体温呈双相;B 超复查示:卵巢大小正常,且见优势卵泡。患者第 4 次月经来潮后,要求指导怀孕,卵泡期、排卵期服药同前,配合指导同房,排卵后予从脾论治。

处方:党参 10g 生黄芪 20g 白术 10g 苎麻根 10g 阿胶 10g(烊冲)川续断 10g 菟丝子 10g 桑寄生 10g 苏梗 10g 甘草 5g 共 7 剂

于 2010 年 1 月 12 日查尿 HCG 阳性,诊断早孕。

【按语】

多囊卵巢综合征为临床妇科常见病,以肾虚、冲任失调为根本病机,故从肾论治,采用补肾的中药治疗。同时重视卵泡发育期、排卵期、黄体期及月经期各期的特点,采用益肾补血—补肾活血—益肾固冲任—活血调经的方法调整脏腑气血阴阳的动态平衡,分别从肾、心、肝、脾 4 脏论治。另外结合基础体温测定和B 超监测排卵,怀孕的准确性高,对人体无损伤、无痛苦,提高了疗效。

(雷磊)

谢剑南

谢剑南,女,出生于 1918 年,湖南省新邵人。1961 年毕业于湖南中医学院,师承著名老中医欧阳奇、李新华等老一辈专家。为国家第三批名中医继承指导老师。曾任湖南中医学院第二附属医院主任医师,硕士生导师。从事中医临床工作 60 余载,一直致力于中医妇产科教学、医疗、科研工作,并取得突出的成绩。擅长中医药治疗妇产科疑难病症,如妊娠羊水过多、外阴白色病损等。在 PCOS 的治疗方面根据月经周期的不同时期而制定调周三方。其自行研制的"通管汤"治疗输卵管阻塞等在临床中取得显著疗效。设计用电灯泡装制婴儿保温箱,解决了当时早产儿的保温问题。被湖南《大众卫生报》誉为"保胎圣手",《湖南科技报》称为"送子观音",在国内外有着一定的影响。

【诊治特点】

一、对 PCOS 的认识

谢剑南教授在多年的临床实践中,认为 PCOS 的发生在于肾—天癸—冲任—胞宫生殖轴失调。肾阴的逐渐滋长是排卵的物质基础,肾阴肾阳的消长转化失常是 PCOS 排卵功能障碍的关键所在。故谢剑南教授认为,调补肾阴肾阳为治疗本病的基本法则,只有肾中真阴充实,阳气温煦,任通冲盛,才能正常排卵,经候如期,则胞宫具备种子的条件。而补肾药物可提高性激素水平,甚至具有兴奋下丘脑及垂体的功能。故在治疗本病时使用的促卵泡汤和促黄体汤大多为补肾之品。

二、辨证分型

谢剑南教授根据月经周期的不同时期,以肾的阴阳转化为依据,调整其生理功能,将本病归纳为四证:

1. 肾阴虚证　症见头昏,腰酸,白带量少,色白质稀,易口干,无咳嗽咳痰,大便干,失眠,舌偏红,舌苔薄少,脉细数。

2. 肾虚肝郁证　症见婚久不孕,经来先后不定,量少色淡黯,有血块;或腰骶酸痛,头晕耳鸣;或有胸胁、乳房、少腹胀痛,胸闷不舒,喜叹息,舌淡黯,苔薄白,脉弦细尺弱。

3. 脾肾阳虚证　症见形体肥胖,面色少华,腰背酸凉,肢冷畏寒,下肢浮肿,大便稀溏,小便清长,舌淡胖,苔白润,脉沉弱无力。

4. 血瘀证　症见小腹疼痛,肛门坠胀,腹痛时拒按,经色紫黯有块,舌质黯,有瘀斑,脉沉涩。

三、用药特点

1. 肾阴虚证　以滋补肝肾,调理冲任为法,方拟促卵泡方(经验方)。

方药组成:熟地黄 15g　何首乌 15g　旱莲草 15g　山药 15g　霍石斛 10g　全当归 15g　炒白芍 10g　枸杞 15g　芜蔚子 10g　菟丝子 20g　肉苁蓉 10g

2. 肾虚肝郁证　以活血补肾,疏调冲任为法,方拟促排卵方(经验方)。

方药组成:柴胡 10g　香附 12g　丹参 10g　泽兰 10g　当归 12g　桃仁 10g　红花 3g　紫河车 6g　菟丝子 15g

3. 脾肾阳虚证　以健脾补肾,调养冲任为法,方拟促黄体汤(经验方)。

方药组成:熟地黄 15g　白芍 20g　当归 10g　续断 15g　肉苁蓉 12g　补骨脂 15g　淫羊藿 15g　桑寄生 15g　狗脊 15g　山药 15g　黄精 15g　首乌 15g　菟丝子 15g

4. 血瘀证　以活血化瘀调经为法,方拟桃红四物汤(《玉机微义》)加味。

方药组成:桃仁 10g　红花 5g　当归 12g　熟地黄 15g　川芎 10g　赤芍 10g　丹参 20g　香附 6g　牛膝 15g　益母草 30g　甘草 15g

随症加减:均于月经第五天或撤退出血第五天开始按顺序给药;先服促卵泡汤 8 剂,继服排卵汤 5 剂,再服促黄体 7 剂,最后服活血调经汤 5 剂。肾阴虚加女贞、旱莲草各 10g;肾阳虚加仙茅 12g,淫羊藿 12g,黄芪 15g,巴戟天 15g;肾阴阳虚体征不明显加女贞、旱莲、淫羊藿;若口干,在肾阴虚的基础上加葛根;睡眠差、怕冷,在肾阳虚的基础上加远志、枣仁、夜交藤;情绪焦虑,心烦易怒,口干口苦,在肾阴虚的基础上加丹皮、栀仁;形体肥胖加竹茹、陈皮、法夏、香附、茯苓。

在口服中药的同时于月经的第 5 天加服氯米芬 100mg/d,连服 5 天,周期第 12 天开始 B 超监测卵泡,当卵泡直径≥1.4cm,每日 B 超测卵泡大小,子宫内膜厚度,并测尿 LH 峰,当优势卵泡直径达(2.0±0.5)cm,子宫内膜厚度≥0.8cm,且未出现尿 LH 峰时,肌内注射人绒毛膜促性腺激素 5000~10 000IU,嘱患者于注射后的 24~48h 内性交 2 次,后均给予安宫黄体酮 10mg,每日 1 次,口服,连服 8~10 天,以促进黄体功能,未受孕的话可促进月经来潮,使病人心情放松。若经上述中西医结合治疗,已妊娠,则给予中西医保胎治疗,未妊娠则连续用 3~6 个月经周期。

【典型病例】

病例 1:贺某,女,28 岁,2009 年 4 月 20 日初诊。

主诉:婚后同居 3 年未避孕而未孕,男方精液检查正常。

病史:月经 6/40 天,Lmp:2009 年 4 月 5 日,色黯,量少,腰膝酸软,形寒肢冷,喜叹息。查体:舌质淡胖,苔薄白,脉沉细。

妇科检查:外阴(一),阴道内有少量白色分泌物,无异味,宫颈光滑,大小质正常,宫体前位,大小质正常,双附件(一)。

辅助检查:BBT 呈单相,输卵管通水示:双侧输卵管通畅。B 超提示双侧卵巢多囊样改变。

中医诊断:不孕症;西医诊断:排卵功能障碍性不孕

辨证:阳虚。

治法:温肾助阳。

处方 1:当归 10g　山药 15g　菟丝子 10g　何首乌 10g　肉苁蓉 10g 熟地黄 10g　枸杞子 15g　仙茅 15g　淫羊藿 15g　7 剂

处方 2:当归 10g　赤芍 10g　泽兰 10g　香附 10g　桃仁 10g　红花 10g 鸡血藤 10g　茺蔚 10g　菟丝子 10g　续断 10g　5 剂

处方 3:当归 10g　山药 10g　续断 10g　首乌 10g　熟地黄 10g　菟丝子 10g　枸杞子 10g　仙茅 15g　10 剂　根据月经周期,依次服用以上三方。

二诊:2009 年 8 月 25 日,按月经周期做上述中药周期治疗,两个月经周期后,月经正常,6/33 天,色黯红,量较前增多,腰酸,怕冷症状有所改善,BBT 开始呈现双相,但为爬行式上升,高相持续 10 天,提示为黄体功能不健全。嘱患者中药续服,经净后,加服六味地黄丸,并连服逍遥丸 2 个月经周期,继续治疗 2 个周期。

三诊:2009 年 10 月 26 日,BBT 呈现典型双相,配合中药促排卵方,嘱患者于排卵期前后同房。

四诊：2009 年 12 月 10 日，诉停经 40 天，BBT 高相 21 天，脉弦而滑，妊娠试验阳性，提示患者已妊娠。遂告知患者回家注意休息，安心养胎。

病例 2：患者，女，29 岁，2000 年 3 月 22 日初诊。

主诉：婚后 3 年，夫妻同居不孕。

病史：患者 14 岁初潮，既往月经延后，周期 40～90 天，1997 年结婚，婚后一直未孕，近 2 年出现闭经，服用黄体酮方来月经，曾在他院诊治，外院给予西药促排卵治疗，疗效不显。现已停经半年，形体肥胖，怕冷，腰痛。查体：舌淡红，苔薄白，脉沉细。

辅助检查：查基础体温单相。B 超提示：双侧卵巢增大，内有多囊性卵泡。内分泌检查提示：FSH：2.4U/L，LH：27U/L，T：3.2pmol/L。

中医诊断：月经后期，不孕症；西医诊断：多囊卵巢综合征，原发性不孕症

辨证：肾虚痰湿。

治法：补肾健脾祛湿。

治疗：首先用黄体酮及促黄体汤加竹茹、陈皮、法夏、香附、茯苓，使子宫撤退性出血，在子宫撤退性出血第 5 天应用中西医治疗，治疗方法同上。连用到第 4 个周期，月经未来潮，基础体温测定高温持续 20 天，测早早孕试验为弱阳性，即给予中西医保胎治疗，停经 2 个月时 B 超提示宫内孕，可见胚芽及原始心搏。随诊足月分娩一健康女婴。

病例 3：叶某，女，27 岁，2005 年 9 月 6 日初诊。

主诉：未避孕而不孕 3 年。

病史：2002 年 7 月结婚，夫妻同居，性生活正常，未避孕未怀孕，月经 15 岁初潮，3～7 天/40～45 天，Lmp：2005 年 8 月 26 日，量、色、质正常，白带可。查体：舌体正常，舌苔薄白，脉沉。

妇科检查：外阴已婚式。

辅助检查：三大常规正常；白带常规正常；支原体、衣原体阴性；子宫输卵管碘油造影提示双侧输卵管通畅。

中医诊断：不孕症；西医诊断：原发性不孕

辨证：肾虚。

治法：补肾调经助孕。

处方：

(1)促卵泡汤：当归 10g　怀山药 10g　菟丝子 15g　首乌 10g　肉苁蓉 15g　熟地黄 15g　仙茅 10g　淫羊藿 10g　甘草 6g　7 剂

(2)排卵汤：当归 10g　赤芍 10g　丹参 10g　泽兰 10g　香附 10g　茺蔚子 10g　桃仁 10g　红花 10g　川断 15g　菟丝子 15g　鸡血藤 10g　甘草 5g　4 剂

（3）促黄体汤：当归 10g　熟地黄 15g　怀山药 10g　菟丝子 15g　首乌 10g　川断 15g　龟板 10g　仙茅 10g　淫羊藿 10g　甘草 5g　8 剂

嘱每月月经第 5 天开始服促卵泡汤 7 剂，继服排卵汤 4 剂，最后服促黄体汤 8 剂。另于月经第五天口服克罗米芬 50mg，每日 1 次，连服 5 天。此外月经第 17 天口服黄体酮胶丸 100mg，每日 2 次，连用 12 天。

二诊：2005 年 11 月 7 日，月经周期正常 2 个月，现停经 40 余天。舌体正常，舌苔薄白，脉滑。尿妊娠试验阳性，B 超提示：宫内见孕囊，未见心管搏动。予以寿胎丸加减。

处方：菟丝子 15g　川断 15g　寄生 15g　党参 10g　黄芪 10g　首乌 10g　白芍 10g　熟地黄 15g　茯苓 10g　甘草 5g　水煎服，日 1 剂，分 2 次服。

西药：维生素 E100mg，口服，每日 2 次；叶酸片 2.5mg，口服，每日 2 次；绒促性素 1000U，肌内注射，日 1 次。

追访足月产一男婴，婴儿发育正常。

【按语】

谢剑南教授主张中西医结合，其治疗排卵功能障碍性不孕，从不排斥西医的促排卵药。在卵泡成熟期，胞宫血海空虚，藏精气而不泻，应着重滋补肾之阴精，为排卵期创造必要的物质基础。排卵期，阴阳转换之时，肾中阴精发展到一定程度，转化为阳的阶段，此时胞宫外启，排出卵子，准备受孕。谢剑南教授认为，排卵之时应在补肾基础上加以活血化瘀之药，如桃仁、红花、当归、牛膝之类。当归养血活血，红花、赤芍、川芎活血化瘀，以推动卵巢活动，排出卵子。久病不孕患者，易抑郁伤肝损脾，影响排卵，故疏肝理气健脾极为重要，故加柴胡、香附、山药、白芍以疏肝理气健脾，同时配合逍遥丸口服。紫河车为血肉有情之品，峻补精血，有促进卵巢发育的作用，但因其味较难闻，可嘱患者研末装胶囊吞服。黄体期，由阴入阳的阶段，重用白芍敛阴血以和络安胎。在肾阴充盛的基础上加上温肾助阳的巴戟天、肉苁蓉、补骨脂、淫羊藿及山药、熟地、黄精、首乌以补脾肾，使脾气旺升，肾强固密，使肾中阴阳达到平衡，为受精卵着床创造良好的条件。如未受孕则血海盈满而泻，月经来潮，此期胞宫表现为泄而不藏，方中桃红四物汤加味以活血化瘀调经，促使子宫内膜剥脱，疏导经血排出。

谢剑南教授认为，西药促排卵药物克罗米芬虽有较高排卵率，但妊娠率不理想，同时发生黄素化未破裂卵泡综合征的比率较高，若长期或大剂量使用可能出现卵巢增大，甚至造成卵巢过度刺激综合征，且用药时间越长疗效越差。可根据临床表现应用克罗米芬配合中药治疗排卵功能障碍性不孕症，因中药促排卵因人因时，辨证论治，灵活用药，整体调节，促排卵不仅达到了卵子发育好，子宫内膜适宜，提高排卵率和妊娠率，而且无明显毒副作用。谢剑南教授根据月经周期气血变化的特点确立月经周期四步法合用克罗米芬的治疗方法,意欲取两者之长。调经四步法可以改善克罗米芬诱导受孕率不佳的不良反应,而保留其排卵优势,获得了较好的临床效果。因此,治疗排卵功能障碍性不孕症应当遵循月经周期阴阳演变的规律,以滋补肾阴—补肾活血—补肾阳—活血调经补肾为其立法公式,特别对肾虚血瘀型患者疗效尤为显著。谢剑南教授自创促卵泡汤可补肾气调冲任,促进卵泡发育;排卵汤活血化瘀补肾,使成熟的卵子突破卵巢表面而排出;促黄体汤补肾温阳,促进黄体功能,分泌孕激素。三方均以补肾为原则,而在排卵之前尤重活血促进卵泡排出。总之谢剑南教授采用中西医结合治疗,标本兼治,协同增效。

(雷磊)

郑 纯

郑纯,女,生于1953年,湖南长沙人,1977年毕业于湖南中医学院,随后师从刘炳凡教授,为国家第五批名中医继承指导老师,现任湖南省中医药研究院附属医院主任医师,硕士生导师。从事中医临床工作近40载,一直致力于中医妇产科教学、医疗、科研工作,并取得突出的成绩。擅长中医药治疗妇科经、带、胎、产及疑难疾病等,在PCOS的治疗方面很有特色,临证思路新颖独特,辨证施治得法。其研究成果《痛经停颗粒治疗寒凝血瘀证原发性痛经的临床与实验研究》获湖南省中医科研进步三等奖;《刘炳凡学术思想研究》获湖南省科委科技进步三等奖、湖南省中医药科技进步二等奖;《补肾调肝活血方对女性卵巢早衰的实验与临床研究》,获湖南省中医药科技进步三等奖。

【诊治特点】

一、对 PCOS 的认识

郑纯教授在多年的临床实践中,认为PCOS的发生与肾、肝、脾密切相关,尤其是肾。肾虚是PCOS的主要病机,肝郁血瘀、脾虚痰湿是PCOS的重要病机。

"肾主生殖",月经的产生必须在肾气盛,天癸至,任通冲盛,月经而至。肾气、天癸、任脉、冲脉关系最为密切,故肾虚是PCOS的主要病机。

现代女性工作节奏快,学习压力大,常因精神紧张和情绪焦虑抑郁、激动,强烈的情志变化,干扰了"肾—天癸—冲任—胞宫轴(下丘脑—垂体—卵巢轴)"的功能。肝郁伤脾,化源日少,心脾血虚,血海无余,故经闭不行,另外因情志不畅、肝失疏泄、气机抑郁、郁久成瘀,瘀血不下,故肝郁气滞血瘀为本病的重要病机。

脾虚痰湿亦为PCOS的重要发病因素,脾主运化为水谷之海,濡养五脏六腑。脾虚运化失司,水液聚湿成痰,影响冲任,而致体胖多毛,发生PCOS。

二、辨证分型

1. 肾虚证 先天肾气不足,房室不节,久病大病而损伤肾气,则冲任虚衰,胞失所养,不能摄精成孕,故婚久不孕;冲任失调,血海失司,故月经不调,经量或多或少。肾藏元阴元阳,"阳气者,精则养神",肾虚故神疲;肾主水,肾虚则膀胱气化无力,故小便清长;腰为肾之府,肾虚故腰酸;膝为筋之会,属肝所主,肾虚肝亦不足,故膝软。舌淡苔薄,脉沉细,两尺尤甚。

2.肝郁血瘀证　素性忧郁,或七情内伤,肝气瘀滞不畅,气滞则血瘀,日久则气血失和。肝经夹乳,布胸胁,肝郁则经前烦怒,胸乳胀痛,气血失和则冲任不能相资,故婚久不孕,疏泄失司,血海蓄溢失度,故月经或先或后,经量多少不一,经来腹痛。舌黯红,边有瘀斑,脉弦细。

3.脾虚痰湿证　素禀脾虚不足,或饮食不节,忧思伤脾,脾气受损,运化水湿失职,水液聚湿成痰,阻滞经络冲任,故见闭经、不孕,冲任受损,月经不调,则难以受孕。舌淡胖或有齿痕,苔薄白,脉细或滑。

三、用药特点

1.肾虚证　以补肾填精、调补冲任及肾中阴阳为法,方拟左归丸、右归丸加减:熟地黄 15g　牡丹皮 15g　山药 15g　山茱萸 15g　紫河车 10g　紫石英 20g　菟丝子 10g　巴戟天 10g　仙茅 10g　淫羊藿 10g　女贞子 15g　旱莲草 15g

2.肝郁血瘀证　以疏肝解郁、活血化瘀为法,方拟柴胡疏肝散合少腹逐瘀汤加减:柴胡 10g　白芍 15g　当归 12g　川芎 10g　香附 10g　郁金 10g　枳壳 10g　丹皮 10g　栀子 10g　丹参 15g　桃仁 10g　红花 10g　全蝎 3g

3.脾虚痰湿证　以健脾燥湿化痰、理气行滞为法,方拟补中益气汤合苍术导痰汤加减:黄芪 15g　党参 15g　白术 15g　茯苓 15g　山药 15g　苍术 15g　香附 10g　半夏 10g　陈皮 10g　竹茹 15g　胆南星 10g　车前子 15g　泽泻 10g　当归 12g　丹参 15g

临证随症加减:月经后期以滋肾补肾为主,促卵泡发育,经间期以补肾活血为主,促卵泡排出,经前期以补肾温肾、活血调经为主,以利经血排出。肝郁血瘀证:经后期以疏肝清热、滋养肝阴为主,经间期以疏肝理气、开郁活血为主,经前期以疏肝活血化瘀为主,以引血下行。脾虚痰湿证:经后以健补脾气为主,促进脾主运化的功能,经间期以健脾渗湿为主,促进卵泡排出,经前期以健脾利湿化痰、活血通经为主。

中西医结合治疗,有"取两者之所长,补两者之不足"之效,达到中西医互补的治疗效果,尤其对有生育要求的妇女,采用西药诱导排卵、中药补肾调经活血健脾渗湿,能明显提高受孕率。

【典型病例】

病例1:文某,女,25 岁,职员,2012 年 8 月 16 日初诊。

主诉:月经周期推后 5 年,未避孕未孕 2^+ 年,停经 3^+ 月。

现病史:患者诉 16 岁初潮,20 岁前月经正常 5～7/28～32 天,量中,色黯红,无血块及痛经。5 年前无明显诱因出现月经周期推后,5～7 天/1～4 个月,经量经色无明显改变,Lmp:2012 年 5 月 3 日。2010 年初结婚,夫妻同居,性生活正常,未避孕未孕,男方精液正常。经前乳房胀痛,腰酸,纳少,大小便正常,白带不多,色白,无异味及外阴瘙痒。舌偏红,边有瘀点,苔薄白,脉弦细。既往体健,孕 0。

妇科检查:外阴(-),阴道内有少量白色分泌物,无异味,宫颈光滑,大小质正常,宫体前位,大小质正常,双附件(-)。

辅助检查:尿 HCG(-),B 超示子宫大小 48mm×51mm×44mm,内膜厚 12mm,双侧卵巢多囊样改变,左右卵巢大小分别为 40mm×37mm,39mm×35mm,双侧卵巢每个切面均可见>12 个大小不等低暗回声区,其中最大的为 8mm×7mm。性激素 6 项示:E_2:167mg/L,FSH:3.1U/L,LH:10.4U/L,PRL:15.7mg/L,P:1.6mg/L,T:1.56mg/L。

中医诊断:原发性不孕;西医诊断:多囊卵巢综合征

辨证:肝肾阴虚,气滞血瘀。

治法:疏肝活血,化瘀调经。

处方:桃红四物汤合柴胡疏肝散加减。

当归 10g　川芎 10g　赤芍 10g　丹参 10g　柴胡 10g　香附 10g　枳壳 10g　陈皮 10g　桃仁 10g　红花 10g　川牛膝 10g　益母草 30g　延胡索 10g　甘草 6g　7 剂,日 1 剂,水煎分 2 次温服。

二诊:2012 年 9 月 1 日,患者诉服药后月经于 8 月 22 日来潮,量中,色黯红,无痛经,经期 6 天,双乳胀痛消失,偶有腰酸,舌淡红,边有瘀点,苔薄白,脉弦。治以滋肾养阴疏肝调经。

处方:熟地 15g　山药 15g　牡丹皮 15g　山茱萸 10g　桑椹子 10g　当归 12g　紫河车 6g　阿胶 6g　郁金 10g　菟丝子 10g　女贞子 15g　旱莲草 10g　补骨脂 15g　甘草 6g　14 剂,日 1 剂,水煎分 2 次温服。

三诊:2012 年 9 月 24 日,患者诉现又停经 33 天,乳房稍有胀痛,无腰酸及其他不适,已避孕。查尿 HCG(-),舌黯红,边有瘀点,苔薄白,脉弦细。治以活血化瘀通经,方以桃红四物汤加减。

处方:当归 10g　川芎 10g　赤芍 10g　丹参 10g　桃仁 10g　红花 10g　川牛膝 10g　益母草 30g　柴胡 10g　香附 10g　全蝎 6g　甘草 6g　7 剂,日 1 剂,水煎分 2 次温服。

四诊:2012 年 10 月 8 日,患者诉服药后月经于 10 月 1 日来潮,量中,色黯红,无痛经,6 天干净,无乳房胀痛,腰酸及其他不适。按中药人工周期调理,经后以滋肾养阴调经为主,经前以活血化瘀疏肝通经为主,继续服药 2 个月。

五诊:2012 年 12 月 5 日,患者诉服上药后月经周期、经期、经量等均正常,Pmp:2012 年 11 月 1 日,Lmp:2012 年 12 月 1 日,患者就诊时无不适,予中西医结合治疗并试孕,舌淡红,苔薄白,脉沉细。中医治以滋肾养阴促卵泡发育,方以左归丸加减。

处方:熟地 15g　山药 15g　山茱萸 15g　枸杞 10g　桑椹子 10g　鹿胶 6g　龟胶 6g　阿胶 6g　黄精 10g　菟丝子 10g　女贞子 15g　当归 12g　补骨脂 15g　甘草 6g　7 剂,日 1 剂,水煎分 2 次温服。

西药以克罗米芬 50mg 口服,日 1 次,从月经第 5 天开始连服 5 天。月经第 13、15、17 天 B 超监测排卵。12 月 13 日 B 超示左右卵巢大小分别为 35mm× 30mm,30mm×26mm,其内各可见 20mm×19mm,12mm×10mm 大小卵泡,指导同房。15 日 B 超示左右卵巢内卵泡大小分别为 22mm×20mm,11mm× 10mm,考虑左侧卵巢有成熟卵泡,指导同房。17 日 B 超示右卵巢内卵泡大小分别为 11mm×8.1mm,左侧卵巢无卵泡,考虑左侧卵巢成熟卵泡已排,指导同房。患者有口干及纳呆症状,防有孕,待观察,治以益气健脾,滋肾养阴。

处方:党参 15g　白术 10g　茯苓 15g　甘草 6g　续断 15g　杜仲 15g　山药 15g　紫河车 6g　菟丝子 10g　补骨脂 15g　北沙参 12g　玉竹 10g　石斛 12g　麦芽 15g　7 剂,日 1 剂,水煎分 2 次温服。

六诊:2013 年 1 月 25 日,现停经 55 天,半月前自测尿 HCG(+),现厌油、恶心欲呕,无其他不适。舌淡红,苔薄白,脉滑。行 B 超检查示子宫大小 65mm×51mm×62mm,宫腔内可见一 29mm×20mm×12mm 大小孕囊,其内可见直径 3.5mm 大小卵黄囊及 13mm 胚芽组织,可见原始心管搏动 166 次/分,宫内早孕 7$^+$周,活胎。

病例 2:陈某,女,26 岁,职员,2011 年 3 月 1 日初诊。

主诉:月经量少、延后 3 年,结婚 2 年未孕。

现病史:患者 12 岁月经初潮,初潮后月经规律,5～7/30,量中等,色黯红,无血块,无痛经。3 年前无明显诱因出现月经量少、周期延后,2～3/40～90 天,量少,每天使用 1～2 片卫生巾,或用护垫即可。色黑,无血块,痛经。患者要求诊治,在当地医院查 B 超示:双侧卵巢囊性增大,可见 15 个以上大小不等的卵泡,最大直径 6mm。基础体温呈单相。性激素 6 项示:T:343mg/L,FSH:2.5U/L,LH:24U/L,E$_2$:136mg/L。Lmp:2011 年 1 月 13 日,2 天干净,量少,色黑。形体肥胖(身高 158cm,体重 76kg),面部痤疮、肥胖、多毛。口干、头晕、疲劳无力,白带黏稠,大便溏,舌淡红,苔白腻,脉弦滑。本院查:尿 HCG 阴性,B 超:内膜 7mm,子宫及双附件未见异常声像。

中医诊断:月经过少,月经后期,不孕症;西医诊断:多囊卵巢综合征,不孕症
辨证:脾虚痰阻。

治法:健脾化痰,理气行滞。

处方:苍附导痰汤合补中益气汤加减。

党参 15g　白术 15g　山药 15g　茯苓 15g　泽泻 15g　车前子 15g　丹参 15g　苍术 15g　香附 10g　法半夏 10g　陈皮 10g　竹茹 10g　胆南星 10g　7 剂,水煎服,日 1 剂,分 2 次服。

二诊:2011 年 3 月 9 日,月经未来潮,头晕好转,面部痤疮减少,小腹隐痛,双乳胀感,苔薄白,脉滑。治以健脾利湿,活血通经。方以苍附导痰汤合桃红四物汤加减。

处方:黄芪 15g　白芍 15g　当归 10g　川芎 10g　苍术 10g　香附 10g　茯苓 10g　半夏 10g　桃仁 10g　红花 10g　路路通 10g　怀牛膝 10g　甘草 6g　7 剂。

三诊:2011 年 3 月 25 日,患者诉 3 月 18 日月经来潮,经量稍有增多,无小腹痛、乳胀,苔薄白,脉滑。现月经干净 3 天,头晕、疲劳无力好转,白带一般,质较黏稠,大便尚调,小便可,舌淡红,苔白,脉弦滑。治以益气健脾,燥湿化痰。方以补中益气汤合苍附导痰汤加减。

处方:黄芪 15g　党参 15g　白术 15g　茯苓 15g　山药 15g　苍术 15g　香附 10g　法半夏 10g　陈皮 10g　竹茹 15g　胆南星 10g　车前仁 15g　泽泻 10g　甘草 5g　10 剂

四诊:2011 年 4 月 5 日,患者诉服上药后头晕明显减轻,疲劳无力好转,全身轻松感,白带较前减少,质较稀,大便调,小便正常,舌淡红,苔白,脉弦滑。治以益气健脾,活血通络促卵泡排出。方以补中益气汤合四物汤加减。

处方:黄芪 15g　党参 15g　白术 15g　茯苓 15g　山药 15g　苍术 15g　香附 10g　法半夏 10g　陈皮 10g　竹茹 15g　胆南星 10g　车前仁 15g　泽泻 10g　当归 12g　川芎 10g　丹参 20g　甘草 5g　7 剂

五诊:2011 年 4 月 12 日,患者诉体重减轻约 2kg,面部痤疮好转,多毛、口干好转,头晕、疲劳无力明显好转,白带量较前减少,质不黏稠,大小便调,舌淡红,苔薄白,脉弦。考虑患者经前期,治以益气健脾,活血调经为主。方以补中益气汤合桃红四物汤加减。

处方:黄芪 15g　白术 10g　党参 15g　赤芍 10g　当归 10g　川芎 10g　苍术 10g　香附 10g　茯苓 10g　半夏 10g　桃仁 10g　红花 10g　路路通 10g　怀牛膝 10g　泽兰 10g　泽泻 10g　丹参 10g　甘草 6g　车前仁 10g　泽兰 10g　7 剂

六诊:2011 年 4 月 22 日,月经来潮第 2 天,经量较前增多,色黯红,无明显血块,无小腹痛及乳胀,头晕乏力好转,无明显头晕,大便尚调,小便可,舌质淡红,苔薄白,脉滑。嘱咐患者月经干净后 3 天开始服药。按中药人工周期调理:

经后以健脾补气促卵泡发育为主,经间期以健脾渗湿促卵泡成熟为主,经前期以健脾利湿化痰、活血调经为主。并嘱患者加强体育锻炼,控制体重,继续服药2个月,月经基本按时来潮,周期35～37天,基础体温测定见双向趋势。

七诊:8月14日,停经53天,查尿HCG阳性,血HCG:8645U/L,P:36.86mg/L,E_2:426ng/L,B超提示宫内早孕,可见心管搏动。

病例3:彭某,女,22岁,2008年9月17日初诊。

主诉:月经周期推后2年,停经45天

现病史:患者诉14岁初潮,初潮后1年基本正常,后因高考压力大逐渐出现月经往后推迟,月经3～5/35～50天,量较少,每次月经用卫生巾5～6片,色黯红,无血块及痛经。在当地医院行人工周期治疗,周期及经量基本正常,停药后月经仍然后推,量不多,色黯红。Lmp:2008年8月2日,就诊时形体偏瘦,毛发稀疏,面色苍白,精神抑郁,疲劳乏力,腰腿酸软,四肢不温,白带量少,色白,无异味及外阴瘙痒,纳一般,夜寐一般,大小便正常。舌淡胖有齿痕,苔薄白,脉沉细无力。

既往体健。已婚,孕0。

妇科检查:外阴(-),阴道内有少量白色分泌物,无异味,宫颈光滑,大小质正常,宫体前位,大小质正常,双附件(-)。

辅助检查:尿HCG(-),B超示子宫大小43mm×50mm×45mm,内膜厚7mm,双侧卵巢多囊样改变,左右卵巢大小分别为41mm×35mm,36mm×33mm,双侧卵巢每个切面均可见＞10个大小不等低暗回声区,其中最大的为6mm×6mm。性激素6项示:E_2:146mg/L,FSH:2.8U/L,LH:8.6U/L,PRL:20.5mg/L,P:2.4mg/L,T:2.01mg/L。

中医诊断:月经后期;西医诊断:多囊卵巢综合征

辨证:脾肾阳虚,精血不足。

治法:温肾健脾,养血填精,调补冲任。

处方:右归丸合四物汤加减。

黄芪20g　白术10g　熟地15g　山茱萸15g　巴戟天10g　枸杞10g　淫羊藿15g　鹿角胶10g　阿胶10g　当归12g　川芎10g　菟丝子10g　山药15g　郁金10g　甘草6g　14剂,日1剂,水煎分2次温服。

二诊:2008年10月5日,患者诉服药后月经于9月30日来潮,量中,色黯红,无痛经,4天干净,面色稍红润,疲劳乏力好转,腰腿酸软好转,精神抑郁好转,白带量少,色白,纳寐一般,大小便正常,舌淡,苔薄白,脉细无力。治以滋肾养阴、温肾健脾、疏肝调经。

处方:熟地15g　山药15g　山茱萸10g　桑椹子10g　覆盆子10g　当归12g　黄芪15g　紫河车6g　阿胶6g　郁金10g　菟丝子10g　女贞子

15g　旱莲草 10g　补骨脂 15g　巴戟天 10g　甘草 6g　14 剂,日 1 剂,水煎分 2 次温服。

三诊:2008 年 10 月 20 日,患者诉服药后无明显疲劳乏力感,偶有腰酸腿软,面色转红润,白带量少,色白,纳寐一般,大小便正常,舌淡,苔薄白,脉细。继以上方减滋肾养阴之品,顺应月经前期阳气升发,为月经来潮做准备,治疗以温肾健脾、疏肝调经、调补冲任。

处方:黄芪 20g　白术 10g　熟地 15g　当归 10g　川芎 10g　赤芍 10g　丹参 10g　补骨脂 15g　巴戟天 10g　川牛膝 10g　益母草 30g　香附 10g　淫羊藿 10g　菟丝子 10g　甘草 6g　10 剂,日 1 剂,水煎分 2 次温服。

四诊:2008 年 11 月 7 日,患者诉服药后月经于 2008 年 11 月 1 日来潮,量一般,色黯红,无痛经,5 天干净,无乳房胀痛,面色红润,无疲劳乏力感,无明显腰腿酸软,精神状态可。按中药人工周期调理,经后以滋肾养阴,温肾健脾,疏肝调经为主,经前以温肾健脾、疏肝调经、调补冲任为主,继续服药 2 个月。

五诊:2009 年 1 月 10 日,患者诉服上药后月经周期、经期、经量等均正常,Pmp:2008 年 12 月 3 日,Lmp:2009 年 1 月 6 日,体重稍增,毛发色泽亮,面色红润,性格开朗,无疲劳乏力,无腰腿酸软,手脚温,白带可,无异味及外阴瘙痒,纳寐可,大小便正常。舌淡苔薄白,脉弦。

【按语】

女子经水来自冲任,源于脏腑,气充血沛乃能有子。病例 1 缘由天癸迟至,冲任脉虚,血海失于满溢,经期不能如期而转,安能有子。诊断为多囊卵巢综合征及原发性不孕症,辨证为肝肾亏虚,气滞血瘀。先治以疏肝活血化瘀调经,后以滋肾养阴促卵泡发育。患者初诊时已闭经 3 月余,以疏肝活血化瘀调经为主,使气血流畅,冲任瘀血消散,经闭得通,诸证自除。二诊时为月经净后,以滋补肝肾为主,并重视归经冲、任、督的紫河车、阿胶等血肉有情、通补任督之品。四诊在上方中增加鹿胶、龟胶血肉有情之品及黄精、补骨脂等调补肾之阴阳,意在阴中求阳,以期阴阳平调,并通补奇经以调经种子。三诊时因患者未坚持服药,故又停经 33 天,双乳胀痛较前好转,故仍服一诊方并去枳壳、延胡索、陈皮等理气止痛,加用少量全蝎增强活血通络以达调经之效。如此周期性治疗,养肝肾以充血海,使营血渐充,虚火自息,冲任得滋,自能摄精成孕。病例 2 确诊为多囊卵巢综合征,证属脾虚痰湿,治以健脾利湿化痰,活血调经。本病例按周期进行调治得当,促进患者排卵功能恢复,进而成功受孕。病例 3 患者肾气未盈,天癸初至,学习压力大,疲乏伤气,脾肾亏虚冲任不固以致经血不能按期而至,治疗以温肾健脾、养血填精,调补冲任。二诊中月经刚干净,血海亏虚,在原方基础上加入大队滋肾养阴之品以促进卵泡发育,使温阳不忘养阴,阴中求阳,阳中求阴。三诊中减滋肾养阴之品,顺应月经前期阳气升发,为月经来潮做准备,经水当应期而至。如此周期性治疗,以温肾健脾,疏肝调经以调周期充血海,使经水应期而至。

(雷磊)

吉林妇科名家

杨宗孟

　　杨宗孟(1927—2011 年),女,江西省泰和县人,1951 年毕业于江西医学院,1956 年赴天津参加全国第一届西学中研究班学习 3 年,结业后先后执教于辽宁、黑龙江、长春中医学院。1963 年受组织派遣,离职拜长春市名医、中医妇科专家马志教授为师,随师学习 3 年,在马老的口传心授下对崩漏、不孕症、PCOS等的治疗积累了丰富的经验。杨老曾任长春中医药大学终身教授,硕士研究生导师,全国 500 名名医师徒传承带教教师之一,中华中医药学会妇科专业委员会、吉林省中医药学会妇科专业委员会名誉主任委员,国务院特殊津贴及吉林英才奖章获得者。杨老从事中医妇产科临床医疗、教学、科研 50 余年,学验俱丰,在吉林省乃至全国享有盛名,特别对妇科疾病的辨证治疗具有独到之处,察色按脉一丝不苟,遣方用药独具匠心。主持研究的新药"女宝",获省科技成果三等奖,参与止痛化症胶囊、长春毓麟丹、壮阳生精散、康乐宁的研究,产品畅销全国各地及东南亚各国,深受广大患者欢迎,取得了重大的经济效益和社会效益,发表学术论文及论著 30 余篇。

　　【诊治特点】

　　一、对 PCOS 的认识

　　多囊卵巢综合征(PCOS)是因月经调节机制失常所产生的一种妇科常见的生殖功能障碍性疾病,其发生率占生育年龄妇女的 5%～10%。在妇科内分泌临床上占 20%～60%,在闭经妇女中占 25%。以持续不排卵和高雄激素血症为特征,常见的临床表现有月经不调、不孕、多毛、肥胖及黑棘皮症,以高雄激素、高黄体生成激素血症,胰岛素抵抗及代偿性高胰岛素血症为内分泌学特征,以双侧卵巢增大呈囊性改变伴间质增生为病理形态学基础的多系统疾病。它不仅影响患者的生殖健康及生存质量,而且其异常的激素环境使该类患者的子宫内膜癌、糖尿病、高血压、高血脂及心脑血管意外等病发生危险明显增加,目前其发病原因临床尚无定论。西药对其治疗尚不令人满意,如克罗米芬和激素临床治疗不孕症中虽产生 80%以上的排卵率,但临床获得的妊娠率并不高,同时居高不下的流产率降低了妊娠的成功率,并存在胎儿畸形的危险性。中医的整体观念及中药的多系统调理、多靶点作用使其治疗该病具有一定优势。疗效肯定,且不良反应少。

二、辨证分型

杨老立足中西医理论,长期致力于多囊卵巢综合征的临床研究,在治疗方面思路独特,将本病分为如下类型辨治。

(一)肾气亏虚

先天禀赋不足,或后天调理失宜,致肾气不足,肾精匮乏,天癸至迟,的候不现,冲任不盛,血海欠盈,故初潮至迟,月经稀发,量少色淡,甚或经闭而难以受孕。症见婚久不孕。形体瘦弱,面色无华,腰膝酸软,头晕耳鸣,乏力怕冷,带下量少,阴中干涩。大便稀薄,小便清长,或夜尿频数。舌质淡黯,苔薄白,舌体胖大,边有齿痕,脉沉细或沉细而迟。

(二)肾虚肝郁

肾藏精,主闭藏;肝藏血,主疏泄,乙癸互化,精血互生,为女子经、孕、产、乳之源。如素多抑郁,气血失畅,或极意房帏,精血耗伤,肾阳不足,使肝木体用受戕,而致肝郁;反之,肝木失疏,子病及母,盗伐精气,必致肾虚。肾虚肝郁,冲任失资,血海匮乏,至经行后期,量多少不定,色淡黯有块,或稀发、闭经,或月经先期、量多、崩漏不止。症见婚久不孕,口苦咽干,经前胸胁乳房胀痛,或乳汁自出,毛发浓密,面部痤疮,上唇有胡须,带下量多,色黄,阴痒,便秘溺黄。舌质红,苔黄或黄厚。脉弦滑略数或弦数。

(三)肾虚血瘀

女子胞脉、胞络、阴器皆属肝肾所主。如因肾虚,命火衰微,寒凝血滞;或肝郁气滞,气滞血瘀寒凝,冲任受阻,致经行后期,量少,色黯有块,或稀发闭经,婚久不孕。症见平素胸胁、乳房胀痛或小腹胀痛或刺痛,或多毛音钝,皮肤粗糙,形寒肢冷。舌质紫黯或边尖有瘀斑瘀点,舌下络脉粗大青紫。脉弦细或沉弦涩。

(四)肾虚痰湿

肾阳衰微,命火不足,致脾土失温;或素本脾虚,运化失司,聚湿停饮,化为痰湿,流注周身致躯脂满溢,阻塞冲任、胞宫,致月经稀发、闭经、婚久不孕。症见形体丰满、肥胖,胸闷泛恶,神疲乏力,头晕心悸,口中黏腻,多唾多痰,腰膝酸楚,畏寒肢冷,面色㿠白,痤疮,多毛,声粗低沉。带下量多质黏。舌体胖大,边有齿痕,舌质淡嫩,苔白腻。脉沉细而迟或弦滑而缓。

三、用药特点

杨老治疗本病,常以柏子仁丸为基本方加减,方药如下:

柏子仁15g　熟地25g　牛膝15g　续断15g　卷柏15g　泽兰叶15g
益母草50g　川贝15g　皂刺10g　甲珠10g　甘草10g

方中柏子仁、熟地滋阴养血安神;牛膝、续断补肾活血;卷柏活血通经;泽兰叶、益母草化瘀调经;川贝化痰解郁散结;皂刺、甲珠燥湿化痰,活血通经;甘草调和诸药。诸药合用,健脾补肾,燥湿化痰,活血通经。使湿痰祛,气血行,则月事以时下。

临证随症加减:痰湿壅盛者,加胆南星 10g,陈皮 15g,半夏 10g,茯苓 25g,远志 10g,菖蒲 15g;阴虚火旺者,加菟丝子 20g,黄芩 15g,黄柏 10g,玄参 20g,麦冬 20g,生地 25g。

中药周期治疗方面,经后期(卵泡期):相当于月经周期第 5～11 天。此时经血外泄之后,胞宫血海空虚渐复,子宫藏而不泻,呈现阴长的动态变化;故此时以滋补肾阴为主,填精养血,助胞宫蓄积阴血,为经间期、经前期的变化奠定基础,为行经蓄积充分的物质基础。加用女贞子 50g,旱莲草 25g,制首乌 30g,枸杞子 25g,鸡血藤 50g。

经间期(排卵期),相当于月经周期第 11～16 天。中医称之为"的候"、"真机"时期,是种子的最佳良机,是在重阴的基础上,阳气升腾,鼓动重阴转阳,故此时在滋肾养血的基础上,佐以助阳调气活血之品,以促发排卵,为种子育胎提供基础。加用当归、赤芍、牛膝、泽兰各 15g,川芎、桃仁、红花、香附各 10g。此期杨老常常配合药灸神阙穴以促排卵。将川椒、细辛等量研面,用盐水调成糊状,填入脐中,用艾条灸之,15 分钟/次。促使卵巢功能趋于正常,月经周期正常,经调而孕。

经后期(黄体期),相当于月经周期第 16～28 天。此时是阴盛阳生渐至重阳的阶段,阴阳俱盛,为种子育胎提供了环境基础,故此时以温肾益气调冲为主,促进黄体发育,若此时受孕,阴阳气血聚以养胎;若未受孕,肾阳的功能渐趋充实、旺盛,为行经做充分的准备。加用熟地、山药各 25g,山萸肉 15g。

月经期,相当于月经周期第 1～5 天。此时是"重阳则开"的阶段,在经后期至经前期之间,胞宫一直处于"藏而不泻"的状态,蓄积阴血,阳气升腾,阴阳气血旺盛,在阳气的转化中推动经血的排出,此时表现为胞宫"泻而不藏"的生理状态,除旧生新,故此时以行气活血通经为主,促使正常行经,经期加桂枝 15g,鸡血藤 50g。

本病配以西医治疗:首先以黄体酮引经,每次 20mg,每日 1 次,肌内注射,连用 5 天;月经来潮后再以倍美力(复合雌激素)及黄体酮(或己酸孕酮)序贯疗法行人工周期,即从出血的第 5 天开始,倍美力每日 1 次,0.625mg/次,睡前服,连用 21 天,服至第 16 天时加用黄体酮,用法同上(己酸孕酮 10～12mg/次)。连用 3 个月为 1 个疗程。

【典型病例】

病例 1:陈某,28 岁,已婚,2008 年 11 月 20 日初诊。

病史:结婚 5 年未孕,间断性闭经 10 年,现月经 6 月未行,Lmp:4 月 18 日,平素腰酸,头晕,带下量多,质稀色淡,小腹隐痛作胀,舌质紫黯,舌下络脉粗大青紫,脉沉弦涩。

体格检查：身高 158cm，体重 70kg，腰围 118cm，臀围 110cm，妇科检查：外阴已婚未产型，阴道通畅，宫颈光滑，子宫稍小，活动可，无压痛，双侧附件未触及，分泌物：黄白、黏、中量。

辅助检查：盆腔彩超：双卵巢可见 10 个以上大小不等的卵泡，最大直径 0.6cm。查血清激素：E_2：30pg/ml，T：90ng/dl，PRL：19.5ng/ml，FSH：5.2mIU/ml，LH：18.1mIU/ml，P：0.4ng/ml。

中医诊断：不孕症；西医诊断：多囊卵巢综合征

辨证：肾虚血瘀。

治法：补肾活血通经。

处方：女贞子 50g　菟丝子 25g　枸杞子 20g　当归 15g　赤芍 25g　巴戟天 15g　香附 15g　益母草 50g　牛膝 15g　川芎 10g　山药 25g　白术 15g　甘草 10g　水煎服，共服 20 剂。

二诊：月经于 2008 年 12 月 8 日来潮，量少，色紫红，持续 3 天干净，伴腰酸，小腹隐痛，舌质淡红，少苔，脉沉细，经净治以补肾填精调冲。

处方：女贞子 25g　枸杞子 20g　菟丝子 25g　当归 15g　白芍 25g　山药 25g　黄芪 30g　山茱萸 20g　熟地 20g　杜仲 10g　丹参 25g　4 付，水煎服。

三诊：于月经周期第 11 天开始，治以补肾调冲佐以活血。

处方：女贞子 25g　枸杞子 20g　菟丝子 25g　当归 15g　赤芍 25g　山药 25g　山萸肉 15g　杜仲 15g　巴戟天 15g　香附 10g　益母草 50g　6 付，水煎服。同时配合药灸神阙穴，川椒、细辛等量，盐水调成糊状，填入脐中，每日 1 次，连用 10 天。

四诊：于月经周期第 20 天，治以补肾活血通经，服初诊方药 10 付，水煎服，月经来潮，量稍多，色黯红，上述治法连用 3 个月经周期，月经周期正常，诸症缓解。

五诊：2009 年 10 月 3 日因恶心厌食，月经 50 天未行，就诊，经 B 超检查确诊为早孕。病愈，至足月分娩，现母子均健。

病例 2：王某，34 岁，已婚，2008 年 4 月 20 日初诊。

病史：月经紊乱 6 年，伴不孕 5 年。患者既往月经规律，5/30 天，量中，自 2002 年做"人工流产"后，出现月经后期，渐至闭经。曾多次用倍美力加安宫黄体酮人工周期治疗但停药后病情如故。现闭经 3 个月，Lmp：1 月 15 日，平素精神抑郁，伴头晕，腰酸乳胀，经前尤甚，胸闷，月经量少，色黯，有块，舌质淡黯，苔薄根稍腻，脉沉细。体格检查：身高 160cm，体重 67kg，腰围 115cm，臀围 108cm，妇科检查：外阴已婚未产型，阴道通畅，宫颈光滑，子宫后位，稍小，活动可，无压痛，双侧可触及增大的卵巢，活动度好。分泌物：白、黏、少。其丈夫精液常规检查各项均正常。辅助检查：盆腔彩超：子宫后位，右侧卵巢 43mm×

53mm,左侧卵巢 45mm×55mm,双卵巢可见数个大小不等的卵泡。查血清激素：FSH：4.2mIU/ml,LH：18.9mIU/ml,E_2：25pg/ml,T：85ng/dl,PRL：19.5ng/ml,P：0.8ng/ml。

中医诊断：不孕症；西医诊断：多囊卵巢综合征

辨证：肾虚肝郁。

治疗：益肾解郁调经。

处方：熟地 25g　当归 15g　白芍 25g　菟丝子 20g　枸杞子 15g　丹参 25g　香附 15g　山药 25g　甘草 10g　8 付,水煎服。

二诊：服上药后乳胀消失,诸症同前,舌质淡红,苔薄白,脉沉。于上方中加入鸡血藤 50g,益母草 50g,8 付水煎服。

三诊：服上药后,月经量较前增多,头晕腰酸,胸闷诸症已明显好转,舌淡红苔薄白,脉细滑,于上方中去香附、鸡血藤、益母草,加入紫石英 30g,川断 15g,鹿角霜 20g,暖宫益肾,8 付水煎服。

四诊：服上药后,月经周期正常,月经量明显增多,色红,上述诸症悉除,投毓麟丹,6 粒/次,日 3 次口服。

五诊：2 月后因停经就诊,经 B 超检查确诊为早孕。至孕足月顺产 1 女婴,现母子均健。

病例 3：田某,25 岁,2007 年 5 月 10 日初诊。

病史：该患自 14 岁初潮起月经周期就多迟后。常 45～60 天一行,近 2 年来发展到 3～5 个月经停不行。用复方黄体酮尚可催行,停药后病情依然。经量偏少,色黯滞,夹有血块。Lmp：2007 年 2 月 27 日,现停经 70 余日,带下几无,体型丰腴,面部痤疮较多,时有腰酸,性急易怒。舌淡尖红体胖,苔根稍腻,脉细弦。体格检查：身高 156cm,体重 67kg,腰围 111cm,臀围 108cm。妇科检查：外阴已婚未产型,阴道通畅,宫颈光滑,子宫前位,稍小,普硬,活动可,无压痛,双侧附件未触及。分泌物：白、黏、少。辅助检查：盆腔彩超：子宫前位,55mmm×38mm×25mm,双卵巢体积增大,其内见 10 余枚小卵泡。查血清激素：E_2：25pg/ml,T：79ng/dl,PRL：17ng/ml,FSH：7.2mIU/ml,LH：25.1mIU/ml,P：2.5ng/ml。

中医诊断：月经后期；西医诊断：多囊卵巢综合征

辨证：肾虚肝郁,痰瘀互结。

治法：益肾柔肝,化瘀祛痰。

处方：柏子仁 15g　熟地 25g　续断 15g　卷柏 15g　泽兰叶 15g　益母草 50g　陈皮 15g　半夏 10g　茯苓 25g　菖蒲 15g　甘草 10g　10 剂,水煎服。

二诊：月经虽仍未行,但已见带下,心烦寐浅,舌淡胖,边尖红,脉细弦。拟益肾活血化痰,佐以宁心。处以上方去胆南星、川贝、皂刺,加牛膝 10g,苍术 10g,

合欢皮 10g,远志 10g,郁金 10g,服 7 剂。

三诊:服上药后面部痤疮明显减少,基础体温双相高温相已有 4 日,舌淡红,苔薄白,脉细。拟益肾柔肝,滋阴助阳,阴血已长,痰湿已化,将首诊方去陈皮、半夏、茯苓、菖蒲,加杜仲 10g,鹿角片 10g,紫石英 15g,以加强助阳之力,维持卵巢黄体功能,10 剂。

四诊:基础体温已升至高相 14 天,自觉乳胀明显,有月经将来之势,拟疏肝解郁,活血通经。

处方:丹参 10g　丹皮 10g　赤芍 10g　制香附 10g　泽兰 10g　红花 10g　川牛膝 10g　茯苓 10g　益母草 15g　鸡血藤 30g　桂枝 10g　7 剂

五诊:服上药后月经来潮,量较前多,色黯红,夹小血块,痛经不显,舌淡红,苔薄白,脉细。经净后再以益肾健脾柔肝等法,按以上法则治之,交替遣方用药,治疗 3 个疗程,建立了正常的月经周期,基础体温双相。

【按语】

PCOS 相当于中医学的"月经后期"、"闭经"、"崩漏"、"癥瘕"、"不孕"等范畴,在多年的临床实践中,杨老深深体会到其发病主要是肾气—天癸—冲任—胞宫之间生克制化失调,而肾虚又是其主要因素,并与心、肝、脾、肺功能失调密切相关,其中又以肝、脾更为密切。肾藏精,为元阴元阳之所,主生殖,"肾为月经之本","经水出诸肾"。肾精不足,元阴亏虚,冲任气血乏源,无以下注胞宫,或肾阳虚弱,气化不利,不能推动月经,均可致月经量少、后期,甚至闭经不潮。而气血津液不足,或肾气化不利,或肾虚不能协助肝脾以司疏泄运化,肝郁脾虚,则痰瘀内生。故患者往往表现黑棘皮症,或面色发黯,或月经色黯有血块,或小腹胀痛,或舌黯有瘀点,脉弦等瘀血之象,以及形体肥胖,或下肢明显增粗而又非水肿,时有带下量多等痰湿内盛和湿邪下注之征。瘀血痰湿,互为因果,久而成癥,结于卵巢冲任,乃成顽症。肾阴亏虚,阴不制阳,尚可见口干,便干,手足心热,烦躁失眠等水亏火旺之象。此外,肾阴虚火旺,或肝郁化火,皆可迫血妄行,加之脾虚不摄,或瘀血内阻、血不循经,又可致崩漏之疾。至此,肝肾阴血不足,胞脉失养,或肾阳亏虚不能温煦胞宫,或肝郁气血不和冲任不能相资,或痰瘀阻滞胞脉闭塞不能摄精,乃成不孕之症。杨老临床应用中药人工周期疗法,以生殖有赖于肾—天癸—冲任—胞宫之间的平衡为理论依据,结合西医学性腺轴卵泡发育的不同阶段给予周期性的中药治疗。以益肾柔肝,化瘀祛痰,顺应周期性选方用药,治疗本病往往能取得较好的疗效。

(陈欣)

王耀廷

王耀廷,男,1940 年 1 月生于吉林省九台市,中医世家。1965 年于长春中医学院(现长春中医药大学)中医医疗专业(六年制)毕业后,留校从事中医妇科教学、医疗及科研工作。1983 年任长春中医学院副院长、教授、主任医师、研究生导师,吉林省名中医。历任中国中西医结合学会常务理事、中华中医药学会理事、妇科分会常务理事、吉林省中医学会名誉理事长、吉林省省管优秀专家审评委员会委员、吉林省周易研究会常务理事长、全国名老中医继承工作指导老师。他精于中医妇科,尤以治疗子宫内膜异位症、闭经溢乳综合征、子宫肌瘤、盆腔炎、不孕症等见长。主要著作有《今日中医妇科》等 50 余部。发表论文 50 余篇。他主持的多项科研成果获吉林省中医管理局、卫生部等重大科技成果奖。曾培养研究生 10 余人,带高徒 2 人。1992 年被国家人事部授予"国家有突出贡献中青年专家"称号,享受国务院颁发政府特殊津贴,1993 年吉林省政府颁发"吉林英才"奖章,并将其事迹收录于《吉林英才馆大观》。

【诊治特点】

一、对 PCOS 的认识

由于多囊卵巢综合征(PCOS)多伴有肥胖、多毛、月经不调、不孕等,审证求因,其发病机制多可归咎于肾脾阳虚,冲任损伤,胞宫失煦。

中医学认为脾虚则运化失职,水液停聚为痰为饮。肾主水,为水火之宅,受五脏六腑之精而藏之。若肾阳不足,气化功能衰减,则不能蒸动水液,亦可停聚为痰饮。又因脾之运化全赖肾阳之温煦,若肾阳不足,命火式微,必然导致脾阳亦虚,而致脾肾阳虚,痰湿内蕴。因此,肾阳虚为本病的基本病机和最为常见证型。由此引发的兼证可见痰湿内蕴、痰瘀互结、气滞血瘀、肾虚肝郁等。而且同一病人在不同阶段也可出现不同的兼证。

《内经》云:"冲为血海,任主胞胎"。湿痰瘀血,阻滞冲任则月经不调,或闭止不行,或不孕;瘀血不去,新血难安,又可致崩漏反复发作。前贤有言"带脉属于脾经",脾虚则带脉失约,痰湿之邪滞着带脉,则赘肉堆积于腰腹,故多呈苹果型肥胖。

二、辨证分型

王耀廷教授认为,PCOS 最常见者为脾肾阳虚,痰湿内阻证,其次为脾肾阳虚,痰瘀互结证,第三为肾虚肝郁证。其他如肝郁脾虚证、肝郁化火证等。

1. 脾肾阳虚,痰湿内阻证　证见月经不调,或闭止不行,或婚久不孕,形体肥胖,面色浮白,或有痤疮,多毛,神疲乏力,腰膝酸软,四肢不温,畏冷,便溏,寐少梦多,舌体胖大有齿痕,舌苔白或白腻,脉象沉滑,或沉弦,或弦滑,或弦细滑。治宜温肾健脾,化痰除湿。右归丸合苍附导痰汤化裁。

2. 脾肾阳虚,痰瘀互结证　证见月经稀发,经量或多或少,色黯有块,伴有经行腹痛,块下痛缓,或经闭,或婚久不孕。平素少腹冷痛,四肢逆冷,形体肥胖,夜多噩梦,面部或胸前、背部痤疮,肌肤甲错,舌质淡黯,或紫黯,或有瘀点瘀斑,舌苔薄白或白腻,脉象沉弦或弦涩。基础体温多呈单相型。治宜温肾健脾,化痰逐瘀。理冲汤合芎归二陈汤加减。

3. 肾虚肝郁证 证见月经先后不定期,经量多少不等,或闭止不行,或崩中,或漏下,或婚久不孕,腰膝酸软,精神抑郁,心烦易怒,夜寐多梦,经前乳胀,胸胁少腹胀痛,舌淡青或舌心隐青,苔薄白或薄黄,脉象沉弦,或细弦,或弦滑。治宜补肾疏肝,理气调经。傅氏定经汤加减。

三、用药特点

1. 善用对药 王耀廷教授善用紫石英配鹿角霜,温养奇经以暖胞宫;用香附配苍术,理气健脾燥湿,不治痰而痰自消;川贝配陈皮以疏郁散结;乌贼骨配茜草以化瘀止血;当归配川芎以养血活血;黄芪配当归以补气养血;熟地黄配山茱萸以补肝肾;淫羊藿配补骨脂以补命火,暖肾阳,与熟地黄、山茱萸合用则有阴生阳长,阴阳相济之妙。

2. 中药日服3次 王耀廷教授力主遵循古训,无论汤剂丸剂皆当以日服3次,甚至"日3夜1"为度。

【典型病例】

病例1:王某,35岁。因结婚5年,配偶健康,未避孕未孕,于2012年2月10日初诊。

患者16岁月经初潮,5~6天/4~6个月,量少,色淡无块,经行无腹痛,现又3个月未行经。3年前曾被诊为甲状腺功能减退。现常感腰酸背凉,畏冷,四肢不温,口干不渴,夜寐不实,纳可便溏。曾于某医院诊为PCOS,用达英-35、二甲双胍等治疗半年未见明显疗效,故来就诊。症见:停经3个月,神态自然,面白虚浮,形体肥胖(身高162cm,体重70kg),肌肤甲错,四肢多毛,时作太息,舌质淡胖,边有齿痕,舌苔白腻,脉象沉细滑。

中医诊断:不孕症,月经后期;西医诊断:多囊卵巢综合征

辨证:脾肾阳虚,痰湿内阻。

治法:温肾健脾,化痰除湿。

处方:熟地黄20g 山药15g 山茱萸15g 菟丝子20g 枸杞子30g 桂枝15g 附子10g 当归15g 淫羊藿15g 鹿角霜30g 紫石英50g 苍术15g 香附10g 10剂,水煎服,日3次。嘱其控制饮食,增加运动以减肥,并测定基础体温。

二诊:2012年3月23日,服上方20剂,月经仍未潮,近日乳房发胀,背凉畏冷减轻,手足转温,白带稍增多,睡眠较好,纳可便和,体重减轻2kg。面色已略显红润,上臂黑棘皮症已减轻,舌淡红苔薄白,脉沉滑,右寸稍显洪滑之象。此为肾气渐充,脾气转旺,痰湿渐化,冲任之气渐复,用补肾化瘀通经之法。

处方:柏子仁20g 熟地黄20g 牛膝15g 续断15g 卷柏15g 泽兰

20g 当归 15g 川芎 15g 赤芍 15g 王不留行 20g 路路通 10g 5 剂,水煎服,日 3 次。

三诊:2012 年 4 月 2 日,3 月 27 日月经来潮,量中等,色黯红,有血块,伴小腹痛,血块下后,腹痛减轻,5 天净。舌质淡红,齿痕已变浅,舌苔薄白,脉象沉细缓。经水已通,继予温肾健脾,调理冲任之品。以 2 月 10 日方去桂枝、附子、当归,加覆盆子 20g,蛇床子 15g,黄芪 50g,茯苓 15g,丹参 30g。10 剂,水煎服,日 3 次。

四诊:2012 年 5 月 22 日,停经 55 天,背凉畏冷已愈,睡眠不佳,夜间多梦,白带不多,饮食正常,二便尚和,体重已减至 67kg,BBT 仍呈单相,舌质淡红,边有齿痕,苔薄黄,脉沉弦滑。肾气虽已渐复,痰瘀仍难尽除,予柏子仁丸补肾化瘀,加远志、石菖蒲既可交通心肾又可化瘀通络,加当归、川芎以养血活血。

处方:柏子仁 15g 熟地黄 15g 泽兰 20g 牛膝 15g 丹参 30g 远志 10g 石菖蒲 15g 当归 15g 川芎 15g 苍术 15g 香附 10g 淫羊藿 15g 10 剂,水煎服,日 3 次。

五诊:2012 年 6 月 9 日,月经仍未潮,无明显不适,BBT 仍单相。舌脉同前。上方加王不留行 20g,路路通 10g。7 剂,水煎服,日 3 次。

六诊:2012 年 7 月 21 日,停经 4 个月,近来出汗较多,气短乏力,心烦多梦,胸闷腹胀,BBT 仍单相。目下青黯,舌质黯红,舌苔薄白,脉象沉弦。病久不愈,求子心切,气滞血瘀,阻滞冲任,经络不畅。治以益气补肾,化瘀通络之法。用理冲丸加味。

处方:黄芪 50g 淫羊藿 15g 三棱 10g 莪术 10g 白术 15g 土鳖虫 15g 水蛭 10g 鸡内金 15g 牛膝 15g 茯苓 15g 7 剂,水煎服,日 3 次。

七诊:2012 年 7 月 28 日,月经仍未来潮。心烦多梦减轻,出汗减少,饮食二便正常,黑棘皮症几近消失,BBT 仍单相,舌质淡红,舌苔薄白,脉象沉细滑。瘀血渐化,攻坚破积之品不可久用,仍以温肾健脾暖宫为法。予初诊方加减,10 剂,水煎服,日 3 次。

八诊:2012 年 9 月 15 日,月经已近 6 个月未潮,刻下腰酸乳胀,心烦多梦,饮食二便尚可,白带不多,BBT 单相,舌质深红,舌苔薄白,脉象沉弦。月经闭久不行,情怀抑郁,气滞血瘀之征又现。在温肾健脾之基础上,酌加行气活血通经之品以促排卵。

处方:苍术 15g 香附 15g 茯苓 15g 半夏 10g 淫羊藿 15g 仙茅 15g 巴戟天 30g 当归 15g 川芎 15g 三棱 15g 莪术 15g 王不留行 20g 路路通 10g 牛膝 15g 7 剂,水煎服,日 3 次。

九诊:2012 年 10 月 12 日,月经仍未行,但 BBT 高温相已持续 12 天,现觉轻度乳胀,余无明显不适。舌红苔薄黄,脉象弦滑。肾气已充,脾湿得化,瘀血消散,已经排卵,怀孕可期,姑予补肾健脾调治。

处方:黄芩 15g 白术 15g 桑寄生 15g 菟丝子 15g 杜仲 15g 续断 15g 山药 15g 当归 10g 丹参 15g 甘草 10g 7 剂,水煎服,日 3 次。

十诊:2012 年 10 月 20 日,BBT 高温相持续 19 天,饮食、二便正常,睡眠佳,心情好。坚持徒步锻炼,体重已降至 63kg。面色微红润,肌肤光滑,黑棘皮症已全消失,舌质淡红,舌苔薄白,脉象滑利,尿妊娠试验阳性。治宜补肾健脾,益气养血以护胎元。

处方:黄芪 30g 黄芩 15g 白术 15g 杜仲 15g 续断 15g 菟丝子 15g 桑寄生 15g 山药 15g 当归 10g 甘草 10g 7 剂,水煎服,日 3 次。嘱定期检查。

2013 年 3 月 20 日家人来告已孕 24 周,一切正常。

病例 2:塔某,31 岁,因月经淋漓不断 20 天,未避孕未再孕 1 年余,于 2011年 9 月 10 日初诊。

14 岁月经初潮,3～5 天/40～90 天,量时多时少,色黯有块,伴经行腹痛。近 2 年,或经水淋漓不止,或大下如崩,或闭止不行。曾于多家大医院诊为"PCOS"、"功能失调性子宫出血",给予达英-35、二甲双胍等治疗,2010 年 4 月曾用西药促排卵治疗,怀孕 50 余天时,胚胎停止发育而流产。现阴道流血已 20天,量少淋漓,色黯红,偶有小块,块下后小腹痛减轻,腰酸畏冷,夜多梦魇,纳呆便溏。形体较胖(身高 163cm,体重 68kg)。面色晦黯不泽,神情抑郁,四肢多毛,皮肤粗糙(黑棘皮症阳性),舌质淡黯胖大,边尖有瘀点,舌下脉络迂曲,舌苔薄白,脉象沉弦细滑。

中医诊断:崩漏,不孕症;西医诊断:多囊卵巢综合征

辨证:肾阳不足,痰瘀互结。

治法:补肾化瘀止血。

处方:熟地黄 40g 山茱萸 20g 山药 20g 菟丝子 15g 枸杞子 20g 女贞子 15g 墨旱莲 15g 乌贼骨 40g 茜草 10g 黄芪 50g 当归 15g 藕节 50g 鹿角胶 15g(烊化) 7 剂,水煎服,日 3 次。

二诊:2011 年 9 月 17 日,服上方 5 剂血止,仍觉腰酸乏力,四肢不温,性欲淡漠,睡眠欠佳,梦魇减少,大便稀。舌脉如前。血已止,宜补肾健脾,化瘀豁痰,调理奇经为治。

处方:上方去藕节,加紫石英 50g,淫羊藿 15g,补骨脂 15g。7 剂,水煎服,日 3 次。

三诊:2011 年 9 月 24 日,手足转温,腰酸亦轻,性欲转佳,眠、食、二便均可。脉象弦滑,舌体变薄,舌色亦转红活,瘀点减少,舌下脉络变细,舌苔薄白。继用温肾健脾化痰之法。因患者工作需要外出 2 个月,要求服中成药。予本院制剂

毓麟1号胶囊(主要成分:红参、鹿茸、紫石英、菟丝子、枸杞子、熟地黄、山茱萸、桑螵蛸等)及毓麟3号胶囊(主要成分:苍术、香附、半夏、陈皮、茯苓、川贝、石菖蒲、远志、菟丝子、淫羊藿、巴戟天等),每日3次,每次各服5粒。

四诊:2011年11月24日,服上药2个月,月经已2个月未行,近日乳胀,少腹胀,纳少梦多,便和,皮肤已较光滑。面色较红润,舌红苔薄白,脉弦滑。肾气渐复,瘀痰渐化,予补肾通经。

处方:熟地黄20g　山药15g　山茱萸15g　香附10g　茯苓15g　当归15g　川芎15g　牛膝15g　卷柏15g　泽兰20g　王不留行20g　路路通10g　7剂,水煎服,日3次。

五诊:2011年12月1日,月经未潮,乳胀减,腰酸已愈,白带略增多,纳眠、二便均可。舌脉同前。继予上方加三棱15g,莪术15g,鸡内金15g。以增破瘀之力。

六诊:2011年12月8日,服上药4剂后月经来潮,量较多,色黯红,有血块,腰腹不甚痛,7天净。皮肤光滑,黑棘皮症全消,面色转红润,舌红苔薄白,脉弦滑。瘀痰已散,仍以补肾调经为主。

处方:紫石英50g　鹿角霜30g　熟地黄20g　山药15g　山茱萸15g　菟丝子15g　枸杞子30g　桑椹20g　五味子15g　茯苓15g　淫羊藿15g　补骨脂15g　当归15g　川芎10g　14剂,水煎服,日3次。

七诊:2012年1月28日,月经已50天未行,饮食、二便如常,脉动滑利,舌质淡红,舌苔薄白,尿妊娠试验阳性,B超见胎囊胎心。妊娠虽可喜可贺,仍须防前车之失。胎气全赖肾以系之,脾以载之,气以护之,血以养之。予补肾健脾益气养血之剂以固胎元。

处方:熟地黄20g　山茱萸15g　山药15g　党参15g　白术15g　当归10g　桑寄生15g　菟丝子15g　枸杞子15g　竹茹15g　桑叶15g　丝瓜络10g　杜仲15g　10剂,水煎服,日3次。嘱定期检查。

2012年12月其友人来诊告知,患者于2012年9月足月顺产一女婴,体重3.8kg,甚壮。

病例3:栗某,27岁,因月经延后10年,于2012年6月9日初诊。

自15岁月经初潮即不规则,4~5天/40~90天,量中等,色红,经行无腹痛。大学毕业已2年,未就业,亦未结交男友,一心考研,二试不第,心情焦虑,近1年月经3~4个月一行,量时多时少,经前乳房及胸胁少腹均胀痛,平素腰酸乏力,记忆不佳,夜梦纷纭,尿频便溏,白带较多。曾在某医院诊为PCOS,服用妈富隆、达英-35等治疗近半年,未见明显效果,现停经50余天。形体中等(身高160cm,体重51kg),面色晦黯,面颊及下颏多发痤疮,口周有小胡须,精神抑郁焦躁,舌质黯红,舌心隐青,舌苔薄白,脉象沉弦细。

中医诊断:月经后期;西医诊断:多囊卵巢综合征。

辨证:肾虚肝郁。

治法:补肾疏肝。

处方:生地黄 20g　山茱萸 15g　山药 15g　茯苓 15g　牡丹皮 15g　枸杞子 20g　菟丝子 15g　覆盆子 20g　车前子 15g　当归 15g　川芎 10g　赤芍 15g　牛膝 12g　7 剂,水煎服,日 3 次。

二诊:2012 年 6 月 16 日,近日乳胀腹胀,心烦多梦,带下增多,仍觉腰酸乏力,夜尿稍减少。舌质黯红,苔薄黄,脉象沉弦。乳胀心烦乃郁滞较甚,宜加重理气疏郁通经之品。上方加香附 10g,路路通 10g,王不留行 20g。7 剂,水煎服,日 3 次。

三诊:2012 年 6 月 26 日,月经仍未行,胸胁少腹胀闷,乳房胀痛难忍,头痛心烦,夜寐多梦,舌黯红,苔薄黄,脉沉弦,两寸浮滑。气滞血瘀,阻碍经行,当予行气逐瘀以通经,以血府逐瘀汤化裁。

处方:当归 15g　川芎 10g　赤芍 15g　桃仁 15g　红花 15g　柴胡 10g　白术 15g　茯苓 15g　枳壳 15g　牛膝 15g　卷柏 15g　王不留行 20g　路路通 10g　7 剂,水煎服,日 3 次。

四诊:2012 年 7 月 7 日,6 月 30 日月经来潮,量较多,色黯,质稠,有小血块,7 天净,乳胀腹胀均已消失,纳可、便和,睡眠亦转佳。舌红苔薄白,脉弦缓。经水虽通,仍宜补肾养血疏肝。

处方:丹参 30g　生地黄 20g　当归 15g　白芍 15g　山茱萸 20g　山药 15g　茯苓 15g　牡丹皮 15g　柴胡 10g　甘草 10g　7 剂,水煎服,日 3 次。

五诊:2012 年 7 月 28 日,近日读书备考着急上火,咽痛,口苦,耳痒,耳内出黄水,眼生"偷针",便燥溲黄,腰酸心烦,夜寐不宁。舌红苔薄黄,脉弦数。肝郁化热,龙雷火起。治宜清肝泻火,予加味逍遥汤合龙胆泻肝汤,以救其急。

处方:生地黄 20g　牡丹皮 15g　栀子 15g　柴胡 10g　当归 10g　白芍 15g　龙胆草 10g　茯苓 15g　荆芥 15g　黄芩 15g　薄荷 10g　甘草 10g　7 剂,水煎服,日 3 次。

六诊:2012 年 8 月 9 日,7 月 30 日月经来潮,血量中等,色红无块,7 天净,咽痛耳痒及针眼均已痊愈,二便和,睡眠可。痤疮未新发。舌红苔薄黄,脉弦,面部仍有痤疮。肝火虽暂清,仍须补肾清肝以治之。予滋水清肝饮化裁。

处方:生地黄 20g　山茱萸 15g　山药 15g　牡丹皮 15g　茯苓 15g　柴胡 10g　香附 10g　白芍 15g　当归 15g　栀子 10g　甘草 6g　7 剂,水煎服,日 3 次。

七诊:2012 年 8 月 21 日,近日腰酸乳胀,带稍多,余无明显不适。舌质淡红,舌苔薄白,脉弦滑。乳胀,脉见弦滑乃冲脉气盛,月事将来之兆,予养血行血以促经潮。

处方：当归 15g　川芎 10g　赤芍 15g　熟地黄 20g　牛膝 10g　卷柏 15g　泽兰 20g　续断 15g　王不留行 15g　7 剂，水煎服，日 3 次。

八诊：2012 年 9 月 18 日，8 月 29 日月经来潮，量色均正常，6 天净，无腰酸腹痛，饮食、二便均正常，睡眠仍梦多。舌淡红，苔薄白，脉缓。月经已基本正常，肾气渐充，肝气得疏，嘱服逍遥丸与六味地黄丸以善其后，更要舒缓情志，合理饮食，忌食辛辣，适当运动，劳逸结合，以利养生。

【按语】

PCOS 的病因病机主要为肾阳虚衰，脾阳不振，运化失常，水湿停聚，为痰为饮，损伤冲任督带，而致月经不调、或闭或崩，或婚久不孕。在整个疾病发生发展演变过程中，总以脾肾阳虚为主，也会在不同阶段出现气滞血瘀、痰湿阻滞、肝郁化火等不同证候。因此，治法总以温肾健脾，调摄冲任为要，兼顾行气、化瘀、豁痰、除湿诸法，随证而施。不可拘于一法一方，贵在随证变通。

病例 1 为脾肾阳虚、痰湿内阻证，故初诊以温肾健脾、化痰除湿之法，以右归丸合苍附导痰汤加减。重用紫石英、鹿角霜。《神农本草经》载："紫石英，味甘温无毒，主女子风寒在子宫，绝孕十年无子"。《叶天士妇科医案》有"冲脉为病，用紫石英以为镇逆；任脉为病，用龟板以为静摄；督脉为病，用鹿角以为温煦；带脉为病，用当归以为宣补"，可为调理奇经之准绳。香附为理气调经之圣药，苍术为健脾化湿之佳品，故每多用之。诊至五六次时，患者月经日久不行，求子心切，情愫忧郁，出现气滞血瘀之征，经加用三棱、莪术、王不留行、路路通等化瘀通经之品，于第九诊时，基础体温呈现双相，且高温期已持续 12 天，证明已有排卵，且黄体功能较好，有怀孕之可能，而予补肾健脾，益气养血之剂。至第十诊时，基础体温高温期已持续 19 天，脉见滑利之象，尿妊娠试验阳性，证明已经怀孕。

病例 2 患者曾经多家医院诊为"功能失调性子宫出血"、"多囊卵巢综合征"等，来诊时值子宫出血 20 余天，结合脉舌及临床表现，其为肾阳不足，冲任亏损，痰瘀互结而致崩漏屡发。严洪志总结历代医家治疗崩漏经验指出："古贤治暴崩，重在心脾，温之补之；治久崩，重在肝肾，清之通之；治屡崩屡愈者，必静摄任阴，温煦冲阳；治漏下，以固摄为主，或疏肝阳，或补奇脉。"深得治崩漏之真谛。故采用补肝肾，调冲任，化瘀痰之法，以右归丸合二至丸、当归补血汤加乌贼骨、茜草等，俾瘀痰化则新血安，肾气旺则水火安其窟宅。坚持补肾健脾化瘀豁痰为治，待任脉通，太冲脉盛，而毓麟矣。

病例 3 凤本肾气不足，冲任亏虚，血海不能按时满溢而致月经后期或稀发。更因疾厄缠绵，情怀忧郁，终身无依，又添许多愁绪，终成肾虚肝郁之证。考研不第，刻苦攻读，黄卷青灯，劳心思虑，过耗肾水真阴，水不涵木，肝火升扰，上攻耳目，而发耳痒流水，目睑生风粟（俗称偷针），急用清肝泻火之剂而缓解。但肾虚肝郁非短期可复,故坚守补肾疏肝之治而奏效。

(王丹 洪天一)

董克勤

董克勤,女,1940年生于吉林省长春市。1965年以优异的成绩毕业于长春中医学院(现长春中医药大学),于吉林省中医药科学院妇科从事中医妇科临床、科研、教学工作。教授,主任医师,吉林省名中医,全国老中医药专家学术经验继承工作指导老师,全国名老中医董克勤工作室创始人,享受国务院政府特殊津贴。历任全国中西医结合妇科学会理事,吉林省暨长春市中医学会妇科专业委员会副主任委员,省新药评审委员,吉林省妇联三届执行委员,国家中医药科技进步奖评委,全国中医药学会中医药临床疗效评价委员会委员,香港中国医药学院客座教授。曾研制"妇炎康"、"潮安"、"治糜灵栓"、"坤净栓"等多项科研成果,对中医妇科临床积累了丰富的经验,尤其在多囊卵巢综合征(PCOS)的治疗方面很有特色,临证思路新颖独特,辨证施治得法。

【诊治特点】

一、对 PCOS 的认识

现代中医医家根据各自的临床经验有不同的看法,但大都认为此病的发生与肾、脾、肝三脏功能失调及痰湿、血瘀密切相关。董老认为本病的病变机制是肾—天癸—冲任轴的平衡关系失调,脾肾虚是致病之本,肾主藏精,肾精通过经脉滋养冲任。肾气旺盛,肾中真阴不断得到充实,天癸逐渐成熟。脾为气血生化之源,精血同源,精可化生为血,精充则血盛,而血为月经的物质基础。因此,脾肾虚是本,是疾病的核心病机,或兼有气滞、痰湿、肝郁或血瘀等。

二、辨证分型

在对 PCOS 的辨证方面,董老根据传统中医理论,结合个人临床经验,分为肾精亏虚、脾虚痰阻、气滞血瘀三大证型。肾精亏虚型治以补肾调经,脾虚痰阻型治以健脾化痰,气滞血瘀型治以疏肝理气,活血通络。调整月经周期治疗是在中医基础理论上的根据卵巢的生理周期改变,借鉴西医学的相应疗法,按照月经周期人体的气血变化特点,给予不同的中药配伍进行周期治疗。

1. 肾精亏虚型 肾为先天之本,元气之根。先天不足,房事不节,肾气素虚,则冲任脉衰,胞失滋养,不能摄精成孕。肾阳虚,命门火衰,不能温化肾精以生天癸,冲任气血不通,阻塞经络,故闭经、不孕。症见婚久不孕,月经量少,经期延后或闭经,腰背酸痛,白带清稀,畏寒,困倦乏力,舌淡,舌体胖嫩有齿痕、苔薄白,脉沉细或细弱。

2. 脾虚痰阻型 脾为气血生化之源,脾虚而化源不足,血虚气弱,血海空虚,无血可下,脾气虚致脾失健运,水湿内生,湿聚脂凝,冲任阻滞,胞脉受阻,营血不得下,血海空虚致月经后期、稀发,渐至闭而不行。症见经闭不孕,头身困重,纳呆便溏,毛发浓密,面部痤疮,带下量多、黏稠,舌淡白,舌体胖大有齿痕,苔薄白或腻,脉弦滑。

3. 气滞血瘀型　肝主疏泄,性喜条达,若七情内伤,肝气郁结不达,疏泄失常,气血瘀滞,冲任不通而致月经量少,稀发渐至闭经。症见月经量少或闭经,色紫黯有块,经行胁肋及两乳胀痛,面色黯黄隐青,面部有较多痤疮,经前加重,舌质淡黯,边有瘀点,舌下脉络青紫,脉弦涩。

三、用药特点

在本病的用药方面,董老主张以补脾益肾,养血通经为主方来治疗。经验方药自拟为补脾益肾通经方:当归 30g,熟地 15g,川芎 10g,山药 20g,党参 20g,黄芪 25g,葛根 20g,桑椹 20g,枸杞子 25g,焦白术 15g,炙甘草 10g。方中当归活血养血,调冲任,熟地、山药滋阴养血益精为君,葛根、桑椹、枸杞温补肝肾,又能补益精血。党参、黄芪、焦白术健脾益气,川芎引诸药入血海,使血海生化之源充足,月事可下。甘草调和诸药。诸药合用,先后天之本同补,气血同调,全方共奏补脾益肾,养血通经之功,从而使冲任和调,月经如期,达到排卵通经的目的。

临证加减:偏肾阴虚加山茱萸、女贞子、菟丝子;偏肾阳虚加仙茅、淫羊藿、鹿角霜等;痰湿偏盛型,加石菖蒲、胆南星、陈皮、半夏;血瘀型,加三棱、莪术、桃仁等;肝气郁滞型,加柴胡、枳壳等。

中药调理周期治疗方面:经后期经水刚净,精血耗伤,血海空虚,卵泡处于开始发育阶段,肾为经水之源,肾阴为月经来潮的物质基础,肾中真阴充实,肾精充盛,才能使月经按时来潮。治以补肾填精养血为主,以促卵泡发育,加女贞子、桑椹子等;排卵前卵泡渐渐发育成熟,这一时期是由阴转阳的过渡阶段,治疗上用滋肾活血以促卵泡排出,酌加丹参、川芎等;月经前期肾气旺,天癸充,冲任盛,为阳气活动旺盛阶段,治以补肾助阳,使脏腑和顺,痰湿自化,络脉得通,月事如常,选加仙茅、淫羊藿、鹿角霜等。月经期黄体萎缩,内膜剥脱,月经来潮,为阳转阴阶段,治宜因势利导,以活血化瘀通络为主,选加丹参、赤芍、泽兰等。

【典型病例】

病例 1:张某,女,37 岁。因月经延后 1 年,于 2010 年 8 月 25 日初诊。

患者 14 岁初潮,月经不规律,45 天至 2 个月一行,5 天净,月经量少,色黯有血块。外院曾诊断为 PCOS,口服补佳乐及黄体酮后月经正常来潮,停用人工周期后月经后期或闭止不行。Lmp:2010 年 7 月 8 日,现停经 47 天,尿妊娠试验阴性。形体肥胖,自觉乏力,腰酸,头晕耳鸣,舌淡黯,舌体胖大有齿痕,苔白腻,脉沉滑。畏寒肢冷,周身困重,毛孔粗大,多毛,黑棘皮症阳性。辅助检查:B 超示:卵巢呈多囊改变,子宫内膜厚 0.57cm;性激素六项 FSH:5.47mIU/ml,LH:

10.05mIU/ml,E$_2$:156pmol/L,P:2.05nmol/L,PRL:18.01mIU/L,T:2.71ng/ml。

中医诊断:月经后期;西医诊断:多囊卵巢综合征

辨证:肾虚痰阻。

治法:补肾化痰通络。

处方:当归30g　熟地黄20g　女贞子15g　泽兰15g　丹参15g　赤芍15g　益母草25g　山药20g　陈皮15g　胆南星10g　牛膝15g　桑椹子15g　6剂,水煎服。

二诊:2010年9月10日,服上述药物治疗后,于2010年9月3日月经来潮,量中等,色黯红,无腹痛,仍觉乏力腰酸,头晕耳鸣。舌淡黯,苔腻,脉沉细。以滋阴补肾、养血益精之中药促卵泡发育。

处方:当归30g　熟地黄20g　女贞子15g　山药20g　桑椹15g　葛根20g　墨旱莲15g　枸杞子20g　山茱萸15g　茯苓15g　胆南星10g　甘草10g　10剂,水煎服。

三诊:2010年9月21日,服上述药物治疗后,患者乏力腰酸、头晕耳鸣症状缓解。舌淡黯,苔白,脉沉细。给予温阳补肾,活血通经之中药调整月经周期。

处方:当归30g　熟地黄15g　川芎10g　山药20g　葛根20g　桑椹20g　山茱萸15g　泽兰15g　仙茅25g　巴戟天15g　益母草25g　炙甘草10g　10剂,水煎服。

四诊:2010年10月4日,患者因服药后月经未来潮来诊,乏力,头晕耳鸣症状消失,小腹隐隐作痛、腰酸痛。舌淡黯,苔薄白,边隐青,舌下脉络青紫,脉沉滑。

处方:当归30g　熟地黄20g　川芎15g　泽兰15g　丹参15g　赤芍15g　益母草25g　牛膝15g　桃仁15g　红花10g　甘草10g　5剂,水煎服。

五诊:2010年10月10日,患者服上述中药4剂后,于2010年10月9日月经来潮,月经量明显增多,色黯红,有血块,伴小腹痛,腰酸,舌质淡红,苔薄白,舌下青紫消失,脉沉。再给予患者按此周期疗法调整1年,月经按时来潮,基础体温测定双相,查血:FSH:5.2mIU/ml,LH:6.05mIU/ml,E$_2$:78pmol/L,P:2.05nmol/L,PRL:13.01mIU/L,T:1.71ng/ml。1年后随访,体重减轻,月经按时来潮。

病例2:谭某,女,30岁。因月经量少8个月,于2011年3月11初诊。

患者既往月经规律,Lmp:2011年3月10日,缘于2010年7月因早孕行药物流产术,术后因阴道不规则流血、宫腔残留行清宫术,又因工作压力较大,心情压抑,而后月经量明显减少,色淡黯,2天即净,伴经前乳房胀痛,不能触衣,腰酸乏力,胸闷气短,善太息。舌质淡黯、苔少薄黄,舌边有瘀斑,舌下络脉青紫,脉弦细涩。该患者形体消瘦,浓眉,汗毛粗黑,喉结高,面部黄褐斑。辅助检查:彩超提示:子宫前位,大小约:4.3cm×3.21cm×2.46cm,内膜厚约0.5cm,左侧卵巢大小约3.3cm×2.46cm,其内可见多个卵泡,右侧卵巢未见明显异常。血FSH:4.31mIU/ml,LH:9.53mIU/ml,E_2:56pmol/L,P:1.05nmol/L,PRL:8.71mIU/L,T:2.1ng/ml。

中医诊断:月经过少;西医诊断:多囊卵巢综合征

辨证:气滞血瘀。

治法:滋补肝肾,理气活血。

处方:当归30g 熟地黄20g 女贞子15g 桑椹子15g 焦白术10g 山药20g 葛根20g 山茱萸20g 柴胡10g 泽兰15g 枳壳10g 甘草10g 10剂,水煎服。

二诊:2011年3月22日,患者服上述药物后乳房胀痛症状缓解,腰偶感酸痛,乏力气短症状缓解,心情舒畅,面部有光泽,黄褐斑变浅淡,但近日睡眠欠佳,易惊醒。舌质淡黯、苔少薄黄,舌边有瘀点,脉弦细涩。

处方:上方去枳壳、葛根,加合欢皮25g,夜交藤30g,茯神25g,以安神定惊。5剂,水煎服。

三诊:2011年3月28日,患者睡眠好转,腰部仍感酸痛,乳房稍胀,面部红润,舌质淡黯,苔少,舌边有瘀点,脉弦细。以初诊方去枳壳、女贞子,加二仙汤以温补肾阳。6剂,水煎服。

四诊:2011年4月5日,患者目前处于月经前期,乳房胀痛不明显,腰稍酸,舌质黯淡,苔薄黄,脉弦滑。经前应以活血通经为主,兼以疏肝。

处方:当归30g 熟地黄20g 川芎10g 牛膝15g 焦白术10g 山药20g 白芍20g 桃仁10g 柴胡10g 泽兰15g 红花10g 甘草10g 5剂,水煎服。

五诊:2011年4月15日,患者月经于2011年4月9日来潮,量较前明显增多,基本正常,色鲜红,无血块,无痛经。面部色斑减轻,患者神清气爽,面色红润。嘱患者改为口服六味地黄丸及加味逍遥丸,连服6个月,同时服维生素C、维生素E、维生素B_{12}、叶酸,以巩固疗效。半年后复查妇科彩超及性激素六项均正常范围。

病例3:刘某,女,32岁。因停经2个月余,结婚3年未避孕未孕,于2011年5月23日初诊。

16岁初潮,40天至3个月行经1次,6~7天净,量中等。末次月经2011年3月初诊。近半年工作较忙,常加班,过度疲劳,饮食如常,体重增加10kg。闭经后常感腰酸痛,倦怠,四肢困重。患者形体较胖,汗毛粗黑,皮肤粗糙,头发稀疏,面色㿠白,舌质淡胖,舌边有齿痕,苔白滑,脉沉滑。辅助检查:B超提示:双侧卵巢呈多囊改变,子宫内膜厚 0.55cm;血 FSH:5.22mIU/ml,LH:15.05mIU/ml,E_2:231pmol/L,P:2.05nmol/L,PRL:12.01mIU/L,T:4.71ng/ml。

中医诊断:不孕症,月经后期;西医诊断:多囊卵巢综合征

辨证:脾虚痰阻。

治法:健脾化痰,活血通络。

处方:苍术 20g　巴戟天 20g　当归 20g　丹参 15g　制半夏 15g　胆南星 15g　陈皮 15g　熟地黄 30g　桑椹 15g　泽兰 15g　茯苓 20g　生甘草 10g　10 剂,水煎服。

二诊:2011 年 6 月 20 日,患者服药后月经未来潮,但体重稍减轻,腰酸缓解,效不更方,上方加桃仁 10g,红花 10g,益母草 30g 以活血通经。20 剂,水煎服。

三诊:2011 年 9 月 11 日,服药 3 个月后月经于 2011 年 9 月 3 日来潮,量正常,现已净,血 FSH:5.34mIU/ml,LH:4.46mIU/ml,E_2:120pg/ml,P:0.762ng/ml,T:1.2ng/dl。体重较 3 个月前减轻 6kg,腰酸痛,倦怠乏力,肢体困重症状明显缓解,舌质淡胖,舌边齿痕不明显,苔白滑,脉沉滑。患者各项指标均在正常范围,症状明显缓解,但脾虚痰湿的证候仍存在,故给予上方继服 3 个月。

四诊:2011 年 12 月 12 日,月经恢复正常,无倦怠乏力,四肢困重等证,体重恢复正常,皮肤无粗糙感,面色红润,舌质淡红,苔薄白,脉沉。予调经促孕丸 15 粒,日 2 次,口服,连服 3 个月。

五诊:2012 年 6 月 15 日,患者因“停经 42 天”来诊,末次月经 2012 年 5 月 4 日,近两日头晕乏力,辅助检查:尿妊娠试验阳性,B 超提示:宫内早孕。预产期为 2013 年 3 月 22 日。目前胎儿发育良好,孕期顺利。

【按语】

病例 1 患者先天禀赋不足,肾气虚,气化不足,肾不运水,久而伤阳气,肾阳不足,使肾中阴精无法充盈,终致津亏血少,血海不能按时满盈,导致月经后期或闭止不行。湿阻痰凝而肥胖,湿阻血瘀而至畏寒肢冷,多毛,周身困重等症。故在基本方基础上加泽兰、牛膝以活血通络,加陈皮、胆南星以化痰通络。

病例 2 患者由于精神紧张,工作压力大,使肝经气血不畅;或流产之后,妊娠的内分泌环境被动中止,肝肾经气尚未复原,使患者的心理、身体双重紊乱不能迅速恢复。肝郁气滞,血瘀宫内,月经则迟至,量少,甚至闭经;肝气不疏,则经前乳房胀痛,胸闷气短,善太息。治疗时在基本方基础上加柴胡、枳壳以疏肝理气。

病例 3 患者疲劳过度,体质尚不够强壮,脾气不足,水湿停聚;湿阻气滞,而血运不畅。脾主运化水湿,脾阳不足,脾气亏虚,运化失调,水精不能四布,反化为饮,聚而成痰,脂膏壅积,痰阻气机,胞脉闭塞,故导致月经稀发或闭经,甚至不

能摄精成孕。治疗时在基本方基础上加陈皮、半夏、胆南星以健脾化痰。

（金影）

江苏妇科名家

姚寓晨

　　姚寓晨，出生于 1920 年，江苏省南通市人，1942 年毕业于上海中国医学院，毕业后拜上海名医方公溥为师。从事中医临床工作 60 余年，擅长妇科，对治疗经带胎产及妇科杂症有丰富的临床经验。创制"泌感合剂"，治疗肾盂肾炎及妇科炎症，"妇友冲剂"治疗慢性盆腔炎及寒瘀痛经，该课题获江苏省中医药局科技进步二等奖。著有《姚寓晨女科证治选粹》一书。系卫生部、人事部、国家中医药管理局指定继承的首批带徒专家之一，评为江苏省名中医，享受政府特殊津贴。工作业绩录入《中国当代中医名人志》和《中国当代医界精英辞典》。

　　姚寓晨教授重视保健康复方面的探索与创新，加强妇女保健食品的开发与推广，加强对退休的名老中医发挥余热、服务于社会的政策扶持与鼓励。曾任南通市中医院妇科主任、江苏省中医学会理事、江苏省中医药学会中医妇科专业委员会副主任委员，中国农工民主党南通市常委。

【诊治特点】

一、对 PCOS 的认识

　　多囊卵巢综合征在古典医籍里没有原病名，根据其发病的症状多属于中医的"闭经"、"不孕"等疾病，以往散在各个疾病当中，经常认识不清，是现代疾病谱常见病症，由于其发生的特点，长期且难治，是中医妇科长期研究的课题。

　　1. 多囊卵巢综合征是多种疾病的复杂汇粹　　多囊卵巢综合征临床表现是多种多样的，危害女性一生，青春期表现为月经失调，闭经，部分也有崩漏，育龄期最易出现不孕症，更年期又常出现冠心病、子宫病变，在疾病发生过程中常有很多因素交织在一起，很难分开，提醒我们要将各种因素综合考虑，理智地分析，合理地运用，不拘一格地处理，摸索诊疗路径，厘清本病。

　　2. 辨证分型　　结合临床辨证分型表明，无排卵者多属肾阴阳两虚型，可兼夹瘀血；黄体不健者多属肾阳虚型，其次是肝郁气滞；雌激素水平偏低者，多属肾阳虚型，可兼有气血两虚；雌激素水平偏高者，多为肾阴虚型，可兼有心肝火旺。阐明内分泌的失调与中医证型之间的相互联系与演变规律，有助于提高对疾病的认识及制定出针对性的治疗方案。

　　3. 心理社会因素　　本病患者大多存在不稳定的人格特征和忧郁、焦虑的负性情绪反应，人格类型次元因素偏于内向。人格特质上有神经质倾向及忧郁焦虑的负性情绪反应,多为肾虚肝郁型的患者,此类型患者在人格特征上也常表现"抑郁"与"急躁"交替出现。实践表明,情绪障碍可使卵巢功能失调和子宫内膜发育不同步,从心身疾病的角度认识卵巢功能失调与中医证型的相关性,以药物结合心理的综合疗效较佳。

4. 体质因素　妇女体质分型与卵巢功能失调的发生、发展及其病理转归有密切关系。将妇女体质分为正常质、阴虚质、阳虚质、肾虚质、痰湿质、瘀滞质及气血虚弱质 7 型,发现体质因素可决定妇女对某种致病因子的易感性。体质是中医妇科辨证的重要物质基础,影响体质的因素是妇女卵巢功能失调辨证的重要依据。

二、辨证分型

1. 从脏腑、经络、气血论治

(1)从心论治:妇科疾病临床上多从肝肾、脾胃的病机论治,从心论治常易被人们所忽视,姚寓晨教授集数十年临证经验,认为妇女以血为本,胞脉与心互相络属,心的功能失常,以致气血失调,冲任督带损伤均可引起妇科疾病。

凡是精神刺激在前,冲任失调于后的病人,首先要理其心神;心阴暗耗,脏躁神浮,喜悲欲哭,状如神灵,月汛量少,后期或先后无定期,用加味甘麦大枣汤;大喜过乐,心志涣纵,嬉笑逾常,喋喋不休,月事先期量多,或胎漏、或恶露不绝的,自拟清心降火饮:莲子心、麦门冬、丹皮炭、大生地、焦山栀、炒白芍、细木通、薄荷叶;甚或痰火交炽,热迫冲任,手舞足蹈,周期而作,经来崩冲的,用清火涤痰汤:川连、紫丹参、淡竹叶、生大黄、陈胆星、贯众炭、炙远志、琥珀,以清心制火,凉血化瘀,涤痰降冲;如七情怫郁,心气停结,营阴暗耗,心火偏亢的闭经,治宜养心阴,通心气,清心火,佐以和血脉,尝用柏子仁丸合芍药甘草汤;悲哀日久,心虚神伤,阳气内动,冲任失约的崩漏,拟予益心气、清营热、固冲任,自拟益气清营汤:太子参、炙黄芪、炒黄芩、重楼、生地、煅乌贼骨、贯众炭;心君火旺,遗热下注的赤带阴浊,清心泄热以束带,方选黄连导赤散。而说理开导,循循善诱,又为女科心身疾病治疗的重要环节。

瘀阻心脉既久,不仅月事闭止,神魂失寄,而影响肺气宣肃,发为呛咳气促,自拟通脉达肺饮:紫丹参、川百合、全当归、怀牛膝、降香、炙枇杷叶、桔梗。利血脉而展宗气,通经隧而调宣肃。使心和肺顺,渐自经行而喘止。

过劳冥思,心脾受损,则血失统摄,致冲任失约,发为心悸食少,月汛过多,自拟加减归脾汤:党参、黄芪、白术、酸枣仁、制黄精、全当归、阿胶、紫石英、茯苓。心脾得养,血自归源。

劳伤心肝,阴血暗耗,乃有目眩,怔忡,经事愆期或血枯经闭,子眩,产后眩晕等恙。补肝汤与柏子仁丸化而裁之,取名补肝养心煎:全当归、熟地、桂枝、柏子仁、白芍、木瓜、川断、炙草。求木火相荣,阴血渐盈,冲任得济,月汛自调。

(2)从肝论治——温补肝阳法:肝为藏血之脏,冲脉之本,司血海主疏泄,病理上"有余于气,而不足于血",是故,临床上较常注重肝气有余、亢盛的一面,却忽视肝气不足、虚寒的一面。《景岳全书·妇人规》指出:"魂伤则不能蓄血藏血,病在肝也。"均提示肝虚的病理致情志的异常、对女子月经的影响与本脏五志属性存在着相应的内在联系。

肝虚一证,当宜温补,包括辛温通阳与温补肝阳两法。前者可选用温经散寒之品,如吴茱萸、川椒、小茴香、干姜、细辛等,常用于寒滞肝脉之实证;后者则用附子以通阳,黄芪以补肝气,柴胡以升肝阳,临床应用往往两法不能截然分开。清·王旭高《西溪书屋夜话录》论治肝三十方中,补肝阳常选用肉桂、川椒、苁蓉;补肝气选用杜仲、细辛、羊肝;温肝选用肉桂、茱萸、蜀椒、苁蓉。秦伯未在"论肝病"中指出"肝阳本身虚的,必须温养以助其生发的能力。"临证时,温补肝阳法一般选用偏于温养之品,如川断配苁蓉、巴戟配肉桂、黄芪配桂枝,辅四物以养血,刚柔并济助生发,轻重并举,阴阳并调。

(3)从痰瘀论治:PCOS临床症状多表现为痰瘀标实之象,故从痰瘀本源论之。诊治痰病,姚寓晨教授着重辨其性质,属湿者则从胃论治,属燥者则偏重治肝。湿痰之临床表现:面色浮黄,目胞状如卧蚕,皮肤油垢,形肉松肥,眩晕困重,肿块麻木,捶打稍舒,胸闷喜热饮,带下绵注,舌胖淡而苔滑腻。诸症系脾虚不运,聚湿成痰,重心在胃,方选蠲饮六神煎,以二陈汤配伍旋覆花、橘红、半夏、南星、茯苓、石菖蒲,以旋覆花咸降软坚,南星消痰蠲饮,石菖蒲通灵宣窍。燥痰临床表现:面有滞色,皮肤黄中带青,性情抑郁,善太息,痰黏难豁,舌质有紫气,苔干腻黄白相间,证属肝郁失疏,气郁生痰,重心在肝,方选四逆散合消瘰丸,以柴胡、牡蛎一升一降以遂肝之用,白芍、玄参一酸一咸以育肝之体,贝母、枳实一化一消以蠲痰之结。诸凡痰证,临床以二方出入,加减得当,得心应手。

妇女之瘀,因经孕产哺与男子有别,以血用事较男子为多,"虚"与"郁"是妇人瘀证主要成因,前者以经产之余,血室开放,寒热之邪易乘虚互结,其瘀多为离经之坏血;后因女子多郁,气滞既久,血难畅行,脉络遂痹,其多为积渐之络瘀。然同为瘀血,临床一般分神志、疼痛、出血、闭经、癥块五种。如热入血室,恶露冲心,有狂妄之体;血泣冲任,瘀阻胞络,见痛经吊阴之恙;败衃阻胞,血不归经,乃瘀血崩漏之由;血凝胞脉,冲任闭塞,为血结闭经之因;寒瘀互结,气血久困,是肠覃石瘕之根。

2. 病证相合,方药相应 PCOS患者常见典型雄激素升高,临床主要分两型:肾阴虚血瘀型及痰瘀交阻型。肾阴虚血瘀型以肾阴亏虚症状为主,月经数月不行、胡须较重、极少带下,舌黯红苔薄,舌下静脉瘀紫,脉细弦数。治以滋肾化瘀调冲法,药用:生熟地黄各15g,柏子仁12g,炒赤白芍各12g,炒知柏各12g,丹皮12g,焦山栀12g,卷柏15g,炙甘草10g。痰瘀交阻型可见形体肥胖、神疲倦怠、胸胁满闷、带下量偏多色白等体征,苔白腻、脉弦滑,血清 LH 持续升高,FSH 正常或下降,无周期性变化,治以化瘀祛痰调冲法,药用:苍白术各 10g,川桂枝 12g,石菖蒲 15g,白芥子 10g,熟大黄 6g,皂角刺 15g,鸡内金 10g,生山楂 30g,淫羊藿 15g,红花 10g。

合并 PRL 升高可加生麦芽及焦山楂;肾上腺皮质增殖症可加炮山甲、瞿麦、车前子、琥珀;卵泡膜细胞增殖症可加血竭、昆布。对个别较顽固高雄激素血症伴多毛的患者可配合达英-35 或二甲双胍。

合并胰岛素抵抗,由于肾虚导致气血失调,痰浊瘀血阻滞冲任,表现为肾虚痰瘀互阻之象,亦可分两种证型:肾阳虚痰瘀型及肾阴虚痰瘀型。肾阳虚痰瘀型可见月经量少或闭经,肥胖腰酸,大便不爽,嗜睡畏寒,舌淡胖或边有齿痕,脉沉细滑,空腹胰岛素水平升高,治则以补肾温阳化痰瘀为主,用调冲 1 号:生黄芪 30g,石楠叶 15g,皂角刺 15g,鹿角片、苍术、刘寄奴、制香附、桃仁各 10g,熟大黄 8g,肉桂 5g(后下)。肾阴虚痰瘀型可见月经量少甚至稀发,肥胖腰酸,大便干结,小便黄少,口咽干燥,颈部与腋下有明显的黑棘皮现象,可伴有多毛,治则以清营化瘀、通腑降浊,用调冲 2 号:生地黄 30g,女贞子、牡丹皮、牛膝各 20g,焦栀子、虎杖、玄参、凌霄花各 15g,桃仁、生大黄各 10g。

三、用药特点

1. 动物药品应用心得　姚寓晨教授善于结合月经周期气血阴阳的变化,而选用动物药以补奇经,每获彰效。经后期,常用紫河车伍熟地以养血填精,滋养胞宫;经间期,常用炙鳖甲配仙灵脾以阴中求阳,鼓舞气血,使阳旺阴充;经前期或用鹿角片伍制香附,以温肾疏肝,辅助受孕,或用珍珠母伍赤白芍,以潜降柔肝导血下行。如结合临床特点,对青春期漏下,形瘦虚弱者,先以乌贼骨配贯众炭缩宫止血,后以紫河车与阿胶滋养奇经;对育龄期胞宫偏小或性欲淡漠之不孕者,鹿角胶与紫河车协同温督充任。

姚寓晨教授认为,动物药以其血肉充养,填补奇经最为突出,凡沉疴虚羸,八脉亏损,血海枯涸,草木之剂无力回天者,动物药审证投入,辄奏奇验。在诸多动物药中,凡质稠多滋之品,每多能壮水制火,而水生介类,更常具息风潜阳之功,如《伤寒论》黄连阿胶汤中取阿胶鸡子黄滋肾育阴,配合芩、连以清心降火,治疗水亏火旺的心烦不眠之证。滋补虚衰时,一则指导病家药膳调养,二则多用以冬令膏滋峻补,必要时亦入汤剂。因动物药胶黏腻滞,易碍中运,故常佐陈、夏、楂、曲、香、砂等一二味,可免腻膈之弊而增补益之效。

然择动物药入方,是取其"飞灵走窜,疏经剔络"之特色。妇科病症,多因七情内伤胎产失护以致瘀血内停、新血不得归经,悉因稽延日久,陈瘀宿垢蓄积胞络经隧,久病入络,常药力所不逮。惟有用动物药之蠕动之性兼窜络剔邪之力,尚可起到推陈致新的作用。如缓剂大黄蟅虫丸用于治疗瘀血闭经的癥瘕,药用地鳖虫、水蛭、虻虫等。

动物药药对配伍方面常结合几个方面：①刚柔相济：地鳖虫伍生地，可散瘀泄热，治瘀热性闭经；五灵脂合肉苁蓉，可温经止痛，治寒瘀性痛经；②畅气调络：穿山甲配黄芪，可治盆腔肿瘤，以补助通；鸡内金伍香附，治瘀滞经少，快气通经；③顾护中焦：卵巢囊肿者，地鳖虫与苡仁同用，可健脾攻瘀。

2. 辨证论治与专方专药相结合　妇科专方是在中医妇科理论指导下辨证立法、临床反复实践的结晶。为了使处理因素坚持标准化和相对稳定的原则，妇科调经中药复方的药物组成要基本固定，研究用中药的剂型、剂量、投药途径、疗程等均应固定。研究观察过程中，视病情需要，若须辨证加减药物，则应以设计所定的辨证加减标准为加减药物的依据，且辨证加减药物的原则和条件要相对固定。

由名老中医姚寓晨教授总结经验而成的益肾妇灵丸，主要成分有菟丝子、石楠叶、八月札、炙僵蚕等组成。功能补肾疏肝，温经通脉，治疗肾虚肝郁所致的月经不调、小腹疼痛、宫寒不孕，功在调节妇女内分泌系统功能。从临床疗效分析，患者服用益肾妇灵丸后，经前乳胀、抑郁焦虑、小腹胀满的症状显著改善，随着心理障碍的逐步消失，生理指标也趋恢复正常。而部分患者面部色素沉着、情志抑郁等局部症状随着疗程的延长获得了显著改善，通过整体的调节充分证明生物—心理—社会医学模式，以此验证"调经即调心理"的重要临床意义。药与辨证用药相结合，既能避免中药运用西药化的倾向，又能发挥和保持中医治疗卵巢功能失调整体调节的特色。

【典型病例】

病例1：张某，女，38岁，工人，1981年4月17日。

现病史：经闭7个月。患者自幼羸弱，14岁初潮后，月汛前后不定，偶或闭经数月，偶或量多难控。在18岁读高中时，曾因经闭5月前来就诊。服药20剂而经转，后经事渐趋正常。28岁结婚，育一胎，1980年底人流1次，旋因体虚迭进滋补，形渐丰肥，而月事杳然。就诊于某医院，服药数月未见改善，转而忆及青年时闭经，就余诊而得行，乃自取旧方，托人转抄照服，然愈服愈胀，于是来诊。刻下患者形体硕肥，自述纳少腹胀，胸胁满闷，时有浊痰，口中黄腻，便烂，舌胖淡唇紫，苔腻滑，黄白相间，脉沉细滑。

中医诊断：闭经；西医诊断：闭经

辨证：厚味困塞脾运，痰湿阻滞胞络。

治法：健脾运，化痰湿，疏冲任。

处方：生黄芪20g　苍白术各12g　川芎10g　淡海藻15g　生山楂20g　茯苓12g　泽泻10g　莪术10g　炮山甲10g

服药20帖，纳谷渐馨，气机得展，自觉体健。守上方再加黄柏、川断、牛膝之味以引经下达,药过 7 付,月汛得行,继授健脾调营理冲之剂 10 帖以善后。

病例 2:邹某,女,43 岁,农民,1984 年 3 月 13 日。

现病史:经闭 5 个月。月经 14 岁初潮,周期 4/29,生育史 1-0-2-1。患者因年前家遭回禄,亲人多病而心怀抑郁,纳寐欠佳,继而月经 5 月未潮,胸闷窒塞,大便艰结,小便偶短赤,舌质淡紫苔薄白,脉象细涩。

中医诊断:闭经;西医诊断:闭经

辨证:忧郁伤心,胞脉闭塞。

治法:宣郁解忧,疏调心气,通理冲任。

处方:三紫调心汤。

紫石英 15g(先煎)　紫丹参 12g　紫参 15g　太子参 18g　淮小麦 30g 合欢花 10g　柏子仁 12g　广郁金 12g　卷柏 12g　14 剂,并予心理宽慰。

二诊:药后 2 周,诉寐渐转安、纳谷已馨,胸闷舒畅,小腹觉胀,腰胯酸重,乃心气下达、脉络将通之兆。故守上方加全当归、怀牛膝、琥珀末及泽兰叶,待药尽则经行。后以养荣汤加减收功,随访经期如常。

病例 3:曹某,女,32 岁。

现病史:患者既有月经不规则病史,基础体温亦无排卵,经检查确诊为多囊卵巢综合征,曾予西药克罗米芬、中药丹栀逍遥散、二至丸等加减未效。刻下:淋漓不尽已半月,色鲜红,质稠,量少,心烦口干,午后烘热,腰酸耳鸣,入夜盗汗,梦寐纷纭,苔薄舌黯红,脉细弦数。

中医诊断:崩漏;西医诊断:多囊卵巢综合征

辨证:真阴亏涸,心火独亢。

治法:清心滋肾,泻南补北。

处方:黄连 3g　阿胶 10g(烊化)　生白芍 10g　莲子心 5g　人中白 10g 川百合 10g　生地黄 20g　玄参 12g　茜草炭 15g

上药连服 3 剂,漏下即止。守上方续进加天冬、麦冬、黄精,服至经后 12 天,酌加紫丹参、琥珀末以清心活血,促进排卵,连服 5 剂;经前期原方加丹栀,重用莲子服至月经来潮,如此调理 3 个月,月经恢复正常,随访半年,崩漏未复发。

【按语】

经云:"知标本者,万举万当,不知标本,是为妄行","本"就是病的主要矛盾或矛盾主要方面,"标"就是次要矛盾或矛盾次要方面。然中医强调"整体观"的思维,即是全盘考虑的思辨过程,妇人之病尤为是。临证相机用药,随着个体脏气盛衰消长的演变,及女子月汛特有的肾气、天癸、冲任的消长盈虚,不同阶段,机要寓焉。

病例 1 为痰湿闭经,由误补使然,痰阻胞络,闭阻艰涩,经水不以时下,轻者愆期,甚则不通。治法则着重痰、气、血之病理要点,轻症取二陈、佛手散;中度取导痰汤、益母丸;重则用痰瘀雪消饮。同时注意健运中土,以杜生痰之源。该患者两番闭经,前者属虚,病位在肾,后者属实,病位在脾。旧时适值青春年少,今已入中年阶段,时空迥异,今非昔比,病机径庭,若执一不化,不明虚实,投药安能中的,医者慎之。病例2中紫石英镇心定惊;紫丹参直入心经,《别录》谓能"养血,去心腹痼疾",《重庆堂随笔》谓"为调经要药";紫参苦平,亦名石见穿,《药性本草》谓"治心腹坚胀,散瘀血,治妇人血闭不通",三紫合用得太子参之益气,寓补于通,疏畅血脉,通调冲任,合欢花与柏子仁同用甘润养心、理气解郁,更加卷柏、淮小麦化瘀调心,郁金入气分以行气解郁,亦入血分以活血散瘀,使心气畅胞络通。病例3方选仲景黄连阿胶汤加减,伍入莲子心配人中白咸寒泻火,祛瘀止血,百合配地黄甘寒宁心,凉血滋阴,注意塞流澄源与调整月经周期相结合,经后期重在育阴填精以充血海,故用天冬、黄精,排卵期活血疏络以促排卵,故选丹参、琥珀,经前期重在清降心火,故投山栀、莲子心,使心肾相交,本固源清。

　　妇科之疾采辨证论治辅以辨病,与专方专药相结合,是调整卵巢功能并发挥中医特色的行之有效的方法之一,亦是未来中医妇科努力的方向,能更好地发挥中医治疗妇科病的优势。临床应注意宏观的辨证论治与微观的指标变化紧密联系起来,做到审证求因,药证相应,从证施药,以效验证。

(高建英　陈婕　谈勇)

夏桂成

　　夏桂成,生于1931年,中共党员,教授,主任中医师,博士生导师,全国老中医专家学术经验继承首批指导老师,江苏省名中医,享受国务院特殊津贴专家。历任江苏省中医院妇科主任、南京中医药大学妇科教研室主任、中华中医药学会妇科分会常务委员,江苏省中医药学会妇科专业委员会名誉主任委员。

　　夏桂成教授是我国中医妇科学科的著名学术带头人之一。60年来,他潜心中医药学理论研究和临床实践,创造性地运用奇偶数律、五行生克、五运六气以及西医学、现代科学的成果,在中医妇科界首次阐明月经周期的调节理论,提出调整月经周期节律法,建立了心(脑)—肾—胞宫生殖轴的精辟论述,并强调"未病"的调治,为中医药学的发展做出突出贡献;他以其独到的理论体系、丰富的临床经验服务广大患者,疗效甚佳,古稀耄耋之年,仍坚持临床、教学、科研一线,服务患者、培养学生、潜心学术,创立了当代完整的中医妇科调周理论体系。

　　2011年夏桂成教授及其团队的研究"中医女性生殖节律理论创新及临床应用"获得了江苏省科技进步一等奖,2013年在全国卫生工作会议上荣获"白求恩奖章",为中医妇科的理论创新和实践进步做出了新的卓越贡献。

【诊治特点】

一、对 PCOS 的认识

肾主生殖,藏精而主水液,有推动月经周期演变的作用。如先天禀赋不足致天癸不能按时泌至、肾气亏损气化无力,一方面可致经期延后甚至停闭不潮,另一方面水液精微失运,停聚而成痰湿。若肾虚气化不力则丧失对肝脾运化的助力,从而气滞津停,痰浊湿盛。加之饮食失节,伐害脾胃运化功能,日久痰湿积聚,致经脉受阻,冲任失调,渐成闭经、体肥多毛等多囊卵巢综合征(PCOS)典型表现,此乃肾虚日久,阴病及阳而生痰湿的病变。阳虚阴少,又必导致肝脾失调,肾水不足,水不生肝木,肝阴虚则肝气不疏,可致肝郁;火不暖土,肾阳虚不能支持脾土,是以出现脾土虚弱。肾虚、肝郁、脾弱,自然导致痰湿脂肪滋生。因此PCOS 的病机与肾虚、脾虚、肝郁、痰湿、血瘀、郁热等因素有关,其中阴阳虚演变尤为重要。夏桂成教授认为该病本属肾虚癸阴不足,在疾病发生过程中,由于关键以肾虚癸阴不足,稍久则阴虚及阳,阳虚则致痰湿壅阻,另外一方面心肝气郁,血行不畅,气滞血瘀,痰瘀互阻,交结成癥为主。尚有肝郁凝痰化火者,郁则气滞,肝失疏泄则碍脾胃运化,痰凝脂浊应运而生;郁而化火,热扰冲任,月经先期而至淋漓不断,同时可见失眠多梦、烦躁口渴、痤疮多毛等现象。气滞血瘀日久必致痰瘀成癥瘕,阻隔胞脉胞络,终致月经稀发、不孕等症。

夏桂成教授的四期调周法论治 PCOS 的要点如下:

(一) 经后期

PCOS 患者阴长过程缓慢,甚则一直处于经后初期或中期的阶段,亦有阴长不利而出现倒退不稳定的情形,无法达到"重阴"的水平。经后初期,是为阴之初,尚无带下,是血海恢复期,阴虚为主,治以养血滋阴,以阴药滋阴,但需血中养阴,养阴的目的尤在于养精卵。此期滋阴须在"静"的前提下,所谓"静能生水",需注意以下原则:

1. 坎离既济,宁心则肾实　前人提出:"欲补肾者先宁心,心宁则肾自实"。轻度心肝郁火的干扰,易使癸水之阴复而又降,此时清心泻肝才可使肾水敛藏。故症见有烦心动火、心神不宁者,加莲子心、黄连、青龙齿、茯神或枣仁等品。

2. 滋阴养血,先后天并济　胞宫为藏泻兼备的奇恒之腑,经净后血海空虚,需滋阴养血,固护肾中阴精,有助于肾阴癸水的提高及血海的充盈。在运用时首要注意脾胃负担,扶助后天,以养先天。

3. 以静生水,忌动耗之品　经后初期肾阴癸水低落明显,只能用少量化痰湿药物,如广郁金、广陈皮、茯苓等,用量亦要轻,而车前子、泽泻、瞿麦或柴胡等忌用。

当出现一定量的带下,进入经后中期,阴长已非纯静而是静中有动,应滋阴结合促动以顺应阴阳消长的自然规律。所谓促动者,亦包含以下三个方面:

1. **助阳**　阳主长主动,此期阴生阳长阶段,酌加阳药可以提高阴长之运动水平,所以要加入川续断、菟丝子、肉苁蓉等助阳促动。

2. **疏肝**　疏肝解郁,气机调畅亦有助于阴长的运动,也可以缓解痰气郁阻的程度,可选用柴胡、广郁金、荆芥等品。

3. **活血**　在阴长促动的基础上佐以少量活血之品,如赤芍、山楂、红花等,用量宜轻,如阴虚明显者,此阶段则尽量避免使用。

当带下较多,即进入经后末期,此时白带质地稍黏,甚或有少量锦丝状带下,可见阴长运动已达到较高水平,时间短暂,理当较快就可以进入经间期,但PCOS患者阴长程度尚不稳定时容易再返回经后中期甚至经后初期的阶段,需依带下多寡分别予以治疗。若带下偏多,可见少量锦丝状带下,是阴长近重,阳动幅度较强的表现,故阴药与阳药的比例并重,临床常用补天种玉丹加减,或可酌加少许活血化瘀药也正提供刻下即将转化的需要,为进入经间期做好准备。

(二) 经间期

此期肾阴充实已达到一定水平,仍需在补肾的基础上,结合调理气血以达促排卵的目的。阳药在此有两个功能:一是阳中扶阴,卵子成熟至排出的过程是心—肾—胞宫轴的体现,LH峰值出现在排卵前,即是重阴必阳的征兆,提示阴长至重是必须要有阳的扶助;二是为阳长奠定基础,重阴转阳后,仍要考虑到后续阳长的顺利。因为此期是重阴必阳的转化期,活血化瘀是为转化而立,如当归、赤芍、五灵脂、红花、川芎等可助扳机排卵,使动态转化更顺畅。出现经间期提示月经自然周期的形成,促进阴阳顺利转化,对于同时伴有崩漏、痛经、不孕症者,此期更是论"治未病"的最佳时期。

(三) 经前期

经前期属阳长阶段,治疗当以补阳为主。阳长的目的是为了妊娠做准备,或促使重阳转阴使经期如期而至。临证中又分为气中补阳、血中补阳、阴阳两补三种不同方法。以毓麟珠为主方,在经前3日左右,加入疏肝理气或通经理气之味,促使下次月经的顺利转化,逐步建立规律的自然周期,杜绝痰湿的产生和发展。

(四) 行经期

行经期的治疗亦是重要的环节,它代表着旧周期的结束,新周期的开始。重阳必阴的转化,使得体内产生显著气血活动,此时的转化是"下泻"为特点,除旧是主要的,所以此时正是排出瘀浊、清利痰湿的重要时机,借因势利导之法,达调经、利水、化痰之目的,如茯苓、泽兰叶、薏苡仁、车前子、苍术等,对治疗PCOS痰湿标实之证实乃顺水推舟之妙法也。

二、辨证分型

PCOS可具体分为以下四个证型:

1. 肾虚痰湿证 症见月经后期,量少,甚或闭经、婚久不孕,或带下甚少,腰膝酸软,小腹或有冷感,胞宫偏小,或胸闷烦躁,口腻多痰,舌苔白腻,舌质淡黯,脉象细濡而滑。

2. 肝郁血瘀证 症见月经后期,量少,色紫红,有血块,月经不畅或闭经,或伴经行腹痛,经前乳房胀痛,婚后不孕,精神抑郁,烦躁易怒,善太息,胸胁胀痛,毛发浓密,舌质紫黯,夹有瘀点,脉沉弦或沉涩。

3. 肝经湿热证 症见月经稀发、量少,甚则经闭不行,或月经紊乱,崩中漏下,毛发浓密,面部痤疮,经前胸胁乳房胀痛,大便秘结,小便黄,带下偏黄,阴痒,舌红苔黄腻,脉沉弦或弦数。

4. 脾虚痰湿证 症见月经后期、量少,甚则闭经。带下量或多或少,质稀如水,婚久不孕,形体丰满肥胖,多毛,头晕胸闷,喉间多痰,四肢倦怠,疲乏无力,大便溏薄,舌体胖大,色淡,苔腻,脉沉滑。

三、用药特点

1. 经后期 PCOS 经后期较长,透过白带量的多寡来分初、中、末三期。

(1)经后初期——白带量极少近无

治法:滋阴养血,疏肝化痰。

方药:归芍地黄汤合越鞠丸加减。

处方:丹参 10g 赤芍 10g 白芍 10g 怀山药 10g 山萸肉 9g 怀牛膝 10g 牡丹皮 10g 茯苓 10g 川续断 10g 制苍术 10g 广郁金 10g

加减:若伴烦躁、寐差、多梦等心肝气火偏旺时,以杞菊地黄汤合越鞠丸加减,菊花以钩藤易之;或以莲子心替丹皮。香附以广郁金易之,防止理气耗阴;阴虚血热者,二至地黄汤主之。

(2)经后中期——定量带下

治法:滋阴补肾,稍佐助阳。

方药:滋肾生肝饮加减。

处方:丹参 10g 赤芍 10g 白芍 10g 怀山药 10g 山萸肉 9g 牡丹皮 10g 茯苓 10g 川续断 10g 菟丝子 10g 杜仲 15g 炒柴胡 6g(或荆芥 6g)

加减:如心肝气火偏旺致性情烦躁或睡眠障碍者,可合用钩藤汤、茯苓与茯神、合欢皮。此期更着重在养精(卵)及内膜,加入血肉有情之品对两者的发育起到相辅相成的效果,如炙龟板、炙鳖甲、阿胶、紫河车等。

(3)经后末期——白带量较多或见锦丝状带下时

治法:滋阴助阳。

方药:补天种玉丹加减。

处方:丹参 10g 赤芍 10g 白芍 10g 怀山药 10g 山茱萸 9g 怀牛膝 10g 茯苓 10g 川续断 10g 菟丝子 10g 杜仲 15g 鹿角霜 10g 五灵脂

10g　荆芥 6g

加减:丹参、赤白芍、怀山药、山茱萸、怀牛膝滋阴为主,血肉有情之品如炙鳖甲此时亦可助精卵发育;助阳药以鹿角、杜仲、菟丝子、川续断等为主,因为此期即将迈入经间转化期,所以辅加少量活血化瘀药如五灵脂、荆芥等,亦是为排卵做准备。

2.经间期　经间期重在补肾活血,重在促新。

(1)肾虚阴阳均有不足者:补肾促排卵汤。

集补肾、滋阴、温阳、活血于一方,以归芍地黄汤血中养阴,血海充盈丰厚亦是为排卵受孕奠定基础;用川续断、菟丝子、鹿角霜或鹿角片等补养肾阳,辅以赤芍、五灵脂活血化瘀以促排。

(2)偏于阴虚者、易经间期出血者:益肾通经汤。

旨在调治心肾,降心宁心同时补肾滋阴,进而清降心肝郁火。柏子仁、丹参有宁心安神之功效,熟地、川续断、牛膝、炙鳖甲大补肝肾,泽兰叶、当归、赤芍、茺蔚子、生茜草是活血调经之品。同时具有补肾、宁心、活血调经的用意,亦有助于阴阳的转化。同时应用于肾虚闭经者、青春期月经失调者、月经后期、月经量少者亦为合适。

(3)偏于阳虚、脾肾不足者:健脾补肾促排卵汤。

酌加补气健脾运化之品,如党参、白术、茯苓、黄芪、广木香、砂仁等。

3.经前期　治疗当以补阳为主。补阳有三法:一是阴中求阳,常用右归饮或金匮肾气丸;二是气中补阳,即为脾肾双补之意,常会用健固汤;三是血中补阳,常选用毓麟珠加减:丹参 10g　赤芍 10g　白芍 10g　怀山药 10g　山茱萸9g　牡丹皮 10g　茯苓 10g　川续断 10g　菟丝子 10g　杜仲 15g　鹿角霜10g　五灵脂 10g　制苍术 10g　制香附 10g

4.行经期　行经期活血调经,重在祛瘀,PCOS 患者多伴心肝气郁、行经不畅,故临床常用五味调经散合越鞠丸加减:制苍术 10g　制香附 10g　丹参 10g赤芍 10g　生山楂 10g　茯苓 10g　川续断 10g　川牛膝 10g　泽兰叶 10g益母草 15g　五灵脂 10g

经行易腹泻者,常以丹参代当归,加制苍术、广木香、肉桂;行经小腹坠胀者,去川牛膝;伴膜样血块者,加肉桂;见痛经者,加肉桂及玄胡。伴有盆腔炎史或输卵管不甚通畅者,可于经期因势利导,可加丝瓜络、炮山甲等。

【典型病例】

病例 1:李某,女,27 岁,0-0-0-0,2011 年 6 月 2 日初诊。

主诉:结婚 1 年半,夫妇同居未避孕未孕,生化妊娠 1 次。

现病史:患者月经稀发 5 年,伴痛经,LH/FSH>3,诊断多囊卵巢综合征 3年,伴有胰岛素抵抗。初潮 14 岁,既往月经周期 1～4 个月,经期 6 天净,量一般,少量血块,时有痛经,经间期锦丝状带下偏少。男方检查未见异常。曾服用达芙通、优思明等西药调整内分泌;亦采用西医辅助生殖技术:促排方案服用克罗米芬或来曲唑等共计 5 次及 IUI 1 次,结果均未妊娠。子宫输卵管碘油造影示双侧畅通;BBT 低相;舌质红,苔白腻。

辅助检查:Lmp:2011 年 5 月 22 日,本周期第三天查血清性激素示:DHEAS: 284.3μg/dl,SHBG:168.3nmol/L,T:69.86ng/dl,E$_2$:51ng/L,LH:5.92mIU/ml, FSH:4.69mIU/ml,PRL:20.61ng/ml。

中医诊断:不孕症;西医诊断:不孕症,多囊卵巢综合征

辨证:肾虚偏阴,癸水不足,心肝气郁。

治法:滋肾疏肝,清心解郁。

拟滋肾生肝饮合香砂六君子汤加减。

处方:丹参 10g　赤白芍各 10g　怀山药 10g　山茱萸 9g　牡丹皮 10g 茯苓 10g　川续断 10g　菟丝子 10g　广木香 9g　砂仁 5g(后下)　炒白术 10g　太子参 15g　炙龟板 9g(先煎)　荆芥 6g　杜仲 15g

二诊:2011 年 6 月 1 日,量中,有血块,色红,痛经 1 天。

适值月经来潮第 1 天,伴有膜样血块及痛经:五味调经散合越鞠丸加减。

处方:制苍术 10g　制香附 10g　生山楂 10g　丹参 10g　赤芍 10g　五灵脂 10g　肉桂 5g(后下)　广木香 9g　延胡索 10g

经后期:滋阴养血,疏肝化痰。

拟方:归芍地黄汤合越鞠丸。

处方:炒当归 10g　赤白芍各 10g　怀山药 10g　山萸肉 9g　怀牛膝 10g 丹皮 10g　茯苓 10g　川续断 10g　桑寄生 10g　菟丝子 10g　制苍术 10g 广郁金 10g　炙龟板 10g(先煎)　6 服

三诊:2011 年 7 月 4 日,刻下第 14 天,白带少量,BBT 缓慢上升,以经后中期论治,滋肾生肝饮合异功散。

方药:丹参 10g　赤白芍各 10g　怀山药 10g　山萸肉 9g　丹皮 10g　茯苓 10g　川续断 10g　菟丝子 10g　炙龟板 10g(先煎)　荆芥 6g　陈皮 6g 炒白术 10g　7 服

补天种玉丹。

处方:丹参 10g　赤白芍各 10g　怀山药 10g　山茱萸 9g　牡丹皮 10g 茯苓 10g　川续断 10g　菟丝子 10g　杜仲 10g　鹿角霜 10g　五灵脂 10g 荆芥 6g　炙鳖甲 10g(先煎)　7 服

四诊:2011 年 7 月 19 日,刻下第 29 天,BBT 单相,无腰酸,白带稍多,以经后中末期论治,再续投以上方补天种玉丹加怀牛膝,12 服。

五诊:2011 年 8 月 2 日,Lmp:2011 年 7 月 30 日,量偏多,少量血块,痛经不

明显。刻下第 4 天,行经中,便干,2～3 日一行,烦躁,胸闷心慌,脉弦细,舌红苔腻。待经净后始服经后方,杞菊地黄汤合越鞠丸加减。

处方:枸杞子10g 钩藤10g(后下) 白芍10g 怀山药10g 山茱萸9g 茯苓10g 川续断10g 桑寄生10g 菟丝子10g 制苍术10g 广郁金10g 莲子心5g 合欢皮10g 六一散10g(包煎) 12服

病例2:马某,24 岁,初诊,2010 年 6 月 12 日。

主诉:月经 5 个月未行。

现病史:月经 15 岁初潮,5～7 天/3 个月以上,量中,色偏黯红,血块(-),痛经(-)。Lmp:2010 年 1 月 1 日(服妈富隆来潮),月经量中,色黯红,血块(-),痛经(-),腰酸(-),经前乳胀(-)。

辅助检查:(2010 年 5 月 18 日本院)性腺激素六项:T:71.14ng/dl,E_2:54ng/L,LH:20.61mIU/ml,FSH:7.10mIU/ml,P:0.79ng/ml,PRL:11.19ng/ml,SHBG:2.6nmol/L,DHEA-s:186.8μg/dl。

中医诊断:月经稀发;西医诊断:多囊卵巢综合征

辨证:肾阴虚,癸水不足,心肝气郁,夹有痰浊。

治法:滋肾疏肝,健脾化痰。

刻下:月经 5 个月未行,白带偏多,外阴不痒,纳寐可,二便调,BBT 未测,B 超示双侧卵巢呈多囊样改变。

经后中末期论治:滋肾生肝饮合木香六君汤。

处方:丹参10g 赤芍10g 白芍10g 怀山药10g 山茱萸9g 怀牛膝10g 牡丹皮10g 菟丝子10g 川续断10g 广木香10g 茯苓10g 砂仁3g(后下) 杜仲15g 炒苍术10g 炙鳖甲10g(先煎) 14服

二诊:2010 年 6 月 26 日,闭经 6 月,BBT 单相,白带多,黄白相间,二便调,面部多油脂,脉弦细,舌红苔腻。

按经后中期论治:滋肾生肝饮合异功散、四妙丸。

处方:丹参10g 赤芍10g 白芍10g 怀山药10g 山茱萸9g 怀牛膝10g 牡丹皮10g 茯苓10g 川续断10g 菟丝子10g 炒柴胡6g 炒白术10g 炒黄柏6g 生薏苡仁15g 六一散10g(包煎) 12付

三诊:2010 年 7 月 6 日,闭经 6 个月,白带时有,无腰酸,寐安,BBT 下降,舌红苔腻。拟益肾通经汤加减。

处方:柏子仁10g 丹参10g 赤芍10g 泽兰叶10g 益母草10g 炒川续断10g 茯苓10g 六一散10g(包煎) 茯苓皮10g 合欢皮10g 广郁金10g 川牛膝10g 广藿香6g 五灵脂10g 7付

四诊:2010 年 7 月 15 日,闭经 7 个月,有少量拉丝样白带,夜寐安,便调,BBT 已有高相,但月经未潮,脉细带滑,舌质偏红,苔中黄腻。

处方:丹参 10g　赤芍 10g　白芍 10g　怀山药 10g　山茱萸 9g　茯苓 10g　牡丹皮 10g　炒川断 10g　菟丝子 10g　省头草 12g　合欢皮 10g　六一散 10g(包煎)　冬桑叶 8g　广陈皮 6g　7 服

五诊:2010 年 7 月 22 日,月经未潮,白带一般,无腰酸,夜寐梦多,脉弦滑,舌红苔黄腻。经后中期论治:补天种玉丹加减。

处方:丹参 10g　赤芍 10g　白芍 10g　怀山药 10g　山茱萸 9g　怀牛膝 10g　牡丹皮 10g　茯苓 10g　川续断 10g　菟丝子 10g　钩藤 10g(后下)　合欢皮 10g　莲子心 15g　制苍术 10g　炙鳖甲 10g(先煎)　六一散 10g(包下)　14 付

经治疗 7 个月后月经自行来潮,且月经周期恢复为 1⁺月,带下增多,继予补肾调周治法,辅以健脾和胃法贯穿始末,香砂六君子丸、参苓白术散、健固汤或异功散等交替应用,确保后天生化有源。

病例 3:庞某,25 岁,0-0-0-0,2010 年 11 月 1 日。

主诉:月经 3 个月未行。

现病史:结婚 4 月,未避孕未孕,既往月经规则,婚后月经后期,既往月经史:5～6 天/37 天,量中,时有血块,无痛经。现月经量少。

辅助检查:2010 年 10 月于江苏省人民医院检查:(非经期)性激素 T:0.42ng/dl,E_2:45ng/L,LH:8.58mIU/ml,FSH:5.47mIU/ml,P:0.34ng/ml,PRL:15.18ng/ml,DHEAS:276.4μg/dl,OGTT:Ins:38.97mmol/L,Glu:5.44mmol/L。B 超示双侧卵巢多囊样改变。Lmp:2010 年 8 月 18 日。

刻下:月经 3 个月未行,夜寐易醒,无白带,无腰酸,面部痤疮,婚后增胖,二便调,舌红苔腻。

中医诊断:月经后期;西医诊断:多囊卵巢综合征

辨证:肾虚偏阴,癸水不足,脾虚痰湿。

治法:补肾健脾,化湿祛痰。

以经后期论治:杞菊地黄汤加减。

处方:枸杞子 10g　钩藤 10g(后下)　白芍 10g　怀山药 10g　山茱萸 9g　怀牛膝 10g　干地黄 10g　川续断 10g　菟丝子 10g　制苍术 10g　广郁金 10g　炙龟板 10(先煎)g　六一散 10g(包煎)　14 服

二诊:2010 年 11 月 15 日,刻下:月经 3 个月未行,BBT 单相,白带时有,时腰酸,寐安多梦,小腹隐痛,余无不适,脉细弦,舌质偏红苔腻。以经后中末期论治,补天种玉丹。

处方:丹参 10g　赤芍 10g　白芍 10g　怀山药 10g　山茱萸 9g　牡丹皮 10g　茯苓 10g　川续断 10g　杜仲 10g　菟丝子 10g　鹿角霜 10g　五灵脂 10g　荆芥 6g　六一散 10g(包煎)　12 服

三诊：2010 年 11 月 26 日，刻下：月经 3 个月余未行，BBT 未升，白带较少，无腰酸，夜寐安，药后大便稀软不成形，日 2～3 次，痤疮时有好转。以健脾滋阴论治，参苓白术散加减。

处方：党参 15g　炒白术 10g　茯苓 10g　广木香 6g　广陈皮 6g　川续断 10g　六一散 10g（包煎）　怀山药 10g　山茱萸 9g　菟丝子 10g　白芍 10g　砂仁 5g（后下）　炮姜 6g　14 服

四诊：2010 年 12 月 8 日，刻下：月经 4 个月未行，BBT 单相，昨日起有少量咖啡色分泌物，无腰酸，面部痤疮，寐安，大便稀软日 1～2 次，余无不适，脉弦细，舌红苔腻。治当健脾补肾，调理气血以助转化。

处方：党参 15g　白术 10g　茯苓 10g　广木香 9g　川续断 10g　杜仲 15g　五灵脂 10g　鹿角霜 10g　荆芥 6g　菟丝子 10g　赤芍 10g　白芍 10g　六一散 10g（包煎）　12 服

经期方：制苍术 10g　炒白术 10g　制香附 10g　丹参 10g　赤芍 10g　泽兰叶 10g　益母草 15g　五灵脂 10g　炒川续断 10g　茯苓 10g　广木香 6g　元胡 10g　肉桂 5g（后下）　7 服

五诊：2010 年 12 月 17 日，Lmp：2010-12-10，量色如前，腰酸，有血块。刻下：第 8 天，月经已净，夜寐安，二便调，面部痤疮，脉细弦，舌红苔腻。

经后期论治：归芍地黄汤合越鞠丸加减。

处方：丹参 10g　赤芍 10g　白芍 10g　怀山药 10g　山茱萸 9g　怀牛膝 10g　牡丹皮 10g　茯苓 10g　川续断 10g　制苍术 10g　炒白术 10g　广郁金 10g　合欢皮 10g　六一散 10g（包煎）　14 服

该患者按周期法论治，于 2012 年 10 月自然妊娠，续以健脾补肾，清心和胃等法保胎。

【按语】

夏桂成教授以动静观思想指导滋阴补肾调治 PCOS。他认为月经周期疗法和节律诱导法是治疗功能性闭经的一种较好方法，适用于已经有正常周期规律者。节律诱导法，是根据时间医学关于生物节律的理论，结合心理疏导法所制定，通过反复的多次诱导，使丧失月经周期节律的功能性闭经，逐渐稳定其原有的周期节律性，使失调的心—肾—胞宫轴重新建立阴阳平衡的圆运动状态。所以对 PCOS 的治疗三大原则为"调周、通经、控制肥胖"。青春期患者重在调经，而育龄期患者则以生育为前提。

治疗遵循"宏观调周与微观辨治"的原则。调周，即调理月经周期并诱导周期中阴阳转化形成规律，是治疗 PCOS 恢复其排卵功能、缩短月经周期的根本措施。而在整个周期中，经后期能否顺利积累充沛的阴分物质基础，心—肾—胞宫轴的平衡即成为周期阴阳动态转化顺利的绝对关键。肾虚是 PCOS 病因本质，郁火、气滞、血瘀、痰浊等标实之证在疗程中随期随症加减施治,肾虚者补肾固摄冲任,瘀热者清化而固冲,痰湿者又须涤痰化浊。标本同治最终目的都是促进阴阳消长及转化的顺利。PCOS 的疗程较长,分清阴阳虚实的主次并且配合生物钟的节律才能获得较好的效果。

（高鉴英）

谈 勇

谈勇,女,1956 年出生,教授、博士生导师、主任医师,南京中医药大学妇科教研室主任,附属江苏省中医院生殖医学科主任,夏桂成教授、徐福松教授名老中医工作室主任。1980 年毕业于南京中医药大学,1981 年于中国中医科学院北京西苑医院妇科随外祖父钱伯煊学习中医妇科,1983 年考入南京中医药大学硕士研究生师从夏桂成教授,1986 年毕业留校(院)妇科工作。1990 年留学日本,1996 年获医学博士学位回母校妇科工作。现任中华医学会中医药学会妇科专业委员会副主任委员,江苏省中医药学会常务理事、江苏省中西医结合生殖医学会主任委员。主要研究生殖障碍性疾病及生殖辅助技术、多囊卵巢综合征、不孕症、流产、子宫内膜异位症、盆腔炎等。主持国家自然科学基金、博士点科学研究基金、国家科技部名老中医传承课题、支撑课题等多项科研课题。获江苏省科技进步一、二等奖、教育部科技成果奖等,发表论文论著 60 余篇(部),被评为全国首届杰出女中医师,江苏省教育厅、国家中医药管理局"十一五"重点学科中医妇科学学科带头人,大学及附属医院第 13 届学术委员会委员,教学名师。

【诊治特点】

一、对 PCOS 的认识

多囊卵巢综合征是一种发病多因性、临床表现多态性的内分泌和代谢紊乱综合征。临床虽以闭经、不孕、多毛、肥胖、双侧卵巢持续增大,以及雄激素过多为主要症状,但是现已经证实月经频发、崩漏也有这类病症,并且缠绵难治,反复发作,时重时缓,难以把握,各个年龄阶段所表现的病症不同。

1. 青春期月经不调为主　我们通过对 2586 名小学高年级、中学生的月经情况调查发现,病发于青春期月经初潮如期,渐现月经稀发,闭经,有 15%～20% 的青春期女性出现月经频发,淋漓不尽,常作为功能失调性子宫出血论治,一旦腔内超声就可提示多囊卵巢综合征。询证时常有家族中父亲秃顶,母亲或同胞姐妹有类似病症。经常反复发作,诸药难以奏效。

根据我们临床上长期的观察分析,本病证肾虚是有一个较长的过程,其原因既有先天的关系,亦有后天的因素。生活方面的因素,长期学习紧张过度,工作繁忙,特别是行经期未能摄生,日久必耗肾阴,损伤癸水。青春期应以固肾填精为要。

2. 育龄期不孕、流产为要 进入育龄期,一般除月经情况外,主要就表现在排卵障碍,为了纠正无排卵经常用促排卵药物,损伤癸水。肾虚癸阴不足,时久必及其阳,此乃阴阳互根的关系;阳虚阴少,又必导致肝脾失调,肾水不足,水不生肝木,肝阴虚则肝气不疏,可致肝郁;火不暖土,肾阳虚不能支持脾土,是以出现脾土虚弱。肾虚、肝郁、脾弱,自然导致痰湿脂肪滋生,且肾阳虚本就容易产生痰湿、脂肪。痰脂产生后,一方面将随肝脾气血流溢于腹腔之中,肠胃之外,或流溢于四肢,出现腹部及四肢的肥胖。另一方面,更为重要的是痰脂凝聚卵巢,结成"窠囊",前人谓此,实指多囊卵巢综合征。卵泡不能及时发育,或发育不能达到成熟,或发育达成熟而未能排出,阴不转阳,阳气窒痹,阳将更虚,现代称为卵泡未破裂黄素化综合征;瘀浊不去,旧瘀不除,新生亦少,反过来将使肝脾气血更加失和,阴阳更加失调,凝聚的痰湿脂肪将更增加,本是由虚致实,由肾虚通过肝脾失调所致痰脂凝聚,造成实证,再由经血排少,反过来由实致虚,痰瘀内阻,通过肝脾气血失和,从而影响肾水癸阴进一步减少,癸阳亦更弱,阳虚气郁,痰脂将更盛,形成虚者益虚,实者益实的复杂病变,影响妊娠发为不孕,孕后容易流产。

3. 绝经期胸痹、癌症未病防 若病变不能控制,久而在肾虚阴阳失调,肝脾血气失和的情况下,痰瘀可致癥瘕,即致卵巢亦即精室、子宫方面的肿瘤。正如《妇科经纶》引武叔卿所说:"痞一症二,曰血曰食,而不及痰饮何也?盖痞气之中……血癥之内,未尝无痰。"因此,由痰湿脂浊形成的癥瘕,亦将日益加深。

二、辨证分型

临床上所反映出的痰脂证候也日益明显,是以出现轻、中到重的演变。务必要求控制在轻、中程度时,不能使其发展到重证时。从其整体的病变来看,肾虚偏阴虚是主要的,由于阴虚者易致火旺,偏阳虚者亦有之,但有单纯偏肾阳虚与偏脾肾阳虚之别,痰脂仅是标证。

(一) 肾虚证

1. 肾阴虚证 肾精不足,则天癸延迟不至,冲任不通,月经至期不行或量少,甚则停闭,亦不能摄精成孕。

2. 阴阳两虚证

(1)偏阴虚证:阴分不足,精血亏少任带空乏,肾阴不足,虚火易于上炎。

(2)偏阳虚证:肾气虚弱,冲任失于温养,血海不充。肾阳不足,命门火衰,火不暖土,冲任不足宫寒不能摄精成孕。

(二) 在病变的发展中,常有几种重要的兼夹因素

1. 气郁 是指心肝气郁,郁滞凝痰颇为常见,反过来说气道不顺,津液壅阻,势必产生痰饮。

2. 湿热 心肝气郁,气郁不畅,酿湿生热,在以下两个重要病理条件下,一是肾阴癸水不足,阴水不足,心肝气郁自然易于化火,即前人所谓阴虚则易火旺,气有余必化火也;二是精神情志因素的忧郁,气机不畅,湿热内生。

3. 脾虚　脾虚明显,不仅痰湿易于产生,而且还将出现水湿泛溢,出现浮肿,或肢肿。形成肥胖肿胀并见,苔腻、形寒、神疲等现象。

三、用药特点

1. 青春期调经为治标,调周方为本　调经原本作为月经失调类疾病的治本之法,本病所不同的是阴阳气血失调,虚实夹杂,病程较长,一般月经失调类疾病,调经之后既能够顺利来潮,将调经视作为治本之法,我们通过对本病的深入研究发现,青春期多囊卵巢综合征患者调经来潮之后,不可就此满足,从根本上纠正阴阳紊乱状态,应以调整月经周期节律为宜,治本之法在于此。行经期顺应经血下泄为原则,以五味调经散加减;经后期益阴填精为主,常以归芍调经片合六味地黄汤加减;排卵期用益肾促排卵方;黄体期用滋肾助阳方,连续运用 3 个疗程。

2. 育龄期促排卵抓住时机衷中参西　多囊卵巢综合征由于痰脂凝聚,卵巢局部形成“窠囊”,卵子不易排出,当对其进行基础治疗改善痰湿、瘀浊后,充分利用治疗时机,迅速促排卵帮助受孕,我们常用夏桂成教授益肾活血促排卵汤治疗,可以配合针刺促排卵,取穴:关元、中极、子宫、三阴交。一般在月经中期开始,每日 1 次,连续 3 天,每次留针 20 分钟,之后观察 7~10 天,若 BBT 仍未升高,可重复两个疗程。若肥胖者,可加丰隆、脾俞;若腰酸者,加肾俞、气海。效果不佳者需要衷中参西,加快治疗效率,在纠正本病内分泌紊乱、阴阳气血失调的前提下,加用一线、二线促排卵药物,配合控制性促排卵方案,强效促排卵帮助妊娠。但是要注意两种转归,一是卵巢过度刺激综合征,二是卵泡未破裂黄素化综合征。

3. 妊娠期防止胚胎丢失,药用宜早宜足　多囊卵巢综合征的患者妊娠后,早期极其容易流产或胚胎停止发育,西医学的病理生理原因不明,鉴于这种情况,当该类患者妊娠后,及早启动安胎治疗。我们自 2002 年开始关注这类患者,至 2012 年系统观察了 258 例多囊卵巢综合征的患者,有 2 次以上早期自然流产或胚胎停止发育史,平均在停经 50~70 日发作较严重,反复的胚胎丢失加重生殖障碍,使得原本就复杂的体内环境更加紊乱,因此如何规避胚胎丢失也是治疗多囊卵巢综合征妊娠后获得良好结局的重要环节。我们提倡早期安胎治疗,可以在黄体期即排卵后第 7 日,就得在经前期健黄体时考虑加入寿胎丸。有心火偏旺者加入钩藤、枣仁各 10g。有肝火偏旺者,加炒子芩 10g、炒山栀 8g、仙鹤草 10g。同时时刻注意异位妊娠的排除。

育龄期患者,妊娠是重要的环节,调经意在种子,肾主生殖,不孕多责之于肾,故临证多从肾辨治。主要治疗上注意分清主要和兼夹证型的不同。肾虚包括癸阴虚、偏阴虚、偏阳虚的不同。兼夹证型以肝郁、脾虚、痰湿、血瘀为主。治疗上以补肾为主,兼以化痰、疏肝、活血等方法,也有按周期不同阶段选择不同方剂,使治疗更加具有针对性和有效性,但多囊卵巢综合征还与肝郁、脾虚、痰湿、血瘀等因素有关。综合考虑这些因素,区分寒热虚实,本病的特点是本虚证常有多种兼证,病情复杂、容易反复,药物治疗疗程一般需要在 3～6 个周期。

4. 调整月经周期疗法:一般周期治疗

(1)行经期或黄体酮撤退出血:活血调经,促使月经正常来潮,常用方为五味调经汤,方药有丹参、赤芍、五灵脂、艾叶、益母草。

(2)经后期:以滋阴养血、补肾为主,促进卵泡发育,具体分为:经后初期、中期、晚期,常用方为归芍地黄汤,药物组成有炒当归、白芍、山药、山萸肉、熟地、丹皮、茯苓、泽泻、川断、桑寄生、怀牛膝等。

(3)经间期即排卵期:以补肾调气血,促排卵为重点。常用方为补肾促排卵汤,药物组成有炒当归、赤白芍、山药、熟地、丹皮、茯苓、川断、菟丝子、鹿角片、山萸肉、五灵脂、红花等。

(4)经前期:常分为经前前半期和后半期,以补肾阳为主,健全黄体功能,常用毓麟珠加减,药用炒当归、赤白芍、山药、熟地、茯苓、白术、川续断、菟丝子、紫石英、炒丹皮、枸杞子等。

【典型病例】

病例 1:芮某,女,26 岁,已婚,南京市人。2006 年 4 月 11 日初诊。

主诉:月经不调 1 年余,婚后夫妇同居 1 年未孕。

病史:Lmp:2006 年 3 月 14 日,月经第 29 天,基础体温(BBT)无高相,赤带下 4 天,色黯红,少腹隐痛。无乳胀。检查:B超:双侧呈多囊样改变。经期第 3 天血清测性激素:E_2:55pg/ml,LH:64mU/ml,FSH:7.44mU/ml,PRL:10.98ng/ml,舌质红舌苔腻,脉细弦。月经史:初潮:13 岁,周期:7/28～36 天,经量中等,经色鲜红,无血块,无痛经。排卵期白带呈蛋清样夹有少量赤色带下,持续约 7 天。妊娠史:0-0-0-0。

中医诊断:不孕症;西医诊断:多囊卵巢综合征

辨证:肾虚偏阴,阳亦不足,心肝气郁,瘀浊内阻。

治法:滋阴助阳,补肾宁心,疏肝解郁,祛瘀化浊。

按经后中末期,补天五子种玉丹加减。

处方:黑当归 10g　赤白芍各 10g　怀山药 10g　山茱萸 9g　丹皮 10g 茯苓 10g　川断 10g　菟丝子 10g　杜仲 12g　五灵脂 10g　荆芥炭 10g　制苍术 10g　熟地 10g

二诊:2006 年 4 月 18 日,再按经间期论治:现经周第 35 天,BBT 高相 2 天,腰酸,有拉丝样白带 3 天,便溏日 1 次。舌质红舌苔腻,脉细弦。按经间期论治,补肾促排卵汤加减。

处方:丹参 10g　赤白芍各 10g　山药 10g　山茱萸 9g　丹皮 10g　茯苓 10g　川断 10g　菟丝子 10g　紫石英 10g(先煎)　五灵脂 10g　广木香 9g　广陈皮 6g　炒白术 10g

三诊:2006 年 4 月 27 日,按经前期论治:现经周第 42 天,BBT 高相 10 天,略有乳胀,二便调。舌质红舌苔腻,脉细弦。经前期论之,毓麟珠加越鞠丸加减,后继予经期方,活血通络调经。

处方 1:丹参 10g　赤白芍各 10g　山药 10g　丹皮 10g　茯苓 10g　川断 10g　杜仲 12g　五灵脂 10g　紫石英 10g(先煎)　制香附 10g　青皮 6g　泽兰叶 10g

处方 2:制苍术 10g　制香附 10g　益母草 15g　泽兰叶 10g　川断 10g　茯苓 10g　丹参 10g　茯苓 10g　川牛膝 10g　五灵脂 10g　丹皮 10g　生山楂 10g　丝瓜络 6g

四诊:2006 年 5 月 9 日,第二周期:Lmp:2006 年 4 月 28 日,现经周第 12 天,见到少量拉丝样白带,今日见到淡褐色血,无腹痛,二便调。舌质红舌苔腻,脉弦。按经后中期论治,滋阴清热,稍佐助阳。二至地黄汤加菟蓉散加减。

处方:女贞子 10g　旱莲草 10g　山药 10g　山茱萸 9g　丹皮 10g　茯苓 10g　川断 10g　制苍术 10g　广木香 9g　广陈皮 6g　肉苁蓉 6g　菟丝子 10g　六一散 10g　7 剂

五诊:2006 年 5 月 16 日,现经周第 19 天,有拉丝样白带 7 天,时有淡黄色,伴有腰酸,乳胀。舌质淡偏红,舌苔黄腻,脉细弦。按经间期论治,补肾促排卵汤加减。

处方:黑当归 10g　赤白芍各 10g　山药 10g　山茱萸 9g　丹皮 10g　茯苓 10g　川断 10g　菟丝子 10g　紫石英 10g(先煎)　五灵脂 10g　熟地 10g　杜仲 12g　炒柴胡 6g

六诊:2006 年 5 月 23 日,排卵期出血一天。Lmp:2006 年 4 月 28 日,现经周第 26 天,BBT 有高相 9 天,大便干结,每日 1 次。舌质红苔腻,脉弦。经前期毓麟珠加越鞠丸加减。

处方:丹参 10g　赤白芍各 10g　山药 10g　丹皮 10g　茯苓 10g　川断 10g　紫石英 10g(先煎)　五灵脂 10g　制香附 10g　制苍术 10g　杜仲 12g　熟地 10g　砂仁 5g

第 3~7 周期按照周期调治,经后期由于经量偏少,改归芍地黄汤加减;经后期、前期基本同前。至第 8 周期时,月经逾期未至,此后测尿妊娠试验阳性,予以保胎治疗。

病例 2:尹某,女,32 岁,已婚,句容人。2012 年 5 月 8 日初诊。

主诉:未避孕 2 年未孕,月经周期延长伴淋漓不尽 2 年。

病史:患者婚后 2 年性生活正常,未避孕未孕,形体肥胖,平素月经周期延长 2～3 月一行,淋漓 8～10 日方净,当地医院查血清睾酮升高,经阴道超声示:双侧卵巢多囊样改变,OGTT 检查提示胰岛素抵抗,诊断为:PCOS 合并 IR,予达英-35、二甲双胍调治 3 个周期,停药后月经仍未能按期来潮。有重度脂肪肝病史。BMI:38.6kg/m² 。Lmp:2012 年 4 月 16 日,8 日净,量中,色鲜红,无血块,无痛经。刻下:周期第 23 天,BBT 爬坡样上升,昨日起阴道少量咖啡色出血,乏力,腰酸,夜寐欠佳,多梦易醒,舌质红,苔薄白,脉弦滑。妊娠史:0-0-0-0。

中医诊断:不孕症,经期延长,月经后期;西医诊断:不孕症,多囊卵巢综合征,胰岛素抵抗

辨证:肾阴亏耗,心火内扰。

治法:益肾宁心,滋阴降火。

处方:生地 10g　菟丝子 12g　茯神 12g　钩藤 10g　山药 12g　炙龟板 10g　乌贼骨 12g　鹿角霜 12g　丹皮 10g　丹参 10g　川断 15g　煅龙齿 20g　煅牡蛎 30g　甘草 3g

二诊:2012 年 5 月 17 日,Lmp:2012 年 5 月 17 日,10 日净,量中,色红,无血块,无痛经。刻下:周期第 11 天,便溏,2～3 次/日,药后腰酸减轻,夜寐转佳。辅助检查:阴道 B 超提示:双侧卵巢多囊样变,内膜 7.4mm。经后期予滋阴益肾,宁心健脾之法调治。

处方:炙鳖甲 12g　丹参 10g　制黄精 12g　炒白芍 15g　怀山药 10g　女贞子 10g　菟丝子 12g　炒子芩 10g　苍术 10g　丹皮 10g　茯苓 10g　炒白术 10g　煨木香 12g　炙甘草 5g

三诊:2012 年 5 月 24 日,刻下:周期第 18 天,舌红,苔薄白腻,脉弦滑。经前期予补肾助阳,理气健脾之法调治。

处方:鹿角片 12g　川断 10g　苍术 15g　陈皮 10g　党参 15g　炒白芍 12g　茯苓 10g　炒白术 10g　菟丝子 12g　桑寄生 10g　杜仲 12g　炒枳壳 12g　姜半夏 12g　谷芽 15g　炙甘草 5g

四诊:2012 年 6 月 7 日,刻下:周期第 32 天,月经尚未来潮,舌红,苔薄白,脉弦细。辅助检查:阴道 B 超提示:双侧卵巢多囊样变,内膜 8.3mm。予以活血化瘀,调经通络,促进月经按期来潮。

处方:丹参 10g　赤芍 10g　茯苓 10g　益母草 15g　怀牛膝 10g　制香附 10g　炒五灵脂 10g　玄胡索 10g　生山楂 10g　鸡血藤 15g　泽兰 12g　乌药 15g　苍术 12g　炒白术 12g　茺蔚子 12g

五诊:2012 年 6 月 21 日,病史:Lmp:2012 年 6 月 15 日,量中,色红,5 日即净,无血块,无痛经。刻下:周期第 7 天,纳寐可,二便调。

处置:按上法继予周期论治。患者坚持服药 1 年余,血清性激素下降正常

后,结合枸橼酸克罗米芬、来曲唑等促排卵,见有优势卵泡排出 2 个周期后妊娠,继续服用补肾安胎中药,孕 75 天产科 B 超示:宫内单胎成活。

病例 3:赵某,女,24 岁,已婚,淮安人。2011 年 8 月 30 日初诊。

主诉:月经稀发 2 年,未避孕 1 年未孕。

病史:患者既往月经规律,6～7/30 天,量中,色红,无血块,无痛经。2008 年因先兆流产行清宫术,术后月经周期逐渐延长,30 天至半年一潮,月经量、色、质如常。2010 年婚后性生活正常,未避孕至今未孕,近 1 年于当地医院中药调理,效果不显。Lmp:2011 年 7 月 25 日,7 天净,经量中等,色鲜红,无血块,无痛经。刻下:周期第 37 天,月经未来潮,性情急躁,舌苔薄白,脉细弦。妊娠史:0-0-1-0。

辅助检查:今日血清性激素:T:74.59ng/ml,DHEAS:371.2μg/ml,E_2:55pg/ml,LH:16.61mU/ml,FSH:8.14mU/ml,P:0.92ng/ml,PRL:10.85ng/ml,β-HCG:0.0U/L。经阴道 B 超示:双侧卵巢多囊样变,内膜 8.2mm。男方精液常规正常。

中医诊断:不孕症,月经后期;西医诊断:不孕症,多囊卵巢综合征

辨证:肾阳亏虚,冲任失调。

治法:补肾温通,调畅冲任。

处方:仿毓麟珠加减。

鹿角片 10g 川断 10g 党参 15g 炒白芍 12g 菟丝子 12g 桑寄生 10g 炒白术 10g 泽兰 10g 杜仲 12g 肉苁蓉 10g 茯苓 12g 炙甘草 5g

二诊:2011 年 9 月 9 日,病史:Lmp:2011 年 9 月 7 日,量少,色鲜红,无血块,无痛经。刻下:周期第 3 天,行经中,多梦,舌质紫黯,苔薄白,脉细。OGTT 检查提示:胰岛素抵抗。按周期论治,仿归芍地黄汤加减,月经将净后服用。

处方:炒当归 10g 炒白芍 15g 生地 10g 怀山药 10g 茯苓 10g 丹皮 10g 女贞子 10g 菟丝子 12g 煨木香 10g 地骨皮 12g 炒枣仁 10g 钩藤 10g 广郁金 10g 甘草 5g

三诊:2011 年 9 月 16 日,病史同前,刻下:周期第 10 天,白带量多,质黏稠,夜寐多梦,余无所苦,舌边齿痕,苔白腻,脉细。辅助检查:经阴道 B 超示:双侧卵巢多囊样变,内膜 6.8mm。上方基础上加行气活血通络之品,为阴阳转化做准备,重阴转阳后继予温肾助阳之法,调畅冲任,确保下次月经的顺利来潮。

处方 1:炒当归 10g 炒白芍 15g 赤芍 10g 生地 10g 炒山药 10g 山萸肉 10g 丹皮 10g 茯苓 10g 女贞子 12g 菟丝子 12g 川断 12g 煨木香 10g 红花 6g 川芎 10g 甘草 5g

处方 2:鹿角胶 10g 葛根 15g 川断 10g 党参 15g 炒白芍 12g 石楠叶 15g 炒白术 10g 泽兰 10g 菟丝子 12g 桑寄生 10g 广郁金 10g 杜仲 12g 肉苁蓉 10g 茯苓 12g 炙甘草 5g

四诊:2011 年 10 月 9 日,刻下:周期第 33 天,月经尚未来潮,舌有紫气,苔薄白腻,脉细。辅助检查:经阴道 B 超示:双侧卵巢多囊样变,内膜 9.4mm。予补肾助阳,活血通络之法,仿五味调经散合温经散加减。

处方:乌药 15g　芜蔚子 12g　石楠叶 12g　泽兰 10g　玄胡索 15g　鹿角片 10g　川断 10g　炒白术 10g　党参 15g　炒白芍 12g　桂枝 8g　茯苓 12g　菟丝子 12g　桑寄生 10g　杜仲 12g　肉苁蓉 10g　炙甘草 5g

五诊:2011 年 11 月 1 日,病史:Lmp:2011 年 10 月 29 日,量少,色鲜红,少量血块,痛经,小腹坠胀,乳胀。刻下:周期第 4 天,余无不适。辅助检查:复查血清性激素:T:63.71ng/ml,DHEAS:283.5μg/ml,E_2:50pg/ml,LH:5.8mU/ml,FSH:8.79mU/ml。按上法继予周期调治,结合枸橼酸克罗米芬、尿促性腺素、人绒毛膜激素促排卵一个周期,见优势卵泡排出,指导同房,排卵后 12 天查β-HCG 示:156.2U/L,予补肾安胎治疗,孕 3 月产科 B 超示:宫内单胎成活。

【按语】

多囊卵巢综合征的病理归咎于肾阴癸水不足,卵子发育不能成熟,痰湿蕴阻,卵巢呈多囊样变化。因本病长期处于经后期阶段(如文中所列 1、2、3 病例),故此阶段的治疗尤为重要。一般经后期可以分经后初、中、末 3 个时期,属于阴长演进的过程,临证常以带下的分泌来衡量阴分水平的增长程度。经后初期,尚无带下,在整个经后期的初、中期,是比较长的,PCOS 患者由于阴精的不足,阴虚及阳,阳亦不足,使经后期不得演进,始终停留在经后初期,或进入中期。经后初期的治疗是养血滋阴,以阴药滋阴,但需血中养阴,养阴的目的尤在于养精卵。一般临床上可选用归芍地黄汤(如病例 3),为了血中滋阴,可合用四物汤。以动静观指导,滋阴必须在"静"的前提下应用,前人所谓"静能生水",用阴药滋阴,就是静能生水的方法。合四物汤者,需去川芎、当归,防其动而耗阴。如肾虚癸水过低者,或阴虚有火者,更应强调"静能生水"的治疗。

病例 2 就运用"静能生水"的观点,就在于宁心安神的作用,心静则肾亦静,肾静才能有助肾阴癸水的提高,所以我们提出:"欲补肾者先宁心,心宁则肾自实"。前人有云:"心者君火也,肝肾者,内寄相火也,君火动则相火随之而动"。大动阴伤,静则火降,火降则阴复,此所以静能生水也,故凡见有烦热火动者,必加莲子心、青龙齿,或黄连、枣仁、黛灯心等。

肾者,封藏之本,子宫亦有藏泻的作用,才有可能促进肾阴癸水的提高,此亦静的另一层意义。一般可加入煅牡蛎、炒芡实、五味子、金樱子等。尽可能避免使用外散滑窍等动耗之品,以保持静能生水,尤其是子宫的静藏,以资生癸阴之水,如车前子、泽泻、瞿麦、柴胡等,在经后期肾阴癸水低落较明显时,均不宜用。但 PCOS 患者绝大多数伴有多脂、肥胖、毛发偏多现象,这是一种痰湿蕴阻的表现,以往对此就作为痰湿证型,但根本的原因,还在于肾虚阴弱、癸阴之水不足,即使在经后初期,必须要治痰湿者,也只能用少量的化痰湿药物,如广郁金、广陈皮、茯苓等,用量亦要轻。静是相对的,动是绝对的,因而我们在使用归芍地黄汤时,根据肾阴癸水亏虚的程度,适当加入当归、赤芍、炙鳖甲、怀牛膝等阴动之品,要在静的基础上缓缓推动周期的演变。

但当进入经后中期时,出现了一定量的带下,阴长运动已进入静中有动的时期,因此这时的治疗特点,应滋阴结合促动,所谓促动者,含义有三:一是助阳,阳主动,所以要加入川断、菟丝子、肉苁蓉,不仅是助阳促动,而且阳生阴长,有助于提高阴长之运动水平;二是疏肝,疏肝解郁,推动气机运动,不仅为临床上痰气郁阻而用,亦为阴长运动而设,如选用柴胡、广郁金、荆芥等;三是活血,小剂量的活血药,不仅有助于阴血的生长,更重要的是推动阴长的运动,如赤芍、山楂、红花等,用量宜轻,但如阴虚明显者,则尽量避免使用。

本次病例和绝大多数 PCOS 患者一样伴有不同程度的痰湿病变,因而需要结合化痰燥湿的药物,由于经后初期,在静能生水的治疗要求下,可以不用或少用化痰湿药物,进入到经后中期,阴静而动,就需要结合化痰湿药物。因此,我们选用滋肾生肝饮加减,药用炒当归、赤白芍、山药、山萸肉、熟地、茯苓、炒柴胡、川续断、菟丝子、炒白术等,此时是治疗本病证最为重要的时期。当进入经后末期,带下较多,质稍黏,甚或有少量锦丝状带下,可见阴长运动已达到较高水平,时间短暂,很快就进入排卵期,否则将返回经后中期或初期,所以这时的治疗亦相当重要。临床上如病例 3 选用补天五子种玉丹加减,药用丹参、赤白芍、山药、山萸肉、熟地、茯苓、川断、菟丝子、杜仲、紫河车、五灵脂、山楂等。之所以要把补阳的药物加到几乎与阴药并重者,不仅在于阴长之动,而且动之较强的需要,亦在于维持近高水平之阴的需要,更在于控制或杜绝因阴虚及阳、阳亦不足而致痰湿脂肪滋长的需要,从而促其进入经间排卵期,病例 3 正是说明这一关键。

在行经期意味着旧周期结束,新周期开始,是除旧生新,排出瘀浊,清利痰湿,气血活动最显著的时期,也是治疗痰湿标证的重要时期,必须保持经水的排畅与排尽,故治疗时利水化痰与调经药并重,如茯苓、苡仁、泽兰叶,甚则可加入车前子、马鞭草、瞿麦等。同时清利痰湿,有赖气化顺利,胞脉胞络属于心,心气不得下降,月事衰少不来,是以在一般调经利湿药中,若能加入柏子仁、合欢皮、琥珀、广郁金、炒枳壳等品为最好,尽可能使应泄之瘀浊排出,排尽排空,以利于新生及新周期的形成。

本病的形成过程长,机制复杂,标本兼夹,且标重于本。因 BBT 呈单温相,大多患者出现形体肥胖,多脂多毛,月经稀发,甚则闭经,青春期亦颇为多见。虽然少数轻度患者一经治疗即可改善,但多数反复性大,出现排卵,周期亦趋正常,或者在治疗中有所好转,出现少量锦丝状带下,但因紧张烦劳,病情又现倒退,说明本病的复杂性、顽固性。从 3 个获效病例可以看出:时刻注意脾胃,因痰湿与脾胃有关,服滋阴药亦对脾胃有影响,凡出现腹胀矢气,或大便溏薄,或质软者,即应加用异功散、香砂六君子汤、参苓白术散等,顾护后天之本恢复月经周期。

(陈婕 谈勇)

江西妇科名家

傅淑清

傅淑清,女,祖籍江西樟树,1944 年出生于三代中医之家,1967 年毕业于江西中医学院,一直致力于中医临床、教学、科研工作,为第三批、第四批、第五批全国名老中医药专家学术继承工作指导老师,博士研究生导师,江西省名中医,专业技术拔尖人才,享受政府特殊津贴,江西中医药高等专科学校名誉校长,曾任江西中医药学会常务理事、江西中医药管理学会常务理事、江西省抚州市中医药学会理事长。

傅淑清教授临证善用和法。她认为"和法"有广义和狭义之分。狭义专指和解少阳,针对邪踞少阳所采取的包含了既解表又清里,既攻邪又扶正的一种治法。据此,她推广、扩大了"和法"的应用,除传统所谓的调和肝脾、调和肠胃、表里双解外,更是认为但凡包括针对产生疾病的矛盾双方共同起作用的、或是平衡机体对立双方的治法,都可称为"和法"。广义之"和法"往往是临证治疗的多法相合,如寒温并用、消补兼施以及调气和血等,表达了中医"以平为期"的重要思想。能使表里寒热虚实的复杂病证、脏腑阴阳气血的偏盛偏衰归于平复。在多囊卵巢综合征的治疗上她寒温并用、消补兼施,自创六子消囊方治疗本病,每获佳效。

【诊治特点】

一、对 PCOS 的认识

傅教授认为多囊卵巢综合征多由于先天肾虚,或后天调理失摄影响肾中阴阳平衡,致冲任不盛和(或)冲任阻滞而发病。病机之本为肾虚,之标为痰为瘀,病位在冲任、胞宫、胞络,病证属虚实夹杂。若经久失治,多脏受累可延生他病。

1. 肾气虚弱是发病根源 肾为封藏之本,主藏精气,在女子生殖功能方面发挥重要的作用。肾虚有阴阳之别,多囊卵巢综合征的发病两者均可见,但以肾阳虚为多。肾阳虚,鼓舞卵子发育成熟和释放的内在动力不足,卵巢可见未发育成熟的小卵泡同时存在排卵障碍;肾阳虚不能蒸腾津液,致痰湿内生,瘀阻胞宫,又痰湿为阴邪易损伤肾阳,肾虚和痰湿两者互为因果,阻络而闭经或不孕。肾阴虚,冲任不盛,不能通过胞络输精于胞宫,则胞宫失养而致病,同时肾阳植根于肾阴,肾阴不足,肾阳亦虚,两者互为影响。因此说,肾虚也是所有妇科疾病发生的根本。

2. 痰瘀互阻是发病关键　肾阳虚弱,气化不利,气不行血、行津,日久血瘀痰凝,冲任阻滞,胞络闭塞,而见卵巢增大、多囊和包膜增厚;肾为冲任之本,任脉循行是沿腹内正中线上至咽喉环绕口唇,今肾气亏虚,肾之阴阳失调,冲任不司血海调月经,反而逆乱转荣唇口,故唇见胡须,肢见多毛;肾虚阴阳气血失调,肾的蒸腾气化功能失常,饮食水谷不能化精微反化为水湿痰浊,变生痰脂,蓄积于肌肤之中而发肥胖。

3. 肝郁脾虚是影响要素　肝与肾的关系非常密切,主要体现在精血同源和藏泻互用方面。正常情况下,肾藏精,肝藏血,肝血依赖肾精的滋养,同时肾的封藏与肝的疏泄相反相成,两者开合有度,女子月事以时下。肝为"体阴而用阳"之脏,若肾精不足,不能滋养肝血,则肝失条达;再者罹患多囊卵巢综合征的患者处于育龄期,学习工作生活等方面压力大,也易致肝气郁结。肝郁日久可化热躁动,引扰相火,劫灼肾阴,反致肾精更亏,如此形成恶性循环。因此,傅教授在辨证中往往强调注意肝郁的兼夹。

肾为先天,脾为后天,所谓"先天促后天,后天滋先天",即是强调两者相互资助,相互促进。如后天失摄,脾气受损,也可致肾精不充而发病。

二、辨证分型

1. 肾虚痰瘀型　先天不足或后天失养,肾气虚弱,则冲任脉衰,胞失滋养,胞络阻塞,故发本病。症见婚久不孕,月经量少,闭经,经期延长或崩漏,腰背酸痛,白带清稀,畏寒,困倦乏力,舌淡、舌体胖嫩有齿痕、苔薄白,脉沉细或细弱,两尺尤甚。

2. 肝郁痰瘀型　肝主疏泄,性喜条达,若七情六欲纷扰,疏泄失常,则排卵异常而发此病。症见经闭不孕,毛发浓密,颜面痤疮,胸乳胀闷,大便干结,带下量多黏稠,舌红、苔薄或厚腻,脉弦滑。

3. 脾虚痰瘀型　脾胃素弱,或饮食劳倦,或忧思过度,脾气受损,水湿不化,聚而成痰,则冲任受阻以发病。症见闭经,或婚久不孕,月经量少、色淡质稀,神疲乏力,头重嗜睡,体型肥胖,舌淡胖,脉虚弱。

三、用药特点

1. 消补兼施是治疗大法　傅淑清教授以为本病的发生,肾虚为本,痰瘀互阻为标。治当标本同治,以温肾填精、通利化痰为治疗大法,自拟六子消囊方为基本方。

药物组成:枸杞子15g　菟丝子15g　五味子10g　车前子10g　茺蔚子10g　白芥子10g

应根据月经不同时期和个体差异进行加减,治疗闭经每月需服20~25剂左右,月经期可酌情停服。3个月为一疗程。

本方是以五子衍宗丸去覆盆子加茺蔚子、白芥子化裁而成。五子衍宗丸出自《摄生众妙方》,明·王肯堂称此为"繁衍宗嗣种子第一方也"。经西医学研究发现,五子衍宗丸可调节下丘脑—垂体—性腺轴功能,具有抗衰老、降血糖、抗氧自由基、增强免疫等多种功能。六子消囊方中菟丝子温肾壮阳力强;枸杞填精补血见长;五味子五味皆备,而酸味最浓,补中寓涩,补肾固精;妙在车前子利湿、茺蔚子活血、白芥子化痰,三味相合,祛除有形之瘀浊,俾全方补中兼通,补而不滞。

加减:若肾阳虚甚者,加仙灵脾、仙茅、补骨脂等以温补肾阳;肾阴虚甚者,加熟地、山萸肉、女贞子等以补肾益精;脾虚者,加党参、白术、茯苓等以健脾助运;肝郁者,加柴胡、香附、郁金等疏肝解郁,如肝郁化热,加黄芩、菊花、龙胆草等以疏肝清热。

2. 补肾调周贯穿治疗全程 傅淑清教授认为,多囊卵巢综合征的治疗要始终贯穿周期疗法。此法是根据月经周期中行经期、经后期、经间期、经前期不同时期的阴阳消长转化规律,结合西医学性腺轴在月经周期中的变化,采取周期性用药。月经后期血下阴亏,可于本方去茺蔚子、车前子,加紫河车、女贞子、山萸肉等以补肾气、养冲任,促进卵泡发育;经间期要肾阴肾阳同补,还加丹参、泽兰、石菖蒲等以活血通络,促使卵泡破裂而排卵;排卵后期加仙灵脾、补骨脂、续断等以温肾助阳,促使黄体生成;行经前期加柴胡、香附、王不留行等行气活血,促使子宫内膜脱落而行经通畅。

3. 监测排卵适时停药更方 傅淑清教授特别强调,育龄期患者多以"不孕"求诊,在治疗过程中,当月经周期渐趋规律时,应注意适时监测排卵,一旦排卵正常,要指导夫妻择期同房,并停药观察 15~25 天,若发现受孕要停药,若出现胎动不安应及时用寿胎丸加减以补肾安胎。对于无生育要求者,在排卵期要嘱咐采取避孕措施,以免人流损伤胞宫及冲任。

【典型病例】

病例 1:魏某,女,19 岁,学生,未婚,2009 年 7 月 13 日初诊。

病史:14 岁月经初潮,开始 2 年月经往往推后半个月左右,家长一直不在意,近 3 年高中学习紧张,很少运动,爱吃冷饮,月经为 2~5 个月一行,经期 3~4 天,经量少、经色黯、有少量小血块,Lmp:3 月 25 日。自觉近 2 年来体重增加,神疲肢重,头晕尿频,纳呆脘胀,喉间有痰,大便溏软。体型偏胖,面色少华,胡须明显。查体:舌胖边有齿痕,苔白腻,脉濡细。

辅助检查:①B 超示子宫前位,大小 49mm×44mm×39mm,子宫内膜厚 5mm,肌层回声均匀;左卵巢 37mm×20mm×19mm,右卵巢 36mm×20mm×21mm,双卵巢有许多小卵泡,直径不超过 4mm。②2009 年 7 月 11 日性激素六项检测:促卵泡刺激素(FSH):6.72IU/L,黄体生成素(LH):16.21IU/L,雌二醇(E_2):207.10pmol/L,孕酮(P):2.22nmol/L,催乳素(PRL):280.4mIU/L,睾

酮(T):2.16nmol/L。

中医诊断:闭经;西医诊断:多囊卵巢综合征

辨证:脾虚及肾,痰瘀阻络。

治法:健脾补肾,化痰通络。

处方:六子消囊方加减。

枸杞子10g 菟丝子10g 车前子10g 茺蔚子10g 白芥子10g 补骨脂10g 党参15g 石菖蒲10g 苍术10g 法半夏10g 茯苓10g 炒谷麦芽各15g 甘草6g 7剂

二诊:7月19日,患者胃纳增加、脘胀减轻,二便正常。效不更方,守方再进7剂。

三诊:7月27日,患者精神好转,头晕已除,喉间无痰,大便偏干,带下有如蛋清,乳房和小腹微胀,似有行经之先兆,前方去苍术、石菖蒲,加香附10g,王不留行10g,继进7剂。

四诊:8月7日,患者服上药5剂后月经来潮,经量少,色偏黯,3天即净。

后以补肾健脾调周之法巩固。如此调理3个月,以后月经30~37天一行,除经量偏少之外,余无不适。

病例2:许某,女,22岁,未婚,2010年5月12日初诊。

病史:患者13岁月经初潮,开始几年尚规律。近年月经往往推迟1~3个月。末次月经是注射黄体酮后于3月11日来潮,量少,色黯,有多量血块,经前乳胀,经后若失。现又乳房胀痛,面部痤疮增多,乳房触痛明显。查体:舌质偏紫黯,苔薄白,脉弦略滑,尺沉。

辅助检查:①B超示子宫前位,大小约50mm×44mm×32mm,子宫内膜厚6mm,肌层回声均匀;左卵巢43mm×19mm×21mm,右卵巢41mm×20mm×19mm,双卵巢有数个6mm×4mm、4mm×4mm大小不等卵泡,子宫直肠窝外探及深约19mm液性暗区。乳房左、右侧可见不规则高回声区及低回声区相间分布,内未见明显肿块回声。②性激素六项:FSH:3.12IU/L,LH:9.05IU/L,E_2:735.6pmol/L,P:2.56nmol/L,PRL:411.7mIU/L,T:4.41nmol/L。

中医诊断:月经后期;西医诊断:多囊卵巢综合征

辨证:肝郁化热,肾虚瘀阻。

治法:疏肝清热,补肾调经。

处方:六子消囊方加减。

枸杞子20g 菟丝子20g 车前子10g 白芥子10g 茺蔚子10g 柴胡9g 当归15g 赤芍12g 丹参10g 绿萼梅10g 皂角刺10g 玫瑰花10g 7剂

二诊:5月24日,患者于昨天月经来潮,血块较多,小腹隐痛。守上方去菟丝子、白芥子加香附 10g,泽兰 10g,再进 3 剂。

三诊:5 月 30 日,患者月经 5 天干净。以补肾疏肝之法调周治疗 3 个月,月经按期而潮。

病例 3:曾某,女,22 岁,未婚,2009 年 12 月 3 日初诊。

病史:患者 14 岁月经初潮,开始几年尚正常。近 2 年月经不规律,或推后 1～2 个月,或一月再行,经量时多时少,色淡红,质稀,时有少量血块,往往要淋漓十余天,甚至拖延一个多月始净,刻诊:月经推后 24 天,于上月 30 号来潮,量少淋漓而下,头晕气短,胸脘满闷,小腹冷痛,畏寒肢冷,形体偏胖。查体:舌质淡黯,苔薄白,脉细弱。

辅助检查:①盆腔彩超示子宫前位,大小 52mm×36mm×35mm,子宫内膜厚 10mm,肌层回声均匀;左卵巢 39mm×28mm×19mm,右卵巢 38mm×30mm×20mm。②性激素六项检测:FSH:5.42IU/L,LH:17.01IU/L,E$_2$:245.10pmol/L,P:2.53nmol/L,PRL:170.4mIU/L,T:2.35nmol/L。

中医诊断:月经后期,崩漏;西医诊断:多囊卵巢综合征

辨证:肾虚痰瘀,冲任不固。

治法:温肾化瘀,固冲调经。

处方:六子消囊方加减。

枸杞子 10g　菟丝子 10g　车前子 10g　茺蔚子 10g　川芎 10g　党参 15g　苍术 10g　蒲黄炭 6g　香附 10g　茜草 10g　当归 10g　甘草 6g　3 剂

二诊:药后经血增多,有膜样小血块,腹痛已除,自觉轻松。瘀浊已下,改用右归丸去当归、肉桂,加黄芪、党参、续断、乌贼骨补肾益气,固冲止血。3 剂后经血干净。

后以补肾健脾调周之法治疗 4 个月,月经恢复正常。

病例 4:贾某,女,30 岁,公务员,已婚,2009 年 8 月 7 日初诊。

病史:月经停闭 4 个多月,Lmp:2009 年 4 月 1 日,经量少,色黯红,有少量小血块,淋漓 9～10 天方净,腰酸乏力,胸胁不舒,纳呆腹胀,大便偏软,带下清稀。上唇、四肢毛发较稠密。查体:舌体偏胖、舌质偏黯、苔白腻,脉沉细弦尺弱。自 16 岁月经初潮后,常常周期延后 1～3 个月不等,若因工作压力大则经期更推迟 4～5 个月来潮。在外院检查 B 超和女性激素诊为多囊卵巢综合征,行西药人工周期治疗 3 个月,治疗期间月经正常来潮,停药后又出现闭经。夫妻性生活正常,其夫精液检查亦正常。

辅助检查:①B 超提示符合多囊卵巢影像,内膜厚 6mm。②性激素六项:FSH:4.02IU/L,LH:14.05IU/L,E$_2$:435.6pmol/L,P:2.8nmol/L,PRL:314.7mIU/L,T:2.81nmol/L。③输卵管通水示输卵管通畅。

中医诊断:不孕症,闭经;西医诊断:原发性不孕,多囊卵巢综合征

辨证:肾虚肝郁,痰瘀阻滞。

治法:补肾调肝,化瘀通经。

处方:六子消囊方加减。

枸杞子 20g　菟丝子 20g　五味子 10g　茺蔚子 10g　白芥子 10g　覆盆 10g　砂仁 5g(后下)　黄芪 20g　白术 15g　当归 10g　川芎 10g　香附 10g　14 剂

嘱适当体育运动,合理规律作息时间,少食肥厚油腻之品。

二诊:8 月 23 日,今天月经来潮,量少、色黯,二胁及小腹觉胀,守上方去五味子、覆盆子、白芥子,加柴胡 10g,枳壳 10g,泽兰 10g 以加大疏肝理气、活血通经之力。

三诊:8 月 31 日,行经 7 天干净,上症均见减轻,以六子消囊方加减配合中药调周之法再治疗 5 个月,月经 40 天左右一行,量、色正常。2010 年 1 月复查性激素六项测定基本恢复正常,基础体温测定双相,B 超监测卵泡发育及排卵正常,因丈夫出差,仍行调周治疗。

四诊:2010 年 2 月 26 日,月经推后 3 天于 2 月 19 日来潮,6 天干净,按月经后期调治:枸杞子 20g　菟丝子 20g　五味子 10g　女贞子 10g　紫河车 5g　砂仁 5g(后下)　川椒 3g　黄芪 20g　白术 15g　党参 10g　续断 10g　炙甘草 6g。7 剂。监测排卵正常,嘱择期同房,排卵后开始停药观察。

五诊:2010 年 3 月 27 日,诉停经 37 天,尿 HCG(+),腰酸腹痛,阴道偶有不规则少量出血,改用寿胎丸加减保胎治疗至妊娠 13 周停药,母亲及胎儿状态良好。2010 年 11 月 20 日剖宫产下一女婴,母女均平安健康。

【按语】

《妇人大全良方》(下称《良方》)在《月水不通方论第六》曰:"夫妇人月水不通者,由劳伤血气,致令体虚,受风冷邪气,客于胞内,伤损冲任之脉并手太阳、少阴之经,致令胞络内血绝不通故也……月水不通,久则血结于内生块,变为血瘕,亦作血癥。血水相并,壅涩不通,脾胃虚弱,变为水肿也……水血既并,脾气衰弱,不能克消,故水气流溢,浸渍肌肉,故肿满也。"《良方》告诫后人:凡医妇人,先须调经。月经何来? 在其《月经序论第一》中解释说:"天,谓天真之气降;癸,谓壬癸,水名,故云天癸也。然冲为血海,任主胞胎,肾气全盛,二脉流通,经血渐盈,应时而下。"故补肾是调经之根本。傅淑清教授结合临床,或健脾补肾,或调肝补肾,或温肾调周,不一而同,以下分别论述。

病例 1 多囊卵巢综合征主症是闭经,属于脾虚及肾,痰瘀阻络型。患者因高中学习紧张,思虑伤脾,加之少运动,喜冷饮则脾胃更伤。脾虚无以运化水谷则神疲头晕、纳呆脘胀、大便溏软,面色少华;脾虚不能运化水液,则聚湿凝痰见肢

重、喉间有痰、体型偏胖、舌胖边有齿痕、苔白腻。肾阳虚损则尿频,经量少、经色黯、有少量小血块,则是瘀血内阻之象。治宜健脾补肾,化痰通络。方用六子消囊方为主,佐补骨脂以温肾助阳;党参、炒谷麦芽以益气健脾;石菖蒲、苍术、茯苓、法半夏以加强化痰利湿。仅14剂即精神好转,头晕已除,喉间无痰,大便偏干。在其有行经之先兆时,顺势于前方去苍术、石菖蒲,加香附、王不留行以期促使子宫内膜脱落而行经。服上药5剂后,果然月经来潮。后以补肾健脾调周之法治疗3个月获效。

病例2多囊卵巢综合征主症也是闭经,证属肝郁化热、肾虚瘀阻型。患者乳房胀痛、面部痤疮增多、脉弦是肝郁化热之象;月经停闭、经量少、色黯、脉尺沉是肾虚之象;而经血中夹多量血块、舌质偏紫黯则说明内有瘀血。治宜疏肝清热、补肾调经。方用六子消囊方为主,酌加柴胡、绿萼梅、玫瑰花、皂角刺疏肝清热,当归、赤芍、丹参活血调经。7剂后即月经来潮,血块较多,小腹隐痛。守上方去菟丝子、白芥子,加香附、泽兰以利行经通畅。继以补肾疏肝之法调周巩固3个月,月经按期而潮。

上2案以月经停闭为主症,在治疗上须注重通利,或化痰利湿、或疏肝调气,关键务使气血调和,痰消瘀祛,则月经来潮。

病例3多囊卵巢综合征是由于肾虚痰瘀、冲任不固而致漏下。方以六子消囊方去五味子、白芥子,加川芎、党参、苍术、蒲黄炭、茜草、香附、当归、甘草。因患者就诊时处于行经期,虑五味子酸涩,据经期宜通不宜涩之原则,故去而不用;白芥子过于温燥,亦弃之。方加川芎、香附、当归理气活血,务使子宫内膜脱落完全;茜草、蒲黄炭止血不留瘀;党参、甘草健脾益气;苍术燥湿化痰。全方共奏温肾化瘀、固冲调经之效。

中医认为"久漏必瘀",而致瘀之因常有气虚、寒凝和热结,故临床治漏须酌情佐固气、温化、清热之品以化瘀止血。本例证属肾虚夹瘀,冲任不固,以六子消囊方加减治疗而血止经调,真正做到辨证与辨病相结合,标本兼治,收获良效。

病例4是多囊卵巢综合征致不孕,证属肾虚肝郁、痰瘀阻滞。该患者闭经期以肾虚证候为主,湿浊不甚,故去利湿之车前子;加覆盆子补益肝肾;加黄芪、白术、当归益气养血以充后天而资先天;加砂仁醒脾开胃、行气消胀;加川芎、香附行气活血调经。俾全方以补为主,以通为辅,补而不滞。行经后守六子消囊方出入,进行调周治疗近半年,月经及相关检查基本正常时,指导择期同房,顺利受孕。早期曾因胎动不安,用寿胎丸加减保胎治疗2周,孕39周喜产女婴,母女平安。本病案调周贯穿治疗全程,通过中医辨证论治,调节"肾—冲任—天癸—胞宫"功能,促使下丘脑功能正常,垂体正常分泌促性腺激素,卵巢功能恢复,正常排卵,达到了"调经种子"目的。

(傅淑清　孟萍　项豪华)

周士源

周士源,女,生于 1945 年,1969 年毕业于江西中医学院。1970 年师从江西省著名妇科专家沈波涵教授,随师临床、教学十余年,言传身教,深得其传。2008年被评为全国名老中医学术经验传承指导老师。2012 年 10 月成立国家名老中医药专家传承——周士源工作室。曾任中医药大学妇科教研室主任、附属医院妇科主任、中华中医药学会妇科分会委员、世界中医药学会联合会妇科分会理事、江西中医学会妇科分会副主任委员、江西中西医学会分会副主任委员。从事中医妇科临床教学、科研 40 余载。在多年的医疗实践中积累了丰富的临床经验,在学术上有较深的造诣,形成了自己独特的理论体系与治疗特点,临床主要致力于中医妇科的月经不调、不育不孕、子宫内膜异位症、更年期综合征等病症研究。承担及参加过部、省、市级课题多项,多次主编国家级妇科规范教材及研究生妇科教材的编写,发表论文数十篇。

【诊治特点】

一、对 PCOS 的认识

周教授在治疗多囊卵巢综合征方面,具有一定的特色,认为本病的主要病机特点表现为"虚、痰、瘀"三方面,是以肾虚为本,涉及肝、脾、肺等脏器,以痰瘀互见为最终表现,形成多个症状同时并存的临床特征如不孕、月经不调、多毛、痤疮、黑棘皮病、肥胖等虚实夹杂症。

《素问·上古天真论》记载:"女子七岁,肾气盛,齿更发长;二七,而天癸至,任脉通,太冲脉盛,月事以时下,故有子……六七,三阳脉衰于上,面皆焦,发始白;七七,任脉虚,太冲脉衰少,天癸竭,地道不通,故形坏而无子矣。"说明肾中精气的盛衰直接决定"天癸"的化生与多少,直接影响女子的月经与孕育,也直接影响人体毛发的生长;肾阴和肾阳是以肾中精气为物质基础的,是以阴阳学说对肾中精气生理效应的概括。所以肾虚是本病的根本原因。

肾中之精除禀受于父母的生殖之精,与生俱来的"先天之精"外,尚有来源于脾胃运化产生的水谷精气,以及脏腑生理功能活动中化生的精气通过代谢平衡后剩余部分而藏之于肾的"后天之精","先天之精"有赖于"后天之精"的不断培育和充养,才能充分发挥其生理效应;"后天之精"的化生,又依赖于"先天之精"的活力资助。肝主疏泄,肾主闭藏,"藏"与"泄"既相反又相成,保持两脏功能的相互制约、相互为用的关系,肝之疏泄可使肾藏精而不闭,开合有度,肾精封藏则能制约肝气。肺属金,肾属水,肝属木,金生水,水生木,肺肾之阴相互资生,在肝肺肾阴虚方面,亦常常互相影响。所以只有五脏六腑功能变化正常,才能保证肾中精气的充盛。

如肾的温煦气化功能、脾的运化摄血功能、肝的疏泄藏血功能失调,往往容易导致"痰、瘀"等的病理产物产生,而"痰、瘀"等病理产物一旦产生又有可能反过来影响脏腑功能运化,进一步导致脏腑功能失常,气血失调,冲任二脉受损,胞脉不畅,血海蓄溢失常,出现月经不调、闭经、不孕等。

二、辨证分型

1. 肾阴阳两虚兼痰瘀型　症见婚后不孕,经行量少色淡;眩晕耳鸣,腰膝酸软,畏寒蜷卧,手足心热,口干咽燥,但喜热饮;带下清稀,性欲淡漠;小便清长,夜尿较多;舌根苔白,舌体胖,舌质稍红,尺脉细弱。

2. 脾肾阳虚兼痰瘀型　症见婚久不孕,形体肥胖;经行量少色淡,或色紫有块,甚或闭经;或腰酸形寒,小腹冷痛,畏寒肢冷,性欲淡漠;舌淡胖,苔白腻,舌下脉络青紫增粗,脉细弦滑。

3. 肝郁肾虚兼痰瘀型　症见婚后不孕,月经不调,量或多或少,色紫红有血块;颜面痤疮,多毛;头晕耳鸣,腰酸腿软,经行少腹疼痛;经前胸闷,烦躁易怒,乳房作胀,或精神抑郁,善太息;舌红,苔薄黄,舌下脉络黯红增粗,脉细弦。

4. 阴虚内热兼痰瘀型　症见婚后不孕,经行先期,量少色红;形体消瘦;头晕耳鸣,腰酸腿软;五心烦热,失眠多梦;咽干口渴;舌红少苔,脉细数。

三、用药特点

中药治疗方面,周教授主张治病求本,注重标本兼顾,尤注重调补肾阴肾阳,同时佐合他法以除主症。在临床治疗过程中,强调根据年龄阶段不同而治疗侧重点不同:青春期重在调经,常用经验方补肾调经汤做成丸剂、膏剂缓缓调理,以促月经来潮,生育期常用周期疗法,促进排卵以助受孕。

如肾阴阳两虚兼痰瘀型用经验方补肾调经汤加减。

药物组成:当归10g　生地12g　白芍10g　玄参10g　麦冬10g　仙灵脾10g　枣皮10g　怀牛膝10g　巴戟天10g　肉苁蓉10g　菟丝子10g　枸杞子10g　茺蔚子10g　法半夏10g　皂角刺10g　陈皮10g

方中加当归、生地、白芍、玄参、麦冬、枸杞子等养阴补肾,仙灵脾、枣皮、怀牛膝、巴戟天、肉苁蓉、菟丝子等温补肾阳,茺蔚子活血调经;法半夏、陈皮、皂角刺化痰散结。诸药合用,阴阳双补,化痰通络调经。肾之阴阳恢复,水湿得以运化,气血运行通畅,痰瘀俱散则月事以时下。

加减:肾阳虚偏重酌加仙茅、肉桂等;肾阴虚偏重酌加女贞子、旱莲草等;痰浊偏重酌加苏子、白芥子;瘀血偏重酌加桃仁、红花等。

中药周期治疗方面,经净后血海空虚,酌加女贞子、旱莲草等补肾填精;排卵前后酌加丹参、桃仁、红花等活血以助排卵。

如脾肾阳虚兼痰瘀型用苁蓉菟丝子丸合启宫丸加减。

药物组成:菟丝子10g　肉苁蓉10g　覆盆子10g　紫河车10g　紫石英10g　炒艾叶10g　川芎10g　白术10g　白茯苓10g　香附10g　法半夏

10g 陈皮 6g 土鳖虫 10g 甘草 6g

方中加减苁蓉菟丝子丸温补肾阳,暖宫散寒(菟丝子、肉苁蓉、覆盆子、紫河车温补肾阳,紫石英、炒艾叶暖宫散寒);启宫丸健脾燥湿化痰,启宫助孕;土鳖虫破血逐瘀助川芎化瘀通络。诸药合用,化痰除湿,通络调经。脾肾之阳恢复,水湿得以运化,气血运行通畅,痰瘀俱散,则月事以时下。

加减:肾阳虚偏重酌加仙茅、仙灵脾等;脾阳虚偏重酌加桂枝、干姜等;痰浊偏重酌加苏子、白芥子等。

中药周期治疗方面,经净后血海空虚,减去土鳖虫以免耗伤精血,排卵前后酌加丹参、桃仁、红花等活血以助排卵,月经中期至后期酌加仙茅、仙灵脾以助肾阳。

如肝郁肾虚兼痰瘀型用自拟补肾开郁种玉汤加减。

药物组成:当归 10g 白芍 10g 熟地黄 10g 山茱萸 10g 枸杞子 10g 香附 10g 绿萼梅 10g 合欢皮 15g 茺蔚子 10g 法半夏 10g 皂角刺 10g 陈皮 10g

方中当归、白芍、熟地黄、山茱萸、枸杞子滋肾养肝;香附、绿萼梅、合欢皮疏肝解郁调经;茺蔚子活血调经;法半夏、皂角刺、陈皮化痰散结。诸药合用,滋肾养肝,疏肝解郁,化痰通络。肝气条达,肾阴充足,痰瘀俱散,则月事以时下。

加减:肝郁偏重酌加柴胡;肝郁化火酌加山栀子;肾阴亏虚偏重酌加女贞子、旱莲草;痰热偏重酌加胆南星;瘀血偏重酌加川芎、红景天。

中药周期治疗方面,经净后血海空虚,酌加女贞子、旱莲草、菟丝子等补肾填精,排卵前后酌加丹参、桃仁、红花等活血以助排卵,月经中期至后期酌加菟丝子、巴戟天以助肾阳。

如阴虚内热兼痰瘀型用自拟滋阴补肾方加减。

药物组成:生地黄 15g 山药 15g 山茱萸 10g 北沙参 30g 麦冬 10g 女贞子 15g 旱莲草 10g 黄柏 10g 知母 10g 茺蔚子 10g 法半夏 10g 皂角 10g 陈皮 10g

方中以六味地黄丸去"三泻"而专取其补阴之功效;以二至丸滋养肝肾;肺属金,肾属水,方中以沙参、麦冬补肺阴,取金生水之意,方中肺肾双补,以求上下相资;以黄柏、知母滋阴而降内火;茺蔚子活血调经;法半夏、皂角刺、陈皮化痰散结。诸药合用,滋阴补肾,养阴清热,化痰通络。肾阴不亏,阴津充足,痰瘀俱散,则月事以时下。

加减:血热重加丹皮;小便不利加泽泻;肝阴不足加枸杞子、杭菊花;阴血亏虚加当归、白芍。

中药周期治疗方面,排卵前后酌加丹参、桃仁、红花等活血以助排卵,月经中期至后期酌加菟丝子、巴戟天以助肾阳。

中西医结合治疗中,可在辨病辨证的基础上联合使用克罗米芬、来曲唑,或联合二甲双胍类药物治疗,临床上往往有较好的疗效。

【典型病例】

病例 1:患者,赵某,女,23 岁,于 2012 年 2 月 28 日初诊。

病史:月经稀发 5 年余,正常性生活未避孕未孕 1 年余。丈夫精液分析正常。17 岁月经初潮,初潮后月经常推后,最长 3 月一行,每月需肌注"黄体酮"月经才至。2010 年在北大深圳医院诊断为"多囊卵巢综合征",断续服用"达英-35"6 个月。Lmp:2011 年 12 月 15 日(口服达英-35 后月经来潮),量少色淡,无血块,现月经 76 天未潮,腰酸畏寒,小腹冷痛;常感头晕,疲乏;睡眠可,二便平;舌淡胖,苔白腻,舌下脉络青紫,脉细弦滑。查体:患者形体偏胖,身高 166cm,体重 64kg,BMI 23.2kg/m²,臀围 95cm,腰围 72cm,血压 110/80mmHg,脉搏 80 次/分,呼吸 20 次/分,多毛评分 8 分,脸部少许痤疮,无黑棘皮症。

辅助检查:(1)2011 年 12 月 26 日本院性腺示:FSH:5.5mIU/ml,LH:11.75mIU/ml,T:0.77ng/ml,PRL:14.37ng/ml,E_2:70pg/ml。

(2)2011 年 12 月 25 日 HSG 示:双侧输卵管通畅。

(3)2011 年 12 月 25 日本院 B 超示:双侧卵巢增大,呈多囊状。

中医诊断:不孕症;西医诊断:多囊卵巢综合征

辨证:脾肾阳虚兼痰瘀。

治法:温补脾肾,化痰除湿,通络调经。

处方:苁蓉菟丝子丸合启宫丸加减。

菟丝子 10g　肉苁蓉 10g　覆盆子 10g　紫河车 10g　紫石英 10g　炒艾叶 10g　川芎 10g　白术 10g　白茯苓 10g　香附 10g　法半夏 10g　陈皮 6g　土鳖虫 10g　甘草 6g

三周后复诊时:月经来潮,量中,色淡红,无血块,偶感腰酸、乏力,无腹痛、头晕;纳可,寐安,二便平,舌质淡,苔薄白,边齿痕,脉细弦滑。继予纯中药治疗:经净后血海空虚,减去土鳖虫以免耗伤精血,酌加女贞子、生黄芪、当归益气养血;结合基础体温及 B 超监测,排卵前后酌加丹参、莪蔚子活血以助排卵,月经中期至后期酌加仙茅、仙灵脾以助肾阳。连续治疗 4 个月后。患者月经基本正常。于 2012 年 9 月 11 日测血 HCG:358mIU/ml,P:42ng/ml,提示妊娠。

病例 2:患者,涂某,女,30 岁,于 2010 年 10 月 29 日初诊。

病史:夫妇同居未避孕未孕 3 年,丈夫精液正常。14 岁月经初潮,15 岁之前月经周期尚正常,自 15 岁后,月经周期错后,2~3 个月一行。量少,3 天即净,色黯红,夹有血块,行经前伴乳房胀痛、腹胀、腰酸畏寒。2008 年在北京复兴医院诊为"多囊卵巢综合征",先后在多家医院就诊,曾断续服"达英-35、补佳乐、克罗米芬"等,并有肌注"HMG"史。Lmp:2010 年 9 月 12 日,带血 3 天,经量偏少,色淡红,稍夹血块,乳房胀痛、腹胀、腰酸畏寒,舌淡红,苔白稍腻,舌下络脉紫黯,脉细弦滑。查体:患者形体偏胖,身高160cm,体重62kg。

辅助检查:2010年6月北京复兴医院输卵管造影示输卵管通畅;今日本院B超示:子宫内膜6mm,左卵巢大小34mm×24mm,卵泡8mm×8mm,右卵巢大小41mm×29mm,卵泡10mm×8mm,双卵巢见多个小卵泡。性腺六项示FSH:4.6mIU/ml,LH:10.9mIU/ml,T:1.37ng/ml,PRL:16.38ng/ml,E_2:60pg/ml。

中医诊断:不孕症;西医诊断:多囊卵巢综合征

辨证:肝郁肾虚,兼有痰瘀。

治法:疏肝解郁,滋肾养肝,化痰通络。

处方:自拟补肾开郁种玉汤加减。

当归10g　白芍10g　熟地黄10g　山茱萸10g　枸杞子10g　香附10g　绿萼梅10g　合欢皮15g　茺蔚子10g　法半夏10g　皂角刺10g　陈皮10g

复诊:2010年12月7日,以上方加减治疗1月余,患者月经仍未来潮,但乳房胀痛、腹胀症状消失,仍有腰酸微畏寒,舌淡红,苔薄白,舌下络脉紫黯,脉细弦滑。B超示:子宫内膜6mm,左卵巢38mm×21mm,卵泡8mm×7mm,右卵巢43mm×22mm,卵泡9mm×9mm,双卵巢见多个小卵泡。予自拟补肾调经汤加减:

当归10g　生地12g　白芍10g　玄参10g　麦冬10g　仙灵脾10g　枣皮10g　怀牛膝10g　巴戟天10g　肉苁蓉10g　菟丝子10g　枸杞子10g　茺蔚子10g　法半夏10g　皂角刺10g　陈皮10g

以上方加减治疗近1个月,患者于2011年1月1日月经来潮,并于1月4日复诊:诉月经量中,色红,夹有少量血块,经前无乳房胀痛、腹胀,仍有腰酸畏寒,舌淡红,苔薄白,舌下络脉淡紫,脉细弦滑。继予上方减去土鳖虫以免耗伤精血,减去知母之寒凉,加紫河车加强温肾益精、补气养血之功效。

后结合基础体温及B超监测,排卵前后予自拟滋阴补肾促排卵汤加减。

处方:炒当归10g　赤白芍各10g　怀山药10g　熟地10g　丹皮10g　茯苓10g　枣皮10g　川断10g　菟丝子10g　五灵脂10g　红花5g　丹参10g　茺蔚子10g

月经中期至后期仍以自拟补肾调经汤做成丸剂服用。连续治疗4个月后,患者月经基本正常。于2012年6月10日测血HCG:6349mIU/ml,P:30.63ng/ml,提示妊娠。

病例3:患者,女,22岁,职员,于2012年6月19日初诊。

病史:月经周期不规则8年,经行10天未净。患者14岁月经初潮,平素月经周期15~50天,经行量少,色紫有块,自4年前始,双颧经常长痘。前次月经:2012年4月23日,末次月经:2012年6月10日,现第10天月经未净,量少,色紫有块,经前胸脘满闷不适、乳房微胀。平素工作压力大,烦躁易怒,善太息;伴头晕耳鸣,腰酸腿软;舌红,苔薄黄,舌下脉络黯红增粗,脉细弦。

辅助检查:2012-04-25 性激素系列:FSH:5.95mIU/L,LH:16.69mIU/L,E_2:136.52pg/ml,T:1.52ng/ml,PRL:16.5ng/ml,P:1.79ng/ml。2012-02-16 妇科彩超示:子宫内膜厚约 4mm,子宫大小约 4.3cm×2.6cm×2.5cm,双侧卵巢内见多个小卵泡,数量大于 10 个。

中医诊断:崩漏;西医诊断:多囊卵巢综合征

辨证:肝郁肾虚兼痰瘀。

治法:滋肾疏肝,祛痰化瘀止血。

处方:补肾开郁种玉汤加减。

当归 10g   白芍 10g   熟地黄 10g   山茱萸 10g   枸杞子 10g   香附 10g   绿萼梅 10g   合欢皮 15g   法半夏 10g   皂角刺 10g   陈皮 10g   炒荆芥 10g   田三七末 3g(另冲)

疗效:治疗 6 天后阴道出血干净,继予补肾开郁种玉汤加减治疗 2 个月后患者月经恢复正常。

【按语】

病例 1 中患者形体偏胖,月经稀发 5 年余,17 岁月经初潮,初潮后月经常推后,最长 3 月一行,每月需肌注"黄体酮"月经才至。根据其症状辨证属脾肾阳虚兼痰瘀型不孕。患者脾肾阳虚则冲任脉衰,胞失所养,不能摄精成孕;脾运失健,肾失温煦,导致水湿不能运化而聚湿成痰,气血流动不畅而致滞生瘀,痰瘀阻塞胞脉,出现闭经、不孕等。治以温补脾肾,化痰除湿,通络调经,多用苁蓉菟丝子丸合启宫丸加减;经净后血海空虚,减去土鳖虫以免耗伤精血,酌加女贞子、生黄芪、当归益气养血;排卵前后酌加丹参、茺蔚子活血以助排卵,月经中期至后期酌加仙茅、仙灵脾以助肾阳。调治 4 个月后,各项症状基本消失,月经基本正常以至受孕。

病例 2 中患者月经周期错后,2~3 个月一行。量少,3 天即净,色黯红,夹有血块,行经前伴乳房胀痛、腹胀,腰酸畏寒。根据症状辨证属肝郁肾虚兼痰瘀型不孕。本病由久病失调,情志内伤引起。肝主疏泄,肾主闭藏,"藏"与"泄"既相反又相成,保持两脏功能的相互制约、相互为用的关系,肝之疏泄可使肾藏精而不闭,开合有度,肾精封藏则能制约肝气。两者关系失调则易致月经不调,甚则闭经、不孕。若肝失疏泄,情志不达,可致气郁化火生痰;若肾气不足,则肾精不能化生为血,血脉不盈则血虚血瘀,肾气虚,则无力推动血行而致瘀,痰瘀阻塞胞脉,出现闭经、不孕。治以疏肝解郁,滋肾养肝,化痰通络,多用补肾开郁种玉汤加减。待肝气疏,根据患者病情,继予补肾调经汤及滋阴补肾促排卵汤施治,4 个月后,患者月经基本正常以至受孕。

病例 3 中患者月经周期不规则 8 年,经行 10 天未净,根据症状辨证属肝郁肾虚兼痰瘀型崩漏,治以滋肾疏肝,祛痰化瘀止血。采用补肾开郁种玉汤加减:方中当归、白芍、熟地黄、山茱萸、枸杞子滋肾养肝;香附、绿萼梅、合欢皮疏肝解郁调经;法半夏、皂角刺、陈皮化痰散结。加用炒荆芥、田三七活血止血。患者肝气条达,肾气充足,痰瘀俱散则崩漏止,月事以时下。

(罗娟珍)

辽宁妇科名家

袁家麟

袁家麟,字正洋,辽宁省辽阳人,1940 年 3 月出生。省级名老中医,主任医师、教授、博士生导师。曾任辽宁中医学院附属医院院长,现任辽宁中医药大学附属医院名誉院长,享受国务院政府特殊津贴。从事中医妇产科临床、教学以及科研工作 40 余年,擅长治疗月经不调、不孕症、更年期综合征、卵巢早衰等妇产科疑难杂症。发表学术论文 6 篇,出版专著 5 部。承担国家级课题 2 项,省级课题 7 项。获省科技进步二等奖 1 项,省科技进步三等奖 5 项。曾任中华人民共和国人事部专家服务中心专家顾问委员,辽宁省政协委员,辽宁省中医药学会副理事长,辽宁中医药学会妇科分会主任委员,辽宁省中医高级职称评审委员会委员,中国中医药学会委员,中华医院管理学会会员,国家药品监督管理局新药评审委员。

【诊治特点】

一、对 PCOS 的认识

袁家麟教授认为,多囊卵巢综合征(PCOS)的病因病机以肾虚,脾虚痰湿,肝郁,血瘀为其纲要也,盖以少阴、厥阴、太阴三经不调,肾、肝、脾三脏失衡为害为本,然则,至要枢机唯恒有肾虚;痰湿、血瘀互结于胞宫脉络为其标外之象。

(一)肾、脾、肝三脏失衡为本

1. 肾虚是其发病的基本病机 袁家麟教授认为,PCOS 以月经失调、不孕为典型临床症状,而月经与胎孕都是女子的特殊生理,两者与肾有着密切联系,故提出:其百端之起者,一则在肾:肾为先天之本,肾中蕴藏元阴元阳,肾阳为人体阳气之本,对脏腑起着温煦、推动、生化的作用,维持机体脏腑功能正常运行。肾中之真水施化经血,天癸凝聚胎元,真水盛则脏腑之血广聚胞宫,经水自能盈溢;天癸泌至则氤氲之气凝系于血室,任通冲盛,种子方能生长。然先天禀赋不足,或后天伤肾,造成肾气失常,则肾之阴阳失衡,生精、化气、化血之功不足,天癸之生成与泌至失调,冲任失养或不畅,均可导致月经失调和不孕,终成本病。

故袁家麟教授云:"肾气亏虚,真水内损,即肾的功能失调为本病病机之至要关键也。"

袁家麟教授重视天癸,认为天癸是月经产生的必不可少的物质基础,而天癸出于肾,其生理活动受肾气盛衰的主宰。《傅青主女科》云:"经原非血,乃天一之水,出自肾中。""天一之水"即天癸,肾气旺盛,天癸才能泌至,从而促进胞宫经孕产育的生理功能。脏腑之中,胞宫与肾关系最为密切,经络上,"胞络者,系于肾",功能上,肾藏精,精血同源,精血互化,经血同为月经与胎孕的物质基础,而胞宫亦是月经与胎孕维持正常所必需的最基本的条件,因此,肾与胞宫具有经络上的紧密联系以及功能上的一致性。此外冲任二脉的盛衰对于女子的经孕生理及病理也至关重要,而任通冲盛以肾气盛为前提。总之,肾、天癸、冲任、胞宫在女子月经与胎孕生理中起着重要作用,而总以肾为主导。

在女子生长发育的过程中形成肾—天癸—冲任—胞宫轴,而肾是该轴的主导,起决定性作用。肾的生理功能失常,致肾的阴阳失衡,生精化气生血功能不足,天癸的产生与泌至失调,冲任失养或不畅,均可导致月经失调和不孕。肾中精气亏虚,可影响天癸的泌至与冲任的通盛,精血匮乏,可致闭经、不孕;肾阳不足,命门火衰,虚寒内生,气血、冲任、胞宫失于温煦,导致生殖功能下降,见性欲减退、月经失调、甚至宫寒不孕;肾阴亏损,精血不足,冲任胞宫失养,可致月经后期、月经量少、闭经、不孕。

2. **脾虚**　袁家麟教授认为,本病之因,二则在脾:五脏之病,虽俱能生痰,然无由乎脾肾,盖有"脾主湿,湿动则为痰;肾主水,水泛亦为痰,故痰之化无不在脾,而痰之本无不在肾"之说。脾为后天之本,气血生化之源,脾主运化,主中气而统血。阳主动主化,脾之健运,全赖脾阳维系,而肾阳为命门之火,为一身元阳之原机,故脾阳根于肾阳,正所谓"脾肾同源,阳和一气。"是以先天肾阳之精气匮乏,命火鼓动失施,而后天之脾阳根本于命门之真阳,故见脾土无以温煦,致使脾阳不振,引起运化失职,水液输布失常,蓄留于体内,日久凝聚成痰。正若李梴《医学入门》中载:"痰源于肾,动于脾。"痰湿壅滞冲任、胞宫,日久胞络、胞脉凝注闭阻,则经水不畅,胎孕难凝;膏脂充溢,则形胖体重;痰湿气血互结,则癥积聚生,卵巢呈多囊性增大,枢机窒碍,则氤氲难允,月事调和失施。痰浊的形成主要由脾、肾功能失调所致,而肾虚是基本原因,因此可以说肾虚亦生痰。

3. **肝郁**　袁家麟教授云:本病之因,三则在肝:本病之肝郁是因为肝气不及,为脾气反侮所致。细悉其原委,盖由五行生克之理可知,肾为水,肝为木,水生木,肾生肝,水为木之母,即肾为肝之母,肾虚即母虚,肝肾同源,肾虚不能滋养肝木,母虚及子则子亦虚,肝气不足,木不克土,被脾反侮,导致肝郁。另肝藏血,肾藏精,肝肾同源,精血互生,同为月事与胎孕提供物质基础。肝主疏泄,肾主闭藏,共同协调胞宫,使藏泻有序,经量如常。肝气郁滞常常导致肝之疏泄失常,导致月经失调或不孕。故而肾虚导致肝气郁滞,肝的疏泄功能失常是本病的另一重要病机。现代临床研究报道:无排卵型不孕患者均有不同程度的肝郁表现。

（二）痰湿、血瘀互结于胞宫脉络为标

1. 血瘀是 PCOS 发生的病理产物 袁家麟教授言:"肾虚肝亦虚,肝虚则脾侮,脾侮则肝郁。肝气郁滞,肝失条达,气机不利,气滞则血行瘀滞,瘀血阻滞,冲任不畅,血海不能如期满溢,月经后期而来;瘀阻冲任,血不得下,则见月经停闭;瘀血内阻,血不归经而妄行,可见崩漏;瘀滞冲任,胞宫、胞脉阻滞不通则不孕。"

2. 痰湿是 PCOS 发生的致病因素 痰湿是致病因素作用于机体形成的病理产物,又能直接或间接的影响脏腑、经络、气血,引起疾病的发生和发展,成为致病因素。袁家麟教授言:"痰的形成主要与脾、肾气化功能失常,津液代谢障碍有关,其中肾在痰湿形成过程中具有决定性作用。"元代朱丹溪在《丹溪心法》中载:"若是肥盛妇人,禀受身厚……经水不调,不能成孕,以躯脂满溢,痰湿闭塞子宫故也。"痰湿壅滞冲任、胞宫,就会出现月经后期、闭经、不孕。

（三）PCOS 当从痰湿血瘀入手论治,调和肝脾肾三脏

月经胎孕生理功能的正常运行是以肾、天癸、冲任及胞宫的平衡协调关系作为协调枢纽的。在肾—天癸—冲任这个生殖轴中,肾是主宰,是实现排卵的根本。袁家麟教授根据《医学纲目》"调经之法,必先补肾"之理,提出本病治疗,若要恢复正常月经与胎孕,首先要恢复肾—天癸—冲任—胞宫轴的正常生理功能,而要恢复这个生殖轴的正常功能,补肾是关键。本病表现为本虚标实,肾虚是致病之本,涉及肾、肝、脾三脏,以瘀血、痰湿为标。故而根据标本虚实,袁家麟教授对于本病的治疗主张补肾为基本原则,法以补肾健脾,疏肝解郁,活血祛瘀,化痰通络。采用自拟中药汤剂苍附补肾汤加减治疗本病,收效甚佳。

二、辨证分型

1. 肾阳虚损型 先天不足,房事不节,肾气素虚,则冲任脉衰,胞失滋养,不能摄精成孕。肾阳虚,命门火衰,气化不足,聚湿成痰,阻塞经络,故闭经、不孕。症见婚久不孕,月经量少,色淡,经期延后或闭经,腰酸膝软,头晕困倦乏力,白带清稀,或量少,阴中干涩,形寒肢冷,舌淡,舌体胖嫩有齿痕,苔薄白,脉沉细或细弱。

2. 痰湿血瘀型 七情内伤,肝气郁结不达,气血瘀滞,或因经、产之时,血室正开,感受风冷寒邪,或内伤寒凉生冷,血为寒凝而瘀,或因热邪煎熬阴血成瘀。肥胖之人多痰多湿,痰湿阻滞经隧,胞脉壅塞,经水阻隔不行,故致闭经不孕。症见月经量少或闭经,色紫黯有块,经行腹痛,头晕,舌胖大有齿痕,边尖有瘀点,脉细涩。

三、用药特点

大苍附汤(经验方)

方药组成:苍术 15g 香附 25g 紫石英 25g 淫羊藿 25g 菟丝子 15g

熟地 15g　　当归 15g　　白芍 15g　　茯苓 25g　　陈皮 15g　　姜半夏 15g　　桃仁 10g　穿山甲 10g　王不留行 25g　郁金 15g　川牛膝 15g

　　方中紫石英甘温,入心肝肾经,有温肾助阳,暖宫助孕之功。淫羊藿辛甘性温,入肝肾经,补肾壮阳,强筋骨。菟丝子甘温,入肝肾经,补肾固精,养肝明目,能平补肾阴肾阳。肾中之阴精需要在肾中之阳气的作用下逐渐充盈,补肾不嫌滋腻,三药皆为厚味之品,合用则温肾助阳,补益命门,温暖胞宫。熟地甘微温,入肝肾经,补血滋阴,益精填髓,稍佐之,用其滋阴,以防助阳太过,此外,还取其"善补阳者,必阴中求阳,则阳得阴助而生化无穷"之意。四药合用,达到益阴而能固阳之功,阴阳俱补,益肾填精,而俱为君药。当归甘辛性温,归肝心脾经,补血活血调经。白芍味苦酸甘性微寒,归肝脾经,养血调经,平肝止痛,敛阴止汗。当归、白芍与熟地合之,取"三物"之意,补肝养肝,养血调经,又金水相生,养肝即补肾,精血同源,精血互生,肝血充则肾精亦足,以上六味用之,收双补肝肾之功。茯苓甘淡性平,归心脾经,利水渗湿,健脾安神。陈皮辛苦性温,归于脾肺,理气健脾,燥湿化痰。两药合之健脾,以后天之脾养先天之肾,另外,补土又可以平肝气,防肝气太旺而克脾土,此四药为臣。姜半夏辛温,归于脾胃肺经,燥湿化痰,降逆止呕。与茯苓、陈皮合用,有"二陈"之意,健脾化痰。桃仁苦甘平,归心肝大肠经,活血祛瘀。穿山甲咸寒,归肝肾经,活血消癥,通经。王不留行苦平,归肝胃经,活血通经。郁金辛苦寒,归肝胆心经,具活血行气止痛,解郁清心,凉血疏肝之功,可解肝郁。诸药活血通经,以利通督脉。共为佐药。川牛膝苦甘酸性平,性善下行,引诸药达于下焦,归肝肾经,活血通经,补益肝肾,引(火)血下行,为引经之药。

　　综上所述,方中肝脾肾同补,温凉共用,补中有行,活血化痰,标本兼治,甚合本证之肾虚、肝郁气滞、气滞血瘀、脾虚痰阻、本虚标实的病机。

　　【典型病例】

　　病例 1:陆某,女,27 岁。因月经间断性停闭 7 年,未避孕未孕 1 年,于 2005 年 6 月 30 日初诊。

　　病史:患者自 7 年前无诱因月经错后、量少,每次错后 10～20 天,月经量少,色黯黏稠,伴体重进行性加重,视其体毛较重,面生痤疮,平素自觉腰酸乏力,胸胁胀满。于当地医院口服倍美力、黄体酮片行激素序贯疗法治疗 6 个月,效不显,婚后 1 年未避孕,求子而未孕。Lmp:2005 年 5 月 20 日。查体:舌淡黯,舌尖边有瘀点,苔白腻,有齿痕,脉沉迟微涩,尺脉濡弱。

　　辅助检查:LH/FSH≥3,PRL:21.52mU/L;彩超提示:双侧卵巢增大,内可见 10 个以上始基卵泡;BBT 呈单相。

　　中医诊断:不孕症,月经后期;西医诊断:多囊卵巢综合征

　　辨证:脾肾两虚,痰瘀阻滞冲任。

治法:补脾益肾,祛痰化瘀,养血调经。

处方:大苍附汤去郁金,加鸡血藤25g。

二诊:2005年7月21日,自觉乳胀,小腹微不适,带下量转多,遂更方,于前方加红花15g,茺蔚子25g,通草15g,地龙15g,连服10剂至月经来潮。

三诊:患者服药后于经间期酌加丹参15g,巴戟天25g,益母草25g,川芎10g,促进排卵。

四诊:两个月治疗后,经量增多,月经近正常,BBT呈双相改变,白带呈透明拉丝状,B超下可见成熟卵泡。巩固一个月后,嘱其可同房求子,两个月后来诊告知成功受孕,1年后随诊调查,剖宫产1女性活婴,母子平安。

病例2:阚某,女,35岁。因月经错后、量少2年,于2007年10月30日初诊。

病史:患者2年前无诱因出现月经错后、量少,时有月经2~3月一行,平素带下量少,质清稀,自觉腰酸乏力,畏寒肢冷,小便频数。曾予激素序贯疗法治疗,短期疗效尚可,仍复发。Lmp:2007年9月10日。查体:舌淡红,少苔,舌尖边有瘀点,脉沉弱无力,尺脉尤甚。

辅助检查:E_2:178pmol/L,LH:31.5U/L,FSH:4.8U/L,PRL:438.3mU/L,P:3.6nmol/L,T:1.24nmol/L,LH/FSH比值≥3;彩超提示:双侧卵巢增大,内可见10个以上0.5~0.8cm的小卵泡回声。

中医诊断:月经后期,月经过少;西医诊断:多囊卵巢综合征

辨证:肾阳亏虚,痰阻血瘀。

治法:温补肾阳,祛痰化瘀,养血调经。

处方:大苍附汤加减。

苍术15g　香附25g　淫羊藿25g　菟丝子25g　熟地20g　当归15g
女贞子15g　茯苓30g　陈皮15g　姜半夏15g　王不留行25g　山药30g
炒杜仲15g　覆盆子15g　紫河车10g

二诊:2007年11月15日,自觉乳胀,小腹微不适,带下量转多,腰酸畏寒缓解,遂更方。于前方加桃仁10g,红花15g,急性子25g,通草15g,化瘀通经,连服7剂至月经来潮。

三诊:2007年11月22日,患者自觉经间期乳房胀痛,情志不畅,故在经间期之排卵前,于前方酌加丹参15g,巴戟天25g,三棱10g,皂角刺10g,柴胡15g,连用7天,以疏肝理气,促进排卵。

四诊:2007年11月29日,于排卵期后,调节黄体功能。

处方:熟地25g　当归15g　菟丝子25g　炒杜仲20g　女贞子15g　山药30g　续断15g　覆盆子20g　何首乌20g　7剂

五诊:经2个月治疗,经量增多,月经近正常,BBT呈双相改变,白带呈透明

拉丝状,B超下可见成熟卵泡。连续服药 4 个月后,月经正常,排卵功能恢复,复查内分泌未见异常,此后病情未见复发。

病例 3:曲某,女,33 岁。因停经 7 个月,于 2008 年 3 月 14 日初诊。

病史:患者平素月经量少,错后,时有月经 2～3 个月一行,10 个月前因肥胖节食减肥 3 个月后,出现月经停闭,至来诊约 7 个月。否认性生活史,平素带下量少,质清稀,自觉腰酸乏力,小溲频数。曾服乌鸡白凤丸治疗,短期疗效尚可,但仍复发。Lmp:2007 年 8 月上旬。查体:舌淡红,舌体胖大,舌边有齿痕,舌尖有瘀点,少苔,脉沉缓无力,尺脉尤甚。

辅助检查:E_2:67pg/ml,LH:37.5U/L,FSH:5.3U/L,PRL:410mU/L,P:4.1ng/ml;T:1.5nmol/L,LH/FSH 比值≥3;彩超提示:子宫内膜 0.2cm,双侧卵巢增大,其内见 12 个以上 0.3～0.8cm 的小卵泡回声。

中医诊断:闭经;西医诊断:多囊卵巢综合征

辨证:肾阳亏虚,痰阻血瘀。

治法:温补肾阳,祛痰化瘀,养血调经。

处方:大苍附汤加减。

苍术 15g 香附 25g 淫羊藿 25g 菟丝子 25g 熟地 20g 巴戟天 15g 鹿角霜 25g 桂枝 10g 当归 15g 茯苓 30g 陈皮 15g 姜半夏 15g 胆南星 15g 石菖蒲 15g 王不留行 25g 紫河车 10g

二诊:2008 年 3 月 30 日,自觉腰酸缓解,乳胀,带下量转多,下腹胀痛,遂更方。守上方加桃仁 10g,红花 15g,三棱 10g,鸡血藤 20g,通草 15g,化瘀通经,连服 7 剂。

三诊:2008 年 4 月 7 日,患者月经未潮,复查彩超提示子宫内膜 0.9cm,患者自觉乳房胀痛明显,白带量多,色白,腰腹酸胀明显。前方紫河车改为 15g,加益母草 20g,泽兰 15g,黄精 15g,连服 7 剂。

四诊:2008 年 4 月 14 日,患者服药后 4 天月经来潮,量少,色黯红,有血块,伴神疲乏力,腰酸,来诊后嘱患者继续服中药至经净后 3 日。后于月经来潮后 2 周监测排卵,彩超见:子宫内膜 0.7cm,双侧卵巢内见 8 个以上 0.3～0.8cm 卵泡,未见优势卵泡,盆腔少量积液。

处方:黄芪 20g 蛇床子 10g 巴戟天 15g 鹿角霜 20g 桂枝 15g 杜仲 15g 菟丝子 25g 紫石英 30g 路路通 20g 通草 10g 穿山甲 10g 覆盆子 20g 何首乌 20g 柴胡 15g 温肾填精,健脾益气,疏肝行气,连用 7 天,促进排卵。

五诊:经 2 个月治疗,经量增多,月经近正常,BBT 呈双相改变,白带呈透明拉丝状,B超下可见成熟卵泡。连续服药 4 个月后,月经正常,排卵功能恢复,复查内分泌未见异常,随访病情未见复发。

【按语】

脾肾两虚,痰阻气滞兼血瘀冲任,血行不畅所致的 PCOS 患者,应补脾益肾,祛痰化瘀,养血调经,以大苍附汤为主加减治疗,方中补肾理脾,重化痰湿之邪,补肾中之精,于氤氲之期,鼓动升阳破血之气,以促排卵;于经血满溢之时,行活血化瘀之法,以引经血下行,故患者经行血畅;的候之时真机得蕴,调节内分泌激素异常,改善月经,促进排卵。用药过程中还要遵循月经之阴阳变化,并可参考西医人工周期的原则,将其应用于中医临证治疗中,指导中药补肾与活血的用药时机的把握,抓住肾虚与血瘀的病机,采用"滋肾养阴—活血化瘀—温肾助阳—引血通经"周期性治则,于氤氲之前,滋养肾阴之真水,以蓄卵母发育之势;于氤氲之后,鼓动升阳破血之气,助胎卵冲破包膜,以达到促进卵泡成熟与排出,调经的目的。

(陈旭)

王秀云

王秀云,女,1950 年出生于辽宁省沈阳市。1975 年毕业于辽宁中医学院,毕业后留校,于辽宁中医药大学附属医院从事妇产科临床、教学、科研工作 38 年。1997—2004 年担任妇产科主任,妇产科教研室主任。全国首批名老中医药专家学术经验继承人,从师于全国名老中医王乐善教授。2004 年被辽宁省卫生厅授予"辽宁省名中医"称号。2012 年被批准为第五批全国老中医药专家学术经验继承工作指导老师。曾任中华中医药学会妇科专业委员会委员,辽宁省中医药学会理事,辽宁省第四届中医妇科专业委员会副主任委员等。王秀云教授坚持"熟读经典,勤于思考,勤求古训,博采众方",精通中医妇产科理论,具有丰富的临床经验。善于应用补肾、健脾、调肝、活血化瘀等方法治疗各种妇产科疑难病证,辨证治疗准确,遣方用药灵活,临床疗效显著,深受患者信赖。参与并主持省级科研课题 4 项,发表学术论文 10 余篇,作为副主编及编委参与编写全国高等院校规划教材《中西医结合妇产科学》、《中医妇科学》及《传统医学丛书——中医妇科学》等 10 部。

【诊治特点】

一、对多囊卵巢综合征(PCOS)的认识

PCOS 临床常以闭经或不孕为其主要表现,属于疑难复杂病证。王秀云教授认为 PCOS 的发病机制与肾、肝、脾三脏功能失调有关。肾藏精,主生殖,肾虚则精亏血少;肾主水,肾虚则气化失常,水湿内停;且肾虚则元气不足,气虚血行无力亦可致瘀。脾主运化,脾虚则运化失常,聚湿成痰;肝主疏泄,肝气郁结则气血瘀滞。因此王秀云教授认为该病发病主要机制应责之于肾虚。

1. 肾虚 《素问·上古天真论》云:"女子七岁,肾气盛,齿更发长;二七天癸至,任脉通,太冲脉盛,月事以时下,故有子。"《素问·奇病论》云:"胞脉者系于肾。"这说明肾气旺盛、任通冲盛对月经的来潮以及生殖有着极为重要的作用。肾主藏精,主骨生髓,亦主生殖,所藏之精即为生长发育和生殖的源泉。肾阳的主要功能有温煦、运动、兴奋、气化与生殖作用。若肾气不充,肾阳虚衰,则冲脉不盛,任脉不通,诸经之血不能汇集冲任而导致闭经;若肾虚则冲任虚衰不能摄精成孕而致不孕。

PCOS的患者存在着卵泡发育不良,排卵障碍,大多雌激素水平较低,或子宫稍小,子宫内膜薄等。临床常表现为月经延后,量少,闭经,不孕,腰膝酸软,神疲乏力等。根据中医理论"肾主生殖"、"经水出诸肾",上述这些症状均与肾的功能不足有关。肾藏生殖之精,肾精亏虚则卵子发育不良;肾阳亏虚鼓动无力则肾阴无以化生,肾气虚血行瘀滞则排卵障碍,不能摄精成孕。

2. 痰湿阻滞 脾主运化水湿,脾气虚衰,运化失调,水精不能四布,反化为饮,聚而成痰;肾主水,肾虚则气化不利,水湿停聚成痰。中医认为"肥人多痰"。形体肥胖,或恣食厚味,或脾虚运化失常,或肾虚气化不利,致使痰湿内生,气机阻滞,胞脉不畅,故月经不能按时来潮;痰湿阻滞,气机不畅,冲任不能相资,不能摄精成孕。《丹溪心法》指出:"肥盛妇人,禀受甚厚,恣于酒食,经水不调,不能成孕,以躯脂满溢,痰湿闭塞子宫故也。"

PCOS患者多数存在痰湿过盛现象,如形体肥胖,舌体胖大,边有齿痕,舌苔厚腻,脉滑;亦可表现为倦怠懒动,带下量多等。

3. 气滞血瘀 肝主疏泄,具有条达气机,调节情志的功能。肝主藏血,为妇女经血之源,由脏腑化生之血,除营养周身外,皆藏于肝,其余下注冲任血海;又肝喜条达,肝气畅达,血脉流通,则月经按期来潮。反之,若因七情六欲纷扰或湿热瘀毒入侵,致使肝失条达,疏泄失常,气机郁结,血行不畅,则冲任不能相资,胞宫血海不宁,月事不调,难以受孕。且肾虚则元气不足,气虚血行无力亦可致瘀。《妇科要旨》谓:"妇人无子,皆由经水不调,经水所以不调者,皆由内有七情之伤,外有六淫之感,或气血偏盛,阴阳相乘所致。"

PCOS患者常表现有情志不畅、乳房胀痛、肌肤甲错(如黑棘皮症)、痤疮、多毛,以及卵巢增大等。根据中医理论,这些症状均属气滞血瘀之证。

二、辨证分型

1. 肾虚 月经迟至,经期延后,量少,闭经或崩漏;或婚久不孕;腰膝酸软,神疲乏力,头晕耳鸣,失眠多梦,健忘,脱发。

临床以肾阳虚者多见,兼见畏寒肢冷,小便清长,夜尿频,舌质淡红,苔薄白,脉沉细。亦有肾阴虚者,兼见手足心热、颧红,便秘尿赤,舌红少苔,脉细数。

2. 痰湿阻滞 月经周期延迟,经量少,色淡质稀,渐至闭经;或婚后不孕;形体肥胖,胸闷泛恶,带下量多;或痤疮、多毛;舌质胖,边有齿痕,苔白腻,脉滑。

3. 气滞血瘀　月经周期延迟,经量少,色黯红,质稠或有血块,渐至闭经;或婚后不孕;精神抑郁或烦躁易怒,经前乳房胀痛,小腹胀满,胸胁胀痛,肌肤甲错,痤疮,多毛,舌质黯红或有瘀点,苔薄,脉沉涩或弦。

三、用药特点

王秀云教授认为肾虚是本病发病的主要机制,临床中常以补肾填精为基本治法,以张景岳的归肾丸酌加补肾助阳之药为基础方,结合月经周期不同时期的生理特点,采用中药周期法,取得了良好的临床疗效。

(一) 自拟调经汤

该方以归肾丸为基础进行加减,具补肾益精,养血调经之功效,主要应用于肾虚证。

处方:熟地 20g　山茱萸 15g　茯苓 15g　枸杞子 15g　菟丝子 20g　杜仲 15g　当归 15g　巴戟天 15g　淫羊藿 15g　香附 15g

方中重用熟地,该药性甘温,为益阴养血之上品,长于滋肾填精,取其补血滋阴,益肾填精之效;山茱萸酸温质润,其性温而不燥,补而不峻,既能补肾益精,又能温肾助阳,补阴并补阳,为补益肝肾之要药;茯苓甘补淡渗,性平作用和缓,无寒热之偏,又能健脾补中,共奏祛湿之效,方中配用茯苓,又可佐补肾诸药,使之补而无滋腻之弊;枸杞子补益肝肾之阴,可"补益精气,强盛阴道",具有补肝肾,益精血之力;菟丝子能补肾固精,既可补肾阳又补肾阴;杜仲补益肝肾,强筋壮骨;当归味甘辛,性温,既能够补血活血,又能够调经止痛,为妇科要药;淫羊藿甘温助阳,辛温行散,既能够补肾壮阳,又可祛风除湿;巴戟天甘辛微温,能温肾壮阳益精;香附辛香走窜,具有疏肝理气、调经止痛之功效,有"气病之总司,女科之主帅"之美名。诸药合用,共奏补肾健脾调肝,养精益血之效。肾阴虚者去巴戟天、淫羊藿,改用女贞子、何首乌以滋阴补肾。

(二) 其他证型的治疗

1. 痰湿阻滞

治法:化痰除湿,补肾调经。

方药:基本方加二陈汤、苍术等。方中加经典之二陈汤恰中本病之病机。半夏具有燥湿化痰,降逆和中之效;陈皮可理气燥湿,使气调而痰消,又可以使补肾之药补而不腻,两者相辅相成,共奏祛痰之效;苍术燥湿健脾,辟秽化浊,祛风湿兼解表,是治疗痰饮之要药,方中辅加苍术更加增强了化痰除湿的功效。胸闷泛恶加枳壳、胆南星、瓜蒌等宽胸利气以化痰湿。

2. 气滞血瘀

治法:行气活血祛瘀,补肾调经。

方药:基本方加活血化瘀药,常用药物:柴胡、丹参、桃仁、红花、三棱、莪术、鸡血藤、泽兰、益母草、牛膝等。妇人以肝为用,柴胡善于条达肝气,疏肝解郁,理气调经;丹参活血调经,为妇科要药;桃仁破瘀力强,红花行血力盛,相互促进,活血通经,祛瘀生新;三棱、莪术相辅相成,相须为用,共奏破血行气消积之效;鸡血藤入血分,走经络,能活血补血,祛瘀通经;泽兰辛散温通,药性平和不峻,为妇科活血调经常用之品;益母草既能活血,又能祛瘀,为经产要药;牛膝善引血下行,通血调经。上述诸药可根据患者出现的不同临床症状随证加减,斟酌选用。

(三) 用药体会

1. 注意补阳与补阴相结合　王秀云教授经过多年的临床总结出 PCOS 之本为肾虚,且根据临床辨证多以肾阳虚为主,但若单纯应用补阳之品,往往效果不甚理想,在补阳的基础上适当加入滋阴之品,使阴阳之间不断资生,互为促进、助长,更好地提高补阳的效果。

2. 重视补肾与整体脏腑观念的统一　补肾同时结合患者的具体情况,适当加入 1～2 味药物,或疏肝解郁以调情志,或健脾益气以后天养先天,使肾、肝、脾三脏功能协调。在治疗中重视机体功能的自身调节,如强调情志舒畅,保持良好的心态,有利于神经内分泌功能的自身调节;适当控制饮食,尤其勿过食肥甘厚味之品;加强体育锻炼,减轻体重,这些均有利于疾病的好转。

3. 注重中西医结合及辨证辨病结合　治疗上必要时也要辅以西药治疗,如人工周期,降雄激素药物,促排卵药物,糖代谢异常或胰岛素抵抗者给予二甲双胍等。补肾中药被认为具有内分泌激素样作用,对女性性腺轴具有双向调节作用,补肾基础上加活血化瘀药物能够促进卵泡的发育,诱发排卵并促进黄体的形成。紫河车、紫石英、淫羊藿等被认为具有雌激素样作用,可促进子宫卵巢的发育,对于雌激素水平低下、子宫较小、内膜较薄者可以重用。

4. 中药周期法在本病中的应用

(1) 行经期活血通经,引血下行。常用之品有:赤芍、泽兰、牛膝等,同时结合枳壳等理气药。

(2) 经后期滋阴补肾,益精养血。常用药物有熟地、山茱萸、山药、何首乌等。此时期在补阴的基础上适量加用补阳之品,常用药物有菟丝子、续断、杜仲、巴戟天等,治疗在于扶阳济阴,促进阴精增长。

(3) 排卵期以通络生新为主,排出精卵,迎接孕育。在此时期酌加活血通络药物的目的是促进卵子的排出,主要有丹参、路路通、王不留行等。

(4) 经前期应补肾助阳,补阳的同时也注意阴中求阳,正所谓"善补阳者,必于阴中求阳,则阳得阴助而生化无穷"。故此时应用仙茅、淫羊藿、鹿角霜着重补阳,与原方中诸补阴药协同,使得阴阳济济,生化无穷。

而在接近月经期时常加益母草、泽兰、鸡血藤等既养血又有活血功效的药物,血瘀重者或加牛膝、桃仁、红花、刘寄奴等,因势利导,促进月经的来潮。对于求嗣之人,此期应用活血药物应该慎重,可适当应用丹参、当归,既养血又活血,可以改善子宫的血流,有利于孕卵的着床和发育;而药性较峻猛的破血逐瘀药不可妄用,以防耗气伤血,有碍妊娠。

(四) 常用经典药对

1. 熟地与当归　《用药心得十讲》中论述"熟地黄补血其性静,当归补血其性动,熟地黄滋阴精而养血,当归生新血而补血,两药合用能互补长短。"可见两者合用有补而不滞,温而不燥,滋而不腻之特点,为妇人经病诸虚不足之良药,为妇科补血调经之基础要药。

2. 仙茅与淫羊藿　《本草纲目》云:"仙茅性热,补三焦命门之药也,惟阳弱精寒,禀赋素怯者宜之。"淫羊藿甘温助阳,辛温行散,既能够补肾壮阳,又可祛风除湿用于治疗肾阳虚衰引起的妇科诸证。两药相伍、相须为用,使温肾壮阳之作用增强。仙茅、淫羊藿同时应用可提高性腺功能,促进卵泡发育,为治 PCOS 之经典药对。

3. 柴胡与香附　两者均有疏肝理气之功效,配伍诸补肾阴、阳药物,以免诸药腻而碍胃。柴胡善于疏肝解郁,可通调气机,开郁行气;香附具有疏肝理气、调经止痛之功效,为疏肝解郁、行气散结、调经止痛之要药。柴胡与香附,一长疏肝,一长调经,两药合用可行诸药以妨滋腻。

4. 三棱与莪术　三棱入肝脾血分,为血中气药,长于破血中之气;莪术入肝脾气分,为气中血药,善破气中之血,两者相辅相成,共奏破血行气,消积止痛之功,尤其是对 PCOS 有卵巢增大的患者尤为适用。

【典型病例】

病例1:崔某,女,29 岁,因月经错后 10 余年,未避孕 6 年未孕,于 2011 年 4 月 27 日初诊。

病史:患者平素月经错后,3~6 个月 1 次,量少,色黯,伴经期小腹疼痛。平时腰酸,手足不温。曾于外院检查诊断为 PCOS。于 2011 年输卵管造影检查提示右侧输卵管不通。半年前口服克罗米芬治疗 3 个月,月经来潮,未受孕,停药后月经不潮。Lmp:2011 年 2 月 13 日(口服安宫黄体酮)。形体肥胖,体毛较重,舌质黯红,苔白腻。辅助检查:E₂:35.2pg/ml,FSH:6.08mIU/ml,LH:19.6mIU/ml,PRL:13.5ng/ml,P:0.58ng/ml,T:0.78ng/ml。B 超提示子宫未见异常,内膜 0.4cm,卵巢内可见 12 个以上 0.3~0.4cm 大小的囊泡。

中医诊断:月经后期,不孕症;西医诊断:多囊卵巢综合征,原发性不孕症

辨证:肾虚兼痰湿阻滞。

治法:温阳补肾,化痰除湿。

处方:自拟调经汤去山茱萸,加仙茅 15g,鹿角霜 15g,苍术 15g,茯苓 20g,陈皮 15g,鸡血藤 20g。

二诊:2011 年 5 月 29 日,月经未潮,无明显不适,脉弦,舌质红,苔白。彩超

提示内膜 0.8cm，左卵巢见 1.3cm 卵泡。改用温补肾阳为主，佐以活血通络。

处方：熟地 20g　菟丝子 20g　巴戟天 15g　淫羊藿 20g　当归 15g　川芎 15g　鸡血藤 15g　丹参 15g　香附 20g　柴胡 15g　益母草 15g　路路通 15g　6 剂

三诊：2011 年 6 月 9 日，自觉乳房微胀，脉弦，舌质红，苔白。查尿 HCG 阴性，继用前方 6 剂。

四诊：2011 年 6 月 18 日，月经未潮，查尿 HCG 阳性，B 超提示宫内稍强回声。嘱观察 1 周后复诊。

2011 年 6 月 25 日 B 超：宫内见 1.1cm×0.8cm 妊娠囊。诊断：宫内早孕。患者于 2012 年 2 月分娩一男婴。

病例 2：范某，女，18 岁，未婚，因月经错后 4 年，于 2012 年 8 月 17 日初诊。

病史：患者 14 岁月经初潮，2～3 个月一行，4～5 天净，量少，色黯。平时腰酸，手足欠温。Lmp：2012 年 6 月 29 日。脉弦细，舌红质黯，苔白腻。身高 150cm，体重 65kg，体毛稍重。E_2：48pg/ml，FSH：5.49mIU/ml，LH：20.62mIU/ml，PRL：7.21ng/ml，T：0.65ng/ml，P：0.25ng/ml。B 超提示子宫未见异常，内膜 0.6cm，双卵巢多囊性改变（12 个以上），较大者直径 0.8cm。

中医诊断：月经后期；西医诊断：多囊卵巢综合征

辨证：肾虚兼痰湿阻滞。

治法：补肾温阳，化痰除湿。

处方：当归 15g　续断 15g　熟地 15g　香附 15g　巴戟天 15g　枸杞子 20g　菟丝子 25g　陈皮 15g　枳壳 15g　淫羊藿 20g　杜仲 15g　鸡血藤 15g　茯苓 20g　胆南星 10g　苍术 15g　牛膝 15g

二诊：2012 年 8 月 31 日，服上方 8 剂月经未潮，脉弦细，舌质黯红，苔白。复查彩超提示内膜 0.8cm。处方：上方加泽兰 15g，益母草 15g。

三诊：2012 年 9 月 18 日，Lmp：2012 年 9 月 10 日，6 天净，量少，护垫即可，色黯，大便溏，小便及夜眠正常。脉弦，舌质黯红，苔白。

处方：熟地 20g　山茱萸 15g　山药 15g　菟丝子 15g　续断 15g　杜仲 15g　巴戟天 15g　苍术 15g　陈皮 15g　鸡血藤 20g　淫羊藿 15g　枸杞子 20g　茯苓 15g　香附 15g

四诊：2012 年 10 月 8 日，改用 8 月 31 日处方 10 剂。

五诊：2012 年 10 月 22 日，Lmp：2012 年 10 月 18 日，持续 4 天，量基本正常，色黯夹小血块，余无不适。查血 E_2：39.49pg/ml，FSH：5.96mIU/ml，LH：21.38mIU/ml，T：0.46ng/ml，P：0.46ng/ml。处方：9 月 18 日方加何首乌 15g。

按前法治疗 3 个月，月经 2012 年 11 月 20 日、2012 年 12 月 21 日、2013 年 1 月 25 日均按时来潮，停药后随访至 2013 年 3 月该患月经基本按期来潮。

病例3:陈某,女,28岁,因月经错后3年,闭经1年,婚后3年未孕,于2012年9月28日初诊。

病史:患者近3年月经3～4个月一行,1～2天净,量少,色红,有血块,无腹痛,经期腰酸。Lmp:2011年10月,曾口服中药汤剂及西药黄体酮、达英-35等治疗。平时性情抑郁,经前乳房胀痛。查体:形体适中,体毛较重,舌淡黯,苔白,脉弦细。妇科检查:外阴阴毛浓密,发育正常,阴道通畅,宫颈Ⅱ度糜烂,子宫前位,正常大小,双侧附件区未触及明显异常。性激素六项:E_2:71.89pg/ml,FSH:5.63mIU/ml,LH:14.98mIU/ml,PRL:12.4ng/ml,T:0.71ng/ml,P:0.66ng/ml。彩超:子宫正常大小,内膜0.6cm,双侧卵巢内未见优势卵泡。

中医诊断:闭经,不孕症;西医诊断:多囊卵巢综合征,原发性不孕症

辨证:肾虚兼气滞血瘀。

治法:补肾疏肝,活血调经。

处方:熟地20g　山茱萸15g　茯苓20g　枸杞子20g　菟丝子20g　当归15g　巴戟天15g　杜仲15g　仙茅15g　淫羊藿15g　柴胡15g　香附20g　丹参15g　何首乌15g　鸡血藤15g

二诊:2012年10月14日,月经未潮,余无不适。舌质淡红,苔薄白。脉沉细。查尿HCG:阴性。处方:上方继服14剂。

三诊:2012年11月5日,月经未潮,查尿HCG:阳性。嘱其一周后查彩超。

四诊:2012年11月15日,彩超示宫腔内可见0.8cm×1.0cm孕囊,未见胎芽胎心。诊断:宫内早孕。

五诊:2012年12月4日,彩超示宫腔内可见2.8cm×1.8cm孕囊,可见胎芽胎心。

【按语】

王秀云教授根据多年临床经验,认为PCOS之本为肾虚,故治疗以补肾填精为大法,以归肾丸为基本方。归肾丸出自张介宾《景岳全书》,能够"治肾水真阴不足,精衰血少,腰酸脚软,形容憔悴,遗泄阳衰等证"。依据月经周期中不同时期阴阳的变化规律,按照中医周期疗法,调整冲任及脏腑气血阴阳的动态平衡,以期恢复肾－天癸－冲任－胞宫的功能。结合PCOS病理变化特点,补肾贯穿于治疗的始终,结合活血化瘀、化痰利湿、疏肝解郁、调理气血各种治疗方法,既抓住了"肾主月事"的关键,又体现了中医的辨证论治的观念,使肾精充实,气血畅旺,太冲脉盛,血海满盈,故月事复常或有子。

(张阳　王轶蓉)

洪家铁

洪家铁,男,1954年生于辽宁省辽阳市,1980年攻读辽宁中医学院胡振洲教

授中医妇科临床硕士研究生,1983 年毕业并获医学硕士学位。曾任辽宁中医药大学附属医院妇产科主任、辽宁中医药大学附属二院副院长、辽宁省妇幼保健院院长。主任中医师、博士生导师,辽宁省首批名中医,全国第四批、第五批老中医药专家学术经验继承工作指导老师。

从事中医妇科临床工作近 40 年,擅长用中医中药治疗各种不孕症、滑胎、月经不调、崩漏、痛经、闭经、更年期综合征、外阴白斑、高泌乳素血症、产后身痛及各种妇产科疑难杂证,积累了丰富的临床经验,取得了较好的疗效,得到患者的认可。

承担省医学创新工程一项,主编《中西医临床妇科学》等三部著作,发表论文近 30 篇。主持、参与 6 项研究课题,其中 1 项获省科技进步一等奖、3 项获省科技进步三等奖。

【诊治特点】

一、对 PCOS 的认识

PCOS 是妇科临床常见疾病。本病在中医学体系中虽然无系统记载,但是诸多文献资料表明古人对本病证的临床表现及对生育的危害并非不了解。《医心方》谓:"女子不可娶者……口际有寒毛似鬓……臂胫多毛,槌项结喉……皆恶相也,慎勿娶。"《备急千金要方》亦有"妇人……口额有毛,隐毛多而且强,又生逆毛……"的记载。这两段原文是对 PCOS 雄激素水平升高临床表现多毛的描述。《傅青主女科歌括》:"妇人有身体肥胖,痰涎甚多,不能受孕者……肥胖之湿,实非外邪,乃脾土之内病也。"古人在临床实践中也注意到了肥胖与患者的生殖和代谢异常有着密切关系。

洪家铁教授认为 PCOS 的发病机制主要与肝、肾、脾三脏功能失调有关。

(一) 肝肾失调

在 PCOS 患者中,以"生殖表型"为特征的大多辨证为"肝肾失调"型。这是 PCOS 诊断的主要依据,也是最重要的病理生理改变。主要包括排卵障碍(稀发排卵或无排卵),临床表现为月经失调及不孕,高雄激素血症和临床高雄激素表现(多毛、痤疮),超声下可见 PCO。

肝藏血,肾藏精,精血为月经生成之本,精血充盈,汇于冲任,满而后溢,经以时下,肝的疏泄与肾的闭藏之间有着互相调节的关系,两者互根互用,在女性生殖活动中主要体现在月经的停闭与来潮之间的协调。可见肝肾的生理功能与月经的形成及生殖活动密切相关。除在经脉循行上有多处交会联系外,两者在生理与病理上亦互相资生、制约、互为影响。临证施治上亦常采用肝肾同治的方法。

冲为血海,任主胞胎,两者又隶属于肝肾。任脉对阴经气血有调节作用称为"阴脉之海"。《血证论》:"冲为血海属肝"。任通冲盛是产生月经的主要条件,调理冲任是治疗月经病的重要方法之一。

（二）脾虚湿困

在 PCOS 患者中以"代谢表型"为特征的大多辨证为"脾虚湿困"型。主要包括：肥胖、雄性脂肪分布、高胰岛素血症、胰岛素抵抗，以及 2 型糖尿病和心血管疾病的相关危险因素。脾为后天之本，主运化水湿。由于先天或后天因素，饮食失调，长期食欲亢盛，或偏食膏粱厚味、甘美甜腻食品，以致脾失健运，助湿成痰；或因劳倦伤气，脾气受损，外似健壮而内实虚损也，内虚则气必衰，气衰则不能行水，脾本湿土，又因痰多愈加其湿。

二、辨证分型

（一）肝肾失调

1. 肝气郁结　烦躁易怒或精神抑郁，情绪低落，忧忧寡欢。胁部胀痛或窜痛，善太息，胸闷食少。

2. 肝阴虚　眼睛干涩，头晕眼花，视力减退，胁痛，隐隐灼热疼痛，悠悠不休，咽干口渴，五心烦热，盗汗，经前加重。舌红少苔。脉细数。

3. 肾阴虚　头晕目眩、失眠多梦、健忘、记忆力及智力减退，腰膝酸软、发脱齿摇、耳鸣。五心烦热、低热颧红，甚至骨蒸发热，便秘尿赤，舌红少苔，脉细数。

4. 肾气虚　腰膝酸软，发脱耳鸣、夜尿多，月经淋漓不断，崩漏、胎气不固、滑胎等证。

5. 冲任失调　除了具备肝肾相关病理表现外，主要见于月经先后期、闭经、崩漏、不孕不育等病证。

6. 夹痰、夹火、夹瘀　肾阴亏虚、肝气郁结所致的肝肾失调是 PCOS 生殖表型的基本病机。病久失治亦可出现夹痰、夹火、夹瘀的病理转变。

夹痰湿：恶心、纳呆、胸脘痞闷、肥胖、带下量多、口腻、舌苔腻、脉滑。

夹火：急躁易怒，面红目赤，口干口苦，消谷善饥，头痛眩晕，耳鸣，月经过多，甚则崩漏，尿黄便干。舌红苔黄。脉弦数。

夹瘀：疼痛（痛经、经前乳房胀痛、经前头痛、虽然闭经但出现周期性下腹疼痛等）；瘀块（乳房及子宫的实质性肿块）；出血（经期延长，崩漏）；舌质黯有瘀点、瘀斑，脉涩。

（二）脾虚湿困

1. 气虚　体型胖大，少气懒言，动则自汗，手心易出汗，怕冷，面浮虚肿，食纳稍差，食后腹胀，口渴、经前加重，神疲嗜卧，舌淡苔白，脉细弱。

2. 痰湿　体型胖大，食纳较多，喜食甘美肥腻之品，胸痞脘闷，平素痰多，肢体沉重倦息，恶热，面如油脂，痤疮、多毛，带下量多。舌体胖大，苔厚腻。脉弦滑有力。

三、用药特点

（一）肝肾失调证

自拟调经汤加减。

方药组成:柴胡 15g　川芎 10g　枳壳 10g　陈皮 10g　赤芍 20g　牛膝 10g　熟地 20g　仙茅 10g　香附 10g　甘草 10g　淫羊藿 10g　女贞子 20g

本方以柴胡疏肝散为基础方加上补肾阴的熟地、女贞子,壮肾阳的仙茅、淫羊藿,以及补肝肾,引血下行的牛膝而成。柴胡疏肝散证是肝气郁结,不得疏泄,气郁导致血滞而出现的临床诸症。方中的陈皮、枳壳、川芎、香附增强了行气疏肝、和血止痛之效,服药后可使肝气条达,血脉通畅。本方中之二仙乃取"阳中求阴"之意,即"善补阴者必阳中求阴"。

临证加减:

桃仁、红花:适用于血滞经闭、痛经诸症。桃仁破瘀力强,红花行血力强,两药配伍,互相促进,活血通经,祛瘀生新。

三棱、莪术:三棱入肝脾血分,为血中气药,莪术入肝脾气分,为气中血药,两者配伍气血双用,活血化瘀,行气止痛,化积消块力量较强。

路路通、王不留行:两者均有通经下乳的功用,王不留行兼备活血通经之效。凡妇女经、带、胎、产中经络不通,气血郁滞之证配伍两者均有效。

半夏、茯苓:此两者与主方中陈皮、甘草共同构成健脾燥湿之二陈汤。适用于肝郁脾虚,痰湿阻滞临床诸证。

青皮、郁金:青皮苦辛酸烈,沉降下行,偏于疏肝胆气分,兼能消积化滞。郁金苦辛微寒,入肝经血分凉血破瘀,两药伍用,疏肝解郁,行气消胀,祛瘀止痛。适用于肝郁血滞经前乳胀及痛经等证。

延胡索、川楝子:两者伍用即金铃子散,具有行气活血,清热除湿,止痛的功效。川楝子苦寒降泻,清肝火,祛湿热,止疼痛;延胡索辛散温通,活血祛瘀,行气止痛。适用于肝郁有热诸证。

石菖蒲、远志:菖蒲辛散温通,辟浊化湿,理气化痰,远志交通心肾。两者伍用,益肾健脑,开窍启闭宁神。适用于 PCOS 中失眠,记忆力减退,心神不稳,情绪烦乱的患者。

枸杞、菊花:枸杞补肾益精,菊花祛风清热。两者伍用滋肾养肝,肝肾同治,兼清热之功。适用于肝肾阴虚,虚热上扰清窍之证。

(二) 脾虚湿困证

1. 中药方剂以二陈汤合香砂六君子汤加减

方药组成:橘红 15g　半夏 15g　茯苓 20g　甘草 15g　木香 10g　砂仁 15g　党参 25g　白术 20g　陈皮 10g

二陈汤为治痰湿的主方,四君子汤为益气健脾基本方,两方合用,标本兼顾,既补脾固本,亦针对病理产物痰湿治疗,本证治疗时间较长,临床用药采用功效相近,价格适中的党参代替人参,服药采取服 4 天停药 1 天的方法,以便患者能够坚持用药。

2. 临证加减

苍术、玄参:现代药理研究表明两者配伍可以降低血糖、血脂。在 PCOS 代谢表型的患者中,胰岛素抵抗、糖类、脂类代谢异常是主要临床表现。

仙茅、淫羊藿:仙茅辛热,温肾壮阳,祛寒湿;淫羊藿甘温,补肾助阳,祛风除湿,降血压。临床见肾阳不足,手足凉,怕冷喜暖,便秘,腰凉诸症时加用。

黄精、玉竹:现代药理提示黄精、玉竹伍用可以有效降低雄性激素及改善雄激素高导致的多毛、痤疮。黄精平补肺、脾、肾气阴;玉竹甘平,养肺胃之阴而除燥热。两者伍用适用于阴虚内热,经前口渴及消渴诸症。

(三) 治疗中的相关问题

PCOS 是一种病程长,具有高度异质性的、难以彻底治愈的伴随终生的内分泌代谢性疾病。不同的患者,以及所处年龄阶段的不同,治疗的目的和要求也不同。月经初潮后 2 年仍未建立规律的月经周期,即应引起足够的重视。促排卵治疗在没有生育要求前提下不作为常规治疗手段。停经时间超过 6 个月,中药调经效果不明显的患者应该采用中西医结合的方法应用孕激素撤退出血,这样可以有效地保护子宫内膜,防止子宫内膜癌的发生。生育要求急切的患者不把调理月经周期作为首要任务,规范的促排方案可以大大提高 PCOS 患者的排卵率,一旦受孕成功,中药保胎治疗是有效而积极的治疗方法。

在应用中药治疗时应该顺应月经周期中不同时期气血阴阳的变化,周期性用药。以经期、排卵期为阴阳转化的交界,阴长阳消、阴消阳长佐以滋阴助阳,调理阴阳。以期建立稳固的月经周期。

【典型病例】

病例 1:徐某,女,23 岁。因月经不规律 10 余年,于 2010 年 8 月 19 日初诊。

患者月经 13 岁初潮,周期不规律,30～90 天一行,行经 6 天,色红,量中等,经前乳胀触痛。末次月经 2010 年 6 月 23 日,现停经 54 天。平素烦躁易怒,口苦,乏力。舌红苔薄黄,脉弦而数。超声提示右侧卵巢大小约 4.1cm×2.7cm×2.3cm,内可见＞12 个直径 0.2～0.5cm 暗区,左侧卵巢大小约 4.3cm×2.5cm,内见多个小暗区。血清睾酮增高,LH:13.4mIU/ml,FSH:4.1mIU/ml。

中医诊断:月经后期;西医诊断:多囊卵巢综合征(月经稀发)

辨证:肝郁气滞。

治法:疏肝解郁,清热除烦。

处方:调经汤加栀子 15g,川楝子 10g。

2010 年 9 月 19 日二诊:月经 9 月 15 日来潮,行经至今,正常量,色红,现症状:睡眠不佳,多梦,易醒,口苦减轻,食欲佳。舌红苔薄黄,脉弦稍数。

处方:前方加酸枣仁 10g,远志 20g。服用方法:月经周期第 23 天水煎服,至月经来潮。

2010年12月7日三诊:月经10月29日来潮,行经7天,正常量,色红,11月21—23日见透明白带,拉丝状。现停经39天,烦躁多梦。舌脉同前。

处方:前方加路路通15g,炒王不留行15g。

2011年4月20日四诊:近5个月按月服用汤药,月经周期35天左右,行经5～7天,正常量。末次月经2011年4月15日。

处方:调经汤加减按周期服用。

2011年6月8日盆腔超声提示子宫及附件未见异常。

病例2:陈某,女,30岁。因婚后2年未孕,于2011年8月11日初诊。

婚后2年,夫妇同居未避孕未孕,丈夫精液化验正常。月经14岁初潮,按月行经,量、色正常。近5年月经量减少,末次月经2011年7月20日。外观形体肥胖,皮肤色黯,面部痤疮。平素带下量多,乏力头晕嗜睡。舌质淡红,舌体胖大,苔白稍腻,脉弦稍滑。盆腔超声双侧卵巢可见12个以上大小不等的卵泡,最大直径0.7cm。

中医诊断:不孕症;西医诊断:多囊卵巢综合征(原发不孕)

辨证:脾虚痰湿。

治法:健脾益气,燥湿化痰。

处方:二陈汤合香砂六君子汤加苍术15g,黄精15g,淫羊藿15g。每月月经周期第23天水煎,日服2次,至月经来潮量多停药。嘱患者加强锻炼,观察月经干净后白带有无拉丝状变化。

经周期用药5个月,月经量增多,带下正常,于月经周期第10天左右出现白带拉丝改变。乏力嗜睡症状改善。

2012年1月16日患者就诊,拟助孕方药:柴胡10g,香附15g,川楝子15g,路路通15g,通草15g,仙茅15g,淫羊藿15g,续断20g,巴戟天10g,菟丝子15g,延胡索15g,白芍25g,砂仁15g,穿山甲10g,王不留行15g,皂刺15g。3剂,于月经干净后服用,于第五日夫妻同房。

2012年4月1日就诊,服用助孕汤药两个月经周期,现停经39天,自测尿HCG(＋)。

病例3:王某,女,18岁。因阴道不规则流血1月余,于2012年2月21日初诊。

月经13岁初潮,30～45天一行,量色正常,经期偶有腰酸。近半年由于学习压力大,经期出血持续10余天。末次月经2012年1月19日,出血淋漓不断持续至今,色淡,腰酸,乏力,头晕,形体偏胖,体毛粗硬。舌淡苔薄白,脉沉迟弱。盆腔超声左侧卵巢大小约3.7cm×1.6cm,同一切面内见8个卵泡;右侧卵巢大小约3.6cm×1.2cm,同一切面内见12个卵泡。

中医诊断:崩漏;西医诊断:多囊卵巢综合征

辨证:肾气亏虚。

治法:补肾益气调经。

处方:黄芪 35g　白术 25g　白芍 25g　仙茅 10g　淫羊藿 10g　女贞子 20g　菟丝子 15g　巴戟天 15g　杜仲炭 20g　升麻 15g　龙骨 20g　牡蛎 20g

2012 年 3 月 11 日二诊:患者 2 月 27 日血停,腰酸乏力缓解。

处方:调经汤去枳壳,加菟丝子 15g,巴戟天 15g。服药 4 天停 1 天,至月经来潮。

2012 年 3 月 27 日三诊:2012 年 3 月 20 日月经来潮,行经 6 天,量中等,色红,无明显不适。

处方:上方于月经周期第 23 天服药,至月经来潮。

遵医嘱连服 5 个月经周期,月经按月来潮,周期 30~35 天,行经 6 天。量色正常。

【按语】

PCOS 见于月经后期、闭经、崩漏、不孕不育等病例中,不同患者不同年龄阶段表现有所不同,治疗的目的和要求也不同,青春期以调经,生育期以助孕为主。洪教授认为肝肾失调、脾虚湿困是 PCOS 发病的主要病因病机,治以调理肝肾、健脾燥湿,辅以化痰、祛瘀;临证变通,急者治其标,缓者治其本,更重视用药时机的选择,以期经血藏泻有度,溢泻规律,减轻伴发症状,对有妊娠要求患者适时助孕,必要时保胎治疗。分型论治结合不同患者采取不同治疗方案多能收效。对于肥胖型 PCOS 要控制饮食,目前主张每日摄入的能量梯度递减。每日膳食能量减少 2092kJ(500kcal),坚持 6~12 个月体重可以下降 5~10kg。每日膳食减少 418kJ(100kcal)时,可以保持体重不增加。食物的结构也应该调整。患者每日摄入总能量不低于 5021kJ,其中脂肪占 15%~30%,蛋白质占 15%,糖类占 55%~60%。控制油脂的摄入,增加蔬菜和水果。此外还要增加运动。运动可以消耗能量,降低体重,每天快步行走 60 分钟是一种很实用并易于坚持的方法。

(丛宇　张丹)

内蒙古妇科名家

黄海波

黄海波,男,1949 年生于北京市,内蒙古呼和浩特市中蒙医院主任医师,教授,第四批全国老中医药专家学术经验继承工作指导老师。出生于中医世家,其父黄惠卿,系内蒙古自治区名老中医,在当地颇有名望,长于内外妇儿,后期专攻妇科,并颇有建树。他幼承庭训,得其父之指导及熏陶,自幼热爱中医,聪明好学,并善于变通和创新,长于不孕不育症。临证主张视不同病因而论治,注重整体论治,四诊合参,结合西医学诊断、辨病与辨证相结合,细辨经期、量、色、质,详辨脏腑气血的不同变化、转化阶段与程度,针对一病多证、一证多因的情况,同病异治、异病同治。以舒、调、养的方法论治。处方精炼,量小药专,轻清灵动。

【诊治特点】

一、对 PCOS 的认识

黄教授临床经验认为多囊卵巢综合征(PCOS)发病情志因素占主因,与体质禀赋差异,生活所伤,寒湿侵袭有关。病机错综复杂,与肝、肾、脾、心关系密切。肝郁为基本病机,五行生克乘侮,相互影响,使机体脏腑气血阴阳失衡,冲任损伤而致,证候寒热虚实夹杂,病理变化、并发症呈多样、多态化、缠绵难愈,严重影响女性健康。

(一) 病因

人体自身是一个有机整体,随着社会、环境等多因素的变化,必然对人体的生理、病理产生一定影响,黄教授认为现代 PCOS 发病情志因素占主导地位,体质禀赋差异,生活所伤,寒湿侵袭为发病条件。现代女性承担多重角色,情感脆弱,易情志失调出现心理应激变化,如敏感多疑、紧张急躁,忧郁思虑过度致肝失疏泄,气机郁结,使气血失和,冲任不能相资,导致月经周期紊乱,难以摄精成孕。有研究表明,肝郁与高级神经活动、内分泌失调有关,通过疏肝解郁可改善和治疗上述失调的病理变化。

(二) 病机

黄教授对 PCOS 病机认识的精髓可总结为,肝郁为核心病理变化,肾脾两虚是发病基本因素,先天与后天因素长期互为消长转化贯穿在整个病程之中。痰湿瘀血互结为标,致脏腑气血阴阳失衡而发。

1. 肝郁为主导病机　女子以肝为先天,以血为用,生理特点为"阴不足,气有余"。肝失疏泄,肝之阴血不足或气滞血瘀,影响冲任血海充盈调节,则出现月经失调。同时肝郁易传他脏腑而生多种病证,肝气郁结,日久化热生火,上乘于肺,灼伤肺阴,肺气失于清肃所致面、背部痤疮等木火刑金之症;肝藏血,肾藏精,肝失疏泄,肝血不足,无以化精,或肝肾闭藏与疏泄失其相互制约,或火灼真阴,水不涵木,则女子月经周期失常;肝木之病,最易伤及脾胃,脾失健运,气血化生不足,或水液代谢失常,湿痰阻滞胞宫,或湿痰溢于肌肤,或痰湿瘀互结阻滞气机,症见体胖闭经不孕。

2. 脾肾两虚为基本病机　肾为先天之本,主藏精、主生殖,为卵子发育成熟排出的物质基础。由于先天不足或后天失充,造成肾虚精亏,胞脉失养,或肾的阴阳失衡,天癸失调,冲任失养,造成卵泡发育成熟迟缓。耗伤肾气,气血运行乏力,或肾阳虚不能温煦脾阳,运化失职,痰饮内生,痰湿瘀滞冲任胞脉,则排卵障碍。血为月经的物质基础,脾统摄血液,为后天之本,气血生化之源,若脾胃受损,运化无力,气血生化乏源,血海不盈可致月经后期。肥胖为多囊卵巢综合征主症之一,中医理论"肥人多痰"认为肥胖属痰湿内盛。脾为生痰之源,脾运失职,蕴湿成痰,或肾阳虚衰,或寒湿外袭,脾肾之阳被困,或肝肾亏虚,肝郁化火,炼液成痰,均可导致肾虚气化失常,脾虚运化失常,产生湿、痰等病理产物,溢于肌体而致肥胖,阻于胞脉而致闭经、不孕。

3. 痰瘀阻滞是 PCOS 的重要病机　多囊卵巢综合征与肾肝脾三脏关系最为密切,任何一脏出现问题,都会导致水液代谢障碍,形成痰饮水湿等病理产物,阻于胞宫脉络,引发排卵障碍、体胖闭经。痰湿和瘀血既为病理产物,又为致病因素,又可相互影响。痰湿形成后,阻碍经络气血,气血运行不畅;且易于阻滞气机,使脏腑气机失常,气滞则血瘀,导致瘀血的形成。若瘀血形成在先,必然会影响机体气机的正常运行,即"血瘀必兼气滞",气的正常运行可以调节周身水液代谢,气滞则水液停聚,聚而生痰。

二、辨证论治

在辨证论治方面,注重整体论治,以脏腑病变出现之"症"为辨证依据,辨病与辨证相结合,细辨经期、量、色、质,详分脏腑气血的不同属性、转化阶段与程度,针对一病多证、一证多因的情况,以"调"为治疗原则,主张调肝气、益肾精、和脾胃,形成疏肝解郁安神,益肾健脾,佐以活血化痰的治法,分经前疏肝理气,经期温经活血,经后平肝益气三阶段,运用"小柴胡变通饮"调经助孕。形成以中医辨证论治为主体,结合西医学微观辨证,优势互补,身心同治的黄海波妇科特色。

1. 经前疏肝理气活血　PCOS 患者在月经来潮前,多表现为胸胁胀满,食欲欠佳,烦躁易怒,面部痤疮,眩晕倦怠等明显不适,临床辨证多为情志郁抑,肝失条达,气机不利,血行不畅,气血失和。疏肝理气活血,是依据"调经必先理气"的原则,气行则血行,气血调和,诸症则渐消,经水可如期而至。

2. 经期温经活血　此期阳气至盛,重阳转阴阶段,由于体内阳气渐盛,在肾阳作用下,下泄排出使经血来潮。故治疗重点,当温经活血,即"通因通用"法,因势利导,以"通"为要,引血下行,祛除瘀阻,而新血生。

3. 经后平肝益气　血为月经的物质基础,因血为气之母,经后经血排出,气血两亏。而肝藏血,体阴用阳,肝失血之所养,则更易肝气郁结,抑或郁结更甚,久则正虚邪实造成排卵障碍,月经后期。故用平肝益气法,即所谓"见肝之病,知肝传脾,当先实脾",使肝气条达,以防肝木乘脾土。益气健脾,生化气血之源,使气血调和,血海按期满盈。

三、用药特点

黄教授喜用小柴胡变通饮疏肝解郁安神,益肾健脾,佐以活血化痰调经助孕,处方:醋柴胡 9g,白茯苓 12g,桂枝 6g,党参 15g,生龙骨 20g,生牡蛎 25g,姜半夏 7g,炒黄芩 5g,炒山药 10g,陈皮 9g,姜枣为引。柴胡醋炙折其散性,黄芩炒用防苦寒伤阴,两药合用使气郁得达,火郁得发,为本方主药;生姜缓半夏之毒,助半夏降逆行气消痰,和胃气,半夏与柴胡为伍,一升一降,加强舒畅气机和胃之功;党参、大枣、茯苓健脾益气和胃;脾为生痰之源,痰湿为 PCOS 主要病理产物,茯苓配伍半夏健脾燥湿化痰,湿化痰去脾旺,痰湿何生;山药、茯苓相伍补脾而不留湿,利湿而不伤阴,合为平补缓利之剂;龙骨、牡蛎安神固精,软坚散结;少量桂枝温经通脉,与姜枣同用,调营养血,全方寒温并用,攻补兼施,和畅气机。临证时,根据月经周期的不同阶段和具体情况,进行加减:

1. 经前期　加全当归 12g,川芎 9g,香附 10g,醋延胡索 9g。当归配川芎补血活血,行气散瘀;香附、醋延胡索伍用,理气解郁活血。

2. 经期　若月经量少、色淡红、质稀、无血块伴小腹坠痛,辨为血虚,用小柴胡变通饮加鸡血藤 15～30g,香附 10g 疏肝健脾,理气活血。方中黄芩苦寒,龙骨、牡蛎性涩收敛,故去之;若色紫黯、质稠、有血块,无论量少或量多伴腹痛辨为血瘀,用少腹逐瘀汤加益母草 15g,乌药 6g 温经祛瘀。

3. 经后期　加玫瑰花 6g,炒白芍 15g,刺五加 15g,紫河车 10g(研)。玫瑰花行气和胃,解郁活血;白芍炒用寒性缓解,养血平肝;紫河车温肾补精,益气养血;刺五加益气健脾,补肾安神。

4. 卵泡发育迟缓　肾精亏虚加仙茅 9g,淫羊藿 9g,黄精 10g 温肾阳,补肾精;肝肾精血不足加女贞子 10g,墨旱莲 10g,菟丝子 10g 补益肝肾,促使卵泡发育、成熟。

5. 排卵受限　加土鳖虫 9g,沉香 6g,两药合用取温肾行气,活血逐瘀破积,推动卵子排出。

6. 体胖苔黄腻加炒栀子 6g,茵陈 6g,佩兰 9g 清热化湿;苔白腻加苍术 6g,制胆南星 10g,石菖蒲 9g 祛湿化痰消脂。

7. 痤疮频发　去姜枣,桂枝,党参,改用赤茯苓 10g,黄芩改为 9g,加焦栀子 6g,牡丹皮 10g,北沙参 15g,炒郁金 9g,清热活血散郁热。

PCOS 临床表现多样,黄教授运用小柴胡变通饮治疗 PCOS 抓疾病本质"肝郁",只要有"肝郁"病机皆可使用,不一定诸症具备,即仲景"但见一证便是,不必悉具",以达到治疗目的。另外,以中医辨证论治为主体,结合西医学,优势互补,较单一中医药治疗,可明显提高临床疗效,故针对患者不同个体情况,黄教授常配合达英-35、枸橼酸氯米芬(CC)及来曲唑治疗 PCOS。注重个体化治疗,加强心理疏导,调整饮食结构,适当体育运动,身心同治,可获事半功倍之效。

【典型病例】

病例 1:薛某,女,30 岁。因婚后 5 年夫妻同居,性生活正常,未避孕未孕,月经后期 4 年余,于 2012 年 3 月 21 日初诊。

患者 13 岁初潮,周期规律,经期腹痛。婚后 8 月余无诱因出现月经 50 余天至 4 个月 1 行,经量减少,色红无血块,小腹坠痛,体重突增 10kg 余,面、背部痤疮明显,经前更甚,白带量减少,于当地诊所间断口服中药未见效,于包头医学院第一附属医院诊断为 PCOS,予达英-35 治疗 6 个月,服药期间月经规律,停药 2 个月后情况如疗前,患者信心不足终止治疗。刻诊:月经延后 3 月余,精神焦虑,欲哭,喜太息,多梦,便时干时溏,舌淡胖边有齿痕,苔薄白根部稍白腻,脉弦滑。妇科 B 超示:内膜 0.6cm,双侧卵巢增大,内可见 10 个以上卵泡样回声,最大 0.8cm。妇科检查无异常,尿妊娠试验阴性。

中医诊断:不孕症,月经后期;西医诊断:多囊卵巢综合征

辨证:肝郁脾虚。

治法:调和肝脾,理气活血。

处方:黄体酮注射液每日 20mg,肌注,连用 5 天。撤药性出血第 1 天服小柴胡变通饮去黄芩、龙骨、牡蛎,加鸡血藤 30g,香附 10g 疏肝活血,连服 4 剂;嘱第 2 天测定性激素六项;经净 3～7 天行子宫输卵管造影;完善男方检查;畅情志。

二诊:2012 年 4 月 7 日,黄体酮试验阳性,Lmp:2012 年 3 月 30 日,经期 4 天,量略多,余症稍有好转,性激素测定:LH:9.52IU/L,FSH:6.68IU/L,E_2:86pg/ml,T:0.8ng/ml,P:1.1ng/ml;HSG:双侧输卵管通畅;男方检查正常。处方:小柴胡变通饮加全当归 12g,炒白芍 15g,刺五加 15g,紫河车 10g(研),炒远志 9g。日 1 剂,水煎服。月经周期第 22 天加黄体酮注射液每日 20mg,肌注,连用 5 天。经期服初诊方,连续 2 个用药周期,并测定 BBT,月经中期于当地监测排卵,于第 3 个周期第 1 天复诊。

三诊:2012 年 6 月 8 日,经期第 1 天,量中,色红,体重减轻 2kg,症状好转,BBT 单相,B 超监测未见成熟卵泡。

处方:小柴胡变通饮加全当归 12g,川芎 9g,仙茅 9g,淫羊藿 9g,黄精 15g,紫河车 10g(研)疏肝活血,温补肾精。日 1 剂,水煎服。

四诊:2012 年 7 月 26 日,周期第 14 天,右侧卵巢卵泡大小 1.2cm×1.3cm,内膜 1.0cm。

处方:小柴胡变通饮加炒白芍 20g,仙茅 9g,淫羊藿 9g,黄精 15g,土鳖虫 9g,沉香 6g,穿山甲 10g 促排,日 1 剂,水煎服。若下周期未孕,第 5 天加来曲唑 2.5mg/d,连服 5 天。

五诊:2012 年 9 月 12 日,周期第 13 天,左侧卵巢卵泡大小 1.7cm×1.6cm,内膜 1.0cm。继用四诊方案,畅情志,调整饮食结构,适当身体锻炼,控制体重。

2013 年 2 月电话告之妊娠。

病例 2:李某,女,26 岁。因婚后 2 年未避孕未孕,于 2011 年 4 月 12 日

初诊。

患者 14 岁初潮,周期 35 天～2 个月余,经期 2～3 天,色黯红、量少,时有血块,腰痛甚,经期便溏,日 2～3 次。婚后夫妻同居,性生活正常,屡试未孕,月经停闭 8 个月未潮。体态略胖,毛发浓密,腰酸困,白带清稀,情绪焦虑,纳差,多梦易醒,经前乳房胀痛,二便调,舌淡黯苔白滑,舌尖散见瘀斑,脉弦细无力。血雄激素高,LH/FSH>4;B 超示双卵巢呈多囊样改变,内膜 0.5cm。

中医诊断:不孕症,闭经;西医诊断:多囊卵巢综合征

辨证:肾虚肝郁。

治法:疏肝补肾。

处方:小柴胡变通饮加全当归 10g,川芎 9g,香附 10g,石菖蒲 9g,续断 15g,紫石英 20g。日 1 剂,水煎服。配达英-35 每日 1 次,每次 1 片。

二诊:2011 年 5 月 9 日,经期第 1 天,处方:少腹逐瘀汤加紫石英 30g,益母草 15g,乌药 9g,温宫活血,周期第 5 天继以原方案治疗,连续 2 个周期,复查血激素。

三诊:2011 年 7 月 12 日,经期第 2 天,量中,色黯,夹有血块,轻微腹痛,余症可,血激素正常。

处方:经期第 5 天,于小柴胡变通饮加沉香 6g,紫石英 20g,炒白芍 15g,刺五加 15g,紫河车 10g(研)。配 CC(克罗米芬)50mg/d,口服,连用 5 日。B 超监测卵泡。

四诊:2011 年 8 月 13 日,上周期未见优势卵泡,处方:三诊方加仙茅 9g,淫羊藿 9g,黄精 12g。续服 3 月,定期监测排卵,测 BBT。

五诊:2011 年 11 月 15 日,停经两月余,尿妊娠试验阳性,B 超:宫内孕囊大小 3.6cm×2.8cm,可见胎芽胎心。患者觉腰酸,予寿胎丸加减保胎,症状消失停药。

病例 3:田某,女,21 岁。因闭经 1 年余,于 2010 年 10 月 21 日初诊。

患者 15 岁月经初潮后,周期>2 个月,经期 9～13 天,经量多,色紫黑有块,经期自觉小腹冰冷,坠胀隐痛,腰酸如折,白带清稀量多,LH/FSH>3,B 超提示:双侧卵巢多囊样变。数用人工周期,停药后如故。现症:体瘦,痤疮,多毛,胸胁憋闷不舒,纳减嗳气,神疲寐差,精神紧张,乳房胀痛,舌质黯,苔薄白,脉沉弦。

中医诊断:闭经,经期延长;西医诊断:多囊卵巢综合征

辨证:肾虚肝郁。

治法:疏肝补肾,暖宫活血。

处方:醋柴胡 9g 白茯苓 10g 桂枝 9g 党参 20g 生龙骨 20g 生牡蛎 25g 姜半夏 9g 炒山药 15g 紫石英 30g 续断 15g 炒远志 10g 香附 10g 全当归 15g 川芎 9g 姜枣为引,30 剂,日 1 剂,水煎服。

二诊:2010 年 11 月 24 日,月经未潮,症状有所缓解,矢气较多。处上方去龙骨、牡蛎,加紫河车 10g(研)。30 剂,水煎服。

三诊:2010 年 12 月 23 日,月经未潮,但自觉小腹胀痛,腰酸,脉稍滑。处方:二诊方加穿山甲 10g,三棱 6g,莪术 6g。20 剂,水煎服。

四诊:2011 年 1 月 10 日,服上方 16 剂,月经来潮,量少,色黑,腹痛,块下痛减,腹泻腰酸。

处方:少腹逐瘀汤加吴茱萸 6g,鸡血藤 15g,肉苁蓉 10g,乌药 9g,紫石英 20g。4 剂,水煎服。

五诊:2011 年 1 月 17 日,经期 6 天,血块量多,色紫黑。

处方:小柴胡变通饮加刺五加 15g,穿山甲 10g,鸡血藤 30g,仙茅 9g,淫羊藿 9g,黄精 10g。日 1 剂,水煎服。服至周期第 18 天,改为小柴胡变通饮加紫石英 30g,续断 15g,炒远志 10g,香附 10g,全当归 15g,川芎 9g。日 1 剂,水煎服。如月经来潮改为少腹逐瘀汤加减。继续服用半年余,周期稳定于 28～33 天,经期 4～5 天,无明显不适。

【按语】

病例 1 首以黄体酮试验明确病位,并排除其他不孕因素。经后期疏肝活血,温补肾精配来曲唑促排卵而孕。穿山甲为黄教授治疗月经病、产后乳疾、输卵管不通常用药物,穿山甲软坚活血,散瘀通络,针对 PCOS 患者存在卵巢多囊性增大,卵巢血供障碍用之甚宜,但须配温补之品,防其性寒滞血。

病例 2 经期腰酸腹痛,色紫黯、质稠有血块,黄教授辨为寒凝气滞,瘀血结于下焦,用少腹逐瘀汤温经祛瘀,以中药疏肝补肾治本。根据患者个体情况,灵活伍用达英-35、CC 标本兼治,中西医结合优势互补,可缩短疗程,提高疗效。

病例 3 为年轻女性,情绪易于波动,饮食多难自节,加之体质禀赋差异,证候虚实夹杂,对于经水日久未至的患者,均按经前期施治,临证治疗以调肝气、益肾精、和脾胃、祛痰瘀为主线,密切观察药效并结合内膜情况,酌情加入破血通经之品,如三棱、莪术,但用量宜小,中病即止,防其耗气伤血之弊,月经来潮时温经暖宫,经后期则平肝益气,补肾固本,终收满意疗效。

(莎玫)

山东妇科名家

王云铭

王云铭,男,1918 年生于山东淄博,1942 年毕业于天津国医专修学院。全国首批老中医药专家学术经验继承工作指导老师,1992 年经国务院批准享受政府特殊津贴。现任淄博市中医医院主任医师、名誉院长，曾任山东中医学会第一届理事会理事、淄博市中医学会第一届理事会副理事长，兼任山东省淄博市卫生医士学校医专班、淄博市中医进修班中医课教师，淄博市老年大学卫生保健科教师。历任淄博市人民代表大会第七、八届常委会委员，山东省第五届人民代表大会代表，曾编写《中医基础理论》、《中医妇科学》、《五运六气学说述要》、《养生之道》等多部著作，发表学术论文 50 余篇。从事中医临床工作近 60 载，一直致力于中医妇科医疗、教学、科研工作。临床上，广征博采，不囿于一家之言，从临床实际出发，融会贯通，辨证施治，辨病与辨证相结合，治疗妇科经、带、胎、产及不孕症等诸疾，尤其对于多囊卵巢综合征（PCOS）的治疗，临证思路新颖独特，辨证施治得法，取得了较好的临床疗效。

【诊治特点】

一、对 PCOS 的认识

王云铭教授认为，PCOS 以肾虚血虚为本，痰瘀互结为标，本末不可倒置。肾为先天之本，元气之根，主藏精气。肾有肾精和肾气两个方面。"肾者，主水，受五脏六腑之精而藏之。"（《素问·上古天真论》）肾既藏先天之精，又藏后天之精，为生殖发育之源。精能生血，血能化精，精血同源而相互资生，成为月经的物质基础。精又能化气，肾精所化之气为肾气，肾气的盛衰主宰着天癸的至与竭。《素问·上古天真论》云："二七而天癸至，任脉通，太冲脉盛，月事以时下，故有子。"女子到了二七之年，肾气盛实，促使天癸成熟，任通冲盛，月事以时下。肾气包含肾阴和肾阳。肾之阴阳，既要充盛也要相对地平衡协调，才能维持机体的正常。肾阴，为人体阴液的根本，对脏腑起着濡润、滋养的作用；肾阳是人体阳气的根本，对脏腑起着温煦生化的作用。脾为后天之本，气血生化之源。脾主运化，主中气而统血。阳主动主化，脾之生理功能正常运行，全赖脾阳维持。《景岳全书·痰饮》指出："五脏之病，虽俱能生痰，然无由乎脾肾，盖脾主湿，湿动则为痰；肾主水，水泛亦为痰，故痰之化无不在脾，而痰之本无不在肾。"由此可见，痰浊的形成主要由脾、肾功能失调所致，肾虚是基本原因。肾阳亏虚，命门火衰，不能上暖脾土，导致脾阳不振，引起运化失职，水液输布失常，停留体内，日久凝聚成痰。症见：肥胖；脾虚湿困，湿浊下注，白带量多质黏稠；痰湿内阻，升降失宜，清阳不升，故面色㿠白，头昏心悸、胸闷泛恶。痰湿内停，阻滞经络，与血相结，使气血运行不畅，血海不能按时满盈，故月经后期。痰湿凝聚胞中，结而成块，日久成癥，故卵巢增大，包膜增厚，卵子不能排出。痰郁化火，症见痤疮、多毛。痰湿阻滞气机，胞脉闭塞，不能摄精成孕，故婚久不孕。总之，本病肾虚脾虚为本，尤以肾虚最为重要，是疾病的核心病机，而痰湿为标，是肾虚脾虚进一步发展的结果。临床上呈现本虚标实、虚实夹杂的脏腑功能失常和气血失调的病证。

二、辨证分型

根据患者多毛、痤疮、肥胖、排卵功能障碍的表现及其所属体质的不同,寻求辨证论治的思路。王云铭教授认为,本病患者的体质大体可见阳虚质、痰湿质、气郁质和血瘀质,通过辨识体质来突出 PCOS 辨证施治的个体化方案。

1. 脾肾阳虚型 症见月经后期,量少色淡,或月经稀少,或闭经,久婚不孕,面色晦黯,腰膝酸软,性欲淡漠,畏寒肢冷,小便清长,大便溏薄,舌淡苔白而滑,边有齿痕,脉沉细,尺脉尤弱。

2. 痰瘀互结型 症见月经量少,延后渐至停闭,形体日渐肥胖,胸胁满闷,呕恶痰多,神疲嗜睡,头晕目眩,带下量多、色白、质清稀,舌黯红舌边有瘀点,脉弦细。

3. 肝气郁结型 症见月经量少,偶见有血块,面部痤疮,毛发浓密,经前乳房胀痛明显,或胁痛、口苦,小腹胀痛,痛经,经前烦躁,偶见有少量溢乳,舌黯红,苔薄白或薄黄,或见瘀斑瘀点,脉弦或弦数。

4. 肾虚夹瘀型 症见月经稀少或经行后期,月经量少,甚或点滴即净,渐至闭经。形体较瘦,婚久不孕,腰膝酸软,头晕耳鸣,性欲淡漠,肌肤甲错,口干,心烦,便秘,带下量少或无、阴道干涩疼痛,舌黯红或紫黯,舌边有瘀斑瘀点,脉沉细。

三、用药特点

王云铭教授认为,根据 PCOS 脾肾两虚兼夹痰瘀之病机,在治疗 PCOS 时应阴中求阳,阳中求阴,温肾健脾,同时注重对于痰瘀的治疗,以行气化痰活血为主。王云铭教授主张根据月经周期的生理特点分三步治疗。

1. 经期 此期的经水排泄实际上是阳气下泄,让位于阴,故因势利导以温通为主是行经期的治疗特点。胞宫排血通畅,冲任经脉气血顺畅,促使子宫内膜脱落,疏导经血排出达到除旧布新的目的,为新月经周期奠定基础,予以少腹逐瘀汤加减。

2. 经后期至排卵期 治疗当以滋阴补肾,温肾健脾,佐以化痰活血,促使卵巢形成成熟卵泡并能正常排卵,以经验方六子斑龙汤加减治疗。方中枸杞子、菟丝子、五味子、覆盆子、车前子、女贞子六子皆为植物果实或种仁,味厚质润,既能滋补阴血,又蕴含生生之气。菟丝子用量宜大,宜 18～30g,温肾壮阳力强;枸杞填精补血见长;五味子五味皆备,而酸味最浓,敛肺补肾;覆盆子甘酸微温,固精益肾;女贞子甘凉,补肝肾之阴,一者使菟丝子补之不致过于温燥,二者取其阴中求阳之意,肾阴阳同补;妙在车前子一味,泻而通之,泻有形之邪浊,涩中兼通,使补而不滞。用鹿角胶、龟板胶及阿胶来补肾养血,促进卵泡发育。鹿角胶补肾阳,生精血;龟板胶滋阴潜阳,益肾健胃;阿胶补血止血,滋阴润肺。龟板胶、鹿角胶合用,名曰龟鹿二仙胶。其伍用机制,明·李中梓说:"人有三奇,精、气、神,生生之本也,精伤无以生气,气伤无以生神,精不足者,补之以味,鹿得天地之阳气最全,善通督脉,足于精者,故能多淫而寿;龟得天地之阴气最厚,善通任脉,足于气者,故能伏息而寿。二物气血之属,味最纯厚,又得造化之元微,异类有情,竹破竹补之法也。"两药参合,一阴一阳,阴阳双补,通调任、督之脉,故能大补肾阴肾阳,再者女子以血为基本,冲为血海,精血同源。阿胶参合,滋阴补阳、补血生精之力益彰。因此三药合用,一滋阴,一温阳,一养血,使肾阴、肾阳、精血互化,精充血足,通调冲任督三脉,启动氤氲之气,给卵泡发育提供了物质基础。川牛膝补肾以引血下行,香附以疏肝解郁,气行则血行,气机通畅则生化无穷。方中人参与黄芪合用,大补元气,使肾间动气充盛,增加卵泡发育的原动力,促使排卵期卵泡重阴转阳的转化。为防止三胶滋腻碍胃,配茯苓以健运脾胃,砂仁以理气和胃,脾胃健运,则能运后天以养先天。

若肥胖型多囊卵巢患者,配伍苍附导痰丸,以健脾化痰祛湿,如苍白术、青陈皮、神曲、半夏等。活血药如当归、牡丹皮、丹参,赤芍等,一方面能改善卵巢局部血液循环,另一方面使诸药不致过热。王云铭教授在治疗血瘀症状明显的PCOS患者,还常配伍应用水蛭,水蛭破血逐瘀,散结化癥,使增厚之卵巢包膜变薄,以使卵泡能顺利排出。

3. 黄体期　PCOS患者多具有黄体功能不足的情况,在排卵后常用寿胎丸加减以促进黄体功能。在黄体期,随时间推移冲任气血已由经后期溢而暂虚,过渡到阴血渐充,阳气内动,阴升阳长。至此期阳长阴消,冲任气血盛,应为阳气活动的旺盛时期。其中阳长是主要的,阴消是次要的,多囊卵巢的患者多有黄体不健的情况,常表现为黄体期过短,不足12天或不足10天,BBT上升缓慢或双相不明显,在此期多表现为肾阳不足。此时治疗目的要延长高温期,故以补阳为主,阴中求阳助冲任气血旺盛,促进受精卵着床为治疗重点。予寿胎丸加味治疗,药用菟丝子、炒续断、阿胶、桑寄生、黄芩、炒白术、苎麻根、香附、枸杞子、党参、炙黄芪,以补肾益气清热,增强黄体功能,增加受精卵着床的几率,预防先兆流产的发生。

【典型病例】

病例1:李某,女,24岁。2012年12月19日初诊。

现病史:婚后性生活正常,未避孕未孕2年。形体肥胖,下颌部痤疮明显,上肢及下肢汗毛长,脱发明显。纳可,眠差,入睡困难,大便较黏腻,小便可。舌体大,苔薄白,边有齿痕,中有裂纹,脉细滑数,两尺弱。既往月经2~6个月一行,4~5天经净,量中等,自婚后2年月经渐至不用黄体酮月经不潮,3天净,量较前减少一半。Lmp:2012年10月4日,本次月经系肌内注射黄体酮来潮,带血3天,量少,色深红,有血块,经期小腹有坠痛感,腰部酸痛,乳房微胀痛。现停经两个半月。患者身高164cm,体重100kg。尿HCG阴性。彩超:双侧卵巢呈典型多囊样改变。月经周期第 2 天查血 LH：17.48mIU/ml，FSH：5.88mIU/ml，T：0.82ng/ml。

中医诊断：不孕症；西医诊断：多囊卵巢综合征

辨证：脾肾两虚。

治法：温肾健脾，化痰祛瘀。

处方：当归 12g　熟地黄 18g　山药 12g　枸杞子 12g　菟丝子 18g　淫羊藿 15g　续断 30g　川牛膝 12g　砂仁 6g　茯苓 12g　甘草 6g　红花 9g　炒香附 9g　鹿角胶 12g（烊化）　牡丹皮 9g　陈皮 9g　清半夏 9g　6 剂，水煎服，日 1 剂。

二诊：2013 年 1 月 1 日，服药平妥，纳可，眠较前佳，二便调。舌脉同前。今日月经来潮，色深红，有小血块，经期小腹坠胀痛明显，余未见异常。上次月经周期 BBT 呈典型双相。

处方：当归 12g　川芎 9g　赤芍 12g　熟地黄 18g　桃仁 9g　红花 6g　炮姜 6g　延胡索 12g　香附 12g　乌药 9g　坤草 15g　2 剂，水煎服，日 1 剂。

三诊：2013 年 1 月 19 日，服药平妥。本次月经带血 6 天，量少，色淡，质清稀，现月经周期第 19 天，最近感腰酸痛明显，纳眠可，二便调。脉细涩，两尺较弱，舌质淡，苔白，边有齿痕明显。

处方：当归 12g　川芎 9g　白芍 12g　熟地黄 18g　白术 12g　续断 30g　陈皮 9g　清半夏 12g　枸杞子 9g　菟丝子 15g　五味子 6g　覆盆子 9g　车前子 10g（另包）　炒香附 12g　砂仁 5g　党参 20g　黄芪 30g　鹿角胶 12g（烊化）　阿胶 11g（烊化）　6 剂，水煎服，日 1 剂。

四诊：2013 年 2 月 6 日，服药平妥，停经 37 天，昨日自测尿 LH 强阳性，彩超示：EM：8.9mm，左侧成熟优势卵泡 2.0cm×2.4cm。前几日有透明拉丝状白带，昨晚左侧小腹刺痛明显。腰酸痛明显。余证同前。

处方：菟丝子 18g　炒续断 12g　阿胶 12g（烊化）　桑寄生 18g　黄芩 9g　炒白术 12g　砂仁 5g　炒杜仲 12g　炒白芍 12g　炙甘草 6g　6 剂，水煎服，日 1 剂。

五诊：2013 年 2 月 22 日，现停经 53 天，高温相已持续 16 天，今日自测尿 HCG（＋），无阴道流血，小腹正中及两侧偶有疼痛感，自感气短明显，偶腰酸痛，小便不频数，食欲较差，无恶心呕吐，乳房胀痛明显，眠可。大便干，2 日 1 次。脉细滑数，两尺稍弱，苔白，舌尖红，有裂纹。查 E_2：377pg/ml，P：19.11ng/ml，β-hCG：1745mIU/ml，诊断为早孕？

处方：上方加麦冬 9g，莲子心 6g，党参 20g，炙黄芪 30g。6 剂，水煎服，日 1 剂。

3月16日彩超示:宫腔内可见一大小约35mm×20mm妊娠囊回声,内可见胚芽组织,见原始心血管搏动。

病例2:韩某,女,20岁,学生,2012年7月30日初诊。

现病史:15岁初潮,自月经初潮后月经3~6个月一行,带血7天,经期小腹两侧坠胀疼痛明显,可忍受,腰部酸痛。形态稍胖,额头部、下颌部及后背部有痤疮,上肢及下肢汗毛较长,口唇周围汗毛较明显,最近小腹坠痛明显持续20余天,白带未见异常。口干口苦,两胁肋部有胀痛感,经前乳房刺痛明显,未见溢乳。纳可,眠差,梦多,二便调。脉弦细数,苔薄黄,舌有瘀点。Lmp:2012年5月25日,量中等,色黯红,有小血块,现停经2月余。否认性生活史,学习压力大。彩超示:符合多囊卵巢声像图。经期第3天查血 LH:24.98mIU/ml,FSH:6.21mIU/ml,PRL:29.48ng/ml,T:0.71ng/ml。

中医诊断:月经后期;西医诊断:多囊卵巢综合征

辨证:肝郁肾虚。

治法:疏肝养血益肾。

处方:当归12g　川芎9g　赤白芍各12g　熟地黄18g　枸杞子12g　菟丝子18g　五味子6g　覆盆子9g　女贞子12g　车前子9g(包煎)　茺蔚子12g　牡丹皮9g　柴胡9g　炒郁金12g　丹参18g　川牛膝12g　6剂,水煎服,日1剂。

二诊:2012年8月17日,服药平妥。肢倦乏力感明显。纳眠可,大便稍干,日1次,小便可。脉弦细数,舌质淡红,苔薄黄。Lmp:2012年8月9日,量少,色黯红,有块不多,带血5天。经期小腹坠胀疼痛较前减轻,腰酸痛明显,脱发稍明显,两胁肋部胀痛及乳房胀痛较前减轻。下颌部及上唇部偶见有痤疮。

处方:当归12g　川芎9g　白芍12g　熟地黄20g　枸杞子12g　菟丝子15g　五味子6g　覆盆子9g　车前子9g(另包)　香附9g　牡丹皮9g　川牛膝12g　鹿角胶12g(烊化)　阿胶11g(烊化)　砂仁3g　党参20g　炙黄芪30g　6剂,水煎服,日1剂。

三诊:2012年9月11日,停经34天,小腹部有刺痛,最近几天有拉丝状白带,量较多。纳眠可,小便可。大便稍稀,日1~2次。脉弦细涩,舌质淡红,苔薄黄。当日血 LH:84.88mIU/ml,FSH:8.13mIU/ml,E₂:335pg/ml,P:2.55ng/ml,PRL:11.86ng/ml,T:0.72ng/ml。上方去牡丹皮,加丹参18g、炒白术12g。6剂,水煎服,日1剂。

四诊:2012年9月27日,昨日行经,本次月经49天来潮,BBT双相,今天是行经期第2天,量较少,色紫黯,血块量多,今日小腹刺痛明显,热敷后稍减轻。纳食较差,偶有恶心感,眠可,大便稍稀,小便可。脉弦细数,舌质淡红,苔薄白。

处方:当归12g　川芎9g　赤芍12g　熟地黄15g　桃仁9g　红花6g

炮姜 6g　　延胡索 9g　　香附 12g　　乌药 9g　　三棱 9g　　莪术 9g　　益母草 20g　　3 剂,水煎服,日 1 剂。

五诊:2012 年 10 月 5 日,服药平妥。纳眠可,二便调。末次月经带血 6 天,量中等,上次服药后经期小腹疼痛明显减轻,块下痛减。MC10 天,乳房胀痛较前明显减轻,腰酸痛明显,偶感足跟痛,面部痤疮稍明显。9 月 11 日方去丹参、川牛膝、炒白术,加炒杜仲 12g。6 剂,水煎服,日 1 剂。

随访示:月经 40 日左右一行,BBT 呈典型双相。

病例 3:张某,女,29 岁,2012 年 5 月 21 日初诊。

现病史:性生活正常,未避孕未孕 4 年。形体较瘦,肢倦乏力,脱发明显,偶有足跟痛,肌肤甲错,白带量少。纳眠可,口干不欲饮,二便调。脉沉细涩,舌质黯,有瘀斑瘀点,舌下络脉青紫明显。上肢及下肢汗毛较长,面部痤疮明显。月经 12 岁初潮,1~4 个月一行,带血 5 天。婚后月经 3~4 个月一行,时肌注黄体酮来潮。Lmp:2012 年 3 月 28 日,系肌注黄体酮来潮,量少,色紫黯,有血块较多,经期小腹刺痛明显,腰部酸。无妊娠史。尿 HCG(一),彩超示:双侧卵巢多囊样改变。身高 164cm,体重 52kg。经期第 4 天查血 LH:17.43mIU/ml,FSH:7.29mIU/ml,E_2:22pg/ml,P:0.81ng/ml,PRL:9.8ng/ml,T:0.26ng/ml。

中医诊断:不孕症,月经后期;西医诊断:多囊卵巢综合征

辨证:肾虚血瘀。

治法:益肾活血。

处方:当归 12g　　川芎 9g　　赤芍 12g　　熟地黄 20g　　红参 9g(另煎)　　炒白术 9g　　茯苓 9g　　黄芪 30g　　炒香附 12g　　枸杞子 12g　　菟丝子 18g　　五味子 6g　　覆盆子 12g　　车前子 10g(包煎)　　续断 30g　　川牛膝 9g　　水蛭 9g　　6 剂,水煎服,日 1 剂。

二诊:2012 年 8 月 9 日,服药平妥。现停经 4 月余,小腹偶有坠胀感,服药期间面部痤疮稍明显,仍感腰酸痛,白带无异常。纳差,眠可,二便调。脉细涩,舌质黯,苔薄白,有瘀点,舌下络脉青紫较前减轻。尿 HCG(一)。守上方去五味子、覆盆子、续断、川牛膝,加牡丹皮 9g,丹参 18g,炒杜仲 12g,砂仁 5g。6 剂,水煎服,日 1 剂。

三诊:2012 年 9 月 19 日,服药平妥。现停经近半年。最近 3 天透明拉丝状白带较明显,尿 LH 逐渐加深,一侧小腹偶有隐痛感,彩超示 EM:9.3mm,左侧成熟优势卵泡 2.1cm×2.3cm。纳食较前佳,眠较差,二便调。脉细数,两尺稍弱,舌质黯,苔薄黄,有瘀点。尿 HCG(一)。

处方:当归 12g　　川芎 9g　　白芍 12g　　熟地黄 15g　　红参 9g(另包)　　炒白术 12g　　茯苓 12g　　炙黄芪 30g　　陈皮 9g　　肉桂 6g　　远志 6g　　五味子 6g　　枸杞子 9g　　菟丝子 15g　　石斛 12g　　炒香附 12g　　水蛭 9g　　砂仁 3g　　牡丹

皮 9g　三棱 9g　莪术 9g　2 剂,水煎服,日 1 剂。

四诊:2012 年 9 月 24 日,月经未至,9 月 20 日 BBT 最低,36.3℃,后体温逐渐上升,BBT:36.8℃,腰酸痛明显,口干明显,乳房胀痛明显,大便稍干,舌尖红明显,余证同前。

处方:菟丝子 18g　炒续断 12g　阿胶 12g(烊化)　桑寄生 18g　黄芩 9g　炒白术 12g　砂仁 5g　炒杜仲 12g　麦冬 12g　莲子心 9g　6 剂,水煎服,日 1 剂。

五诊:2012 年 10 月 9 日,停经 6 个半月,现排卵后 19 天,无阴道流血及褐色分泌物,小腹正中及两侧有隐痛感,腰酸痛,乳房胀痛明显,食欲较差,偶有干呕,眠可,小便稍频数,大便可。脉细滑数,两尺较前有力,舌质黯,苔薄黄,有瘀点。今晨 BBT:37.1℃。今日 P:18.35ng/ml,HCG:1153mIU/ml。上方去麦冬、莲子心,加炒香附 12g,炒白芍 12g,炙甘草 6g。6 剂,水煎服,日 1 剂。

2013 年 11 月 1 日彩超示:宫内探及一妊娠囊回声,大小约 38.5mm×22.1mm,内可见胚芽及原始心管搏动。

【按语】

PCOS 的病机多为脾肾两虚,兼夹痰瘀。治疗时,在温肾健脾的同时,注重行气化痰活血。经期治以温经活血,使胞宫排血通畅,疏导经血、除旧布新,为新月经周期奠定基础,予少腹逐瘀汤加减治疗。经后期至排卵期治以滋阴补肾,温肾健脾,佐以化痰活血,促使卵巢形成成熟卵泡并能正常排卵。以经验方六子斑龙汤加减治疗。常配伍应用活血药改善卵巢局部血液循环,并善用虫类药破血逐瘀,散结化癥,使增厚之卵巢包膜变薄,使卵泡能顺利排出。若肥胖型配苍附导痰丸,健脾燥湿化痰。在黄体期,以温肾助阳为主,阴中求阳助冲任气血旺盛,促进受精卵着床,予寿胎丸加味治疗。在整个治疗过程中应当本着"肾气盛,天癸至,月事以时下,故有子"的原则,使精血充盛,经血自调,两精相搏,始能受孕。

(张登山)

李广文

李广文,男,1936 年 11 月出生,1964 年毕业于山东医学院(原齐鲁大学医学院,现山东大学医学院)医疗系。毕业后留附院妇科工作,得到著名妇产科专家江森教授的指导。1972 年参加山东省西学中班,结业后留中医系妇科教研室任教,1976 年于山东中医学院中医妇科教研室工作,历任中医妇科教研室副主任、主任,附院妇科副主任、主任,教授,硕士研究生导师,享受国务院颁发的政府特殊津贴。曾任中华中医药学会男科学会不育症专业委员会副主任委员,山东中医药学会妇科专业委员会副主任委员等。1997 年获美国柯而比中心医学部颁发的"国际著名替代医学专家"证书。1997 年被人事部、卫生部、国家中医药管理局确定为"九五"期间全国老中医药专家学术经验继承工作指导老师。

李广文教授精于妇科，兼善男科，尤其是在以中医中药为主治疗不孕症方面有很高的造诣，其理论精深，临床经验丰富，疗效突出，是全国知名专家，在中医妇科领域有较高的学术地位。他不仅临床经验丰富，论著亦颇多，出版学术专著 1 部，主编著作 2 部，两人合编 1 部，副主编及参编 10 余部，发表学术论文 60 余篇，堪称学验俱丰。参加科研项目 2 项，均获省科技进步二等奖。

【诊治特点】

一、对 PCOS 的认识

多囊卵巢综合征（PCOS）临床表现为一组复杂的症候群，患者可具备典型的症状和特征，也可以只有部分症状和特征。李教授指出，该病在中医学中无记载，根据其症状特点可归属于中医的"月经后期"、"闭经"、"不孕"等范畴。因 PCOS 患者多有肥胖的体征，现代妇科临床多倾向本病属痰湿，施以化痰之法，苍附导痰汤、启宫丸是常用方剂。古人对肥胖伴闭经、不孕早有论述。元·朱震亨《丹溪心法》云："若是肥盛妇人，禀受甚厚，恣于酒食之人，经水不调，不能成胎，谓之躯脂满溢，闭塞子宫，宜行湿燥痰。"并有"躯脂满经闭"之论述，首倡痰湿闭经与不孕，并提出了行湿燥痰的治法，用导痰汤或胆星、半夏、苍术、川芎、防风、滑石、羌活等药物。清·傅山《傅青主女科》谓："妇人有身体肥胖，痰涎甚多，不能受孕者，人以为气虚之故，谁知是湿盛之故乎！夫湿从下受，乃言外邪之湿也，而肥胖之湿，实非外邪，乃脾土之内病也……夫脾本湿土，又因痰多，愈加其湿，脾不能受，必浸润于胞胎，日积月累，则胞胎竟变为汪洋之窟矣。且肥胖之妇，内肉必满，遮隔子宫，不能受精，此必然之势也。"李教授认为，"痰"是水液代谢障碍所形成的病理产物，正常生理条件下，津液的代谢是通过胃的摄入，脾的运化和转输，肺的宣散和肃降，肾的蒸腾和气化，以三焦为通道输送、转化、排泄的。肾中精气的蒸腾气化，实际上主宰着整个津液代谢，肺、脾等内脏对津液的气化均依赖于肾中精气的蒸腾气化。脾阳根于肾阳，肾阳不足，阳虚火衰，则无以温煦脾阳；脾阳久虚，又可损及肾阳，而成脾肾阳虚之证，运化功能失职，湿聚为痰。故肾阳虚是 PCOS 患者出现痰湿表现（如肥胖）的根本。李教授还指出，并不是所有的 PCOS 患者皆出现肥胖的症状，他以自己在长期的临床实践中得出的单用化痰法治疗 PCOS 疗效不理想的结论为反证，认为 PCOS 的发生主要是由于肾、肝、脾功能失调所致。古云"经水出诸肾"，"肾水本虚，何能盈满而化经水外泄。"肾中精气亏虚不能促进天癸的泌至，则无以促使任通冲盛，诸经之血不能汇集冲任而下，故无经血产生而闭经。而肾阳虚是 PCOS 发病的主要环节，胞络者系于肾，胞宫全赖肾阳之温煦，肾阳虚衰，胞宫失煦，不能摄精成孕。治疗应以温补肾阳为主，温补肾阳方为治本之法。

二、辨证分型

李广文教授根据长期的临床实践,认为 PCOS 临床常见证型为肾虚证。肾藏生殖之精,泌至天癸,使任通冲盛,为月经产生的物质基础,肾虚血海不能按时满溢可见月经后延;源流断竭则表现为月经停闭。肾虚泌至天癸功能异常,冲任气血亏虚,直接影响到孕育功能,导致不孕。临床所见 PCOS 患者常有腰膝酸软,性欲淡漠等肾虚表现。李教授认为,PCOS 患者所表现的月经失调和不孕主要原因为排卵障碍,乃由肾虚所导致,补肾促排卵是治疗的关键,故治疗 PCOS 以补肾为大法。通过补肾而达泌天癸,补冲任,调经助孕的目的。国内“肾主生殖”的临床与实验研究亦表明,补肾药尤其是温补肾阳药对人下丘脑—垂体—卵巢轴具有多元性作用,有助于使紊乱的神经内分泌调节功能恢复正常,对性腺轴功能失调引起的排卵内分泌障碍作用是肯定的,并认识到补肾调节性腺轴的作用在下丘脑或更高的部位。

三、用药特点

李教授创造的石英毓麟汤是治疗 PCOS 以月经后期、不孕为主的主要方剂。

药物组成:紫石英 15～30g,淫羊藿 15～30g,花椒 1.5g,菟丝子 9g,肉桂 6g,续断 15g,当归 12～15g,白芍 9g,川芎 6g,枸杞子 9g,赤芍 9g,川牛膝 15g,香附 9g,牡丹皮 9g。

方中紫石英为主药,温补肝肾,淫羊藿补肾壮阳;花椒专入督脉,温肾补火;菟丝子、续断补肝肾,调阴阳;枸杞子补肾养肝以生精血;当归、白芍补血养阴调经脉;川芎、赤芍养血活血;香附理气;肉桂补阳温中通经脉;配丹皮凉血活血消瘀,并制约温热药之燥性;川牛膝活血通经,功专于下。全方重在补肾阳,佐以养精血,并调畅气血,使火生胞亦暖,阳回血亦沛,月经如期,则能摄精成孕。诸药合用,共奏温肾养肝,调经助孕之效。

用法:水煎服,每日 1 剂,2 次分服,连服 3 天停药 1 天,至基础体温(BBT)升高 3 天停药。月经周期<35 天者紫石英、淫羊藿用量为 15g,>35 天者,用量为 30g。

组方思路及依据:肾主生殖,为生胎之源,肾与排卵功能及受孕有直接关系,肾虚则胎孕难成,治疗女性不孕从肾入手,是古今医家公认之法。中医古籍论述较多的因肾阳亏虚所致的宫寒不孕,是临床常见的证型。清·陈士铎《石室秘录》曰:“胞胎之脉所以受物者也,暖则生物,而冷则杀物矣。”晋·王叔和《脉经》谓:“妇人少腹冷,恶寒久,年少者得之,此为无子。年大者得之,绝产。”宋·赵佶《圣济总录》曰:“妇人所以无子,由于冲任不足,肾气虚寒故也。”清·傅山《傅青主女科》云:“夫寒冰之地,不生草木,重阴之渊,不长鱼龙,今胞胎既寒,何能受孕?”李教授认为,肾主系胞,小腹为胞宫所居之地,子宫脉络与肾相通,胞宫赖肾阳温煦和肾精滋养才能孕育胎儿。禀赋素弱,肾气不足,或后天摄生不慎,均可损伤肾中真阳,肾阳虚衰,不能温煦胞宫,宫寒则不能摄精成孕。临床所见排卵障碍所致不孕患者,多有肾阳虚衰的表现,故石英毓麟汤以温补肾阳为主。女子以血为用,月经、胎孕均以血为主,故配以养阴补血,实为善补阳者,必阴中求阳,则阳得阴助而生化无穷。古谓督脉为病,女子不孕,所以选用花椒以温督脉。临床及动物实验表明,紫石英有兴奋卵巢功能和提高性欲的作用,淫羊藿可使正常大鼠腺垂体、卵巢、子宫重量增加。温肾药物加养血活血药可以促使排卵。

【典型病例】

病例1:刘某,女,28岁,因结婚8年未避孕未孕,月经后延10余年,于1997年5月6日初诊。

病史:夫妻同居,性生活正常,未避孕一直未孕。月经15岁初潮,40～50天一行,有时半年一行,经量正常,色红,有少量血块,无腹痛。末次月经4月26日(黄体酮撤血,距上次月经4个月)。平素白带量少,色白,腰酸痛,手足凉,纳眠可,二便调。曾用人工周期、枸橼酸氯米芬胶囊及中药治疗,仍未妊娠。2年前输卵管通液示通畅。B超示多囊卵巢(PCO)。形体正常,体毛不多,挤压双乳房无溢乳。舌淡红,苔薄白,脉细,妇科检查无异常。男方精液化验,不液化。

中医诊断:不孕症,月经后期;西医诊断:PCOS(原发性不孕,月经稀发)

治法:温补肝肾,调经助孕。

处方:石英毓麟汤加减。

紫石英30g　淫羊藿30g　赤白芍各9g　当归15g　续断15g　菟丝子9g　枸杞子9g　制首乌12g　香附9g　肉桂6g　川牛膝15g　川芎6g　桃仁9g　花椒1.5g　12剂,水煎服,每日1剂,连服3天停1天。

枸橼酸氯米芬胶囊100mg,每日1次,连服5天,己烯雌酚0.25mg,每日1次,连服10天。

男方予液化汤(李教授经验方)24剂。

1997年6月4日二诊:服药平妥,月经于6月3日来潮,距上次38天,量中等,血块多,经前腰酸,恶心,纳差。舌脉同前。上方加姜半夏12g,15剂。

1997年7月11日三诊:末次月经7月6日,距上次34天,量中等,有血块,伴腰痛,3天干净。白带中等,纳眠可,二便调。舌淡红,苔薄白,脉细。上方继服12剂。西药继用。

1997年8月14日四诊:服药平妥,末次月经8月8日,量中等,色红,血块少,伴小腹隐痛,5天干净。舌脉同前。上方继服12剂。月经第5天已用西药。

1997年9月24日五诊:月经40余天未行,轻微恶心3天,纳可,无腹痛。舌质淡红,苔薄白,脉细滑。尿hCG阳性。诊断:早孕。嘱禁房事,调饮食,适寒温。

1998年5月18日丈夫来报:1998年4月19日顺产龙凤胎,男孩2550g,女孩 2700g。

病例 2:张某,女,27 岁。因月经延后 10 余年,依靠药物来潮 1 年,未避孕 1 年未孕,于 1999 年 11 月 8 日初诊。

病史:夫妻同居,性生活正常。月经 14 岁初潮,36 天至 6 个月一行,7 天净,量中等,色紫黑,中等量血块,伴小腹冷痛。平日腰酸头晕,白带正常,纳眠可,小便多,大便正常。近 1 年用中药及人工周期治疗,月经依靠药物来潮。末次月经 1999 年 10 月 26 日(黄体酮撤血)。舌淡红,苔薄白,脉细。妇科检查:外阴、阴道正常,宫颈Ⅰ度糜烂,宫体前位,正常大小,双附件未及异常。眉浓,唇周有须。身高 159cm,体重 69kg,近 3 年体重增加 5kg 余。

中医诊断:不孕症,闭经;西医诊断:PCOS(原发性不孕,继发性闭经)

治法:温补肝肾,调经助孕。

处方:石英毓麟汤加减,12 剂,水煎服,每日 1 剂,连服 3 天停 1 天。

枸橼酸氯米芬胶囊 100mg,每日 1 次,连服 5 天。嘱行血内分泌 5 项及 B 型超声检查,测 BBT。

1999 年 12 月 6 日二诊:服药平妥,月经未至,乳房胀痛半个月,BBT 双相,缓慢上升,高温期持续 13 天,今日下降。舌脉同上。11 月 9 日查血 FSH:5.31mIU/ml,LH:9.81mIU/ml,PRL:42.07ng/ml,E_2:37.37pg/ml,T:89.43ng/dl(偏高)。B 超:PCO。胰岛素释放试验:空腹:40.1mIU/L,1h:218mIU/L,2h:204mIU/L,3h:167mIU/L。予上方 12 剂(经净后服),枸橼酸氯米芬胶囊 100mg(月经第 5 天),每日 1 次,连服 5 天。

2000 年 1 月 17 日三诊:末次月经:1999 年 12 月 7 日,现停经 40 天,乳房胀痛半个月,无恶心,近 10 余天小腹下坠,腰痛,白带正常,小便频,大便正常。BBT 上升 3 周,查尿妊娠试验阳性。予寿胎丸加味,12 剂,水煎服。

病例 3:陈某,女,29 岁。因月经数月一至 18 年,未避孕 1 年 5 个月未孕,于 1999 年 11 月 5 日初诊。结婚 3 年,夫妻同居,性生活 3~4 天 1 次。月经 11 岁初潮,3~4 个月一行,量中等,色紫黑,少许血块,经行小腹坠,腰酸痛而凉。白带量中等,色黄,性欲低,纳眠可,二便调。LMP:1999 年 9 月 19 日。曾用过人工周期、枸橼酸氯米芬、地塞米松治疗。半年前查血 FSH:8.9mIU/ml,LH:4.7mIU/ml,PRL:7.3ng/ml,E_2:89pg/ml,T:3.05ng/dl(偏高)。舌淡红,苔薄白,脉细。体胖,体毛不多。妇科检查:宫颈Ⅱ度糜烂,宫体后位复前位,正常大小,余无异常。

中医诊断:不孕症,月经后期;西医诊断:PCOS(原发性不孕,月经稀发)

治法:温补肝肾,调经助孕。

处方:石英毓麟汤加减。

紫石英 30g　　淫羊藿 30g　　赤白芍各 9g　　当归 12g　　续断 15g　　菟丝子

9g 枸杞子 9g 制首乌 12g 香附 9g 肉桂 6g 川牛膝 15g 川芎 6g 红花 9g 川椒 1.5g 12 剂,水煎服,每日 1 剂,连服 3 天停 1 天。

枸橼酸氯米芬胶囊 50mg,每日 1 次,连服 5 天。嘱行血内分泌 5 项、FT3、FT4 及 B 型超声检查,测 BBT。

1999 年 11 月 19 日二诊:服药后大便日 2 次,质稀,BBT 低温相,白带稍多,月经未至,舌脉同上。11 月 9 日查血 FSH:6.30mIU/ml,LH:15.4mIU/ml,PRL:11.5ng/ml,E₂:49.7pg/ml,T:0.47ng/ml,FT3 正常,FT4 稍低。舌脉同上。上方加三棱、莪术各 9g,6 剂。

1999 年 12 月 6 日三诊:服药平妥,Lmp:12 月 2 日(距上次 3 个月),BBT 双相,高温相 12 天。现月经未净,无明显不适。舌脉同上。上方改菟丝子 12g,枸杞子 12g,12 剂。

2000 年年 1 月 21 日四诊:服药平妥,Lmp:1 月 2 日,距上次 1 个月,量中,色黯红,4 天干净。现 MC20 天,BBT 未升。舌脉同上。上方 6 剂。

2000 年 2 月 18 日五诊:月经 48 天未至,BBT 自 1 月 22 日升高,已升高 27 天。2 月 15 日测尿 hCG 阳性。现恶心,纳呆。舌淡红,苔稍厚,脉滑。诊断:早孕。予寿胎丸加味 6 剂。

【按语】

以上 3 例病人均以原发性不孕就诊,其月经均表现为数月一至或闭经,临床亦表现为肾阳虚的证候,B 超提示多囊卵巢,内分泌测定有 T、LH 或胰岛素释放试验异常,以往都曾治疗而未效。针对主证,李广文教授治疗以温补肝肾,调经助孕为主,予经验方石英毓麟汤加减,同时给以枸橼酸氯米芬胶囊 50~100mg。对合并配偶精液异常者,给予相应的治疗。妊娠以后,仍紧扣肾虚的病机,以补肾固冲安胎为法,予寿胎丸加味。治疗方法简便,费用低廉,临床屡获奇效。

(王东梅)

刘瑞芬

刘瑞芬,女,1950 年生。主任医师,教授,博士生导师,山东省名中医。国家中医药管理局重点学科、重点专科学术带头人,第五批全国老中医药专家学术经验继承指导老师。现任世界中医药学会联合会妇科专业委员会副会长,中华中医药学会妇科分会常务委员,山东中医药学会妇科专业委员会主任委员。从事中医妇产科专业教学、临床、科研 30 余年,具有丰富的教学、临床及科研经验,有较高的学术造诣。曾在省级以上学术期刊发表论文 60 余篇,撰写著作 9 部,其中国家级教材 4 部。承担国家级等科研课题 17 项。获省部级奖励 4 项,厅局级奖励 3 项。成果转让 2 项,获国药准字号新药证书 1 项。临床擅长治疗月经失调、妇产科血证、妇科炎症、不孕症、多囊卵巢综合征(PCOS)、痛经、子宫内膜异位症、子宫腺肌病、节育措施并发症等。辨证细微,组方严谨,用药精当,创制了二十余首经验方,其中"宫宁颗粒"治疗放环引起的月经失调,已获国药准字号中药新药证书。其临床重视辨证与辨病相结合,结合现代科技诊疗手段,配合必要的西医治疗,获得了满意的临床疗效。

【诊治特点】

一、对 PCOS 的认识

刘瑞芬教授认为本病病机以肾虚为本,气滞、血瘀、痰湿为标。

PCOS 西医病因尚未阐明,可能是基因变异与环境因素相互作用的结果。其核心病机是卵泡不能发育或卵泡壁过度增生不能破裂导致卵泡闭锁。肾为先天之本,与基因遗传密切相关;肾主生殖,卵子的发育成熟与肾精充盛、肾阳鼓动密切相关。肾精亏虚,肾阳虚衰,无力启动氤氲之气则卵子发育迟缓,无优势卵泡。肾虚,气血运行无力,瘀滞冲任胞脉,故表现为卵泡包膜厚,卵子不能排出。瘀血阻滞,碍肾气生化,又加重肾虚。肾阳虚不能温煦脾阳,脾阳虚运化失职,又可引起痰湿,症见肥胖、白带量多。痰郁化火,症见痤疮、多毛。痰瘀搏结,日久成癥,故卵巢增大。本病病程较久,常影响情志,导致肝气郁滞,且痰湿血瘀亦可阻滞气机,而出现气滞。总之,肾虚是本,是疾病的核心病机;而气滞、血瘀、痰湿是标,是肾虚进一步发展的病理结果。临床上呈现本虚标实、虚实夹杂的脏腑功能失常和气血失调的病证。

二、辨证分型

刘瑞芬教授将本病分为以下证型论治,其中以肾虚血瘀型最多见。

1. 肾虚血瘀型　症见月经初潮来迟、后期、量少,色淡质稀或色黯有血块,渐至停闭,或经期延长,崩漏不止,头晕耳鸣,腰膝酸软,乏力怕冷,带下量少,婚久不孕,舌淡红,苔薄白,脉沉细或涩。

治法:补肾活血,化瘀调经。

处方:补肾活血方(经验方)。

方药组成:紫石英 30g(先煎)　淫羊藿 18g　枸杞子 12g　菟丝子 18g　熟地黄 18g　山药 30g　续断 30g　川牛膝 9g　香附 12g　当归 12g　红花 9g　牡丹皮 12g　陈皮 9g　茯苓 15g　炙甘草 6g

2. 肾虚痰湿型　症见月经量少,经行延后甚或闭经,形体肥胖,多毛,头晕胸闷,喉中多痰,腰酸乏力,带下量多,婚久不孕,舌质胖大,色淡红,苔白厚,脉沉滑。

治法:补肾化痰,理气调经。

处方:补肾化痰方(经验方)。

方药组成:紫石英 60g(先煎)　淫羊藿 18g　菟丝子 15g　枸杞子 12g

续断 18g　　苍术 12g　　白术 12g　　陈皮 12g　　茯苓 18g　　半夏 9g　　南星 9g
当归 12g　　泽兰 12g　　香附 12g　　神曲 12g　　牡丹皮 12g　　黄芩 9g　　炙甘草 6g

3. 肾虚肝郁型　症见月经延后,量少,色淡或黯,有血块,腰膝酸软,头晕耳鸣,烦躁易怒,胸胁乳房或少腹胀痛,婚久不孕,舌红,苔薄白,脉沉细或弦。

治法:补肾疏肝,活血调经。

处方:补肾疏肝方(经验方)。

方药组成:当归 12g　　赤芍 12g　　白芍 12g　　柴胡 12g　　香附 12g　　茯苓 12g　　炒白术 12g　　麦芽 18g　　续断 18g　　菟丝子 15g　　牡丹皮 12g　　栀子 6g　　薄荷 9g　　川牛膝 18g　　红花 12g　　炙甘草 6g

三、用药特点

1. 补肾调经,阴阳双补　肾有阴阳,阴阳互根,补肾需平补阴阳,即填精补血,温补肾阳。肾精充养,有助于卵泡逐渐发育;补肾阳有助于启动氤氲乐育之气,促使优势卵泡的竞选。有"善补阴者,必于阳中求阴,则阴得阳升,而泉源不竭;善补阳者,必于阴中求阳,则阳得阴助而生化无穷"之意。故选用熟地、菟丝子、枸杞子、桑椹子、山茱萸补肾养精,淫羊藿、紫石英、续断、鹿角胶温补肾阳。紫石英,《本经》称"主女子风寒在子宫,绝孕十年无子",对于严重月经后期甚则闭经伴不孕患者,刘瑞芬教授常选用紫石英 45～60g,先煎,以达到温补肝肾、调经种子之效。

2. 虚实夹杂,补泻兼施　PCOS 虽以肾虚为本,但临床上常常出现虚实夹杂症状,如月经延后,量少,面部痤疮,舌质红,苔黄,脉细等,治疗时在选用补肾药如紫石英、淫羊藿、鹿角胶、阿胶等药的同时,配伍黄芩、麦冬、柴胡、牡丹皮等,以寒温并用,补泻兼施,既可以达到补肾促卵泡发育效果,又可以预防温补太过、出现上火症状。

3. 无论何证,都应配以理气活血药　活血药如当归、赤芍、川牛膝等可改善卵巢局部血液循环,从而促进卵泡发育成熟。排卵期应用活血化瘀药可促进卵泡破裂,预防未破裂卵泡黄素化综合征的发生。排卵后的黄体期应用养血活血药对妊娠亦无不良影响,可能与养血活血药物改善了子宫内膜的血液循环,有利于孕卵的着床有关。因 PCOS 病程长,多有情绪急躁或低落表现,而且痰湿证多伴有气滞,所以加理气药如香附、柴胡可以疏肝解郁,对伴有轻度高泌乳素血症者尤为适合。

4. 常采用中药周期疗法,重在补、调、通

(1)补:从月经干净或撤退性出血停止后开始,治以补肾为主,佐以活血化痰。方选补肾活血方或补肾化痰方或补肾疏肝方。

(2)调:用补法治疗后,若出现透明拉丝白带,B 超示卵泡发育至 18mm 左右

后,即应采取调气化痰通络之法,促卵子排出。可在补法基础上加桃仁、红花、三棱、莪术、皂角刺、路路通等,服至基础体温升高3天或B超监测卵泡破裂。

(3)通:用于调法之后10天左右,旨在促使月经来潮。用药以活血化瘀、理气通络为主。方选桃红四物汤加川牛膝、王不留行、泽兰、香附、莪术、肉桂等。若为不孕症患者,可在调法之后,予补肾安胎之寿胎丸加味治疗,以助孕安胎,预防先兆流产的发生。

【典型病例】

病例1:王某,女,31岁,职员,2012年12月18日初诊。

病史:患者诉10年前无明显诱因月经后延,40天至4个月一行,半年前曾服中药调理,效果不佳。2011年7月B超:PCO。现服西药人工周期。计划妊娠。Lmp:2012年11月22日,5天净,量、色可,有血块,经前小腹绞痛,腰酸痛,乳胀,现月经第27天。Pmp:2012年11月4日,10天净,量少,色黯,经前乳胀。白带量多,有异味,无阴痒。G1A1。纳眠可,大便2天一行,小便调。舌质黯红,苔薄白,脉沉细。妇科检查:外阴:正常;阴道:通畅,见中量白色分泌物;宫颈:Ⅰ度糜烂;宫体:前位,正常大,活动可,无压痛;附件:左附件区压痛,右附件区无明显异常。白带化验正常。2012年11月14日外院B超:子宫内膜厚0.6cm,子宫附件未见明显异常。

中医诊断:月经后期;西医诊断:多囊卵巢综合征

辨证:肾虚血瘀。

治法:补肾活血,调经助孕。

处方:补肾活血方加麦冬12g,6剂,水煎服。

二诊:2012年12月21日,服上方1剂后,月经于12月19日来潮,量不多,色正常,检测血性激素六项:E_2:105.60pg/ml,P:0.62ng/ml,T:0.419ng/ml,FSH:7.07mIU/ml,LH:20.3mIU/ml,PRL:547.60mIU/ml,中药上方川牛膝改12g,红花改12g,紫石英改60g(先煎),加鹿角胶12g(烊化),黄芩12g,柴胡12g,皂角刺9g,木香12g,10剂,水煎服。

三诊:2013年1月1日,现月经第14天,B超:左卵泡1.3cm,子宫内膜厚0.6cm。予补佳乐1mg,日2次,口服。中药上方加桑椹子18g,白芍18g,炒谷芽6g,炒稻芽6g,6剂,水煎服。

四诊:2013年1月4日,月经第17天,B超:左卵泡1.56cm×1.35cm,子宫内膜厚0.98cm。嘱上方继服。

五诊:2013年1月6日,B超:左卵泡1.9cm×2.0cm,子宫内膜1.03cm。予以HCG 8000U,肌注。

处方:当归12g　川芎12g　桃仁12g　红花12g　路路通12g　柴胡12g　香附12g　莪术12g　皂角刺12g　三棱12g　水蛭6g　炙甘草

6g　3剂,水煎服。

六诊:2013年1月10日,B超:盆腔积液,子宫内膜厚1.23cm。予黄体酮胶丸0.1g,日2次,共9天。

七诊:2013年1月25日,近3日自测尿妊娠试验阳性。予中成药固肾安胎丸口服,并监测血孕酮和绒毛膜促性腺激素水平,随访至孕3月,胎儿正常。

病例2:刘某,女,26岁,职员,2012年3月13日初诊。

病史:患者既往月经7天/1～2个月,量中,色、质可,经行无不适。2011年5月外院B超:PCO。经中药治疗,效果一般,2012年1月停服中药。Lmp:2012年1月14日。2012年2月17日见阴道褐色分泌物,量少,擦拭即净,3天止,小腹隐隐坠胀。现计划妊娠。白带量少。纳眠可,二便调。舌黯红,苔白,脉沉细。妇科检查:无异常。2012年1月31日外院B超:PCO,子宫内膜厚0.6cm。3月11日自测尿妊娠试验阴性。

中医诊断:月经后期;西医诊断:多囊卵巢综合征

辨证:肾虚血瘀。

治法:补肾活血,调经助孕。

处方:补肾活血方改紫石英45g(先煎),加柴胡12g,6剂,水煎服。

二诊:2012年3月23日,月经于2012年3月18日来潮,距上次65天,量中,色红,小腹隐痛,纳眠可,小便调,大便干。3月21日性激素六项:FSH:5.64mIU/ml,LH:6.46mIU/ml,P:0.49ng/ml,PRL:15.21ng/ml,E_2:35pg/ml,T:0.32ng/ml。上方紫石英改60g(先煎),加皂角刺9g,麦冬12g,桑椹子18g,6剂,水煎服。

三诊:2012年3月30日,现月经第13天,B超监测左卵泡1.38cm×1.39cm,子宫内膜厚0.68cm。上方加白芍18g,当归改18g,6剂,水煎服。补佳乐1mg,日一次,排卵3天后停。

四诊:2012年4月6日,病史同前,服药平妥。现月经第20天,白带量中,纳眠可,二便调。昨日于我院监测卵泡:左侧1.45cm×1.50cm,子宫内膜厚1.0cm。上方继服。

五诊:2012年4月8日,B超:双侧卵巢发育中卵泡,右侧1.3cm×1.2cm,左侧1.0cm×0.7cm,子宫内膜厚0.67cm。上方加桑椹子18g。6剂,水煎服。

2012年8月28日至2012年12月间断服药,卵泡发育不良。

六诊:2012年12月18日,Lmp:2012年12月15日(周期54天,服黄体酮胶丸来潮),现行经第4天,量少,护垫可,色黯,无血块,经行腰略痛,余无不适。白带正常,纳眠可,二便调。经前自测尿妊娠试验阴性。B超:PCO,子宫内膜厚0.8cm。予克罗米芬100mg,日一次,共5天。补佳乐1mg,日两次。中药3月13日方加鹿角胶12g(烊化),麦冬12g,黄芩6g。7剂,水煎,月经干净后服。

七诊：2012 年 12 月 28 日，月经第 14 天，白带量中，纳眠可，二便调，咽痛。12 月 26 日监测卵泡：左侧卵泡 0.71cm×0.75cm，子宫内膜厚 0.51cm。今日监测卵泡右侧卵泡 1.56cm×1.38cm，左侧卵泡 1.18cm×1.01cm，子宫内膜厚 0.74cm。上方黄芩改 12g，加炒谷、稻芽各 9g，桑椹子 18g，6 剂，水煎服。12 月 30 日 B 超监测卵泡：右侧卵泡 2.2cm×1.9cm，子宫内膜厚 0.75cm。予以 HCG 8000U，肌注，继用上药。2013 年 1 月 1 日 B 超：盆腔少量积液。予黄体酮胶丸 0.1g，日两次，共 9 天。补佳乐 1mg，日两次。

处方：菟丝子 18g   桑寄生 15g   续断 15g   阿胶 11g（烊化）   杜仲 12g   柴胡 12g   桑椹子 18g   当归 9g   麦冬 12g   党参 30g   炙黄芪 30g   木香 12g   白芍 18g   炒谷芽 6g   炒稻芽 6g   甘草 6g   7 剂，水煎服。

八诊：2013 年 1 月 15 日，停经 31 天，白带量稍多，小腹坠痛，纳眠可，二便调。今晨尿妊娠试验弱阳性。继用黄体酮、补佳乐。上方继服。

九诊：2013 年 2 月 8 日，服药平妥。现停经 56 天，恶心，干呕，余无不适。B 超：早孕（符合 7～8 孕周），胎心 144 次/分。予黄体酮胶丸 0.1g，日两次，固肾安胎丸 6g，日两次。

病例 3：韩某，女，21 岁，2010 年 10 月 8 日初诊。

病史：患者近 2～3 年月经 7 天/45 天～5 个月，量、色可，有少量血块，经来第 1～2 天腰及小腹隐痛。自今年 5 月份口服克龄蒙、佳蓉片至 8 月份，8 月份开始口服黄体酮及浓缩当归丸。Lmp：2010 年 9 月 5 日（口服浓缩当归丸和黄体酮来潮），7 天净，量较前减少约 1/2，色鲜红，无血块，经来第一天小腹及腰隐痛。现月经第 34 天。否认性生活史。白带量多，色白，质稀，无阴痒。纳眠可，二便调。舌黯红，苔白，脉沉细。外院 B 超：PCO。2010 年 9 月 27 日（MC 23 天）血性激素六项：FSH：8.19mIU/ml，LH：25.10mIU/ml，PRL：25.40ng/ml，P：0.832ng/ml，E$_2$：71.78pg/ml，T：0.44ng/ml。

中医诊断：月经后期；西医诊断：多囊卵巢综合征

辨证：肾虚血瘀。

治法：补肾活血调经。

处方：补肾活血方改紫石英 60g（先煎），加柴胡 12g，6 剂，水煎服。

二诊：2010 年 10 月 19 日，服药平妥。述近日小腹坠胀疼痛，胃脘部时胀，有时腹泻。Lmp：2010 年 9 月 5 日，现停经 44 天，白带量少，纳眠可，二便调。B 超：盆腔积液 2.3cm×1.2cm，内膜厚 1.6cm。舌红，苔白，脉沉涩。基础体温上升至 37.0℃ 左右，已持续 9 天。上方加丹参 18g，川楝子 12g，连翘 12g，茯苓改 18g，6 剂，水煎服。

三诊：2010 年 10 月 29 日，月经于 2010 年 10 月 23 日来潮，5 天净，量、色可，无血块，经行腰及小腹隐痛，较前减轻。白带正常，纳眠可，二便调。上周期基础体温:双相,高温持续 13 天。舌黯红,苔白,脉细。上方加木香 12g。6 剂,水煎服。

四诊:2010 年 11 月 12 日,月经第 21 天,白带正常,纳眠可,二便调,大便略稀,1~2 日一行。基础体温已上升 5 天。上方去连翘、川楝子,6 剂,水煎服。

五诊:2010 年 11 月 23 日,月经第 32 天,感腰隐痛不适,双乳胀痛。纳眠可,二便调。基础体温已上升 15 天,今日下降至 36.4℃,舌黯红,苔白,脉沉滑。2010 年 10 月 8 日方加丹参 18g,麦冬 15g,6 剂,水煎服,经后服药。如此又调治 2 月月经均正常来潮。

病例 4:张某,女,28 岁,2009 年 3 月 5 日初诊。

病史:结婚 3 年未采取任何避孕措施,至今未孕。其配偶精液常规检查正常。既往月经 35~50 天一行,经期 7~8 天,经量中等,色黯红,有血块,稍感腹胀,经行腰酸,Lmp:2009 年 2 月 25 日,距上次月经 45 天,7 天净,量、色、质同前。现月经干净 2 天。平素郁闷不舒,时感腰酸,白带正常,纳眠可,二便调。舌质黯,苔薄白,脉沉细。外院 B 超:PCO。

中医诊断:不孕症,月经后期;西医诊断:多囊卵巢综合征,原发性不孕

辨证:肾虚血瘀肝郁。

治法:补肾活血,疏肝调经。

处方:补肾活血方加柴胡 12g,路路通 12g,丹参 18g,桑椹子 30g,10 剂,水煎服。

二诊:2009 年 4 月 1 日,患者服药后腰酸症状明显改善,昨日月经来潮,量可,色黯,感小腹坠胀,嘱先服用少腹逐瘀胶囊、血府逐瘀口服液。月经干净后继续给予上方中药 10 剂,之后服用佳蓉片 10 天。

三诊:2009 年 5 月 2 日,患者今日月经来潮,基础体温呈双相,继用二诊时治疗方案。

四诊:2009 年 5 月 13 日,月经第 12 天,B 超监测卵泡:右卵泡 2.0cm×1.9cm,子宫内膜厚 0.9cm。处方:上方去熟地黄、桑椹子、紫石英、川牛膝、砂仁、茯苓,加赤芍、白芍、连翘、王不留行、皂角刺各 12g,3 剂,水煎服。

五诊:2009 年 5 月 16 日,B 超监测已排卵,指导同房。予以黄体酮胶丸 0.1g,日两次。

处方:菟丝子 18g　桑寄生 15g　续断 15g　阿胶 11g(烊化)　杜仲 12g 砂仁 6g　党参 18g　白术 12g　黄芩 9g　白芍 15g　甘草 6g　7 剂,水煎服。

六诊:2009 年 6 月 6 日,患者现停经 35 天,B 超:早孕。继续给予保胎中药治疗至孕 3 月,胎儿正常。

【按语】

以上 4 例病人均以月经延后为主要表现,病例 4 合并不孕症,无肥胖,B 超

提示多囊卵巢,内分泌测定第 1 例和第 3 例均有 LH/FSH 比值≥2～3。雄激素正常。辨证为肾虚血瘀,病例 4 因长期不孕,兼有肝郁之象,选方用药均以补肾活血方加减,病例 1 用药后月经来潮,经后又用药 10 余剂后卵泡发育成熟,并排卵受孕,疗效满意。病例 2 月经量少,白带量少,大便干,在补肾活血方基础上重用紫石英,并加麦冬、桑椹以补肾养精,用中药后虽有卵泡发育,但发育欠佳,故给予克罗米芬促排卵,用药后卵泡发育成熟并排卵受孕。病例 3 单用中药,用药后基础体温双相,月经按时来潮。病例 4 在补肾活血方基础上加柴胡、丹参、路路通,以补肾活血、理气通络,结合中药周期疗法,调理近 3 个月而妊娠,疗效满意。

(张丽娟)

王东梅

　　王东梅,女,1958 年生于济南。主任医师,教授,医学博士,博士生导师,现任山东中医药大学附属医院(山东省中医院)妇科主任,国家中医药管理局及山东省重点学科带头人,国家临床重点专科及国家"十二五"重点专科建设项目负责人,中华中医药学会妇科分会常委,世界中医药联合会妇科专业委员会常务理事,山东中医药学会妇科专业委员会、山东省微量元素科学研究会妇产科专业委员会、山东省医学会第三届计划生育分会副主任委员。山东省名中医,全国首届杰出女中医师,山东省十佳女医师。人事部、卫生部、国家中医药管理局"九五"期间全国老中医药专家李广文教授学术经验继承人。

　　从事妇科临床、教学、科研工作 30 年,对多囊卵巢综合征(PCOS)、不孕症、功能失调性子宫出血、痛经等疾病有较深入的研究。发表学术论文 20 余篇。出版学术专著《妇科常见病中医论治》,主编《妇产科病学》,副主编与参编多部。主持省部级科研课题 2 项,获省部级科技进步三等奖 1 项;参加国家级、省部级课题多项,获省部级科技进步二等奖 1 项,三等奖 2 项。

　　【诊治特点】

　　一、对 PCOS 的认识

　　PCOS 是生育年龄女性常见的内分泌紊乱性疾病,病因及发病机制至今未明。王东梅教授认为,PCOS 的发生主要是由于肾—天癸—冲任轴失衡,致肾、肝、脾等脏腑功能失常。脏腑功能失常为本,痰湿、血瘀阻滞为标。

　　(一)脏腑功能失常为本

　　1. 肾虚　月经失调、不孕是 PCOS 的典型症状。而中医学认为"肾主生殖"、"经水出诸肾",故本病的发生与肾的功能失调关系密切。肾藏精,为先天之本,主人体的生长发育与生殖。在女子生长发育的过程中,肾、天癸、冲任在女性生殖生理活动中成为一条主线,形成了肾—天癸—冲任轴,而肾是该轴的主导,起决定性作用。先天禀赋不足,或后天伤肾,造成肾的生理功能失常,致使肾的阴阳失衡,生精化气生血功能不足,天癸的产生与泌至失调,冲任失养或不畅,均可导致月经失调和不孕,是 PCOS 发生的主要病因病机,其中肾阳虚是 PCOS 的重要病机。肾阳虚,命门火衰,冲任失于温煦,可致宫寒不孕;肾阳虚,命门火衰,不能上暖脾土,脾气益虚,气血生化不足,发为月经后期、闭经;肾阳虚气化失司,水液代谢失常,湿聚成痰,阻滞胞宫,可致闭经、不孕,湿痰溢于肌肤,可见肥胖;肾阳虚,血失温运,血滞成瘀,血瘀阻碍生机加重肾虚,发生肾虚血瘀的复合病机,导致更为错综复杂的病证。

2. 肝郁　肝藏血,主疏泄,体阴而用阳,具有储藏血液和调节血流、血量的生理功能。而胞宫行经和胎孕的生理功能,均以血为用。肝藏血,肾藏精,肝肾同源,精血互生,同为月经和胎孕提供物质基础。肝主疏泄,肾主闭藏,共同调节子宫,使藏泻有序,经量如常。肝有易郁的特点,肝气郁滞常常引起肝的疏泄失常,导致月经失调或不孕。肝郁化热,克脾化湿,湿热互结,可出现痤疮、多毛等。故肝郁气滞,肝的疏泄功能失常是 PCOS 发生的另一重要病机。

3. 脾虚　脾为后天之本,气血生化之源。脾主运化,主中气而统血。素体脾虚,或饮食寒凉生冷、膏粱厚味损伤脾阳,脾阳不振,则运化失职,水液失于输布,停留体内,日久凝聚成痰,痰湿壅滞冲任、胞宫,出现月经后期、闭经、不孕;痰涎壅盛,膏脂充溢,则见形体肥胖;痰湿气血互结而为癥积,故卵巢呈多囊性增大。脾虚血失所统,则经乱无期。

(二) 痰湿、血瘀阻滞为标

1. 痰湿　痰湿是致病因素作用于机体形成的病理产物,又能直接或间接影响脏腑、经络、气血,引起疾病的发生和发展,成为致病因素。中医认为痰的形成主要与脾肾功能失常,津液代谢障碍有关。在 PCOS 中,痰湿的形成主要由脾、肾功能失调导致。

2. 血瘀　血瘀亦是 PCOS 发生的病机。引起瘀血的原因有很多。气虚、气滞、寒凝、热结及脏腑的功能失常可以导致血瘀证的产生。瘀血阻滞,冲任欠通,血海不能如期满溢,月经后期而来;瘀阻冲任,血不得下,则见月经停闭;瘀血内阻,血不归经而妄行,可见崩漏;瘀滞冲任,胞宫、胞脉阻滞不通则不孕。

王东梅教授指出,人是一个有机的整体,脏腑、经络、气血不可分割。PCOS 由脏腑功能失调而导致了错综复杂的病机变化,虚实错杂,多种病机集于一体,治疗有一定难度。必须全面而细致地辨证,才能掌握病变的主要实质。

二、辨证分型

王东梅教授认为,PCOS 患者有典型的临床表现,这些临床表现与中医学的证有关,临证时应根据患者的就诊目的与要求进行辨证论治。

1. 以月经后期、闭经、不孕为主要表现,或肥胖,畏寒怕冷,舌淡或淡胖有齿痕,苔白,脉细者,证属肾阳虚,治以温肾助阳,调经助孕,方用调经毓麟汤加减。

2. 以经乱无期为主要临床表现,经量或多或少,或时多时少者,根据患者就诊时出血时间的久暂,量的多少,结合 B 型超声检查子宫内膜的厚薄和血红蛋白的情况采用分期治疗。血量多者多见气虚证,以气虚失其固摄为主要病机,用加味举元煎,以益气升提,固冲止血,佐以化瘀。血势减缓后淋漓出血或就诊时淋漓出血而子宫内膜较薄者,多见阴虚血热证,用丹栀二至方 6～9 剂,滋阴凉血止血,继以温肾止血方止血调经。淋漓出血而子宫内膜较厚者,属血瘀证,宜活血化瘀,引血下行,祛瘀生新。

3. 以痤疮为主要临床表现,见面部、前胸及背部痤疮,心烦易怒,便干尿黄,舌红苔黄,脉细数,证属心肝火旺,兼有湿热,治以清肝泻火,佐以利湿,方用痤消饮。

三、用药特点

1. 调经毓麟汤(经验方)

方药组成:紫石英 15～30g　　淫羊藿 15～30g　　花椒 1.5g　　菟丝子 9g　肉桂 6g　　续断 15g　　当归 9～15g　　白芍 9g　　川芎 6g　　枸杞子 9g　　赤芍 9g　川牛膝 15g　　香附 9g　　牡丹皮 9g　　生黄芪 15g　　生山药 15g　　薏苡仁 30g

该方在李广文教授石英毓麟汤(见李广文一节)的基础上加入生黄芪 15g,生山药 15g,薏苡仁 30g,功能温肾助阳,调经助孕。用于月经后期、闭经、不孕。

2. 加味举元煎(经验方)

方药组成:炙黄芪 30g　　人参 9g　　升麻 9g　　炒白术 9g　　炙甘草 6g　　益母草 30g　　马齿苋 30g　　生地黄 12g　　生蒲黄 9g　　生牡蛎 30g　　茜草 12g　墨旱莲 15g

功能益气升提,化瘀止血。用于经量多者。

3. 丹栀二至方(经验方)

方药组成:牡丹皮 9g　　生栀子 9g　　女贞子 9g　　墨旱莲 15g　　生地黄 12g　知母 9g　　黄柏 9g　　生蒲黄 9g　　生牡蛎 30g　　仙鹤草 15g

功能滋阴清热,凉血止血。用于大量出血病势减缓后淋漓出血,或淋漓出血而子宫内膜较薄者。

4. 温肾止血方(经验方)

方药组成:炒续断 15g　　炒杜仲 12g　　覆盆子 9g　　生蒲黄 9g　　墨旱莲 15g　　山茱萸 9g　　炒白术 9g　　生龙牡各 30g

功能温肾止血调经。于应用丹栀二至方 6～9 剂后使用至月经来潮。

5. 痤消饮(经验方)

方药组成:牡丹皮 9g　　生栀子 9g　　生地黄 12g　　连翘 15g　　赤白芍各 12g　黄连 9g　　黄柏 9g　　薏苡仁 30g　　皂角刺 9g　　蝉蜕 9g　　白蒺藜 9g

生甘草 9g

功能清心泻肝燥湿。用于 PCOS 以痤疮为主要表现者。

对于肥胖的患者,在以上方剂中加荷叶、决明子等,并嘱其节制饮食,进行体育锻炼,亦可采用针灸等方法。

【典型病例】

病例 1:张某,23 岁,学生,未婚,因月经延后 4 年,停经 6 个月黄体酮撤退性出血 1 天,于 2010 年 9 月 7 日初诊。

病史:月经 3～4 天/40 天,时有 2～3 个月 1 行,量不多,日用巾 3 片,色可,经行无不适。8 月 24 日就诊于山东大学齐鲁医院,B 超:子宫后位,6.7cm×3.7cm×3.4cm,形态规则,宫壁回声欠均质,子宫内膜 0.7cm,居中,回声欠均质,LOV:3.5cm×2.2cm,ROV:3.6cm×2.0cm;血 FSH:7.24mIU/ml,LH:50.96mIU/ml,PRL:25.16ng/ml(正常值<24.1ng/ml),E_2:114.7pg/ml,T:0.97ng/ml(正常值<0.82ng/ml),TSH、FT4、FT3 均正常,给予孕酮撤血,Lmp:2010 年 9 月 6 日(距上次月经 6 个月),量较多,色紫红。达英-35 嘱月经第五天服。纳眠可,二便调。舌淡红,苔白,脉细。身高 160cm,体重 50kg,体毛稍多,面部无痤疮。无家族糖尿病史。

中医诊断:月经后期;西医诊断:多囊卵巢综合征(月经稀发)

治法:温肾助阳调经。

处方:调经毓麟汤。6 剂,水煎服,每日 1 剂,连服 3 天停 1 天。

2010 年 9 月 15 日二诊:服药平妥,纳眠可,大便稍干。达英-35 已服 5 片。舌淡红,苔白,脉细。上方加玄参 15g 继服。

2010 年 12 月 14 日三诊:已服达英-35 三个月,每周期服用调经毓麟汤 12 剂。Lmp:12 月初,量中,5 天净,现白带少,大便时干。舌淡红,苔白,脉细。上方加桑椹 9g,12 剂。

此后患者继服中药,Lmp:1 月 15 日,量少,3 天净。月经仍后延,2011 年 3 月 9 日齐鲁医院复查 FSH:5.82mIU/ml,LH:4.426mIU/ml,PRL:6.61ng/ml,E_2:47.03pg/ml,T:0.29ng/ml。舌淡红,苔白,脉细。上方加巴戟天、鸡血藤。4 月初因月经近 3 个月未行,予黄体酮胶囊口服,停药半个月月经仍未行,4 月 23 日外院 B 超示:子宫 6.3cm×3.6cm×2.5cm,子宫内膜 0.45cm,LOV:2.6cm×1.8cm,ROV:3.2cm×1.8cm。再服达英-35 三个周期。中药继服,仍以调经毓麟汤加鸡血藤、紫河车、麦冬等。2011 年 11 月予中药合人工周期(补佳乐、黄体酮胶囊)三个疗程。

2012 年 2 月 14 日四诊:Lmp:2 月 10 日(人工周期治疗后),量较前稍少,现未净,无明显不适。舌脉同前。调经毓麟汤加巴戟天、仙茅、山茱萸、桑椹、鹿角胶各 9g,紫河车粉 3g(免煎颗粒),12 剂。服药平妥,量中,色、质可,5 天净,2 月

28 日前见透明拉丝,上方加麦冬 15g,12 剂。月经于 3 月 11 日来潮,3 月 24 日见透明拉丝白带,纳眠可,小便调,大便干。舌脉同前,上方 12 剂。

2012 年 11 月 19 日五诊:自上次就诊后,每月服中药上方 12 剂,月经 5/30 天,量中、色、质正常,经期无不适。Lmp:11 月 9 日,4 天净。大便干,余无不适。予以膏方。

处方:太子参 150g 生晒参 50g 紫石英 150g 淫羊藿 150g 当归 120g 川芎 60g 白芍 150g 续断 120g 川牛膝 150g 香附 120g 肉桂 60g 巴戟天 90g 山茱萸 90g 桑椹 90g 枸杞子 120g 玄参 120g 生山药 150g 生黄芪 200g 制首乌 120g 陈皮 90g 杜仲 120g 葛根 300g 菟丝子 120g 制黄精 120g 牡丹皮 90g 大枣 100g 核桃肉 200g 黑芝麻 200g 冰糖 250g 阿胶 250g 龟甲胶 100g 鹿角胶 100g 黄酒 400ml

2013 年 4 月 23 日复诊:服膏方平妥。停用药物 4 月余。月经规律,4～5/30 天,量中等,色正常,夹块,经前乳胀,经行小腹胀。Lmp:4 月 19 日(距上次 36 天),月经第 3 天日用巾 4 片,余日护垫可,色正常,无块,现量少,擦拭即净。平日白带量正常,月经中期可见透明拉丝白带,纳眠可,偶有大便干,2 日一行,小便调。舌淡红,苔白,脉细。2012 年 2 月 14 日方加葛根 30g,10 剂。

病例 2:张某,32 岁,因月经 3～4 个月一行多年,未避孕 5 年余未孕,于 2012 年 5 月 24 日初诊。

病史:月经后延多年,经期 3～4 天,量中,色质可,经前无乳胀,经行无腹痛。平日无明显不适。Lmp:3 月 6 日(距上次 3 个月),量中,色可,有血块,4 天净。现停经 2 个半月,无乳胀,无不适,白带量少,纳眠可,二便调。2010 年 10 月子宫输卵管造影:左侧输卵管上举,通而不畅,右侧输卵管间质部阻塞,遂行腹腔镜盆腔粘连松解、双侧输卵管整形术、双侧输卵管系膜囊肿电切术和双侧卵巢楔切术、美兰通液术和宫腔镜检查术。其后输卵管通液示通畅。男方精液常规未见异常,优生四项、抗体五项检查均正常。曾用黄体酮、达英-35、CC、HMG、果纳芬等治疗,B 超监测未见优势卵泡。2011 年 10 月 22 日外院查血 E_2:83pg/ml,LH:4.83mIU/ml,FSH:5.73mIU/ml,PRL:7.68ng/ml,T:0.55ng/ml。今日 B 超:子宫前位,7.9cm×4.4cm×3.0cm,子宫内膜:0.7cm,LOV:3.4cm×1.9cm,ROV:3.2cm×2.1cm,双侧卵巢探及多个囊性回声,超声印象:PCO。妇科检查无明显异常。舌淡红,苔白,脉细。身高 158cm,体重 77kg,体毛稍多,面部无痤疮。无家族糖尿病史。

中医诊断:不孕症,月经后期;西医诊断:多囊卵巢综合征(原发不孕,月经稀发);腹腔镜盆腔粘连松解、双侧输卵管整形术后

先予黄体酮肌注 3 天,嘱月经 2～4 天复查内分泌 5 项、TSH、FT3、FT4、INS、GLU。

2012 年 6 月 7 日二诊：Lmp：5 月 31 日(黄体酮撤血)，量少、色黯、无块，无不适，4 天净。纳眠可。二便调。2012 年 6 月 3 日血 E_2：81.4pg/ml，T：0.227ng/ml，FSH：8.65mIU/ml，LH：10.75mIU/ml，PRL：142.10mIU/ml，INS：11.44μIU/ml；血糖：4.96mmol/L；甲功 3 项均正常。

治法：活血通络，温肾调经。

处方：通任种子汤(导师李广文教授经验方)加薏苡仁 30g，紫石英 30g，淫羊藿 30g。12 剂，水煎服，日 1 剂，连服 3 天停 1 天。

达英-35，每日一片。

2012 年 7 月 10 日三诊：服药平妥。Lmp：7 月 3 日，量较前多，日用巾 4～5 片，色、质可，经期偶有小腹隐痛，4 天干净。舌脉同前。遂行子宫输卵管造影术：左侧输卵管上举(Ⅴ类)，右侧迂曲(Ⅳ类)。达英-35 继服 2 个疗程，中药上方加红藤 15g，蒲公英 9g。每周期 12 剂。

2012 年 9 月 4 日四诊：服药无不适。已服达英-35 三个月。Lmp：9 月 1 日，量较前稍少，色红，夹少量血块，未净。纳眠可，二便调。舌脉同前。次日血 E_2：54.31pg/ml，T：0.358ng/ml，FSH：6.13mIU/ml，LH：5.69mIU/ml，PRL：101.6mIU/ml，甘油三酯(TC)：1.89mmol/L(0.4～1.7mmol/L)。予中药上方 6 剂(月经第 7 天开始服)；枸橼酸氯米芬(CC)，每日 50mg，连服 5 天，戊酸雌二醇(补佳乐)每日 1mg，两药均于月经第 5 天开始服。至 10 月 4 日 BBT 单相，黄体酮撤血。给予调经毓麟汤加薏苡仁 30g，巴戟天 9g，CC 每日 100mg，连服 5 天，补佳乐每日 1mg，两个疗程，其中第一疗程 BBT 双相，11 月 10 日行经，第二疗程单相，肌注黄体酮后于 2013 年 1 月 2 日行经。中药上方及 CC 与补佳乐继服。暖宫孕子丸 3 盒，1 月 16 日测左右各有一优势卵泡，给予 HCG 1 万 U 肌注，中药促排方(经验方)2 剂。1 月 19 日 B 超左右侧卵泡消失，EM：1.55cm，子宫直肠凹积液：3.0cm×1cm，予固肾安胎丸 3 盒。BBT 双相。Lmp：1 月 31 日，量中，色、质可，4 天净。舌脉同前。上述治疗继用。2 月 18 日、2 月 22 日监测无优势卵泡，EM：1.23cm。

2013 年 4 月 1 日复诊：停经 2 个月，BBT 自 3 月 13 日上升(高温相已 18 天)，3 月 29 日自测尿 HCG 阳性，近几日恶心，无阴道流血，无小腹坠胀及疼痛，无腰酸，伴上感，咳嗽。纳眠可，二便调。舌淡红，苔白，脉细。

诊断：早孕？

处方：加味寿胎丸(经验方)加桔梗 9g，苏叶 9g，炙枇杷叶 9g，6 剂。

2013 年 4 月 8 日复诊：B 超：宫内妊娠囊 1.85cm×1.25cm，胎心搏动未探及，印象：早孕(符合 6⁻孕周)。舌脉同前，上方加陈皮 9g。因血孕酮较低，给予黄体酮 40mg，肌内注射，日 1 次。达芙通 1 片，日 2 次。4 月 22 日 B 超宫内妊娠囊 3.83cm×2.55cm，头臀长：1.51cm，胎心 161 次/min，规律。异常发现：子宫畸形,底部较宽,右侧宫腔探及妊娠囊,左侧宫腔内膜清晰。印象:子宫畸形(纵隔子宫?),右宫腔早孕(符合8孕周)。舌淡红,苔白,脉细。予固肾安胎丸3盒。6月4日多普勒超声:胎心158次/min。随访至8月份,妊5月余,已感胎动,体安。

病例3:安某,28岁,未婚,因面部痤疮加重半年,于2011年12月20日初诊。

病史:以往月经量正常,近半年经量稍有减少,2～3天干净。Lmp:11月25日(距上次26天),4天干净。纳眠可,大便黏腻。舌红,苔黄,脉细。身高162cm,体重54kg,面部痤疮明显,体毛不多。家族中无糖尿病史。两个月前外院B超:PCO,血FSH:7.04mIU/ml,LH:12mIU/ml,PRL:70ng/ml(3～24),E$_2$:18pg/ml,T:0.28ng/ml。服溴隐亭半片至1片,服1个月后觉副反应重,体重增加,胃部不适,12月16日复查PRL:40.88ng/ml。

中医诊断:粉刺;西医诊断:多囊卵巢综合征(痤疮);高催乳素血症

治法:清心泻肝燥湿。

处方:痤消饮加生麦芽30g,枸杞子9g,桑椹9g,炒白术15g,白扁豆9g。6剂。

2011年12月27日二诊:服药平妥,近日乳胀明显,现月经第33天,曾见透明拉丝白带,纳眠可,小便调,大便稀,日2次,面部痤疮减轻。舌脉同前。上方加芡实9g。12剂。经期服用血府逐瘀口服液。

此后间断服用上方。2012年6月12日来诊,痤疮已消失,月经量中等,6天净。

【按语】

以上3例病人均为PCOS,但临床表现和治疗要求不同。例1为未婚女性,以月经数月一行或闭经为主诉,坚持服用具有温肾助阳调经作用的调经毓麟汤,间断给予西药,经近1年半的治疗,最终恢复排卵月经,再以膏方巩固疗效。例2为原发性不孕患者,月经数月一至,除PCOS外,还有输卵管的问题,不孕年限5年有余。先以通任种子汤活血化瘀通络为主,加用温肾助阳利湿的紫石英、淫羊藿、薏苡仁,以调整月经周期。治疗5个月后,以温肾助阳,调经助孕为主,予调经毓麟汤加减,配合CC促排卵,患者终得以怀麟。例3以痤疮为治疗要求,证属心肝火旺,兼有湿热,以清心泻肝燥湿为法而收功,加生麦芽意在抑肝回乳兼顾高催乳素血症。

PCOS病因复杂,临床表现多样,治疗棘手,在长期的医疗实践中,王东梅教授根据患者不同的临床表现施治,以中医治疗为主,配合达英-35、CC等药物,中西合参,相得益彰,临证屡获良效,并指导多名研究生对PCOS进行研究。

(王东梅)

山西妇科名家

邢维萱

邢维萱,女,1937 年出生,天津人。师从中西医结合治疗宫外孕创始人、全国著名中医李翰卿先生,及山西省著名中医韩玉辉、白清佐等名家,积累了丰富的理论和临床经验。教授、主任医师,为中华中医药学会妇科分会委员、山西中医药学会理事、山西中医药学会妇科专业委员会主任委员、山西女医师学会常务理事、山西省高级卫生技术职称评审委员会委员、《山西中医》常务编委、太原市第七届人民代表大会代表,山西省名老中医。主编《基层中医临证必读大系·妇科分册》等著作,发表《傅青主女科治带方治疗 170 例带症分析》、《胎萎不长论治》等多篇论文。邢维萱许多验方被收入《全国名医妇科验方集锦》、《中医妇科验方选》、《当代名医临证精华·崩漏专辑》等专著中,其业绩简介被收入《中国当代中西名医大辞典》中。

邢维萱教授在行医、教学的 50 年里,治学严谨、博采众长,重视对经典著作的学习及研究,精于辨证。认为治疗妇科疾病,应首先了解妇科经带胎产的表现,注重辨病与辨证相结合,同时,还应重视中医的"整体观"。她认为朱丹溪所倡之"阳常有余,阴常不足",特别符合女性的生理病理特点,临证时注重顾护肝肾之阴,常以四物汤、六味地黄丸等养血滋阴之剂治疗妇科多种病症。

【诊治特点】

一、对 PCOS 的认识

邢维萱教授认为多囊卵巢综合征(PCOS)根据其临床表现可归属于中医妇科学月经后期、月经过少、闭经、崩漏、不孕等范畴,根据卵巢增大,表面包膜增厚的特点,又可归属于"癥瘕"的范畴。依据 50 年的临证经验,认为本病为脾肾本虚,痰湿瘀阻所引起的虚实夹杂、本虚标实病证,肾阴虚为本,痰湿瘀阻为标,涉及肾、脾两脏功能异常。

(一) 肾阴不足是 PCOS 病机核心

多囊卵巢综合征常于青春期后发病,表现为月经失调,如月经后期、月经过少、闭经、崩漏。邢教授认为"经水出诸肾",肾之阴精是月经产生的物质基础,肾气充盛是月经产生的先决条件。一方面肾精化血,形成月经的物质基础,《诸病源候论·虚劳病诸候》称:"肾藏精,精者,血之所成也"。另一方面,肾精化气,肾气充盛,封藏有权,则天癸产生而达冲任,使任通冲盛,聚阴血于胞宫,形成一月一行规律之月经,周而复始。若肾精亏虚,冲任失于充养,无以化为经血,血海不能按时满盈,可致月经后期;血海空虚,无血可下,则致月经过少,甚至闭经。如

《医学正传》云:"月水全借肾水施化,肾水既乏,则经血日以干涸。"阐明肾阴亏虚乃经闭之由。肾阴虚,阴虚失守,虚火动血,又可形成崩漏。《东垣十书·兰室秘藏》云:"肾水阴虚,不能镇守胞络相火,故血走而崩也。"

PCOS患者进入育龄期后多表现为不孕症,以长期无排卵为主要特征,邢教授认为这种表现也与肾关系密切。她指出卵子属肾中先天生殖之精,先天肾精充盛是卵子生长发育的物质基础,同时又需有后天之精的滋养。故肾精充盛是卵子发育成熟的前提条件,肾精亏虚,乃卵子难以发育成熟而不排卵的根本原因。肾阴虚精血不足,冲任不充,不能摄精成孕导致不孕。此外,阴血亏虚,阳气偏盛,血海蕴热,热扰冲任,亦不能成孕。

通过古医籍对类似PCOS症状的论述,邢维萱教授结合自己的临证体会认为禀赋薄弱,肾精不充,肾气不盛,冲任失养,而天癸不至或至而不健;或房劳伤肾,精血亏少,冲任虚损致肾阴虚,从而影响天癸的泌至和冲任的通盛,而致月经后期、月经过少、闭经、崩漏、不孕等症。她指出PCOS病机以肾虚为本,且以肾阴虚为主。

(二) 脾虚痰湿内生、瘀阻冲任胞宫是PCOS常见病机

邢教授临证时经常强调"脾为后天之本",她认为:一方面血是月经的物质基础,气是推动血正常运行的动力,气血充足,月经才能以时而下。气血的化生主要靠脾胃的运化。脾喜燥恶湿,湿盛伤脾,脾胃受损,气血生化乏源,可致多种月经病;另一方面脾虚运化失司,水液运化失常,痰湿内生,壅滞冲任胞宫,血滞成瘀导致精髓不利,不能摄精成孕。结合以上两点邢老提出脾虚痰湿瘀阻是本病的第二大病机。

二、辨证分型

1. 肾阴虚　症见月经稀发或闭经,不孕,面部痤疮,多毛,五心烦热,口燥咽干,心烦失眠多梦,腰膝酸软,或便干溲黄;舌红苔薄黄或少苔,脉沉细或细数。

证候分析:肾藏精,主生殖,为天癸之源,冲任之本,气血之根,主人体的生长发育与生殖。肾阴不足,肾精不能化生气血,冲任不充,血海不盈则致月经稀发或闭经;冲任虚衰不能摄精成孕故不孕;阴虚内热,虚火上炎致面部痤疮,多毛,五心烦热,口燥咽干;热扰心神致心烦失眠多梦;肾主骨生髓,腰为肾之府,肾虚筋骨失养致腰酸腿软;虚火灼伤津液,致便干溲黄;舌红苔薄黄或少苔,脉沉细或细数为肾阴虚之征。

2. 痰湿瘀阻　症见肥胖,月经稀发或闭经,不孕,面部及背部痤疮,多毛,胸闷泛恶,口腻多痰,小腹胀满,带下量多色白,大便溏薄,舌淡胖,苔白腻,脉滑。

证候分析:中医认为"肥人多痰"。肥胖属痰湿内盛,湿盛伤脾,气血生化乏源,胞宫胞脉空虚;痰湿壅盛,瘀阻胞宫,均可致月经稀发或闭经;痰湿壅盛阻滞冲任及胞宫胞脉致小腹胀满,不孕;痰湿郁久化热,湿热泛溢肌肤致面部及背部

痤疮、多毛;脾虚中阳不振,夹痰饮上泛,致胸闷泛恶,口腻多痰;湿邪损伤任带二脉致带下量多色白;脾虚失于运化,湿渗大肠致大便溏薄;舌淡胖,苔白腻,脉滑为痰湿瘀阻之征。

三、用药特点

(一)分型施治

1. 肾阴虚

治法:滋肾益阴,养血调经

方药:六味地黄丸(《小儿药证直诀》)合四物汤(《太平惠民和剂局方》)加减

方药组成:熟地 12g　生白芍 15g　山萸肉 15g　山药 15g　丹皮 10g　菟丝子 12g　枸杞子 15g　当归 12g　丹参 10g　川芎 9g　紫河车 5g(分冲)　紫石英 10g(先煎)　鹿角胶 10g(烊化)　炙甘草 6g

邢教授以六味地黄丸中滋阴补肾之品合四物汤补血养血,并配活血祛瘀之品组方而成,方用鹿角胶为血肉有情之品,加强补肾益精补血之功,使滋补肾阴功效更为显著,合紫石英,补肾温阳,体现了阴阳互济、阴阳互根。张景岳说:"善补阴者,必于阳中求阴,则阴得阳升而泉源不竭"。诸药合用共奏补肾滋阴、养血调经、填精益髓之效。

2. 痰湿瘀阻

治法:化痰祛瘀,佐以补肾

方药:苍附导痰汤加减(《女科诊治秘方》)

方药组成:党参 20g　茯苓 20g　法半夏 6g　陈皮 12g　薏苡仁 15g　苍术 9g　香附 9g　神曲 12g　覆盆子 12g　菟丝子 12g　枸杞子 12g　川芎 9g　甘草 6g

叶天士《女科诊治秘方》之苍附导痰汤是祛痰湿经典名方,邢教授运用本方时因胆南星有毒,现代研究表明其有效成分及有毒成分尚不清楚,实验研究也少,故弃而不用。方中二陈汤燥湿化痰,健脾和胃,以绝生痰之源;苍术芳香燥烈,加强二陈汤祛湿痰作用,痰湿既是脾虚健运失职的代谢产物,又是瘀滞胞宫的病因。痰湿停滞则气机不畅,故以香附芳香辛散,通行气分,散解六郁,兼入血分,疏通脉络,行气和血,前人称其为"女科要药";川芎,芳香走窜,通行血分,祛瘀活血调经,兼可行气开郁,为血中气药。两药相配,通调痰湿所致气血之郁阻瘀滞。邢教授方中配以覆盆子、菟丝子、枸杞子以补肾之阴阳。诸药同用以达健脾除湿、行气活血,补肾调经之功。

(二)加减用药

痤疮严重者加用龙胆草、栀子各 9g,黄连 6g,滑石粉 12g,泻热除湿祛痤疮。痰湿内聚,见舌苔黄厚或腻者,加白扁豆、陈皮各 9g,黄柏 6g,诸药合用,健脾清热通利并举,清热利湿而不伤正。伴有颈部、腋下黑棘皮症者,加泽兰 12g,与方中川芎同用活血通络,泽兰为走脾经之药,脾主肌肉,川芎上达巅顶,下入血海,走而不守,两药合用,对于病在皮肤的瘀滞效果甚佳。兼口苦、咽干,胸胁少腹胀痛者,加龙胆草、夏枯草各 10g,柴胡、郁金各 9g,清肝泄火,疏肝理气。兼见心悸、失眠、多梦加酸枣仁 9g,合欢皮、夜交藤、百合各 12g 等以宁心安神。

此外,邢教授还常结合月经周期进行加减用药。月经期活血通经加桃仁、赤芍、三棱、莪术各 9g;经后期补肾滋阴加枸杞子、女贞子、旱莲草各 15g;经间期补肾通络、促排卵加穿山甲 6g,皂刺、夏枯草各 10g,丝瓜络、路路通各 12g;经前期补肾温阳加仙灵脾、仙茅各 9g,肉桂 3g,肉苁蓉 6g。

邢教授也进行中西医结合治疗。对于有生育要求的患者必要时于月经第 5天口服克罗米芬 50mg/d,连用 5 天,并监测卵泡发育,或加用 HCG 促排卵,同时用补肾养血中药助生育,益胎元。

【典型病例】

病例 1:樊某,女,31 岁,已婚,2010 年 11 月 15 日初诊。

主诉:月经 40～80 天一行 2 年,现月经 7 个月未潮。

病史:患者平素月经尚规律,13 岁初潮,5～7 天/30～35 天,月经量少、色淡红、质稀、偶伴腹胀。2008 年 10 月行人工流产术后,月经周期 40～80 天,Lmp:2010 年 4 月 5 日,量色质同前。患者平素肢体困重,喜食肥甘厚味,白带清稀量多,无异味,腰膝酸软,睡眠欠佳,多梦易醒,便溏。形体肥胖,面部散在痤疮,舌淡黯苔白,脉沉无力。性激素检查:FSH:3.49mIU/ml,LH:8.6mIU/ml,PRL:16.56ng/ml,T:46.37ng/dl,E_2:46.7pg/ml,P:0.6ng/ml;B 超提示:子宫 45mm×43mm×37mm,肌层回声均匀,内膜线居中,内膜厚 5mm,双侧卵巢有多个囊性暗区>10 个,直径<6mm。

中医诊断:闭经;西医诊断:多囊卵巢综合征

辨证:痰湿瘀阻兼肾虚。

治法:化痰祛瘀,佐以补肾。

处方:苍术 15g　香附 15g　姜半夏 15g　茯苓 15g　陈皮 15g　薏苡仁 20g　菟丝子 15g　枸杞子 15g　白芍 20g　鹿角霜 15g　紫河车 5g　炙甘草 10g　10 剂水,煎服,日 2 次,早晚分服。同时服用"通经甘露丸"1 丸,日 2次,早晚分服。嘱患者节制肥甘之品,增加运动。

二诊:2010 年 11 月 26 日,患者月经未潮,白带量减少,无异味,腰膝酸软好转,无便溏,仍觉肢体困重,痤疮略增多,舌淡苔黄腻,脉沉。上方去枸杞子,加龙胆草 9g,黄连 6g。10 剂,水煎服,日 2 次,早晚分服。同服"通经甘露丸"1 丸,日 2 次,早晚分服。

三诊:2010 年 12 月 10 日,月经未潮,腰困、肢体困重、面部痤疮好转,白带量正常,无便溏,舌淡苔白腻,脉沉。上方去姜半夏、陈皮、白芍,加白术、泽兰、杜仲各 15g。10 剂,水煎服,日 2 次,早晚分服。同服"通经甘露丸"1 丸,日 2 次,早晚分服。

四诊:2010 年 12 月 20 日,患者月经未潮,但觉乳房略胀,近 3 日白带清长,拉丝状,面部痤疮好转,腰酸困,小腹胀痛,无便溏,舌淡黯,边有瘀点,苔白,脉沉细。B超提示:子宫:46mm×42mm×36mm,肌层回声均匀,内膜线居中,内膜厚 8mm,右侧卵巢有 1 个优势卵泡直径 21mm,左侧卵巢正常。

处方:苍术 20g　白术 15g　皂刺 10g　夏枯草 15g　丹参 15g　鸡血藤 15g　枸杞子 15g　益母草 15g　枳壳 6g　红花 12g　山萸肉 15g　桃仁 12g　紫石英 15g(先煎)　紫河车 5g　炙甘草 6g　10 剂,水煎服,日 2 次,早晚分服。

五诊:2011 年 1 月 4 日,患者于 1 月 3 日月经来潮,经量偏少,现第 2 天,经量增多,色黯有血块,伴小腹坠胀,腰困,便秘,舌淡,苔薄白,脉沉细。上方去苍术、枸杞、枳壳、红花、桃仁、山茱萸,加鸡血藤、益母草各 30g,党参 20g,陈皮、三棱、莪术各 10g。

患者依邢教授嘱咐禁生冷辛辣之品,慎食肥甘厚味,加强体育锻炼,并继续在其门诊以中药健脾祛湿、补肾活血调经治疗约 4 个月,随访半年月经恢复正常。

病例 2:刘某,女,25 岁,未婚,2011 年 3 月 26 日初诊。

主诉:月经 40～60 天一行,量少半年余,加重 3 个月。

病史:月经 13 岁初潮,4～5/30～40 天,经量偏少,色淡黯,无痛经。半年前因工作压力大出现月经 40～60 天一行,量明显减少,近 3 月月经 2～3 天即净,淋漓量少,经色淡黯、质清稀,伴腰酸腿软,Lmp:3 月 12 日。患者毛发浓密,平素常感头晕耳鸣,腰酸腿软,小便频数,大便正常,舌淡红,苔薄白,脉沉细。性激素检查:LH:12.3mIU/ml,FSH:4.71mIU/ml,E_2:50.1pg/ml,P:0.59ng/ml,PRL:12.6ng/ml,T:43.5ng/dl;B超提示:子宫 56mm×48mm×46mm,肌层回声均匀,内膜线居中,内膜厚 6mm,双侧卵巢有多个囊性暗区＞10 个,直径＜7mm。

中医诊断:月经过少,月经后期;西医诊断:多囊卵巢综合征

辨证:肾虚。

治法:补肾养血调经。

处方:熟地 15g　生白芍 15g　山药 15g　山萸肉 15g　菟丝子 15g　枸杞子 15g　杜仲 15g　生地 12g　紫河车 5g　紫石英 10g(先煎)　鹿角胶 10g(烊化)　炙甘草 6g　10 剂,水煎服,日 2 次,早晚分服,并嘱测 BBT。

二诊:2011 年 4 月 8 日,患者诉腰酸腿软,头晕耳鸣症状较前好转,白带略增多,仍觉神疲肢倦,大便略稀,舌淡苔薄白,脉沉细。

处方:党参 20g　炒白术 20g　茯苓 20g　山药 20g　陈皮 12g　女贞子

15g　旱莲草 15g　山萸肉 9g　紫河车 5g　紫石英 10g(先煎)　鹿角胶 10g(烊化)　杜仲 15g　阿胶 6g　炙甘草 6g　10 剂,水煎服,日 2 次,早晚分服。

三诊:2011 年 4 月 18 日,患者诉月经未潮,余症好转,大便成形,舌淡苔薄白,脉沉。B 超示:子宫内膜厚 10mm,左侧卵巢有 1 个优势卵泡,直径 20mm,右侧卵巢正常。以首诊方去白芍、生地,加山药 20g,川芎 9g,牛膝 10g,穿山甲 6g,皂刺 10g,夏枯草 10g,路路通 12g。10 剂,服法同上。

四诊:2011 年 5 月 6 日,患者诉月经 2 天前来潮,量较前增多,色淡红,寐差梦多,偶感神疲肢倦、头晕耳鸣,少腹胀满好转,无腰酸腿软,二便正常,舌淡苔薄白,脉沉滑。BBT 示双相。

处方:生地 10g　山药 15g　杜仲 15g　紫石英 10g　赤芍 15g　丹参30g　三棱 15g　莪术 15g　柴胡 10g　枳壳 10g　川芎 9g　牛膝 10g　合欢皮 12g　夜交藤 12g　炙甘草 6g　10 剂,服法同上。

五诊:2011 年 5 月 13 日,患者诉月经 5 天净,经量增多,色红,偶感神疲肢倦,头晕耳鸣,睡眠梦多,无腹胀满、腰酸腿软,二便正常,舌淡苔薄白,脉细。复查性激素 LH/FSH 水平趋于正常。以二诊方去茯苓、陈皮、紫石英,加黄芪20g,菟丝子 15g,枸杞子 15g,合欢皮 12g,夜交藤 12g。10 剂,水煎服,日 2 次,早晚分服,以固疗效。

邢教授嘱患者每天晚饭后半小时到户外运动 1 小时,配合健脾补肾、益冲调经药物治疗约半年,月经 4～5/30～40 天,量中色红,BBT 呈双相 4 个周期,停药后随访 3 个月,月经均正常来潮,精神饱满。

病例 3:王某,女,29 岁,已婚,2011 年 6 月 6 日初诊。

主诉:夫妇同居未避孕而未孕 2 年,月经稀发 8 个月。

病史:患者既往月经规律,15 岁初潮,月经 3～4/30～40 天,量少色红,无痛经。2009 年 3 月结婚,婚后夫妇同居未避孕而未孕,2010 年 10 月月经渐稀发,3～4 月一行,体重增加 3～4kg,Lmp:2011 年 5 月 20 日。平素胸闷泛恶,腰膝酸软,易疲劳,面色黧黄有斑,口周多毛,小腹作胀,睡眠欠佳,二便正常,舌淡红,苔白腻,脉沉而滑。尿 HCG(-)。性激素检查:PRL:16.3ng/ml,T:76.5ng/dl,LH:9.6mIU/ml,FSH:3.8mIU/ml,E_2:43.2pg/ml,P:0.5ng/ml。B 超示:子宫58mm×46mm×42mm,肌层回声均匀,内膜线居中,内膜厚 5mm,双侧卵巢有多个囊性暗区>10 个,直径<10mm。

中医诊断:不孕症,月经后期;西医诊断:多囊卵巢综合征,原发性不孕

辨证:脾肾两虚,痰湿瘀阻。

治法:补肾健脾,化痰祛瘀。

处方:苍术 20g　香附 15g　党参 15g　白术 15g　陈皮 15g　姜半夏15g　茯苓 20g　薏苡仁 30g　菟丝子 15g　杜仲 15g　桑寄生 15g　紫河车

5g(分冲) 泽兰 15g 川芎 15g 炙甘草 6g 10 剂,水煎服,日 2 次,早晚分服,以固疗效。

二诊:2011 年 6 月 17 日,患者月经未潮,胸闷泛恶,腰膝酸软好转,余症同前。舌淡红,苔白腻,脉沉。效不更方,方药同前。10 剂,服法同前。

三诊:2011 年 6 月 27 日,患者月经未潮,胸闷泛恶,腰膝酸软,小腹作胀均明显好转。舌淡,苔白腻,脉沉细。以首诊方去香附、白术、陈皮、姜半夏、薏苡仁,加丹参 20g,山药 20g,鸡内金 15g,皂角刺、酸枣仁各 10g。10 剂,水煎服,日 2 次,早晚分服。

四诊:2011 年 7 月 8 日,患者月经未潮,小腹作胀明显好转,面部色斑减退,无胸闷泛恶、腰膝酸软,纳寐好,二便正常,舌淡苔白,脉细。B 超提示:子宫内膜厚 8mm,左侧卵巢有 1 个优势卵泡,直径 21mm,右侧卵巢正常。上方去鸡内金、酸枣仁,加鸡血藤 30g,牛膝 10g,枳壳 6g。10 剂,服法同前。

五诊:2011 年 7 月 18 日,患者月经未潮,面部色斑减退,口周毳毛略减少,纳寐好,二便正常,舌淡苔白,脉细。上方去苍术、薏苡仁,10 剂,服法同前。同服"龙鹿胶囊",0.2g/次,日 3 次。

邢教授在治疗期间随月经周期加减用药,指导在排卵期同房,并嘱其注意饮食、坚持体育锻炼,控制体重,保持良好心态。患者月经于 2011 年 7 月 28 日来潮,面部色斑及口周毳毛明显减少,BBT 呈双相。继续在邢教授门诊以补肾健脾中药调经,月经基本正常。2012 年 3 月 15 日因停经 50 天查尿 HCG 阳性,行B 超检查示:宫腔内见 2.0cm×1.8cm 孕囊,可见胎芽及原始心血管搏动。诊断为早孕,2012 年 12 月 18 日足月顺产一女婴,母婴安好。

【按语】

多囊卵巢综合征是妇科临床中常见的一种内分泌疾病,多发生于青春期和育龄期妇女,以月经稀发甚或闭经、不孕、多毛、肥胖、伴双侧卵巢多囊性增大以及高雄激素为主要临床表现。邢维萱教授自从业起即开始潜心研究月经过少、闭经和不孕症。经过 50 年的临床经验,其门诊的 PCOS 的比例达 20% 左右。经过多年的探索,邢教授认为本病病机以肾虚(偏肾阴虚为主)、痰湿瘀阻为主,治疗本病坚持中医的辨证论治,在辨证基础上顺应女性生理的气血阴阳消长过程。给予补肾健脾养血之剂以使孕卵成熟,胞脉充盛,血海满溢,再给予化痰祛瘀通经之品以调整月经周期,使之恢复正常。在同一个病人的诊疗中,结合 B 超情况,常采用"补肾—健脾化痰—活血祛瘀"的周期治疗模式,经期常以大剂量之丹参、鸡血藤乘势利导,以祛瘀血,生新血,流利经脉促进经血的顺利排泄。她认为治疗首重补肾,临证处方中常以熟地、枸杞子、山茱萸、紫河车、鹿角胶、菟丝子、桑寄生、杜仲、紫石英为主药;以茯苓、陈皮、苍术、香附、姜半夏、薏苡仁健脾化痰;同时加鸡血藤、丹参、泽兰、川芎、夏枯草、皂角刺、枳壳、牛膝等活血化瘀软坚散结之品伍于补肾健脾化痰之剂中,以使肾气得充,脾气健运,痰瘀得除,冲盛任通,月事依时而下,从而疾病痊愈。

(厉健 刘宏奇)

张玉芬

张玉芬,女,汉族,曾跟随我国当代著名医史学家贾得道、中医专家朱进忠、中药方剂名家王世民、消化系统名医王宁、王玉良研究员等名家学习。此后跟随山西省中医研究所妇科主任国辕、刘淑琴老师,1993 年晋升为主任医师、教授。山西省名老中医,妇产科学科带头人。全国第三批、第四批老中医药专家学术经验继承工作指导老师。2011 年全国名老中医传承工作室项目专家。从事中医、中西医结合妇产科临床、教学及科研工作至今,擅长中医药治疗妇科不孕症、先兆流产、子宫肌瘤等妇科疑难杂症;研制出"益母康冲剂"、"孕安颗粒"和"活血消癥颗粒"。发表论文 30 余篇。主编和参加编写 7 部医学著作。先后主持承担了10 多项国家及部、省级科研课题;3 项获山西省科技进步二等奖;1 项获山西省科技成果四等奖。

特别是在 PCOS 的诊疗方面,自创了生殖轴调理治疗 PCOS 的方法,认为肾虚为本,兼有脾虚、湿热、肝郁、血瘀、痰湿等。采用以补肾为主治,以健脾祛湿、清热利湿、疏肝解郁、活血化瘀为兼治。围绕肾—天癸—冲任轴的平衡进行调节。针对 PCOS 自创了调经一号、调经二号方。

【诊治特点】

一、对 PCOS 的认识

张玉芬老师认为多囊卵巢综合征是一组症候群,典型的临床表现多为无排卵、月经失调、常常伴有多毛、肥胖、不孕、卵巢增大。近年来有逐年上升的趋势,目前多认为系下丘脑—垂体—卵巢的反馈失调,还与肾上腺、胰腺的平衡有关,中医无此病名,记载散于经闭、不孕、癥瘕等篇中,张教授认为本病主要是肾虚为本,与脾、肝有关,表证为兼有痰湿、瘀血、湿热、肝郁。中医生殖轴失衡是造成本病的关键,所以在治疗上应补肾为主,加以活血、利湿、化痰、清热之法,用补肾健脾疏肝调冲任,使肾—天癸—冲任—胞宫轴达到平衡。身体平衡,经期如常,自然成孕,疾病自愈。

二、辨证分型

1. **肾虚血瘀** 肾藏精,精化气,肾为先天之本,原根之气,先天不足,则肾中精气不能主宰人体的生长及生殖、发育。故肾虚则冲任虚衰不能摄精成孕。肾气虚日久,肾气无力推动血行而致瘀,形成肾虚血瘀,瘀阻经络。症见月经错后、经期血块、经行不畅,闭经,痛经,婚后不孕,腰困,舌淡黯苔白,脉沉涩或细涩。

2. **肾虚肝郁** 肝肾同源,精血同生,肝肾阴虚,肝失濡养,肝主疏泄,性喜条达,失养致肝郁形成,肝气郁结,气机不畅,疏泄失司,血海蓄溢失常。症见婚久不孕,月经或前或后,经量多少,或经来腹痛;或经前烦躁易怒,胸胁乳房胀痛,精神抑郁,善太息;兼有腰困,带下量多清稀或量少色黄,舌黯红或舌边有瘀斑,脉弦细。

3. **肾虚痰湿**　肾为先天之本,脾为后天之本,肾阳与脾的关系密切,脾阳根于肾阳,肾主水的功能与脾主运化功能相关,临床上常为脾肾阳虚证。症见婚后不孕,经行前后或经期浮肿,或腹泻,带下量多,质稀色清,闭经,痤疮,舌胖有齿痕苔白,脉沉滑。

4. **肾虚湿热**　肾阳虚则脾阳不足,脾主运化,是气血之源,脾虚则气血不足,运化失司,水湿潴留,聚湿成痰,痰阻冲任、胞宫,日久化热,形成湿热蕴阻。症见婚后不孕,腰背酸软,月经错后,畏寒肢冷,带下或黄或白,质稠有异味,下腹痛缠绵,舌胖质红苔黄腻,脉弦沉或弦滑。

三、用药特点

中药治疗方面张教授根据丰富的临证经验,紧密结合月经生殖轴的变化,在治疗多囊卵巢综合征上以补肾调周为主,加减化裁,自拟了调经一号和调经二号方。

1. **调经一号(经验方)**

方药组成:当归 9g　川芎 6g　生地 15g　白芍 15g　女贞子 12g　旱莲草 12g　山茱萸 10g　山药 12g　枸杞子 12g　菟丝子 12g　白术 12g　茯苓 10g　香附 10g　甘草 6g

功效:补肾养血,益天癸,调冲任。

制方原理:卵泡期约为月经周期的第 4～13 天,此期为阴长高峰时期,即肾水、天癸、阴精、血气等渐复至盛的积累期,治疗上应以使精血充盈,气血调和,促进卵泡及内膜正常发育为目的,故以补肾养血,益天癸调冲任为法组方,加减运用,若服用 2～3 周卵泡仍发育不良、内膜达不到 0.8cm 以上,应将方中具有滋肾养阴之功的女贞子、旱莲草、枸杞子、菟丝子用量加至 20g;若并用西药克罗米芬者,可重用茯苓至 30g,白术 20g,加泽泻 15g,取其健脾利水之功,以防卵泡过度刺激综合征发生;同时还应根据患者情况随证加减。

2. **调经二号(经验方)**

方药组成:当归 9g　川芎 6g　巴戟天 12g　菟丝子 12g　覆盆子 12g　仙灵脾 12g　补骨脂 10g　川断 15g　桑寄生 12g　柴胡 6g　白术 12g　茯苓 12g　香附 10g　甘草 6g

功效:温肾暖宫,调乙癸,理冲任。

制方原理:黄体期约为月经周期的第 16～28 天,此期是阴充阳长,肾阳之气渐旺,宫暖待孕阶段,宜重用温肾,阴阳并补,调理冲任。若此期男女交媾精合成孕,脏腑气血在肾阳作用下汇聚冲任,濡养胎元;若未成孕,则脏腑气血下注血海,以期月经来潮。同时,由于肾肝同寄宜潜藏守位之相火,冲任二脉与肝经相通,阳气不断高涨,易引起肝经气火的失制外扰,故又佐以调肝之品。

加减运用:若服用 2～3 周期效果不佳者,应逐渐加大方中具温肾助阳之功的巴戟天、仙灵脾、菟丝子、覆盆子用量;同时还应根据患者情况随证加减。在中西医结合治疗方面根据不同的个体制定不同的治疗方法,对于青春期的多囊卵巢综合征一般采用中药加调摄的方法治疗,如需要西药则行人工周期或口服达英-35,对于生育期妇女采用中药和达英-35,3 个月后用克罗米芬或用来曲唑促排卵治疗。如在排卵期则常常用绒毛膜促性腺激素 6000～10 000U,并配合活血化瘀中药促排卵,常常取得良好的疗效。

【典型病例】

病例1:患者王某,女,30 岁,山西介休人,已婚,2009 年 3 月 12 日初诊。

主诉:未避孕 4 年未孕,现月经错后近 2 个月。

病史:未避孕 4 年未孕,辗转当地 2 年多求治未果,既往月经规律,28 天一至,经期5～7 天,但药流后月经错后 2 个月,Lmp:2009 年 1 月 15 日,经量少,色黯红,伴腰酸膝软,五心烦热,舌红苔少,脉沉细。患者在药流之后形体肥胖,查体:身高 161cm,体重 67kg,黑棘皮征(一)。

辅助检查:输卵管造影提示双侧卵管通畅。妇科检查:外阴正常;阴道通畅,分泌物量中;宫颈光滑;子宫后位,子宫大小 6cm×4cm,附件正常。就诊时 B 超示:双侧卵巢多囊改变,子宫内膜厚 0.5cm。免疫四项均阴性。性激素六项提示:FSH:4.22mIU/ml,LH:12.4mIU/ml,E_2:42.15pg/ml,P:1.43ng/ml,T:0.88ng/ml,PRL:9.98ng/ml。胰岛素抵抗提示无抵抗。

中医诊断:月经后期,不孕症;西医诊断:多囊卵巢综合征,继发性不孕

辨证:肾虚精亏,痰阻冲任。

治法:补肾养血,化痰调冲。

处方:调经一号加减。

当归9g　川芎6g　生地15g　白芍15g　女贞子12g　旱莲草12g　山萸10g　山药12g　枸杞子12g　菟丝子12g　白术12g　茯苓10g　香附10g　巴戟天12g　瞿麦15g　泽泻15g　苍术15g　甘草6g　因患者系外地,嘱其每月服用 12 剂,连用 2 个月。

二诊:2009 年 5 月 15 日,患者自诉时有便秘,诸症明显见好,月经周期正常。守上方加肉苁蓉20g,再服 12 剂。

患者因工作较忙来电告知两三周后来诊,结果当月月经未来,做妊娠试验:(＋)。之后顺产一女婴。

病例2:李某,女,22 岁,2009 年 5 月 13 日初诊。

主诉:停经 6 月余。

病史:患者 15 岁初潮,既往月经不规律,时而正常,时而错后,错后时间最长 3 月,经期 3～6 天,经色黯红,经量时多时少,有血块,形体肥胖,多毛,现停经 6 月,腰困及倦怠,带下质稀,色白,纳可,二便调,舌黯苔白,脉沉细。体格检查:身高 163cm,体重 85kg,腰围 103cm,臀围 106cm,黑棘皮症(+),胡须明显。

辅助检查:超声提示:双侧卵巢多囊样改变,双侧卵巢体积增大,子宫内膜厚 0.6cm,性激素六项结果:FSH:5.12mIU/ml,LH:10.3mIU/ml,E_2:32.10pg/ml,P:1.63ng/ml,T:0.68ng/ml,PRL:18.95ng/ml。肝胆脾 B 超提示:轻度脂肪肝。胰岛素测定实验提示胰岛素抵抗。

中医诊断:闭经;西医诊断:多囊卵巢综合征,继发性闭经

辨证:肾虚痰湿。

治法:补肾调经,化痰利湿。

处方:调经一号加减。

当归 9g 川芎 6g 熟地 15g 白芍 15g 女贞子 12g 旱莲草 12g 山萸肉 10g 茯苓 12g 瞿麦 15g 泽泻 15g 山药 12g 白术 12g 巴戟天 12g 菟丝子 12g 12 剂,水煎服,日 1 剂,配合口服坤灵丸,一次 15 粒,日 2 次。

二诊:2009 年 5 月 25 日,患者月经仍未至,带下正常,乳房轻微胀痛,余证同前。舌黯苔白,脉沉细。B 超示子宫内膜厚 0.9cm。辨证为肾阳虚兼有肝郁痰湿,采用补阳疏肝,化痰利湿法,更方为调经二号加减。

处方:当归 9g 川芎 6g 熟地 15g 白芍 15g 仙灵脾 12g 赤石脂 12g 茯苓 12g 瞿麦 15g 泽泻 15g 山药 12g 白术 12g 仙茅 12g 柴胡 12g 香附 12g 益母草 15g 12 剂,服法同前,配合口服红花逍遥,一次 3 片,日 2 次。

三诊:2009 年 6 月 8 日,因患者月经仍未至,加用黄体酮胶囊 2 粒,日 2 次,口服 5 天,月经第 5 天加用达英-35,一次 1 片,日 1 次,连服 21 天。中药周期治疗 3 个疗程后,随访 1 年,月经周期正常。

病例 3:季某,女,33 岁,山西太原人,于 2011 年 7 月 13 日初诊。

主诉:婚后 10 年同居未避孕未孕,近 3 年来月经周期 50～70 天。

病史:月经不调 3 年,周期错后,10 年未避孕未孕,经期量多,色淡红,腰困,时有耳鸣,少腹冷,面色晦黯,舌淡苔白,脉沉细。体格检查:身高 165cm,体重 92kg,腰围 118cm,臀围 123cm,黑棘皮症(+),胡须不明显。

辅助检查:妇科检查:外阴正常,阴道通畅,白带量多色白质清,宫颈光滑,宫体:前位,子宫大小正常,附件正常。在山西省中医院门诊做宫腔镜检查:正常宫腔形态。基础体温提示单相。B 超示:子宫内膜厚 0.7cm,双侧卵巢显多囊改

变。输卵管造影提示双侧卵管通畅。性激素六项示:FSH:5.12mIU/ml,LH:15.13mIU/ml,E$_2$:56pmol/L,P:1.8nmol/L,T:0.84ng/ml,PRL:26mIU/L。肝胆脾 B 超提示:轻度脂肪肝。胰岛素测定实验提示胰岛素抵抗。

中医诊断:月经后期,不孕症;西医诊断:多囊卵巢综合征,原发性不孕

辨证:肾虚阳亏,冲任不固。

治法:补肾温阳,调补冲任。

处方:第一阶段:当归9g 川芎6g 巴戟天12g 菟丝子12g 覆盆子12g 仙灵脾12g 补骨脂15g 川断15g 寄生12g 柴胡6g 白术12g 茯苓12g 香附10g 赤石脂15g 甘草6g 以上方为基本方服用共计60余剂。

第二阶段:患者月经仍不调,加服盐酸二甲双胍用 3 个月,期间配合服调经一号和调经二号各12剂调理月经周期。

第三阶段:患者月经周期为30～40天,量、色基本正常,体重减3kg,基础体温不典型双相,复查性系列六项提示:FSH:4.1mIU/ml,LH:5.23mIU/ml,E$_2$:128pmol/L,P:1.2nmol/L,T:0.62ng/ml,PRL:18mIU/L。肝胆脾 B 超提示:脂肪肝较前好转。胰岛素测定实验提示无胰岛素抵抗. 该阶段采用温肾暖宫,调补冲任之法。

处方:当归9g 川芎6g 熟地15g 白芍12g 菟丝子15g 巴戟天12g 枸杞子12g 杜仲10g 甘草6g 仙灵脾10g 山萸肉6g 丹参12g 益母草12g 鸡血藤12g 服药12剂。

再诊:月经来潮持续5天,量增多,色红,少腹冷,手足心热,咽干口渴,舌红,脉细。治以调经1号加麦冬10g,知母10g,炒艾叶6g,桑寄生12g,川断15g,菟丝子15g,莪术12g,赤芍12g,瞿麦12g,泽泻12g。服药12剂。

后因停经 42 天复诊,自觉下腹偶有下坠,舌质微红,脉沉滑,尿妊试验:(＋)。给予保胎治疗。

处方:黄芪15g 党参15g 当归6g 白术12g 黄芩15g 菟丝子15g 生地12g 桑寄生15g 川断15g 阿胶6g 砂仁6g 杜仲15g 甘草6g 后随访,顺产一健康女婴。

【按语】

张教授认为本病主要是脾肾虚、痰湿阻滞、兼有肝郁、血瘀、湿热、痰瘀互结胞中所致。治疗应以补脾肾、调冲任,兼以疏肝解郁、健脾化湿、清热化痰、活血软坚。临床上张教授用中药人工周期生殖轴调理加燥湿活血药治疗本病。常用活血药为:莪术、丹参、赤芍、益母草、鸡血藤。燥湿药有:瞿麦、茯苓、泽泻、苍术。

病例 1 为月经错后、不孕症,证属肝肾阴虚,阴虚火旺,热扰冲任血海,不能摄精成孕。方用当归、川芎、生地、白芍四物汤养血,女贞子、旱莲草、山萸肉、枸杞子滋肾填精,菟丝子、巴戟天温补肾阳,白术、茯苓、瞿麦、泽泻、苍术、山药、香

附、甘草健脾化痰理气。诸方合用,共增补肾活血,健脾化痰之效。其用方滋阴中不忘求阳,取"阳中求阴"之意。且佐用健脾和胃渗利之品以助运化。审证确当,加以遣方用药精妙,效验自在情理之中。

病例 2 为闭经,西医属青春期多囊卵巢综合征。治疗主要按中药人工周期调理,平衡中医的肾—天癸—冲任—胞宫生殖轴。是以肾为主导,由天癸调节,通过冲任的通盛相资调经。诊治必须"辨证求因",把握病因病机的关键,做出正确的判断,调节生殖轴的平衡。PCOS肾虚是本,痰湿是标,所以肾阴阳均调,兼健脾祛湿化痰为其治法。方中用调经一号补肾阴,调经二号补肾阳,瞿麦、泽泻、苍术、山药、白术等药健脾化痰祛湿。

病例 3 张教授认为求子必先调经,月经周期正常,身体康健则孕。月经后期虚为多,但不能忽略兼夹的实证。该案以辨证出发,采用温补肾阳,调补冲任之法,抓住病机为肾虚冲任不调,方用巴戟天、菟丝子、覆盆子、仙灵脾、补骨脂、川断、桑寄生补肾温阳,柴胡、香附疏肝理气,当归、川芎养血,白术、茯苓、甘草健脾,赤石脂质重入下焦以固涩,经调孕自成。

(张淑芬)

王金权

王金权,男,1959 年出生于山西省平遥县道虎壁村一个中医世家。是王氏妇科第 28 代代表性传承人。大学本科学历,主任医师、二级教授,山西中医学院教授、硕士研究生导师、"十二五"国家级重点专科建设单位晋中市中医院妇科学科带头人、山西省重点专科晋中市中医院中医妇科学科带头人、国家级流派传承工作室三晋王氏妇科工作室主持人、山西省优秀中医专家、山西省卫生系统中医突出贡献人才、中华中医药学会妇科分会委员、山西省中医药学会理事妇科专业委员会主任委员。从事中医临床、教学、科研工作 36 年,积累了治疗女性经、带、胎、产、杂病及其疑难病症的丰富经验。尤其在治疗多囊卵巢综合征方面有自己的诊疗特色,辨证治疗利用国家非物质文化遗产王氏中医妇科传承方治疗本病,临床每获良效。主持研究的王氏化癥灌肠液治疗卵巢囊肿临床与实验研究项目,荣获省、市科技进步奖三项。近年来主编、参编医学专著 11 部,目前主持省、市科研项目 4 项,发表了学术论文 40 余篇。

【诊治特点】

一、对 PCOS 的认识

王金权教授近年来致力于多囊卵巢综合征的临床研究,其认为多囊卵巢综合征的主要病位要素在肝、脾、肾三脏;病性证候要素在气郁、血虚、阴虚、痰湿、血瘀、湿热;病因是情志不畅,过食肥甘厚腻之品,生活压力过大,身体运动量过少而致;病机是肝郁气滞、脾虚失运、气血化生不足,或痰湿、血瘀之邪,阻滞胞络,血海无继,经水不行,月事不潮,故而出现月经后期、经水过少、闭经、崩漏、不孕症的发生。根据本病卵巢增大的特点,临床辨证亦可按癥瘕分型施治。

二、辨证分型

1. 肝郁肾虚　肝主疏泄,性喜条达,若七情六欲纷扰,肝气郁结,疏泄失常。冲任阻滞,经水不调,月事不下,临证可见闭经不孕。肝主藏血,肝郁可致藏血失司,血海亏虚,冲任阻滞,亦可见经水量少、闭经、不孕等。症见月经量少,胸胁乳房胀痛,精神郁闷,烦躁易怒,经色紫黯,或经行不畅,淋漓不尽,或闭经,或久婚不孕,舌紫黯或有瘀点,脉沉弦或涩。

2. 脾肾两虚　脾为后天之本,气血生化之源,肾为先天之本,藏精之根。先天养后天,后天促先天。气血不足则不能荣肾填精,滋润冲任,下养胞宫胞脉,胞宫胞脉失养肾精化生乏源,肾气无所化,天癸无所养,冲任不足,经血亏虚,导致经水不行而致闭经或不孕之病患。症见经水推后量少,色淡,或经水不行不孕,腰膝酸软,带下量少,倦怠乏力,或纳谷少思,舌淡苔薄,脉沉细。

3. 痰瘀阻滞　情志所伤,肝气郁结,气滞血瘀,或感寒、受热、气血瘀滞,素体脾肾亏虚,或肥胖,多痰湿阻滞,痰瘀相互夹杂,互为影响,气机受阻,气阻而血瘀,痰瘀互结于脉道及胞宫胞脉。症见月经量少或闭经,色紫黯,经行腹痛,块下痛减,舌胖大边有瘀点,脉细涩。

4. 痰热互结　脾胃素弱,或饮食劳倦,或忧思过度,脾气受损,水湿运化不利,水湿内停,聚而成痰,痰郁日久化热,湿热阻络,冲任受阻,而成闭经,或不能凝精成孕。症见神疲乏力,嗜睡,面部痤疮,口干口苦,多毛,肥胖体重,经水量少,色淡,闭经,或久婚不孕,带下色黄,舌红苔黄腻,脉弦数。

三、用药特点

(一)分型论治

1. 肝郁肾虚

治法:疏肝解郁,补肾填精

中药治疗方面,王金权教授肝郁血虚证采用王氏变化逍遥散方(经验方)加减施治于临床。

方药组成:当归身 25g　炒白芍 25g　醋柴胡 6g　白云苓 10g　焦白术 12g　紫丹参 25g　菟丝子 15g　紫河车 10g　黄精 15g　陈皮 8g　甘草 3g

王教授用逍遥散疏肝解郁、养血柔肝补肾之品为方,少佐活血化瘀之药,名为王氏变化逍遥散。此方义乃肝肾同源、精血同源、血虚肝郁、血亏肾虚之因。

2. 脾肾两虚

治法:健脾益气,养血补肾

方药:王氏益经汤方加减(经验方)

方药组成:酒熟地 30g　炒白术 30g　当归身 15g　炒山药 15g　酒炒白

芍 10g　炒枣仁 10g(捣)　枸杞子 10g　醋柴胡 3g　炒杜仲 6g　路党参 12g
紫丹参 20g　何首乌 15g　黄精 20g　紫河车 10g

王氏益经汤方是治疗女子闭经之良方,王金权教授运用本方治疗脾肾两虚证的多囊卵巢综合征患者收到良好疗效。本证为脾肾两虚,治以脾肾双补之法。方中以熟地、白术为君药,补肾健脾,益气养血,两药合用先后天双补。加党参补脾气,实后天气血生化之源。佐当归身、炒白芍以和营血。用枸杞子、何首乌、黄精,大补肾精以养血。增紫河车为血肉有情之品,加强补肾填精之功效。用丹参可有化瘀行滞之功效。合杜仲,补肾温阳起阴阳互化之效。少用柴胡有疏肝行气之妙。

3. 痰瘀阻滞

治法:祛痰化瘀,行气散结

方药:王氏散结祛痰饮加减(经验方)

方药组成:夏枯草 15g　玄参 20g　浙贝母 10g　陈皮 10g　半夏 12g
云苓 10g　皂刺 10g　山慈菇 10g　赤芍 15g　丹参 20g　香附 10g　甘草 5g

王氏散结祛痰饮是由消结散合二陈汤加减化裁而来。方中使用二陈汤可以燥湿化痰,健脾和胃,以除生痰之源。加夏枯草、玄参、浙贝母软坚散结疏通气机。佐香附芳香辛散,通行气血,疏肝解郁。用皂刺、山慈菇,祛痰行气以除痰湿。配伍赤芍、丹参活血化瘀以调经。全方合用有祛湿化痰,软坚消散,活血化瘀,行瘀除滞之功效。

4. 痰热互结

治法:清热解毒,健脾利湿

方药:王氏清热解毒饮加减(经验方)

方药组成:蒲公英 15g　玄参 15g　陈皮 10g　白云苓 10g　半夏 12g
萆薢 12g　香附 10g　知母 10g　黄柏 10g　苍术 10g　甘草 5g

王氏清热解毒饮以清热解毒为主要功效。方用蒲公英、知母清热解毒。使用黄柏、苍术清热解毒以化湿。佐以二陈汤健脾以祛湿。加萆薢、香附调理气机,行气化湿,用玄参可起到软坚化浊之效。加甘草为使药,可在清热同时,调和诸药。全方重在祛湿化浊,同时亦可起清热散结之功效。

(二) 加减用药

临床上治疗多囊卵巢综合征,按照以上四个分型进行辨证论治,同时要注意如下几个方面:第一,若在经期用药注意增加调经、化瘀之品,如红花、桃仁、三棱、莪术、赤芍、丹参。勿使用大补、大寒之品,以防瘀滞与寒凝。第二,若在经水过后,血海空虚,辨证之时勿忘补益气血之品,加黄芪、党参、当归、炒白芍等品。第三,若在"排卵"之机,需增加化瘀通络之药,如皂刺、山慈菇、路路通、丝瓜络、赤芍、丹参等。第四,若在排卵期过后,可增加脾肾双补之剂,以达补肾填精之效,如加用熟地、生白术、紫河车、黄精、何首乌等药品。第五,若在经水将至之时,不忘增加清热化湿之品,如苍术、黄柏等。

【典型病例】

病例 1:刘某,女,29 岁,已婚,2010 年 8 月 10 日初诊。

主诉:闭经 9 个月。

病史:患者素日经水如期,经行 3～7 日干净,量适中,经行时痛经。Lmp:2009 年 4 月 23 日。近 1 年因劳累,工作压力较大,出现闭经。现闭经 15 月余,刻下胸肋郁闷,腰困,性情低落,无带下。纳可,二便调。婚后 2 年未孕。舌黯嫩,脉沉弦滑。2010 年 8 月 7 日性激素检测:E_2:101.00pg/ml,FSH:5.10mU/ml,LH:11.40mU/ml,T:190.80ng/dl。B 超检查:卵巢多囊样改变。

中医诊断:闭经;西医诊断:多囊卵巢综合征

辨证:肝郁肾虚。

治法:疏肝养血,补肾调经。

处方:当归身 15g　炒白芍 15g　醋柴胡 6g　白云苓 10g　焦白术 12g　紫丹参 20g　菟丝子 15g　紫河车 10g　黄精 20g　陈皮 8g　甘草 3g　川断 12g　10 剂,水煎服,日 2 次,早晚分服。

二诊:2010 年 8 月 21 日,患者经水仍未潮,胸肋郁闷症缓,腰困,尿黄。舌黯嫩,脉弦滑数,基础体温测定呈单相。治以上方加灯心 6g,泽泻 10g。10 剂,水煎服,日 2 次,早晚分服。

三诊:2010 年 9 月 1 日,患者经水仍未至,带下适量,色白,质稀,腰困郁闷症渐减,二便调,尿色白,舌黯嫩,脉沉弦滑,基础体温呈单相。上方去灯心、泽泻,加香附 10g。连用 10 剂,用法同上。

四诊:2010 年 9 月 12 日,患者经水来潮,量少,色黯红,伴有少许血块,双乳少有胀痛,腰困。舌淡红,苔薄白,脉细弦,基础体温呈不典型双相。

处方:当归身 15g　炒白芍 12g　川芎 6g　生地 18g　香附 10g　醋元胡 8g　白云苓 10g　丹皮 10g　红花 8g　桃仁 8g(捣)　益母草 20g　陈皮 8g　甘草 5g　7 剂,水煎服,日 2 次,早晚分服。

五诊:2010 年 9 月 23 日,Lmp:9 月 11 日,经行 5 天,经量偏少,仅经行第 2 天量稍多,色黯红、少有血块,伴小腹胀痛,腰困,舌淡,苔薄白,脉沉细。

处方:当归身 15g　炒白芍 15g　醋柴胡 6g　白云苓 10g　焦白术 12g　紫河车 10g　黄精 20g　陈皮 8g　何首乌 15g　巴戟天 10g　菟丝子 15g　夏枯草 10g　10 剂,水煎服,日 2 次,早晚分服。

患者依据王教授禁食生冷油腻之品,选择增强体育锻炼,继之以养血柔肝、补肾益精为法调经治疗 4 个月,后随访半年月经恢复正常,基础体温呈双相。

病例 2:李某,女,23 岁,未婚,2012 年 3 月 19 日初诊。

主诉:闭经 11 个月。

病史:患者既往月经 35 日一行,4～6 天净,量中等,Lmp:2011 年 4 月 24 日。自 2011 年 4 月开始以节食结合体育锻炼的方法减肥,近 3 个月体重减少 16kg,减肥后出现闭经,至今未潮已 11 个月,患者光泽少华,纳呆,腰困,乏力,少带,二便尚调。舌色黯淡,脉细滑,体胖,身高 1.61m,减肥前体重 90.5kg,现体重 74.5kg。

2012 年 2 月 18 日性激素测定:E_2:27.96pg/ml,FSH:7.46mU/ml,LH:4.10mU/ml,PRL:11.15ng/ml,T:87.08ng/dl,P:0.90ng/ml。

中医诊断:闭经;西医诊断:多囊卵巢综合征

辨证:脾肾两虚。

治法:健脾益气,补肾调经。

处方:王氏益经汤方加减。

酒熟地 30g　焦白术 30g　当归身 18g　土炒山药 15g　酒炒白芍 10g　炒枣仁 10g(捣)　枸杞子 10g　醋柴胡 3g　炒杜仲 6g　党参 6g　何首乌 15g　黄精 15g　紫河车 10g　10 剂,水煎服,日 2 次,早晚分服。

二诊:2012 年 3 月 29 日,患者服药后精神有增,纳谷不香,时有腰困,乏力,面色萎黄,二便调,舌嫩肥少苔,脉沉弱,基础体温测定呈单相。继以上方加鸡内金 10g。14 剂,水煎服,日 2 次,早晚空腹温服。

三诊:2012 年 4 月 13 日,基础体温测定单相,纳谷有增,腰困症继减,二便调,少有乏力,舌淡胖,脉沉细。上方去党参,加太子参 12g,南沙参 15g。14 剂,水煎服,日 2 次,早晚温服。

四诊:2012 年 4 月 28 日,Lmp:2012 年 4 月 22 日,经行 4 天,量少,色淡,经前基础体温测定呈不典型双相。现带下少量,乏力消失,二便如常,舌淡红,少白苔,脉细弱。守上方加丹参 20g。14 剂,水煎服,日 2 次,早晚温服。

五诊:2012 年 5 月 13 日,经前基础体温仍呈不典型双相。白带量有增,质稠,色白,精神佳,纳谷香,二便如常,舌淡红,少苔,脉细弦。上方继服 10 剂,水煎服,日 2 次,早晚分服。

王教授嘱患者增加体育锻炼,配合健脾补肾、活血调经之中成药。治疗半年后,经水能如期而至,月经 30～40 天一行,经行 4～5 天,量适中,色红,基础体温呈双相 4 个周期。停药后随访 4 个月,经水如期来潮,起居如常。

病例 3:高某,女,31 岁,已婚,2011 年 5 月 24 日初诊。

主诉:闭经 3 年。

病史:患者 12 岁月经初潮,既往月经 1 月一行,5 日净,量中。2008 年 4 月行人工流产术,人工流产不全再次清宫,此后闭经。2009 年诊断为多囊卵巢综合征,曾间断用达英-35 治疗。现体重增加 10kg,时感头闷,憋胀,乏力,纳可,二便调,舌黯红,苔白腻,脉沉弦。

2009年查女性激素:LH:21.60mU/ml,FSH:5.00mU/ml,T:224.00ng/dl,E₂:124.90pg/ml。2011年5月查女性激素:LH:18.55mU/ml,FSH:4.50mU/ml,T:180.00ng/dl,E₂:152.13pg/ml。B超提示:卵巢呈多囊样改变。

中医诊断:闭经;西医诊断:多囊卵巢综合征

辨证:痰瘀阻滞。

治法:祛瘀化痰,行气散结。

处方:王氏散结祛痰饮加减。

陈皮10g　半夏12g　白云苓10g　夏枯草15g　玄参20g　皂刺10g 山慈菇10g　浙贝母12g　赤芍15g　紫丹参20g　三棱10g　莪术10g　香附10g　白芷10g　14剂,水煎服,日2次,早晚分服。

二诊:2011年6月8日,患者服药后经水未潮,体重减少1kg,纳食增,仍有头闷感,乏力,二便调,舌黯红,苔白腻,脉沉弦,基础体温呈单相。守上方去玄参,加萆薢10g。10剂,水煎服,日2次,早晚分服。

三诊:2011年6月18日,患者药后经水未潮,体重减5kg,纳食如常,头闷感减轻大半,精神增,二便调,舌少黯红,苔少白腻,脉沉弦。基础体温呈不典型双相。上方加川芎10g。10剂,水煎服,日2次,早晚分服。

四诊:2011年6月28日,Lmp:6月27日,量少,色黯红,伴有瘀块,经前头重如裹,周身疲惫、乏力,纳谷可,二便调,舌黯红,舌白苔,脉沉弦。

处方:当归15g　川芎6g　赤芍12g　紫丹参25g　元胡9g　官桂6g 三棱10g　莪术10g　皂刺10g　陈皮10g　甘草5g　7剂,水煎服,日2次,早晚分服。

五诊:2011年7月6日,患者经水行5天,量少,舌黯红,伴有血块,头闷症消失,精神佳,纳谷香,二便调。基础体温呈双相。

处方:陈皮10g　半夏10g　云苓10g　夏枯草15g　玄参20g　皂刺12g　山慈菇10g　浙贝母12g　赤芍15g　丹参20g　三棱10g　莪术10g 香附10g　10剂,水煎服,日1剂,早晚分服。

王教授在本案治疗期间,来月经时,因势利导活血化瘀,促进瘀滞之物从宫内排出,达祛瘀生新之目的。并嘱患者节制饮食,坚持体育锻炼,保持良好心态。继之在门诊以祛痰化瘀、行气散结之中成药调理半年余,经水如常。于2012年2月3日再诊时,查尿妊娠HCG阳性,经B超检查,诊断为早孕,2012年11月足月顺产一男婴,母子平安。

病例4:张某,女,22岁,未婚,2010年11月16日初诊。

主诉:月经稀发6年,现闭经6个月。

病史:患者13岁月经初潮,既往月经45天一行,5天净,量中。16岁起到外地读书致月经稀发,3个月左右一行,此后渐致闭经。当地医生给口服黄体酮治疗2年,有撤退性出血,停药后仍闭经。2010年5月诊断为多囊卵巢综合征。后又服用达英-35治疗1个月,于7月份月经来潮,此后停药再闭经。现闭经6个月,纳谷不思,寐少不安,便秘,体毛较重,面部痤疮,口干黏腻,舌黯红,脉细滑。

2010年10月4日,女性激素测定:FSH:11.15mU/ml,LH:20.33mU/ml,PRL:10.15ng/ml,T:187.15ng/dl,E₂:125.15pg/ml,P:1.64ng/ml。

中医诊断:闭经;西医诊断:多囊卵巢综合征

辨证:痰热互结。

治法:清热解毒,健脾利湿。

处方:王氏清热解毒饮加减。

蒲公英15g 玄参15g 陈皮10g 云苓10g 半夏12g 萆薢12g 苍术10g 黄柏10g 百合12g 香附10g 升麻6g 甘草6g 14剂,水煎服,日2次,早晚分服。

二诊:2010年11月30日,患者药后经水未潮,纳谷不香,夜寐不安,口干口苦减,面部痤疮减,体毛重,小便黄,便秘,无带下,舌黯红,脉细滑数。经前基础体温呈单相。上方加紫花地丁12g,板蓝根12g,川军10g(后下)。14剂,水煎服,日2次,早晚分服。

三诊:2010年12月14日,基础体温单相,有上升趋势。患者带下可见,睡眠明显改善,面部痤疮稍减,口干口苦减轻。二便如常,舌黯红,脉细滑。继用上方14剂,水煎服,日2次,早晚分服。

四诊:2010年12月28日,Lmp:2010年12月26日,量不多,经前基础体温双相,带下量增,口干口苦消失,面部痤疮稍减。二便如常,舌黯红,脉细滑数。

处方:当归15g 川芎6g 赤芍15g 紫丹参20g 连翘15g 玄参20g 板蓝根15g 升麻6g 香附10g 坤草10g 甘草5g 红花8g 7剂,水煎服,日2次,早晚分服。

五诊:2011年1月6日,患者经行一周,量适中,色鲜红,有少许血块,带下适量,面部痤疮继之消退。基础体温呈双相,舌红少苔,脉细滑。

处方:陈皮10g 半夏10g 云苓10g 炒薏苡仁30g 苍术10g 黄柏10g 山栀子10g 萆薢12g 焦白术15g 升麻6g 甘草6g 香附10g 紫丹参15g 10剂,水煎服,日3次,早晚分服。

王教授在治疗本案多囊卵巢患者中,嘱其禁食辛辣刺激之品,坚持体育锻炼,节制饮食,调节情志,控制体重。继续重用中医清利湿热之品的中成药,进行调制,以巩固临床疗效。随访半年,患者经水如期而至。

【按语】

多囊卵巢综合征是妇科临床中常见的一种疾病,属于西医学内分泌疾病的范畴。发病率占育龄妇女的 5%～10%。近年来发病呈上升趋势,其病因病机临床表现复杂多样。临床以闭经、无排卵、肥胖以及多毛、痤疮等高雄激素症状为主要特征,常伴有高胰岛素血症、胰岛素抵抗等代谢异常,严重影响妇女的健康和生活质量。其病机与女性体内阴阳气血之变化密不可分,与月经周期中肾气—天癸—冲任—胞宫这一主要环节的阴阳消长、转化,及气血活动密切相关。

王金权教授认为,在多囊卵巢综合征的治疗过程中,除了应用中医的四诊手段以外,还需结合现代女性激素的检测,卵巢的超声图像及基础体温的测定,为中医妇科临床辨证提供客观依据,并随时直接判断诊疗效果。

多囊卵巢综合征临床辨证多以肝郁肾虚、脾肾两虚、痰瘀壅滞、痰热互结四种证型辨证施治。其中脾肾两虚为虚为本,痰热瘀阻为实为标,临床时有虚实夹杂。脾肾不足存在于先,痰热瘀阻生成于后,治疗当先除痰热瘀阻之邪,达治标之用,病患之根本在于脾肾不足,健脾补肾成为治本之法。

多囊卵巢综合征的治疗常以补肾健脾—祛痰化湿—活血化瘀—软坚散结的模式结合妇科超声检查、基础体温测定,临证加减变化治疗。临床上主要使用王氏变化逍遥散、王氏益经汤、王氏散结祛痰饮、王氏清热解毒饮等家传验方加减化裁诊治。补肾健脾方中配伍软坚散结、活血化瘀之品,则肾气强盛、脾气健运,痰湿瘀滞之邪得除,急者治其标,缓者治其本,补中有行,标本兼治。阴阳调和,任脉通,太冲脉盛,月事如期而下,多囊之症而愈。

(王乾平)

陕西妇科名家

刘润侠

刘润侠,女,汉族,1952 年生于陕西省白水县,1975 年毕业于西安医科大学,留校后分配到第二附属医院工作,2008 年被评为第四批全国名老中医学术经验继承工作指导老师,陕西省名中医。曾任西安交通大学医学院中医学系主任、第二附属医院中医教研室主任,硕士研究生导师。指导博士生 1 名,硕士研究生10 余名,致力于中西医结合妇科临床、教学、科研工作三十余年,取得较好的成绩。现任中华中医药学会妇科专业委员会委员,陕西省中医药学会常务理事,陕西省中医药学会妇科专业委员会副主任委员,国家自然基金同行评委。擅长治疗不孕不育症,在临床实践的基础上对多囊卵巢综合征的理、法、方、药提出自己独到的见解,积累了丰富的论治经验,形成了自己的专长和特色。创立了治疗多囊卵巢综合征不孕的调经助孕方,研制成院内制剂"助孕胶囊",临床疗效显著,承担及参与国家、省级科研项目 10 余项,获陕西省科技进步二等奖 1 项,发表专业性学术论文 50 余篇，其中 SCI 收录 1 篇，Medline 收录 2 篇。

【诊治特点】

一、对 PCOS 的认识

刘润侠教授认为多囊卵巢综合征（PCOS）表现的月经病、不孕症主要是因肾、肝、脾的三脏功能失调，气、血、精、液功能紊乱，导致"肾气—天癸—冲任—胞宫"功能紊乱而发生。PCOS 的原因是多因素的，先天禀赋是发病的基础、饮食不节是发病的条件，情志不遂是发病的诱因。病机也是交错复杂，并相互关联，相互影响，导致本病具有多脏腑功能紊乱，虚实夹杂，缠绵难愈的特点。肾肝脾功能失常是多囊卵巢综合征主要病机，气滞、痰湿、瘀血是其病理产物，引起天癸失调，冲任失和及胞宫蓄溢失常，导致 PCOS、月经不调及不孕。"调体治未病"可以有效预防和控制本病的发生和发展。辨证论治时，肝脾肾同治，重视补益肾精，调理肝气；气痰瘀兼消，行气以化痰祛瘀。在辨证的基础上结合周期诱导疗法，以调理"肾气—天癸—冲任—胞宫"的平衡协调，达到调经助孕的目的。

二、辨证分型

刘润侠教授在多年临床实践中，根据本病病因病机、主要证候及患者体质，将 PCOS 分为两种类型。

1. 肥胖型 多属脾肾阳虚，痰湿阻滞。症见月经周期延长，经量少，色淡质黏腻，渐至闭经，或婚后不孕，伴形体肥胖，畏寒肢冷，小腹冷痛，面色㿠白，舌淡胖，苔白滑，脉沉细或沉滑。脏腑定位为肾、脾、肺。

治法：温肾健脾，化痰利湿，理气活血。

方药：调经助孕方为基础，减去滋腻的女贞子、墨旱莲、熟地黄，可加入温补肾阳之补骨脂、杜仲、山茱萸、淫羊藿、仙茅等药物；并燥湿化痰，健脾利湿的药物，如苍术、半夏、胆南星、薏苡仁。周期疗法过程中结合化痰除湿、健脾益气药物。

2. 身瘦型 多属肝肾阴虚，气滞血瘀。症见月经后期，量少，经色深红或紫黯，质稠，经行不畅或结块，或渐至闭经，或婚后不孕，伴头晕目眩，目干，容易疲劳，肢体麻木，口燥咽干，失眠多梦，胁隐痛，腰膝酸痛，耳鸣，舌红少苔等。脏腑定位为肾、肝、心。

治法：滋肾养肝，养血清心，理气活血。

方药：调经助孕方为基础，减去淫羊藿、半夏、胆南星，加黄精、何首乌、石斛、沙参、麦冬养阴清热；若气滞血瘀明显，则多加些疏肝理气、活血祛瘀的药物，如川芎、柴胡、益母草、丹参、桃仁、红花等。周期疗法过程中结合行气活血、祛瘀通经药物。

三、用药特点

中药治疗方面，刘润侠教授接受各型均以调经助孕一方（经验方）加减。

药物组成:紫河车 10g　鹿角胶 10g　淫羊藿 15g　菟丝子 15g　女贞子 15g　墨旱莲 15g　熟地黄 12g　当归 12g　白芍 10g　半夏 10g　胆南星 10g　桃仁 10g　红花 10g　香附 10g 等。

本方以紫河车味甘、咸,性温,温肾补精,益气养血为君药。鹿角胶、淫羊藿、菟丝子、女贞子、墨旱莲、熟地为臣药,其中鹿角胶味甘、咸,性温,能温补肝肾,益精血;淫羊藿辛、甘,温,补肾阳,强筋骨;菟丝子味甘,性温,滋补肝肾,固精,安胎,其既补肾阳,又助肾阴,还兼有养肝,温脾助胃的作用。菟丝子一味药,却有三脏同补之效;女贞子甘、苦,凉,补益肝肾,清虚热。墨旱莲性味甘、酸,寒,归肝肾经,滋补肝肾;熟地味甘微温质润,归肝肾经,既补血滋阴,又能补精益髓,为滋补肝肾之要药,主治肝肾阴虚,腰膝酸软,月经不调等。当归、白芍、半夏、胆南星、桃仁、红花为佐药。其中当归甘、辛,温,归肝、心、脾经,有补血活血、调经止痛、润肠通便的功效,主治月经不调,经闭。白芍苦、酸甘,微寒,补血调经,养血柔肝,缓中止痛,敛阴收汗,主治胸腹胁肋疼痛,月经不调,崩漏,带下。半夏辛、温,消痞散结、辛散温通、化痰、燥湿,故可用于痰湿内阻、胸脘痞闷病症。胆南星苦、微辛,凉,清热化痰燥湿化痰、消痞散结。桃仁性甘平、味苦,入肺、肝、大肠,活血祛瘀,润肠通便,用于经闭,痛经,癥瘕痞块,肠燥便秘。红花味辛、性温,归心、肝经,气香行散,入血分,具有活血通经,祛瘀止痛的功效,用于经闭、痛经、癥瘕痞块。以香附理气解郁,调经止痛为佐使药,用于肝郁气滞,胸、胁、脘腹胀痛,消化不良,月经不调,经闭痛经,寒疝腹痛,乳房胀痛。

全方用药配伍精当,标本兼顾,补而不滞,滋而不腻,精血双补,肝脾肾三脏同调,兼顾理气、化痰、祛瘀。使"肾气—天癸—冲任—胞宫"恢复平衡协调,PCOS 患者月经规律,得以孕育。

组方创新思维:刘润侠教授接受注重对临床疑难病症的科学研究,了解中西医研究发展动态,善于吸取最新研究成果,分析现代医家治疗某些疑难病症的高频药物,从中得出治疗的基本药物组合,在辨证的基础上,再按中医方剂组方原则,组成治疗常用方剂,临床取得较好的疗效。调经助孕方的创立,体现了其组方中的学术思想。方中熟地黄、当归、淫羊藿、菟丝子、香附等来源于文献报道治疗 PCOS 的高频药物。该组方的创新思维可能为临床治疗某些疑难病症提供新的思路。

刘润侠教授常分经后、经前两期中药周期治疗,经后期(从卵泡期至排卵期,即月经第5~14天):此期为血海空虚,阴精蓄积之时,胞宫气血由虚转盈,肾气渐复渐盛,阴长阳消生机萌动,调经种子的基础和关键阶段。治疗重点为"补"和"调",补,补肾肝精血;调,调冲任气血。用药应以补肾养肝,填精养血为主,佐以健脾益气,理气活血。宜用熟地、山药、山茱萸、女贞子、墨旱莲、白芍、当归等滋阴养血药,方用养精种玉汤、左归丸合二至丸加减。经前期(排卵后至经行前,即月经周期第 15～28 天）：此期阴盛阳生渐至重阳，冲任气血旺盛，以备种子育胎，此期治疗重在"温"和"通"，温，温肾中阳气；通，通冲任气血。以温肾助阳，通畅冲任气血为治疗重点。用药应以温补肾阳，调气活血，通经或助孕为主，方用右归丸合桃红四物汤加减。

【典型病例】

病例 1：袁某，女，26 岁，护士，已婚，2010 年 2 月 15 日初诊。

主诉：月经错后 9 年，结婚 2 年未避孕未孕。

病史：患者 15 岁月经初潮起，即月经周期不规律，46～60 天一行，经行 4～6 天，色黯红，量少，时有小血块，经前偶有乳胀，Lmp：2009 年 11 月 20 日，患者平素腰膝酸软，容易疲劳，睡眠欠佳，大便多秘结。1 年前在第四军医大学唐都医院就诊，诊断为"多囊卵巢综合征"，曾用达英-35 治疗 6 个月，克罗米芬、尿促性素促排卵治疗，排卵监测未见排卵，至今一直未孕。查体见形体偏瘦，面色潮红，易长痤疮，毛发浓密，舌红苔薄黄，脉细弦。

辅助检查：彩超：子宫内膜厚度 0.5cm，左侧卵巢 3.3cm×2.2cm，右侧 3.3cm×2.3cm，双卵巢内均见 10 个以上直径小于 0.9cm 卵泡。性激素六项（月经周期第 2 天）：E_2：40.36pg/ml，PRL：30.04ng/ml，PRO：0.74ng/ml，FSH：5.24IU/L，LH：10.11IU/L，T：89.76ng/dl；（月经周期第 22 天）：E_2：50.66pg/ml，PRO：0.87ng/ml。

中医诊断：月经后期，月经过少，不孕症；西医诊断：多囊卵巢综合征，原发性不孕。

辨证：肝肾亏虚，肝经郁热。

治法：补益肝肾，解郁清热。

处方：调经助孕和丹栀逍遥散加减。

菟丝子 15g 女贞子 15g 墨旱莲 15g 熟地黄 12g 当归 12g 白芍 30g 桃仁 10g 红花 10g 香附 10g 丹皮 12g 栀子 10g 柴胡 12g 黄芩 15g 每付水煎 400ml，每次 200ml，日 2 次，早晚口服，连服 3 个月，如遇经期则停药。嘱患者舒畅情志，避免精神紧张。首先调经治疗，黄体酮撤退 2 月 22 日出血。

二诊：2010 年 5 月 24 日，服药 3 月余，患者曾于 4 月 13 日月经推后来潮，量少，色黯，有血块，今日为月经周期第 5 天，Lmp：2010 年 5 月 19 日，血清激素（第 5 天测定）：E_2：87pg/ml，FSH：5.67IU/L，PRL：13.15ng/ml，PRO：0.87ng/ml，LH：8.31IU/L，T：45.44ng/dl。2010 年 6 月 11 日（第 22 日）：E_2：123.70pg/ml，PRO：8.06ng/ml。彩超：子宫内膜厚度 0.7cm，左侧卵巢 2.7cm×1.8cm，右侧 2.8cm×2.2cm，右侧卵巢内均探及 7 个大小不等的卵泡，较大 1.7cm×1.3cm，左侧卵巢内均探及 9 个大小不等的卵泡，较大 0.7cm。可行促排卵助孕治疗。

调经助孕加减结合周期治疗,监测排卵,计划妊娠。

三诊:2010 年 7 月 5 日,Lmp:2010 年 6 月 25 日,月经错后 6 天来潮,经量增多,色鲜红,乳房无胀痛,上周期 BBT 呈黄体不健,调经助孕加减结合周期治疗。

处方:紫河车 10g 鹿角胶 10g 淫羊藿 15g 菟丝子 15g 女贞子 15g 墨旱莲 15g 熟地黄 12g 当归 12g 白芍 10g 半夏 10g 胆南星 10g 桃仁 10g 红花 10g 香附 10g

经后期加鸡血藤、黄芪各 20g,黄精、何首乌各 20g;经前期加淫羊藿、仙茅各 10g。月经第 5 天服用来曲唑,每日 2.5mg,连服 5 天。

四诊:2010 年 8 月 2 日,Lmp:2010 年 7 月 28 日,推后 3 天来潮,量中,色鲜红,无明显不适。查体舌淡红,苔薄白,脉细滑。上周期 BBT 呈双相。并于月经第 5 天服用调经促孕丸,6g/次,日 3 次,连服 21 天;来曲唑,每天 2.5mg,连服 5 天。

五诊:2010 年 9 月 2 日,患者月经 36 天尚未来潮,自觉胃脘部不适。自测尿 HCG(+)。血 HCG:413.9mIU/ml,给予固肾安胎丸,6g/次,日 3 次;地屈孕酮片 20mg,日 2 次。于怀孕 54 天时彩超检查:宫内可见 3.0cm×2.4cm 孕囊,内可见胚芽及原始心血管搏动。于 2011 年 5 月足月顺产一健康男婴。

病例 2:郭某,女,28 岁,已婚,2010 年 10 月 22 日初诊。

主诉:月经后期 10 年,1 年未避孕未孕。

病史:患者自月经 15 岁初潮后 40~50 天一行,量中,未予重视。2004 年结婚,曾妊娠 4 次,均于 40 天左右自然流产,近 1 年未避孕但未孕,月经后期,40~90 天一行,Lmp:2010 年 9 月 30 日,行经 3 天,量少,色黯红,夹瘀块,伴下腹胀痛,腰酸痛,烦躁,睡眠欠佳,肛门灼热、大便秘结。曾在当地医院就诊,诊断为多囊卵巢综合征,曾给予克罗米芬促排卵。查体见体型肥胖,舌红苔黄腻,脉沉细滑,BMI 为 26。

辅助检查:彩超:左侧卵巢 3.2cm×2.9cm,右侧 3.3cm×2.9cm,双卵巢内见 10 个以上直径小于 0.9cm 卵泡。月经第 3 天血清激素测定:E_2:42.7pg/ml,PRL:23.06ng/ml,FSH:6.7IU/L,LH:23.09IU/L,T:93.89ng/dl。

中医诊断:月经后期,不孕症,滑胎;西医诊断:多囊卵巢综合征,继发性不孕,反复自然流产

辨证:肝脾肾亏虚气滞,痰热血瘀。

治法:补益肝脾肾,理气化瘀清热。给予中西医结合调经、助孕、安胎三步治疗。

处方:菟丝子 15g 女贞子 15g 墨旱莲 15g 当归 12g 白芍 10g 半夏 10g 胆南星 10g 桃仁 10g 红花 10g 香附 10g 丹皮 12g 栀子 10g

黄芩 10g　大黄 8g　每付水煎 400ml,每次 200ml,日 2 次,早晚口服。同时黄体酮注射液 20mg,每日 1 次,注射 3 天。二甲双胍,每次 500mg,每日 3 次,连服用 3～6 个月。嘱患者节制饮食,加强运动,舒畅情绪。

二诊:2011 年 2 月 7 日,服药治疗 3 月余,体重减轻 5kg,近 2 月月经推后 6～7 天来潮,4 天净,量稍少,色鲜红,夹血块,大便通畅,下腹胀痛明显好转,仍有腰酸痛,舌尖红,苔白厚腻微黄,脉细滑。BBT 呈不典型双相。月经第 5 天复查血清激素,E_2:62.8pg/ml,较前升高,LH:10.20mIU/ml,T:46.35ng/dl,较前降低。患者气滞痰热血瘀证已明显改善,紊乱的内分泌已明显纠正,可以进行促排卵治疗。治以补肝肾益精血为主,调经助孕方结合化痰活血周期治疗。

处方:菟丝子 20g　熟地黄 15g　山茱萸 15g　枸杞子 15g　杜仲 15g
女贞子 15g　淫羊藿 15g　石菖蒲 15g　皂角刺 15g　当归 10g　香附 10g
共 14 剂,水煎服。月经第 5～9 天口服来曲唑,每天 2.5mg。监测排卵,指导妊娠。

三诊:2011 年 3 月 15 日,Lmp:2011 年 3 月 11 日,5 天净,量较多,色鲜红,无血块,腰酸好转,无明显腹痛,大便黏腻不畅,纳眠可,舌尖红,苔腻稍黄,脉沉弦细。上周期监测排卵有卵泡成熟并排卵,BBT 示黄体不健。治以补肾养血,疏肝健脾,辅以化痰散结。

处方:菟丝子 15g　熟地黄 15g　白芍 15g　女贞子 15g　山药 15g　茯苓 15g　石菖蒲 15g　皂角刺 15g　浙贝母 15g　当归 10g　柴胡 10g　巴戟天 10g　淫羊藿 10g　14 剂,水煎服。

四诊:2011 年 4 月 18 日,月经 37 天未潮,自觉乳房胀痛,下腹两侧胀痛,恶心纳呆,大便不爽,尿妊娠试验(+),血 HCG:2045mIU/ml,舌尖红,苔腻稍黄,脉细滑,诊断:早孕。患者惊喜但精神高度紧张,唯恐再次发生流产。治以安胎疗法:给予地屈孕酮片 20mg,日 2 次,寿胎丸加黄芩、白芍、柴胡、栀子、合欢皮治疗。

五诊:2011 年 5 月 6 日,妊娠 56 天,下腹两侧胀痛减轻,但劳累后加重,无阴道出血,大便秘结,B 超:早孕,胚胎存活,继续上方加制大黄 6g 保胎治疗。2012 年 1 月 16 日足月剖腹产一健康男婴。

病例 3:陈某,女,27 岁,已婚,2010 年 7 月 22 日初诊。

主诉:结婚 1 年未避孕未孕,月经不调 10 年,现停经 6 月。

病史:月经 15 岁初潮,月经一直不规律,40～90 天一行,持续 1～3 天,量少,色黯红,夹瘀块,体型肥胖,结婚 1 年未避孕未孕。在外院诊断为多囊卵巢综合征,曾服用达英-35 治疗 3 个月,停药后月经不行。现停经 6 月,自觉乏力、腰酸困,小腹发凉;舌淡体胖大,边有齿痕,苔白厚腻,脉沉细。查体:身高 165cm,体重 90kg,黑棘皮征(+),多毛。

辅助检查:彩超:左侧卵巢 3.8cm×3.2cm,右侧 3.6cm×2.9cm,双卵巢内

见 10 个以上直径小于 0.9cm 卵泡。子宫内膜厚 5mm,月经第 5 天血清激素:
E_2:22.32pg/ml,PRL:12.01ng/ml,FSH:3.7mIU/ml,LH:13.69IU/L,T:
93.89ng/dl。胰岛素测定示胰岛素抵抗。

中医:闭经,不孕症;西医:多囊卵巢综合征,原发性不孕

辨证:脾肾阳虚,痰凝血瘀。

治法:补肾健脾,化痰活血。

患者病程日久,病情复杂,嘱患者调理生活方式,节制饮食,降低体重,缓解精神压力,采用中西医结合方法,分调经、助孕、安胎三步治疗。

1. 调经阶段

二甲双胍,500mg,每日 3 次,连服用 6 个月。黄体酮撤退出血后开始中药人工周期治疗。中药以补肾健脾,化痰活血之法,调经助孕方结合化痰活血周期治疗。

处方:紫河车 10g 鹿角胶 10g 淫羊藿 15g 菟丝子 15g 熟地黄 12g
当归 12g 半夏 10g 胆南星 10g 桃仁 10g 红花 10g 香附 10g 石菖蒲
15g 皂角刺 15g

经后期(第 5-15 天):加茯苓、猪苓各 12g,泽泻 12g,车前子 20g。经前期(第
16-26 天):加益母草 30g,泽兰 15g,牛膝 15g。

二诊:2010 年 10 月 21 日,体重减少 4kg,乏力、腰酸困、小腹发凉明显好转,服药 50 天时,经量少,持续 2 天。加服达英-35,月经第 5 天开始口服,每天 1 片,连服 21 天,停药 7 天,共计 3 个月。

2. 助孕阶段

三诊:2011 年 3 月 24 日,体重再减少 2kg,月经规律来潮,经量较前有增加,行经持续 3~4 天,色鲜红,无瘀块。月经第 5 天复查血清激素,E_2:76.8pg/ml,较前升高,LH:6.12mIU/ml,T:35.68ng/dl,较前降低。停服二甲双胍及达英-35,嘱月经第 5-9 天口服来曲唑,每天 2.5mg。监测排卵,指导妊娠。中药人工周期治疗,经后期(第 5-15 天)补益肝肾,填精养血,益气活血。

处方:紫河车 10g 鹿角胶 10g 菟丝子 15g 熟地黄 12g 当归 12g
白芍 20g 川芎 12g 山茱萸 15g 枸杞子 15g 女贞子 15g 旱莲草 20g
石斛 20g 炙黄芪 20g 黄精 20g 何首乌 20g。

经前期(第 16-26 天):补肾助阳,疏肝理气,活血通经。

处方:菟丝子 15g 熟地黄 12g 山茱萸 15g 当归 12g 川芎 12g 山
茱萸 15g 枸杞子 15g 淫羊藿 15g 仙茅 15g 补骨脂 15g 巴戟天 15g
川断 15g 杜仲 15g。

四诊:2011 年 5 月 30 日,上两个周期促排卵,卵泡监测有排卵,基础体温不典型双相,黄体功能不健,周期 22 天测 PRO:3.56ng/ml,继续上述治疗,月经第

5 天开始口服戊酸雌二醇,每天 2mg,连服 21 天;调经促孕丸,每次 5g,每天 2次,连服 21 天。

3. 安胎阶段

五诊:2011 年 7 月 1 日,Lmp:2011 年 5 月 25 日,停经 35 天,自测尿妊娠试验(+)。血 HCG:2456mIU/ml,诊断早孕。P:40ng/ml。给予固肾安胎丸保胎治疗,每次 6g,日 3 次;地屈孕酮片每次 20mg,日 2 次,保胎至妊娠 3 月。孕期顺利,随访至 2012 年 4 月 2 日,经剖宫产,产下一健康女婴。

【按语】

多囊卵巢综合征(PCOS)临床表现月经不调、不孕不育,属中医月经后期、月经过少,闭经、不孕、滑胎范畴。普遍存在精神压力较大,多数患者体型肥胖,心理治疗非常重要,调肝治疗(养肝、疏肝、清肝等)应贯彻治疗的始终。本病病程较长,个体差异大,病情复杂,多脏腑功能紊乱,虚实夹杂,缠绵难愈,应肝脾肾同治,标本兼治,痰气瘀兼消,分阶段,中西医结合综合治疗,方能获效良好。

(刘艳巧)

杨鉴冰

杨鉴冰,女,1951 年 2 月出生,江苏无锡人,教授、主任医师。1976 年毕业于陕西中医学院,1997 年师从全国第二批老中医药专家张文阁教授。曾任陕西中医学院中医系妇科教研室主任、附属医院妇一科副主任,中西医结合妇科专业硕士研究生导师至今。从事中医妇科临床工作近 40 年,为陕西省名中医,陕西省第三批老中医药专家学术经验继承指导老师。擅长妇科疑难病症的辨治,尤其对子宫发育不良、月经不调、闭经、崩漏及习惯性流产、不孕症、盆腔炎、子宫肌瘤、子宫内膜异位症等病证的诊治具有良好的疗效。在 PCOS 的治疗方面,突出中西医结合,自拟"补肾育宫化痰调经汤"、"补肾降雄助孕汤"临床屡获佳效。主持及参与科研课题 10 余项,自行研制的中药毓宫合剂、祛异康、止痛快在临床中取得显著疗效。《痛经片治疗功能性痛经的临床与实验研究》1999 年获陕西省中医药科技进步二等奖;《毓宫胶囊治疗子宫发育不良机制及临床实验研究》2006 年获陕西省高等学校科学技术三等奖。获其他各类奖项 12 项,编撰出版著作 11 部,先后在国内学术期刊上发表学术论文 100 余篇。

【诊治特点】

一、对 PCOS 的认识

杨鉴冰教授指出:女性的生理功能主要表现在经、孕、产、乳上,月经来潮和受孕都与"肾"的关系密切,"肾主生殖"、"经水出诸肾",多囊卵巢综合征表现的月经稀发、闭经、不孕、肥胖、多毛等症为生殖内分泌失调而导致的女性生理功能异常,故肾虚是本病发生的主要机制。若肾精亏虚,则卵子难以发育成熟而致不排卵;若肾阳虚,命门火衰,脾阳不振,健运失职则生痰湿,积聚壅滞子宫、胞脉而使卵巢增大,包膜增厚,卵子难以排出;若肾气虚,闭藏功能失调,气血不畅则使卵泡发育中止萎缩,故肾虚痰瘀是多囊卵巢综合征发病的基本病理。治法集中在补肾基础上,或化痰、或活血兼而顾之。同时重视依据女性月经期、经后期、氤氲期、经前期的不同时段中气血阴阳变化特点,给予相应的中药周期调治。

二、辨证分型

多囊卵巢综合征的病因复杂,包括禀赋遗传、素体不健、饮食劳倦、生活节奏不规律、情志刺激等。杨鉴冰教授将本病常分以下几型辨治。

1. **肾虚血瘀**　症见青春期少女月经一贯延后,或量少不畅,经色黯黑,点滴即净,甚者闭经不行;偶或崩漏,或婚后不孕,面色晦黯,面颊褐斑明显,舌质黯或边尖瘀点,脉沉或沉涩。治以补肾活血,化瘀调经。

肾气不足,肾精匮乏,天癸失养,冲任不充,血脉空虚不盈,日久胞宫留瘀;肾阳不足,不能温养血脉,寒凝而致瘀;肾阴亏损,虚热内生,伤精灼血,使血液稠滞成瘀,一则致闭经,二则排卵功能障碍致不孕。

2. **肾虚痰湿**　症见月经稀少或闭经,形体渐肥胖,或婚后数年不孕,腰膝酸痛,胸胁满闷,带下量多,头晕头痛,胸闷泛恶,四肢怠倦,体毛多而盛,舌体胖大,边有齿痕,或舌质紫黯,苔厚腻,脉滑或濡。治以补肾化痰,活血调经。

素体肾虚,饮食失节,过食膏粱厚味,致脾肾阳虚,痰湿内生,脂膜壅塞,阻滞经络,故见肥胖、白带量多、月经后期、闭经、不孕。痰郁湿滞皮肤,则见痤疮、多毛。

3. **肾虚肝郁**　症见形体消瘦,月经初潮即迟,周期不定,经量少,点滴而下,或淋漓不尽;或闭经不行,婚后不孕,伴体毛较盛,面部痤疮,经前乳房胀痛,心烦少寐,颧红唇赤,舌红少津,苔少或光剥,脉沉细数。治以滋肾养肝,调理冲任。

素体肝肾阴亏,情志不畅,肝气郁结,郁久化火,相火偏旺,克伐脾土,酿生湿热,冲任失调,气血不和,故月经失调,或闭经、不孕、面部痤疮、多毛。

4. **脾肾阳虚**　症见形体偏胖,或身体消瘦,月经稀少色淡黯,或闭经,或崩漏,婚后不孕,性欲冷淡,身困乏力,带下量少,大便不爽,腰膝酸软,四肢冰凉,舌淡苔白润,脉沉细。治以温阳扶气,活血调经。

素体脾肾阳虚,天癸迟至,气血不足,冲任亏虚,故月经稀少、闭经,性欲冷淡;阳虚痰湿内生,积聚体内,壅滞子宫、胞脉而见形体肥胖,卵子发育不佳而致不孕;阳气不旺,机体失于温煦,故四肢冰冷,身困乏力。

三、用药特点

中药主方:

1. 补肾育宫化痰调经汤(经验方)

方药组成:熟地 10g　山茱萸 10g　菟丝子 20g　枸杞子 12g　当归 10g

川芎 10g 赤芍、白芍各 12g 香附 10g 胆南星 10g 陈皮 10g 枳壳 15g
炙甘草 6g 适用青春期多囊卵巢综合征之月经稀少、闭经、先后无定期等。

2. 补肾降雄助孕汤(经验方)

方药组成:熟地 10g 山茱萸 10g 菟丝子 20g 枸杞 10g 紫石英 15g
鹿角霜 10g 白术 10g 茯苓 20g 清半夏 10g 丹参 20g 当归 10g 茺蔚
子 15g 白芍 10g 补骨脂 10g 枳壳 10g 炙甘草 6g 适用婚后多囊卵巢
综合征之月经稀少、闭经、不孕者。

辨证选用主方的基础上进行调周加减。①经后期滋肾益血养冲任:常用山
茱萸、熟地、白芍、菟丝子、枸杞、阿胶、何首乌等。②经间期补肾活血疏冲任:常
用紫石英、菟丝子、鹿角霜、急性子、红花、柴胡、皂刺等。③经前期温肾助阳调冲
任:常用仙茅、仙灵脾、巴戟天、茺蔚子、蛇床子等。④月经期活血化瘀畅冲任:常
用当归、川芎、赤芍、丹参、生蒲黄、藏红花、益母草等。

【典型病例】

病例 1:崔某,女,30 岁,已婚,2007 年 1 月 19 初诊。

主诉:婚后 6 年未避孕未孕,现 3 个月经未潮。

病史:既往月经规律,13 岁初潮。近 1 年月经不能如期而至,肌注黄体酮方
来潮,Lmp:2006 年 10 月 5 日,查体:形体逐渐发胖,身高 155cm,体重 90kg。舌
红苔薄白,脉沉。

妇科检查:外阴、阴道:(一)宫颈:充血,糜烂Ⅰ°;宫体:中位,稍大,饱满;附
件:未触及异常。B 超提示:子宫卵巢均正常大小,内膜厚 0.4cm。查性激素示:
FSH:4.76mIU/ml,LH:13.12mIU/ml,PRL:14.91ng/ml,E_2:62.37pg/ml,
P:2.99ng/ml,T:123.51ng/dl。2005 年 9 月曾在陕西省妇幼保健院做子宫输
卵管造影提示:轻度鞍形子宫,输卵管通畅。

中医诊断:月经后期,不孕症;西医诊断:多囊卵巢综合征,原发性不孕

辨证:肾虚痰湿。

治法:补肾化痰,活血调经。

处方:嘱测基础体温,中药用补肾降雄调经助孕汤化裁。

熟地 15g 山萸肉 18g 菟丝子 20g 枸杞 10g 紫石英 15g 鹿角霜
10g 白术 10g 茯苓 20g 清半夏 10g 丹参 20g 当归 10g 茺蔚子 15g
白芍 10g 补骨脂 10g 枳壳 10g 炙甘草 6g 14 剂,水煎服,日 1 剂。

二诊:2007 年 2 月 10 日,月经仍未潮,白带增多,质稠如膏,食纳、二便正
常,舌黯红苔白,脉沉细略弦。B 超查:子宫内膜厚 0.83cm。以补肾化痰祛瘀促
经汤加减。

处方:熟地 12g 山茱萸 10g 菟丝子 20g 枸杞子 12g 当归 12g 川
芎 15g 香附 10g 桃仁 12g 红花 15g 生蒲黄 15g(包) 川牛膝 15g 陈

皮 10g　半夏 10g　茯苓 12g　杜仲 10g　枳壳 15g　炙甘草 6g　10 剂。并服安宫黄体酮片,每日 10mg,连服 5 天停药。

三诊:2007 年 2 月 22 日,月经于 2 月 20 日来潮,色黯红无血块,量不多,小腹稍胀,舌淡黯,苔根白厚。拟定治疗方案:①西药:月经周期第五天口服倍美力每日 0.625mg,连服 22 天停;安体舒通每次 40mg,日 2 次,连服 10 天停;二甲双胍片每次 0.5g,日 3 次(餐中服);安宫黄体酮片于服倍美力的第 18 天服,每日 10mg,连服 5 天停,均连用 3 个月经周期。②中药采用补肾化痰助孕调周法,以补肾育宫化痰调经汤为主,卵泡期补肾益精化痰;排卵期在促卵泡发育基础上加用活血通络之品;黄体期温肾助阳活血;经期活血行气通经。③坚持基础体温测定,用药 3 个月后复查性激素。④周期第 9 天 B 超检测卵泡发育。⑤加强体育锻炼,减轻体重。

四诊:2007 年 8 月 3 日,月经基本按时来潮,经量较前增多,经色转红,西药已停服 2 个周期,BBT 无双相显示,体重下降 12kg,Lmp:7 月 30 日,周期第 2 天复查性激素:FSH:8.26mIU/ml,LH:7.28mIU/ml,PRL:10.16ng/ml,E_2:59.83pg/ml,P:0.88ng/ml,T:88.10ng/dl。舌脉同前,嘱中药继以补肾调周化痰助孕治疗,周期第 5 天加服氯米芬,每日 50mg,连服 5 天停。期间根据 BBT 及 B 超的监测调整中药加减。

五诊:2008 年 1 月 20 日,连续治疗 1 年,月经已恢复周期,B 超监测有卵泡发育,BBT 连续 2 个月出现双相反应,但高相维持不足 9 天,故经前期增加温肾助阳的仙茅、仙灵脾、巴戟天等。

六诊:2008 年 4 月 21 日,患者停经 52 天查妊娠试验(+),嘱孕期按时做产前检查,于 2008 年 11 月 29 日足月剖宫助娩一男婴,母子安康。

病例 2:王某,女,28 岁,某研究所职工,2008 年 3 月 1 日初诊。

主诉:患者经闭 6 个月未潮,婚后 2 年未避孕未孕。

病史:既往月经尚规律,2005 年服减肥药后出现月经周期延后,经量逐渐减少,色淡黯质稀,用卫生巾不足 3 片。2006 年下半年闭经,曾用西药人工周期治疗,停药则经又不行,Lmp:2007 年 8 月 5 日,量少点滴即净,现闭经已达半年,自感疲乏无力,纳少,消瘦,大便 1～2 周 1 解,无便意,面部痤疮布满,四肢冰冷且手心汗出不断。舌淡黯苔薄润,脉沉细无力。查体:身高 1.67m,体重 40kg。

当日 B 超报告:子宫及双侧附件无异常,子宫内膜厚 8.5mm。性激素检查:FSH:1.0mIU/ml,LH:6.16mIU/ml,PRL:5.0ng/ml,E_2:46.38pg/ml,P:0.37ng/ml,T:138.56ng/dl。

中医:闭经,不孕症;西医:闭经,多囊卵巢综合征,不孕症

辨证:脾肾阳虚,冲任血亏。

治法:补肾扶阳,健脾养血,育宫调经。

处方:方用补肾扶阳促经汤加减。

制附子 9g　生黄芪 15g　党参 12g　生白术 30g　肉苁蓉 10g　巴戟天 10g　赤芍 15g　当归 15g　红花 15g　山药 15g　益母草 30g　川牛膝 12g　枳实 10g　焦三仙各 15g　炙甘草 6g　10 剂。并服安宫黄体酮片,每日 10mg,连服 5 天停,嘱测基础体温。

二诊:2008 年 3 月 12 日,服药后月经于 3 月 10 日来潮,量少色黑,食纳增进,痤疮减少,大便 3 日一解,手心汗出少,已不觉冷。舌、脉同前。拟定治疗方案:西药:达英-35 于周期第 5 天口服,日 1 片,服 21 天停药,连服 3 个月经周期。中药予以补肾扶阳调周,以补肾降雄助孕汤为主方。

处方:党参 15g　黄芪 20g　熟地 10g　山萸肉 15g　菟丝子 20g　枸杞 10g　紫石英 15g　鹿角胶粉 10g　肉苁蓉 10g　生首乌 15g　生白术 30g　茯苓 20g　当归 10g　白芍 10g　枳壳 10g　炙甘草 6g　10 剂。并嘱经期每天用藏红花 0.5g,泡水当茶饮。

三诊:2008 年 6 月 25 日,服用中药调周配合达英-35 已 3 个月,月经按期而至,经量偏少;疲乏无力缓解,纳食增加,痤疮消退明显,大便 2 日一解。舌淡黯苔薄白,脉细无力。BBT 为单相,复查性激素:FSH:5.33mIU/ml,LH:8.21mIU/ml,PRL:11.32ng/ml,E_2:38.93pg/ml,P:0.66ng/ml,T:82.50ng/dl。现周期第 12 天。予以补肾扶阳促排卵,以补肾降雄助孕汤基础上加皂角刺 10g,急性子 10g,路路通 15g。5 剂。

四诊:2008 年 7 月 27 日,月经按时而潮,今周期 18 天,BBT 未见高相出现。食纳大增,体重增加 2kg,痤疮仅额头有,面部其余部位基本消散,舌淡红苔薄白,脉细弦。予以补肾扶阳促黄体治疗。

处方:熟地 10g　山茱萸 10g　菟丝子 20g　生黄芪 15g　党参 12g　仙茅 10g　仙灵脾 10g　当归 10g　川芎 10g　香附 10g　胆南星 10g　陈皮 10g　枳壳 15g　炙甘草 6g　10 剂。

五诊:2008 年 9 月 9 日,月经昨日来潮,量较前增多,色黯红,稍感下腹坠胀不适,体重增至 46kg,面部痤疮已消失,大便一日一解,BBT 仍为单相,继续予以补肾降雄助孕汤为主方调周,并嘱周期第五天加服氯米芬,每日 50mg,连服 5 天停。可连用 3 个周期治疗。

六诊:2008 年 12 月 20 日,月经周期恢复,经量尚可,色黯红,经行 5 天净。面部光润,食纳二便正常,BBT 已出现双相,舌质正常苔薄白,脉细滑。继按主方调周治疗 3 个月。

患者坚持治疗近 10 个月,月经恢复正常,诸症消退,随访 1 年,告知月经等身体状况均正常,且于 2010 年 4 月已孕六甲。

病例 3:柴某,女,18 岁,高三学生,2011 年 3 月 11 日初诊。

主诉:月经不调 4 年,阴道出血淋漓不净 2 个月。

病史:患者 13 岁月经初潮,周期一直不规律,经来量少,酱油色或深咖啡色,质黏稠,持续 1～2 月方净。曾在多家医院就诊,给予人工周期疗法,停药后症状依旧,形体逐渐发胖。2 年前在西安交大一附院就诊,B 超示:双侧卵巢多囊样改变。胰岛素测定示胰岛素抵抗。2 个月前经潮持续至今未净。症见:阴道出血,色黯红夹有黏液状;精神欠佳,纳差,大小便正常,自感腰酸腰困,舌边尖红苔薄,脉细数。查体:身高 165cm,体重 80kg,四肢体毛较多,阴毛浓密,连及肛周。性激素检查:FSH:3.26mIU/ml,LH:9.12mIU/ml,PRL:21.78ng/ml,E_2:75.28pg/ml,P:2.54ng/ml,T:136.42ng/dl。B 超示:卵巢多囊性改变,子宫内膜厚度 9mm。

中医:崩漏;西医:多囊卵巢综合征,功能失调性子宫出血

辨证:肾虚痰湿,瘀阻冲任。

治法:补肾化痰,祛瘀调经。

处方:补肾育宫化痰调经汤加减。

生地炭 10g 山茱萸 10g 菟丝子 20g 枸杞子 12g 益母草炭 30g 炒枳壳 10g 香附 10g 胆南星 10g 陈皮 10g 蚤休 10g 蒲黄炭 15g 贯众炭 15g 炙甘草 6g 共 5 剂,日 1 剂,水煎 400ml,早晚分服。同时服安宫黄体酮片,每日 10mg,连服 5 天。

二诊:2011 年 3 月 16 日,诉服药 2 天后阴道血止,纳可,二便调,舌黯红苔白,脉细滑。拟定治疗方案:①测基础体温。②中药理气化痰调周,处方:党参 10g 当归 10g 川芎 10g 益母草 15g 枳壳 10g 川牛膝 12g 香附 10g 胆南星 10g 陈皮 10g 生蒲黄 15g 红花 10g 炙甘草 6g 5 剂。③月经来潮第 5 天配合达英-35 调周降雄。④控制饮食,加强运动,减轻体重。

三诊:2011 年 3 月 24 日,诉停服安宫黄体酮 5 天月经来潮,量不多,色黯红,腰腹胀痛不适,现为经期第 5 天,基本干净。纳可,眠佳,二便调,舌黯苔薄,脉细滑略数。治疗:①达英-35 口服,每日 1 片,服 21 天停,连用三个月经周期;二甲双胍片每次 0.5g,日 3 次,餐中服;②中药采用补肾化痰调周法,以补肾育宫化痰调经汤为主。

处方:熟地 10g 山茱萸 15g 菟丝子 20g 枸杞子 12g 紫石英 15g 鹿角霜 10g 白术 10g 茯苓 20g 清半夏 10g 当归 10g 香附 10g 胆南星 10g 陈皮 10g 枳壳 15g 炙甘草 6g 14 剂。

四诊:2011 年 4 月 7 日,月经周期第 18 天,无阴道出血及全身不适,体重下降 3kg。予补肾活血化痰促黄体治疗。

处方:熟地 10g 山茱萸 10g 菟丝子 20g 鹿角霜 12g 仙灵脾 10g 巴戟天 10g 茺蔚子 10g 当归 10g 川芎 10g 赤芍、白芍各 12g 香附

10g　胆南星 10g　陈皮 10g　枳壳 15g　炙甘草 6g　7 剂。

五诊:2011 年 4 月 23 日,诉月经按时于 4 月 18 日来潮,经量适中,色较前转红,经期小腹轻微不适。测 BBT 为单相,舌质黯红苔薄白,脉细略滑,嘱继续服三诊方,配合第二周期达英-35 治疗。

六诊:2011 年 6 月 14 日,经 3 个月中药补肾化痰调周结合达英-35、二甲双胍治疗,患者月经周期、经期恢复正常,体重降至 76kg,诉精神状态转佳,食纳、夜眠可,二便正常。继续予以中药周期疗法,以补肾化痰调经汤加减。

七诊:2011 年 8 月 20 日,体重已降至 68kg,近 2 月测基础体温呈双相,月经均按期来潮,经行 6～7 天自净,性激素检查恢复正常。因考入外地大学,就诊不便,遂予以补肾化痰调经汤制成蜜丸,调理善后。1 年后随访,月经期、量、舌、质均正常,体重维持在 62kg。

【按语】

多囊卵巢综合征的发病年龄逐渐减小,病程可由青春期开始持续至育龄期,其治疗难度大,治疗时间长,治疗效果差,疗效反复。经过临床数十年的对 PCOS 诊治,杨鉴冰教授总结以下几点体会:

1. 坚守基本方　PCOS 虽有证型不同,但依据其主要病机,可采用基本方不变,三个病例分别辨证肾虚痰湿、脾肾阳虚、肾虚痰湿夹血瘀,但都以基本方补肾育宫化痰调经汤及补肾降雄助孕汤为主,根据兼证的差异而灵活调周加减治疗。

2. 保持子宫"藏泻有节"　PCOS 患者月经不调或长久闭经,体内无阴阳转化的月经周期出现。杨鉴冰教授认为:要打破这种静止状态,一是选用血肉有情之品,如紫河车,鹿角胶、鹿角霜、鹿角片、阿胶等,为子宫储备阴精;二是必用"动"性之药物启动体内阴阳转化机制,使子宫藏泻有度。如桃仁、川芎、藏红花、莪术、益母草、生蒲黄、五灵脂等,尤其见经量极少、色黑如焦油状及经将行时必选藏红花,嘱每天用 0.5g 泡水当茶饮,收效甚佳。

3. 中西医结合显优势　PCOS 是以持续性无排卵、高雄激素或胰岛素抵抗为特征的内分泌紊乱的综合征,降低雄激素和促排卵是治疗的目的。杨鉴冰教授在中药辨证治疗基础上,结合用西药达英-35、氯米芬;经临床观察显示,中西医结合治疗在调经、助孕方面具有起效快,副作用少,治疗周期短的优势,使月经及排卵功能得到恢复而收效好。

4. 重视身心同治　本病患者多有不同程度的紧张、抑郁烦闷、自卑等不良情绪,特别是一些因肥胖致闭经的青春期学生和婚后久不孕者,由于遭受来自家庭和周围环境的压力,心理负担极重。采用药物治疗同时需指导患者保持稳定心态,坚持配合,注意饮食,加强形体锻炼,减轻体重,可使治疗事半功倍,因此心理疏导对于治疗有着积极的意义。

(陈梅)

上海妇科名家

朱南孙

朱南孙教授,1921 年生,原名荣年,朱小南先生长女,系朱氏妇科第三代传人,1942 年毕业于新中国医学院,1952 年随父同入上海市卫生局主办的中医门诊(即岳阳医院前身)工作。后继其父负责医院妇科工作,从医六十余载,秉承家学,悉心钻研,博采众长,学贯中西,经数十年临床实践,医理精通,学验俱丰,在医林中独树一帜,享有"三代一传人"之美称。其对朱氏妇科理论作了整理与创新,主要著作有《朱南孙医案四则》、《中医妇科临床手册》、《朱小南妇科经验选》、《朱南孙妇科临床秘验》、《妇科病的中西医治疗》、《女科调经要旨》、《朱南孙妇科膏方选》等。现任中华中医药学会中医妇科分会顾问、上海中医妇科学会顾问、上海中医药大学专家委员会委员、终身教授等,1990 年被评为全国首批继承老中医药专家学术经验研究班导师,1991 年被评为全国首批名老中医。2004 年,朱南孙名中医工作室被确定为"上海市首席名中医工作室"。2009 年被评为国家中医药管理局的优秀"名中医工作室"。

朱南孙教授根据《内经》"所胜平之,虚则补之,实则泻之,不虚不实以经取之"及"谨察阴阳所在而调之,以平为期"的理论,提出了审动静之偏向而使之复于平衡的治疗原则;以"从、合、守、变"的临证施治四法,创立了"化膜汤"、"加味没竭片"、"血竭散"等方剂,对治疗妇科疑难杂症多有奇效。临诊重视辨证论治,其处方在 10 味左右,不超过 12 味,组方严谨,味味有据,尤善药对,自成特色。她在多囊卵巢综合征的治疗上以动促静,动静相宜,将"益肾资天癸充盛,温煦助卵泡发育成熟"作为治疗本病法则中的第一环节,提出"益肾温煦助卵泡发育、补气通络促卵泡排出"的治疗方法。

【诊治特点】

一、对 PCOS 的认识

多囊卵巢综合征(PCOS)是由于多种原因影响到下丘脑—垂体—卵巢轴,卵巢功能受到抑制,缺乏成熟的卵泡排出,被闭锁的小卵泡滞留在卵巢皮质内,日久卵巢功能呈现多囊性变化所致。

朱老认为,多囊卵巢综合征患者的卵巢内缺乏优势卵泡,是由于肾虚不足,蕴育乏力,因而卵泡发育迟滞;而卵泡排出困难,又与气虚推动不足有关,气虚卵泡难以突破卵巢而被闭锁,所以在治疗中,提出"益肾温煦助卵泡发育、补气通络促卵泡排出"的治疗方法。这一治法,也是朱老治疗女子疾患,以匡正动静失衡的学术思想的具体体现。

二、辨证分型

朱老认为,多囊卵巢综合征的主要病机为肾虚不足,气虚推动不足,而在本病的诊治过程中发现以肾虚血瘀型多见,肾虚兼肝郁型以及肾虚兼痰湿型为其次,因此将本病大致分为以下三型。

1. 肾虚血瘀型　肾气不足,不能化生为血,冲任不足,胞失所养,胞络阻塞,发为本病。症见婚后不孕,月经延后,或量少不畅,经期延长或崩漏,经色黯,甚者闭经;腰酸、神疲乏力,畏寒肢冷,面色晦黯,舌质黯或边尖瘀点,苔薄白腻,脉沉或沉涩。治宜补肾益气养血,活血化瘀调经。

2. 肾虚肝郁型　肝主疏泄,喜条达恶抑郁,女子以肝为先天,肝经疏泄失常,则可引起排卵异常。症见婚后不孕,月经后期,或周期不定,量少,或淋漓不尽;毛发浓盛,面部痤疮,经前乳房胀痛,大便干结,舌淡或偏红,苔薄腻或薄黄腻,脉弦细。治以养肝益肾,调理冲任。

3. 肾虚痰湿型　肾气不足,不失于温煦,脾胃素虚,或忧思过度,脾气受损,水湿不化,聚而成痰,冲任受阻,胞络阻塞,发为本病。症见月经量少或闭经,色淡质稀,形体逐渐肥胖,或婚久不孕,腰膝酸痛,头重嗜睡,胸闷泛恶,四肢怠倦,体毛多而盛,舌淡胖,边有齿痕,或舌质紫黯,舌苔厚腻,脉虚弱或濡弱。治宜补肾化痰,通利冲任。

三、用药特点

(一) 益肾温煦助卵泡发育

朱老认为,月经的生理过程,是以脏腑功能正常,气血调和为基础,更以肾气充盛,天癸泌至,任脉通畅,冲脉盈盛,胞宫成熟为先决条件。肾气作为天癸之源,冲任之本,主导月经的应汛。故经水失调当以肾论治。多囊卵巢综合征最直接的病因是卵巢不能产生成熟的优势卵泡,小卵泡不能发育成熟无法排出而被闭锁,这与肾气不足有着密切关系。朱老积数十年临床经验而提出"益肾资天癸充盛,温煦助卵泡发育成熟"作为治疗多囊卵巢综合征的法则中的第一环节,从源头上补足肾气、资助天癸、促使卵泡能不断受到滋养、鼓动、温煦、勃发,而最终能发育成熟。

这一治法,也是朱老治疗女子疾患,以匡正动静失衡的学术思想的具体体现。朱老认为,女子生理特征是个动静相宜,相对平衡的矛盾运动过程。如气聚于冲任、血液渐盈至满是以动运静,蓄积的过程,一届经期,经水溢泄,则是由静到动的协调过程。以动来运其静,以静而促其动,动静交替,周而复始。若动静保持平衡,生理过程则能正常,若动静失衡,不能协调,则疾病起矣。朱老善审其动静之偏而纠其过杜,使之恢复平衡;遵经训"谨察阴阳所在而调之,以平为期"。动之疾制以静,静之疾通以动,而卵巢不能正常蕴育卵泡,经闭不行,是一个功能低下受抑的过度静态,故应用益肾温阳之法来激发,鼓动,促其生长壮大,此为以动促静,使之静中涌动,动静相宜,由静转动,伺机而能排出。

朱老运用此法于月经第1～10天,用巴戟天、菟丝子、山茱萸、肉苁蓉、仙茅、仙灵脾、熟地黄、当归、女贞子等药,温补肾阳与益肾之阴相结合,以求阴阳相济,生化无穷,泉源不竭,肾气化生,冲脉盛,血海盈,经水则能应月而溢泄。

(二) 补气通络以促排卵

人体的生理功能体现在气化过程及气机的运动之中。机体各脏腑、组织器官的生理功能作用,均是气化的表现与结果。卵巢的排卵功能,同样需要气的动力,来推动、鼓动,促使成熟的卵泡顺利排出卵巢,并产生黄体,进而促使子宫内膜正常增长,为经水来潮或着床打好基础。

气的化生,依赖于脾胃对水谷精微的运化吸收,不断生化气血,为机体增补能量。过思气结或脾为湿困,均会导致脾胃功能的低下,运化失司,则气的化生不足,五脏六腑之气也随之不足,各脏器组织的功能低下,卵巢内卵泡的气化、推动之力亦匮乏而不足,卵泡闭锁于卵巢内,日久则成为多囊卵巢。朱老强调,在卵泡发育过程中,既要培益先天之肾,温养卵泡发育成熟,还要培补后天之脾,健脾益气,气运充沛推动卵泡的排出。这是一个过程中蕴含的两个要素,在治疗上两者缺一不可。同时,为促进成熟卵泡顺利排出,在益气之时,还应佐以活血通络,增强卵泡对卵巢膜的突破而排出。但仅为稍佐而已,不可因活血通络而耗损正气。

益气通络之法是继前益肾温煦之后,以动运静,促动其排卵,助机体来完成卵泡成熟及排出这样一个生理过程。朱老将此法用于月经的第10天以后,常用药为党参、黄芪、黄精、山药、砂仁、石楠叶、白术、莪术、皂角刺等。一般党参、黄芪的用量要大,以补气虚不足而增其动力。

【典型病例】

病例1:沈某,19岁,2004年2月初诊。

主诉:自13岁初潮起月经周期多迟后。常45～60天一行,近2年来发展到3～5个月经停不行。用复方黄体酮尚可催行。B超提示双侧卵巢偏大,囊性结构。月经第4天检测内分泌:FSH:6.81IU/L,LH:18.10IU/L,E_2:80pmol/L,T:57nmol/L。西医诊断为多囊卵巢综合征。刻下:形胖倦怠乏力,懒动腰酸,舌微红苔薄白,脉沉偏细稍见弦。室女肾气不足,天癸未充,后天气血又缺乏充养资培之续,故冲脉难以蕴育益盛。精血不能旺于血海,肝藏血而稍有蓄积又不足以供其青春生发之体,如此先天蕴化不足,后天资济匮乏,血海日耗而渐枯,则周期渐后乃至闭经。

中医诊断:月经后期;西医诊断:多囊卵巢综合征

辨证:肝肾气血不足。

治法:益肝肾,助天癸,补气血,促冲脉。

处方:仙灵脾 30g　巴戟天 15g　肉苁蓉 15g　山茱萸 10g　菟丝子 15g
杜仲 15g　女贞子 15g　枸杞子 10g　桑椹子 15g　山药 15g　旱莲草 15g
当归 10g　生熟地黄各 15g　川芎 6g　党参 12g　生黄芪 15g　川楝子
10g　12 贴。并嘱其测基础体温。

二诊:2004 年 3 月 1 日,基础体温趋升,自觉乳胀,带下觉润,大便原干现已畅
通。于上方去川楝子、旱莲草,加青皮 10g,香附 10g。7 贴。以增其促动之力。

三诊:2004 年 3 月 10 日,以疏通为主,促其经水来潮。

处方:益母草 30g　泽兰 10g　红花 10g　莪术 10g　香附 10g　杜仲
12g　山药 15g　艾叶 6g　当归 10g　川芎 6g　路路通 10g　婆罗子 10g
川牛膝 10g　7 贴。药后 5 剂经行,量正常。

经后再以首诊之方,补肝肾并佐益气阴,10 剂用后,在方中加白术 10g,黄精
12g,莪术 20g,皂角刺 12g,党参增至 15g,黄芪增至 30g,以增加益气通络助排卵
之功效。服 12 剂后,再用疏通促经为主之方。如此交替遣方用药,共治疗 7 个
月,前 3 个月经水多在 40 天一行,以后经水则按月届时而行。B 超复查,子宫附
件均正常大小,未提示卵巢囊性结构。遂以乌鸡白凤丸、补中益气丸中成药缓图
善后,以资疗效。

病例 2:何某,28 岁,2008 年 3 月 12 日初诊。

主诉:结婚 1 年余,未避孕而未孕。患者 15 岁初潮,经期 6～7 天,周期素来
先后不定,约 1～2 个月一行,量中等,时有痛经。2007 年 10 月 19 日外院查 B
超示:双卵巢多囊样表现,未见成熟卵泡。血性激素:FSH:4.5IU/L,LH:
15.2IU/L,P:1.4nmol/L,PRL:23.06ng/ml,T:2.76nmol/L,E_2:81.7pg/ml。
予达英-35 治疗,患者未服用而转中医诊治。Lmp:2008 年 1 月 6 日,量中等,经
行 6 天。BBT 双相(不典型),近日有爬升。诊见:舌偏红,苔薄黄腻少津,脉
弦细。

中医诊断:不孕症;西医诊断:多囊卵巢综合征

辨证:肝旺肾虚,精血衰少。

治法:养肝益肾,调理冲任。

处方:当归 15g　白术 9g　生熟地黄各 9g　枸杞子 12g　女贞子 12g
菟丝子 12g　续断 12g　杜仲 12g　狗脊 12g　桑寄生 12g　青皮 6g　柴胡
6g　每天 1 剂,水煎服。

二诊:2008 年 4 月 2 日,Lmp:2008 年 3 月 19 日,量中等,无腹痛,略感乳
胀,经后无不适,同房也未出现异常分泌物,舌黯边尖红,苔薄腻少津,脉细软。
仍属肝肾不足,精血衰少。拟补肾益气,养血调经。

处方:当归 12g　枸杞子 12g　女贞子 12g　菟丝子 12g　巴戟天 12g
淫羊藿 12g　黄精 12g　生地黄 9g　熟地黄 9g　白术 9g　白芍 9g　石楠叶

9g 石菖蒲 9g 每天 1 剂,水煎服。

三诊:2008 年 4 月 16 日,月经周期将近,BBT 上升 4 天,已有乳胀行经预兆,昨日突发吐泻,未服药已愈,略有腹胀,舌黯尖红,苔薄腻少津,脉弦细。治拟健脾和胃,益气养血调经。

处方:当归 20g 党参 12g 茯苓 12g 香附 12g 川楝子 12g 熟地黄 12g 白术 9g 木香 6g 陈皮 6g 川芎 6g 砂仁 3g(后下) 每天 1 剂,水煎服。

四诊:2008 年 4 月 30 日,Lmp:2008 年 3 月 19 日,BBT 上升 18 天未降,无不适,舌黯偏红,苔薄腻少津,脉细数。当天本院查尿 HCG(+),证实为早孕。治拟益气养血安胎。

处方:太子参 20g 苎麻根 20g 白术 9g 白芍 12g 续断 12g 杜仲 12g 桑寄生 12g 菟丝子 12g 南瓜蒂 12g 陈皮 6g 每天 1 剂,水煎服。

病例 3:李某,29 岁,2011 年 10 月 29 日初诊。

主诉:发现多囊卵巢综合征 6 年,2005 年右侧卵巢囊肿剥离,术后开始服用达英-35,持续 6 年,目前停药。结婚 4 个月,有生育要求。Lmp:2010 年 10 月 10 日。血性激素:FSH:6.6IU/L,LH:14.5IU/L,E_2:81.7pg/ml,PRL:23.06ng/ml,T:1.04ng/dl。刻下:心烦易怒,月经量中,色黯无血块,脉细弦,舌淡红,苔薄腻。

中医诊断:癥瘕;西医诊断:多囊卵巢综合征

辨证:肝肾不足,冲任失调。

治法:益肾养肝,疏利冲任。

处方:当归 30g 丹参 30g 丹皮 15g 赤芍 15g 川芎 6g 制香附 12g 川楝子 12g 川牛膝 12g 石楠叶 15g 益母草 20g 马鞭草 15g 红花 15g 12 贴

二诊:2011 年 11 月 19 日,至今未转,右腹侧有轻微胀痛,BBT 未测,治宗原法增进。

处方:当归 30g 党参 30g 丹参 30g 炙黄芪 30g 熟地 15g 菟丝子 12g 覆盆子 12g 枸杞子 12g 巴戟天 15g 仙灵脾 15g 制香附 12g 川楝子 12g 益母草 20g 12 贴

三诊:2011 年 12 月 3 日,BBT 有双相,尚无行经预兆,阴道分泌物增多,舌淡红,苔薄腻,脉细弦。治宗原法。

处方:当归 30g 党参 30g 丹参 30g 炙黄芪 30g 熟地 15g 菟丝子 12g 覆盆子 12g 巴戟天 15g 仙灵脾 15g 鹿角片 12g 益母草 20g 马鞭草 15g 三棱 15g 莪术 15g 12 贴

四诊:2011 年 1 月 14 日,Lmp:2011 年 12 月 11 日,经水 2 月未转,BBT 单

相低温,神疲畏寒,近日略有少腹作胀,略有带下,脉细缓,舌淡边尖红,仍属肝肾不足,冲任气滞,治宗原法。补肾养肝疏冲。

处方:党参 30g　黄芪 30g　当归 30g　熟地 15g　菟丝子 12g　覆盆子 12g　巴戟天 15g　仙灵脾 15g　鹿角片 12g　小茴香 6g　陈皮 6g　益母草 20g　12 贴

五诊:2012 年 3 月 2 日,Lmp:2012 年 2 月 25 日,经前 BBT 不典型双相,行经腹痛,经后无其他不适,脉细缓,舌质淡苔薄腻,仍属肾气虚寒,冲任不足。治拟补肾益气养血,通利冲任。

处方:党参 30g　黄芪 30g　当归 30g　熟地 15g　菟丝子 12g　覆盆子 12g　巴戟天 15g　仙灵脾 15g　鹿角片 12g　青皮 6g　陈皮 6g　小茴香 6g　益母草 20g　12 贴

六诊:2012 年 4 月 21 日,Lmp:2012 年 2 月 25 日,尿 HCG(＋),脉缓尺弱,舌黯偏红,苔薄黄腻。证属脾肾气虚,治拟补肾益气,健脾养血安胎。

处方:党参 15g　白术 9g　白芍 12g　枸杞子 12g　菟丝子 12g　桑寄生 12g　怀山药 12g　山萸肉 12g　制狗脊 12g　炒川断 12g　桑螵蛸 12g　海螵蛸 12g　14 贴

七诊:2012 年 4 月 28 日,Lmp:2012 年 2 月 25 日,BBT 上升 25 天,有孕,近日胃胀不适,夜寐欠安,无其他不适,脉缓尺弱,肾气不足,孕后阴血养胎,治拟补肾益气养血安胎。

处方:党参 15g　白术 6g　白芍 12g　茯苓 12g　茯神 12g　枸杞子 12g　女贞子 12g　菟丝子 12g　桑寄生 12g　陈皮 6g　姜半夏 6g　苎麻根 20g　夜交藤 20g　12 贴

【按语】

病例 1:朱老认为多囊卵巢综合征是由于肾虚不足,气虚推动无力,从而卵泡发育迟滞,卵泡排出困难。本例患者为青春期多囊卵巢综合征,月经后期渐至闭经,辨证属肝肾气血不足,在治疗中,遵循"益肾温煦助卵泡发育、补气通络促卵泡排出"的治疗方法,先予以补肾养血之药,以增加益气通络助排卵之功效,服 12 剂后,再用疏通促经为主之方,交替遣方用药,患者最终经水能正常来潮。通过本病治疗可知,多囊卵巢综合征是一个错综复杂的疾病,在治疗上应该动静结合,遵循"从、和、守、变"之原则,终将获良效。

病例 2、3:多囊卵巢综合征患者多在外求诊多年,患者多进行西药治疗后,考虑生育要求转求中医药治疗。朱老对于本病大多首诊以养肝益肾调经的原则进行治疗,在四物汤的基础上加入大量补肾药物,并佐以青皮、柴胡以疏肝气,体现了"治肝必及肾,益肾须疏肝"的治疗理念。待氤氲期,则在原方的基础上加入巴戟天、淫羊藿、石楠叶、石菖蒲等温肾阳、促排卵的药物,并指导患者在 BBT 双相时择期同房，勿过劳过频。病例 2 患者三诊时有吐泻的症状出现，恐其脾胃虚弱，不胜药力，予参苓白术散合四物汤加行气疏肝之制香附、川楝子，一则固护脾胃，二则经期将近，予中药微微推动气血，以期其经水能得以按期顺畅排出，不想药后当月即受孕，堪称如桴应鼓。

（张静　董莉　指导：朱南孙）

蔡小荪

　　蔡小荪，蔡氏妇科第七世嫡系传人，小香公之孙，香荪公哲嗣，1937 年进入新中国医学院学习，1939 年毕业于中国医学院十三届，即随父襄诊。1952 年响应号召，创办新城区联合诊所，参加妇科门诊。1959 年起受聘上海第二医科大学附属广慈医院（瑞金医院）、仁济医院、中国福利会国际和平妇幼保健院等顾问，1980 年转职上海市第一人民医院中医科副主任、中医妇科主任医师，并任上海医科大学市一教学医院中医学教学组副组长。1950 年后即兼任上海中医学会妇委会委员、后任副主委，1984 年当选全国中医学会妇委会副主委，历任上海中医药大学等专家委员会名誉委员，兼职教授。1991 年国家中医管理局批准为全国继承老中医药专家学术经验导师。自 1981 年起，直至目前，仍担任上海市高级科学技术专业干部技术职称评定委员会中医科评审组成员。1992 年起享受国务院颁发特殊贡献津贴。1995 年被市卫生局评为"上海市名中医"，兼任评委。1995—1996 年载入英国剑桥《国际医学名人大辞典》。

　　曾主编《中国中医秘方大全》妇产科分卷、《中华名中医治病囊秘·蔡小荪卷》、《蔡小荪谈妇科病》、《中医妇科验方选》，编审《蔡氏妇科经验选集》、《中国百年百名中医临床家丛书——蔡小荪》等。1994 年主要负责起草完成《中华人民共和国中医药行业标准》中医病证诊断疗效标准（妇产科部），并任编审委员。参与编写的有：《中医中药防治妇女疾病手册》、《女科汇集》、《全国名医妇科验方集锦》、《难病辨治》、《当代名医临证精华》等。

　　【诊治特点】

　　一、对 PCOS 的认识

　　多囊卵巢综合征（PCOS）是一种生殖功能障碍与糖代谢异常并存的内分泌紊乱综合征，是导致生育期妇女月经紊乱和不孕的常见原因之一。蔡老认为，本病以月经异常及不孕多见，主要病机以肾虚为本，痰瘀互结为标，在治疗上以补肾调经，周期论治为主要特点。

　　二、辨证分型

　　（一）多囊卵巢综合征所致闭经

　　多囊卵巢综合征所致闭经以痰湿型闭经为多见。肾阳虚是形成痰湿闭经主要因素。其特点为闭经后形体肥胖或肥胖后形成闭经。痰湿闭经，临诊辨治要点有二：一是多见于体质肥胖或素体痰湿之妇人；二是必兼有痰湿为患的证候，治疗上常选理气消痰、化脂调经药物。

本病特点为闭经后形体肥胖或肥胖后形成闭经，治疗上有其一定的难度。多囊卵巢综合征所致闭经又有血枯、血滞之分：血滞有余，血枯不足。因冷、气郁、血瘀、痰结是为血滞；因血虚、肾亏、脾弱、肝伤、心气不足是为血枯。血枯不行，气亦为之虚，气虚妨碍行血，更易成为瘀滞。血不行则水不行，水湿凝聚而成痰。痰阻胞宫又加重气血的闭滞，以致痰、湿、瘀、郁交互为因，错杂互见。多囊卵巢综合征所致闭经者通常禀赋不足，而又虚实兼症。临证常用化痰通经，益肾消脂，并随证加减变通。

（二）多囊卵巢综合征所致不孕

多囊卵巢综合征所致不孕症多为排卵功能障碍所致。蔡小荪教授认为排卵功能障碍的基本原因是肾精不足导致卵子难以发育和成熟，又与痰湿血瘀阻碍冲任和胞脉密切相关，病机错综，虚实夹杂。临证常用补肾养血，化痰通络的治则。

1. 补肾养血助卵泡发育　肾主生殖，为天癸之源，冲任之本，肾—天癸—冲任—胞宫轴的正常功能，是月经来潮与孕育的先决条件。《傅青主女科》云："经水出诸肾"，使得"肾"在女性生殖领域中处于绝对关键的位置。结合西医学来看，卵子是肾所藏之"阴精"，卵子的发育及成熟依赖肾精的充盛。其中，肾阴是卵子发育成熟的前提条件和物质基础，而肾阳是鼓动卵子生长发育和促其排出的内在动力，同时也是鼓舞肾阴生长的不竭源泉。若肾之阴精亏损，卵子缺乏物质基础，则发育迟缓，难以成熟，无法形成优势卵泡。阴损及阳，日久必会累及肾阳，肾阳生化不足，卵子失去鼓动，不能正常发育成熟，且因缺乏内在动力而会出现排卵障碍，最终导致了 PCOS 持续性无排卵的发生。故先生指出唯有补肾填精助卵泡生发有源，卵子排出有力，方能经调种子。此外，他认为女子经候皆以血为基础，主张养血为先。然养血之法即从补肾之法，精血同源，五脏之中，肾藏精，乃冲任之本，冲为血海，任主胞胎，冲任的通盛是妇女经、孕的根本。因此，补肾和养血在助孕和调经方面起着重要的作用。

2. 化痰通络促排卵　蔡小荪教授认为本病除了肾虚外，痰湿和血瘀也是重要的病理因素。然痰湿和瘀血产生的根本原因是肾虚，特别是肾阳不足。肾为元气之根，肾阳亏虚，无以温煦，津不归常化，为湿为痰，阻滞胞脉。肾阳不足，无力运行气血，壅阻冲任胞脉，卵子难以排出，导致卵巢增大。另一方面，痰湿黏滞，易阻遏气机，气停血阻，血停水阻，聚而为痰，痰瘀互结，阻滞冲任和胞脉。因此，肾虚为本，痰湿、血瘀互结为标。所以，临证处方时，蔡小荪教授强调在补肾养血的基础上还应兼以化痰活血通络，化痰可使冲任胞脉通畅，活血通络则令血流加速，最终使卵泡发育成熟并顺利排卵。此外，先生认为卵巢的排卵功能也需要气的推动。补气药能促进卵泡生长发育,并能在排卵时助卵子突破卵巢,成功受精。同时,气行则血行,补气之品能推动血液在脉管中运行,使其不再瘀滞。补气亦能助脾运化,脾健则湿化。所以,补气也是必不可少的。

三、用药特点

(一)多囊卵巢综合征所致闭经

化脂调经方:

全当归10g　川芎6g　苍术5g　制香附10g　云茯苓12g　制南星6g
焦枳壳5g　白芥子3g　青陈皮各5g　生山楂15g

本方为佛手散加苍附导痰汤加减而成。理气消痰,化脂调经。当归、川芎为血中之气药,辛香行血调经;苍术健脾燥湿;香附为气中之血药,助归、芎以利气调经;茯苓和中健脾渗湿,治腹中痰湿;南星燥湿化痰,散结攻积;枳壳理气化痰消积;白芥子温中利气豁痰;青陈皮疏肝破气,燥湿化痰;生山楂破气消积,化痰行瘀。痰涎多而欲呕者可加姜半夏;经前头晕如蒙,或语无伦次,或情绪异常者加石菖蒲、郁金开壅宣闭;大便不通者枳壳易枳实,或加全瓜蒌;经闭不行者可加牛膝、泽兰叶以引血下行,通达调经。痰湿壅滞、络道阻塞者可加皂角刺、路路通、山甲片、王不留行等。

(二)多囊卵巢综合征所致不孕

1. 育肾调经以通助孕　蔡小苏教授临证善取通法,认为治疗本病可以采用通、调相结合的方法。调则育肾填精,通则祛痰化瘀。蔡小苏教授指出此类月经延期或停闭切不能急切图功、妄事攻伐,当以调为主,育肾为先。肾精充盛则经水生化有源,结合化痰祛瘀之通法,可令胞脉通畅,月水按时以下,经调方能种子。从西医学角度分析,补肾能助卵子生长发育,活血通络可使卵子成功突破增厚的卵巢白膜而顺利排出,化痰消脂则能减轻体重,使体内异常的激素环境得到一定的纠正,从而令月经恢复正常,成功种子。

2. 衷中参西周期用药　蔡小苏教授参考西医学对 PCOS 排卵障碍的认识,结合女性生理周期的特点,制定出治疗 PCOS 不孕之周期调治法,并自拟补肾养血、化痰通络之多囊方(黄芪、当归、川芎、生地、熟地、皂角刺、肉苁蓉、淫羊藿、龟板、鳖甲等),根据基础体温的变化,随证加减。全方配伍得当,用药精妙,方中黄芪补气能促进卵泡发育成熟,皂角刺活血通络可助成熟卵子排出,两药伍用益气通络,在促排卵方面发挥着重要的作用;肉苁蓉补肾助阳、益精血,配伍仙灵脾能促使卵泡生长发育;龟板配鳖甲可滋肝肾之阴,以阴中求阳,促使卵泡发育成熟,鳖甲另能软坚散结使卵子顺利排出;青皮与陈皮相配一升一降,能燥湿化痰,减轻体重;另取生地和熟地、当归和川芎补血活血,养血调经。中医认为,经后期肾气渐复,阴长阳消,胞宫气血由虚转盈,蔡小苏教授指出此期应补肾养血促进卵泡生长发育和成熟为重,兼以化痰祛瘀通络。经间期肾气充盛,阴极生阳,阳气发动,阴精施泄,是受孕的关键时期,治疗上以促进成熟卵子排出为要。因此,经后期及经间期均选多囊方加减治之。对于经前期的治疗,蔡小荪教授认为当分两种,其一,基础体温单相者,仍以多囊方加减,以促进卵泡的生长发育和排卵,切不可急于求功。另一种,基础体温双相不典型者,则在基础体温上升后予育肾培元方(茯苓、生地、熟地、巴戟天、山萸肉等)加减,以维持黄体功能。月经期肾气天癸相对较弱,胞宫气血渐至空虚,蔡小荪教授提出当理气调经促月经正常来潮,方选四物调冲汤(当归、生地、熟地、白芍、川芎等)加味。

3. 辨证论治灵活加减 由于肥胖或痰湿所致月经延期或闭经的不孕患者,蔡小荪教授认为是由肾精不足,脂膜壅滞,痰湿阻络,累及冲任所致,故在多囊方的基础上,加重化痰理气,渗湿利水药以通畅胞脉,常选白芥子、焦枳壳、生山楂、砂仁、茯苓等。其次,崩漏也是本病常见的月经症状,对于崩漏的治疗,蔡师首别阴阳,强调"求因为主,止血为辅"。阳崩宜养阴凉血,常用丹皮炭、侧柏叶、炒地榆、生地炭等,阴崩宜温阳止血,常选阿胶、炮姜、陈艾炭等。当使用止血药效果不显或无效,甚至反而加剧时,应考虑是血瘀崩漏,当活血化瘀,否则瘀血不去,新血不生,故不能单纯固涩,需化瘀止血,蔡师常选蒲黄这味药,并尤推生用,认为生用止血的作用优于蒲黄炭,因为若成焦炭,必会折损药性,当以存性效更佳。

另外,对于无其他不适,较难辨证者,蔡小荪教授提出当结合肾虚为本,痰瘀为标的病因病机,以补肾通络为法,常以多囊方(黄芪、熟地、生地、皂角刺、川芎、香附、白芥子、肉苁蓉等)结合孕 I 方(云茯苓、生熟地、怀牛膝、路路通、仙灵脾、制黄精等)在经净后加减运用,并配伍川石斛、麦冬等健脾益胃之品,以滋化先天之肾精,促进卵泡生长发育及排卵。

4. 身心同治交接合时 蔡小荪教授强调心理疗法也是治疗本病的重要环节,只有身心同治才能提高疗效。同时,不良的生活方式也与本病的发生发展密切相关,因此,蔡老不忘叮嘱患者要适当运动,忌食肥甘厚味,保持合理的作息。此外,若能排卵,适时同房也将提高受孕率。蔡老嘱患者除经期外每日测量基础体温,并观察白带性状,择期同房,若条件允许可配合 B 超监测卵泡发育将更有利于交接合时,使受孕成功。

附:多囊方——黄芪 15g 当归 12g 川芎 9g 生地 9g 熟地 12g 白芥子 15g 皂角刺 30g 怀牛膝 9g 青皮 6g 仙灵脾 12g 肉苁蓉 9g 陈皮 6g 香附 9g 鳖甲 9g 龟板 9g

功效:补肾养血、化痰通络。

方解:黄芪、当归益气行血;生熟地养血滋阴,益肾填精;怀牛膝下行,补肾益精;仙灵脾、肉苁蓉补肾助阳益精;皂角刺温通辛散,活血通络;青皮、陈皮理气化痰;香附疏肝调中;白芥子祛痰利气,除湿暖中;龟板、鳖甲滋养肝肾。全方共奏补肾养血、化痰通络之功。蔡老治疗本病注重取象比类,多囊卵巢综合征卵巢皮质可见多个小卵泡,重用皂角刺 30g 温通辛散,促卵泡排出,又本病患者多体型肥胖,有气虚鼓动无力之征,故加用黄芪 15g 补气促排,共同达到中药"卵巢打孔"之功。

【典型病例】

病例 1:蒋某,女,28 岁,初诊 2004 年 12 月 17 日。

主诉:月经周期不准数年。

现病史:14 岁初潮,周期不规则,经期 5 日,0-0-0-0,Lmp:2004 年 12 月 12 日。B 超示:多囊卵巢综合征;查血内分泌示:LH:34.7IU/L,FSH:9.97IU/L,LH/FSH>3。经常不准、后错,甚至阻 2 月半,每腰痛,脉略细,苔薄微白,尖嫩红。

中医诊断:月经后期;西医诊断:多囊卵巢综合征

辨证:肾气不足,冲任失调。

治法:育肾调理。

处方:云茯苓 12g　大生地 10g　炒怀牛膝 10g　路路通 10g　山甲片 10g　王不留行 10g　麦冬 12g　降香片 3g　淫羊藿 12g　巴戟肉 10g　肉苁蓉 10g　7 剂

二诊:2004 年 12 月 24 日,时届中期,大便间日,余无所苦,苔薄质嫩红,脉略细,再拟育肾调理。

处方:云茯苓 12g　生熟地各 10g　仙茅 10g　淫羊藿 12g　鹿角霜 10g　巴戟天 10g　肉苁蓉 10g　制香附 10g　女贞子 10g　川芎 6g　川断 10g　14 剂

三诊:2005 年 1 月 7 日,经期将届,基础体温上升欠稳,脉细,舌中根微腻,边尖偏红,拟调冲任。

处方:炒当归 10g　生熟地各 10g　炒怀牛膝 10g　川芎 6g　白芍 10g　炒杜仲 12g　川断 12g　制香附 10g　女贞子 10g　淫羊藿 12g　肉苁蓉 10g　7 剂

四诊:2005 年 1 月 14 日,Lmp:2005 年 1 月 9 日,经行准期,量偏少,腰酸,基础体温双相不稳,脉略细,苔少,边有齿印,再拟育肾通络。

处方:云茯苓 12g　大生地 10g　怀牛膝 10g　路路通 10g　山甲片 10g　麦冬 12g　降香片 3g　淫羊藿 12g　巴戟肉 10g　桔梗 5g　青陈皮各 5g　7 剂

病例 2:韦某,女,26 岁,2010 年 3 月 30 日初诊。

病史:结婚 1 年未孕。患者 13 岁月经初潮。去年 2 月因工作压力增大心情抑郁后体重突然增加 10 余 kg,伴有月经延期,常 40～55 天一行。经量减少,色黯,夹有血块,痛经(+),6 天净。曾于外院诊断为多囊卵巢综合征,患者拒绝服用西药,予中药治疗(具体不详),效果不佳,月经仍延期而至。1 年前婚后一直未避孕至今未孕。血性激素:T:0.69nmol/L,E_2:122.0pmol/L,FSH:7.2IU/L,LH:14.1IU/L,P:0.8nmol/L,PRL:355.9mIU/L。B超:子宫大小:43mm×35mm×28mm,EN:5.7mm;右侧卵巢大小33mm×20mm×26mm,内见卵泡10个左右,最大卵泡约6mm×5mm×5mm;左侧卵巢大小33mm×21mm×24mm,内见卵泡10个左右,最大卵泡约6mm×5mm×5mm。刻下:Lmp:2010年3月22日,量偏少,色黯,块较多,小腹隐痛。形体较胖,平素疲惫身重,纳食少,寐尚可,二便调。舌淡黯,苔薄腻,脉细。

中医诊断:月经后期,不孕症;西医诊断:多囊卵巢综合征。

治法:补肾养血,化痰通络。

处方:黄芪15g 皂角刺20g 云茯苓12g 大生地10g 川芎6g 川石斛10g 路路通10g 白芥子5g 降香片3g 麦冬12g 青皮5g 陈皮5g 肉苁蓉10g 淫羊藿12g 7贴。另嘱每日测量基础体温及适当运动。

二诊:2010年4月10日,4月8日基础体温单相,诸症均减,精神转佳,苔薄质偏黯,脉细。再拟前法出入。

处方:黄芪15g 皂角刺20g 云茯苓12g 大生地10g 川芎6g 当归10g 川石斛10g 路路通10g 怀牛膝10g 白芥子5g 麦冬12g 青皮5g 陈皮5g 肉苁蓉10g 淫羊藿12g 7剂

三诊:2010年4月20日,4月15日基础体温上升3日,诸症显减,余无所苦,舌偏黯,苔薄,脉略细。拟育肾培元。

处方:云茯苓12g 生地10g 熟地10g 仙茅10g 淫羊藿12g 巴戟天10g 苁蓉10g 炙龟板10g 鹿角霜10g 女贞子10g 青皮5g 陈皮5g 白芥子3g 10剂。药后月经逾期未行,基础体温双相良好,升而不降,测尿HCG阳性,拟健肾安和中药续服。

病例3:兰某,28岁,2010年11月17日初诊。

病史:月经延期而行5年。既往多囊卵巢综合征病史5年,平素体胖,经常逾期,量少,50天至2月一行,2007年曾怀孕1次,孕40天时自然流产,后未避孕至今未孕。(2010年7月26日)B超提示多囊表现,血性激素:T:2.76nmol/L,E_2:856.3pmol/L,FSH:4.5IU/L,LH:15.2IU/L,P:1.4nmol/L,PRL:200.6mIU/L。Lmp:2010年9月29日,时逾中期,少腹两侧时有刺痛,经前乳胀,平素烦躁易怒,苔薄根稍厚,尖偏红,脉略沉细。

中医诊断:月经后期;西医诊断:多囊卵巢综合征

辨证:肾虚肝郁,络道欠畅。

治法:育肾理气化痰。

处方:云苓12g 大生地10g 仙茅10g 仙灵脾12g 巴戟肉10g 肉苁蓉10g 白芥子12g 青陈皮各5g 海藻10g 生山楂15g 女贞子

10g 14 帖

二诊:2010 年 12 月 8 日,Lmp:2010 年 12 月 1 日,据云月经逾期,量不多,腹痛消失,苔腻略黄厚,边尖偏红,脉略沉,拟育肾通络。

处方:云茯苓 12g 大生地 10g 砂仁 3g(后下) 怀牛膝 10g 路路通 10g 王不留行 10g 公丁香 2.5g 白芥子 5g 青陈皮各 5g 生薏苡仁 12g 仙灵脾 12g 巴戟肉 10g 7 帖

三诊:2010 年 12 月 15 日,Lmp:2010 年 12 月 1 日,时届中期,基础体温未升,日来带下拉丝,脉平,舌中根苔稍厚,再拟育肾培元。

处方:云茯苓 12g 生熟地各 10g 砂仁 3g(后下) 仙茅 10g 仙灵脾 12g 鹿角霜 10g 炙龟板 10g 巴戟肉 10g 肉苁蓉 12g 青陈皮各 5g 女贞子 10g 14 帖

四诊:2011 年 1 月 5 日,Lmp:2010 年 12 月 28 日,经期尚准,脉细苔薄微腻,拟化脂通络育肾。

处方:云茯苓 12g 苍白术各 6g 大生地 10g 怀牛膝 10g 川芎 6g 路路通 10g 王不留行 10g 皂角刺 20g 降香片 3g 仙灵脾 12g 肉苁蓉 10g 青陈皮各 5g 白芥子 6g 焦枳壳 5g 7 帖

五诊:2011 年 1 月 13 日,近感冒发热,2 天即退,时届中期,基础体温未升,脉略细,苔薄夹嫩红,有齿印,拟育肾调理。

处方:云茯苓 12g 大生地 10g 砂仁 3g(后下) 仙灵脾 12g 仙茅 10g 巴戟肉 10g 石楠叶 10g 鹿角霜 10g 炙龟板 10g 桔梗 4.5g 陈皮 5g 14 帖

六诊:2011 年 2 月 9 日,Lmp:2011 年 1 月 25 日,据云三月来经行准期,基础体温双相尚欠典型,脉略数,苔薄边尖赤,拟育肾培元,经前乳胀。

处方:云茯苓 12g 大生熟地各 10g 仙茅 10g 仙灵脾 12g 炙龟板 10g 鹿角霜 10g 巴戟肉 10g 肉苁蓉 10g 女贞子 10g 青陈皮各 5g 柴胡 4.5g 金铃子 10g 紫河车粉 6g(吞服) 10 帖

【按语】

近年来,多囊卵巢综合征的发病率呈上升趋势,不孕、肥胖和月经紊乱是其最常见的临床表现。对于本案不孕的治疗,蔡小荪教授采用育肾调周法,注重辨病与辨证相结合,采西学之理,运于方药之中,衷中参西,融会贯通。

对于由多囊卵巢综合征引起的闭经,他指出,闭经病机有虚有实,虚为血海空虚,来源不足。由于肾气(包括肾阴肾阳)不充,天癸无形之水不至,冲任不充盈,胞脉不通,以致血海空虚,无源可下,犹如油灯之燃,必基于燃油之盈,若油灯乏油,则火之再诱终不能燃也。因此,当补肾养血,血至而经自下。补肾实为治疗经阻难行的要旨。临床上一般采用以调为主,养血为先,理气为要。

病例 2 首诊时,患者形体偏胖,疲惫身重,晨起痰多,月经延期,量少有块,痛经,且正值经后期,当以化痰通络,补肾养血为要,促其卵泡生长和发育,故予多囊方加减治之,其中加路路通能利水通路,降香活血散瘀,均能增强全方活血通络之力。二诊时,基础体温仍单相不升,继以前法出入。三诊,患者 BBT 已升 2 日,治当育肾培元、助阳益精以健黄体。患者交接合时,终成功受孕。

病例 3 月经后期,蔡小荪教授指出本病病机为痰湿,肾阳虚是形成痰湿月经后期的主要因素,但有时痰湿表现并不突出,脉可沉细,正如内异症舌上瘀斑并不明显也是如此,临床表现与病证不符,当从证舍脉,应辨证气血不通。因此,蔡老提出 PCOS 的肥胖患者不管舌脉如何,仍认为其有痰湿,所以紫河车等血肉有情之品应尽量少用。本案患者亦是如此,但其除了肾虚痰湿外,尚兼有肝郁之象,故当以育肾理气化痰为主要治则,并采用周期调治法,于经后期育肾通络,经间期及经后期育肾培元,又虑痰阻胞宫,壅滞气血,导致经行逾期,另加入了皂角刺、路路通、王不留行等通络之品,以活血通络行经。

(付金荣 张静 指导:蔡小荪)

俞 瑾

俞瑾,1933 年生,江苏苏州人,复旦大学附属妇产科医院教授、博士生导师,全国和上海市名中医。在针刺促排卵、多囊卵巢综合征、子宫内膜异位症、更年期综合征、各类月经失调、闭经、不育、盆腔痛等疾病及疑难杂症方面有中西医结合诊治特长。从肾主生殖研究扩展提出了中医天人合一整体观、辨证观是人体生命网络体现的观点,并提出诊治妇产科疾病须和今后女性生殖健康的防治结合,辨病辨证及审因相结合、治疗与预防相结合、宏观与细胞分子水平微观相结合的方法,以微观证据补充中医辨证内容、以中医辨证内容补充西医诊断内容。共发表专业论文 150 篇(国外发表 18 篇)。已出版论著 32 部(国外 6 部),1981 年以来共获各级奖励 32 项。任上海医科大学学术委员会、专家委员会委员,上海医科大学妇产科医院学术委员、中西医结合科主任、上海市中西医结合月经病治疗协作中心主任,上海市领先专业中西医结合妇科重点学科带头人等。现任中国中西医结合学会妇产科专业委员会主任,第二军医大学长海医院中医科高级顾问,上海第二医科大学、澳大利亚悉尼大学客座教授、博士生导师,《生殖医学杂志》常务编委等。曾获市劳动模范称号及市巾帼奖,两次获得市三八红旗手称号等。

【诊治特点】

一、对 PCOS 的认识

俞瑾教授 50 余年专注于子宫内膜异位症、多囊卵巢综合征(PCOS)、不孕症等妇科病的研究,在中西医结合临床—实验—再临床的实践过程中,提出了对多囊卵巢综合征诊断和分型中西医结合治疗的观点,她认为,多囊卵巢综合征(PCOS)是个异质性病症,其神经、内分泌、代谢等方面的紊乱不仅使病人出现闭经、不孕、多毛、肥胖等症状,而且还影响到病人的生活质量,因此治疗中亦应包含今后预防保健的概念。此外,在治疗过程中应按不同年龄,不同情况采取不同措施:对青春期病人,应以调节神经、内分泌、代谢或抗雄激素过高为主,不多用促排卵药克罗米芬;对要求生育的病人,应在调整机体功能失调的基础上,以促排卵受孕为主;对已有生育的病人则以调节神经、内分泌功能,预防远期并发症为主。

俞瑾教授对多囊卵巢综合征的治疗总结出以下几个方面:①任何疾病都离不开人体生命网络的调控失常,多囊卵巢综合征的病根是雄激素过高。如果患者有 2 型糖尿病、高血压等的遗传因素存在,其生命网络的失调就易导致高雄激素高胰岛素的多囊卵巢综合征,使病情复杂。②人离不了外环境,日常饮食、精神压力、气候改变、各种理化因素和化学物品无不给人体身心带来影响,也使疾病的发展过程有所变化,最终需要采用综合治疗来应付原来就复杂的异常局面。③健康身心是个人的必需,预防比治疗重要。俞瑾教授认为孕妇在妊娠期注意适当饮食,避免过度肥胖,女性从幼童期就应注意素质训练,减轻心理压力,注意体育锻炼,避免肥胖,预防或减轻以后多囊卵巢综合征的发生。

二、辨证分型

俞瑾教授将多囊卵巢综合征分为以下两型:

1. **肾虚痰实型**　除月经稀少、闭经、多毛、不孕、肥胖、多囊卵巢外,病人常见腰痛、乏力、怕冷和少腹寒冷,白带少,痰多和身体发重,舌淡黯,舌苔薄腻,脉细或细滑。

2. **肾阴虚损,痰瘀互结型**　病人常有高血压或糖尿病等家族史,除月经稀少,闭经,多毛,不孕外,肥胖较明显,常见头晕耳鸣,腰酸膝软,口干,心烦,内热,便秘,舌黯红,脉细。

俞瑾教授认为为了治疗方便还可将 PCOS 如下分类:

(1)多囊卵巢综合征Ⅰa 型

病人增高的雄激素主要来自卵巢,血 T 升高或血 logT/E$_2$ 升高(≥0.97),LH/FSH 可≥2.5,部分有血泌乳素升高表现,对促排卵药物克罗米芬呈阳性反应,即基础体温可出现双相。

(2)多囊卵巢综合征Ⅰb 型

病人增高的雄激素来源于卵巢和肾上腺,体型粗短、肥实,双肩厚实、腰臀围比值>0.8。乳房增大,主要为脂肪,乳头较小,乳头旁没有粗毛。阴毛多,小腿长细长毛,大腿外上侧、下腹有白色皮纹,大腿皮肤粗糙,痤疮不多。外阴阴蒂可略大。常对促排卵药氯米芬(克罗米芬)无反应。血 T 水平升高外,尤其是 17α-羟孕酮(17α- OHP)和雌酮(E_1)/雌二醇(E_2)比值升高。

(3)多囊卵巢综合征Ⅱa 型

病人具有Ⅰa 型的表现外,尚有明显的向心性肥胖,上腹部脂肪多,故腰臀围比值明显增加。在腋下、项背、腰围及外阴区可见黑棘皮现象,口干明显,易于烦躁。病人常有高血压或糖尿病家族史。常对促排卵药氯米芬(克罗米芬)无反应。血睾酮水平升高,糖耐量试验正常,空腹胰岛素及释放试验水平升高。

(4)多囊卵巢综合征Ⅱb 型

病人除具有Ⅰb 型和Ⅱa 型的临床表现,肥胖和黑棘皮现象更为明显。血睾酮、17α- 羟孕酮、空腹胰岛素或(和)胰岛素释放试验明显升高。常对克罗米芬无反应。

上述多囊卵巢综合征Ⅰa 型和Ⅰb 型主要表现是雄激素过高,只是雄激素的来源方面有些不同,Ⅱa 型和Ⅱb 型主要表现是在雄激素增高水平同时,还有明显的高胰岛素血症或胰岛素拮抗现象。在临床上两者常有一定的交叉现象,因为高雄激素可引起高胰岛素,高胰岛素也可引起高雄激素,但归根结底,雄激素增高是本病的"根",如遇到糖尿病、高血压等遗传因素的"土壤",就会形成多囊卵巢综合征的"病三角",导致临床复杂的证候。

三、用药特点

(一) 中医治疗

1. 肾阳虚痰实型

治法:补肾化痰。

方药:黄精、仙灵脾、补骨脂、菟丝子、熟地、山药、皂角刺、山慈菇、昆布。

加减:胸闷,痰多恶心者,加厚朴、竹茹;畏寒肢冷者加附子、肉桂;乳胀加炒麦芽、柴胡。

2. 肾阴虚损,痰瘀互结型

治法:滋肾清热,化痰祛瘀。

方药:生地、白芍、龟板、知母、枸杞、当归、桃仁、制军、石菖蒲、皂角刺。

加减:痰多加昆布、海藻;胃部不适加吴茱萸。

另外,俞氏常用针刺促排卵。指征:经治疗后,患者月经中期透明白带增多,或卵泡长至 18mm 时,有中等水平血 E_2。选穴原则:补肝肾,调冲任。取穴:三阴交、中极、关元、子宫。方法:在经后阴道有适量分泌液或血 E_2 中等水平时,针刺以上穴位,平补平泻,留针 30 分钟,连续针刺 3~5 天。

(二) 中西医结合治疗

对于Ⅰa 型或克罗米芬阳性的患者,可考虑先单纯用中药治疗 2~3 个月。如治疗无效或对克罗米芬阴性的患者,需加用西药配合治疗。Ⅰa 型患者,可于月经第 6 天开始,加用少量炔雌醇(0.0125～0.025mg),共 20 天,并可于服药的最后 5 天,加服孕激素周期治疗;Ⅰb 型患者,除雌激素周期治疗外,可于月经第 1 天起,加用地塞米松每天 0.25～0.75mg,共服 10～14 天;Ⅱ 型患者,在 Ⅰ 型的基础上,加用二甲双胍 500mg,每日 3 次。如经上述中药或中西医结合治疗 3 个月,未有双相基础体温出现,但透明白带增多时,可加用针刺促排卵治疗;不孕患者也可在下个月经周期用克罗米芬(每天 50mg,共 5 天)促排卵治疗,俞氏不主张连续或加量应用克罗米芬促排卵,以免导致雌激素水平下降。如此次促排卵失败,则继续中药或中西医结合治疗"养"卵巢。

(三) 身心治疗

俞氏临床上非常重视身心治疗,针对每个患者不同的年龄、体质、情绪、饮食、文化、环境等因素的具体特点,进行有针对性的身心健康指导。首先介绍患者阅读她亲自编写的科普读物——《挂号费丛书——不孕症与多囊卵巢综合征》,使患者对疾病的发生发展和预后有科学的认识;然后指导患者如何合理地安排饮食、运动和作息时间,减少精神压力,以避免这些因素对本病的不利影响。这些工作的关键是使患者有较客观的自我定位,合理安排好生活与工作的关系,更多地关注自己的健康,在治疗中充分发挥主观能动性。在临床上她常说"患者才是自己治病的主人",医生实际上起到督促的作用,每次患者复诊,她都会问患者有没有坚持锻炼,有没有控制饮食等。当然在现在的社会环境下,坚持下来确实不容易,但当患者通过以上努力,加上药物治疗确实取得好的疗效后,就很容易坚持下来,并将终身受益。

【附:坤泰Ⅰ号

【组成】仙灵脾　贝母　补骨脂　菟丝子　皂角刺

【主治】多囊卵巢综合征属肾阳虚痰实型

坤泰Ⅱ号

【组成】生地　贝母　知母　龟板　白芍　当归

【主治】多囊卵巢综合征属肾阴虚损,痰瘀互结型

【典型病例】

病例 1:病人 22 岁,继发闭经 11 年,2002 年 6 月 15 日初诊。

病史:月经 9 岁初潮后,每 3 个月到 1 年来潮少量,开始服用雌激素、孕激素周期治疗,4 年以后被诊断为多囊卵巢综合征,连续服用氯米芬(克罗米芬)8 个月,开始基础体温呈双相反应,4 个月后即呈单相反应,医师将氯米芬加至每日 100mg,但基础体温只出现过 1 次双相反应。病人日益肥胖并在身体多处有黑色素沉积,即用中药治疗,服中药后月经仍不来潮,又服雌激素、孕激素治疗,如是又 3 年,家族中有高血压史,无糖尿病史,Lmp:2001 年 11 月 18 日,用孕激素后来潮量少,其母称其身上有一股"男人的气味"。

检查:身高 1.5m,体重 76.5kg,体型粗壮肥实,水牛肩,颈背、腰部、外阴、大腿内侧、手指关节处色素沉着。头发不多,偏油性。发音低粗。乳房较大,乳腺不多,乳头小,周围无毛。两下腹外侧及大腿上外侧皮纹明显,大腿皮肤粗糙,小腿毛细长,背上有痤疮。外阴未婚式,阴毛密,阴蒂稍增大,肛门检查子宫中位略小,两侧附件区软。肛超子宫内膜厚 4mm,卵巢体积>6ml,有多个小卵泡。血激素测定:LH:16IU/L,FSH:6IU/L,T:5.1ng/ml,E_2:53.1pmol/L,DHS:523.24μg/dl,17α-OHP:4.4ng/ml,皮质醇>755.3nmol/L,胰岛素释放试验明显升高,其他激素测定在正常水平,予氯米芬试验无反应。病人口不干,怕热,心不烦,白带少,舌淡黯,脉细,辨证属证属肾阴虚痰瘀互结型。

中医诊断:继发性闭经;西医诊断:多囊卵巢综合征Ⅱb型

辨证:肾阴虚痰瘀互结。

治疗:首先告知病人及家属上述病情,要求病人注意饮食适当控制及身体锻炼。按临床征象,予益肾化瘀痰法,处方同坤泰Ⅱ号方。服用 2 个月后,内热症状消失且转而怕冷。皮肤黑色素明显减退,痤疮消失,随服用坤泰Ⅱ号方加附子、肉桂,白带渐增,头发油性减少,氯米芬试验出现坡状上升的双相反应,体重已减少 3kg。音调转尖细,"男人气味"也消失。此后即予中药和地塞米松治疗,每 30～40 天月经自来,且基础体温呈双相反应,复测所有激素明显达到正常范围。1 年后身高增加 2cm,体重减少 15kg,水牛肩均消失,衣服均重新置备,黑色素均消失,继续巩固上述治疗,并相应减少药量,治疗 3 年,体重 50kg,身高1.52m,女性身材,婚后 2 月即妊娠,已正常生一女婴。

病例 2:某患者,30 岁,继发不育 1 年,2003 年 10 月 5 日初诊。

病史:已婚 4 年,因月经 2 个月 1 次,雄激素升高和 B 超检查确诊为多囊卵巢,被诊断为多囊卵巢综合征。曾经用雌激素、孕激素人工周期治疗,以后接受氯米芬治疗,当月妊娠,但停经 50 天阴道流血,B 超检查宫腔内有胚囊,未见胚芽而流产。1 年前又经上述治疗,但同样在用氯米芬治疗后,发生流产。Lmp:2003 年 9 月 10 日。家中外婆有糖尿病史。

检查:肥胖,腰臀围比值 0.94,乳房发育,乳头旁长毛,腋下、颈背部均有明显色素沉着。外阴已婚式,少量色素沉着,阴毛多,子宫中位正常大小,两侧附件区软。阴超子宫内膜 7mm,双侧卵巢体积>6ml,内有多个小卵泡。血激素测定:LH:6IU/L,FSH:10IU/L,T:0.75ng/ml,E_2:120.3pmol/L,胰岛素释放试验明显升高,其他激素测定均属正常水平。口稍干,心烦,白带时有透明状分泌物,量不多,无其他不适,舌淡黯,脉细,辨证为肾虚痰实。

中医诊断:不孕症;西医诊断:多囊卵巢综合征Ⅱa型

辨证:肾阴虚痰瘀互结。

治疗:嘱病人注意饮食调节和身体锻炼。先予益肾化瘀痰法,处方同坤泰Ⅱ

号方治疗 2 个月,并口服二甲双胍 500mg,每日 3 次,第 2 个月时诉有透明白带增多,基础体温坡状上升,呈双相反应,此时颈背部、腋部色素已减退。继续服药 2 个月,当超声测得一侧卵巢内卵泡生长到 16mm×16mm×17mm,病人宫口黏液丝长达 6cm 时,即予针刺促排卵治疗 3 天(方法如前述),停针 1 天时,基础体温明显上升,当月妊娠成功,后足月分娩一正常男婴。

病例 3:某患者,33 岁,婚后不孕 2 年半,2004 年 3 月 10 日初诊。

病史:病人于婚后 1 年无生育,在外院做子宫输卵管造影,报告为双侧输卵管极不通畅,经多次输卵管通液后,做人工授精结果失败,半年后又接受试管婴儿治疗,共放入宫腔两个胚卵,结果妊娠失败。月经 16 岁初潮,每月来潮两天,经量少,无痛经,婚后肥胖,家族中无肥胖、高血压、糖尿病史。上月自测基础体温呈单相反应。1 年来,经期 3~4 个月 1 次,量很少,白带更少,服中药 4 个月未觉有效,Lmp:2004 年 3 月 7 日。

检查:腰臀围比值 0.88,乳头旁无毛,右乳头少量乳汁挤出,颈背部及腋下少量黑色素沉着,外阴:已婚式,阴毛稍多,宫体中位正常大,偏硬,两侧附件区增厚,结节样,偏实,有轻度触痛。血激素测定:LH:3.24IU/L,FSH:12.07IU/L,PRL:13.8ng/ml,T:4.60ng/ml,E_2:86pmol/L,17α-OHP:1.97ng/ml,30 分钟后 12.80ng/ml,瘦素 22.70ng/ml,胰岛素释放试验轻度升高,其他激素测定在正常范围。病人诉心烦,乳胀,腰酸,乏力,口不干,舌淡黯,脉细,属肾虚瘀浊阻滞下焦。

中医诊断:不孕症;西医诊断:多囊卵巢综合征Ⅰb 型,双侧输卵管炎,子宫内膜异位症,卵巢功能低落

辨证:肾虚瘀浊阻滞下焦。

治疗:告病人病情,注意身体锻炼。先予坤泰Ⅱ号方加化浊祛瘀中药如败酱草、三棱等头煎口服,二煎灌肠,并给特制的外敷方,热敷下腹;同时周期性用中量雌激素,白带增多,Lmp:2004 年 5 月 12 日,基础体温呈单相反应,再加地塞米松治疗,当月即妊娠,妊娠 5 个月时,检验无唐氏综合征依据,已顺产一正常女婴。

【按语】

清代舒驰远《伤寒集注》中论"闭经"篇说:"有为湿痰占据胞胎者,其腹渐大,白带常来,饮食非如孕妇喜恶不常,且又无胎息可验。由其脾胃素虚,而生化之源为流饮窒塞,是以经血不行兼之肾阳不足,不能化气,而痰乃得占据胞胎。"俞瑾教授从其记载中受到启发,认为"肾虚痰实"是本病的基本病机。

本病多起病于青春期,正值二七之年肾气初盛而未全盛,天癸初至而未裕之际,如患者先天禀赋不足,家族中有高血压、糖尿病病史;或后天饮食不节,过食肥甘,脾失健运,不能化生气血以充养肾中精气;或精神紧张,肝失疏泄,影响肾

之封藏,均易损及肾中精气,致使肾中阴阳失衡。肾阳虚,不能温阳化气,水液停聚而成痰,血行迟滞而成瘀;肾阴虚,虚火内生,炼液为痰,虚火灼血,血稠而成瘀;痰瘀互结,聚于胞中,壅塞血海而致月经延后或闭经;"痰夹瘀血,遂成窠囊",则见卵巢增大,间质增厚;痰湿泛溢于肌肤,则见肥胖;痰瘀结于皮肤则色素沉着、黑棘皮;日久化热,发于面背部,则见痤疮,头面多油。临床上由于其饮食、体质、先天遗传等因素的不同,瘀血与痰浊可各有侧重,肾虚也有肾阴虚和肾阳虚的不同,临床需根据症状辨证施治。

　　俞瑾教授认为中西医结合的关键,是找到它们之间的对话点,这样才能相互融合,提高临床疗效。她以多囊卵巢综合征为突破点,经过临床上不断地总结实践,初步找到了中医临床证候与西医微观实验室检查间在多囊卵巢综合征这个疾病上的对话点。

　　从病因病机来看,她认为肾虚为本,痰、瘀为标;雄激素增高是本病的"根",如遇到高血压、糖尿病的"土壤",则易形成肥胖、胰岛素抵抗的"病三角"现象。两者间的对话关系如下图所示:

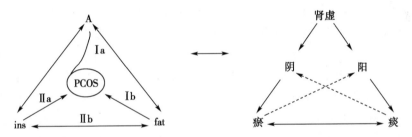

　　从辨证分型来看,通常肾阳虚型患者血 LH/FSH≥2.5,体内雌二醇水平不低,因此无口干、阴道干等现象;肾阴虚患者血 FSH/LH>1,雌二醇水平偏低,故常见口干、白带减少等现象。

　　临床上除注重中药的辨证施治外,也将这一理念引入到西药的运用上,不仅仅根据实验室检查的结果,还结合临床表现决定是否用药,用多大量,遇到临床表现与实验室指标不相一致时,主张根据具体情况或依据实验室结果或依据临床证候辨证处理。

　　病例1患者中医辨证当属肾阴虚痰瘀互结,阴虚生内热,则见怕热,虚火伤津本应见口干,但患者雄激素增高,并有肥胖,增高的雄激素可于外周脂肪等组织中转化为雌酮,故可见口不干,肾阴虚不能滋润阴窍,则见带下少,痰湿泛溢于肌肤则见肥胖,舌淡黯是有瘀之象。治宜益肾阴,活血化痰,药用坤泰Ⅱ号方加减,方中以生地滋肾养阴,贝母清热化痰为主药;知母泻无根之肾火而坚阴,龟板补肾滋阴,白芍养肝血,当归补血活血调经。本例患者身材矮胖粗壮,有水牛肩,头发油,乳头小,声音粗,有"男人气味";检查大腿有皮纹,皮肤粗糙,小腿毛长,阴毛多,阴蒂大,说明患者雄激素增高,且主要来源于肾上腺。另外,患者家族中有高血压病史,皮肤皱褶处有色素沉着,说明患者可能有胰岛素抵抗的现象,因此临床西医分型应为 PCOS Ⅱb 型,经实验室检查后得以证实:除来源于卵巢的睾酮升高外,来源于肾上腺的皮质醇、脱氢表雄酮、17α-羟孕酮也增高,且胰岛素释放试验明显升高。考虑到患者暂无生育要求,故首先单纯用益肾活血化痰的坤泰Ⅱ号方治疗,服用 2 个月后,内热症状消失且转而怕冷,遂继续以原方中加附子、肉桂阴阳双补。再次用克罗米芬后转为坡状上升的双相体温,说明患者体内雌激素水平有所回升,此时再加用地塞米松以抑制肾上腺来源的雄激素,其全身或(和)卵泡局部高雄低雌的状态得以改善,而恢复月经并有持续的排卵现象。多囊卵巢综合征患者除内分泌失调外,尚有代谢失调的现象,临床及动物实验证实,益肾化痰中药可降低雄激素及其受体,改善胰岛素增高现象,因此本例患者虽有明显的胰岛素抵抗现象,但并未加二甲双胍等胰岛素增敏剂,也同样取得了降低胰岛素,减轻体重的明显效果。

病例 2 患者中医辨证亦属阴虚内热,瘀痰交阻。西医分型当属 PCOS Ⅱa 型:血睾酮增高,肾上腺来源的 17α-羟孕酮、硫酸脱氢表雄酮等激素水平并不高,胰岛素释放水平明显身高;相应的临床上可见乳头旁有长毛,皮肤褶皱处有色素沉着,这类病人大多有高血压、糖尿病的家族史。推测其两次流产病史,也与其高雄激素高胰岛素的病理状态未得到纠正有关,高雄激素高胰岛素影响卵泡局部的微环境,导致卵母细胞质量下降而致。在用药方面,中药以益肾活血化痰为主的坤泰Ⅱ号方为主,临床与实验研究证实,此方可降低雄激素及其受体,并有间接的降低胰岛素的功能,西药则以降低胰岛素抵抗的二甲双胍为主,以间接降低雄激素,两方面相结合,患者高雄高胰岛素的状态得以改善,雌激素效能增加,卵泡发育功能逐渐趋于正常,出现白带增多现象,进而卵泡发育成熟,此时适时予以针刺促排卵,而得以排卵并妊娠。俞氏临床常说"不见兔子不撒鹰",针刺促排卵时机的把握很重要,由于本例患者血促卵泡雌激素水平偏高,卵巢功能偏低,因此当卵泡发育至直径17mm 左右时,即应进行促排卵治疗,不必等到卵泡长至 18mm。

病例 3 患者除多囊卵巢综合征症状外,尚有双侧输卵管不通畅,检查双侧附件区增厚压痛,结合腰酸、乏力,口不干,舌淡黯等临床症状,中医辨证当属肾虚瘀浊阻滞下焦。因此用药上,针对其主因肾虚痰阻,采用补肾化痰的坤泰Ⅰ号方治疗,方中以仙灵脾补肾助阳,贝母清热化痰为主药;补骨脂阴中生阳,菟丝子补肾益精,阴阳双补助仙灵脾补肾温阳之功;皂角刺活血化痰,通血脉。全方可使肾阳充而化气消痰以调经,并有改善卵泡雌激素微环境及雌激素受体的作用;兼顾次要因素,加用祛瘀化浊之品三棱、败酱草,作"臣""使"之用,并配合外敷、灌肠等多种治疗手段,增加对盆腔内血管功能、输卵管功能等的调节作用。因为卵泡功能的恢复和卵巢及其周围血流变化及纤维组织吸收亦有间接关系。西药的应用,以降低雄激素增加雌激素效能为主要原则,降雄激素一般用地塞米松,增加雌激素一般用炔雌醇周期治疗。雌激素的用量,除参考相应的血促卵泡刺激素和雌二醇水平外,本例患者尚有月经初潮年龄迟、附件炎症等因素,提示患者先天肾气不足,卵巢发育不良,卵巢功能低落,因此可在临床考虑适当加大雌激素的用量。

(潘芳　俞瑾)

曹玲仙

　　曹玲仙教授,1937 年生,1962 年毕业于上海中医学院。师承上海妇科名家唐吉父教授。1997 年被评为全国 500 位名老中医之一。担任全国第二、第三、第四届名老中医药专家学术经验继承班导师,上海市高层次中西医结合临床科研人才培养班导师。历任上海市中医药学会常务理事、中医妇科学会副主任委员,中国性医学学会副主任,上海市中西医结合诊治月经病诊疗中心副主任,《上海中医药杂志》编委,《中国中医药年鉴》编委,复旦大学附属妇产科医院(红房子医院)门诊办公室主任等职。致力于中医、中西医结合妇产科临床、教学、科研工作 40 余年,强调辨证施治,治法灵活,处方简洁精当。尊崇仲景,口吟手披,耽嗜典籍,著书立说,必以经典为据,而旁征博引。曹玲仙教授尊古而不泥古,主张以临床实践为准则,检验和发展中医理论,善于融古贯今,探幽发微,推陈致新。积极吸收西医学知识,采用"拿来主义",不断充实丰富中医内涵。遵循"医师不是医匠",要做到"熟"、"博"、"活"、"圆"四个字,"熟"能生巧,广"博"能融会贯通、触类旁通,"活"能通常达变,机"圆"法活,做到"有是证,用是法",实事求是,见微知著,辨病辨证结合,一病一证寻找规律,寻找变法。

【诊治特点】

一、对 PCOS 的认识

　　曹玲仙教授认为多囊卵巢综合征属慢性排卵功能障碍性疾病,临床表现为月经稀发、闭经、多毛、痤疮、肥胖、黑棘皮症及不孕等症状。其病因病机主要可归纳为以下几方面。

　　1. 肾虚为生痰之本　月经的产生和调节以肾为主导,肾主水,对维持体内津液代谢的平衡起着极为重要的调节作用。若肾虚气化失司,源源而来之五脏津精,不能蒸腾,则聚积为水湿,浸淫胞宫之脉络,占住血海,致经血不行。

　　2. 脾不运湿而为痰　肾虚而脾阳不振,运化失司,一则化生之源绝,有气虚血枯之变;二则脾主湿,脾土不运则湿动为痰。正如《景岳全书》所说:痰之化无不在脾,而痰之本无不在肾。脾生之痰助肾中水湿为虐,痰凝血瘀经血不行。

　　3. 痰为祸首　湿聚为痰,痰可随气升降流行,内居脏腑,外渗筋骨皮肉,病位广,病情缠绵复杂,变化多端。痰邪阻滞脉络,气血运行受累,冲任脉经气不利,经水难下或闭而不行。

曹玲仙教授认为该证从痰论治的依据是"肥人多痰",治痰还只是停留在治标,"痰"之源未去,其结果可想而知。众所周知,月经的产生是肾—天癸—冲任—子宫相互协调,并在全身脏腑、经络、气血协助下子宫定期藏泻的结果。故本病肾虚为本,脾运为困,血无以化,气无以行,痰湿孳生,体肥脑满,经血无源。

二、辨证分型

曹玲仙教授将本病大致分为以下两型:

1. 肾虚痰实型 除上述临床表现外,症见月经初潮晚,月经稀发、稀少、继发闭经,形寒肢冷,嗜睡乏力,腰脊酸楚,乳房发育差,大便溏薄,白带少或带下清稀。舌苔薄白、质胖、脉细软。治拟温补脾肾、涤痰调经。

方药:金匮肾气丸(《金匮要略》)合启宫丸(《医方集解》)。

组成:熟地12g 山萸肉12g 青礞石12g(先煎) 石菖蒲12g 当归9g 川芎9g 山甲片12g(先煎) 川断12g 菟丝子12g 仙茅12g 巴戟天12g 香附9g

方解:本方取金匮肾气丸温补肾阳及启宫丸化湿涤痰之意,方用熟地、山萸肉补肾;茯苓、礞石、菖蒲、香附化湿涤痰宣窍;甲片软坚消积,佐以当归、川芎活血行血调经;川断、菟丝子、巴戟天、仙茅加强补肾之力。全方配伍,补肾温阳以利气化,痰浊得除,胞宫得以启动,使卵泡得以生长发育,活血软坚使成熟卵泡得以排出而获效。

2. 痰湿阻滞型 除前临床表现外,伴月经稀发、稀少、继发闭经,嗜睡,身重,目眩,喉中有痰,吐之不尽,胸闷泛恶,纳谷欠佳。脉弦滑,舌苔薄白腻。治拟益气健脾,涤痰软坚。

方药:苍附导痰汤(《叶天士女科诊治秘方》)合四君子汤(《太平惠民和剂局方》)加减。

组成:党参12g 苍白术各12g 香附9g 茯苓12g 姜半夏9g 青礞石12g(先煎) 石菖蒲12g 皂角刺12g 冰球子12g 仙茅12g 当归9g 川芎9g

加减:若双卵巢增大,包膜厚者,加大贝母12g,制南星12g。若性情抑郁、乳房胀痛者,加娑罗子12g,广郁金9g,露蜂房12g,仙灵脾12g。若伴腹胀,便秘,舌黯,边有瘀斑、瘀点,脉细涩者,为痰瘀交阻,可用启宫丸合膈下逐瘀汤加减治疗。方解:本方用党参、白术益气健脾,脾健运化有权;苍术、茯苓、姜半夏、香附化湿理气,涤痰调经;礞石、菖蒲涤痰宣窍;角刺、冰球子涤痰软坚;仙茅温补肾阳;当归、川芎养血活血。全方配合以收化湿涤痰、活血理气、软坚调经之功。

三、用药特点

曹玲仙教授认为多囊卵巢综合征病因病机错杂,绝非单纯理气活血所能解决,治当审证求因、辨证论治。气血虚者,补益为通;寒湿滞者,温化为通;气血郁者,开郁为通。本病以痰瘀为邪,使气滞血凝,经闭不通,正所谓:"善治痰者,惟能使之不生,方是补天之手。"故诊治过程中当辨脾肾之偏重,以健脾补肾、涤痰软坚、活血调经为大法,灵活施治。

1. 壮肾阳助气化　肾中之水不能蒸腾气化而为痰湿,治当温润肾阳,以助其温化痰湿,祛除浊邪,还肾腑轻清灵动,则肾气得以上行。首选二仙汤,药物多选用仙茅、仙灵脾、巴戟天、锁阳、补骨脂、附子等温润壮阳补肾之品。

2. 健脾益气助运化　"诸湿肿满,皆属于脾",治宜健脾燥湿化痰,使痰祛而脾运得健。健脾多选用四君子类,药用党参、黄芪、茯苓、白术、半夏等;又因痰随气而升降,气壅则痰聚,气消则痰消,故祛痰的同时还当配伍理气之品,如枳壳、竹茹等。

3. 治痰先治气　因多囊卵巢综合征以痰瘀为患,脾肾阳虚为本,治疗首选苍附导痰汤,方中苍术为燥湿化痰要药,香附行三焦之气,二陈汤是治痰之通剂,菖蒲携远志涤痰开窍。若为陈年顽痰,则选用礞石滚痰丸,方中礞石为君药,重坠下气,攻逐顽痰;沉香调畅气机,速降下气,正所谓"治痰必先下气"之理;川芎行血中之气。诸药合用使痰消气血灵动,冲任脉经气通盛。

附:曹玲仙教授经验方——诱卵方

全方基本药物组成:党参、白术、茯苓、炙甘草、青礞石、石菖蒲、远志、当归、川芎、穿山甲、肉苁蓉、仙茅、仙灵脾、茜草、乌贼骨。为归肾丸合苍附导痰汤加减。全方集健脾温肾、涤痰开窍、软坚化浊、行气活血于一体,补消结合,使机体恢复化生、运化、泌泻之责,从而能正常排卵,重建月经周期。

曹玲仙教授临证灵活取裁,注重"以肝为先天",不忘常与疏肝养肝之柴胡、白芍、川楝子、娑罗子、郁金配伍运用。气虚者加党参、黄芪、升麻;阴虚加玄参、麦门冬、龟板;血虚加生地、熟地、山茱萸、枸杞子;痞闷加枳壳、苏叶;胀满加厚朴、大腹皮;眩晕头痛加天麻、钩藤;寒热往来加柴胡、黄芩。除擅治妇科疾病,对内科杂病也疗效不凡。

【典型病例】

病例1:周某,32 岁,女,门诊号:89—60511,初诊日期:1991 年 5 月 8 日(Lmp:1991 年 2 月 27 日,系用黄体酮后撤退)。

病史摘要:结婚 5 年余未孕。丈夫精液常规正常。月经稀发 18 年,初潮即起,甚则 5~6 个月一行,或须注射黄体酮后撤退,经量甚少,以往曾用 4 个周期克罗米芬治疗无效而来就诊。

检查:妇科检查:外阴阴毛略浓,少许布及肛门周围。阴道光,宫颈轻糜,宫体中位,正常大小,两侧附件阴性。1988 年气腹摄片提示宫体无特殊,双侧卵巢对称性增大,左卵巢 3.5cm×2.1cm,相当于子宫体 1/3 大小,右卵巢 3.5cm×

3.2cm,相当于子宫体1/2大小。阴道涂片示中层细胞为主,表层少,伊红细胞5%~10%。目前停经3月余,形体肥胖,嗜睡乏力,形寒畏冷,头晕腰酸。舌苔薄白、质淡胖,边有齿痕,脉沉细。

中医诊断:月经后期;西医诊断:原发性不孕症,月经稀发,多囊卵巢综合征待排

辨证:肾虚痰阻。

治疗:(1)测基础体温。

(2)中药温肾化湿、涤痰软坚、活血通经。药用熟附片、肉桂、熟地、山萸肉、当归、白芍、礞石、菖蒲、川芎、香附、虎杖、马鞭草、牛膝。

(3)复方黄体酮使之撤退性流血。

(4)撤血第5天测血FSH、LH、E_2、T、PRL。

经治疗后于5月16日月经来潮,经量中等。继用上法治疗,方用熟附片、肉桂、熟地、山萸肉、当归、白芍、礞石、菖蒲、甲片、苁蓉、菟丝子、石楠叶。月经中期加桃仁、红花,经前加香附、牛膝。服药一个周期,月经过期依然未行,基体温单相。实验室检查:FSH:5.1mIU/ml,LH:15.9mIU/ml,E_2:178pmol/L,LH/FSH>3,PRL:290.5μg/L。符合多囊卵巢综合征诊断。仍守原法,再用复方黄体酮撤退,并用益肾、活血化瘀、通经之品治疗。7月1日月经来潮后续用温肾涤痰、活血调经法。后于8月2日月经来潮,基础体温示黄体不健。继续守方加减治疗。

疗程疗效:经4个周期调理,月经周期45~60天1次,经期5~7天,经量中等,其中2个周期基础体温双相,1个周期单相,1个周期双相不典型。末次月经1991年5月17日后即妊娠,于1992年3月足月分娩一女婴。

病例2:傅某,女,22岁,未婚。2000年10月7日初诊。

主诉:月经稀发7年余。

现症:11岁初潮,月经刚开始半年周期尚准,痛经(+),继而月经稀发,约2~4个月一行,1年后渐致闭经,须用性激素治疗方能行经,停药后病情依然。现停经将近3个月,形体略胖,嗜睡乏力,夜寐梦扰,腰脊酸楚,脉细软,舌苔白腻,质胖,边有齿印。妇科检查:外阴:阴毛女性分布,较浓密,布及肛周及脐中线,色素沉着。宫体:中位,正常大小。附件:未及明显异常。

中医诊断:月经后期;西医诊断:多囊卵巢综合征

治法:健脾温肾、涤痰软坚、行气活血。

处方:党参12g 苍术12g 白术12g 青礞石12g 石菖蒲12g 香附9g 枳壳12g 茯苓12g 远志9g 当归12g 川芎9g 仙茅12g 巴戟天12g 茜草12g 马鞭草12g 乌贼骨12g 虎杖12g 14剂,常法煎服。

复方黄体酮5支,每次1支,肌内注射,日1次。

二诊:2000 年 10 月 21 日,Lmp:2000 年 10 月 16 日,复方黄体酮撤退性出血,量中,无腹痛,体胖嗜睡,神疲乏力,入夜难眠,寐而梦扰,腰酸腿软,脉细软,舌胖边有齿印,苔薄。守前法出入。

处方:党参 12g 白术 9g 青礞石 12g 石菖蒲 12g 远志 9g 茯神 12g 酸枣仁 12g 当归 12g 川芎 9g 穿山甲 6g 肉苁蓉 12g 仙茅 12g 巴戟天 12g 菟丝子 12g 艾叶 6g 香附 12g 14 剂

三诊:2000 年 11 月 3 日,适值月经中期,白带少许,基础体温未升,精神略增,夜寐改善,苔脉同前。守原法,原方加减。

处方:党参 12g 白术 9g 青礞石 12g 石菖蒲 12g 茯神 12g 远志 9g 当归 12g 川芎 9g 桃仁 12g 红花 6g 穿山甲 6g 肉苁蓉 12g 仙茅 12g 淫羊藿 12g 巴戟天 12g 茜草 12g 香附 9g 14 剂

四诊:2000 年 11 月 18 日,Lmp:2000 年 11 月 15 日,量少,基础体温单相,伴少腹隐痛,苔脉同前,用药已见效,故施原法。原方 28 剂。

五诊:2001 年 1 月 20 日,Lmp:2000 年 12 月 15 日,经期 5 天,量中少,基础体温上升 9 日。苔脉同前。

处方:党参 12g 白术 12g 青礞石 12g 石菖蒲 12g 当归 12g 川芎 9g 仙茅 12g 淫羊藿 12g 肉苁蓉 12g 锁阳 12g 续断 12g 菟丝子 12g 茜草 12g 香附 9g 14 剂

六诊:2001 年 2 月 3 日,Lmp:2001 年 1 月 25 日,经期 6 日,量中,基础体温双相,上升 12 日,伴腹痛,适值月经中期,无白带,嗜睡又起,两上臂外侧皮肤粗糙触之碍手,脉细苔薄。施原法。后坚持治疗半年,月经 2 个月一潮,量均中多,且每个周期体温均呈双相。现已停药 1 年,月经如常。

病例 3:高某,女,26 岁,已婚,初诊:2009 年 6 月 26 日。

病史:婚后 3 年余未孕月经虽尚准,偶有稀发,但经量甚少已 14 年。此次停经近 5 个月,病起于考试紧张所致。以往曾服妈富隆 3 个月。形体肥胖,心烦易怒,神疲乏力,油发、脱发,必须 2 天洗 1 次头。身高:162cm,体重:75kg。月经 30～50 天一行,经行 5～7 天,Lmp:2009 年 2 月 10 日,经行 4 天,量少。舌偏红苔薄,脉细弦。

内分泌:FSH:6.10mIU/ml,LH:4.81mIU/ml,PRL:10.20ng/ml,E_2:44.0pg/ml,T:0.54ng/ml。糖耐量及胰岛素释放试验结果如下:

	$0'$	$30'$	$60'$	$90'$	$120'$
OGTT(mmol/L)	4.6	8.6	10.8	7.7	6.0
Ins(μIU/ml)	42.18	291.0	403.0	335.6	221.20

中医诊断:不孕症,月经后期;西医诊断:原发性不孕症,多囊卵巢综合征

证属:肝经郁热。

治法:清肝养血,活血调经。

处方:丹栀逍遥丸加减。

柴胡 12g　当归 12g　白芍 12g　娑罗子 12g　生地 12g　黑山栀 12g 广郁金 12g　薄荷 6g　桃仁 12g　红花 12g　仙茅 12g　仙灵脾 12g　远志 9g　菖蒲 12g　茜草 12g　益母草 12g　14 付

二诊:2009 年 8 月 7 日,Lmp:2009 年 7 月 14 日,安宫黄体酮撤退性出血。经期将临,BBT 单相,无所苦,舌边尖红苔薄,脉细软。B 超:脂肪肝。甘油三酯:3.32mmol/L(升高),高密度脂蛋白:0.9mmol/L(降低)。

处方:党参 12g　枸杞子 12g　龟板 12g　生地 12g　知母 12g　石膏 12g　石斛 12g　瓜蒌 12g　当归 12g　白芍 12g　仙茅 12g　仙灵脾 12g 桃仁 9g　石菖蒲 12g　生山楂 12g　茵陈 15g　茜草 12g　益母草 12g　14 付

另嘱其体育锻炼,调控饮食,减轻体重。

三诊:2009 年 8 月 21 日,Lmp:2009 年 7 月 14 日,经行 6 天,量中,安宫黄体酮撤退性出血。月经落后未行,少量阴道流血 4 天,少腹隐痛,腰脊酸楚,舌边尖红苔薄,脉细软。

处方:党参 12g　枸杞子 12g　龟板 12g　生地 12g　当归 12g　白芍 12g　女贞子 12g　墨旱莲 12g　石斛 12g　瓜蒌 12g　蒲黄 12g　槐花 12g 刘寄奴 12g　茜草 12g　仙鹤草 12g　益母草 12g　7 付

四诊:2009 年 10 月 9 日,Lmp:2009 年 9 月 27 日,经行 5 天,量中,BBT 双相,体重减轻 2kg。月经落后而行,腹痛 1 天,现值中期,无所苦,苔薄,脉细软。前法已经见效,再予原法出入。

处方:党参 12g　枸杞子 12g　龟板 9g　生地 12g　知母 12g　川黄柏 9g　石斛 12g　瓜蒌 12g　当归 12g　白芍 12g　山楂 12g　绵茵陈 15g 川断 12g　菟丝子 12g　仙灵脾 12g　巴戟天 12g　杜仲 12g　桑寄生 12g　14 付

如此治疗:Lmp:2009 年 10 月 27 日,经行 7 天,量中,BBT 双相;Lmp:2009 年 11 月 29 日,经行 4 天,量中,BBT 双相。

五诊:2010 年 1 月 3 日,Lmp:2009 年 11 月 29 日,BBT 上升 17 天,无所苦。尿 HCG(+),β- HCG:3937.0mIU/ml,P:75.16ng/ml,E_2:1617pg/ml。

随访:春节前腹式超声:宫内早孕,可见胎心。

【按语】

病例 1 中可见,本病病机虚虚实实难辨轻重,临床必须根据症状表现寻根问

底,从病根入手,方能化痰软坚以解冲任胞宫之索,冲任胞宫清利则经血按期而行。曹玲仙教授在治疗多囊卵巢综合征这一妇科疑难病证时,不墨守成规,并结合西医病理学机制,一方面从整体入手调节脏腑气血阴阳,一方面辨病论治重用化痰活血剂,双管齐下,故常获得极好的疗效。

病例2中患者服药前半年,月经能2个月一行,并见排卵双相体温,但病情反复。半年后月经按月来潮,并每个周期体温呈双相。1年来除经前略加活血通经之品。余未作改动。停药1年,患者因患他疾来诊,月经如常。曹玲仙教授认为因其病因病机错杂,绝非理气活血能解决的。还当审证求因,气血虚者,补益为通;寒湿滞者,温化为通;气血郁者,开郁为通。多囊卵巢综合征以痰瘀为邪,使气滞血凝,经闭不通,但施以理气化痰,活血通经法,收效甚微。痰的形成根源在脾肾,只化痰而不顾脾肾,徒劳。正所谓"善治痰者,惟能使之不生,方是补天之手"。诊治过程中还当辨脾肾之偏重,灵活施治。立健脾补肾,涤痰软坚,活血调经之法治之,药到经行,疗效甚佳。

病例3中该病患结婚3年余未孕。月经量少,甚则闭经已14年。BBT单相,均须用药物撤退。形体肥胖,脱发、油发必须2天洗1次头。西医诊断为多囊卵巢综合征(高睾酮、高胰岛素),曹师根据病患的病症分两个阶段经行治疗。第一阶段:从清肝养血、活血调经治疗,采用丹栀逍遥丸佐以山楂、绵茵陈,药后心烦易怒等诸症改善,心情得以平静,复查肝功能恢复正常范围;第二阶段:用滋阴降火、益肾调经之品,采用大补阴丸合刘奉五瓜石散佐以益肾养血调经之品,使其出现"的候"期得以排卵,同时嘱其体育锻炼,调控饮食,减轻体重。前2个月用安宫黄体酮调整周期,第3个月月经落后而行能自行来潮,第4个月则能排卵,末次月经11月29日后即怀孕。

(俞而慨　张静　指导:曹玲仙)

李祥云

李祥云,1939年出生,男,教授、主任医师,1964年毕业于上海中医学院,师承陈大年、沈仲理、庞泮池等上海妇科名家,从医近50载,曾在上海第一医学院附属妇产科医院等处系统学习西医,衷中参西,古今贯通。历任上海中医药大学专家委员会、学位评定委员会委员,龙华医院妇科教研室主任,上海市中医妇科学会副主任委员,现任上海市中医妇科学会顾问,《上海中医药杂志》编委等职。

李祥云教授在学术上率先提出"肾亏瘀阻"的观点,擅长治疗不孕症、子宫内膜异位症、输卵管梗阻不通、月经不调、更年期综合征、妇科奇难杂症、男性不育症、男女性功能障碍等,被病家誉为"送子公公"。先后编著《不孕与不育的中西医治疗》、《女性性器官出血》、《奇难怪病治愈集》、《李祥云治疗妇科病精华》等数部著作,任副主编及参加编写的著作有《中国医籍大词典》(妇产科部分)、《中国大百科全书·中国传统医学》、《中医治愈奇病集成》等三十余部,创立了很多有效方剂,有的被收录在国家级规划教材《中医妇科学》内。曾多次到美国、新加坡及台湾等地区讲学及学术交流,被收录在《中国当代中医名人志》、《中国当代中西名医大辞典》等多种名人辞典中。

【诊治特点】

一、对 PCOS 的认识

(一)降体重治疗

由于肥胖本身在 PCOS 发病中的重要作用,肥胖可加重高雄激素症,并与无排卵、流产、妊娠晚期并发症等密切相关。同时肥胖亦可引起并加重胰岛素抵抗和内分泌代谢紊乱。金元朱丹溪认为:"躯脂满闭经";《女科切要》:"肥白妇人,经闭而不通者,必是湿痰与脂膜壅塞之故也";《医宗金鉴·心法要诀》:"女子不孕之故,或因体盛痰多脂膜壅塞胞中而不孕";清·舒驰远《伤寒集注》:"湿痰占据胞胎者,其腹渐大。白带常来,饮食非如孕妇喜恶不常,又无胎息可验,由其脾胃素虚,而生化之源为留饮窒塞,是以经血不行,兼之肾阳不足,不能化气,而痰乃得占据胞胎。"李教授认为本病形成的原因主要是肾虚痰浊,先天不足,肾气亏损,冲任失调。又因过食肥腻,脂膜壅塞,经不下行之故。李教授主张,控制体重尤其是减少内脏脂肪细胞,对肥胖的 PCOS 患者非常重要,减轻体重可改善PCOS患者内分泌环境,减轻痤疮、多毛,恢复正常月经,减少远期并发症的发生。主张通过摄入低热量饮食,增加体育锻炼,改变生活方式和饮食结构来减轻体重—包括戒烟、戒酒以这种方法既疗效明显、经济实惠,且对改善生活方式有积极意义。临床观察肥胖 PCOS 患者体重减轻 5% 后,极大部分可以恢复正常月经,其中 50% 能自然或在中药干预下受孕,同时改善血脂、高胰岛素和高雄激素血症。

(二)中药治疗

中医历来有"肾藏精,主生殖"的理论。肾为天癸之源、冲任之本、气血之根,《傅青主女科》谓"经本于肾","经水出诸肾","经原非血,乃天一之水,出于肾中。"依照中医辨证与辨病相结合的治疗原则,李教授主张凡或禀赋不足,精气未充,肝郁肾虚,天癸匮乏,再是久病伤肾,精不化血,冲任失养,而致月经紊乱或闭经者,当治从补肾化痰,调理冲任,再对兼证阴虚火旺,肝经湿热者标本兼顾,随证加减,以达医疗干预,促进健康,调节下丘脑—垂体—卵巢轴(HPO)的目的。本病常用治则方药有益肾调冲(右归丸《景岳全书》)、滋肾养阴(瓜石散《刘奉五医案》)、清肝泻火(龙胆泻胆汤《医宗金鉴》)、益肾疏肝化痰(补肾逐瘀汤——自拟)。

二、辨证分型

依照中医辨证与辨病相结合的治疗原则,李教授将本病常分下述四型:

1. **肾气亏损型**　月经不调,经量少,色淡质稀,渐至闭经,或周期紊乱,经多淋漓;多毛,婚后不孕,伴腰膝酸软,头晕耳鸣,身疲倦怠,形寒肢冷,舌淡苔薄,脉沉细。测基础体温多为单相。妇检:子宫偏小,卵巢增大。

治法:益肾调冲。

方药:右归丸加石楠叶、仙茅。

2. **阴虚内热型**　月经稀发,或淋漓不断,毛发增多,不孕,口干欲饮,大便干结,舌红苔薄黄。测基础体温单相,或上升不良状。血内分泌测定,LH/FSH≥3,雄激素增多。

治法:滋肾养阴,清热调经。

方药:瓜石散(《刘奉五医案》)。全瓜蒌、石斛、黄连、天花粉、瞿麦、麦冬、龟板、生地、牛膝、车前子、益母草、知母。经水不行加红花、泽兰、泽泻;月经淋漓加失笑散、参三七。

3. **肝经湿热型**　月经稀发或闭经,带下增多,色黄味腥,胸胁胀痛,心烦易怒,口苦咽干,大便秘结。苔薄黄,脉弦细。

治法:清肝泻热,除湿调经。

方药:龙胆泻肝汤加减。龙胆草、山栀、黄芩、柴胡、川楝子、白术、白芍、泽泻、生地、甘草。

4. **肾亏痰阻型**　月经稀发,量多或闭经,经行腹痛,腰酸乳胀,频发痤疮,形体肥胖,精神萎靡,神疲乏力,胸闷痰多。苔薄腻,脉细。测基础体温多为单相。

治法:补肾祛痰,活血调经。

方药:归肾慈皂汤(自拟方)。当归、熟地、山药、杜仲、山萸肉、菟丝子、紫石英、仙灵脾、巴戟天、山慈菇、皂角刺、夏枯草、象贝母。精神萎靡加黄芪、丹参;腹冷加肉桂、小茴香。

5. **肾虚血瘀型**　月经稀发,量多或闭经,经行腹痛,腰酸乳胀。舌质微紫,苔薄,脉细弦。测基础体温多为单相。

治法:补肾祛瘀,活血通经。

方药:补肾逐瘀汤(自拟方)。当归、熟地、山茱萸、仙灵脾、肉苁蓉、锁阳、胡芦巴、泽兰、三棱、莪术、夏枯草、香附、延胡索、丹参。经量多加岗稔根、炒地榆;经行有血块加参三七、红花。

三、用药特点

中医认为,"肾为先天之本",是天癸之源、冲任之本,气血之根,是月经产生的动力和基础,"肾主生殖"、"经水出诸肾"。李教授提出多囊卵巢综合征以"肾亏瘀阻"为主要病机,认为治疗本病重在补肾,以补肾调经促孕为治疗大法,通过补肾益精、益气养血,充填冲任血海,佐以清肝活血,化痰软坚,促使排卵。充分发挥中药调理生殖功能和内分泌代谢的优势,调整肾—天癸—冲任—胞宫生殖轴的功能,并以肾虚为本,痰湿血瘀为标,标本兼治,故能用药如鼓应桴,直中肯綮。

在具体治疗上,针对多囊卵巢包膜厚的特征,应使用软坚散结的药,如:夏枯草、威灵仙、象贝母、皂角刺、海藻带(各),配合活血药三棱、莪术、红花、桃仁、川牛膝、地鳖虫等,对卵巢囊壁有腐蚀消散作用,使之变薄、破裂,易于成熟卵泡正常排出。柔肝益肾的附子、肉桂、仙灵脾、肉苁蓉、菟丝子、杜仲则有利于提高体内 HCG 水平,促使 LH 下降,前列腺素升高,卵泡周围肌纤维收缩,使卵泡囊内压升高,对排卵有一定促进作用。同时李教授认为附子、桂枝、紫石英能促进子宫发育;白术芍(各)、生地、熟地、首乌、仙灵脾、枳壳、菟丝子、肉苁蓉、枸杞子可改善黄体功能,在治疗多囊卵巢并发不孕的症候中对女性下丘脑—垂体—肾上腺轴起到了双向调节的关键作用,从而使任通冲盛,月事以时,并达到妊娠的作用。

近年来研究表明,日常生活饮食、运动、精神压力、抽烟、饮酒等与本病的发生密切相关,特别是肥胖型的 PCOS 患者,高能量摄入、饮食结构紊乱,脂类和碳水化合物摄入过多及蛋白质构成比相对不足等的生活方式,直接影响到了患者 PCOS 的发生发展,故在临床治疗上要重视生活方式对 PCOS 的影响。

【典型病例】

病例 1:张某,女,28 岁。初诊:2005 年 12 月 6 日。

病史:结婚 3 年未孕。经行量少,色红夹小血块,经行腰酸,伴有痛经,乳胀。测基础体温双相,但黄体功能不全。2005 年 3 月在妇产科医院做腹腔镜检查发现双侧卵巢增大,血内分泌检查:LH:35IU/ml,FSH:9IU/ml,曾用氯米芬及 HCG 治疗,症状未见明显好转。带下色黄,伴心烦易怒,胸胁胀痛,口苦目眩,大便秘结,苔薄黄,脉弦细。男方精液常规正常。月经史:16,3/35~70 天,Lmp:2005 年 10 月 2 日。妇科检查:外阴已婚式,阴毛密集连及肛门,阴道无异常,宫颈光滑,宫体后位,略小,活动,两侧附件均触及卵巢。

中医诊断:不孕症;西医诊断:多囊卵巢综合征

病机:肝肾不足,气滞血瘀。

治法:柔肝益肾,活血理气调经。

处方:生地 12g　麦冬 9g　八月札 9g　香附 12g　黄连 6g　龟板 18g 川牛膝 12g　山茱萸 12g　益母草 15g　知母 9g　黄柏 9g　当归 9g　川芎 4.5g　鸡血藤 15g　红花 9g　泽兰泻各 12g　三棱 9g　莪术 9g　夏枯草 12g

二诊:2005 年 12 月 20 日,Lmp:2005 年 12 月 12 日,经前腹痛,经行量少,刻下腰酸带下色白,基础体温未升,苔薄,脉细弦。治法:益肾养血,调理冲任。

处方:生熟地各 12g　鸡血藤 12g　菟丝子 12g　仙灵脾 12g　香附 12g

山药 15g　巴戟天 12g　首乌 9g　象贝母 9g　杜仲 15g　紫石英 15g　丹皮参各 12g　赤芍 9g　鸡血藤 15g　八月札 9g　娑罗子 9g　枸杞子 12g

三诊:2006 年 1 月 30 日,Lmp:2006 年 1 月 18 日,现值期中,基础体温未升,大便干结,小腹隐痛,时有腰酸。苔薄,脉细。治法:补肾化瘀,清肝养血。

处方:当归 9g　鸡血藤 12g　熟地 12g　肉苁蓉 12g　菟丝子 12g　香附 12g　山药 15g　巴戟天 12g　首乌 9g　丹皮参各 12g　赤芍 9g　莪术 9g　三棱 9g　地鳖虫 12g　黄芪 12g　党参 12g　红花 9g　桃仁 9g

以后按照上述方法调理半年,月经能按时来潮,痛经等症状减轻,基础体温双向,继续治疗。

四诊:2007 年 1 月 3 日,自诉腰酸,神疲乏力,Lmp:2007 年 11 月 30 日,现月经过期未行,基础体温高相 18 天,尿 HCG 阳性,诊断早孕,采用保胎治疗。

病例 2:朱某,女,24 岁,未婚。初诊:2007 年 1 月 23 日。

病史:患者反复闭经 2 年,每用激素治疗后方行。口唇出现须毛,乳房较前变小。2006 年 10 月 B 超示双侧卵巢呈多囊性,右侧增大。2006 年 11 月在妇产医院检测血内分泌:LH:23.1IU/L,FSH:7.2IU/L,E_2:123.1pmol/L,T:126nmol/L,LH/FSH>3。经行有少腹疼痛,腰酸,白带量少,苔薄,脉细。月经史:16,5～7/40～60 天。妇科检查:外阴未婚式,阴毛密集,连及肛周,脐周少量毛发,乳晕长有毛发。肛检子宫略小,后壁触及结节,右侧触及卵巢。

中医诊断:月经后期;西医诊断:多囊卵巢综合征

病机:肾阳不足,冲任失调。

治法:益肾养血,调理冲任。

处方:当归 9g　川芎 6g　泽兰泻各 9g　益母草 30g　川牛膝 12g　苏木 9g　柴胡 9g　八月札 12g　附子 9g　桂枝 6g　炒扁豆 12g　山药 15g　仙灵脾 30g　红花 9g　肉苁蓉 12g　菟丝子 12g

二诊:2007 年 2 月 10 日,Lmp:2007 年 2 月 5 日,量少,色黯,腹胀腰酸,苔薄,脉细。治法:益肾养血,清肝调经。

处方:红花 9g　香附 12g　当归 9g　肉桂 3g　鸡血藤 15g　枸杞子 12g　熟地 12g　菟丝子 12g　柴胡 9g　黄芩柏各 9g　仙灵脾 30g　肉苁蓉 12g　八月札 12g　娑罗子 12g　苏木 9g

三诊:2007 年 3 月 3 日,再次基础体温上升 11 日,月经将行,少腹胀满,腰酸乳胀。苔薄,脉弦。治法:清肝益肾,活血调经。

处方:当归 9g　川芎 6g　熟地 12g　桃仁 9g　益母草 30g　仙灵脾 12g　苏木 9g　莪术 9g　丹皮参各 9g　柴胡 9g　川牛膝 9g　天花粉 9g　香附 9g　川楝子 12g　熟地 12g

按上述方法调理半年,基础体温双相,月经能按时来潮,测性激素均在正常范围。

病例 3：女，32 岁，未婚。于 2009 年 2 月初诊。

病史：月经愆期，外院拟诊多囊卵巢综合征 1 年。月经史：14，7～10/40～80 天，自初潮起月经常延期 10 天左右，因未及时医疗，逐渐出现闭经。2008 年在某妇产医院检测血生殖内分泌（月经第 3 天）：LH：23.7IU/L，FSH：7.5IU/L，E_2：124pmol/L，DHS：126nmol/L，LH/FSH＞3。B 超检查：子宫未见明显异常，双侧卵巢可见多个小卵泡。曾经服用安宫黄体酮、氯米芬治疗无效，Lmp：2008 年 11 月，目前尚无行经之意，带下量少，形体肥胖，近 3 年来体重增加 20kg，平时胸闷纳呆，眩晕乏力，苔薄腻，脉细。

中医诊断：月经后期；西医诊断：多囊卵巢综合征

病机：肾虚痰阻，胞脉瘀滞，冲任失养，经血不下。

治法：养血活血，理气通经。

处方：当归 9g　川芎 5g　熟地 12g　川楝子 15g　延胡索 5g　桃仁 9g　红花 9g　附子 9g　桂枝 5g　益母草 30g　川牛膝 12g　三棱 9g　莪术 9g　凌霄花 12g　马鞭草 12g　皂角刺 12g　夏枯草 12g　14 帖

嘱参加有氧运动，促进新陈代谢，采用低脂或无脂肪饮食，保持大便通畅，心情乐观开朗。

二诊：2009 年 2 月 28 日，Lmp：2009 年 3 月，量中，色黯红，无血块，腰酸乳胀，头晕目眩，舌边尖红，苔薄黄，脉细。治法：益肾养阴，清热调经。

处方：党参 12g　黄芪 15g　山药 15g　生熟地各 12g　首乌 12g　大小蓟草各 15g　鸡血藤 15g　山茱萸 12g　生大黄 6g　乌贼骨 12g　生茜草 6g　黄芩 9g　黄柏 9g　知母 9g　白术芍各 12g　14 帖

三诊：2009 年 3 月 15 日，基础体温上升 4 日，上升良好，无腰酸，略有便秘，苔薄腻，脉细。治法：补肾祛痰，活血软坚。

处方：当归 12g　仙灵脾 30g　枸杞子 15g　红花 9g　菟丝子 12g　熟地 12g　鸡血藤 15g　肉苁蓉 12g　肉桂 3g　夏枯草 12g　栀子 9g　柴胡 9g　黄柏 9g　生大黄 6g　火麻仁 12g　全瓜蒌 12g　7 帖

四诊：2009 年 3 月 22 日，基础体温上升 11 日，月经将行，少腹略胀，苔薄，脉细小弦。治法：益气养血，活血调经。

处方：当归 12g　川芎 5g　熟地 12g　香附 12g　川楝子 12g　白术芍各 9g　丹参 9g　岗稔根 15g　仙鹤草 15g　炒地榆 15g　乌贼骨 12g　生茜草 6g　7 帖

按上述四诊方药周期性调治，基础体温双相，月经按月而至。3 个月后复查性激素，均在正常范围。患者 2010 年结婚，婚后即孕，正常分娩。

病例 4：女，30 岁，已婚，于 2011 年 3 月 17 日初诊。

病史:患者结婚 3 年,未避孕而未孕,男方精液常规检查正常。月经史:15,4～5/45～60 天,Lmp:2011 年 1 月 27 日,月经延后、量少、色红夹小血块,经行腹痛,乳胀。生育史:0-0-0-0。2009 年在妇产医院诊断性刮宫,提示黄体功能不全。2011 年腹腔镜检查发现双侧卵巢增大,在妇产科医院检测(月经第 4 天):LH:15.2IU/L,FSH:5.50IU/L,E₂:22pmol/L,T:0.841nmol/L。曾用氯米芬及绒毛膜促性腺激素(HCG)治疗,疗效不佳,平时头晕头痛,神疲乏力,足跟隐痛。白带量少,婚后 3 年来体重增加 20kg,苔薄腻,脉细。妇科检查发现患者腹胖,外阴已婚式,阴毛密集,连及肛周,脐周少量毛发,阴道无异常,宫颈轻糜,宫体后位略小,两侧附件均触及增大的卵巢。

中医诊断:不孕症,月经后期;西医诊断:原发性不孕症,多囊卵巢综合征

病机:肾阴不足,瘀血内阻。

治法:益肾养阴,活血软坚。

处方:当归 9g　赤白芍各 12g　熟地 9g　山茱萸 9g　枸杞子 12g　黄药子 9g　生牡蛎 30g(先煎)　夏枯草 12g　陈皮 6g　麦冬 6g　黄精 9g　石斛 9g　怀牛膝 12g　红花 9g　肉苁蓉 12g　菟丝子 12g　益母草 30g　14 帖。医嘱:低脂肪饮食,并增加户外运动。

二诊:2011 年 4 月 5 日,Lmp:3 月 29 日来潮,量少,色黯,腹胀腰酸,体倦乏力,仍足跟痛,苔薄,脉细濡。病机:脾肾不足,气血两虚。治法:健脾益肾,养血调经。

处方:当归 9g　赤芍 12g　山茱萸 9g　乌贼骨 15g　生茜草 6g　黄药子 12g　麦冬 12g　黄精 12g　川牛膝 9g　生牡蛎 30g(先煎)　鳖甲 12g(先煎)　淮小麦 30g　仙灵脾 15g　甘草 12g　14 帖

三诊:2011 年 4 月 28 日,诊后体倦乏力、足跟痛已有改善,刻下腰酸,少腹空坠,两乳作胀。基础体温上升,月经将行,苔薄,脉弦。治法:益肾疏肝,活血调经。

处方:当归 9g　川芎 6g　熟地 12g　桃仁 9g　益母草 30g　仙灵脾 15g　苏木 9g　莪术 9g　丹皮参各 9g　柴胡 9g　川牛膝 9g　香附 9g　川楝子 12g　熟地 12g　附子 9g　桂枝 6g　黄芪 12g　党参 12g　白术 12g　7 帖

四诊:2011 年 5 月 10 日,Lmp:2011 年 5 月 2 日,量少,色黯,夜寐失眠,苔薄,脉细濡。治法:益肾暖宫,养血调经。

处方:红花 9g　香附 12g　当归 9g　鸡血藤 15g　枸杞子 12g　熟地 12g　肉苁蓉 12g　菟丝子 12g　柴胡 9g　附子 9g　肉桂 3g　仙灵脾 30g　紫石英 15g　八月札 12g　娑罗子 12g　苏木 9g

李祥云教授按上述原则进行治疗,月经期活血通经,卵泡期补肾养阴、活血软坚,黄体期补肾养血暖宫,治疗至 2012 年 1 月,基础体温上升 17 天,测尿

HCG(+),随访孕胎发育正常。

本案以自拟调经方、助黄汤(自拟)、知柏地黄丸、四乌贼骨一藘茹丸等方加减治疗。方中当归、川芎、熟地、白芍、鸡血藤养血活血,补血调经;知母、黄柏、栀子、大黄清肝泄热;山茱萸、仙灵脾、肉苁蓉、枸杞子、肉桂补肾填精,调补冲任,有助排卵;夏枯草、浙贝母清热化痰、软坚散结;乌贼骨、茜草是《内经》四乌贼骨一藘茹丸的组成,有治血枯经闭之功效。月经期用桃红四物汤合川牛膝、益母草、三棱、莪术、凌霄花、马鞭草等引血下行,活血通经,使月经如期,排卵正常而病愈。

【典型病例】

吕某,35 岁,已婚。就诊日期:2003 年 11 月 4 日。

结婚 4 年未孕。3 年来,形体肥胖,体重增加近 15kg。经期紊乱,有时 2 月一至,经行量少,色淡红,质地黏稠。基础体温单相,曾去市一妇婴保健院检查,诊断为多囊卵巢综合征。平时胸闷呕恶,带多黏腻。末次月经 10 月 13 日,4 日净,经量不多,性欲尚可,毛发正常。舌淡,苔白腻,脉细。

患者形体肥胖,痰湿内停,阻滞经络,气血运行不畅,血海满盈不足,故经量减少,经期紊乱,经色淡红;痰湿内阻,中阳不振,则形体肥胖,胸闷呕恶;痰湿下注,伤及任、带二脉,故带下量多而黏腻;痰阻冲任,脂膜壅塞,同时痰阻气机,气滞血瘀,痰瘀互结,不能启动氤氲乐育之气,而致不孕。舌淡,苔腻,脉滑。证属痰湿内停。

治法:化痰燥湿,调经助孕。

处方:苍术 90g　白术 90g　川朴 60g　石菖蒲 120g　天南星 120g　制香附 120g　薏苡仁 120g　半夏 90g　茯苓 90g　大腹皮 90g　陈皮 90g　鸡内金 90g　牡丹皮 120g　丹参 120g　当归 90g　川芎 45g　鸡血藤 120g　海浮石 120g　象贝母 90g　淫羊藿 150g　皂角刺 120g　党参 120g　黄芪 120g　升麻 90g　肉苁蓉 120g　锁阳 90g　砂仁 45g　藿香 90g　佩兰 90g　川楝子 120g　胡芦巴 120g　夏枯草 120g　黄精 120g　海藻 120g　海带 90g

另加:生晒参 50g　阿胶 250g(烊化)　桂圆肉 100g　胡桃肉 100g　饴糖 250g　蜂蜜 150g　冰糖 200g

服法:每日 2 次,每次 1 匙。

禁忌与医嘱:

(1)感冒、腹泻时勿服。

(2)辛辣、香燥之物勿服。

(3)重浊油腻之膏粱厚味勿服,多食蔬菜水果。

(4)加强体质锻炼。

李祥云教授认为湿为阴邪,其性黏滞,患部重浊,病情缠绵,湿性趋下,易袭阴位。本方治从脾肾,以苍附导痰丸、自拟调经方、自拟麒麟方等化裁组成,其中二陈汤、天南星、石菖蒲、砂仁、藿香、佩兰等重在燥湿化痰以治标;皂角刺、海藻、海带、象贝母化痰软坚;淫羊藿、锁阳、肉苁蓉、胡芦巴、党参、黄芪益肾健脾以治本;并以当归、川芎、鸡血藤、黄精养血调经;川楝子、香附、大腹皮、陈皮行气通滞,共奏标本兼顾,健脾益肾,调经助孕之功。膏方服后痰湿消散,阴阳之气渐和,经候如期,次年 3 月停经,尿妊娠试验阳性,喜获妊娠。

【按语】

本病的治疗可采用口服避孕药、达英-35 做周期疗法,曲普瑞林肌注以抑制促性腺激素,或口服糖皮质类固醇、克罗米芬等。也可用卵巢楔形切除手术,切除后使卵巢组织张力减少,间质水肿消退,改善血液循环,恢复卵巢排卵功能。但用药有一定副作用,手术则损伤较大。李教授经长期临床探索,用中医辨证分型治疗多囊卵巢综合征,运用本文所述及的益肾、养肝、清热、化痰和活血化瘀等方法,随证加减,调整月经周期,促进排卵,有较好的治疗效果。此外,对于多囊卵巢综合征的治疗,李教授认为应该注意以下几点:

1. 生活调摄　注意日常生活饮食、运动、精神压力、抽烟、饮酒等与本病的发生密切相关,特别是肥胖型 PCOS 患者高摄入能量、饮食结构紊乱、脂类和碳水化合物摄入量过多及蛋白质构成比相对不足等情况严重,直接影响到 PCOS 的发生、发展。故在治疗上首先要重视生活方式对 PCOS 代谢的影响,在用中医中药辨证分型治疗本病时,当重视并加强健康教育干预,通过改变生活方式,改善生活质量,调整饮食结构,增加体育运动,以改善代谢综合征,能提高药物治疗的效果。

2. 药物治疗　针对多囊卵巢包膜厚的特征,采用补肾软坚、化痰散结的夏枯草、威灵仙、象贝母、皂角刺、海藻、海带,配合活血药三棱、莪术、红花、桃仁、川牛膝、地鳖虫等,使之变薄、卵泡破裂,易于成熟卵子正常排出。柔肝益肾的附子、桂枝、仙灵脾、肉苁蓉、菟丝子、杜仲则有利于提高体内性激素水平,促进卵泡周围肌纤维收缩,使卵泡囊内压升高,也对排卵有一定促进作用。同时用紫石英能促进子宫发育;白术、白芍、生地、熟地、首乌、仙灵脾、枳壳、菟丝子、肉苁蓉、枸杞子有改善黄体功能,在治疗多囊卵巢并发不孕的症候中起到对女性下丘脑—垂体—肾上腺轴双向调节的作用;清肝泻火利湿,也能改善卵巢功能。

3. 控制体重,积极治疗肥胖　由于肥胖本身在 PCOS 的发病中的重要作用,60%～70% 的 PCOS 妇女有肥胖,肥胖常使 IR 纵深发展,加重高雄激素症,并与无排卵、流产、妊娠晚期并发症密切相关。肥胖同时亦可引起并加剧胰岛素抵抗和内分泌代谢紊乱,常出现代谢综合征。所以,控制体重尤其是减少内脏脂肪细胞,对肥胖的 PCOS 患者非常重要,减轻体重可改善 PCOS 患者内分泌环境,减轻痤疮、多毛,恢复正常月经,减少远期并发症的发生。在使患者认识到调整生活方式对改善 PCOS 症状、远期并发症的作用基础上,加以积极的正规用药治疗,往往取得事半功倍之效。

李祥云教授治疗本病,采用辨证和辨病相结合的原则,本例患者月经史、临床症状提示为肾亏阴虚血瘀证,兼见脾虚气滞。而双侧卵巢增大,包膜增厚,卵泡无法排出,因此以补肾养阴、活血软坚,佐以健脾疏肝为治疗原则。方中当归、赤白芍、红花、香附、丹参等活血行气;枸杞子、山茱萸、乌贼骨、生茜草、黄精、麦冬、生熟地(各)、鳖甲、石斛等补肾养阴软坚;夏枯草、牡蛎、黄药子等软坚散结;黄芪、党参、白术健脾益气;川楝子、柴胡、娑罗子理气通络。全方益肾养阴补虚,活血软坚散实,加上益气健脾,疏肝通络,兼顾标本,虚实有序,故能短期内取得良好疗效。

胡国华

胡国华,1952 年出生,男,上海人,1975 年毕业于黑龙江齐齐哈尔医学院,1984 年攻读天津中医学院妇科硕士学位,导师哈荔田教授,1990 年于全国首批名老中医学术继承班学习,师从朱南孙教授。任上海市中医医院副院长、博士生导师,2012 年 10 月成立上海市名老中医学术经验研究胡国华工作室;是第五批全国名老中医学术经验传承指导导师。兼任中华中医药学会妇科分会副主任委员、世界中医药学会联合会妇科分会副会长、上海中医药学会常务理事、上海中医药学会妇科分会主任委员、上海药膳协会副会长等职。

从事中医妇科医教研工作近 40 年,主要致力于中医药治疗妇科炎症、妇科痛症、出血、不孕症、更年期综合征等病症的研究。承担部市、局级课题 10 余项,是海派朱氏妇科流派分基地负责人;是海派妇科和全国中医妇科流派的主要发起人和组织者。主编医学专著 20 余部,发表了学术论文 30 余篇。对于多囊卵巢综合征,注重中医辨证治疗,承担 2007~2009 年上海市教委"多囊卵巢综合征的中医证候证型规范化研究"课题的第一负责人。

【诊治特点】

一、对 PCOS 的认识

胡国华教授认为多囊卵巢综合征目前病因不明,病证不同,闭崩癥瘕表现不一,中医对本病治疗还是要注重辨证论证,其根据妇女的本病特点,逐渐形成了自己的诊治特色。他认为应重视以下几点:一是病证结合,以证为主;二是分步调治,因人制宜;三是防治结合,以防为主。

1. 病证结合,以证为主　中医诊疗始于识病,徐灵胎《医学源流论》中就有:"欲治病者,必先识病之名。"中医治病注重辨病与辨证相结合,先辨中医之病,后结合辨中医之证。在长期的临床实践中发现本病的发生与肾的功能失调关系密切,兼及肝、脾二脏,故认为本病的主要病机为肾虚,其中又尤以肾虚血瘀、肾虚肝郁、肾虚痰湿多见。

胡国华教授认为对于本病的治疗应注重病证结合,针对不同证型,采用不同治法,肾虚血瘀型治宜补肾活血,化瘀调经;肾虚肝郁型治以清肝益肾,疏理冲任;肾虚痰湿型治宜补肾化痰,通利冲任。针对多囊卵巢综合征患者的临床表现以及个体情况,辨证施治,如临床上多囊卵巢综合征导致的月经失调、闭经、不孕、癥瘕、崩漏等,应根据表现不同,证型不同,辨证施治,这样才能起到较好的治疗效果。

2. 分步调治,因人制宜　胡教授认为,多囊卵巢综合征的治疗应分步调治。对于青春期多囊卵巢综合征患者,应该尽早诊断,及早治疗,首应调经,促其月经周期的恢复;对于育龄期女性,因其有已婚和未婚之分,以及未生育和已生育之别,故治疗上也应因人制宜。未婚育龄期女性,其治疗方案与青春期多囊卵巢综合征相似;已婚育龄期女性,主要治疗应以调经促孕为主,使其能有正常排卵,助其早孕;对于已婚已产妇女,其多数是要求改善临床症状,例如月经失调,肥胖,多毛,痤疮等,应依据患者的具体情况来针对性治疗。

3. 防治结合,以防为主　临床发现,肥胖是多囊卵巢综合征患者一个比较显著的特点,文献报道,运动、控制饮食均能使肥胖者减轻体重显著改善 PCOS 症状,能够增加胰岛素的敏感性,从而降低血液中胰岛素水平,改善过多的胰岛素导致的促性腺激素分泌功能亢进,从而使患者雄激素代谢正常,因此本病患者应该严格控制日常糖类和脂类的摄入。防治结合,以防为主,即青春期少女及育龄期女性平时就应该注意体育锻炼,尤其肥胖者,锻炼要方法合适、强度适宜、坚持不懈,如快走一小时,以出汗为宜。避免膏粱厚味,要节食,以素为主,减少热量,体重减轻可以预防或减轻以后多囊卵巢综合征的发生;对于妊娠期妇女,也应该注意适当饮食,避免过度肥胖,导致以后发生多囊卵巢综合征的可能。

此外,精神紧张、心理因素也与本病的发生密切相关。胡教授认为,随着社会环境的复杂化,疾病的顽固性逐渐显现,多囊卵巢综合征的治疗仅从肾、肝、脾论治已不能取得预期疗效。而在补肾疏肝健脾的同时,兼顾调心,其疗效更佳。心主神明,心在最高层次协调着各脏之间的平衡,适应内外环境产生的不同的情志变化。临床上青春期多囊卵巢综合征患者因月经失调恐生他变而忧思焦虑,多囊卵巢综合征所致不孕症患者常因婚久不孕而忧郁不安,以致损伤心血,耗伤心神。临床治疗上,在补肾、疏肝、健脾的同时,应佐以益心气,或滋心阴,或泻心火,或宁心安神之品。临床医生应根据病人的性情和特点加以解说和开导,也可起到祛病愈疾的心理治疗作用。

二、辨证分型

1. 肾虚血瘀型　症见婚后不孕,月经迟至,或量少不畅,经期延长或崩漏,经色黯,甚者闭经;腰酸,神疲乏力,畏寒肢冷,面色晦黯,舌质黯或边尖瘀点,苔薄白腻,脉沉或沉涩。治宜补肾活血,化瘀调经。

2. 肾虚肝郁型　症见婚后不孕,见月经后期,或周期不定,量少;面部痤疮频发,经前乳房胀痛,大便干结,舌淡或偏红,苔薄腻或薄黄腻,脉弦细。治以清肝益肾,疏理冲任。

3. 肾虚痰湿型　症见婚久不孕,月经量少,经期延后或闭经,色淡质稀,形体逐渐肥胖,腰脊酸痛,头重嗜卧,胸闷泛恶,四肢怠倦,带下清稀,舌淡,舌体胖嫩边有齿痕,苔薄腻或厚腻,脉沉细或细软。治宜补肾化痰,通利冲任。

三、用药特点

胡教授认为本病病症复杂,表现不一,非一方所能治,应循证而治,对于多囊卵巢综合征的用药重在配伍。多囊卵巢综合征所致闭经、月经过少、月经后期,其发病机制多为精血不足或邪气阻滞,血海不能按时满溢。病有虚实,须辨明虚实孰多孰少,虚证多由肾虚血亏所致,实证多有血瘀、肝郁、痰凝。临证多虚实兼夹,虚证治疗当以充养为主,补肾填精,养血柔肝,健脾益肾;实证治以活血通经,兼以疏肝行气、化痰分而治之。经曰:"经水出自肾","肾乃封藏之本",虚证以肾气虚弱、冲任失养,血海不能按时满溢致病者多见,临床常兼腰酸尿频等肾虚之象,故以巴戟天、肉苁蓉、川断、杜仲、狗脊、桑椹子、菟丝子、枸杞子等补肾之药为主,佐以当归、川芎、鸡血藤、白芍等养血调经,肾气充盛,则血海自然充盈而经来。若兼脾虚者多加党参、白术、茯苓、白扁豆、山药、莲子肉、薏苡仁等。本证若由肝郁气滞、痰凝而致者,不可擅用催经攻瘀之药,需补中有攻、健中有化,攻补兼施,方能获良效。

多囊卵巢综合征所致不孕症多为排卵功能障碍。排卵功能障碍的基本原因是肾精不足导致卵泡发育不良,难以成熟及排卵,其又与血瘀、肝郁、痰凝阻滞冲任及胞脉密切相关。临床上多囊卵巢综合征所致不孕症非常常见,故治疗上胡国华教授提出"促卵助长,补肾为先"、"求嗣之道,养血平气"的原则。女子之精,是为生殖之本。精又与血,阴密不可分。女性正常排泄月经,呈周期性变化,最显著的特征就表现在卵巢排卵,月经如期而至,并周而复始。临床治疗上当辨病与辨证结合,扶正祛邪,标本兼顾。补肾促卵,摄精孕胎是其治疗的关键。补肾之法,宜遵循朱南孙老师之经验,宜阴中求阳,阳中求阴;滋阴不宜腻,补阳不宜燥;肝肾同源,补肾勿忘疏肝之训诲。临床常用女贞子、桑椹子、菟丝子或枸杞子,诸子补肾养阴而不腻,兼有通便之效;巴戟天、肉苁蓉、仙灵脾、仙茅、鹿角片等温肾扶阳,佐以石菖蒲、石楠叶、蛇床子温阳开窍促排卵。另外调理气血是治疗本病的精髓,首先辨清在气在血。常用药有当归、生熟地、丹参、鸡血藤、川芎、赤白芍、延胡索、郁金、香附等。气虚者加黄芪、党参、白术等益气,血瘀者加桃仁、红花、益母草、牛膝、三棱、莪术等活血化瘀。总之因本病多虚实夹杂,临证应根据个体辨证加减治疗。

【典型病例】

病例1:徐某,女,28岁。初诊2011年2月23日。

主诉:月经后期4年,停经4个月。

病史:患者4年前因月经后期检查诊断为多囊卵巢综合征。曾采用达英-35治疗,Lmp:2010年10月12日,Pmp:2010年8月10日,月水逾期未转4月余。已婚两年未避孕而未孕,曾测BBT单相,2011年1月在第一妇婴做B超示双侧卵巢多囊样改变,血内分泌检查:LH:6.82mIU/1,FSH:5.08mIU/ml,T:2.30ng/ml(升高)。测尿HCG阴性。形体稍胖,心情抑郁,神疲乏力,带下正常,无腰酸腹痛等不适,纳可,便调,夜寐尚安。脉细涩,舌淡红,苔薄腻。

中医诊断:月经后期,不孕症;西医诊断:多囊卵巢综合征,不孕症

辨证:肝肾不足,冲任失调。

治法:养肝益肾,疏理冲任。

处方:紫丹参18g　全当归18g　赤白芍各9g　鸡血藤18g　石见穿15g皂角刺12g　苍术9g　石菖蒲9g　细生地12g　丹皮15g　益母草18g　泽兰叶12g　广郁金12g　14付

二诊:2011年3月16日,经水仍未来潮,稍有乳胀,无腰酸腹痛等不适。舌脉详前,治宗原法加活血通经之品。

处方:紫丹参30g　全当归18g　苍白术各12g　鸡血藤18g　益母草18g　川断9g　桃红各9g　泽兰叶12g　川牛膝9g　制香附9g　川楝子9g杜仲9g　14付

三诊:2011年3月30日,Lmp:2010年3月20日,经行量少,带血3天,痛经(一),经前稍有乳胀。脉细软,舌淡红苔薄黄腻。证属肝肾不足,冲任失调,治拟补益肝肾,疏理冲任。

处方:生黄芪30g　党沙参各9g　白术芍各9g　全当归12g　鸡血藤18g　络石藤18g　川断12g　杜仲12g　桑枝寄生各12g　川楝子12g　路路通9g　14付

四诊:2011年4月20日,Lmp:2010年3月20日,BBT有双相,已上升4天。近期腰酸乏力,余无明显不适。脉细软,舌淡红苔薄黄腻。

处方:生黄芪30g　党沙参各9g　白术芍各9g　全当归12g　鸡血藤18g　络石藤18g　川断12g　杜仲12g　伸筋草15g　白茯苓9g　广郁金12g　川楝子12g　生甘草6g　14付

五诊:2011年5月4日,Lmp:2010年4月25日,上月BBT双相,高温9天。腰酸好转,余无明显不适。脉细软,舌淡红苔薄腻。

处方:生黄芪30g　党沙参各9g　白术芍各9g　全当归12g　鸡血藤18g　女贞子12g　桑椹子12g　巴戟肉12g　肉苁蓉12g　仙灵脾9g　广

郁金 12g　 川楝子 12g　 青陈皮各 6g　 14 付

后调理半年,月经能按期来潮,基础体温双向,各项症状好转,嘱咐其平时适当运动,调整生活规律,继测 BBT,择期房事,以冀受孕。

病例 2:侍某,女,18 岁。初诊 2011 年 11 月 2 日。

主诉:月经后期闭经 2 年。

病史:平素月经规律,近两年出现月经后期,甚则闭经。Lmp:2011 年 7 月 23 日(服用黄体酮后来潮),Pmp:2011 年 5 月 18 日,现经水近 3 个月未潮。经行有腹痛,自述乳房较前变松变小。2011 年 5 月国际妇幼医院查 B 超示双侧卵巢呈多囊性。检测内分泌六项示:LH:9.88IU/L,FSH:3.36IU/L,E_2:55.8pmol/L,T:1.30ng/ml,LH/FSH>3,胰岛素 31.84mU/L,诊断为 PCOS 伴胰岛素抵抗。刻下:形体肥胖,腰酸乏力,白带量少,纳可,便结,寐安。脉细涩,舌黯有瘀点,苔薄腻。

中医诊断:月经后期;西医诊断:多囊卵巢综合征

辨证:肾虚血瘀,冲任失调。

治法:补肾活血,调理冲任。

处方:紫丹参 30g　 全当归 18g　 鸡血藤 18g　 莪白术各 9g　 益母草 20g 桃红各 9g　 泽兰叶 12g　 山楂 12g　 草决明 12g　 川牛膝 12g　 巴戟肉 12g 苁蓉 12g　 14 付。嘱其加强锻炼,控制饮食,减轻体重。

二诊:2011 年 11 月 16 日,Lmp:2011 年 11 月 10 日,量较多,色黯,腹胀腰酸,余无明显不适。舌脉详前。治以补肾活血调经。

处方:全当归 15g　 生熟地各 12g　 赤白芍各 9g　 女贞子 12g　 桑椹子 12g　 草决明 12g　 山楂 12g　 益母草 12g　 白茯苓 12g　 巴戟肉 12g　 肉苁蓉 12g　 制香附 12g　 14 付

三诊:2011 年 11 月 30 日,Lmp:2011 年 11 月 10 日,时值中期,自述无明显不适。舌脉详前。恐经水落后,拟养血活血调经之法。

处方:紫丹参 15g　 全当归 12g　 巴戟肉 12g　 肉苁蓉 12g　 赤白芍各 9g 鸡血藤 18g　 莪白术各 9g　 益母草 15g　 桃红各 9g　 泽兰叶 12g　 制香附 12g　 14 付

四诊:2011 年 12 月 14 日,基础体温单相,经水逾期未行,尚无先兆,脉弦涩,舌黯苔薄腻。治宗原法。

处方:上方加川牛膝 12g,生黄芪 12g。14 付。

五诊:2012 年 1 月 11 日,Lmp:2012 年 1 月 10 日,月经落后,并月而至,今为月经第 2 天,经量较多,无血块,轻微腹痛,脉弦涩,舌黯苔薄腻。时值经期拟治以补肝益肾,活血调经。

处方:生黄芪 12g　 紫丹参 12g　 全当归 12g　 赤白芍各 9g　 鸡血藤 18g

益母草 9g　茜草 10g　巴戟肉 12g　肉苁蓉 12g　石菖蒲 12g　石楠叶 12g　广郁金 12g　制香附 12g　14 付

六诊:2012 年 2 月 29 日,月经逾期未至,自述无明显不适。形体肥胖,舌脉详前。

处方:紫丹参 15g　全当归 12g　赤白芍各 9g　鸡血藤 18g　莪白术各 9g　益母草 15g　巴戟肉 12g　肉苁蓉 12g　桃红各 9g　泽兰叶 12g　制香附 12g　14 付

该患者前后共调理 9 个月,月经能并月来潮,量中,体重较前减轻 7.5kg,但仍偏胖,仍属少女肾气不足,冲任未充,痰湿交结,嘱其严格控制饮食,减轻体重。

病例 3:鲍某,女,30 岁。初诊 2012 年 12 月 26 日。孕产史:0-0-0-0。

主诉:未避孕 2 年未孕。

病史:患者结婚 4 年,未避孕 2 年未孕。半年前在外院确诊为 PCOS,2012 年 8 月始服达英-35,已停服 1 个月。平素月经后期,Lmp:2012 年 12 月 19 日,量少,色黯红,痛经(-),经行 6 天,Pmp:2012 年 11 月 19 日。2012 年 6 月在国际妇幼查做 B 超示双侧卵巢多囊样改变,血内分泌检查:LH:13.22mIU/ml,FSH:4.9mIU/ml,T:3.02ng/ml(升高),PRL:7.88ng/ml,E_2:46.23pmol/L。形体稍胖,平素腰酸腹痛,畏寒肢冷,带下正常,无明显乏力等不适,舌偏黄,纳可,便调,夜寐尚安。

中医诊断:不孕症;西医诊断:多囊卵巢综合征

辨证:肝肾不足,冲任失调。

治法:养肝益肾,疏理冲任。

处方:紫丹参 18g　全当归 18g　赤白芍各 12g　莪白术各 9g　鸡血藤 18g　石菖蒲 12g　石楠叶 12g　苍术 9g　益母草 18g　桃红各 9g　延胡索 18g　川断 12g　14 付

二诊:2013 年 1 月 23 日,经水逾期未转,腹胀腰酸,小腹隐痛,余无明显不适。脉细弦无力,舌淡黯边有齿印,苔薄腻,中后黄腻。治以补肾活血调经。

处方:紫丹参 18g　全当归 30g　莪白术各 9g　鸡血藤 18g　益母草 18g　泽兰叶 9g　川牛膝 9g　桃红各 9g　川断 12g　杜仲 12g　荷叶 9g　苍术 9g　14 付

三诊:2013 年 2 月 6 日,Lmp:2013 年 2 月 5 日,月经逾期半月而行,双乳微胀,经前两天腹痛,时值经期,自述无明显不适。舌脉详前。

处方:生黄芪 18g　党沙参各 12g　全当归 12g　白术芍各 9g　鸡血藤 18g　仙茅 12g　仙灵脾 12g　川断 12g　杜仲 12g　益母草 18g　泽兰叶 9g　制香附 12g　14 付

四诊:2013 年 2 月 20 日,Lmp:2013 年 2 月 5 日,基础体温未升,自诉小腹隐痛,原有盆腔炎史,纳平,近几日有便结,夜寐欠安。脉细弦,舌淡边有齿印,苔薄腻。治以补肾活血止痛。

处方:全当归 30g　紫丹参 30g　白术芍各 9g　鸡血藤 18g　川断 12g　杜仲 12g　桑枝寄生各 12g　大红藤 30g　刘寄奴 18g　皂角刺 18g　柴玄胡各 9g　全瓜蒌 18g　14 付

五诊:2013 年 3 月 6 日,Lmp:2013 年 2 月 5 日,经水逾期一天未转,基础体温双相,高温 10 天,小腹隐痛,有经前预感,纳可,便调,夜寐欠安。脉细弦,舌淡边有齿印,苔薄腻。治以补肾活血调经。

处方:生黄芪 30g　党沙参各 9g　全当归 18g　鸡血藤 18g　苍术 9g　茯苓 9g　益母草 18g　泽兰叶 9g　川断 12g　杜仲 12g　夜交藤 18g　广郁金 9g　14 付

六诊:2013 年 3 月 20 日,Lmp:2013 年 3 月 7 日,经水逾期一天即转,腰酸好转,纳可,便调,夜寐转安。脉细弦,舌淡边有齿印,苔薄腻。治以补肾活血促卵助孕。

处方:生黄芪 30g　党沙参各 9g　全当归 18g　莪白术各 9g　茯苓 9g　川断 12g　杜仲 12g　石菖蒲 12g　石楠叶 12g　夜交藤 18g　广郁金 9g　鸡血藤 18g　14 付

七诊:2013 年 4 月 10 日,Lmp:2013 年 3 月 7 日,停经 34 天,经水逾期未转,BBT 已上升 14 天,今日测尿 HCG 阳性,纳平,便稍干,寐安。脉细滑,舌淡,苔薄腻。治以补肾益气安胎。

处方:生黄芪 30g　白术芍各 9g　女贞子 12g　桑椹子 12g　川断 12g　杜仲 12g　菟丝子 12g　桑寄生 12g　淡黄芩 9g　竹茹 9g　全瓜蒌 9g　柏子仁 9g　炒谷麦芽各 9g　14 付

嘱其注意休息,勿劳累,不适随诊。

【按语】

病例 1 中患者月经后期 4 年余,月水逾期 4 个月未至,根据其症状辨证属肝肾不足,冲任失调,治拟养肝益肾,疏理冲任。胡教授认为女子月经以通调为顺,在治疗本病时遵循妇女特有的生理周期,经前因势利导,活血化瘀调经;平时补肾健脾益气,以助卵泡发育,多用参芪四物加补肾药调治。治疗后月经来潮,后调治半年后月经能按月来潮,基础体温双向,各项症状好转。

病例 2 中患者月经后期 2 年,形体肥胖,证属少女肾气未盛,冲任未充,湿瘀交结,根据症状辨证属肾虚血瘀,冲任失调,治以补肾活血,调理冲任。因患者形体肥胖酌加草决明、山楂等利湿消脂之品,治疗上总体遵循补肾活血调经的原则。该患者前后共调理 9 个月,月经能并月来潮,体重较前减轻 7.5kg,嘱其今后严格控制饮食,加强锻炼,减轻体重,以巩固疗效。

病例 3 中患者未避孕 2 年未孕,属原发不孕。西医诊断为多囊卵巢综合征,中医辨证属肝肾不足,冲任失调,治以养肝益肾,疏理冲任。胡教授治疗本病注重病证结合,依据患者的临床症状辨证加减治疗。经前以补肾活血调经为主,经后常用参芪四物加减补益气血,患者有盆腔炎史,小腹隐痛,治疗时活血化瘀,利湿止痛兼顾,治疗 4 月即怀孕,给予补肾益气安胎治疗。

总之,临床治疗多囊卵巢综合征,因其病情复杂,临证时应从中医整体观出发,四诊合参,并结合现代诊断技术,强调辨病与辨证相结合,圆机治疗,方能获效。临床上应指导患者注意日常生活饮食、运动、精神压力、烟酒等与本病发生的密切相关,注重防治结合,以防为主,尤其是肥胖患者,在用中医中药辨证分型治疗同时,重视加强健康教育,通过改变生活方式,调整饮食结构,增加体育运动,保持良好心态,以提高药物治疗的效果。

(胡国华 张静)

四川妇科名家

刘敏如

刘敏如,女,1933 年生,成都中医药大学教授,博士生导师。国务院政府特殊津贴专家,中华中医药学会顾问、"巾帼建功"全国教育系统标兵、"巾帼建功"英模、四川省首届优秀科技工作者、四川省首届名中医。兼任全国中医药学会妇科专业委员会常务理事、四川省科协常务理事、四川省中医药学会理事、世界传统医学联盟学术委员会委员、香港中科中医癌症研究中心荣誉顾问、四川省海外联谊会理事。曾任国务院学位委员会学科评议组成员、全国政协委员、农工民主党中央常务委员、四川省中医药管理局副局长(兼)、中华中医药学会副会长,省学术技术带头人、中华中医药学会妇科专委会主任委员、省科协常委、省重点学科中医妇科学学术带头人、北京和广州中医药大学客座教授、香港大学中医学院中医药学术顾问。深入持续开展中药补肾对生殖轴调节的基础及临床应用研究,为肾主生殖理论有效指导临床做出了较大贡献。

主编的《中医药高级参考丛书·中医妇产科学》获中华中医药学会学术著作一等奖,《中医妇科学》获省局二等奖。承担国家级、省级、厅局级科研课题 9 项,获国家星火博览金奖 1 项,国家中药管理局科技进步三等奖 2 项,省科技进步奖 4 项,有 3 项科研成果已开发为产品投放市场。

【诊治特点】

一、对 PCOS 的认识

中医辨病辨证思维的实践体会:中医对多囊卵巢综合征的研究已提上日程,

但仍处于各有所见的阶段,病名及机制尚未体现多囊卵巢综合征临床证候的多态特征,辨证治疗亦难体现对该病的针对性和治疗特色。

病名建议:胞宫脂膜瘀阻诸症。

若用中医概念为该病确立一个中医病名,能有利于与多囊卵巢综合征对语,从而体现中医治疗特色。对于此病的中医病名的命名,建议冠名为"胞宫脂膜瘀阻诸症",以体现病证关系和内在病机联系。(注:胞中及胞宫现已界定为女性内生殖器官,包括卵巢)

对于此病名的建议,有以下的命名依据。

在理论层面上,回溯古医籍,元·《丹溪心法》记载:"若是肥盛妇人,禀受甚厚,恣于酒食之人,经血不调,不能成胎,谓之躯脂满溢,闭塞子宫,宜行湿燥痰"。明·《万氏妇人科》:"惟彼肥硕者,膏脂充满,元室之户不开;挟痰者,痰涎壅滞,血海之波不流。故有过期而经始行,或数月经一行,及为浊,为带,为经闭,为无子之病"。《医宗金鉴·妇科心法要诀》:"女子不孕之故由伤其冲任也……或因体盛痰多,脂膜壅塞胞中而不孕"。清·《女科切要》:"肥人经闭,必是痰湿与脂膜壅塞之故"。可见古医籍已观察到不孕与月经不调、闭经、肥胖、湿疮的内在联系和痰、湿、瘀的发病关系,是"脂膜壅塞胞中"所致,也可说是一种胞宫病变的多态综合征。

在临床的层面上,70％以上的患者是以难治的不孕求治于中医,此类患者出现不同程度的月经不调、闭经、肥胖、痤疮、多毛、脱发、舌苔厚腻,符合多囊卵巢综合征的症状。同时,参考西医的辅助检查,如卵巢呈多囊改变,内分泌失调等,进行认病辨证治疗,对于诸症均有不同程度的疗效,可以反证此病具有此综合征特点。故建议为 PCOS 确立一个中医病名为"胞宫脂膜瘀阻诸症",与 PCOS 相对应,以利研究。

二、辨证分型

1. 肾虚痰瘀证　证见肥胖,月经不调或闭经,不孕为主,苔白腻。

2. 肾阳虚兼痰湿证　证见月经不调,闭经,肥胖,水肿,苔白腻。

3. 肾阴虚兼痰湿证　证见闭经或月经稀发,不孕,便结,舌红苔腻。

4. 肾虚兼瘀滞证　证见肥胖(卵巢多囊改变突出)、不孕、月经稀发,或闭经、舌苔瘀点。

5. 肾虚兼血热证　证见月经不调或闭经,痤疮反复,不孕,肥胖,多毛,大便或结,舌红苔黄腻。

6. 肾虚兼痰滞证　证见肥胖,痤疮,闭经,多毛,不孕,或便结,苔腻。

三、用药特点

此病常为本虚标实,以痰浊、瘀血阻滞为标,肾虚为本,累及脾运,冲任失调,故当视其轻重缓急,标本兼顾,攻补兼施,或补肾化痰祛瘀,或补肾化脂蠲痰,或补肾滋阴祛湿,或益肾软坚散结,或益肾清热解毒,或益肾健脾豁痰,虽标本同治、攻补兼施、寒热并用,但选用药须有所侧重,以治此多态、异质之难症。

常以桂枝茯苓丸、四逆散、大黄䗪虫丸、防风通圣散、龙胆泻肝汤、甘露饮、左归丸、知柏地黄丸、五子衍宗丸、参苓白术散、四逆散为主方,随证酌加皂角刺、山楂、莪术、远志、枳壳、浙贝母、鸡内金、半枝莲、薏苡仁、淫羊藿、土茯苓、槐花、王不留行、夏枯草、益母草、白花蛇舌草、水蛭、虻虫、九香虫等药物。

（一）组方举例

1. 补肾化痰祛瘀

方药:五子衍宗丸选加莪术、薏苡仁、车前子、益母草、远志、豆蔻、皂刺、川牛膝、王不留行、槐花、仙鹤草。

2. 补肾健脾蠲痰

方药:五子衍宗丸、参苓白术散、四逆散加减,酌加浙贝母、莪术、薏苡仁、鸡内金、九香虫、远志、皂刺、枳壳。

3. 补肾滋阴祛湿

方药:知柏地黄丸或左归丸、五子衍宗丸、四物汤化裁组合,选加鳖甲、龟板、水蛭、莪术、皂刺、车前子、薏苡仁。

4. 补肾软坚散结

方药:桂枝茯苓丸或大黄䗪虫丸加四逆散,选加淫羊藿、杜仲、鳖甲、水蛭、三七、山楂、荔枝核、橘核、川牛膝、桔梗、益母草。

5. 益肾清热解毒

方药:五子衍宗丸、甘露饮选加土茯苓、白花蛇舌草、皂刺、山楂、薏苡仁、龙胆草、忍冬藤、淫羊藿、仙鹤草。

6. 益肾祛脂豁痰

方药:五子衍宗丸、防风通圣散或大黄䗪虫丸选加保和丸交替使用,酌加柏子仁、火麻仁、远志、土茯苓、白鲜皮、皂角刺、白花蛇舌草、仙鹤草。

（二）关于选方选药的体会

选方方面,五子衍宗丸以其补中有行;保和丸消食化积又防他药伤胃;防风通圣散主要用以消脂减肥;知柏地黄丸、左归丸、甘露饮、参苓白术散的选用当根据具体辨证有所侧重,如症见闭经或月经稀发,不孕,便结,舌红苔腻,采用补肾祛湿法,可选用知柏地黄丸,酌加鳖甲、龟板、水蛭、莪术、皂刺、车前子、薏苡仁;基于肝肾同源,肝脾相侮,四逆散在诸证各治法中均可配合使用,用于诸方中以调肝气,通调气机,使诸药达于病所。

选药方面,皂角刺破积,鸡内金可化积,山楂消积化脂;王不留行为化瘀的首选药物,另外水蛭亦能化瘀散结;川牛膝活血配桔梗一下一上能活血通脉;橘核、荔枝核破积化瘀;远志、车前子豁痰,浙贝祛痰软坚;枳壳破气行滞;半枝莲清热软坚,夏枯草清热散结,仙鹤草清热消肿;豆蔻燥湿,配淡竹叶能以制其燥性,薏苡仁则能除湿软坚。

(三) 用药时间

中医药序贯疗法临床不容易掌握,且需要病人长期的每天服药,实际上难以得到病人的长期坚持与合作,因此对于治疗妇科疾病,刘敏如教授以简驭繁,提倡根据女子于月经周期中的变化特点,择期治疗。针对治疗 PCOS,刘敏如教授临床上以患者月经干净后、排卵前的时段为服药时间,连服 7 天药,每天 1 剂,分早午晚 3 次饭前服。临床经验证实,此种服药方法除有效治疗 PCOS 外,同时亦能有效促进排卵并提升卵子质量,对于欲生育的患者更有助受孕。对育龄期欲孕者,于其排卵后期至下次月经来潮前,一般暂不用药,因治疗期间患者也可因有排卵而有受孕机会,但早早孕难检测,故于此段时期当予以观察而暂不用药。

【典型病例】

关某,女,37 岁,病历号:5070003814。2007 年 9 月 4 日初诊。

患者已婚,正常性生活,无避孕而未孕 4 年。患者自幼形体肥胖(体重 90.5~100kg),于 11 岁初潮,自初潮月经周期延后 7~10 天,时有停经,无痛经,青春期有痤疮。丈夫健康良好。2005 年曾于某医院西医妇科求诊,诊断为多囊卵巢综合征,B 超检查示双侧输卵管造影不通。2006 年予服促排卵药半年以上,时有排卵。计划 2008 年底接受 IVF 助孕,先欲以中药调理故来就诊。症见疲乏,汗多,头晕间作恶心,体胖,体毛多,纳可,二便调,双脉沉,舌色淡红苔白腻。末次月经 2007 年 8 月 25 日,量少,3 天净。

中医诊断:不孕症,月经后期,月经过少;西医诊断:多囊卵巢综合征

辨证:痰湿阻滞,冲任不调。

治法:祛痰除湿,调理冲任。

处方:陈皮 10g　姜半夏 10g　山楂 12g　神曲 15g　茯苓 15g　莱菔子 10g　厚朴 10g　车前子 15g　玉米须 40g　猪苓 12g　当归 6g　鳖甲 20g

每天 1 剂,水煎 1 次,分早、午、晚 3 次服,每次 250ml。嘱中药治疗期间停服促排卵西药。

二、三诊:2007 年 9 月 12、19 日,患者感冒,治法改以疏风解表为主,方略。

四诊:2007 年 9 月 28 日,感冒已愈。本次月经周期 31 天,量少 4 天净,舌苔腻稍减,脉症同前。末次月经:2007 年 9 月 24 日,4 天净。辨证:冲任不足。治法:调理冲任。处方:四物汤合左归丸加减。

药物(冲剂):当归 10g　熟地 15g　川芎 10g　白芍 10g　山药 15g　山茱萸 12g　枸杞子 12g　川牛膝 12g　菟丝子 12g　龟板胶 10g　鹿角胶 10g　麦冬 10g　玄参 10g　淡竹叶 10g　牡丹皮 10g　栀子 10g　7 剂。

五诊:2007 年 10 月 22 日,症见倦怠,汗多,夜尿 1~2 次,故在原法上加强

益气固肾,前方基础上去当归、白芍、川芎,加党参 15g,白术 10g,茯苓 15g,金樱子 10g,覆盆子 10g,7 剂。

六诊:2007 年 11 月 7 日,月经未至,苔白腻,脉症同前。辨证:痰瘀阻滞胞络。治法:豁痰化瘀,通络软坚。处方:按四诊处方加减,去丹皮、栀子,加莪术 10g,醋鳖甲 20g,荔枝核 10g,山楂 10g,金樱子 10g,覆盆子 10g,7 剂。

七诊:2008 年 6 月 13 日,近 1 月咳嗽咽干、咳痰不利,脉沉,舌淡红,苔白腻。末次月经:2008 年 5 月 26 日,3 天净。辨证:阴虚痰湿。治法:润肺化祛痰,佐以理气散结。处方:以甘露饮化裁。

药物(冲剂):天冬 10g　麦冬 10g　生地 12g　枇杷叶 12g　黄芩 10g　枳壳 10g　石斛 10g　茵陈 15g　川贝母 6g　浙贝母 15g　鱼腥草 25g　橘核 10g　荔枝核 10g　皂角刺 10g　车前子 15g　半枝莲 30g　　7 剂。

八诊:2008 年 7 月 21 日,咳嗽近愈,脉沉,守原方服 14 剂。

九诊:2008 年 10 月 8 日,神疲,大便 2 日 1 行,质软,脉沉,舌淡红,苔白厚腻。患者欲于 2008 年 12 月接受 IVF 助孕。末次月经:10 月 3 日,4 天净,前次月经:8 月 26 日,4 天净。2008 年 9 月 26 日腹腔镜检查示:多囊卵巢,双侧输卵管通畅。处方:四物汤合左归丸,加车前子 15g,皂角刺 10g,王不留行 10g,7 剂。

十诊:2008 年 10 月 15 日,诸症改善,尚神疲,脉沉,苔厚腻减,大便日 1 行偏稀。处方:前方去熟地、川芎、皂角刺,加西洋参 10g,麦冬 10g,五味子 6g,陈皮 10g,大腹皮 10g,7 剂。

十一诊:2008 年 10 月 27 日,仍神疲,咽喉不利,脉沉,苔腻。治法:理气化湿。

处方:柴胡 9g　白芍 15g　枳壳 9g　苦杏仁 12g　薏苡仁 30g　豆蔻 10g　姜半夏 10g　厚朴 10g　通草 6g　淡竹叶 10g　牛蒡子 12g　车前子 15g　益母草 30g　　7 剂

十二诊:2008 年 11 月 4 日,神疲,心慌心累,胃不适,月经尚未来潮,脉沉苔腻,治法:健脾益胃。

处方北沙参 15g　紫苏叶 10g　淡竹叶 10g　陈皮 10g　黄芩 6g　白芍 15g　砂仁 6g　豆蔻 6g　栀子 9g　柴胡 9g　甘草 3g　　5 剂

十三诊:2008 年 11 月 11 日,停经 40 天,阴道啡色分泌物 2 天,刻诊妊娠试验阳性,B 超检查诊断:宫内孕。末次月经:10 月 3 日,4 天前曾发热服感冒药,脉滑,舌淡红,苔白腻。诊断:早孕、胎漏。辨证:胎元不固。治法:益气安胎。

处方:北沙参 15g　紫苏叶 10g　艾叶 6g　淡竹叶 10g　陈皮 10g　炒白术 9g　炒荆芥 9g　　3 剂

十四诊:2008 年 11 月 27 日,阴道啡色分泌物色转淡,脉滑,苔白腻。2008 年 11 月 26 日超声波检查提示:宫内孕,有胎心。处方:前方易艾叶为艾叶炭

6g,加麦冬 10g,玉竹 10g,5 剂。

十五诊:2008 年 12 月 24 日,阴道啡色分泌物色基本消失,脉滑,舌淡红,苔白腻。处方:前方加砂仁 6g,5 剂。

十六诊:2009 年 1 月 22 日,怀孕 15 周,2 天前腹痛,带下多,胃胀,恶心,脉滑,舌淡红,苔白腻。超声波检查有胎心。辨证:脾胃不和,胎元不固。治法:健脾和胃安胎。

处方:北沙参 15g　紫苏叶 10g　淡竹叶 10g　陈皮 10g　炒白术 9g　荆芥 9g　5 剂。其后于妊娠 16 周及 32 周出现阴道出血,住院治疗后血止出院,胎儿无异常。

随访:患者于 2009 年 7 月 11 日剖腹产 1 子,随访 1 年其子健康成长,至今发育正常。至 2010 年 10 月 22 日咨询月经周期每月来潮时有延后,量偏少,肥胖减轻,无痤疮。2011 年 10 月 10 日追踪观察,其子 2 岁,发育正常,其后月经基本正常,痤疮消减,肥胖减轻,于 2011 年 9 月再孕。

【按语】

多囊卵巢综合征是当前妇科发病率升高的疑难杂症,中西医均对此病十分关注并着重研究。中医的精华在辨证论治。故认为中医治疗 PCOS 的重点宜放在辨证论治,认症早治、病症结合、标本同治、身心同治,根据中医传统理论发挥中医的个案特色,更为实际。在疗效不显著时,不妨重新温习其病理要点,另辟蹊径,方能彰显中医药的实效。

本例追踪观察 2 年,属临床痊愈,虽属个案,亦体现中医辨证施治之一斑。

(刘敏如)

杨家林

杨家林,女,76 岁,教授,主任医师,成都中医药大学博士生导师。从事中医妇科临床、教学、科研工作 50 年,经数十年辛勤耕耘和求索,结合师承传习,潜心钻研,积累了丰富的临床经验,具有坚实的中医理论基础及精湛的专业技术,形成了明显的专科专病特色。擅长治疗月经失调、子宫肌瘤、盆腔炎、痛经、不孕症、先兆流产、绝经后骨质疏松症、外阴营养不良、流产后感染出血等疾病,取得了很好的疗效和成果。创制调经系列方以清补二法治疗月经不调。其主持研制的专科专病新药"清经颗粒"、"宫瘤清胶囊"、"银甲口服液",为月经不调、子宫肌瘤和盆腔炎患者提供了良好的治疗选择。1989 年以来,作为课题负责人先后承担了四川省科委、四川省中医管理局、国家新药基金课题共 5 项,其中"清经颗粒治疗月经先期/量多的临床与实验研究"、"银甲口服液治疗盆腔炎的临床与实验研究"于 1995 年分别获省政府、中医管理局科技进步奖 3 项。2007～2010 年协助完成国家"十一五"科技支撑计划:杨家林临床经验、学术思想研究,并通过验收。验收结束后,国家中医药管理局拨款 50 万元建设全国名老中医药专家杨家林传承工作室。

【诊治特点】

一、对 PCOS 的认识

多囊卵巢综合征(PCOS),是一组发病多因性,临床多态性的内分泌综合征,以月经紊乱、不孕、多毛、痤疮及双侧卵巢增大、持续不排卵以及雄激素过多为临床特征。中医学无此病名,其临床表现与月经稀发、闭经或月经频发淋漓不净等有相似之处。杨家林教授认为多囊卵巢综合征临床表现复杂,其中医病机也变化多样,提出"从痰从瘀"论治思想,认为本病发病的病机以肾肝脾三脏功能失调,肾虚为本,导致痰瘀交替为主,主要责之肾虚。因肾为生殖之本,主宰月经的潮止,肾气盛,肾精足,天癸泌至,即任通皆作用于胞宫,月经来潮。如肾—天癸—冲任—胞宫任一环节失调即可导致月经失调、稀发、频发或闭经、频发或不净、不孕等。肝为藏血之脏,主疏泄,司血海,调节月经期量的规律恒定,若气机不畅,肝失疏泄,太过则导致淋漓不净,疏泄不及则月经稀发、闭经,甚至导致不孕,肝郁化火则面部痤疮,尿黄便结;肝木犯脾运化失司,水湿结聚成痰,则见形体肥胖;痰湿阻滞,血行不畅,痰瘀相结又可加剧月经紊乱。肝肾同源,肾为水火之宅,藏元阴而寓元阳,为人体脏腑阴阳之根本;肾主五液司开合,肾阳温煦可保证体内水湿以蒸腾运化而不致因寒而聚而瘀。肾为月经之本,主藏精;肝藏血,主疏泄,司血海,肝肾功能正常关系到全身气血的调畅及胞宫的定时藏泻,月经规律有序。针对本病的治疗,杨家林教授提出"以补肾活血,疏肝健脾,祛痰除湿为主"的治疗原则,分肾虚血瘀、肾虚痰阻、肾虚肝郁三型论治。

二、辨证分型

针对多囊卵巢综合征的治疗,杨家林教授分以下三型辨治:

1. 肾虚血瘀证　症见月经稀发,甚至闭经,多毛及油腻痤疮,或伴腰痛带少或怕冷,舌紫苔薄白,脉沉细。治法以补肾益气,活血调经为主。临证常用圣愈五子汤去车前子、五味子,加鸡血藤 20g,香附 10g,蒺藜 15g,怕冷者加补骨脂 10g,鹿角霜 10g 或鹿角胶 10g。方中四物汤活血调经;参芪益气,阳生阴长,助血运行;枸杞子、菟丝子、覆盆子补肾益精,精足血盛气旺达到补肾活血调经之效。加鸡血藤、香附活血调经理气;蒺藜慢性温壮作用,治痤疮有良效。怕冷加补骨脂温肾壮阳。

2. 肾虚痰湿阻滞证　症见月经稀发或闭经,形体肥胖,舌紫或黯苔白腻,脉沉滑。治法以补肾活血,祛痰除湿调经为主。临证常用五子苍附归芎二陈汤去车前子、五味子、甘草,加山楂 15g,枳实 10g,苡仁 20g,胆星 10g。方中枸杞子、菟丝子、覆盆子补肾益精;苍术、香附、川芎活血调经,燥湿理气;二陈汤祛痰除湿;山楂、枳实、胆星克脂;苡仁利湿。因湿浊重故去五味子、甘草之收涩。形体肥胖者可加白术 10g,砂仁 5g,补骨脂 10g 健脾温肾,亦可加黄芪益气推动血行。亦可用菟戟归芎薏苡汤温肾活血,除湿调经。全方组成枸杞 10g,菟丝子 15g,补骨脂 10g,鹿角霜 10g,巴戟天 10g,当归 10g,川芎 10g,鸡血藤 20g,川牛膝 10g,苡仁 20g,蚕沙 10g,酌情加黄芪 20g 或香附 10g。

3. 肾阴不足,肝火郁结证　症见月经紊乱频发或淋漓不净,婚久不孕,形体瘦小,面部痤疮,头晕腰酸,手足心热,口干便结,性急乳胀,舌偏红,脉弦细。治法以滋阴养阴,疏肝凉血调经为主。临证常用加参地黄汤去山萸、泽泻,加丹参 10g,香附 10g,赤白芍各 15g,蒺藜 15g,枸杞 10g,龟板 10g,益母草 15g,炒荆芥 10g,热盛可加知母 10g 或胆草 10g。方中生地、怀山药、茯苓、丹皮滋肾养阴;丹参、赤白芍凉血活血调经;香附理气;枸杞补肾滋阴;龟板育阴潜阳;益母草缩宫止血;荆芥疏肝止血;热重加知母清虚热,胆草泻肝火。

三、用药特点

杨家林教授临证善以古方加减。在多囊卵巢综合征的治疗中善用"五子衍宗丸"随症加减治疗。本方源于《证治准绳》,古谓本方有填精、补髓、益肾的作用,称之为种子方。方中菟丝子、枸杞子补肾阳,益精血;五味子、覆盆子补肾固涩;车前子亦有补肝肾之功。王肯堂云:"嘉靖丁亥得于广信郑中函宅,药止五味,为繁衍宗嗣种子第一方也,故名。"针对肾虚血瘀证型,以"五子衍宗丸"合"圣愈汤"加减,辅以鸡血藤、香附、蒺藜等药。方中四物汤善活血调经;参芪益气,阳生阴长,助血运行;枸杞子、菟丝子、覆盆子补肾益精,精足血盛气旺,达补肾活血调经之效。加鸡血藤、香附活血调经理气;刺蒺藜温苦辛散作用,治痤疮有良效。怕冷加补骨脂、鹿角霜或鹿角胶,温肾壮阳。针对肾虚痰湿型,杨家林教授以"五子衍宗丸"合"苍附归芎二陈汤";其中归芎又名佛手,如佛手之神妙也,当归、川芎为血分之主药,性温而味甘辛,以温能和血,甘能补血,辛能散血也。方中枸杞子、菟丝子、覆盆子补肾益精;苍术、香附、当归、川芎活血调经,燥湿理气;二陈汤祛痰除湿;随症酌加山楂、枳实、胆星克脂;苡仁利湿。因湿浊重故去五味子、甘草之收涩。体见脾虚者可加白术、砂仁、补骨脂健脾温肾,亦可加黄芪益气推动血行。此外,杨家林教授自拟经验方菟戟归芎薏苡汤治疗肾虚湿阻,气滞血瘀所致的月经推后量少或闭经漏下,具有温肾活血、除湿调经之效。针对肾虚肝郁证型,以"丹芍地黄汤"为主方,酌加蒺藜、枸杞、龟板、益母草、荆芥炭等;热盛加知母或胆草。方中生地、怀山药、茯苓、丹皮滋肾养阴;丹参、赤白芍凉血活血调经;香附理气;枸杞补肾滋阴;龟板育阴潜阳;益母草缩宫止血;荆芥疏肝止血;热重加知母清虚热,胆草泻肝火。

【典型病例】

病例 1:钞某,女,24 岁,于 2007 年 3 月 30 日初诊。

现病史:月经周期推后 2 年,现停经 3 个月。患者身高 158cm,体重 65kg,

否认性生活史。既往月经规律,5～7 天/28～30 天,两年前无明显诱因出现经期延后,少则推后 10 天,多则 2～3 个月一行,曾于 2006 年 1 月因停经于外院就诊服药,月经周期遂即恢复正常,但至当年 5 月又现停经 2 个月之症,月经周期紊乱顽固,此次亦因停经 3 个月仍未潮前来就诊,其 3 天前(2 月 27 日)曾于我院就诊服用桃红四物汤合失笑散,但仍未潮。Lmp:2006 年 12 月 25 日,经行 6 天干净,量中,色黯红,夹少许血块,经行伴有小腹隐痛,腰部酸胀;纳眠差,形体肥胖,小便如常,大便干结,舌红苔白,脉滑。

中医诊断:月经后期;西医诊断:多囊卵巢综合征

辨证:肾虚血瘀,痰湿阻滞。

治法:补肾活血,除湿通经。

处方:黄芪桃红四物汤加减。

黄芪 30g　桃仁 10g　红花 10g　白芍 15g　熟地 10g　当归 10g　川芎 10g　枸杞子 10g　菟丝子 15g　覆盆子 10g　山楂 15g　枳实 10g　薏苡仁 18g　蚕沙 10g

并嘱患者监测基础体温。

二诊:2007 年 4 月 13 日,服药后,患者月经于 4 月 4 日来潮,经行 6 天干净,量中,色黯有所改善,但仍夹有血块,于经期前两天伴有小腹隐痛,腰部酸胀;饮食睡眠有改善,大便仍干,甚者每次 2～3 日,小便如常,诊其脉沉,舌红少苔。此乃经净之期,不宜再重用活血破血之品而通其经,在此阴长之期,应顺应月经周期之变化,而以补益之法为首要选择,故用方去其红花,以防破血伤阴,代之以补肾益精之圣愈汤合五子衍宗丸加减。

处方:党参 30g　黄芪 20g　白芍 15g　熟地 10g　当归 10g　川芎 10g　枸杞子 10g　菟丝子 15g　覆盆子 10g　补骨脂 10g　桃仁 10g　山楂 15g　枳壳 10g　香附 10g

患者全程治疗 4 月余,月经周期由初诊时的 2～3 个月一行,逐渐改善至 36～38 天一行,基础体温也基本呈现双相改变,高温相能够持续 10～14 天。

病例 2:帅某,女,33 岁,于 2008 年 2 月 22 日初诊。

现病史:月经周期推后伴量少 13 年。患者因月经周期推后伴月经量少就诊。2005 年于华西附二院确诊为"多囊卵巢综合征",给予达英-35 治疗至今已 2 年余,现仍服药中,周期规律,但经量少。13 岁初潮,平素月经 7/37～60 天,量渐少,色黯红,偶夹血块,无腹痛及腰酸等,G5P1＋4。Lmp:2 月 3 日,经行 5 天净,量少,色黯红,夹少量血块。Pmp:1 月 6 日,5 天净。平素白带偏少,甚则觉阴道干涩。现纳可,眠差,疲倦乏力,畏寒,面色发黄、痤疮。心烦易怒,脱发。大便稀溏,小便调,舌红苔黄腻,脉弦细。

辅助检查:GLU(75g 2h 血糖):9.01mmol/L,TG:2.35mmol/L。

中医诊断:月经后期,月经过少;西医诊断:多囊卵巢综合征

辨证:肾虚血瘀,脾虚夹痰。

治法:补肾健脾,活血祛痰。

处方:自拟补肾健脾方。

枸杞 10g　菟丝子 15g　覆盆子 10g　补骨脂 10g　南沙参 30g　苍白术各 10g　薏苡仁 25g　桔梗 10g　枳壳 10g　当归 10g　白芍 15g　鸡血藤 20g　砂仁 6g　香附 10g

就诊之初,以调整月经周期为主,服药后月经周期能够按期来潮,月经周期在 28～37 天之间,但经量改善并不明显,且白带量少,甚至阴道干涩,在治疗的第二个阶段,以调整经量为主,治以补肾活血调经,投以圣愈汤合五子衍宗丸加减,调整之后经量较前也有明显增多,面部痤疮也有较大改善,白带量增多,阴道干涩之症已除。

病例 3:李某,女,20 岁,学生,于 2009 年 6 月 1 日初诊。

现病史:经期延长 9 月。患者既往月经欠规律,经期长,周期并不十分规律,但提前或推后均在 5 天以内,7～10 天/26～33 天。身高 153cm,体重 43kg。曾因月经紊乱口服中药进行治疗,但收效甚微,今月经期长未变,情绪急躁,学习压力大,面部痤疮,晨起口干口苦,纳眠二便尚可,舌淡苔薄白边有齿痕,脉弦滑,Lmp:5 月 27 日,现经期第 6 天,仍持续为中等经量,色鲜红少块,并无经行腹痛腰酸。

辅助检查:2009 年 3 月 5 日华西超声示:子宫前后径 32mm,内膜厚 35mm(单层),双卵巢见多个卵泡(10 个以上),最大 6～9mm。2009 年性激素六项:LH:17.3mIU/ml,FSH:6.3mIU/ml,E_2:71.9pg/ml,T:0.93ng/ml,P:0.92ng/ml,PRL:9.6ng/ml。

中医诊断:经期延长;西医诊断:多囊卵巢综合征

辨证:肾阴不足,肝气郁结。

治法:补肾滋阴,疏肝活血,调经止血。

处方:加参地黄汤合五子衍宗丸加减。

党参 30g　熟地 10g　山药 10g　茯苓 15g　泽泻 10g　丹皮 15g　枸杞子 10g　菟丝子 15g　覆盆子 15g　刺蒺藜 15g　鸡血藤 20g　香附 10g　丹参 15g　白芍 15g

二诊:2009 年 8 月 12 日,服药后期长改善不大,但周期较前更为规律,Lmp:7 月 25 日,经行 10 天方净,但此次经期较上次有缩短,量中色鲜红,血中有块夹黏液,Pmp:6 月 23 日,13 天净。患者诉近日白带量偏多,色白,无异味,但有外阴瘙痒,夜间甚重,遂以白带常规检查:清洁度Ⅱ度,查见霉菌。近日情绪较前更为畅达,面部痤疮亦有缓解,但仍有口干口苦,手足心易出汗,诊其舌红苔

薄白,脉弦。此虚热已去其大半,但精亏仍在,以致手足心汗出不止,虑及此期乃经净几日,不宜采用通血下血之法,治宜补肾益气,止血止痒。

处方:党参 30g　黄芪 20g　菟丝子 15g　续断 15g　桑寄生 15g　益母草 15g　茜草 10g　炒地榆 15g　炒荆芥 10g　刺蒺藜 15g　枸杞 10g

嘱其配用西药:硝呋太尔片口服;克霉唑栓,阴道上药。

患者服药后经期由之前的 10 余天不净,改善至 8 天左右。后随症加减治疗近 10 个月,月经周期由之前的不甚规律逐渐改善,经期亦能在 7 天之内完全干净。

【按语】

病例 1 患者所患系月经后期,患者就诊之初已停经 3 月余,病程两年余,既往亦有停经病史,且形体肥胖,纳差便结,曾服用桃红四物汤合失笑散未果,乃是晓之血瘀,而忽用益气,摒“气行则血行”之理而不用;且月经已三月未潮,此乃肾虚血瘀,痰湿互结。《素问·上古天真论》曰:“女子七岁,肾气盛……二七天癸至,任脉通,太冲脉盛,月事以时下”,“月信”乃是月月如期,经常不变,未期而至,过期而不至,均是异常之象,当重视之,此女已三月未潮,过期而不至,血行不畅,瘀阻胞宫;病程缠绵,损伤肾气,故亦瘀亦虚,痰湿互结,急当补肾活血,除湿通经,下其瘀血。方以桃红四物汤活血调经为主,佐以大剂黄芪补其气虚,气行则血行,血行则经行,再投五子衍宗丸以补肾益气;又纳差脉滑,大便干结,盖湿邪壅盛,上困其脾胃,致运化失司,水液饮食物的代谢消化失调,故而不思饮食,水液下输受阻,大肠失其濡润,导致便干难解,辅以山楂既能消肉食,亦能行气散瘀,取其一石二鸟之效;薏苡仁、蚕沙均能祛湿。药未尽经已潮,纳差已去,此期急症已缓,当解其本,以补肾活血之圣愈汤合五子衍宗丸加减,乃虚者能补,瘀者能活,月事能按时而下,其后月经虽有推迟,但每月均能来潮,渐复其期。本案先期重在解其停经 3 月余而未潮之急,主以行气活血,气行则血行,不致瘀血与痰湿互结更甚,自能经行期调;后续以渐补肾气,逐行瘀血,辅以祛痰除湿之法以达调经之效,本案宗急者治其标,缓者治其本之原则,辨证用之,故取效迅速。

病例 2 所患系多囊卵巢综合征,表现为月经周期推后伴量少 13 年,曾于西医院诊断为多囊卵巢综合征,给予达英-35 治疗两年,并有两小时血糖升高,甘油三酯升高等代谢紊乱症状。病程迁延缠绵,正气必有所伤,属脾肾两虚,痰瘀互结。治以补肾健脾,活血祛痰。患者现育有一子,治疗主要以调整月经周期为主。罗元恺教授认为,调经之法主要针对不同的病机,一般来说,虚证或虚实夹杂者当以调理肝肾为主,而肾精乃月经溢蓄之源泉,故补肾益精。方中枸杞、菟丝子、补骨脂平补肾阴肾阳,乃调经之要药。肾为先天之本,经水出诸肾,肾气充则经水之源充盛,月经可对期来潮。方中苍术燥湿健脾,砂仁行气温中,当归养血活血,鸡血藤行血补血调经,合用以达健脾化痰燥湿,行气活血通经之效。桔梗开宣肺气,祛痰理气,枳壳行气开胸,破气除胀,两者合用去喉中之痰。白芍养血敛阴以养血,香附疏肝解郁调经,使肝气得疏情志得畅。后方加入调经补血之四物汤使补血而不滞血,行血而不伤血,温而不燥,滋而不腻,为调经补血之良方。加入党参、黄芪补气行血,更增加补血调经之效。补肾健脾、养血活血、燥湿祛痰诸药合用,脾肾得健,血气调和,痰湿得去则经血调,病痊愈。

病例3 患者主症为经期延长伴发月经周期推后,症状复杂多变,且此患者并非临床常见之体型肥胖的多囊卵巢综合征患者,反而形体偏瘦。另胖人多痰湿,瘦人多火;痰湿易去,虚火难下,且多囊卵巢综合征患者根本之病机大多兼夹痰湿,若是滋阴补虚之法,恐其滋腻反助湿生痰,反而事倍功半,故对体型较瘦的多囊卵巢综合征患者在取方用药之时更要斟酌谨慎。此患者就诊之初经期延长,经色鲜红,淋漓不净,口干口苦,面部痤疮,烦躁易怒,盖肾阴亏虚,阴不敛阳,阳亢而生热,虚火上炎,灼津炼液而口干;火上头面,则颜面生疮;肾为水脏,肝为木脏,水为木之母,母病则及子,肾虚则及肝,乃有口苦、情绪急躁;故以补中有通,通中有补,阳中求阴,阴中求阳之法而达止血之效,先以六味地黄汤加减以滋肾阴,然病程缠绵,女子本是数脱血也,血之不足,又期长不净,使虚者更虚,故用党参补气以生血,五子衍宗丸补肾益气;再加香附疏肝调经,药后虽经期仍长,但月经周期基本恢复正常;虚火已下,遂以寿胎丸加减达补肾益气,固冲止血之效;其后多随证换方,终达调畅,经行七天即净,月经周期基本规律。虽此患者病情易反复,临症之时当随证加减,虚者补之,瘀者去之,湿者除之,宗其根本乃是辨证论治,以不变应万变,方能药到病除。

(杨家林　谢萍)

陆　华

陆华,博士,女,成都中医药大学第二临床学院第二附属医院院长,博士生导师。从医27载,攻读硕、博士学位期间均师从刘敏如教授。擅长于不孕症、月经病、胎漏及胎动不安、癥瘕等病证的中医及中西医诊治。为国家级重点学科中医妇科学学科带头人,四川省学术与技术带头人,四川省有突出贡献的优秀专家,四川省名中医。中华中医药学会妇科分会副主任委员,中国中西医结合学会妇产科专业委员会常委,四川省中西医结合学会理事,四川省中西医结合学会妇产科专业委员会主任委员,成都市中医学会副会长,成都市中医学会妇科专委会主任委员,成都市政协常委,民盟成都市委常委,四川省及成都市三八红旗手,全国百名杰出青年中医,全国百名杰出女中医师。

【诊治特点】

一、对 PCOS 的认识

1. PCOS 的基本病机是禀赋不足,阳虚宫寒;气机郁滞,精亏血少。先天禀赋不足,青春期肾气未充,冬季之外寒,夏季空调之风冷,四季冷饮冻食,诸寒单独为因或杂合致病,阳气为寒所伤。肾阳不足,无以温煦胞宫,无以温运脾阳。脾阳不足,运化失职,寒湿内生。内外寒邪交困,加之情志不畅伤肝,郁阻气机,思虑伤脾,脾气不足,气血乏源则精亏血少,是故本病经、孕皆失其本。

2. 临证当重视体质禀赋、阳虚宫寒、精亏血少、气机郁滞的客观量化诊断。本病证型多复合参见,针对不同阶段证型调治重点不同,或以扶阳为主、或以濡养精血为主、或以疏解气机郁滞为主。临证可据体质禀赋辨寒热虚实,辅以红外热成像仪测定下腹部、子宫、督脉、神阙、大椎穴等区位的代谢热值及气机郁滞、气血盛衰等图像评估;彩色多普勒测定椎基底动脉、颈部血管、心脏血管血供指数,量化评价脑心气血盈亏;彩色多普勒测定子宫及卵巢动脉、子宫内膜螺旋动脉等血供指数,量化评价冲任胞宫气血充盛与否;B超、血常规、激素、糖脂代谢等检查有助于疾病及病情诊断。

二、辨证分型

1. 阳虚宫寒型　寒客冲任,胞失温煦,藏泻失职,故月经不调,寒伤胎元,故不能成孕。证见:精神不振,少气懒言,形寒肢冷,腰膝酸软,纳呆便溏,带下清稀,性欲淡漠,月经后期,量少,色淡质稀,甚至闭经,不孕,舌质淡,苔白或厚腻,脉沉细或沉弱。

2. 精血亏虚型　肾藏生殖之精,为先天之本。脾胃为气血化生之源,精血同源而互生,脾虚气血化生不足不能濡养肾精,或房劳伤肾,肾精不足,胞脉失于充盛,故月经不调,精亏血少及肾虚不能摄精成孕,故不孕或屡孕屡堕。证见月经后期,量少,或闭经,或崩漏,婚久不孕,伴失眠少寐,头晕耳鸣,腰膝酸软,舌质淡,苔薄,脉细或沉。

3. 气机郁滞型　情志不畅,肝失疏泄,日久或血为气滞,或郁热互结;脾失健运,痰湿内生,日久湿郁化热,气、湿、痰、血、寒郁阻冲任,胞脉不畅,月事不调,胎无所系。证见月经先后不定,经行不畅,有血块,痛经,甚或闭经、崩漏,婚久不孕,烦躁易怒,乳房胀痛,胸胁胀痛,或形体盛实,或胸闷痰多,或面部痤疮,或背部疖肿,毛发浓密,口苦咽干,带下量多清稀或色黄有异味,或大便不畅或秘结,舌红,苔黄或腻,脉弦或弦数。

三、用药特点

1. 多途径给药、多疗法结合的中西医综合诊疗　本病表现为生育力低下,并伴随相关临床症状。诊疗时,一方面在消除症状同时根据患者需要对生育力进行定期或不定期评估;另一方面需提高生殖功能以助患者实现其意愿的生育目标。因为本病证主要波及青春期及育龄期女性,病位在肝脾肾及胞宫,病因与先天禀赋、学习压力、生活方式、生存环境、既往用药等相关,病程长,单一药物或单一方法治疗难获良效,可据患者主诉制定个性化综合治疗方案,将中医多途径给药、中西药物合用、药物与针灸及推拿联合、分段与全程治疗结合,局部治疗与全身治疗结合以提高疗效。

2. 对症及对病用药　软坚散结,活血消癥方药有助于抑制卵泡数量;疏肝解郁,泄热通便方药减少痤疮发作;温阳补肾,健脾益气有助于消减腹部膏脂,促进卵泡成熟;清利湿热,濡养精血方药有助于胚胎着床。陆华教授带领的课题组前期研究表明,红外热像仪有助于快速完成个性化同类方药动态靶向疗效评价比较及择优用药,并可优化治疗方案,缩短疗程;同时,前期临床应用研究提示,肠道水疗及清洁灌肠有助于快速疏泄肠道瘀滞,令腑气得通,在提高行气化瘀药物功效的同时减少药物用量。

3. 避免过度治疗　PCOS 在青春期向育龄期过渡时,预防调理重于治疗;育龄期则调治并重。随着年龄的变化及疾病诱因的消长,PCOS 有一定自限性及自愈趋势,避免过度治疗,以免破坏患者自身的生殖轴的平衡与代偿机制,尤当详察。

【典型病例】

某患者,女,36 岁,G1P0＋1。2012 年 11 月 20 日初诊。

主诉:IVF 后失败 2＋月,再次 IVF 前中医调理助孕。

现病史:2 个月前,即 2012 年 9 月患者行 IVF-ET 过程中提示 PCOS,FSH:5.28mIU/ml,LH:10.75mIU/ml,E_2:51.42pg/ml,B 超提示卵泡数量多,但内膜生长缓慢,IVF 取卵 33 个,行胚胎移植但未着床,10 月 13 日测 β-HCG＜0.100mIU/ml。平素易怒,怕冷,经期明显。近来口苦口干,晨起时尤甚。偶手足心热。纳眠可,二便调,舌淡红,苔白,脉沉细。

输卵管粘连史 10＋年,1997 年人流术后未再怀孕;2004 年于当地医院诊为"输卵管伞端粘连",遂口服药物(清热化瘀等药物不详)及通水治疗,无效;2006 年于某医院行开腹输卵管修复整形术,术后恢复尚可,但未孕;2011 年曾在某医院行双侧输卵管介入术,仍未孕。

既往月经规律,13 岁初潮,5～7 天/31 天,量中,色红,质稠,夹血块,伴有经前阴道刺痛,心情烦躁。Lmp:2012 年 11 月 17 日,5 天净。量中等;Pmp:2012 年 10 月 17 日,5 天净,量色质同既往月经。白带量中,色白,质稀,自觉有少许异味,时有外阴瘙痒,妇科检查及白带常规检查未见异常。

中医诊断:不孕症;西医诊断:多囊卵巢综合征

辨证:阳虚宫寒,气郁血瘀。

治法:暖宫散寒化瘀。

处方:正值行经期,外治法调理。予免煎中药酒仙茅颗粒 12g,醋艾叶颗粒 12g,淫羊藿颗粒 10g,黄芪颗粒 10g。7 剂,兑水浴足,水温 40～45℃,每天 1 次,每次 30～40 分钟。嘱经净后行彩色多普勒超声及红外热像仪扫描检查。

2012 年 11 月 26 日(月经周期第 9 天)彩色多普勒超声检查结果:内膜厚度 0.7cm,回声均匀增强,双侧卵巢均未见优势卵泡,内膜动脉血流 PSV＝5.15cm/s,RI＝0.54cm/s,PI＝0.82cm/s;红外热像仪(HIR2000 型)全身扫描见足部平均代谢热值为 23.43(正常参考值 28.18～31.09),提示阳虚体质,下腹区位平均代谢热值为 31.68(正常参考值 31.64～32.74),子宫区位平均代谢热值 31.35(正常参考值 31.41～32.43),提示宫寒。

二诊:2012 年 12 月 4 日,周期第 17 天,浴足后怕冷稍改善。舌红苔黄腻,脉细数。今日彩色多普勒检查提示子宫内膜 1.0cm;双侧附件区液性占位(左侧 1.5cm×1.3cm,右侧 0.9cm×0.8cm);左卵巢 8 个卵泡,最大者 2.0cm×1.2cm;右卵巢 9 个卵泡,无优势卵泡。内膜动脉血流 PSV＝6.59cm/s,RI＝0.58cm/s,PI＝0.96cm/s。

治法:先清热利湿,化瘀消癥;继之益气健脾,利湿消癥。

方药 1:法夏 10g　黄芩 10g　茯苓 10g　茵陈 15g　牛蒡子 10g　佩兰 10g　石菖蒲 10g　竹茹 10g　蒲公英 15g　炒麦芽 30g　炒谷芽 30g　益母草 15g　三七粉 1.5g(冲服)　2 剂

方药 2:黄精 15g　黄芪 10g　炒麦芽 30g　桑寄生 20g　白芍 15g　茯苓 10g　南沙参 20g　炒谷芽 30g　建曲 15g　首乌藤 30g　炒白术 10g　续断 10g　三七粉 1.5g(冲服)　5 剂

中成药予丹莪妇康煎膏、妇乐颗粒、复方阿胶浆口服。

三诊:2012 年 12 月 11 日(周期第 24 天),B 超提示:内膜总厚 1.0cm。双侧卵巢多卵泡,左卵巢卵泡数 10 个,右卵巢卵泡数 10 个以上,双附件积液消失,烦躁,手心热,舌红,苔黄,脉细数。治法:内治清热除湿,健脾补肾;外治足浴温阳暖宫同前。

二诊方药 1 基础上加知母 10g,1 剂。

二诊方药 2 基础上加柴胡 10g,2 剂。

处方:炒艾叶 10g　炒麦芽 30g　菟丝子 15g　淫羊藿 15g　杜仲 15g　黄精 15g　续断 15g　首乌藤 30g　炒白术 10g　山药 15g　柴胡 10g　桑椹 10g　3 剂。

中成药予以定坤丹口服。

四诊:2012 年 12 月 25 日,患者服药后怕冷烦躁缓解,仍口干,舌红,苔薄黄,脉细数。治法:清热化湿,健脾。方药同二诊。中成药加杞菊地黄丸、乐孕宁口服液口服。

五诊:2012 年 12 月 29 日,初诊后,双侧附件积水未再重现,仍需防止输卵管积液在冻胚移植前灌溉宫腔,一直予以清热除湿、健脾温肾口服,足浴治疗同前。外治处方:醋艾叶颗粒 6g,黄芪颗粒 30g,茵陈颗粒 15g,4 剂,结肠灌注,每日 1 剂。中成药予逍遥丸口服。

2013 年 1 月 7 日行二次胚胎移植,移植前内膜厚度达 1.0cm.移植后 B 超提示右侧输卵管壶腹部妊娠,遂行右侧输卵管结扎术。

六诊:2013 年 1 月 22 日,行右侧输卵管结扎术,继续调理卵泡发育、黄体发育与内膜的同步性。治法:健脾温肾,补养精血。方药同前。

七诊:2013 年 9 月 3 日,2013 年 8 月 22 日移植冻胚一个,要求保胎治疗。予益气补肾,固冲安胎治疗。

处方:内服:北沙参 15g 黄芪 20g 炒白术 10g 仙鹤草 15g 女贞子 15g 旱莲草 15g 杜仲 15g 桑寄生 10g 桑椹 10g 覆盆子 15g 枸杞 15g 菟丝子 15g 3 剂。水煎服,每 2 日 1 剂。

外治:酒仙茅颗粒 12g,醋艾叶颗粒 12g,淫羊藿颗粒 10g,黄芪颗粒 10g,每日足疗同前。

中成药予以乐孕宁口服液口服。同时口服戊酸雌二醇片、肌注黄体酮。

八诊:2013 年 9 月 10 日,烦躁,略口干,无头晕头痛,伴腰酸小腹隐痛,纳可,眠差,不易入睡,大便调,小便黄,舌红,脉缓。治法:养阴益气、固胎。

处方:内服方药 1:炒麦芽 15g 竹茹 10g 南沙参 10g 炒谷芽 15g 杜仲 15g 覆盆子 15g 桑寄生 10g 桑椹 10g 女贞子 15g 小玉竹 5g 麦冬 10g 知母 10g 炒白术 10g 3 剂。

内服方药 2:白蒺藜 10g 炒谷芽 30g 炒麦芽 30g 覆盆子 15g 建曲 10g 菟丝子 15g 桑椹 10g 北沙参 10g 桑寄生 20g 女贞子 15g 炒白术 10g 白薇 5g 4 剂。

茶饮处方:黄芪、小玉竹,少量泡水代茶饮。足疗同前。

九诊:2013 年 9 月 19 日,今日 B 超示:宫内孕囊外径约 1.8cm×1.3cm,胎芽 0.6cm,见胎心搏动。

【按语】

PCOS 不孕症往往是多因素致病、生殖器官多部位受累。本例患者初诊临床表现为多卵泡及成熟障碍、内膜着床不利,但病变起因于炎性输卵管阻塞,多为感受湿热毒邪,以气滞血瘀为基本病机。一方面,患者行多次输卵管手术治疗后,加重了气滞血瘀;另一方面,按通常清热化瘀的寒凉药物治疗输卵管病变,日久损伤阳气,肾阳虚冲任胞宫失于温煦,气血运行迟缓,瘀阻胞脉,胞脉不通,不能摄精成孕。总 10 余年病程长,情绪焦虑,疏泄失职致脾虚,气血化源乏力,精无所化,迁延难愈。本治疗以暖宫、健脾、疏肝、补肾诸法综合多途径给药,终获良效,使胎元得固,子嗣得续。

(陆华 任志红)

天津妇科名家

张丽蓉

张丽蓉(1924—2011 年),女,辽宁省新民县人,中共党员。主任医师,国内知名妇科专家,享受国务院政府特殊津贴。1952 年毕业于天津市产科医专,先后跟随古今人、顾小痴、董晓初及哈荔田等享誉津城的名老中医学习,博采众长,张丽蓉教授从事妇产科工作 50 余年,始终坚持奉行应用基础理论与临床实践相结合;医与药相结合;继承与借鉴相结合;多学科与多层次多方位相结合的方针。在"女性不孕症"、"妇女更年期"、"妇科常见病"等方面有独特的见解和验方。由她的验方研制成功并投放市场的"更年安"、"春血安"、"血府逐瘀胶囊"、"消结安"、"痛闭安"、"六仙安"、"地锦冲剂"等中药制剂,不但在国内畅销,有的还远销海外。她将自己多年的经验、成方、验方总结著书,先后出版了 6 部专著,她主持的科研有 6 项获国家和市级科技成果奖。

【诊治特点】

一、对 PCOS 的认识

张丽蓉教授认为 PCOS 总属本虚标实,肾虚为本,痰湿、瘀血阻滞胞宫为标,其中,痰瘀互结是其重要病理环节。脾主运化功能失司,肾的气化功能失常。脾虚不能运化水湿,肾虚不能温化水饮,肝郁气不行津,导致水液停留,聚而成痰。痰湿阻滞气机,气血运行不畅,蕴而化热,酿为湿热,日久成瘀,进而痰湿血瘀互结成为癥瘕。肾精、肾气不足亦可致血虚、血瘀,肾阳不足致寒凝血瘀。肾虚、脾虚既可生痰,又可致瘀,最终形成脾肾亏虚、痰瘀互结之虚实夹杂征象。此外,血瘀的形成与肝的功能失调有密切关系。肝藏血,主疏泄,若肝气郁滞,气机不利,气滞则血行瘀滞;若肝郁日久,化热化火,灼伤阴液,阴血黏稠凝聚,血行不畅亦可致瘀。所以,肝气郁滞也是形成痰瘀互结的重要因素。另一方面,痰瘀之间可相互转化,痰亦可化为瘀,血积日久,亦能化为痰水。痰浊阻滞脉道,影响血液运行,则血滞成瘀;瘀血阻滞脉络,影响津液正常输布,聚津成痰。综上,张丽蓉教授认为 PCOS 主要病机为脾肾不足,痰瘀互结。临证治疗当从本图治,以健脾益肾,化痰祛瘀为大法。

二、辨证分型

张丽蓉教授临床治疗多囊卵巢综合征(PCOS)经验颇丰,认为主要以肾虚痰瘀型为主进行辨治。

症见月经不调,婚久不孕,形体肥胖,腰酸疼,白带清稀量多,神疲乏力,或大便溏薄,或急躁易怒,舌质淡黯,舌体胖大边有齿痕,脉沉细涩或滑。

三、用药特点

张丽蓉教授在治疗 PCOS 时,主要以苍附导痰汤为主方,进行临证加减。

方药组成:苍术 10g　香附 15g　半夏 10g　云苓 15g　竹茹 10g　枳实 10g　鸡血藤 15g　胆南星 10g　橘红 10g　甘草 10g

方中苍术芳香燥湿健脾,升阳散邪;香附疏肝理气行血,为气中血药;两药合二陈汤燥湿化痰,健脾理气,以截生痰之源;胆南星燥湿化痰,竹茹清热化痰,枳实破气,消积化痰除痞,又加强除痰之功,再加入鸡血藤行气补血,调经活血。全方共奏燥湿除痰、行气活血、调经之功,使痰湿祛,气血运行通畅则月事以时下。

随证加减:痰湿重者加石菖蒲、车前子;血瘀明显者根据瘀血程度选择对药依次为泽兰、卷柏;桃仁、红花;三棱、莪术。

中药周期治疗:经期用少腹逐瘀汤活血祛瘀,温经通络使月事顺畅以时下;经净后为卵泡生长期,故给促卵泡汤,以促进卵泡的发育与生长;围排卵期,用排卵汤滋肾活血以促进卵泡排出;月经前期为黄体期,用调助汤,补肾助阳提高黄体功能,使肾气足、天癸充、冲任盛。

【典型病例】

病例 1:东某,女,25 岁,1990 年 6 月初诊。

现病史:月经不规律 9 年,婚后 1 年余,无避孕未孕。男方精液检查正常。患者 16 岁初潮,月经规律,半年后,无明显诱因而变为 4~6 个月行经 1 次。平时腰疼,白带量稍多,偶有晨起头晕,喉中有痰,偶有乳房胀,1988 年曾就诊于我院中医门诊。B 超提示:子宫发育欠佳;内分泌提示:LH/FSH>3,E_2:170pg/ml,诊断为多囊卵巢综合征。曾服活血祛瘀药治疗,可有月经来潮,但基础体温单相。现已闭经 6 个月。舌略胖嫩,边有齿痕,脉沉细。

辅助检查:复查 B 超仍显示子宫发育欠佳,双侧卵巢可见。妇科检查:子宫略小,可触及双侧附件,无压痛。性激素六项检查:FSH:5mIU/ml,LH:47mIU/ml,E_2:170pg/ml,T:100ng/dl,PRL:17ng/ml。基础体温单相。

诊断:中医诊断:原发性不孕症;西医诊断:多囊卵巢综合征

辨证:脾肾阳虚,痰湿内生。

治法:补肾调冲,活血化瘀,佐以利湿祛痰。

处方:小茴香 10g　干姜 10g　元胡 15g　灵脂 10g　没药 10g　川芎 10g　当归 10g　蒲黄 10g　肉桂 10g　赤芍 10g　鸡血藤 30g　橘红 10g　车前子 10g　益母草 30g　地龙 10g　川断 12g　寄生 12g　12 剂

二诊:1990 年 7 月患者仍述痰多,腰疼,舌脉同前。

处方:苍术 10g　香附 15g　橘红 10g　半夏 10g　云苓 10g　甘草 10g　泽兰 10g　卷柏 10g　鸡血藤 30g　车前子 10g　牛膝 30g　益母草 30g　川芎 15g　杜仲 12g　19 剂

三诊:1990 年 9 月,月经仍未来潮,腰酸有痰略有好转,舌胖,脉沉好转。治以益气活血通络。

处方:黄芪 30g　知母 10g　当归 10g　川芎 10g　桃仁 10g　红花 10g　丹参 10g　泽兰 10g　卷柏 10g　鸡血藤 30g　牛膝 30g　丝瓜络 10g　15 剂

四诊:1990 年 10 月 15 日诉月经仍未来潮,但略感腹疼腹坠乳胀,舌红胖,脉滑。服黄体酮 20mg,肌内注射每日 1 次,共用 5 天。并服中药排卵汤。

处方:刘寄奴 10g　柴胡 10g　泽兰 10g　生蒲黄 10g　女贞子 15g　赤芍 10g　益母草 30g　苏木 10g　覆盆子 10g　枸杞子 10g　菟丝子 30g　牛膝 30g　肉苁蓉 30g　10 余剂

五诊:1990 年 12 月行经 5 天,量中等,后基础体温持续低温相,并诉无明显不适。

处方:益母草 30g　香附 20g　木香 10g　当归 30g　杭芍 10g　丹参 30g　柴胡 10g　泽兰 10g　卷柏 10g　鸡血藤 30g　牛膝 30g　地龙 10g　丝瓜络 10g　橘红 10g　6 剂

六诊:1991 年 1 月,基础体温已上升 10 余天,查尿 HCG(+)。3 月做 B 超检查诊断中期妊娠。

病例 2:于某,女,29 岁,2004 年 6 月 4 日初诊。

现病史:已婚 4 年不孕。患者 13 岁初潮即月经后错,甚至闭经,近 3 年闭经加重,不服用黄体酮月经不能来潮,形体肥胖,身高:156cm,体重 70kg,2004 年 5 月 31 日我院 B 超提示:双侧卵巢多囊性改变。现已月经未潮 3 个月。舌体胖边有齿痕,苔薄白,脉沉细滑。

辅助检查:妇科检查:外阴阴毛致密,已婚未产型,阴道通畅,子宫颈光滑、小,前唇短,子宫体后倾后屈位、稍小,双附件未触及。2004 年 5 月 31 日 B 超报告:子宫后位,大小 49mm×49mm×39mm,双侧卵巢增大,左侧卵巢 44mm×37mm,右侧卵巢 33mm×27mm。印象:双侧卵巢多囊样改变。2004 年 3 月 4 日血性激素六项＋INS 报告:T:57.38ng/dl,E_2:57.82pg/ml,LH:6.36mIU/ml,FSH:7.67mIU/ml,PRL:25.11ng/dl,P:4.0ng/ml Ins:121.70IU/L。2004 年 1 月 27 日男方精液常规:量 1.5ml,外观灰白色,计数 2000 万/ml,液化 30 分钟,畸形率 10％,活动率 50％,活动力 A 级 8％,B 级 12％,C 级 30％,D 级 50％。

中医诊断:原发性不孕症;西医诊断:多囊卵巢综合征

辨证:肾虚痰湿血瘀。

治法:益肾健脾,化瘀通任。

处方:苍附导痰汤加味。

苍术 10g　香附 15g　陈皮 10g　半夏 10g　茯苓 15g　甘草 6g　竹茹

10g　枳实 10g　　南星 10g　　当归 10g　　赤芍 10g　　鸡血藤 15g　　淫羊藿 15g　6 剂

并配合安宫黄体酮 10mg,每日 1 次,服 5 天。

二诊:2004 年 6 月 10 日,Lmp:2004 年 3 月 3 日,停经 3 个月,基础体温单相,近 4 天稍有上升,今日 36.7℃,纳食好转,大便日 2 次软便。舌淡,苔白,脉细弦,给予调经汤加味。

处方:益母草 30g　　木香 10g　　当归 10g　　杭芍 12g　　香附 15g　　丹参 15g　　柴胡 10g　　泽兰 10g　　卷柏 10g　　仙茅 10g　　仙灵脾 10g　　苍术 10g　6 剂

三诊:2004 年 6 月 17 日,Lmp:2004 年 6 月 15 日,今日月经第 3 天,经量少,经色红,时有血块,下腹隐痛,大便日一行,舌淡红,苔白,脉细滑,给予少腹逐瘀汤加味。

处方:柴胡 10g　　杭白芍 10g　　当归 10g　　川芎 10g　　熟地 15g　　丹参 15g　　茯苓 15g　　红花 10g　　茺蔚子 15g　　菟丝子 15g　　川断 12g　　杜仲 15g　6 剂

四诊:2004 年 6 月 30 日,Lmp:2004 年 6 月 15 日,今日月经周期第 16 天,基础体温 36.7℃,舌淡红,苔白,脉沉细弱,给予调助汤加味。

处方:熟地 30g　　何首乌 20g　　枸杞子 15g　　玄参 10g　　麦冬 10g　　丹皮 10g　　益母草 15g　　附子 10g　　肉桂 10g　　覆盆子 10g　　菟丝子 15g　　仙茅 10g　　仙灵脾 15g　　山萸肉 15g　6 剂

以如上中药人工周期治疗 2 个月后月经来潮 2 次(2004 年 6 月 15 日和 2004 年 7 月 25 日),于 2004 年 8 月 11 日复查血性激素六项＋Ins:T:23.11ng/dl,E_2:24.79pg/ml,LH:6.71mIU/ml,FSH:8.88mIU/ml,PRL:23.38ng/dl,P:23ng/ml,Ins:71.8IU/L。继续沿用中药人工周期辨证治疗 2 个月,月经好转,于 2004 年 11 月 12 日停经 46 天时基础体温显示双相,当日查尿 HCG(＋)。于 2005 年 10 月剖宫产一男婴,现健康正常。

病例 3:李某,女,20 岁,2003 年 12 月 4 日初诊。

现病史:月经稀发 4 年,患者 13 岁初潮,月经尚规律,5～6 天/30～40 天,量可,色红,无痛经。近 4 年月经 5～6 天/2～6 个月,量中,色黯红,夹血块。Lmp:2003 年 10 月 2 日。平素带下量多,色白,腰酸,神疲乏力,四肢欠温,大便溏薄,急躁易怒。形体肥胖,身高 162cm,体重 76kg。面部痤疮明显。舌黯红,苔白腻,脉细滑。

辅助检查:超声提示:子宫稍小,宫内膜 7.6mm,双侧卵巢多囊样改变(内可见＞10 个小卵泡)。性激素六项:FSH:4.28mIU/ml,LH:15.35mIU/ml,E_2:55pg/ml,T:120ng/dl,PRL:12.5ng/dl,P:0.32ng/ml。

　　中医诊断:月经后期;西医诊断:多囊卵巢综合征

　　辨证:脾肾两虚,痰瘀互结。

　　治法:补肾活血,理气化痰。

　　处方:苍术 10g　香附 15g　半夏 10g　云苓 15g　竹茹 10g　枳壳 10g 陈皮 10g　石菖蒲 10g　郁金 10g　胆南星 10g　车前子 10g(包煎)　鸡血藤 30g　桃仁 10g　红花 10g　益母草 30g　三棱 10g　莪术 10g　7 剂

　　二诊:2003 年 12 月 12 日,诉服上方第 5 付时,月经来潮,色红,有血块。原方去胆南星、车前子、半夏,加丹参 15g,牛膝 15g。7 剂。

　　三诊:2003 年 12 月 19 日,诉带血 7 天,量中等,现无明显不适症状,B 超提示:双侧卵巢多囊样改变消失。

　　处方:柴胡 10g　丹参 15g　香附 10g　当归 10g　红花 10g　木香 10g 川断 15g　菟丝子 30g　茺蔚子 10g　赤芍 10g　泽兰 10g　女贞子 15g　7 剂

　　四诊:2003 年 12 月 26 日,诉服药后白带增多,透明,质中。余无不适。

　　处方:刘寄奴 10g　柴胡 10g　泽兰 10g　生蒲黄 10g(包煎)　女贞子 15g 赤芍 10g　益母草 30g　苏木 10g　覆盆子 15g　鸡血藤 15g　牛膝 15g　菟丝子 30g　枸杞子 10g　7 剂

　　五诊:2004 年 1 月 3 日,诉一般情况好,白带由多稠转少,双侧乳房微胀。守 2003 年 12 月 4 日方,7 剂。

　　六诊:2004 年 1 月 12 日,诉月经第 2 天,量可,色红,无下腹痛。

　　处方:益母草 30g　木香 10g　当归 10g　白芍 15g　柴胡 10g　丹参 15g　泽兰 10g　鸡血藤 15g　牛膝 15g　月季花 10g　7 剂

　　七诊:2004 年 1 月 19 日,诉带血 7 天,量中等,色红。复查性激素六项结果:FSH:4.31mIU/ml,LH:5.11mIU/ml,E$_2$:43pg/ml,T:78ng/dl。继续上述中药周期用药巩固治疗。

　　八诊:2004 年 2 月 17 日,诉月经如期而至,月经第 3 天,经量色均可。

　　【按语】

　　上述 3 例 PCOS 患者医案,其中 2 例为不孕症,1 例为月经稀发。虽病情病史各异,但病机相同,均为脾肾不足导致水液代谢失常,日久形成湿浊结聚体内,流注下焦,阻滞冲任,甚至水湿内停导致气机不畅,日久瘀血内生。因此,湿浊结聚或血瘀实为脾肾不足的病理产物,本病属本虚标实。舌色多为淡或淡黯,系阳气不足,不能宣发,日久有碍气血运行,而致血脉瘀滞。此类患者大多呈胖大舌、齿痕舌、嫩舌。舌嫩者提示体虚;舌体胖大多因津液输布失常所致,是体内水湿内停表现。从脉象上看 PCOS 患者多以沉细滑为主,说明血海已伤。在用药治疗上均先用益肾健脾,祛湿化瘀通经之苍附导痰汤主治,随症加减。经血来潮后,再按月经不同的时段,行中药调整周期法。经期予少腹逐瘀汤;经净后为卵泡发育生长期,故用促卵泡汤调节优势卵泡。排卵期予排卵汤,促进卵子排出。随后用调助汤,以益肾助阳,使冲任二脉充盛,促进黄体功能提高,使月事以时下,育龄期妇女方能摄精成孕。

张丽蓉教授通过长期和大量的临证实践体会到,肾虚为 PCOS 患者月经失调及排卵障碍的根本原因。PCOS 患者卵巢成多囊样改变,卵巢增大,包膜增厚,湿邪阻于卵巢局部,聚集不散所致,继而引起气血不通,排卵障碍。早在元代朱丹溪就在《丹溪心法·子嗣》中指出:"若是肥盛妇人,禀受甚厚,恣于酒食,经水不调,不能成胎,谓之躯脂满溢,闭塞子宫。"而 PCOS 的患者多为肥胖之人。

女性生殖系统的调节是以肾、天癸、冲任及胞宫的平衡协调关系作为枢纽的,肾是起主导作用的,是实现排卵的根本,补肾是治疗 PCOS 的主要治疗原则。治疗 PCOS 化痰之法必不可少,该病是肾虚为本,痰湿为标,治疗时应补肾化痰,酌情偏重治疗。张丽蓉教授治疗 PCOS,疗法独特,疗效甚佳。临床多见肾阳虚,因此温补肾阳是基本治则。在辨证治疗过程中重视痰湿瘀阻的治疗,多采用补肾健脾、燥湿化痰大法。同时强调血以活为要,活血化瘀法贯穿治疗始终。

(龚瑾)

韩 冰

韩冰,男,字冰之、伯如,晚号朴翁。1939 年 12 月生于天津市,1962 年以优异成绩毕业于天津中医学院,后于天津中医学院附属医院妇科工作,迄今 51 载,现任天津中医药大学第二附属医院教授、主任医师,博士生导师,世界中医药学会联合会妇科专业委员会会长、中华中医药学会妇科委员会顾问、天津中医药学会副会长兼妇科专业委员会主任委员、国家药品食品监督管理局评审专家、国家药品保护品种评审专家。韩冰教授是全国名老中医专家之一,享受国务院特殊津贴。他对中医的贡献在于提出在中华文化大背景下考察中医,他独树一帜的学术思想和在中医理论上的独特见解,在学术界颇具影响。

在医疗上,韩冰教授对子宫内膜异位症、卵巢功能失调性疾病、盆腔炎性疾病等有独到的临床经验,并将其作为学科的研究方向。他主持的多项科研课题,多次获得国家科委、国家中医药管理局、天津市科委奖项。他研制的妇痛宁颗粒等中药复方制剂经国家食品药品监督管理局批准为三类新药开发。

韩冰教授著述颇丰,主编、副主编专著十余部,发表论文百余篇。代表性著作有《中医妇科学》、《中医内科》、《中医病症诊疗全书》、《内经词典》等。

【诊治特点】

一、对 PCOS 的认识

韩冰教授认为本病病位在肾及冲任，核心病机为肾虚冲任瘀阻，虚实兼夹，应重视补肾活血，兼顾化痰理气。肾虚及气、痰、瘀均可致冲任失调，冲任失调则月事不以时下，故月经稀发、闭经。痰湿、瘀血内阻于冲任为 PCOS 常见的病理环节。脾主运化水湿，饮食不节，脾虚失于健运，水湿凝聚日久，渐而成痰，即所谓"脾为生痰之源"，湿痰壅塞冲任及胞宫、胞脉、胞络，阻滞气机血脉，气血生化失期，渐至经闭；脂膜壅塞则体肥、多毛。痰之所生亦由于气，若肝失疏泄，木郁克土，脾失健运，湿浊停留，留而成痰。木郁化火，延及于胃，消谷善饥失于节制，脾失载运，囤积不化，变生脂浊。痰气交阻，血失畅行则发生胞脉瘀阻而不能孕育。

二、辨证分型

1. **肾虚痰瘀互结**　症见月经后期，量少，甚或闭经，崩漏，婚久或继发不孕，或堕胎、滑胎，经色紫黯，有血块，经行腹痛，带多黏腻，或带下甚少，形体肥胖，多毛，神疲嗜睡，头晕耳鸣，胸闷泛恶，腰膝酸软，小腹或有冷感，性欲淡漠，舌质淡黯或有瘀点，苔白腻，脉弦滑或涩。

2. **肾虚湿热熏蒸**　症见月经后期、闭经或崩漏，婚久或继发不孕，或堕胎、滑胎，形体盛壮或肥胖，毛发浓密，颜面、胸背部痤疮，经前烦躁易怒，乳房作胀，腰膝酸痛，带黄气秽，阴痒，小便短赤，肛门灼热，大便臭秽黏滞不爽，舌红，苔黄腻，脉弦滑。

3. **肾虚痰气交阻**　症见月经后期，量少，甚或闭经，不孕，带多黏腻，形体肥胖，多毛，神疲乏力，困倦，头晕耳鸣，郁郁寡欢，胸闷脘痞，胁肋作胀，腰膝酸软，性欲淡漠，舌质淡黯，苔白腻，脉弦滑。

三、用药特点

韩冰教授辨治多囊卵巢综合征重点在于肾虚血瘀、痰气交阻，由于症情复杂，治疗时往往补肾活血、化痰理气兼而治之。临证多以补肾活血化痰汤为主进行治疗，并随症对应月经周期予以加减。

方药组成：紫石英、菟丝子、鹿角霜、巴戟天、当归、丹参、覆盆子、补骨脂、白芍、红藤、薏米、浙贝母、牛膝。

加减：痰湿偏盛者加香附、苍术、茯苓、皂刺、车前子；湿热较重者加茵陈、知母、黄柏；肝郁气滞者加柴胡、橘核、香附、桑叶、乌梅、木瓜；经期加桃仁、红花、益母草。

常用药物如下：

1. **肾**——补肾调冲法。常用补骨脂、菟丝子、山茱萸、淫羊藿、鹿角霜等补肾，用当归、川芎、紫石英等调理冲任。

2. 瘀——活血化瘀法。常用当归、川芎、赤芍、桃仁、红花、月季花、益母草、川牛膝等。

3. 痰——祛痰利湿法。常用薏苡仁、苍术、茯苓、浙贝母、皂角刺、车前子等。此外,生活方式干预亦当重视,低热量饮食、运动,改善代谢异常,控制体重,监测体重指数等也是治疗一个重要方面。

4. 气——疏肝理气法。常取药对如柴胡配菟丝子,橘核配鹿角霜,香附配补骨脂等。调肝之法,诸如养血柔肝常用当归、白芍,强金制木用桑叶,酸泻肝木用乌梅、木瓜等,若兼相火炽盛,与湿相结,当兼清利,知母、黄柏之属,辛辣厚味助火之品,亦当禁忌。

【典型病例】

病例1:李某,女,31岁,已婚,干部,2003年4月7日初诊。

主诉:月经量少8个月。

病史:患者于3年前孕7周行人工流产术,术后月经周期、经期发生异常,5天/1~3个月,量少,色黯,有少量血块,无腹痛,经前乳房胀痛,体重明显增加。曾自行服用桂枝茯苓丸等中成药调经,效果不佳,近3年未避孕未再怀孕。现形体偏胖,失眠,腰膝酸软,畏寒肢冷,易疲劳,二便正常。查体:舌质紫黯,苔白腻,脉沉。

经孕史:13岁初潮,既往月经规律,5~7/25~32天。Lmp:2003年2月18日。结婚6年,G1P0,2000年曾行人流1次,近3年未再怀孕。

妇科检查:外阴已婚未产型,宫颈轻度糜烂样改变,宫体前位,正常大小,质中,活动可,可触及增大的双侧卵巢。

辅助检查:B超提示:子宫6.4cm×4.2cm×3.3cm大小,内膜厚1.0cm,双侧卵巢增大,卵泡数增多,直径0.2~0.9cm的卵泡达10~12个。性激素检测:LH/FSH>2.5。

中医诊断:月经过少,不孕症;西医诊断:多囊卵巢综合征

辨证:肾虚血瘀型。

治法:温肾助阳,活血利湿。

处方:菟丝子30g   覆盆子15g   女贞子15g   补骨脂10g   淫羊藿10g   黄精30g   鹿角霜15g   丹参30g   鸡血藤30g   桂枝10g   紫石英30g   14剂,水煎服。

二诊:2003年4月21日,服药后腰酸、肢冷等症状有所改善,Lmp:4月16日,量较前增加,带血3天。

处方:菟丝子30g   淫羊藿10g   当归10g   熟地黄20g   白芍10g   薏苡仁30g   车前子10g(包煎)   山楂30g   郁金10g   丹参30g   紫石英30g   牛膝10g   40剂,水煎服。

三诊:2003 年 5 月 31 日,Lmp:5 月 28 日,量少,余无不适。此后予补肾调冲法按月经周期不同时期调治 1 年余,患者怀孕。

病例 2:赵某,15 岁,学生,2005 年 9 月 10 日初诊。

主诉:停经 2 月余。

病史:患者平素月经后错,量少,现月经 2 月余未潮,自觉乳房胀,夜间手足发热,大便燥结,面部痤疮严重,素嗜食辛辣。查体:舌红少苔,脉细数。

经孕史:13 岁月经初潮,既往月经不规则,3~4/40~55 天,量少,色深红,有血块,偶有痛经。Lmp:2005 年 7 月 7 日。

妇科检查:肛查未扪及异常。

辅助检查:B 超提示:子宫大小正常,右卵巢增大,左附件未满意探及。性激素检测:LH:FSH>2.5,T:5.8(正常值<1.08),E_2 低于正常值。

中医诊断:月经后期;西医诊断:多囊卵巢综合征

辨证:阴虚内热,痰瘀互结。

治法:滋阴清热,活血化痰。

处方:牡丹皮 10g　栀子 10g　柴胡 10g　土茯苓 30g　薏苡仁 30g　浙贝母 10g　莲子心 6g　桃仁 10g　红花 10g　益母草 30g　鸡血藤 30g　大黄 10g　龟板 12g　牛膝 10g　生山楂 30g　黄柏 10g　甘草 6g　7 剂,水煎服。

二诊:2005 年 9 月 17 日,月经未来潮,手足发热症状减轻。空腹血糖 5.5mmol/L(正常)。葡萄糖耐量试验提示:胰岛素抵抗。

处方:菟丝子 30g　当归 10g　丹参 30g　桃仁 10g　红花 10g　益母草 30g　龟板 15g　黄柏 10g　薏苡仁 30g　浙贝母 15g　月季花 10g　蛇床子 15g　牛膝 10g　21 剂,水煎服。

三诊:2005 年 10 月 8 日,Lmp:9 月 29 日,量较前增多,色红,血块少,经期乳房胀明显减轻。继以上方加减调经半年余,月经变为 4~5/30~35 天,痤疮明显减轻。

病例 3:展某,27 岁,未婚,工人,2005 年 7 月 30 日初诊。

主诉:经期延长半年余。

病史:患者平素月经后错,近 2 年体重逐渐增加,半年前开始经期延长至 10~18 天,点滴而出,淋漓不净。现体型肥胖,常感腰痛,头晕,白带少,平素自觉乏力,困倦。查体:舌淡胖,脉沉无力。

经孕史:14 岁月经初潮,既往月经 6~7/45~60 天。Lmp:2005 年 7 月 23 日,淋漓未净,无腹痛。Pmp:2005 年 5 月 3 日,带血 18 天,量少。G0P0。

妇科检查:子宫及双卵巢未扪及异常。

辅助检查:B 超提示:双卵巢增大,可疑 PCO。性激素检测:LH:FSH>

2.5,E_2、P水平低下。

中医诊断:经期延长;西医诊断:多囊卵巢综合征

辨证:肾虚血少,痰湿内盛。

治法:补肾养血,活血利湿。

处方:菟丝子30g　覆盆子15g　补骨脂10g　当归10g　白芍10g　鹿角霜15g　桂枝10g　丹参30g　薏苡仁30g　车前子10g(包煎)　21剂,水煎服。

二诊:2005年8月20日,服药第三日月经干净,自觉头晕、腰痛症状有所减轻。8月15日阴道少量出血,当天即止。

处方:柴胡10g　桑叶15g　木瓜10g　薏苡仁30g　浙贝母10g　乌梅30g　生山楂30g　鸡内金10g　刘寄奴15g　菟丝子30g　益母草30g　牛膝10g　鹿角霜15g　21剂,水煎服。

三诊:2005年9月10日,月经未来潮,白带较前增多。

处方:菟丝子30g　淫羊藿10g　当归10g　赤芍10g　薏苡仁30g　车前子10g(包煎)　黄柏10g　生山楂30g　郁金10g　桑叶15g　丹参30g　紫石英30g　牛膝10g　14剂,水煎服。

四诊:2005年9月24日,Lmp:9月20日,量较前增加,色红,少量血块,无腹痛。

处方:当归10g　川芎10g　赤芍10g　熟地黄20g　桃仁10g　红花10g　益母草30g　月季花10g　桂枝10g　穿山甲10g　干姜6g　橘核20g　牛膝10g　4付,水煎服。

五诊:2005年9月28日,患者本次月经带血7天,无明显不适。

处方:菟丝子30g　覆盆子15g　熟地黄20g　山茱萸15g　山药10g　补骨脂10g　巴戟天10g　黄精30g　丹参30g　鸡血藤30g　鹿角霜15g　牛膝10g　7付,水煎服。

此后患者来诊依据经期不同时期,以补肾养血,活血利湿为主,随症加减,月经期量趋于正常。

【按语】

病例1主要由B超及性激素检测诊断为多囊卵巢综合征,从中医学角度辨其脉证,证属肾虚血瘀。经水出诸肾,肾虚则月经错后,量少;肾阳虚失于温煦,则肢冷、腰酸;肾阳不足不能温煦脾阳,则易于疲劳;水湿不运,则形体渐胖。治疗上根据月经周期不同,月经前半期以补肾助阳为主,促进卵泡正常生长,月经后期以养血活血为主,兼以补肾理气。病情稳定后以成方补肾调冲之法长期调治。鹿角霜、菟丝子、补骨脂、淫羊藿温补肾阳,其中补骨脂为平补肾阴肾阳之佳品;女贞子、黄精、覆盆子补益肾精;桂枝温通经脉使经血流畅;丹参、鸡血藤活血调经;紫石英入手少阴、足厥阴经血分,暖子宫。全方共奏补肾活血之功。二诊为经间期,减少补肾药,加入养血活血、健脾利水之品以化水湿。

病例2为青春期多囊卵巢综合征,青春期生殖轴功能不完善,下丘脑、垂体与卵巢间未建立周期性的反馈,为无排卵性月经,加之患者先天体质阴阳偏重不同和生活习惯的影响导致月经失常。根据脉证,辨为阴虚内热。患者素体阴虚,加之嗜食辛辣,导致阴虚内热,炼液成痰,阻滞胞中,故月经后期;煎熬血液,渐成瘀血,瘀阻于内,血行不畅,故月经量少,有血块;阴虚内热,则易生痤疮;手足心热及舌象脉证均为阴虚内热之象。对于青春期月经不调的患者,用药时需注意补肾药的用量应少,而以滋阴清热,活血调经为主。牡丹皮、栀子、柴胡、土茯苓、龟板、黄柏滋阴清热,莲子心清心火,滋阴血;薏苡仁、浙贝母健脾利水化痰;桃仁、红花、益母草、鸡血藤、牛膝活血调经;生山楂祛瘀化痰;甘草调和诸药。二诊经葡萄糖耐量检测提示存在胰岛素抵抗,因此在上方基础上加减。三诊患者月经已经来潮,量增多,继以一诊方药为基础随证加减调治。

病例3患者表现为经期延长和月经过少,综合脉证,辨为肾虚血少,痰湿内盛。经水出诸肾,肾虚则月经量少,白带少,腰痛;肾气虚失于固摄,则经血淋漓10日以上仍不净;痰饮水湿不能正常布化,停聚体内,则形体渐胖;水湿不布,清阳不升,则头晕,乏力,困倦。一诊患者值经期,月经淋漓8天仍未净,故治疗以补肾养血为主,兼以行气化湿。二诊月经已净,为经间期,治疗以活血利湿为主,兼以补肾调经。柴胡疏肝理气,气行则血行,水湿津液亦得以布化;桑叶强金制木;乌梅酸泻肝木;薏苡仁健脾化湿;浙贝母化痰;山楂、鸡内金健脾开胃;刘寄奴活血通经;菟丝子、鹿角霜补肾;益母草活血调经,利水消肿;牛膝活血调经,补益肝肾。三诊为月经将至之时,治以补肾养血活血,使冲任充盛而经水自来。四诊时患者经量较前好转,病情趋于稳定,故予上方,养血活血调经。五诊治以补肾活血为主,经后服用。

(赵志梅)

金季玲

金季玲,女,生于1946年,师从中医妇科名家夏桂成、陈丹华教授,现任天津中医药大学第一附属医院教授、主任医师、博士研究生导师,第四批、第五批全国老中医药专家学术经验继承工作指导老师,全国名老中医药专家传承工作室建设项目专家,天津市名中医,中华中医药学会妇科分会副主任委员,世界中医药学会联合会妇科分会理事。

金季玲教授从事中医临床工作40余载,一直致力于中医妇产科医、教、研工作,精通中医妇科理论,在长期的医疗实践中,确立了重肾补肾的学术思想,对补肾调理月经周期法治疗排卵功能失调性疾病有较深入的研究。同时认为血瘀是妇科疾病的重要致病因素,善用活血化瘀法治疗因血瘀而导致的各种妇科疾病。临床尤擅长治疗多囊卵巢综合征(PCOS)、痛经、功能失调性子宫出血、闭经、不孕症、子宫内膜异位症、更年期综合征、盆腔炎性疾病、复发性流产等病。主持并参加多项国家级、省市级科研课题。发表论文 80 余篇,担任主编、副主编或参编专著 12 部,参编国家规划教材 4 部。指导培养硕、博士研究生 60 多名。

【诊治特点】

一、对 PCOS 的认识

多囊卵巢综合征是妇科多发病和难治病。金季玲教授认为生理状态下,肝脾肾三脏各司其职,保证月事以时下而有子,肾气虚衰,精气未充,天癸匮乏不能应时泌至则冲脉不盛、任脉不通;脾阳不足以运化则痰湿内生,阻遏气机;水不涵木,肝失条达,郁结生热,共同构成 PCOS 的主要病因病机。其中肾虚为根本,脾虚肝郁为继发,而痰湿则是标实。金季玲教授认为本病之标痰湿壅滞的产生也主要在于肾,而并非所谓的"脾为生痰之源"。肾主水,具有主司和调节全身水液代谢的功能。正如《素问·逆调论》所说:"肾者水脏,主津液。"若肾气不足,气化无力,一方面不能推动月经,以致闭经不潮,另一方面,水液精微失运,停聚而成痰湿。其次,肾虚气化不力,不能协助脾胃的运化功能,加之平素肥甘厚味,饮食不节损伤脾胃,虚则痰湿更易产生,气机不畅,水谷精微不能布散而停滞体内,痰湿积聚,脂膜壅塞,形成多囊卵巢综合征的另一临床表现——肥胖以及代谢异常。另外,随着体内气机不畅和痰湿的壅滞,月经不能按时来潮,导致体内肝气郁结,更加剧了上述症状和体征。金季玲教授认为从月经周期的演变而言,多囊卵巢综合征所致闭经、月经后期者,始终停留在经后期的阶段,"肾不足则精不熟",本病的主要病理变化为肾阴不足,卵子发育不成熟,因此治疗本病强调重视经后期,同时以辨病与辨证相结合的思想指导临床治疗,针对经后期阴长阳消的特点,认为本病多阴精不足,基础体温的表现为低温相持续时间较长,故以滋肾养血为主,调理冲任,以促进卵泡发育,通过促使阴的积累,使其如期达至"重阴",按时进入经间期,同时调整肾—天癸—冲任—胞宫轴的功能,使之处于正常调节和反应状态,为顺利进入下一阶段提供物质基础。此外,很多 PCOS 不孕患者面临着来自社会和家庭的多重压力,因此,金季玲教授强调心理疗法也是重要的环节,只有身心同治才能提高疗效。同时,不良的生活方式也与本病的发生发展关系密切,因此,治疗中嘱病人注意饮食,勿食肥甘厚腻之品,加强体育锻炼,调节情志,保持合理的作息制度,以达到身心同治的目的。

二、辨证分型

1. 肾虚型　症见月经后期,量少,色淡,质稀,渐至闭经,或月经周期紊乱,经量多或淋漓不尽,或婚久不孕,头晕耳鸣,面色不华,身疲倦怠,腰膝酸软,性欲淡漠。舌淡苔白,脉沉细无力。

2. 痰湿阻滞型 症见月经量少,经行延后甚或闭经,或婚久不孕,带下量多,头晕头重,胸闷泛恶,形体肥胖,喉间多痰,毛发浓密,神疲肢重,苔白腻,脉滑或濡。

3. 肝经郁热型 症见闭经或月经稀发,量少,或先后不定期,崩漏,或婚久不孕,面部痤疮,经前乳房、胸胁胀痛,大便秘结。舌红,苔薄黄,脉弦数。

三、用药特点

补肾调周为主,月经各个时期用药:

1. 经后期(卵泡期) 以滋肾养血为主,佐以助阳。基础方以归芍地黄丸加减:当归、白芍、熟地、何首乌、枸杞子、山茱萸、菟丝子、肉苁蓉、巴戟天、葛根,方中当归、白芍养血和血调经;熟地、枸杞子养血滋阴,补精益髓,诸药合用,肝肾同调,精血共补。"熟地补血其性静,当归补血其性动,熟地滋阴精而养血,当归生新血而补血"。两者合用符合经后期阴血不足,血海空虚需要补充的病理特点;何首乌专入肝肾,补养真阴,性则温和,能填益精气,具有阴阳平秘作用;山茱萸微温而不热,是一味平补阴阳的药品;菟丝子、肉苁蓉、巴戟天温补肾阳,补而不峻,温而不燥,使"阴得阳助而泉源不竭";葛根滋阴增液,诸药合用,滋肾养血,温而不燥,补而不腻,共同起到填补阴精的作用。偏肾阴虚者酌加黄精、女贞子、麦冬以增滋阴补肾之功;偏阳虚者,治拟平补阴阳,酌加仙灵脾、鹿角霜(片)、紫河车、紫石英以温肾助阳,既顺应了此期阴长阳消的生理特点,又顾及肾阳不足的病理变化,两者兼顾,以达到辨病与辨证相结合的目的。

2. 经间期 以补肾活血行气为主。在经后期用药基础上加丹参、香附、茺蔚子、皂角刺等。经间期为重阴转阳的重要时期,为顺应此期重阴转阳的生理特点,推动冲任气血的活动,故应以补肾活血行气为主,以加强冲任气血的活动,因势利导,促进由阴向阳的转化,使卵子顺利排出。丹参、香附合用,一气一血,共同加强冲任气血活动,以促进阴向阳的转化;茺蔚子,甘辛性凉,可活血调经,调理冲任气血;皂角刺辛温,可促进卵子排出。此药符合多囊卵巢综合征患者卵巢皮质较厚,卵泡不易突破卵巢表面排出的病理现象。其中偏于阴虚者,滋肾活血行气,佐以温肾助阳;偏于阳虚者,温肾活血行气。肾气盛,冲任流通,则促使排卵顺利。一般服药5剂,基础体温上升后停用。如基础体温不升,根据证情,重复该法,或转用经后期治法。

3. 经前期 以温补肾阳为主,兼顾滋阴。基础方为菟丝子、仙灵脾、巴戟天、肉苁蓉、当归、白芍、熟地、何首乌、鹿角霜、香附、紫河车,此期是阳长阴消的阶段,应以补肾助阳为主,维持基础体温高相,促进黄体的发育及成熟。故偏于肾阳虚者,补肾助阳为主,稍兼滋阴,正如张景岳云:"善补阳者,必阴中求阳,则阳得阴助而生化无穷"。偏于阴虚者,平补阴阳,既可顺应阳长阴消的生理特点,又可顾及肾阴亏虚的生理变化。故此期应用紫河车、仙灵脾等助阳药,即顺应本期阳长的特点,加速阳长至重的速度,同时不忘滋阴,使阳得阴助而变化无穷,从而使月经如期而至。偏阳虚者,酌加仙茅、鹿角胶等以补火助阳;偏阴虚者,酌加葛根、枸杞子以滋阴补肾益精。

4. 行经期　活血调经为主。以四物汤加减:当归、赤芍、白芍、熟地、丹参、泽兰、牛膝、川芎、刘寄奴、益母草、鸡血藤、香附,此期为重阳转阴,除旧生新的主要时期,临床上应在基础体温下降时因势利导,活血调经,使冲任经脉气血调畅,以推陈致新,奠定新周期的基础。方药:当归、白芍、熟地、川芎,四味合用,补而不滞,滋而不腻,养血活血,可使宫血调和。酌加养血活血之品,如丹参、泽兰、牛膝、益母草等活血调经,香附行气,气为血之帅,气行则血行,以促进经血顺利排出。

用药特点总结:

1. 尤重"补肾"　金季玲教授熟读《傅青主女科》,提出中医妇科领域系统的扶正学说,创立了许多独具一格的补肾方法及方药。《傅青主女科》提出:"经原非血也,乃天一真水,出自肾中","经水出诸肾"。盖肾藏精,精化血,肾有"精血之海"(《景岳全书》)之称,可见肾是产生月经的渊源,经血由肾阴(精)所化。其强调月经的产生与肾阴(精)密切相关,表明肾阴(精)的充盛,不断化生阴血,对血海满盈,月经如期来潮,起了重要的作用。《医学正传》云:"月经全借肾水施化,肾水既乏则精血日以干涸。"多囊卵巢综合征病人多表现月经稀发,甚至停闭。金季玲教授认为此与先天禀赋不足,精气未充,天癸匮乏或房事不节,日久伤肾,或体质虚弱,肾气亏损,精血匮乏,冲任失养,血海不足有关。金季玲教授善用菟丝子、覆盆子、熟地、山茱萸、仙灵脾、制首乌、黄精、女贞子等补肾药与调理冲任之药并用,使冲任得养,血海渐盈,达到促进排卵,调节月经周期及经量作用。现代药理研究证明补肾中药如熟地、仙灵脾、巴戟天、肉苁蓉、菟丝子、鹿角等均有促卵泡发育,提高雌激素水平,增加子宫内膜雌激素受体(ER)、孕激素受体(PR)含量等作用。

2. 理气化痰　胖人多痰湿,肥胖之人多发此病,金季玲教授认为痰湿阻滞冲任二脉,使血不得下行而闭经。《女科切要》曰:"肥白妇人,经闭而不通者,必是湿痰与脂膜壅塞之故也",朱丹溪曰:"经不行者,非无血也,为痰所碍而不化。"脾虚失运,或素体肥胖,痰湿下注,壅滞冲任,有碍血海满盈,以致月经错后,甚至停闭。金季玲教授根据多年来的临床实践,认为痰凝也是本病的重要病机,在注重补肾的同时,化痰也是其治疗大法,气顺则痰消,在化痰同时酌加理气药可增其化痰功效。药用苍术、白术、南星、香附、枳壳合用以健脾行气,化痰燥湿,使脾运痰消,经脉畅达,经血可行。

3. 中药调理周期　多囊卵巢综合征的病人或月经后期或闭经或崩漏,没有正常月经周期。中药调周是帮助病人恢复自身的排卵,从而建立正常的月经周期。金季玲教授借鉴现代医药理论,病证结合,在辨证的前提下,在月经周期的不同阶段,酌情使用不同的中药。月经净后至排卵前为血海空虚,阴精蓄积之时,此时用药应以补肾养血填精为主,佐以助阳,宜用女贞子、旱莲草、白芍等滋阴养血药,与补肾阳药紫河车等同用,达到阳中求阴的目的;排卵期主要是在重阴的前提下,推动转化,以促进卵子的排出,酌加丹参、香附、皂角刺等活血化瘀,理气通络之品;排卵后至经行前阳长阴消,阴消者,消中有长以维持重阳的延续,用药应补阳为主,滋阴为辅,佐以疏肝理气,选用山茱萸、枸杞子、杜仲、巴戟天、香附等;经期根据本病患者往往有月经错后,闭经的表现,多采用活血化瘀,引血下行之法,选用赤芍、川芎、泽兰、牛膝、红花等。

4. 方药灵活应用 临证或以补肾填精,或理气化痰,或活血化瘀为治疗原则,结合病人自身特点进行临证加减。若兼见大便秘结,加火麻仁、郁李仁等润肠通便;兼面部痤疮严重,加野菊花、紫花地丁清热解毒;兼心烦或情志抑郁,加郁金、柴胡等疏肝理气;兼乏力,气短,加炙黄芪、党参健脾益气;若卵巢增大明显,加炙鳖甲、鸡内金等软坚散结。

【典型病例】

病例1:王某,女,24岁,已婚,干部。初诊时间:2010年3月10日。

现病史:月经错后4年,未避孕2年而未孕。13岁初潮,既往月经规律,5~7/25~32天。近4年无明显诱因,月经7天/2~3月,量少,色黯红,偶夹血块,Lmp:2010年1月初,平素腰部酸痛,偶有足跟痛,带下量多,质稀。结婚2年,G0P0,婚后未避孕,至今未孕。舌淡苔白,脉细弦。

妇科检查:外阴为已婚未产型,宫颈光滑,宫体前位,大小、质地、活动正常,可触及增大的双侧卵巢。

辅助检查:B超提示双侧卵巢多囊样改变。性激素检测:T:1.0ng/ml。

中医诊断:原发性不孕症;西医诊断:多囊卵巢综合征

辨证:肾虚。

治法:补肾调周,活血调经。

处方:当归10g 白芍10g 赤芍10g 熟地15g 何首乌15g 枸杞子15g 山茱萸15g 葛根15g 麦冬15g 巴戟天15g 肉苁蓉15g 淫羊藿15g 紫河车6g 香附10g 丹参20g 刘寄奴15g 14剂,水煎服。

并嘱患者自行监测基础体温。

二诊:2010年3月24日,基础体温低相,月经未潮,带下量多,质略稠,腰部酸痛缓解,易疲劳。上方加菟丝子15g,炙黄芪15g。7剂,水煎服。

三诊:2010年3月31日,基础体温上升,带下量较前减少,腰部酸痛等症较前大减。

处方:菟丝子15g 仙灵脾10g 巴戟天10g 肉苁蓉15g 当归10g

白芍 10g　熟地 15g　何首乌 15g　鹿角霜 10g　黄精 20g　香附 15g　柴胡 6g　紫河车 10g　　7 剂,水煎服。

诉月经 4 月 7 日来潮,量少,余无不适。此后以患者基础体温变化为指导,按月经周期不同时期肾中阴阳消长转化指导用药,治疗 1 年后,患者怀孕。

病例 2:赵某,21 岁,未婚,职员。初诊时间:2011 年 3 月 22 日。

现病史:月经不能自主来潮 2 年。13 岁月经初潮,既往月经错后,3～4 天/1～3 月,量少,色深红,夹血块。自 2009 年 6 月,月经停闭不行,予黄体酮肌注后,月经可来潮,停药后月经仍停闭不行,Lmp:2010 年 10 月 5 日。自 2009 年至今体重增加 10 余 kg,平素嗜食肥甘厚味,面部及背部痤疮明显,大便黏滞不爽,偶有腰酸。舌红苔白厚腻,脉弦滑。

妇科检查:肛查未扪及异常。

辅助检查:B 超提示双侧卵巢多囊样改变。性激素检测:T:1.4ng/ml。

中医诊断:闭经;西医诊断:多囊卵巢综合征

辨证:痰湿阻滞。

治法:补肾调周,化痰通经。

处方:苍术 10g　香附 10g　枳壳 15g　半夏 15g　胆南星 6g　柴胡 6g　当归 10g　白芍 10g　熟地 15g　何首乌 15g　枸杞子 15g　山茱萸 15g　葛根 15g　巴戟天 15g　紫河车 6g　麦冬 20g　　14 剂,水煎服。

并嘱患者监测基础体温。

二诊:2011 年 4 月 4 日,基础体温低相,月经仍未潮,未诉其他不适。

处方:苍术 10g　香附 10g　枳壳 15g　半夏 15g　胆南星 6g　当归 10g　白芍 10g　熟地 15g　何首乌 15g　枸杞子 15g　山茱萸 15g　葛根 15g　巴戟天 15g　紫河车 6g　麦冬 15g　黄精 20g　　14 剂,水煎服。

三诊:2011 年 4 月 18 日,基础体温升高 3 天,月经未潮,大便调。

处方:苍术 10g　香附 10g　枳壳 15g　半夏 15g　胆南星 6g　菟丝子 15g　仙灵脾 10g　巴戟天 10g　肉苁蓉 15g　当归 10g　白芍 10g　熟地 15g　何首乌 15g　鹿角霜 10g　黄精 20g　香附 15g　柴胡 6g　紫河车 10g　丹参 15g　　14 剂,水煎服。

月经于 4 月 28 日来潮,量少,色红,夹血块,继以上法治疗半年余,月经可自行来潮 5～6/50～60 天,体重较前减轻,痤疮明显好转。

【按语】

病例 1 患者月经稀发,同时 B 超双卵巢多囊样改变及血清睾酮升高,故诊断为多囊卵巢综合征,结合证舌脉,辨证肾虚型。肾气亏虚,冲任亏损,血海空虚,故月经周期延后,经量偏少;肾气虚损,冲任虚衰,不能摄精成孕,而致不孕;腰部酸痛,偶有足跟痛,带下量多,质稀,舌淡苔白,脉细弦均为肾虚之象。治疗上根据月经不同周期,肾阴肾阳的消长转化规律,经后期,基础体温呈低相,以滋肾阴为主,经前期,基础体温升高,以助肾阳为主。当归、白芍养血和血调经,熟地、枸杞子养血滋阴,补精益髓,诸药合用,肝肾同调,精血共补。丹参、香附合用,一气一血,共同加强冲任气血活动,可促进阴向阳的转化。二诊时根据患者基础体温低相的表现,金季玲教授认为此时肾阴仍不充盈,故仍以滋肾阴为主,肾阴充足,方可重阴转阳,三诊时患者基础体温高相,故以补肾阳为主。

病例 2 为痰湿阻滞型多囊卵巢综合征,患者形体肥胖,嗜食肥甘厚味,面部及背部痤疮明显,大便黏滞不爽,均为痰湿之征。结合脉证,辨为痰湿阻滞证。患者嗜食肥甘厚味,导致脾气不通,运化失常,聚而成痰,痰湿下注,壅滞冲任,故月经后期直至月经停闭不行;湿困脾阳,则形体肥胖;脾不能运化水湿,则大便黏滞不爽,舌红苔白厚腻,脉弦滑均为痰湿内盛之象。对于痰湿阻滞型多囊卵巢综合征的患者,虽以苍附导痰汤为基本方,但仍需以补肾为主,按照肾中阴阳消长转化的规律进行辨证用药。金季玲教授在临证中反复强调"经水出诸肾",月经的产生与肾阴密切相关,肾阴充盛,才能够化生阴血,月经方可来潮,故本例治以补肾调周,化痰通经为主。方中苍术、白术、南星与香附、枳壳合用以达到健脾行气,化痰燥湿,使脾运痰消,经脉畅达,经血可行,同时仍以患者基础体温为参照,在月经周期的不同阶段,酌情使用不同的中药,帮助患者恢复自身排卵,建立正常的月经周期。

(闫颖)

云南妇科名家

姚克敏

姚克敏,女,1935 年生,云南昆明人,全国首届老中医药学术经验指导老师。原任昆明市中医院院长,中华全国妇科学术委员会委员,云南省中医学会副会长,昆明市中医学会会长,第四届市、区人民代表。获"首届全国优秀院长"称号,为云南省有突出贡献的优秀专业技术人才。多次被授予省、市劳动模范,"三八"红旗手,全国卫生文明建设先进工作者。

出生于中医世家,从医 64 年,为云南姚氏医学流派第六代传人,云南昆明姚氏妇科流派传承工作室代表性传承人。启蒙即随父习读医书,侍病抄方,14 岁取得行医资格即悬壶济世。从医之初,广泛临证内、妇、儿科,中年之后,专攻妇科。对妇女之疾潜心研究,观点明确,指出治疗妇科诸疾应"以血为本,以气为动,首重肝脾冲任",提出了"女子多郁火"的论点。既重视女子在不同生理阶段之脏腑、气血的变化特点,更强调社会环境变化对妇女身心疾病的影响。对崩漏、不孕、滑胎、多囊卵巢综合征、痛症等有较为系统的研究,创制10余首经验方。撰写论文30余篇,多次获优秀论文奖。主持及参与科研项目5个,获省科技进步二、三等奖2项,市级科技进步二、三等奖2项。

【诊治特点】

一、对 PCOS 的认识

姚克敏主任认为,多囊卵巢综合征的发展过程贯穿女性的一生,病因不明,临床表现复杂多样,缠绵难愈。指出其基本病理改变为阴阳失衡,气血、肝脾、冲任失调乃重要病机,痰湿瘀血为病理产物。本病又因长期出现闭经、不孕、肥胖、多毛等症,导致了一定的心理压力,加之学习、工作、生活节奏较快,精神紧张,七情纷扰,气结血郁,成为诱发疾病,加重病情的重要原因。因此,临床治疗首重肝脾冲任,以调经为主,制定出辨证论治、分期立法、择时用药、防治同步等治疗原则,形成自己的诊治风格。

(一) 发病机制

肝为冲任脉所系,与冲脉相通,是调节气血的枢纽,对女子月经的化生、潮止,期、量的调节起着至关重要的作用。且与肾母子相依,精血同源。而脾的生化、运行、输布、统摄与月经之能潮,胎孕之能养,血能循经运行密切相关。冲任又与足少阴之间经脉相互贯通,气血相互交流。先天之肾得冲脉血海的不断渗灌充填,任之阴海的上下通盛调节,又得肝血脾运相助,肾精逐渐充实,肾气逐渐充盛,肾阳蒸腾气化,产生天癸,精满溢泻,月事以时下,易孕而胎旺。若肝、脾、肾三脏功能失常,冲任失调则可致 PCOS 的发生。

(二) 治疗特点

1. 周期治疗　姚克敏主任在辨证施治的原则上,十分注重服药时机。常根据月经周期升降藏泻的生理变化规律,对月经后期、月经中期、月经前期、行经之期分别立法用药。治以补益疏调肝脾,滋阴和血理气,资助调理冲任,因势利导,约束血海之盈泄,顺应阴消阳长之势,以利经调胎孕。

2. 择期用药　按女子青春期、育龄期发病特点,在治疗上有所侧重。青春期肾气未充,天癸分泌不足,肝气偏旺,易生郁火;脾气不振,统摄生化无权。治则偏重健脾清肝益血,以益后天而实先天,使肝气和顺,天癸盈泄即能有序。育龄期气血匮乏,冲任胞脉受损,思忧过度,脾伤肝郁气结。治疗偏重养血调血柔肝,补其损耗,使血充气旺,血海充盈有度,冲任胞脉渐复,肝气升降自如,经血藏泻循轨。妊娠后着重保胎育胎,防止流产。

3. 防治同步　根据西医理论,PCOS 发病特点多见性激素水平紊乱,胰岛素敏感度下降,肥胖、营养不均衡、情志波动等,既为致病诱因,又为临床症状,因此,在用药的同时,要求患者做到:①营养均衡;②有氧运动;③生活规律;④调节心态。以上四者既为自我保健手段,又是切合病理的治疗方法,与服药相配,五法并进,往往可取得事半功倍之疗效。

二、辨证分型

1. 肝脾不足,冲任失养,肾精不充型　症见初潮迟至,月经后期,月经量少,色淡红,质稀薄,时断时续;或色黯红、黏稠、渣状,渐至闭经,不孕。伴形体肥胖,面色无华,头昏耳鸣,失眠多梦,或五心烦热,纳差食少,神疲倦怠,腰酸膝软,带下量少,性欲淡漠,情绪压抑,小便清长,大便溏薄。舌淡红,边有齿印,苔薄白或白腻,脉沉细滑。

2. 肝郁脾虚,冲任失和,兼夹郁火型　症见月经先期,或先后无定期,月经量多,或月经量少,经色鲜红,经期延长,崩漏,闭经,不孕。伴多毛,痤疮,口燥咽干,心烦少寐,急躁易怒,紧张忧闷,纳谷不馨,双乳胀痛经前加剧,带下量少或夹血丝,小便短黄,大便干结。舌红,苔燥或薄黄,脉细滑数。

3. 肝郁脾虚,气血失调,痰瘀阻络型　症见月经后期,量时多时少,经色黯红,经行有块,淋漓不净,崩漏,闭经,不孕。伴形体肥胖,多毛,痤疮,黑棘皮症,头昏多痰,胸闷泛呕,双乳胀痛,少腹不适,抑郁沉闷,带下量多,色白清稀,卵巢增大,大便溏薄或干结。舌黯红或青紫,苔白或白腻,脉沉弦。

三、用药特点

姚克敏主任临床治疗长于"和"法。认为多囊卵巢综合征临床病证复杂多变,常虚实夹杂,寒热相兼,遣方用药不过用辛燥,不偏于寒凉,不骤施峻补,不妄行攻破,处处顾及阴阳的平衡协调及气血、肝脾、冲任的畅达调和。擅用《太平惠民和剂局方》逍遥散,本方以治肝为主,可疏达肝木,遂其曲直之性,调节人身之气机,使气顺血和而病除。

治疗 PCOS 常用代表方:

1. 逍遥散(《太平惠民和剂局方》)

方药组成:炒柴胡 10g　当归 15g　炒杭芍 15g　炒白术 10g　茯苓 15g　薄荷 6g

诸药入肝脾两经,养肝、调肝、疏肝、健脾和营,使气机通畅,升降有节,木达土旺,是疏肝健脾,条达冲任的理想之剂。

2. 姚氏新加四物五子汤(经验方)

方药组成:当归 15g　川芎 10g　杭芍 15g　熟地 15g　女贞子 15g　菟丝子 15g　茺蔚子 15g　覆盆子 10g　车前子 10g

全方滋阴养血,和营养肝,调助冲任,活血行滞。当归、川芎辛甘以化阳,地黄、芍药酸寒以化阴;五味子补益冲任,生精填髓,使虚者补,滞者通,热者清,营血归复,流固漏止。

以上 2 方为姚克敏主任常用方剂,月经后、中期多用姚氏新加四物五子汤加味补益肝脾,养血助冲;月经前期,行经之期多用逍遥散加味和血理气,疏肝健脾,以因势利导,助阴阳转化。

3. 姚氏新加当归补血汤(经验方)

方药组成:黄芪 30g　当归 15g　白术 15g　杭芍 15g　茯苓 15g　陈皮 10g　川芎 6g

此方双补气血,健脾益气,养肝柔肝,和血利气,以补气为主,调气血为辅。常用于月经过多、崩中漏下、经期延长伴头昏神疲,倦怠肢软,纳谷不馨等气耗血亏,经血难固者。

4. 生地四物汤(经验方)

方药组成:生地 15g　丹皮 10g　地骨皮 10g　杭芍 10g

药虽四味,但组方精良。有滋阴清热,补血柔肝之功效,养阴不腻膈,清热不伤正。多用于室女月经先期,经期延长,崩漏不止等肝郁脾虚,冲任失和,兼夹郁火者,临床可伴多毛、痤疮、口燥咽干、心烦少寐,急躁易怒等症。

加减:头昏神疲,纳差便溏者加太子参、黄芪、山药、砂仁、炒苍术等益气健脾,升发阳气;形体肥胖,头昏多痰,胸闷泛呕,带下量多,卵巢增大者加茯苓、陈皮、法夏、砂仁、苏梗、吴萸等调和肝脾,温化痰湿,行滞调经;失眠多梦,五心烦热,腰酸膝软,带下量少,性欲淡漠,情绪抑郁者加续断、桑寄生、淫羊藿、杜仲、黑小豆、浮小麦等增补冲任,填精益肾,交汇心神;口燥咽干,心烦少寐,急躁易怒等紧张郁闷者加芦根、竹茹、桑叶、百合、炒黄芩、佛手、青皮等甘寒滋润,清透郁热,条达肝气;双乳胀痛,多毛痤疮,少腹不适,抑郁沉闷者加生薏苡仁、橘核、荔枝核、皂角刺、刺蒺藜、苏木、桃仁等疏利经脉,化痰消瘀,通络散结。

【典型病例】

病例 1:张某,女,27 岁,职员,2009 年 3 月 31 日初诊。

主诉:月经后延 13 年,结婚 2 年余未孕。

病史:14 岁初潮,潮后即 2～3 个月一行,经量逐渐减少,色红偏淡,质清稀,伴小腹隐痛,经行 4、5 日净。末次月经 2009 年 2 月 3 日。经行双乳胀痛,少寐多梦,纳差食少,神疲乏力,情绪低落,四末欠温,带下偏少,大便干结,4、5 日一行。结婚 2 年余未避孕未孕,男方精液常规等相关检查无异常。舌红,苔薄白,脉细弦。2009 年 3 月 24 日性激素检测:FSH:1.6mIU/ml,LH:7.5mIU/ml,TESTO:0.97ng/ml,PROG:17.36ng/ml,E_2:285.4pg/ml,PRL:410.3ng/ml。B 超检查:子宫 6.5cm×4.2cm×3.3cm,子宫内膜 0.3cm,右侧卵巢 3.4cm×2.0cm,左侧卵巢 3.8cm×2.2cm,双侧一个切面探及 12 个以上小卵泡,直径 0.2～0.5cm。提示双侧卵巢多囊样改变。

中医诊断:月经后期,不孕症;西医诊断:多囊卵巢综合征

辨证:气血肝脾不足,冲任失养,肾精不充。

治法:调理气血,养肝健脾,补益冲任,配合自我保健法。

处方:逍遥散合姚氏新加五子汤。

炒柴胡 10g　当归 15g　炒杭芍 15g　炒白术 15g　茯苓 15g　薄荷 6g
女贞子 15g　菟丝子 15g　茺蔚子 15g　覆盆子 10g　车前子 10g　炙香附
15g　炒续断 15g　甘草 3g　10 剂,早晚各一服。

二诊:2009 年 4 月 24 日,月经于 2009 年 4 月 11 日来潮,经行第一日量少色
黯,第二日量稍多,色转红,有块,伴小腹痛,6 日净,余症同前。舌红,苔薄白,脉
细弦。辨治同前,加入疏利胞脉之剂,以姚氏新加四物五子汤和桃苏逍遥散交替
治疗。

第一方:苏木 6g　荔枝核 15g　当归 15g　川芎 15g　熟地 15g　杭芍
15g　女贞子 15g　菟丝子 15g　茺蔚子 15g　车前子 10g　炒续断 15g　桑
寄生 15g　甘草 3g

第二方:桃仁 10g　苏木 10g　炒柴胡 10g　当归 15g　炒杭芍 15g　炒
白术 15g　茯苓 15g　薄荷 6g　女贞子 15g　菟丝子 15g　茺蔚子 15g　炙
香附 15g　炒续断 15g　甘草 3g

月经干净后 2 日服第一方 10 剂,第二方 4 剂。嘱治疗 2 个月后再诊。

三诊:2009 年 10 月 13 日,月经已正常来潮 5 个月,周期 28～30 日,经量时
多时少,色红,无腰腹痛。纳食、睡眠正常,大便干结,但可 1～2 日一行。近 2 个
月面发疹粒,色红无痒痛,经后未减少。末次月经 2009 年 10 月 6 日。舌红润,
苔薄白,脉细弦。气血不足,肝郁脾虚,郁热内蕴,仍处以姚氏新加四物五子汤、
桃苏逍遥散化裁调养气血,疏肝健脾,加蝉蜕 10g,芦根 15g,刺蒺藜 15g,皂角刺
15g,薏苡仁 30g,绿豆 20g,清透郁热为治。

四诊:2009 年 12 月 15 日,月经周期正常,经量时而偏少,色红,有块,5 日
净。末次月经 2009 年 12 月 8 日。近周感冒后失眠,纳差乏味,便秘复作,颜面
散在疹粒,此起彼伏。舌红,苔白,脉细滑。2009 年 12 月 3 日阴式 B 超:子宫、
双侧附件无明显异常声像。气血肝脾仍显不足,郁热未化,心神受扰。

第一方:姚氏安神汤加味。

黄芪 30g　夜交藤 15g　合欢皮 15g　莲子 15g　百合 15g　玉竹 15g
茯神 15g　荷顶 15g　竹叶 6g　苏梗 12g　波蔻 12g　刺蒺藜 15g　生麦芽
30g　小枣 10g　炙甘草 5g　5 剂,煎服法同前。

第二方:八珍汤加味。

太子参 15g　白术 15g　茯苓 15g　当归 15g　川芎 10g　熟地 15g　杭
芍 15g　制首乌 15g　炙黄精 15g　合欢皮 15g　生麦芽 30g　炒柴胡 10g
刺蒺藜 15g　郁金 10g　炙甘草 6g　5 剂

按一、二方顺序服用,经行停药,连服 2 个月。

五诊:2010 年 4 月 8 日,近 1 年以上诸方循证交替,加减治疗,月经周期时

有推后,经量增加,色红偏黯,偶有块,纳眠、二便正常。近日带下偏多,色白黏稠,颜面时发细小疹粒。末次月经 2010 年 4 月 1 日。舌淡红,苔薄白腻,脉细滑。"宫腔输卵管碘油造影"提示:双侧输卵管通畅。此乃证情反复,以脾虚失运为主,痰湿不化,壅盛流注,易苍附导痰汤温化痰湿,疏郁除滞。

处方:炒苍术 15g   炙香附 15g   胆南星 15g   茯苓 15g   陈皮 10g   法夏 15g   砂仁 10g   竹茹 10g   枳实 10g   浙贝母 15g   台乌 15g   桂枝 12g   苏木 6g   丝瓜络 12g   炙甘草 3g   5 剂

月经逾期 2 个月未至,确诊早孕。妊娠顺利,于 2011 年 1 月 24 日顺产一子。

病例 2:吴某,女,15 岁,2010 年 10 月 10 日初诊。

主诉:经行缠绵 2 月余。

病史:13 岁初潮,潮后即先期而行,甚则半月一行,量时多时少,缠绵难止。经中西医治疗约 1 年,月经基本正常 3～4 个月。现症:半年来经行无定期,缠绵不净,末次月经 2010 年 7 月 20 日,至今未止。经量时多时少,或骤然量多,色黯红,有块,多则日用纸巾 10 余个,无腰腹疼痛。口唇干燥,咽中干痛,烦而不思食。舌红,苔薄白根腻,脉细滑微数。自幼喜食香甜燥热之物,易患扁桃体炎,性躁易怒,大便不爽。2010 年 9 月 17 日性激素检测:FSH:4.1mIU/ml,LH:9.2mIU/ml,E_2:27.67pg/ml,PROG:1.62ng/ml,PRL:11.68ng/ml,TESTO:0.1ng/ml。今日直肠 B 超检查:子宫 6.3cm×4.4cm×3.1cm,子宫内膜 0.7cm,左侧卵巢 2.8cm×2.3cm,右侧卵巢 3.4cm×1.8cm,双侧一个切面可探及 12 个以上小卵泡,直径 0.2～0.6cm,提示双侧卵巢多囊样变。

中医诊断:崩漏;西医诊断:多囊卵巢综合征

辨证:肝郁脾虚,冲任失和,郁热内蕴。

治法:柔肝健脾,调益冲任,养阴清热,配合自我保健法。

处方:胶艾生地四物汤。

阿胶 15g   炒艾叶 10g   生地 15g   丹皮 12g   地骨皮 10g   杭芍 15g   芦根 15g   炒续断 15g   寄生 15g   千张纸 10g   益母草 15g   仙鹤草 15g   炒黄芩 6g   乌梅炭 12g   甘草 3g   5 剂

二诊:2010 年 10 月 20 日,药后流血渐减,日用纸巾 1 个,今日色红,量少,口咽干燥减轻,纳食不多。舌红,苔薄白,脉细滑微数。肝脾郁热未化,气血未调,冲任不固,续以生地四物汤加味。

生地 15g   杭芍 15g   炒丹皮 12g   地骨皮 10g   女贞子 15g   旱莲草 15g   荷顶 10g   炒黄芩 6g   千张纸 10g   藕节炭 15g   炒蒲黄 6g   莲须 10g   波蔻 12g   炙甘草 3g   5 剂

三诊:2010 年 11 月 6 日,服药期间,经量明显减少,每日点滴,色淡褐。近 4

日经量骤增,色红,块多,日用纸巾 4 个,无腰腹痛,神疲肢软,难寐易醒,心烦不安,口干思饮,纳谷不馨。舌红,边有齿印,苔薄白,脉沉细滑。失血日久,气血不足,肝脾郁热未清,冲任失固,血不归经,拟姚氏新加当归补血汤益气养血固冲,稍佐清透郁热之品。

黄芪 30g　当归 15g　茯苓 15g　白术 15g　陈皮 10g　杭芍 15g　川芎 6g　藕节炭 15g　焦栀子 6g　炒丹皮 10g　仙鹤草 15g　海螵蛸 15g　荷顶 10g　炒蒲黄 6g　莲须 10g　炙甘草 3g　5 剂

四诊:2010 年 11 月 28 日,服上方后量未再增,连服 10 剂,于 11 月 26 日流血止,饮食渐进,时而眠差易醒,偶有头昏心烦口干。舌红润,苔薄,脉细滑。于月经中期服用归芍六君汤加味 2 个月以养血柔肝,健脾调冲。

当归 15g　芍药 15g　太子参 15g　炒白术 15g　茯苓 15g　陈皮 10g　法夏 15g　女贞子 15g　菟丝子 15g　茺蔚子 15g　旱莲草 15g　千张纸 10g　生藕节 15g　丹皮 10g　炙甘草 3g　10 剂

五诊:2011 年 2 月 6 日,上方后证情稳定无流血,月经推后。末次月经 2011 年 1 月 29 日,量多 5 日,但较前明显减少,有块,腹微痛,今日尚有少许未净,色淡褐,质清稀,偶感头昏。舌红润,苔薄白,脉沉细滑。此乃肝脾渐调,但仍气血不足,冲任失和,予姚氏新加当归补血汤加固涩止血之品。

黄芪 30g　当归 15g　白术 15g　杭芍 15g　茯苓 15g　陈皮 10g　川芎 6g　益母草 15g　海螵蛸 15g　炒蒲黄 6g　棕榈炭 15g　藕节炭 15g　荷顶 10g　地榆炭 15g　炙甘草 3g　10 剂

择机复诊,气血肝脾冲任渐和,予四物汤合二至丸加益气填精之品,以巩固疗效。

病例 3:林某,女,36 岁,未婚,2012 年 9 月 19 日初诊。

主诉:停经 8 个月。

病史:14 岁初潮,潮后月经基本正常,经量适中。多年来在国外求学,近两年月经后延,甚则 2~3 个月一行,经量渐减,体重增加,面发疹粒。因忙于学业,未求医治疗。现症:末次月经 2012 年 1 月 15 日。体型肥胖,颜面散在痤疮,粒大色红,口淡乏味,纳少不饥,痰多白黏,神疲思睡,头昏乏力,带下量多,色白清稀,大便不实。舌淡红,苔白腻,脉沉细滑。2012 年 4 月 19 日直肠 B 超示:子宫 6.9cm×4.6cm×3.2cm,子宫内膜 0.6cm,左侧卵巢 4.1cm×2.4cm;右侧卵巢 4.4cm×2.1cm,双侧均探及 12 个小卵泡。性激素检测:FSH:4.3mIU/ml,LH:15.9mIU/ml,E_2:33.7pg/ml,PROG:1.08ng/ml,PRL:11.6ng/ml,TESTO:65.4ng/ml。

中医诊断:闭经;西医诊断:多囊卵巢综合征

辨证:脾虚失运,痰湿中阻,胞络不疏。

治法:温中健脾,涤痰疏利,配合自我保健法。

处方:苍附导痰汤加减。

炒苍术15g　炙香附15g　胆南星15g　茯苓15g　化橘红15g　姜半夏15g　砂仁10g　竹茹10g　枳实10g　荔枝核15g　皂角刺15g　薏苡仁30g　佛手10g　台乌15g　炙甘草3g　10剂

二诊:2012年10月10日,末次月经2012年10月1日,经行不畅,每日点滴,色红黯,时夹带下,有小碎块,无腰腹痛,7日净。纳食渐馨量增,颜面疹粒减少,精神好转,仍咳白黏痰,带下量多。舌红偏淡,苔白,脉沉细滑稍缓。证情同前,续以上方调治。

三诊:2012年11月7日,月经逾期未潮,纳食已趋正常,眠佳,时有肢软乏力,心中烦闷,颜面散在细小疹粒,昨日带下色淡红。舌红润,苔薄白,脉细滑。肝郁脾虚,冲任失和,痰湿阻络之象仍存,予香乌逍遥散温养肝脾,调适精血,疏通胞络。

炙香附15g　台乌15g　炒柴胡10g　当归15g　炒杭芍15g　炒白术15g　茯苓15g　薄荷6g　桂枝15g　苏木10g　生麦芽30g　佛手12g　青皮10g　郁金10g　甘草3g　5剂

四诊:2012年12月8号,服上方1剂后,月经来潮,末次月经2012年11月10日,初始量少,一周后经量适中,色红,有块,14日净。食量较好,体重未增反而下降2kg,咳痰减少,疹粒未发。舌红,苔薄白腻,脉细滑。肝脾气血渐和,冲任不足显现,拟姚氏新加四物五子汤调养冲任为主。

当归15g　川芎10g　熟地15g　杭芍15g　女贞子15g　菟丝子15g　茺蔚子15g　覆盆子10g　车前子10g　淫羊藿12g　鹿角霜30g　橘核12g　荔枝核15g　竹茹10g　苏木6g　炙甘草3g　10剂

五诊:2013年3月2日,近3个月周期33日左右,经行9~14日。末次月经2013年2月21日,经量同前,色红,有小块,9日净,纳佳眠可,喉中痰滞未减。舌红,苔薄白,脉沉细滑。此经期延长之证仍为肝脾气血失调,冲任失和所致,续予二核六君汤加味,重在益气健脾,柔肝调冲,利气化痰。

太子参15g　白术15g　茯苓15g　陈皮10g　法夏15g　橘核12g　荔枝核15g　女贞子15g　菟丝子15g　茺蔚子15g　苏梗12g　丝瓜络12g　青皮10g　甘草3g

【按语】

综观三案,从其病变过程,及复杂多样的临床症状分析辨证,皆为气血不和,肝脾冲任失调所致。

病例1初潮即月经后期量少多年,此乃天癸初泌即现禀赋不足之象,属气血不足,肝血亏虚,脾失运化,冲任失养,肾精不充之证。婚后久未孕子,心情抑郁,肝气不疏,疏泄失常加重,变证迭生。且子病及母,脾气受损愈重。血乏生化之源,气无条达生机,痰阻瘀滞,胞脉不疏;冲脉血海,任之阴脉亦缺肝血之并注,无脾精之充盈,失却上渗下灌之力,肾精无以充填。肾精亏虚,胞脉阻滞,两因相合而未能摄胎成孕。故始终拟养肝健脾,调节冲任治之。并嘱患者勿怠保健五法,树立信心,调适心态,终得孕育。

病例 2 尚处稚阴稚阳之体,脾常不足,肝常有余,易虚易实,易寒易热,且喜食香燥,平素即肝旺肺燥,阴不足而阳偏亢,郁火内生。现刚步入青春之期,肾气方盛而真阴不足,天癸初通而形质不充,郁火扰动血海故成肝郁脾虚,冲任失和,郁热内蕴之崩漏证。治以柔肝健脾,调益冲任,养阴清热,透邪外达,再配以调整饮食,积极运动等辅助治疗,气血肝脾冲任渐和,而证情稳定。

病例 3 年少即独居海外,饮食起居疏于调理,又难免沾染外域喜食生冷之习,加之学习繁忙,未及时就医,终使脾阳虚损,运化乏力,寒湿内生。脾病及肝,疏泄失调,气机失畅,血无化缘,痰湿阻络,经闭难行,变生诸症。此时以脾虚滋生痰湿为主症,拟温中健脾,涤痰疏利法,加之自身调理,诸症渐失。

此三案均以调理气血,疏肝健脾,调益冲任为治疗大法,所用处方平淡无奇,芟繁刈冗,一目了然。以逍遥散柔肝解郁,健脾和营。姚氏新加四物五子汤滋阴养血,调益冲任,益精补肾,活血行滞,清热泄湿。五子相配,补益滋润,活血分利,寓补于行。姚氏新加当归补血汤双补气血,健脾益气,以补气为主,于动中求和,升降上下。生地四物汤滋阴清热润燥,补血柔肝,清热不伤正,且针对郁火"非虚非实,亦虚亦实,本虚标实,虚实相兼"的特性,选清润疏达之品,涵养肝木,清透疏泄,平复郁热。治疗疏中寓固,补中蕴通,获效满意。

(徐涟)

张良英

张良英,生于 1935 年,女,江西南城县人,1962 年毕业于广州中医学院医疗系(六年制)。国家级名中医,云南省荣誉名中医、全国第二、四、五批名老中医药专家学术经验继承指导老师。云南中医学院教授、硕士生导师、老中医药专家博士后传承导师。曾任云南中医学院妇科教研室主任、云南省中医医院妇科副主任。《云南中医杂志》编委会委员、云南省中医药学会及云南省中西医结合妇科专业委员会副主任委员。2006 年赴美国参加美中第二届中医药国际学术研讨会,并被美国加州中国医学研究院聘为顾问。

从事中医妇科临床、科研、教学 50 余载。擅长治疗月经病、不孕症、多囊卵巢综合征、癥瘕、炎症等,尤其对妇科血证和不孕症诊治有独到经验,自创 20 余首验方治疗经带胎产及妇科疑难疾病,治愈数以万计患者。院内制剂"益肾固胎颗粒"、"消瘤合剂"、"妇清新洗液"、"助孕系列滴丸"等,广泛应用临床,疗效肯定。发表论文 20 余篇,专著 10 余部。科研课题 10 余项。

【诊治特点】

一、对 PCOS 的认识

PCOS 是一种发病多因性、临床表现多态性的内分泌疾病,是妇科门诊最常见的病种。张良英教授认为本病多见于素体肥胖、痰湿为患之人,核心病机为脾虚痰湿阻络,可以兼见肾虚冲任失调、肝郁而气滞血瘀。元代朱丹溪所著《丹溪心法》有云:"若是肥盛妇人,禀受甚厚,恣于酒食之人,经水不调,不能成胎,谓之躯脂满溢,闭塞子宫,宜行湿燥痰。""痰积久聚多,随脾胃之气以四溢,则流溢于肠胃之外,躯壳之中,经络为之壅塞,皮肉为之麻木,甚至结成窠囊,牢不可破,其患因不一矣。"其所提到的痰与瘀血相兼为病结成的"窠囊",与 PCOS 的病变极为相似。此类患者多禀赋不足,临床表现虚实夹杂而本虚标实(脾肾亏虚为本,痰湿瘀滞为标),寒热错杂(可有畏寒肢冷、倦怠疲乏、腰膝酸软、带下清稀量少与痤疮、口渴、咽痛、便秘、多毛并见)。治疗应根据患者主诉及症状体征,分别予以健脾化痰、补肾填精、行气活血等治疗,达到调整周期、促进妊娠、减轻体重、预防远期病变等不同治疗目的。

二、辨证分型

张良英教授在妇科多年临证中对多囊卵巢综合征有深入的研究,分三型论治:

1. 脾虚痰湿型　症见月经推后、稀发、量少甚至闭经、不孕或月经量多、淋漓不止;形体肥胖、痰多胸闷、纳差呕恶,便溏不爽、疲乏无力、倦怠嗜睡。舌淡胖,苔白腻,脉滑。

2. 肾虚血瘀型　症见月经初潮迟至,月经延后、稀发、量少甚至闭经(可为原发或继发性闭经)、不孕或月经提前、量多、淋漓不尽;畏寒肢冷,腰膝酸软,乳房发育不良,形体肥胖或瘦小、性欲淡漠,白带清稀量少。偏阳虚者舌淡,苔薄白,脉沉细;偏阴虚者可见舌红,少苔,脉细数。

3. 气滞血瘀型　症见月经推后量少或闭经、不孕或月经提前、量多不止;经行腹痛、经血有块,胸胁或乳房胀痛经前为甚或伴见急躁易怒、咽干口苦,痤疮,便秘,带下量多色黄;舌黯红,苔薄黄,脉弦滑数。

三、用药特点

1. 苍附导痰汤。

药物组成:苍术 10g　制香附 10g　胆南星 10g(先煎)　法夏 12g　茯苓 15g　白术 10g　党参 15g　怀山药 15g　续断 15g　当归 15g　丹参 15g　神曲 12g　生甘草 6g

方解:适用于脾虚痰湿型。苍附导痰汤出自《叶天士女科治法秘方》,以二陈汤健脾和胃,配合胆南星燥湿化痰,香附、神曲行气导滞除满,党参、山药、续断健脾益气补肾,当归、丹参养血活血,甘草调和诸药。全方标本兼治,共奏健脾补肾除湿,化痰通络之功。

2. 助孕Ⅰ号方(经验方)

药物组成:熟地 20g　山茱萸 12g　怀山药 15g　茯苓 15g　丹皮 12g　当归 15g　丹参 15g　党参 15g　女贞子 15g　枸杞 15g　制首乌 15g　续断 15g

适用于肾虚血瘀型。组方以六味地黄丸为基本方,去泽泻加党参以补肾填精、健脾益气,当归、丹参养血活血,合女贞子、枸杞、制首乌、续断则增强滋补肝肾、调经养血之力。全方以补为主,补中有泻,共奏补肾活血之功。不孕或闭经患者加法夏、浙贝母。

3. 调经Ⅰ号方(经验方)

药物组成:当归、熟地、白芍、川芎、丹参、党参、川牛膝、香附、台乌、枳壳、苏木、泽兰、生甘草。

适用于气滞血瘀型。该方以四物汤为基础方化裁而成,合党参健脾益气,丹参养血活血,香附、枳壳、台乌行气导滞散瘀,川牛膝、苏木、泽兰活血利水、引经血下行。全方攻补兼施,共奏养血活血、疏肝行气之功。

随证加减:肾阳虚子宫发育不良或不孕,加淫羊藿、巴戟天、紫石英;月经量少,内膜菲薄,加肉苁蓉、制首乌、女贞子、枸杞;痤疮、便秘加瓜蒌仁、皂角刺、蒲公英、地丁;输卵管阻塞不孕加穿山甲、丝瓜络、路路通;腰酸痛加杜仲、狗脊、补骨脂;畏寒肢冷、经行腹痛加桂枝、吴茱萸;肥胖加浙贝、生山楂;合并崩漏,张良英教授认为虽然 PCOS 导致的月经失调多表现为月经推后量少,但也有部分患者由于持续无排卵而导致功能失调性子宫出血,表现为月经提前、量多势急如崩,或者经期延长、量少淋漓如漏,此类患者常有先天禀赋不足,脾肾亏虚,冲任气血严重失调,应参照"崩漏"诊治,治以健脾补肾,益气摄血或养阴止血。对于月经先期、量多如崩者,"急则治其标",迅速止血塞流为要,予验方止崩方:炙黄芪、党参、白术、炙升麻、熟地、菟丝子、续断、山茱萸、旱莲草、阿胶粉、炒贯众、生甘草。以健脾补肾、固冲止血。对于量少淋漓不尽者,多为脾肾亏虚,气阴两伤,予补中益气汤合二至丸:炙黄芪、党参、炙升麻、炒柴胡、当归、陈皮、炒白术、女贞子、旱莲草。也可酌加海螵蛸、赤石脂、芡实等固涩之品,以益气养阴止血。血止之后,"缓则治其本",据其症状舌脉,分别予以健脾益气,或活血化瘀,澄源复旧。

临证中张良英教授强调治疗 PCOS 应结合实验室检查,中西医结合治疗。若患者子宫内膜菲薄,雌激素、孕激素偏低,不可盲目使用大剂量行气活血、破血通经药物,"以见血为快",反而加重气血耗伤,欲速而不达。应先培补气血,促进内膜生长,至内膜达一定厚度(大于 0.8cm)时再予以行气活血药物,因势利导,促进内膜脱落、月经下行。若停经超过 3 个月,服用中药疗效不佳,可配合西药人工周期疗法,促使月经来潮,以降低由于长期无月经可能导致的卵巢功能衰退及子宫内膜恶变的风险。对于排卵功能障碍导致不孕的患者,可酌情使用促排卵西药,氯米酚是首选药物,它与下丘脑—垂体水平的内源性雌激素竞争受体,抑制雌激素负反馈,从而调整 LH/FSH 的分泌比率,在月经第 5 天,每天口服 50mg,速服 5 天一疗程,妊娠率30%~50%;对于排卵功能障碍同时伴有双侧输卵管阻塞的不孕患者,可配合 IVF-ET 技术,以帮助患者获得成功妊娠结局为目的。

【典型病例】

病例 1:侯某,女,19 岁,学生。2011 年 5 月 20 日初诊。

病史:停经 2 年余,体重渐增。患者自 2009 年 4 月开始,无明显诱因停经,至今已 2 年余,体重增加 6kg,曾多方服中药效不显。患者 15 岁初潮,平时月经周期 50~90 天,经期 7 天,经量中等,无痛经。2008 年曾闭经半年,服中药后行经。末次月经 2009 年 3 月中旬。形体肥胖,肢倦神疲,心悸气短,胸脘满闷,食欲不振,大便溏薄,舌淡胖有齿痕,苔白腻,脉滑。

辅助检查:2011 年 5 月 13 日 B 超提示:双侧卵巢多囊样改变。性激素六项示 FSH:5.3mIU/ml,LH:11.3mIU/ml,PRL:13.00ng/ml,E_2:59pg/ml,P:1.57ng/ml,T:123ng/dl。

中医诊断:闭经;西医诊断:多囊卵巢综合征

辨证:脾虚痰湿,冲任不调。

治法:健脾除湿,化痰通络。

处方:调经方。

熟地 15g　当归 15g　白芍 12g　川芎 10g　丹参 15g　党参 15g　川牛膝 15g　香附 10g　台乌 10g　枳壳 10g　苏木 15g　泽兰 12g　桃仁 10g　红花 10g　生甘草 6g　3 剂

月经不至或经净后服苍附导痰汤:胆南星 15g(先煎)　苍术 15g　制香附 10g　法夏 12g　茯苓 15g　白术 10g　党参 15g　怀山药 15g　续断 15g　当归 15g　丹参 15g　神曲 12g　生甘草 6g　4 剂

服法:每付药温水泡 20 分钟,煮开后 20 分钟,1 剂 4 煎,日服 2 次,1 剂服 2 天,先服调经方,若月经来潮量少继服,量多停服;经净后或服完 3 剂调经方后经不至或至,继服苍附导痰汤 4 剂。

二诊:2011 年 6 月 10 日,服上方后月经于 5 月 27 日至,持续 9 天干净,量多,少量血块,无腹痛,饮食、二便调,舌淡胖有齿痕,苔白腻,脉滑。诊治:效不更方,苍附导痰汤 4 剂。

三诊:2011 年 7 月 21 日,服上方后月经于 6 月 22 日来潮,持续六天干净,量中等。近2天流清涕,咽痛,无发热。治疗:按时间推算,月经将至,以调经方加银花10g,连翘12g兼治外感,经净后继续健脾化痰,兼养气血,处方仍用苍附导痰汤4剂。

四诊:2011年8月18日,服上药月经如期于7月22日潮,持续5天净,经量较前增多。舌淡红苔薄白,脉细有力。治疗:处方仍用苍附导痰汤4剂。此后患者每月复诊1次,均治以调经方、化脂调经汤,每月月经如期而至,量中等色红,无腹痛。服药至2011年12月停药。

五诊:2013年1月25日因学习压力大而致经期延长就诊,诉经2011年半年的治疗后,2012年月经基本正常,周期22~42天,经期5~7天,经量中等,体重减轻3kg。2012年12月6日复查B超:子宫及双侧卵巢未见异常。性激素六项正常。

病例2:李某,女,已婚,29岁。2007年6月15日初诊。

病史:婚后6年未孕,配偶生殖功能正常,未避孕而未孕。月经自17岁初潮开始就极不规律,周期长,3~6个月甚至更长时间来潮1次,量少色黯红夹小血块,每次用卫生巾不足半包,3天净。小腹胀痛,带下量多,自幼体胖。曾在某医院诊为"多囊卵巢综合征",查睾酮(T)值偏高。西医用"促排卵药"、人工周期治疗,停药后月经仍稀少。后做"双侧卵巢楔形切除"。术后月经仍不规律,未怀孕。就诊时见其形体肥,多毛,情绪忧郁,述胸闷乳胀,口内咸腻。"多囊卵巢综合征病史"。平素月经:3天/3~6个月,量少色黯红夹小血块,每次用卫生巾不足半包,小腹胀痛,带下量多,Lmp:5月24日,白带量多。

妇科检查:宫体后位,略大,质地中,后壁2~3个结节,双附件无异常。

辅助检查:腹部B超:子宫腺肌病3.2cm×2.8cm中强度光团,性激素六项示:FSH:5.3mIU/ml,LH:10.2mIU/ml,PRL:1.59ng/ml,E_2:67pg/ml,P:1.59ng/ml,T:130ng/dl。胰岛素测定示胰岛素抵抗。

中医诊断:原发性不孕症;西医诊断:多囊卵巢综合征

辨证:痰阻血瘀,冲任阻滞。

治法:化痰除湿,补肾活血。

处方:助孕Ⅰ号。

党参10g 熟地15g 白术10g 菟丝子12g 覆盆子12g 补骨脂15g 续断15g 紫石英15g 当归12g 女贞子12g 制首乌15g 甘草6g 4剂

继服苍附导痰汤。

苍术9g 香附12g 胆南星12g 茯苓12g 陈皮9g 川芎9g 丹参12g 乌药9g 炒白术12g 红花12g 益母草15g 5剂

服法:每付药温水泡20分钟,煮开后20分钟,1剂4煎,日服2次,1剂服2

天。4付,排卵期前服完。继服苍附导痰汤5剂,连服2月一疗程。

二诊:2007年8月18日,服药后经来1次,色稍转红,胸闷减,余症如前。上方去红花,加仙茅12g,淫羊藿12g。日1剂,连服3月。

三诊:2007年11月30日,经来1次,量稍多,带下减少,舌脉如前。上方加巴戟天12g,续服半年。

四诊:2008年5月28日,月经2~3个月1次,经色转红,量增加,用纸大半包,乳胀减。性激素六项正常。B超:子宫及双侧卵巢未见异常。嘱上方不变,续服。

五诊:2008年6月5日来诊,已怀孕2月余B超提示双胎。张教授以自拟保胎饮保胎,随访剖腹一男一女,健康。

病例3:张某,27岁,未婚。2012年11月18日初诊。

病史:月经量少1年,现停经40天。患者近1年来月经量少,甚至点滴即净。Lmp:2012年10月8日。伴小腹胀痛,拒按,精神抑郁,烦躁易怒,胸胁胀满,嗳气叹息,舌黯红,苔薄黄,脉弦滑数。月经14岁初潮,2~3天/30天~5月。

辅助检查:2012年10月7日超声:双侧卵巢多囊样改变。

中医诊断:月经过少;西医诊断:多囊卵巢综合征

辨证:气滞血瘀。

治法:疏肝行气,活血通经。

处方:调经方加减。

熟地15g　当归15g　白芍12g　川芎10g　丹参15g　川牛膝15g　香附10g　苏木15g　泽兰12g　桃仁10g　肉苁蓉15g　制首乌15g　生甘草6g　3剂

经后继服苍附导痰汤。

苍术9g　香附12g　胆南星12g　茯苓12g　陈皮9g　川芎9g　丹参12g　乌药9g　炒白术12g　红花12g　益母草15g　5剂

服法:每付药温水泡20分钟,煮开后20分钟,1剂4煎,日服2次,1剂服2天。经前、经期服用调经方3剂。经后继服苍附导痰汤,5剂。

二诊:患者服药后月经来潮,Lmp:2012年11月27日,量少,色黯,3天干净。余无不适,舌淡胖,苔腻,脉滑。诊治:效不更方,调经汤4剂。

三诊:1个月后再次就诊。患者服用上方后月经周期基本正常,月经量无明显增加,小腹胀痛、精神抑郁、烦躁易怒、胸胁胀满好转,Lmp:2012年12月30日,量少,色黯,3天干净。诊治:调经汤减台乌,加桃仁15g,以加大补血调经功效。

四诊:1个月后再次就诊。患者服用上方月经量有所增加,伴腰酸腹胀,

Lmp:2013 年 1 月 27 日,量少,较前增加,色黯红,4 天干净。诊治:调经汤加肉苁蓉 15g,制首乌 15g,女贞子 15g,以补肾调经。

五诊:1 个月后再次就诊。患者服用上方月经量明显增加,Lmp:2013 年 2 月 27 日,量中,色黯红,4～5 天干净。诊治:调经方继续服用 3 个月,月经量正常。

【按语】

多囊卵巢综合征是一种发病多因性、临床表现呈多态性的内分泌综合征,以雄激素过多和持续无排卵为临床主要特征,以月经失调、不孕、肥胖、多毛等为主要临床症状。《女科切要》曰:"肥白妇人,经闭而不通者,必是湿痰与脂膜壅塞之故也"。病例 1 患者,因多囊卵巢导致闭经伴体重增长,张良英教授多从先天肾气不足,兼有痰瘀阻滞冲任考虑。该患者 15 岁初潮,曾有间断停经史,提示肾气不足。舌质淡胖,苔白微腻,脉滑提示脾虚失运,痰湿内生;肾虚水泛为痰,痰湿阻滞冲任胞宫,经络不畅致月经稀发、闭经。脾虚生化乏源,气血不足,无以充养胞宫,日久气虚血滞瘀阻冲任,而致闭经。故此类闭经多为痰湿盛而夹脾肾虚、血瘀。治疗多选用自拟调经方行气活血调经使月经来潮,令瘀滞去而经脉通畅。经净后采用苍附导痰汤加中成药补肾健脾,化痰祛湿以治本,使气血充盈,肾气盛而月经如期而至。闭经已久,急则治标,先予调经方,方中四物汤养血活血,丹参活血益气,党参补中益气,香附、枳壳、台乌行气通经,苏木、泽兰祛瘀利湿,牛膝引药下行,全方行中有补,祛瘀不伤正。经行后着重健脾化痰:方中苍术燥湿健脾;二陈汤健脾化痰;胆南星清热化痰;香附、枳壳理气行滞;党参补中健运;神曲、生姜和胃化湿。全方共奏益气健脾,行气化痰除湿之效。四诊时,气血不足已改善,主方不变。全程治疗中谨守病机,守方而治,仅随症稍作调整,治疗半年,取得了显著疗效。正如《素问·厥论》云:"盛者泻之,虚者补之,不盛不虚,以经取之,谨察阴阳所在而调之,以平为期"。

病例 2 患者属体型肥胖为痰湿之体,躯脂满溢,遮隔子宫,肾虚不能摄精成孕,或痰阻气机,气滞血瘀,痰瘀互结,不能启动氤氲之气而致不孕。故张良英教授临床多采用助孕Ⅰ号方补肾活血,调冲助孕。配合化痰燥湿法治疗,拟方苍附导痰汤加减。方中苍术、白术、茯苓燥湿健脾;香附、乌药、陈皮理气行滞;胆南星化痰;川芎、丹参、红花、益母草活血调经。全方共奏化痰除湿,行气活血之效。"久痰必瘀","痰湿非温不化","肾主生殖"。因痰为阴邪,伤人阳气,故二诊在化痰燥湿,活血调经方药中加温补肾阳之品,使痰湿化,瘀血去,阳气生而受孕。

病例 3 患者多囊卵巢导致月经过少,属气滞血瘀,治疗以疏肝行气、活血通经为主,以调经汤随症加减,适当加肉苁蓉 15g、制首乌 15g 补肾填精,使经血有源,气机通畅,月经自调。

(姜丽娟)

浙江妇科名家

何子淮

何子淮(1919—1997 年),男,江南何氏女科第 3 代传人,何氏女科集大成者。13 岁即侍诊于先父左右,15 岁考入浙江中医专科学校,1939 年毕业于上海新中国医学院,回杭在何九香女科诊所应诊,医技日臻精深。1955 年进入杭州市中医院的前身——杭州广兴联合中医院工作。历任中华全国中医学会妇科分会常务委员,妇科分会华东片的副主任,杭州市中医院中医妇科主任,杭州市第四、五、六、七届政协委员。1983 年被评为浙江省级名老中医,1991 年遴选为第一批"全国继承老中医药专家学术经验指导老师",荣获国务院颁发的"为我国医疗卫生事业作出突出贡献"荣誉证书,首批享受政府特殊津贴。

在数十年的临床、教研、教学工作中,勤学不倦、博采众长,以严谨的治学态度,逐渐形成了自己独特的学术风格,首创"调冲十法",对妇科疑难杂症的治疗有独到之处,在国内外享有很高的盛誉。

编撰出版《何子淮女科经验集》、《各家女科述评》专著两部,发表论文 30 余篇,为中医药事业留下了宝贵的学术财富。

【诊治特点】

一、对 PCOS 的认识

多囊卵巢综合征近年来已成为妇科的常见病,多发病,其诊治也日趋规范。受年代和检测水平的限制,何师的论著中并未明确出现多囊卵巢综合征的诊断,然其"调冲十法"之"化湿调冲法"中有言:"本证多见于内分泌失调所致的月经稀少,闭经及无排卵型月经",可见何师当时对多囊卵巢综合征已有一定认识。根据该病月经过少、闭经、不孕、肥胖等临床表现,整理查考何师论著的相关内容,将该病归纳为脾虚湿阻、肾虚血瘀、肝郁血虚三个证型。该病或因脾失健运,湿阻血海,营卫不得宣通,经来稀少,甚则经闭;或因肾阳不足,寒凝血瘀,胞宫失却濡养,月经迟至,不能有子;或因肝郁化热,血虚生热,热复耗血,生化与所耗相抵,月信为之不行。诊治中应注意八纲辨证和脏腑辨证相结合,遣方用药与情志疏导相结合,治或健脾燥湿、化痰调冲,或补肾助阳,活血化瘀,或疏肝清热、养血调经。

二、辨证分型

将本病分为如下类型进行辨治:

1. 脾虚湿阻证 临证多由于饮食不节,过食肥甘厚味,或劳倦过度,或忧思日久,或禀赋不足,素体虚弱,致脾气虚损,运化失职,水谷精微运化失常,变生湿邪,湿阻血海,营卫不得宣通,经来稀少,甚则经闭。证见月经愆期,量少,色不鲜,形体肥胖,胸闷,肢倦懒言,晨起有痰,带多色黄,舌苔薄腻,脉象弦滑。

治法:健脾燥湿、化痰调冲。

处方:化湿调冲方(经验方)。

方药组成:生山楂、薏苡仁、姜半夏、茯苓、青皮、陈皮、椒目、官桂、赤小豆、泽泻、泽兰、苍术、白术、大腹皮、生姜皮。

方中生山楂消滞导积,促进水谷运化,通利胞络,使经水按时而下,半夏燥湿化痰,官桂温阳化气,薏苡仁、茯苓、白术、苍术健脾化湿,椒目、赤小豆、泽泻、泽兰、大腹皮、生姜皮利水消肿,陈皮、青皮理气助运,使水湿得化。若痰稠咳不畅,加用浮海石、蛤壳;若带多加扁豆花、白槿皮、川萆薢、鸡冠花。

2. 肾虚血瘀证　临证多由于素体阳虚,或房劳过度,或久病不愈,以致命门火衰,温煦失职。冲、任二脉皆起于胞中,冲主血脉,任主胞胎,冲为血海,隶属阳明,胞脉系于肾,冲任与肝肾关系至为密切,肾为水火之脏,人身之真阴真阳寄居于内,若肾阳不足,则下焦之肝脉也因之而寒,寒滞肝脉气血也因之而凝滞。胞宫即失气血之温濡,故不能有子,此种无子,冲任不足是其标,肾气虚寒为其本。临证可见月经迟至,月经周期延迟,经量少,色淡质稀或色黯夹血块,渐至经闭,或婚久不孕,腰膝酸软,头晕耳鸣,面色不华,舌淡,苔薄,脉沉细。

治法:补肾助阳,活血化瘀。

处方:加减右归丸(经验方)。

方药组成:附子、巴戟天、补骨脂、仙茅、五味子、菟丝子、苁蓉、鹿角胶、杜仲、仙灵脾、肉桂、阿胶、当归、川芎。

方中附子、肉桂峻补元阳、益火消阴,巴戟天、补骨脂、仙茅、菟丝子、苁蓉、鹿角胶、杜仲、仙灵脾补肾助阳,阿胶、当归、川芎补血活血,五味子乃阴中求阳之意。

3. 肝郁血虚证　方约之曰:"妇人以血为海,妇人从于人,凡事不得专行,每多忧思忿怒,郁气居多,书云:气行则血行,气止则血止,忧思过度则气结,气结则血也结。"忧怒属肝之志,肝主疏泄,忧思郁结则肝失疏泄。肝气郁结,气因之而滞,血随之而瘀。且气郁日久化热,血热而瘀。朱丹溪曰:"人之育胎,阳精之施也,阴血能摄之,精成其子,血成其胞,胎孕乃成。今妇人无子,率由血少不足以摄精也,血少固非一端,然欲得子者,必须补其精血,使无亏欠,乃可成胎孕。"肝郁化热,血虚生热,热复耗血,生化与所耗相抵故月信为之不行,临证可见月经周期延后,经量少,色淡或黯红夹血块,渐致闭经,或婚久不孕;平日心烦易怒,伴经前乳房胀痛,舌淡红或黯红有瘀点,苔薄,脉沉涩。

治法:疏肝清热、养血调经。

处方:疏肝养血汤(经验方)。

方药组成:丹皮、地骨皮、柴胡、生白芍、香附、川芎、当归、大血藤、丹参、月季花。

方中丹皮、地骨皮清肝热、养肝阴,柴胡、月季花疏肝解郁,白芍、川芎、当归补血活血,香附、丹参理气活血调经。经前乳胀时间长,口干,胸闷,酌加蒲公英、忍冬藤、羊乳;乳房胀块不消,可选用昆布、浙贝、皂角刺、海藻、夏枯草、王不留行、炙山甲;乳头作痛明显,酌加合欢皮、娑罗子、佛手片。

三、用药特点

1. 化湿调冲,效不更方　对于脾虚湿阻型多囊卵巢综合征引起的月经稀发或闭经,何师认为本证治疗较为棘手,非短期所能转愈。所用方药,2~3个月中不必更换,滋腻食物及寒冷甜涩之品也宜避免。平日着重化湿调冲,药用生山楂、苍术、姜半夏、茯苓、薏苡仁、陈皮、椒目、官桂、赤小豆、泽泻、泽兰等。三焦流畅,湿痰自无容足之地,譬如一空氤氲,洞开前后,顷刻干燥。行经期辅以养血活血通利之品,如当归、川芎、丹参、香附、虎杖、鸡血藤等。一般经过4~5个月治疗后,可望体重减轻,月经周期缩短,经量色泽也趋正常。

2. 益肾活血,重在温补　对于肾虚血瘀型多囊卵巢综合征引起的月经稀发、闭经或不孕,何师补肾助阳药与活血化瘀药兼用。然此血瘀,是因肾阳不足,虚寒内生,寒凝而血瘀,肾虚是本,血瘀是标,故治疗重在补肾助阳,益火之源,以消阴翳,药用巴戟天、补骨脂、仙茅、菟丝子、苁蓉、鹿角胶、杜仲、仙灵脾等。

3. 阳病治阴,益阴清热　对于肝郁血虚型多囊卵巢综合征引起的月经量少、闭经或不孕,何师认为在常用疏肝解郁药如柴胡、月季花的基础上,应重用丹皮、地骨皮等清肝热与养肝阴兼效之品。血属阴,血少则阴虚,阴虚则热。气属阳,肝郁则气旺,气有余便是火,阴日渐枯竭,火越有发扬,徼保全身尚且不得,安能有子乎?故当治以益阴清热,必得热除阴复,气血阴阳趋于平静,方能有孕。

【典型病例】

病例1:泮某,女,32岁,1978年5月8日初诊。

婚后7年未孕,脾为生痰之源,脾虚湿阻中焦,木失冲和,日久木郁敛液成痰,气机失调;外形肥胖,经来量少,少腹作痛,标实本虚。

中医诊断:全不产;西医诊断:原发性不孕

治法:疏解肝郁,健脾化湿。

处方:天竺黄10g　苍术9g　郁金9g　姜半夏9g　茯苓12g　炒川楝子10g　炒薏苡仁50g　陈皮6g　合欢皮9g　橘络9g　炙甘草5g　7剂

二诊:5月18日,痰浊渐化,经水来潮,经量仍少,参以养血活血之品。

处方:苍术12g　化橘红10g　泽泻9g　泽兰9g　薏苡仁50g　姜半夏6g　当归6g　浮海石12g　茯苓12g　川芎9g　车前子12g　炙甘草

5g　4剂

三诊:5月25日,痰湿渐化,经行早期,净后咳痰,黏稠难出。再宗前意,以求固本。

处方:浮海石12g　薏苡仁50g　苍术12g　天竺黄10g　佩兰10g　茯苓12g　川贝9g　姜半夏9g　陈皮6g　瓜蒌皮9g　炙白薇10g　7剂

四诊:6月2日,痰涎消失,精神好转,胃纳正常,肥胖未消,中西药同进。

处方:苍、白术各9g　薏苡仁20g　葫芦壳15g　茯苓15g　红枣10枚　地骷髅12g　生姜皮9g　陈香橼9g　姜半夏9g　飞滑石12g　生甘草6g　7剂

五诊:6月10日,晨间咳痰已舒,化湿痰调气机,鼓舞三焦,湿祛经水自行,仍按前意化裁。

处方:天竺黄10g　薏苡仁30g　浙贝9g　羊乳50g　山楂50g　泽泻9g　化橘红10g　八月札9g　车前子9g　飞滑石30g　5剂

六诊:6月18日,痰湿已化,经水准期来潮,量少,再以养血填充。

处方:当归9g　苏木9g　香附9g　川芎9g　狗脊12g　泽泻10g　泽兰10g　益母草18g　黄精50g　省头草9g　六一散9g　7剂

病例2:刘某,女,20岁,1981年6月13日初诊。

肾气不足,血海难以充盈,经水不能按时而下,面色㿠白,精神不振,脉虚细。

中医诊断:闭经;西医诊断:继发性闭经

治法:补肾益气血。

处方:仙灵脾12g　巨胜子9g　楮实子9g　炒玉竹15g　熟地15g　狗脊12g　枸杞子12g　天冬15g　泽兰9g　太子参30g　焦白术6g　炙甘草5g　红枣7枚　7剂

二诊:1981年6月20日,脉症如前,经仍未下,补肾调冲。

处方:仙灵脾12g　巨胜子9g　楮实子9g　炒玉竹15g　熟地15g　狗脊12g　石楠叶12g　透骨草15g　当归12g　丹参12g　炙甘草6g　红枣7枚　7剂

三诊:1981年6月27日,停经半年余,补肾充盈血海,经水来潮,量不多,大便转正常,再拟补肾为源。

处方:熟地15g　仙灵脾12g　狗脊12g　巨胜子9g　楮实子9g　玉竹15g　枸杞子12g　当归12g　丹参12g　炙甘草5g　红枣7枚　7剂

四诊:1981年7月4日,经净后近日复见少许,继守前法为原。

处方:仙灵脾12g　石楠叶12g　巨胜子9g　甜苁蓉12g　当归12g　枸杞子12g　熟地炭12g　丹参12g　鸡血藤9g　焦白术9g　炙甘草5g　7剂

五诊:1981 年 7 月 27 日,有闭经史,根据古人"少女属肾,从肾调治"之论,补肾充精以填血海,本月正常来潮,按前意补肾调冲。

处方:巴戟天 12g　仙灵脾 12g　熟地炭 15g　甜苁蓉 12g　石楠叶 12g　天冬 12g　当归 12g　丹参 12g　鸡血藤 12g　泽兰 9g　透骨草 12g　炙甘草 5g　7 剂

病例 3:许某,女,23 岁,1978 年 4 月 10 日初诊。

停经二月,脉来细弦,纳食不旺,骶尾酸痛。

中医诊断:月经后期;西医诊断:月经不调

治法:养血清肝。

处方:炒白芍 9g　苏梗 9g　炒二芽各 12g　狗脊 12g　川断 15g　玫瑰花 3g　当归 9g　陈皮 5g　炙甘草 5g　3 剂

二诊:4 月 17 日,服药后经水正常来潮,头昏,腰酸无力,补养调理。

处方:党参 9g　丹参 9g　狗脊 12g　炒白芍 9g　川断 15g　玉竹 30g　当归 9g　炙甘草 5g　红枣 15g　枸杞子 9g　7 剂

三诊:4 月 24 日,补养调理,精神好转,守原意再进。

处方:党参 12g　炒白芍 12g　陈皮 5g　枸杞子 9g　丹参 15g　黄精 15g　狗脊 12g　平地木 15g　炙甘草 5g　红枣 15g　7 剂

四诊:5 月 8 日,补养调理后,诸症改善,经期已近,原意续进。

处方:丹参 15g　川芎 9g　川断 15g　当归 9g　熟地 15g　炙甘草 5g　炒白芍 15g　狗脊 12g　月季花 5g　杜红花 5g　7 剂

五诊:5 月 15 日,补养调冲,经水准期来潮,上热下寒,腰酸无力,经水尚未清净,原意加减。

处方:当归 9g　炙甘草 5g　紫石英 30g　炒白芍 9g　狗脊 12g　麦冬各 15g　炙白薇 5g　月季花 5g　清炙枇杷叶 12g　4 剂

六诊:5 月 29 日,月经中期,采用紫石英方加减。

处方:紫石英 30g　川芎 5g　韭菜子 5g　炙白薇 5g　枸杞子 12g　细辛 24g　当归 12g　蛇床子 9g　天冬 30g　卷柏 9g　鹅管石 15g　甘草 5g　7 剂

七诊:6 月 12 日,今日经水来潮,精气不足,经水难充,补养调理续进。

处方:仙灵脾 15g　菟丝子 30g　丹参 15g　熟地 15g　天冬 30g　炙甘草 5g　炒白芍 9g　枸杞子 15g　鹿角片 9g　当归 9g　5 剂

【按语】

病例 1 患者初诊为典型的脾虚湿阻证,江南地域多湿,后天禀赋素弱,土气不及,胃少冲和之气,脾失健运之权,则虚而生湿。湿阻气机,木失条达,变生肝郁。治重在鼓舞脾胃、燥湿化痰,待痰湿得化,则木郁得疏。方中天竺黄清热化痰,半夏燥湿化痰,苍术、茯苓、薏苡仁健脾燥湿,郁金、川楝子行气解郁止痛,稍佐陈皮、橘络健脾理气,合欢皮疏肝解郁。二诊痰浊渐化,经水来潮,经量仍少,参以养血活血之品,药用泽兰、当归、川芎。方中浮石一味,朱震亨云:"海石,治老痰积块,咸能软坚也。"何师认为,浮海石豁痰力强,用在此处,加强燥湿化痰之力,痰湿得除,经水通畅。四诊加用葫芦壳、飞滑石、地骷髅利水消肿,地骷髅为十字花科植物莱菔的老根,性平味甘,入肺肾两经,功能宣肺化痰,消食利水。《天宝本草》谓其"消痰,除积聚"。《分类草药性》云:"止咳化痰,消肿气,面积,治痢症。"通过宣发肺气,通调水道,清化痰湿。至六诊,痰湿已化,经水准期来潮,量少,再以养血填充,始用狗脊、黄精补益肾精。若痰湿不去,贸然补益,不仅肾精难补,亦有加重痰湿之弊。

肾藏精,主生殖,《素问·六节藏象论》曰:"肾者主蛰,封藏之本,精之处也。"《傅青主女科》谓"经本于肾"、"经水出诸肾",何师遵古人意,治疗青春期月经病,重视从肾论治。病例2患者年方二十,素体肾虚,肾—天癸—冲任—胞宫轴功能欠佳,血海难以充盈,则经水不能按时而下。《冯氏锦囊秘录》曰:"气之根,肾中之真阳也;血之根,肾中之真阴也",肾虚,气血无根,则面色㿠白,精神不振。治用补肾益气血。方中熟地、枸杞子、玉竹、天冬、巨胜子、褚实子益肾阴,仙灵脾、狗脊补肾阳,太子参、白术、甘草、红枣健脾益气,泽兰活血调经。其中,巨胜子、褚实子为何师补肝肾常用药对,巨胜子为川续断科植物的干燥成熟果实,苦、辛、微温,归肝、肾经,《本草新编》谓其"补虚羸,耐饥渴寒暑,填坚髓骨,益气力……其补益之功,不可思议。"褚实子性寒、味甘,入肝、肾经,《日华子本草》言其"壮筋骨,助阳气,补虚劳,助腰膝,益颜色。"两者并用,补益效宏。何师论治该患者,五诊均从补肾入手,及至末次,患者月信正常来潮。多囊卵巢综合征多病程较长,属久病痼疾,临床治疗短期内往往不显效。何师认为治疗该病,只要辨证得当,可2~3个月不更方,结合饮食、体重、情绪管理,终能见效。

病例3患者初诊为肝郁血虚证,血虚日久,损及肾精,故见骶尾酸痛。治用白芍、当归养血,苏梗、玫瑰花清肝,狗脊、川断益肾。肾为先天之根,脾为后天之本,肾虚则根怯,脾虚则本薄,加用炒二芽、陈皮理气健脾助运,使生化有源,血虚得补,肾精得充。二诊经水正常来潮,头昏腰酸无力,补养调理,于一派补益之品中加用丹参,补血活血,补而不腻。诸症改善,补益再进,及至六诊,恰逢真机的候,何师用其自拟紫石英方助重阴转阳促排卵。紫石英为君药,能助肾阳、暖胞宫、调冲任,《本草便读》有言"(紫石英)温营血而润养,可通奇脉",《药性论》谓其"女子服之有子",臣以韭菜子、蛇床子、鹅管石、细辛,加强紫石英温补肾阳之功。川芎、当归补血活血,枸杞子、天冬益肾滋阴,使阴生阳长,同为佐药,甘草调和诸药。临床用此方治疗多囊卵巢综合征之排卵障碍,屡获良效。

(傅萍 徐峻苗)

裘笑梅

　　裘笑梅(1912—2001 年),女,浙江杭州人。1930 年随杭城智果寺名僧医清华学医,1935 年经当时卫生部考试成为杭州市第一位领有中医证书及开业执照的女中医师,行医于武林钱塘。1951 年进入杭州市中医门诊部,1956 年进入浙江省中医院,历任妇科主任、院委会委员等职。1956 年加入中国农工民主党,历任第 8、9 届浙江省委常委。1985 年加入中国共产党,历任浙江省人代会第 3～6届人大代表,杭州市政协委员。1984 年任浙江省中医学会顾问,并与相关单位合作成功研发"妇乐冲剂"、"妇宁胶囊"、"孕宝"营养液。裘笑梅教授从事岐黄生涯 60 余载,一贯坚持临床、教学、科研三结合,精研经、带、胎、产、杂病,善于衷中参西,证病同治,并自创验方 40 余首,治验宏富,誉满医林。撰写论文并发表著作《裘笑梅妇科临床经验选》、《裘氏妇科临证医案精萃》、《叶熙春医案·妇科部分》等,其中《裘笑梅妇科临床经验选》1986 年获浙江省高等院校自然科学研究成果一等奖。1991 年裘笑梅教授成为首批国家名老中医药专家学术经验指导老师,1992 年作为国家突出贡献专家获国务院嘉奖并享受国务院颁发的"政府特殊津贴"。

【诊治特点】

一、对 PCOS 的认识

　　随着社会的发展,饮食结构及生活规律的改变,多囊卵巢综合征的发病率逐年升高,由其导致的月经过少、闭经、不孕已越来越被人们所重视。根据其临床表现,裘笑梅教授认为多囊卵巢综合征之病因多为肾阳不足,血失温运,瘀阻胞脉,加之阳虚水泛,聚湿成痰,痰瘀互结,阻滞胞宫;或脾虚失运,湿聚成痰,痰湿阻滞下焦,与胞脉气血相搏结,瘀阻冲任;亦可见于肝气郁结,气机涩滞,脉道不利,经血不得畅行而致月经过少,甚则经闭不行。本病临证多见月经量少、经汛后期、甚或经闭不行,婚久不孕,形体肥胖,多毛,畏寒肢冷,舌质淡,苔薄白,脉沉细滑。治疗中应注意整体与局部相结合,辨病与辨证相结合,裘笑梅教授常在补肾温阳的基础上加用健脾燥湿、疏肝理气、活血祛瘀之品。

二、辨证分型

　　裘笑梅教授认为多囊卵巢综合征致病机制复杂,临床表现不一,常常多脏器功能失调,虚实互见。通过长期的临床实践总结,裘笑梅教授大致将本病分为如下证型进行临证辨治。

　　1. 肾虚痰瘀型　症见经期延后甚或闭经,经行量少,经色淡黯,婚久不孕,面色晦黯,形寒怯冷,腰脊酸楚,眩晕耳鸣,舌淡苔白,脉沉细弱。治拟补肾温阳、祛瘀化痰。裘笑梅教授以自拟验方养血补肾助阳饮加减治之。

2. 脾虚湿阻型　症见月经停闭,形体肥胖,胸胁满闷,喉间多痰,晨起尤盛,神疲倦怠,带下量多,舌淡胖苔白腻,脉滑。治宜温肾健脾,祛痰化瘀。裘笑梅教授常用自拟验方桂仙汤合苍附导痰丸加减治之。

3. 肝郁气滞型　症见突然经量明显减少,甚则点滴即净,或经闭不行,经色紫黯夹块,婚久不孕,胸胁、少腹胀痛,经前尤盛,舌红泛紫,苔薄,脉弦涩。治拟疏肝理气、解郁通络。裘笑梅教授喜用自拟验方藗麦散加减治之。

三、用药特点

多囊卵巢综合征以月经稀发或闭经、不孕、肥胖、多毛为主症。裘笑梅教授根据西医学所提供的微观辨证依据包括内分泌紊乱、卵巢囊性改变、卵巢包膜增厚等,结合数十年的临床实践,提出其病机与肾虚、痰凝、肝郁、血瘀密切相关,脏腑责之于肝、脾、肾。治当补肾温阳、健脾化湿、疏肝理气、祛痰化瘀、解郁通络,多法调治。其中以补肾最为关键,通过温肾暖宫,激发调节生殖功能,促使冲任血海蓄溢有度,经血调顺;同时通过补肾温阳,激发肾与膀胱化气行水之功能,调畅水液代谢,使湿去痰化,气血和顺,经血自调。

裘笑梅教授通过大量临床实践并总结经验,自拟验方用以治疗本病,如:

1. 养血补肾助阳饮

药物组成:仙茅9g　仙灵脾12g　菟丝子9g　苁蓉9g　巴戟天9g　当归12g　白芍9g　丹参15g　熟地30g　鹿角胶6g(烊冲)　阿胶12g(烊冲)紫河车粉3g(分吞)

加减:适用于肾阳不足,血失温运,阳虚水泛,聚湿成痰,痰瘀互结,阻滞胞宫所致之闭经、不孕者。若见头晕耳鸣、腰膝酸软者加制首乌、枸杞子、女贞子以养阴补肾;大便溏薄者加炒扁豆、怀山药、焦冬术、补骨脂等温肾健脾化湿;经闭不行者加茺蔚子、泽兰、苏木、红花、桃仁以养血活血通经;心悸少寐头昏者加远志、合欢皮以祛痰宁心;腹冷畏寒者加吴茱萸、干姜以温阳祛湿;腰脊酸楚、测基础体温双相不典型者加川椒、炮姜、胡芦巴、补骨脂以温阳补肾;胸胁胀痛者加白蒺藜、橘核、蒲公英、大麦芽、制香附、柴胡等疏肝理气,开郁散结;带下量多加薏苡仁、扁豆、红枣、芡实以健脾除湿固带。

2. 桂仙汤

药物组成:仙灵脾15g　仙茅9g　巴戟天9g　肉桂末1.5g　肉苁蓉9g紫石英15g

加减:裘笑梅教授常以该方合苍附导痰丸加减治疗脾虚湿阻型多囊卵巢综合征者。若胸膈满闷者加瓜蒌、枳壳、制南星、苍术、香附以祛痰消瘀;体型肥胖者加生山楂、大豆卷、平地木、荷包草以消滞化痰;若痰瘀互结则加用桃仁、丹参、鸡血藤、红花、炙鳖甲、皂角刺等活血祛瘀、软坚散结之品,使痰湿瘀俱除,血海满盈,气机顺畅,经血自行。

3. 蒺麦散

药物组成:白蒺藜 9g　八月札 9g　小青皮 3g　橘核 3g　橘络 3g　蒲公英 9g　大麦芽 12g

加减:适用于肝郁气滞型多囊卵巢综合征者。若见胸胁乳房胀痛者加乌药、香附、柴胡、薄荷、延胡索、川楝子;兼有瘀血阻滞而经行不畅、色黯夹块者加蒲黄、五灵脂、泽兰、苏木等活血通瘀之品,气血两调,使瘀血得散,气机得疏,脉道通利而经得畅行。

裘笑梅教授认为月经如月之盈亏、潮之朝夕,信而有期,对于多囊卵巢综合征之月经失调者倡导周期治疗、动态调整,临诊中除了辨证施治以外,尚应注意依月经规律分期而治:①虚证者经间期重在滋肾填精、养血益气,药用大熟地、阿胶珠、龟板等血肉有情之品,入肝肾养血填精,以补充物质基础,使精血渐盈,血海渐充;并入炮姜、肉桂、党参、黄芪、丹参等温补肾阳,益气养血,以助阴精转化。经前及行经期加用鸡血藤、当归、泽兰等养血活血之品,使经血畅行。②实证者经间期宜疏肝理气、化痰燥湿,药用柴胡、薄荷、白蒺藜、橘核、橘络、大麦芽、茯苓皮、大豆卷、生薏苡仁、荷包草、平地木等疏肝解郁,通调气机;经前及行经期可加苏木、川芎、川牛膝等行气活血,祛瘀通络之品。如此周期治疗,动态调整,使任通冲盛,血海满盈,藏泻有度,则经汛如期。

此外,脾胃为后天之本,气血生化之源。若脾胃失健,气血生化无源,脏腑失养,冲任失调,血海不能满盈;同时,脾虚失运,水湿运化失常,聚湿成痰,如此恶性循环,病难向愈。故在治疗本病时,裘笑梅教授常在辨证论治的基础上加入健脾和胃之品,如陈皮、山楂、神曲、麦芽之类,使之补而不滞,滋阴而不碍胃,并使脾胃保持良好的运化水湿之功能。

【典型病例】

病例 1:许某,女,28 岁,已婚,1999 年 1 月 18 日初诊。

主诉:不避孕而未孕 2 年。

病史:婚后 2 年夫妇性生活正常不避孕而未孕,素来经讯后期,甚则两月一行,经量偏少,经色黯红,常感腰膝酸冷,经净后少腹酸胀不适,形体渐胖。测基础体温单相,末次月经 1 月 9 日,舌淡黯,苔薄白,脉沉细。

辅助检查:B 超检查提示:子宫大小正常,双侧卵巢多囊样改变。

中医诊断:不孕症;西医诊断:多囊卵巢综合征,原发性不孕

辨证:肾虚痰瘀。

治法:温肾暖宫,化痰祛瘀。

处方:养血补肾助阳饮加减。

仙灵脾 12g　仙茅 10g　胡芦巴 10g　巴戟肉 10g　鹿角片 15g(先煎)
太子参 15g　鸡血藤 15g　肉苁蓉 10g　陈萸肉 10g　当归 10g　川芎 6g

紫河车粉 3g(分吞) 14 剂

二诊:1999 年 2 月 1 日,服药后无明显不适,唯感双乳作胀,腰膝酸冷,舌脉如前,治拟前意出入。

处方:鸡血藤 15g 仙灵脾 12g 仙茅 10g 当归 9g 赤芍 9g 川断 10g 狗脊 10g 杜仲 10g 桑寄生 10g 元胡 12g 白芍 9g 青木香 9g 川芎 6g 乳香 3g 14 剂

三诊:1999 年 2 月 15 日,服药后经转按期 2 月 10 日,经量略少,经色转红,腰酸肢软,现月经已净,舌淡红,苔薄白,脉沉细,治拟前意增删。

处方:鸡血藤 15g 仙茅 10g 仙灵脾 12g 元胡 12g 川断 10g 狗脊 10g 杜仲 10g 桑寄生 10g 当归 9g 赤芍 9g 白芍 9g 青木香 9g 川芎 6g 乳香 3g 14 剂

四诊:1999 年 3 月 1 日,药后腰酸缓解,少腹略胀,神倦乏力。本次月经 2 月 10 日。舌淡红泛紫,苔薄白,脉细。

治法:拟温肾养血,通络助孕。

处方:仙灵脾 12g 仙茅 10g 胡芦巴 10g 鸡血藤 15g 威灵仙 15g 皂角刺 15g 紫丹参 15g 当归 15g 赤芍 10g 柴胡 10g 川牛膝 10g 苏木 10g 茺蔚子 10g 红花 6g 薄荷 5g 乳香 3g 7 剂

五诊:1999 年 3 月 16 日,服药 7 剂停药。刻下月经逾期未转,味淡纳减,测尿妊娠试验阳性,诊为早孕。

病例 2:裘某,女,36 岁,已婚,1997 年 9 月 29 日初诊。

主诉:经汛后期 1 年,月经停闭 4 月。

病史:既往月经规则,去年起经汛后期,经量减少,甚或两月一转,形体渐胖。末次月经 5 月 15 日,至今月经停闭 4 月余,少腹作胀,腰膝酸冷,神疲困倦,晨起有痰,带下量多质稀,大便溏薄,舌淡红苔薄白,脉细滑。

辅助检查:B 超检查提示:子宫大小正常;双侧卵巢多囊样改变。

中医诊断:月经后期;西医诊断:多囊卵巢综合征

辨证:脾虚湿阻。

治法:健脾除湿,活血调经。

处方:大豆卷 20g 炒薏米 20g 威灵仙 15g 皂角刺 15g 炙鳖甲 15g(先煎) 当归 15g 蒲黄 10g 川牛膝 10g 苏木 10g 茺蔚子 10g 泽兰 9g 7 剂

二诊:1997 年 10 月 8 日,服药后月经未转,闭经近 5 个月,大便转正,腰酸肢软,舌脉如前。

治法:温阳行气,祛湿通络。

处方:威灵仙 15g 皂角刺 15g 苏木 15g 鹿角片 15g(先煎) 当归 15g

柴胡 10g 赤芍 10g 麦芽 10g 川芎 9g 藿香 9g 苏梗 5g 薄荷 5g 乳香 3g 14 剂

三诊:1997 年 11 月 5 日,闭经近 6 月,药后诸症较前改善,腹胀减轻,带下减少,眠食转正,脉沉细,苔薄,舌质偏绛,治拟前意增删。

处方:紫石英 30g 仙灵脾 15g 仙茅 10g 鹿角片 15g(先煎) 阿胶珠 15g 大豆卷 20g 炒薏米 20g 茯苓皮 20g 鸡血藤 15g 炒枳壳 10g 苏梗 5g 青皮 5g 肉桂末 3g(分吞) 10 剂

四诊:1997 年 11 月 18 日,药后经转 11 月 15 日,色、量正常,诸症缓解,唯感腰酸,舌淡,苔薄,脉沉细。

治法:温肾养血,健脾祛湿。

处方:仙灵脾 12g 仙茅 10g 胡芦巴 10g 鹿角片 15g(先煎) 阿胶珠 15g 丹参 15g 当归 15g 白芍 10g 鸡血藤 15g 威灵仙 15g 皂角刺 15g 炒薏米 20g 茯苓 12g 怀山药 15g 14 剂

五诊:1997 年 12 月 2 日,服药后诸症缓解,舌脉如前。依上法增删,巩固治疗 6 个月,月经恢复正常。

病例 3:郭某,女,25 岁,已婚,1997 年 4 月 2 日初诊。

主诉:经汛后期 8 年,月经停闭 3 月。

病史:患者初潮月经 17 岁,周期 35~60 天不等,经行量少,经色淡黯。近 2 年来月经常常不能自转,需行人工周期转经。形体渐胖,晨起痰稠,腰脊酸楚,困倦乏力。现月经停闭 3 个月余,末次月经 1996 年 12 月 20 日,舌质淡苔薄白,脉沉细涩。

辅助检查:B 超检查提示:子宫大小正常;双侧卵巢多囊样改变。

中医诊断:月经后期;西医诊断:多囊卵巢综合征

辨证:肾虚痰瘀。

治法:补肾养血,祛瘀化痰。

处方:养血补肾助阳饮化裁。

仙茅 9g 仙灵脾 12g 菟丝子 12g 鹿角片 12g(先煎) 苁蓉 12g 炒当归 9g 炒赤、白芍各 9g 炒川芎 9g 熟地 12g 炙鳖甲 12g(先煎) 蒲公英 15g 皂角刺 12g 制半夏 10g 茯苓 10g 10 剂

二诊:1997 年 4 月 12 日,前方服用 10 剂,感少腹略胀,月经仍未转,形体肥胖,脉舌同前,再投活血化瘀,祛痰除湿之剂。

处方:丹参 10g 炙鳖甲 12g(先煎) 皂角刺 12g 夏枯草 12g 泽兰叶 10g 茺蔚子 10g 鸡血藤 12g 胆南星 10g 大豆卷 10g 红花 9g 制香附 9g 陈艾叶 3g 14 剂

三诊:1997 年 5 月 20 日,上方服用 14 剂后月经于 1997 年 5 月 10 日转,色

红,量偏少,无腹痛,困倦明显好转,脉舌如前,前意再进,以资巩固。

处方:仙茅 10g 仙灵脾 12g 炒当归 9g 炒赤芍 9g 炒川芎 6g 鸡血藤 10g 红花 9g 制香附 9g 陈艾叶 3g 象贝 12g 苏木 10g 泽兰10g 10 剂

依上法周期调治半年,月经恢复正常。

病例 4:秦某,女性,37 岁,已婚,1993 年 4 月 3 日初诊。

主诉:不避孕而未孕 10 年。

病史:患者结婚 10 年,夫妇同居性生活正常不避孕而未孕,平素月经延后 1周,量少色淡,伴腰膝酸软,形体肥胖,形寒肢冷。曾行诊断性刮宫,病理诊断为"子宫内膜不规则成熟"。末次月经 1993 年 3 月 1 日,色量同前。自测基础体温单向,舌质淡红苔薄,脉沉细。

辅助检查:B 超检查提示:子宫大小正常,双侧卵巢多囊样改变;妊娠试验阴性。

中医诊断:不孕症;西医诊断:多囊卵巢综合征,原发性不孕

辨证:肾虚痰瘀。

治法:温肾暖宫,祛痰除湿。

处方:桂仙汤化裁。

仙茅 9g 仙灵脾 12g 紫石英 20g 肉苁蓉 9g 巴戟天 9g 肉桂末1.5g(吞服) 甘杞子 9g 菟丝子 9g 平地木 10g 忍冬藤 20g 蒲公英 15g夏枯草 12g 10 剂

二诊:1993 年 4 月 14 日,药后经转 1993 年 4 月 13 日,经行量少、经色转红,腰酸瘥,脉舌如前。改投活血化瘀通络之剂。

处方:炒当归 9g 炒赤芍 9g 炒川芎 6g 丹参 9g 桃仁 9g 红花 9g忍冬藤 20g 蒲公英 15g 夏枯草 12g 制香附 9g 陈艾叶 3g 制川断10g 7 剂

三诊:1993 年 4 月 22 日,服上方后经量稍增多,经色转红,5 天净,腰酸除,脉舌如前,治拟温阳补肾、化痰祛瘀。

处方:仙茅 9g 仙灵脾 12g 紫石英 20g 肉苁蓉 9g 巴戟天 9g 肉桂末 1.5g(吞服) 甘杞子 9g 菟丝子 9g 山茱萸 9g 忍冬藤 20g 夏枯草12g 平地木 12g 14 剂

四诊:1993 年 5 月 10 日,药后诸症好转,无腹痛腰酸,现值经前,舌黯紫,苔薄,脉沉细。

治法:补肾养血,活血化瘀通络。

处方:仙茅 9g 仙灵脾 12g 菟丝子 9g 紫石英 20g 肉桂末 1.5g(吞服) 甘杞子 9g 山茱萸 9g 忍冬藤 20g 夏枯草 12g 平地木 12g 当归

9g　红花 9g　赤芍 9g　川芎 6g　5 剂

五诊:1993 年 5 月 20 日,药后经转按期,量较前增多,色红,略感腰酸。现月经将净,舌脉如前,前法增删。

患者依上法周期调治近 4 月,经汛按期,色、量均好转,畏寒除,以后间歇服药 8 个月,乃生育一女。

【按语】

病例 1 乃为素体肾虚,真阳不足,不能温煦胞脉,胞宫虚空,难以摄精成孕之多囊卵巢综合征所致不孕症。裘笑梅教授以自拟验方养血补肾助阳饮治之,意在温阳补肾,使肾气旺,真火生而气血动,胞宫得暖,姻蕴化成。二诊已值经前,酌加川断、狗脊、桑寄生补肾壮腰,青木香、赤芍、乳香理气活血化瘀,使气血调和,血海充盛,经来如期。如此周期调治,使肾气旺盛,精血充沛,任脉通畅,太冲脉盛,胞宫气血充盈,月事如常,方能摄精成孕。

病例 2 为脾虚湿阻型月经后期。乃因肥胖之人,多痰多湿,痰湿阻滞经络,壅塞冲任,胞脉气机不利所成。裘笑梅教授初投大豆卷、炒薏米、威灵仙、皂角刺、鳖甲、当归、蒲黄、牛膝等健脾燥湿、活血调经之剂,以燥湿祛痰,活血通络,调畅气机;再投温阳行气,祛湿通络之品以加强燥湿化痰,活血通经之力;经转后予投温肾养血祛痰之剂,以暖胞宫,祛痰湿,调冲任,益精血,如此周期调治,方能使血海满盈,经转如期。

病例 3 患者月经初潮较晚,经汛后期,量少色淡,形体渐胖,晨起有痰,此乃先天不足,肾阳亏虚,气化失常,水湿内停胞脉,致肾虚痰瘀型闭经。治当补肾养血,祛痰化瘀。裘笑梅教授前投养血补肾助阳饮以补督脉,壮元阳,养精血,待肾气足,胞宫暖,精血旺,再投活血化瘀,化痰燥湿之剂以使气血调畅,任通冲盛,月事按期。

病例 4 为肾虚痰瘀型不孕症,治用裘笑梅教授验方桂仙汤,意在温阳补肾,使肾气旺盛,冲任脉充,子宫得暖,胞胎受荫,而如春日温和之气,使之姻蕴化成。案中酌加忍冬藤、蒲公英、夏枯草、平地木以清化除湿,化痰散结;甘杞子、菟丝子、制川断、山茱萸补益肝肾,有助"天癸"增溢。二诊适值经期故合用桃红四物汤养血活血、化瘀通络,使精血充沛,气调血顺,胞脉通畅,则月事如期。续以中药周期调治,任通冲盛,胎孕乃成。

(吴燕平)

何少山

何少山(1923—2003 年),男,浙江何氏妇科第三代传人。早年就读上海大同大学化工专业,后弃工从医,于 1948 年即在杭石牌楼女科诊所悬壶应诊。1955 年,在江南名医叶熙春的举荐下,担任了杭州市中医院的前身——杭州广兴联合中医院院管会主任,主持全院工作,并兼任妇科负责人,为首批浙江省名中医、全国第二批名老中医药专家学术经验继承指导老师。曾为农工民主党第十次全国代表大会代表,农工民主党浙江省第五、六届常务委员,第七届顾问,第八届医药卫生工作委员会副主任,农工民主党杭州市第三至五届副主委,第六、七届名誉副主委,政协浙江省第五至八届委员,教文卫体委员会副主任,政协杭州市第五、六届委员会副秘书长,中国中医药研究促进会理事。

50 余年的临床工作,他潜心研究中医妇科的理论。在学术上,继承和发扬了何氏女科中医理论,突出脏腑经络辨证论治,重视整体观念,立法处方虽多遵古训,但又不拘一家之言,博采众家之长,融合中西医学。对妇科常见病、多发病、疑难病的诊治积累了丰富的经验,尤其对多囊卵巢综合征的诊治有其独特的见解。

【诊治特点】

一、对 PCOS 的认识

多囊卵巢综合征是一组复杂的症候群,何师认为本病属中医学闭经、不孕范畴。其主要病机为肾虚肝郁,水湿内聚,痰湿膏脂壅阻,瘀血内滞,胞宫胞脉闭塞以致经闭不行或不能摄精成孕。此外尚有阴虚血热,灼伤胞络或肾精亏损,气血不足等亦可致病,临诊时不可不察。对其治疗,何师提倡利用西医学的检查方法,辨证辨病相结合治疗。认为西医学的检查方法弥补了传统中医望、闻、问、切的不足,是中医望诊、切诊的延续。临床应辨病结合中医辨证的方法来处方用药。

二、辨证分型

(一) 从阴阳辨治

1. **阳虚痰阻型**　患者素体阳虚,水湿不化,聚湿成痰,或嗜食膏粱厚味,痰湿内生,气机不畅,壅阻胞宫,致月事不调,难以成孕。其本为阳气虚弱,其标为痰湿。此类型病人最为多见,以脾肾阳虚为主。临床常见月经后期,量少,形体肥胖,喉中痰多,色白易咯,动辄气急,神疲嗜睡,畏寒腰酸,带下量多,色白清稀,腹胀便溏,脉沉细而滑,舌质黯或胖大,苔白腻。治疗上宜温阳涤痰,临床当视标本症状轻重,而有所侧重。

2. **阴虚痰阻型**　患者素体阴血不足,又兼情志内伤,肝气郁结,气郁化火,煎熬津液成痰,下流胞宫,胞脉闭塞而致闭经、不孕,正如万全在《妇人秘科》中指出"形肥多痰多郁者,责其血虚气热也",其本为阴血不足,其标为痰火。临床症见月经先后不定,量少,色红,质稠,形体肥胖,喉中有痰,色黄,质稠,面红气粗,口干不欲饮,胸腹胀满,大便秘结,舌红,苔黄腻,脉弦滑。

(二) 从脏腑辨治

多囊卵巢综合征患者由于痰湿内阻,多与肾之开阖不利,脾之运化失职有关;闭经、不孕对患者造成的心理冲击,情志内伤致使肝失疏泄,气机升降失利,气郁血滞,水湿停滞成痰,亦为常见;血虚气郁,郁而化火耗伤心阴;肺主通调一身之水道,为贮痰之器,痰湿的形成与肺不无关联。故痰湿虽壅塞于局部,却是脏腑整体功能失调的结果。临床常见肝郁脾虚,痰湿壅阻。患者形体肥胖,胸腹胀满,得食更甚,头昏乏力,喉中痰多,月经先后无定期,量少,大便溏烂,脉弦细而滑,苔白腻。

(三) 从气血辨治

多囊卵巢综合征患者常见形体肥胖,多毛,月经稀发,胸闷多痰,腰腿酸软,大便秘结,脉沉细而滑,舌质紫黯等症。从微观角度分析,多囊卵巢综合征患者卵巢呈多囊性改变,卵巢增大,包膜增厚,包膜下存在多个充满卵泡液的小卵泡,间质增生。何师认为,此种改变为湿邪阻于卵巢局部,聚集不散所致,继而引起气血不通,排卵障碍。

三、用药特点

对于阳虚痰阻型的患者,何师常用温经导痰汤(经验方)加减,药选官桂、鹿角片、仙灵脾、仙茅、巴戟天、苍白术、姜半夏、胆星、椒目、泽泻、山楂等。

对阴虚痰阻型患者治当清热化痰,养血调经。此类患者往往实证症状较明显,故前期治疗侧重在釜底抽薪,清热涤痰。但亦要照顾到阴津,以调月事,滋阴生津,用药切忌滋腻,临床上常用清腑导痰汤(经验方)加减,使腑气通畅,痰热得以清化,阴血渐盈。继则化痰消脂,养血补肾,使冲盛任通,经调而种子。常用药物有生军、芒硝、竹沥半夏、胆星、天竺黄、黄芩、茜草、赤芍、桃仁、益母草、天花粉、川石斛、马鞭草、菟丝子、潼蒺藜等。《古今医鉴》竹沥达痰丸,制作精细,化痰力强,方便长服,值得推崇。

对临床症状不典型的多囊卵巢综合征患者,在治疗上须进行脏腑辨证,在化痰疏通的基础上,辨明何脏受病,寓补于攻,先使经水通利,继则培补脾肾,使肾精充盈而月事以时下。治疗当先疏肝扶脾,化痰调冲,在经水通利后再加入补肾之品以助孕。常用药物有姜半夏、陈胆星、化橘红、保和丸、炙鸡内金、椒目、香附、山楂、川朴、丹参、当归、仙灵脾、菟丝子等。如有失眠多忘、心悸气短、食欲减退、大便溏泄等心脾两虚症状,常加枸杞、酸枣仁、白术、山药等健脾养心。

从气血辨证,法当益肾涤痰,湿瘀同治。常用药物有仙灵脾、鹿角片、菟丝子、巴戟天、半夏、胆星、化橘红、石菖蒲、海藻、夏枯草、皂角刺、炙山甲、三棱、莪术等。在运用大量化湿药的同时加用少量活血通络药,如丹参、泽兰、益母草、香附、郁金等药,犹如添增效剂。经过临床多年验证,大量运用利湿药是有效的,这种局部的气血辨证有其合理性。化湿之法属"缓治"法,多囊卵巢综合征患者来就诊时多为闭经数月,先时不用此法,用活血通络之品使之月经来潮,再用利湿消瘀法治本。

【典型病例】

病例 1:龚某,女,28 岁,已婚,医生,1997 年 6 月 13 日初诊。

病史:初潮 19 岁,从初潮起月经一直紊乱,先后无定期,月经时闭止,一直在外院检查治疗中,现结婚 3 年尚未孕,少腹偶有掣痛,左侧明显。末次月经 6 月 11 日,正值来潮第 3 天,小腹掣痛,下血不畅。形体适中,体毛偏多,舌红,苔腻,脉细弱。

辅助诊断:1988 年 9 月 17 日查血 LH:21.3mIU/ml,FSH:9.9mIU/ml,T:68ng/ml;1992 年 12 月 18 日查血 LH:18.4mIU/ml,FSH:9.9mIU/ml,PRL:10ng/ml;1994 年 9 月 28 日查血 LH:33.1mIU/ml,FSH:23.9mIU/ml;1997 年 6 月查血 E_2:38.6pg/ml,LH:20.6mIU/ml,FSH:12.4mIU/ml,P:4.1nmol/L,T:3.2nmol/L,PRL:4.9ng/ml。1993 年 B 超:子宫略小,双卵巢多囊性改变;1994 年 1 月 B 超:双卵巢多囊改变;1995 年 B 超:子宫略小,双卵巢多囊改变。

中医诊断:不孕症;西医诊断:多囊卵巢综合征,原发性不孕

辨证:肾虚瘀阻,冲任胞宫失养。

治法:经期先拟活血疏肝,散瘀解痛。

处方:血竭 5g 制乳没各 5g 当归 10g 川芎 6g 益母草 10g 广木香 5g 红藤 30g 败酱草 30g 桃仁 6g 月季花 9g 泽兰 10g 制香附 10g 广郁金 6g 10 剂,水煎,日 1 剂,早晚分 2 次服用。

二诊:1997 年 7 月 4 日,末次月经 6 月 27 日,药后月经超前半月即行,小腹隐痛,舌淡黯,脉细滑,再拟补肾阴,软坚固冲。

处方:熟地 15g 当归 10g 川芎 6g 川断 12g 月季花 9g 炒杜仲 12g 甜苁蓉 15g 菟丝子 15g 焦冬术 10g 泽兰 10g 夏枯草 12g 昆布 10g 海藻 12g 炙山甲片 12g 20 剂

三诊:1997 年 8 月 7 日,末次月经 8 月 4 日,后期一周,本月配合克罗米芬 50mg,日 1 次,连用 5 天,再拟软坚养血调冲。

处方:海藻 12g 昆布 10g 当归 10g 香附 10g 夏枯草 10g 甜苁蓉 15g 仙灵脾 15g 熟地 15g 川芎 6g 广郁金 9g 炒枳壳 6g 月季花 9g 泽兰 10g 20 剂

四诊:1997 年 9 月 8 日,末次月经 9 月 3 日,基础体温双相,少腹两侧时有掣痛,下血稍增,舌质红,脉细涩,治拟活血补肾。

处方:当归 10g 川芎 6g 制香附 10g 广郁金 9g 仙灵脾 15g 炙山甲片 10g 阳春砂 3g 红藤 30g 败酱草 30g 怀牛膝 10g 制没药 5g 生甘草 5g 鸡血藤 15g 熟地 15g 20 剂

五诊:1997 年 10 月 16 日,末次月经 10 月 14 日,后期 11 天,本月配合克罗米芬 100mg,日 1 次,5 天,续补肾阳,清热解毒。

处方:当归10g　红藤30g　炒杜仲12g　仙灵脾15g　桃仁6g　酒白芍10g　败酱草30g　瓜蒌仁15g　甜苁蓉15g　丹参15g　川芎6g　川断10g　紫河车6g(吞服)　炒五灵脂10g　益母草10g　生甘草5g　20剂

六诊:1997年11月20日,月经愆期,查血β-HCG>25mIU/ml,B超示早孕。随访足月分娩一男婴。

病例2:赵某,女,27岁,1986年12月2日初诊。

病史:婚后2年未孕。自诉婚前因月经闭止曾做人工周期治疗3个月,月经一度正常半年。婚后月经仍后期,量少,经行腹痛,喜热按。现月经过期44天未行,形体丰满,唇周上短须较显,经前乳胀,胸闷,善叹息,喉中痰多,色白,易咯,畏寒,四肢不温,脉沉细而滑,苔白,舌质黯。

妇科检查:外阴阴毛多,阴道(-),子宫前位、偏小、活动,双附件无殊。

辅助检查:B超报告:两侧卵巢增大约5cm×3.5cm×1.5cm,并可见多个囊性小卵泡。

中医诊断:不孕症;西医诊断:多囊卵巢综合征,原发性不孕

辨证:肾亏痰浊壅滞,胞脉闭塞。

治法:补肾化痰,软坚消结。

处方:鹿角片12g　川桂枝6g　仙灵脾12g　姜半夏10g　陈胆星6g　化橘红9g　炒枳实10g　制香附12g　石菖蒲5g　象贝12g　皂角刺12g　炙甲片粉3g(吞服)　丹参15g　14剂,水煎,日1剂,早晚分2次服用。

二诊:上方服后,觉喉中痰减,胸闷略舒,感乳房微胀,下腹隐痛。月事将至,上方去象贝、胆星、石菖蒲,加当归12g,川芎10g,鸡血藤15g。7剂。

三诊:药后月经后期2个月来潮,量较前增,腹痛已减轻。继宗前法,上方去桂枝、枳实、菖蒲,加三棱10g,莪术10g,菟丝子18g。

此后,行经期去软坚化痰药,加养血化瘀药。如是调理4个月,月经逐渐准期来潮,量增痛除,喉中咳痰明显减少。共调治半年怀孕。

病例3:赵某,女,28岁,已婚,医技人员,1998年9月20日初诊。

病史:流产后未孕2年余。1993年7月人流,开始避孕,近2年余来未避孕亦未孕。月经周期紊乱,1995年7月起在省妇保就诊,给予人工周期治疗。于12月份开始在人工周期基础上加克罗米芬促排卵,连续3个月仍未孕,近几月停用西药后月经又不调,逐月后期,自测基础体温单相,末次月经8月26日,平素来潮小腹痛,经前乳胀,偶有腰酸。舌质红,苔薄腻,脉细涩。

辅助检查:1998年4月子宫输卵管造影示双输卵管通畅。在外院测生殖激素LH:14.5mIU/ml,FSH:2.75mIU/ml,PRL:15.3ng/ml,P:4.4nmol/L,E_2:34.9pg/ml。B超示双卵巢多囊改变。

中医诊断:不孕症;西医诊断:继发性不孕,多囊卵巢综合征

辨证:胞络受损,累及厥阴、少阴及冲任二经,肾虚肝郁,冲任失养。

治法:经将届,先拟益肾疏肝理气。

处方:吴茱萸5g　枳壳5g　当归12g　酒白芍10g　川断10g　炒杜仲12g　炒川芎6g　红藤30g　制香附10g　广郁金6g　制没药5g　鹿角片10g　7剂

二诊:1998年9月27日,投上方后经未转,基础体温仍单相,舌红,苔白,脉细,治拟益肾疏肝。

处方:鹿角片12g　巴戟肉12g　仙灵脾15g　当归12g　酒白芍10g　川断12g　炒杜仲12g　川芎6g　红藤30g　制香附10g　广郁金6g　制没药5g　10剂

三诊:1998年10月7日,昨日经转,经量不多,后期10天,基础体温不规则,脉舌如前,经期给予养血活血。

经净后再拟补肾养血疏肝,如此宗一、二诊法调治数月,基础体温开始出现双相。1999年3月10日复诊,诉末次月经2月3日,停经37天,查尿妊娠试验阳性,后足月分娩一男婴。

病例4:吴某,女,32岁,已婚,工人,1997年8月7日初诊。

病史:月经自初潮时即不调,逐月后期,量少。1994年服药后受孕,但产后又开始月经闭止,曾做人工周期治疗,月经能来潮,停药后月经又闭止,需用黄体酮肌注能转。近1年来停西药,1996年11月自然来潮1次,迄今经停已9个月,咽干,手足心甚热。形体略瘦,舌质红,苔薄,脉细弱。

中医诊断:闭经;西医诊断:继发性闭经(多囊卵巢综合征?)

辨证:肝肾阴虚,冲任失养。

治法:滋阴清热,养血调冲。

处方:炙鳖甲10g　生地12g　丹皮6g　地骨皮10g　青蒿9g　当归10g　川芎6g　甜苁蓉15g　川断10g　泽兰10g　天冬10g　炙甘草5g　7剂,水煎,日1剂,早晚分2次服用。

嘱其测基础体温及血生殖激素。

二诊:1997年8月17日,投上方后手足心热已轻,经仍未潮,舌脉同前,基础体温单相,生殖激素测定:E_2:21pg/ml,LH:20.6mIU/ml,FSH:8.4mIU/ml,P:2.1nmol/L,T:3.2nmol/L,PRL:4.9ng/ml。再宗前方续进10剂。

三诊:1997年8月27日,迭进滋阴清热调冲之剂,手足心热已除,咽干亦轻,于8月25日少量漏下,色黯1天即净,感腰酸,舌质淡红,苔薄白,脉细弱,血热已渐除,精血不足,改滋肾养血调冲。

处方:熟地15g　当归12g　川芎6g　酒炒白芍10g　制香附10g　广郁金6g　仙灵脾15g　甜苁蓉15g　泽兰10g　怀牛膝10g　丹参15g　紫河

车 3g(吞服) 14 剂

以后一直以滋肾养血为大法,月经能自然来潮,由 2～3 个月一行,渐至 40～50 天一行,量亦增,前后共调治 10 月,后以红霖四物口服液善后。

病例 5:李某,女,18 岁,学生,2002 年 4 月 12 日初诊。

病史:15 岁初潮后即月经失调,后期,来潮量少,时有闭经,末次月经 2002 年 1 月 4 日,停经 3 月余,平素带下量少,乳房不胀,胸闷呕恶、形体丰满,舌淡红,苔白腻,脉细滑。

中医诊断:月经后期;西医诊断:月经不调

辨证:痰湿内阻,冲任闭塞。

治法:化痰除湿,活血调冲。

处方:姜半夏 10g 陈胆星 6g 化橘红 6g 石菖蒲 10g 党参 15g 当归 12g 川芎 10g 丹参 15g 菟丝子 30g 覆盆子 15g 车前子 10g 仙灵脾 15g 巴戟天 12g 怀牛膝 15g 陈皮 5g 甘草 5g 7 剂,水煎,日 1 剂,早晚分 2 次服用。

二诊:服药后月经于 4 月 19 日来潮,量稍增多,5 天净。脉细,舌淡红,苔薄,药已见效,再宗前治:

处方:姜半夏 10g 党参 15g 黄芪 15g 当归 15g 陈胆星 6g 化橘红 10g 枸杞子 12g 生山楂 30g 菟丝子 30g 覆盆子 15g 仙灵脾 15g 山茱萸 10g 丹参 15g 巴戟天 12g 车前子 10g 泽兰 10g 7 剂

上药服后月经准期来潮 3 月,经量正常,诸症改善。

病例 6:余某,女,27 岁,已婚,工人,1997 年 5 月 7 日初诊。

病史:月经闭止 5 月。近年来月经稀发,时闭止,外院曾诊断为多囊卵巢综合征,曾做人工周期治疗,月经按月转,停药后月经又闭止,末次月经 1996 年 12 月,形体肥胖,嗜睡乏力。苔薄腻,脉沉细滑。

中医诊断:月经后期;西医诊断:月经不调

辨证:痰湿阻络,冲任失调,肥胖之人多痰多湿,痰湿瘀阻经隧,胞脉闭而经不行。

治法:醒脑化痰调冲。

处方:姜半夏 9g 陈胆星 6g 石菖蒲 6g 炙鸡内金 10g 当归 10g 川芎 6g 怀牛膝 10g 制香附 10g 广郁金 9g 泽兰 10g 小胡麻 10g 仙灵脾 15g 甜苁蓉 15g 菟丝子 30g 卷柏 10g 7 剂

二诊:1997 年 5 月 14 日,月经仍未转,检查生殖激素报告 E_2:28.4pg/ml, LH:14.6mIU/ml,FSH:6.7mIU/ml,P:1.7nmol/L,T:2.91nmol/L,PRL:13.4ng/ml,TSH:2.3nmol/L。B 超检查双卵巢多囊改变。再拟温经化痰。

处方:煅紫石英 30g 石菖蒲 9g 姜夏 9g 陈胆星 6g 当归 12g 川芎

6g　制香附 10g　广郁金 9g　大腹皮 10g　炙鸡内金 9g　仙灵脾 15g　甜苁蓉 15g　紫河车 3g(吞服)　制首乌 15g　丹参 15g　14 剂

三诊：投上方半月后经转，量偏少三天净，再宗前意，温经化痰，冀以巩固。

四诊：诉药后再次转经，错后 15 天而至，嘱坚持服药 3 个月，月经每 40～45 天届期，诸症有所好转。

【按语】

多囊卵巢综合征大多湿阻血海，营卫不得宣通，经来稀少，甚则经闭，湿走肌肤，则形体日见肥胖。证由过食肥甘，水谷精气气化失常而致。本法根据何氏家传经验，采取化湿利水，通利胞络，使血能填于胞宫，经水按时而下。处方中常用半夏、苍术、石菖蒲燥湿化痰，当归、川芎、泽兰活血调冲，皂角刺、路路通、丹参峻下化瘀、疏通胞络，生山楂健脾化痰，菟丝子补肾益精，香附理气调经。更用海藻一味，《本草便读》谓之是"咸寒润下之品，软坚行水是其本功，故一切瘰疬瘿瘤顽痰胶结之证，皆可用之"，组方疏补有序，配伍得当，使血行瘀化痰消，胞脉畅通，故有如鼓应桴之效。

病例 1 不孕症的整个治疗过程充分体现了何师以辨证为主，辨病为辅，灵活变通的证治特点。初诊时正值经期，小腹掣痛，下血不畅，治以活血疏肝，散瘀解痛；继则予软坚养血调冲，所用海藻、昆布、炙山甲片即针对疾病的局部生理特点；患者少腹两侧时有掣痛，故在治疗期间，一直以补肾散瘀为主，佐以清热解毒，适时配合西药促排卵，如此井然有序，终获全效。

病例 4 患者经素不调，月经闭止 9 月，咽干，手足心甚热，舌质红，苔薄，脉细弱。禀赋素弱，肝肾阴虚，热灼津液，血液渐涸，故月经由少致闭，病位在肝肾，证属阴虚血燥之闭经。多囊卵巢综合征患者中此型所占比例不多。初期何师用青蒿鳖甲汤为主滋阴清热；天冬禀少阴水精之气，滋水润燥；苁蓉益肾生精；当归、川芎、泽兰养血活血，待血热渐除，则改以滋肾养血调冲为大法。诚如赵养葵谓"天者，天一之真。癸者，壬癸之水，月者，水之精……所以调经必须滋水为主"。全方重在滋水育肾，养营活血，培补本元而充盈奇经，血海满溢则经自调矣。

本证治疗较为棘手，非短期所能转愈。方药 2～3 个月中不必更换，且滋腻食物及寒冷甜涩之品也宜避免，以防凝滞增壅，治疗更难奏效。平日着重化湿调冲，行经期辅以养血活血，通利之品，一般经 4～5 个月治疗后，可望体重减轻，月经周期缩短，经量色泽也趋正常。

（章勤）

何嘉琳

何嘉琳，生于 1944 年，女，浙江杭州人。主任中医师、教授，上海中医药大学博士生导师。全国第三、第四批名中医继承工作指导老师、全国名老中医传承工作室建设项目专家,何氏妇科流派传承工作室建设项目负责人。国家中医药管理局重点建设专科——浙江省杭州市中医院中医妇科学术带头人。

何嘉琳教授系何氏女科第四代嫡系传人,从事中医妇科临床工作近五十载,学术上重视中医整体观,突出脏腑经络辨证。强调妇人以血为本,以气为用,善于通过调补肝肾、奇经论治妇科疾病。对于多囊卵巢综合征等妇科疑难疾病的诊疗具有独特思路,自创温肾涤痰汤和滋肾育水汤治疗本病,疗效显著。近年来,主持完成5项课题,分别获浙江省科技进步三等奖、浙江省中医药科技创新三等奖等多个奖项。发表论文百余篇,主持编审《何少山女科经验集》,参编《当代中医妇科临证精华》、《中医妇产科学》等多部专著。

【诊治特点】

一、对 PCOS 的认识

何嘉琳教授认为 PCOS 的发病与肾的关系密切,多以肾虚为本,痰、瘀为标,属本虚标实,虚实夹杂之证。肾虚是本病的基本病因,肾虚不能调节肾—天癸—冲任—胞宫轴的功能,因而出现一系列月经不调的病症。脾气不足、肾精亏虚是多囊卵巢综合征致闭经、不孕、月经失调的根本原因,由此引起的痰、瘀、郁、热是不可忽视的病理变化。临床上多表现为肾虚痰阻、肾虚血瘀、肝郁气滞、阴虚火旺等本虚标实、虚实夹杂之证,临证当结合月经的量、色、质及全身情况,辨清虚实,根据虚实的不同分别施以补、泻之法,或益气补血,或益肾温阳,或滋水育肾,或行气开郁,或祛痰行滞。

二、辨证分型

1. 脾肾阳虚型　症见月经初潮晚,月经稀发,甚或闭经,量少色淡,质清稀;或月经周期紊乱,经量多或淋漓不尽;或婚久不孕,白带少而清稀,乳房发育不良,腰腿酸软,头晕耳鸣,面色不华,身疲倦怠,嗜睡,畏寒,便溏;舌淡苔薄,脉沉弱。

2. 阴虚火旺型　症见月经先后不定,经量少,色红,质稠,形体肥胖,面红气粗,胸腹胀满,面部痤疮,大便秘结;舌红苔黄腻,脉弦滑。

3. 痰湿壅阻型　症见月经稀发,经量少,色淡质黏稠,渐至闭经、不孕;白带量多、黏腻,形体肥胖,毛发浓密,胸闷泛恶,喉中有痰,身疲肢重。舌淡胖或边有齿印,苔白腻,脉沉滑或滑。

4. 血瘀经阻型　症见月经稀发,经量多或少,经期淋漓不尽,色黯红,质稠或有血块,渐至闭经,或婚久不孕;乳房、胸胁胀痛,小腹胀痛拒按,痛经;舌质紫黯,舌尖或有瘀斑,苔薄,脉细涩。

5. 肝郁气滞型　症见月经稀发或稀少,或闭经,或月经紊乱,毛发浓密,乳房、胁肋胀痛,或有少量溢乳现象,情绪抑郁,心烦易怒,时欲太息,胸闷纳呆,口苦咽干,大便干结。舌薄,脉弦。

三、用药特点

何嘉琳教授认为，虽然多囊卵巢综合征的患者临床表现多种多样，但究其病机实质不外乎虚、痰、瘀，三者往往错杂交织，兼夹为患致病。临床用药以补肾祛瘀化痰为基本治疗大法，基本方以苍附导痰汤加减。

苍术10g　姜半夏10g　茯苓10g　鸡内金20g　白芥子15g　制黄精20g　制首乌20g　香附10g　郁金10g　虎杖15g　丹参15g

临证加减：颜面痤疮，月经先后不定，甚至闭经，量少色红质稠；面部痤疮，大便秘结，舌质红绛，苔黄腻，脉弦细滑者，可减去苍术、姜半夏、茯苓，加石斛12g滋养肾中真阴，悦脾益胃生津；天花粉10g清热泻火，通行经络，能助津液通行；肝郁气滞胸胁满闷者，可酌加青皮6g，柴胡10g。

经前期活血调经，重在祛瘀，宜酌加益母草30g，泽兰10g；经后期养血补肾，滋阴助阳，宜酌加菟丝子30g，枸杞15g，熟地12g等；经间期活血补肾，重在促新，宜酌加赤芍10g，当归15g。

何嘉琳教授认为多囊卵巢综合征具有异质性、遗传性、难治性以及终身性的特点。因此，在中药汤剂调理治疗后，月经趋稳，痰湿、火热等表象已消，可以丸药代汤剂，达到峻药缓图，巩固治疗的目的。此外，对于多囊卵巢综合征患者要注意饮食调理，控制体重。

【典型病例】

病例1：郑某，女，28岁，杭州人。2009年11月16日首诊。

主诉：停经3个月余。患者近年来经汛逐月后期，35日至4个月1行，量少，色鲜，无痛经。末次月经8月14日，量少。舌红偏瘦，苔薄白，脉沉细。同居2年未孕，于2009年3月、6月HMG促排卵未受孕。当天测血LH：16.3IU/L，FSH：8.14IU/L，E_2：43pg/ml。B超示子宫内膜厚0.6cm（双层），双侧卵巢多囊改变。自测BBT单相曲线。

中医诊断：闭经；西医诊断：闭经，多囊卵巢综合征，原发不孕

辨证：阴虚内热。

治法：滋阴清热，活血调经。

处方：葛根30g　当归15g　川芎10g　赤芍10g　郁金10g　丹参15g川断15g　菟丝子30g　炒杜仲15g　枫斗石斛10g（先煎）　天花粉15g　香附10g　生蒲黄15g（包）　鸡内金20g　白芥子15g　覆盆子10g　制黄精20g　首乌15g　益母草30g　14剂

二诊：12月7日，自测体温仍为单相。

处方：当归15g　川芎10g　黄精20g　枸杞15g　丹参15g　仙灵脾15g　鸡血藤15g　红花5g　桃仁6g　益母草30g　土鳖虫10g　刘寄奴10g　生蒲黄15g（包）　菟丝子30g　川牛膝15g　郁金10g　熟地15g　砂

仁 5g(后下) 香附 10g 14 剂

三诊:12 月 25 日,经水昨日来潮,量少。

处方:当归 12g 川芎 10g 赤芍 10g 熟地 15g 丹参 15g 益母草 30g 蒲黄 15g(包) 香附 10g 郁金 10g 川牛膝 15g 鸡血藤 15g 青皮 6g 路路通 15g 炙甘草 5g 7 剂

四诊:2010 年 1 月 8 日,12 月 26 日(经行第 2 天)复查血性激素:LH/FSH≈2,LH:15.9IU/L,FSH:8.25IU/L,E_2:47.2pg/ml。

处方:葛根 30g 制黄精 20g 制首乌 15g 当归 12g 川芎 10g 生熟地各 10g 砂仁 5g(后下) 香附 10g 郁金 10g 川牛膝 15g 鸡内金 20g 白芥子 15g 海藻 20g 炙甲片 6g 皂角刺 10g 川断 15g 菟丝子 30g 覆盆子 15g 7 剂

五诊:2010 年 1 月 15 日,近日白带量增。

处方:当归 15g 川芎 10g 制黄精 20g 首乌 15g 葛根 30g 枸杞 15g 生熟地各 10g 丹参 15g 小胡麻 10g 鸡内金 20g 白芥子 15g 海藻 20g 炙甲片 6g 川牛膝 15g 皂角刺 10g 仙灵脾 15g 菟丝子 30g 覆盆子 15g 车前子 10g(包) 香附 10g 郁金 10g 7 剂

六诊:2010 年 2 月 5 日,经水昨日来潮,量畅。自测基础体温双相曲线。

处方:生芪 15g 太子参 30g 熟地 15g 黄肉 10g 怀山药 15g 赤白芍各 10g 当归 12g 香附 10g 仙灵脾 15g 巴戟天 12g 郁金 10g 枸杞 15g 鸡内金 20g 白芥子 15g 乌贼骨 15g 炙龟板 10g 阿胶珠 12g 艾叶 5g 10 剂

上药加减调治,月经正常来潮 3 月,BBT 呈双相。停药 3 个月后怀孕。

病例 2:金某,女,15 岁,浙江青田县人,全家侨居意大利多年。2009 年 7 月 21 日首诊。

主诉:闭经 3 年余。患者于 2006 年 3 月初潮,2006 年 5 月来潮后月经闭止至今,多处求医未果,甚为苦恼。观其体态肥胖,体重达 81kg,毛发浓密,颈部、腋下均见黑棘皮症。舌淡胖,苔白腻,脉滑。曾查血性激素 LH/FSH>2,胰岛素、血脂均偏高。

中医诊断:闭经;西医诊断:闭经,多囊卵巢综合征

辨证:痰湿壅滞。

治法:温肾涤痰,活血调冲。

并劝导患者应积极减肥,加强锻炼,纠正高血脂、高血糖现状,降低远期并发症的可能性,提高其生活质量,同时服食中药。

处方:当归 15g 川芎 10g 赤芍 10g 香附 10g 丹参 15g 益母草 30g 鸡内金 20g 白芥子 15g 制黄精 20g 制首乌 15g 川牛膝 15g 鸡血藤 15g 郁金 10g 石菖蒲 9g 仙灵脾 15g 菟丝子 30g 覆盆子 15g

土鳖虫 10g　　刘寄奴 10g　　7 剂

二诊:8 月 11 日已复查血性激素:LH:6.38IU/L,FSH:3.86IU/L,E₂: 69.7pg/ml,空腹血糖 34.1nmol/L,胆固醇 6.87nmol/L,甘油三酯 2.24nmol/L,高密度脂蛋白 0.76nmol/L,低密度脂蛋白 4.5nmol/L。B 超示双卵巢多囊改变。

处方:生芪 15g　　葛根 30g　　苍白术各 10g　　怀山药 15g　　姜夏 10g　　茯苓皮 24g　　川牛膝 15g　　丹参 15g　　益母草 30g　　仙灵脾 15g　　菟丝子 30g　　苍耳子 10g　　辛夷 6g　　石菖蒲 9g　　防风 6g　　广木香 6g　　泽泻兰各 10g　　炒当归 15g　　川芎 10g　　香附 10g　　郁金 10g　　皂角刺 10g　　炙甲片 6g　　14 剂

三诊:8 月 25 日,月经于 8 月 18 日来潮,量少未净。

处方:生芪 15g　　苍白术各 10g　　葛根 30g　　怀山药 15g　　姜夏 10g　　陈胆星 6g　　化橘红 6g　　茯苓皮 24g　　当归 15g　　川芎 10g　　赤芍 10g　　香附 10g　　郁金 10g　　广木香 6g　　丹参 15g　　泽泻兰各 10g　　仙灵脾 15g　　菟丝子 30g　　蛇床子 6g　　覆盆子 15g　　炙甲片 6g　　川牛膝 15g　　鸡内金 20g　　白芥子 15g　　小胡麻 15g　　14 剂

因患者回意大利,中药携带及服用不便,故另拟丸药方:生芪 300g　　葛根 600g　　苍白术各 200g　　怀山药 300g　　姜夏 200g　　茯苓 300g　　川牛膝 300g　　丹参 300g　　炒当归 300g　　川芎 200g　　香附 200g　　郁金 200g　　泽泻兰各 200g　　制黄精 400g　　枸杞 300g　　仙灵脾 300g　　仙茅 200g　　菟丝子 600g　　覆盆子 300g　　炙甲片 120g　　皂角刺 200g　　海藻 300g　　益母草 600g　　石菖蒲 180g　　陈胆星 120g　　化橘红 180g　　鸡内金 400g　　白芥子 300g　　首乌 300g　　浓缩为丸,每日早晚分服,共配 2 个月量丸药带回。

9 月 15 日家属代诊:诉患者 8 月 18 日来潮量少,20 余天净,服药以来体重已减轻 5kg 余。嘱继续服丸药。

处方:姜夏 10g　　陈胆星 6g　　化橘红 9g　　苍白术各 10g　　丹参 15g　　泽泻 10g　　泽兰 10g　　当归 15g　　川芎 10g　　香附 10g　　郁金 10g　　鸡血藤 15g　　川牛膝 15g　　仙灵脾 15g　　菟丝子 30g　　覆盆子 15g　　鸡内金 20g　　白芥子 15g　　黄精 20g　　首乌 15g　　14 剂

2010 年 3 月 4 日复诊:患者服丸药期间月经规则,12 月中旬开始停药至今月经 25～50 天一行,量中。末次月经 2 月 28 日,量中,尚未净。

丸药方:葛根 600g　　生芪 300g　　苍白术各 200g　　怀山药 300g　　茯苓 300g　　川牛膝 300g　　丹参 300g　　当归 300g　　川芎 150g　　香附 200g　　郁金 200g　　泽泻兰各 200g　　黄精 400g　　仙灵脾 300g　　仙茅 200g　　菟丝子 600g　　覆盆子 300g　　鸡内金 300g　　白芥子 300g　　首乌 300g　　穿山甲片 120g　　海藻 300g　　皂角刺 200g　　益母草 600g　　石菖蒲 180g　　陈胆星 120g　　化橘红 180g　　鹿角片 200g　　浓缩后加藏红花 10g 为丸,每日早晚分吞。

病例 3:项某,女,16 岁,浙江苍南县人。2010 年 3 月 13 日初诊。

主诉:月经紊乱多年。12 岁初潮,次年因月经过多经中药治疗后反复出现月经淋漓不尽,2008 年曾服人工周期治疗 2 个月因 GPT 升高停服。现 23～40 天一行,末次月经 2 月 21 日,量少,淋漓 18 天始净。刻诊月经刚净,白带量少色清,腰酸乏力,面色萎黄,舌红苔薄白,脉细弱。

中医诊断:崩漏;西医诊断:青春期功能失调性子宫出血,多囊卵巢综合征

辨证:肝肾亏虚。

治法:滋养肝肾,益气固血。

处方:生芪 15g　党参 15g　当归 10g　川芎 6g　熟地 12g　枸杞 15g　砂仁 5g(后下)　香附 10g　制黄精 20g　制首乌 15g　炙龟板 10g　乌贼骨 15g　炒白芍 15g　川断 15g　菟丝子 30g　覆盆子 15g　生鸡内金 20g　白芥子 15g　14 剂

二诊:3 月 26 日诊,3 月 18 日来潮,量少 4 天后增多,周期尚准,现未净。3 月 13 日查血 LH/FSH＞4,LH:18.4IU/L,FSH:4.89IU/L,E_2:49.8pg/ml,P:0.67nmol/L,T:1.92nmol/L。B 超:双侧卵巢偏大(左卵巢大小约 3.8cm×2.8cm×1.9cm,右卵巢:3.2cm×2.8cm×2.6cm)。患者腰酸减轻,舌红苔薄,脉细,再拟益气补肾,温阳固冲。

处方:生芪 15g　党参 15g　生地炭 15g　萸肉 10g　炙龟板 10g　附子炭 6g　乌贼骨 15g　金樱子 15g　覆盆子 15g　香附 10g　炒白芍 15g　丹皮 10g　制军炭 10g　藕节 15g　仙鹤草 30g　焦白术 10g　14 剂

三诊:4 月 10 日诊,月经已净,仍感神疲乏力。

处方:生芪 10g　太子参 30g　焦白术 10g　生熟地炭各 12g　萸肉 10g　炙龟板 10g　乌贼骨 15g　归身 10g　炒白芍 15g　枸杞 15g　砂仁 5g(后下)　石菖蒲 6g　郁金 10g　川断 15g　菟丝子 30g　覆盆子 15g　蒲公英 18g　绿梅花 5g　生甘草 3g　20 剂

此后数月月经均能按时来潮,7～8 天净。

何师考虑到患者身居温州苍南,路途较远,况且学业负担较重,每日服汤药恐不便,故予改服丸药方以巩固疗效。

处方:葛根 300g　麦冬 100g　太子参 300g　玄参 150g　浙贝母 120g　生熟地各 100g　旱莲草 150g　女贞子 150g　生鸡内金 200g　白芥子 150g　香附 120g　郁金 100g　枸杞 150g　炙龟板 100g　乌贼骨 120g　桑寄生 150g　潼蒺藜 100g　丹皮 100g　焦白术 100g　防风 60g　焦山楂 150g　血见愁 150g　藕节 150g　仙鹤草 300g　鲜铁皮石斛 100g　2 剂,上药浓缩为丸,两月量。早晚分吞。

病例 4:李某,女,28 岁,公司职员。2010 年 7 月 1 日首诊。

主诉:婚后不避孕2年未孕。患者在外院已确诊为多囊卵巢综合征(B超双侧卵巢多囊改变。2009年11月测血LH/FSH＞3)。2010年1—3月服达英-35连续治疗3个月,4月服克罗米芬促排卵未孕。末次月经5月13日。患者身形丰满,舌淡,苔薄白,脉沉细。

中医诊断:不孕;西医诊断:多囊卵巢综合征,原发不孕

辨证:阴虚血瘀。

治法:补肾滋阴,活血调经。

处方:当归15g　川芎10g　熟地15g　川牛膝15g　郁金10g　枸杞15g　丹参15g　仙灵脾15g　葛根30g　香附10g　益母草30g　刘寄奴10g　覆盆子15g　鸡内金20g　白芥子15g　菟丝子30g　桃仁6g　河车粉3g　土鳖虫5g　7剂

二诊:7月8日,月经未行。

处方:当归15g　川芎10g　制黄精20g　制首乌15g　葛根30g　丹参15g　鸡血藤15g　仙灵脾15g　生鸡内金20g　白芥子15g　卷柏10g　菟丝子30g　覆盆子15g　川断15g　海藻20g　炙甲片6g　土鳖虫10g　刘寄奴10g　川牛膝15g　益母草30g　虎杖30g

三诊:7月15日,经停2月余。BBT似升。

处方:葛根30g　鲜铁皮石斛12g　天花粉15g　丹参15g　赤芍10g　生鸡内金20g　白芥子15g　土鳖虫10g　刘寄奴10g　川牛膝15g　鸡血藤15g　虎杖30g　益母草30g　桃仁6g　仙灵脾15g　菟丝子30g　覆盆子15g　月季花10g　马鞭草15g　生甘草5g

四诊:7月22日诊:月经未行。BBT已升。

处方:当归12g　川芎10g　熟地12g　香附10g　鸡血藤15g　川牛膝15g　郁金10g　砂仁5g(后下)　虎杖30g　天冬10g　制黄精20g　制首乌15g　丹参15g　海藻20g　生鸡内金20g　白芥子15g　月季花10g　生甘草5g

7月29日经停76天,自测尿试阳性,告妊娠。

病例5:陶某,女,29岁,衢州人。2010年4月29日首诊。

主诉:继发不孕3年。末次月经3月6日,平素月经后期,40天至3个月一行,量中,7天净。舌红,苔薄白,脉弦细涩。患者于外院诊断为多囊卵巢综合征。2007年HSG:左侧输卵管通而不畅,右侧通畅。0-0-1-0,2004年人流1次。丈夫精液分析正常范围。辨证分析:肾虚夹瘀,胞络闭塞,难以成孕。

中医诊断:不孕;西医诊断:继发不孕,多囊卵巢综合征

辨证:肾虚夹瘀。

治法:补肾活血,佐以调经。

处方:葛根 30g　当归 15g　川芎 10g　赤芍 10g　香附 10g　郁金 10g　仙灵脾 15g　菟丝子 30g　覆盆子 15g　蛇床子 6g　炙甲片 6g　海藻 20g　丹参 15g　川牛膝 15g　益母草 30g　桃仁 6g　生鸡内金 20g　白芥子 15g　7 剂

二诊:5 月 13 日,经停 2 月余。查血性激素 E_2:164pg/ml,LH/FSH＞2,AsAb、TORCH(－),术前四项(－)。

处方:葛根 30g　麦冬 10g　生熟地各 12g　天花粉 15g　鲜铁皮石斛 12g　当归 15g　川芎 10g　赤芍 10g　香附 10g　郁金 10g　川牛膝 15g　益母草 30g　桃仁 6g　炙甲片 6g　鸡血藤 15g　仙灵脾 15g　马鞭草 15g　月季花 10g　茜草 10g　卷柏 10g　7 剂

三诊:5 月 20 日经停未行。

处方:当归 12g　川芎 10g　赤芍 10g　柴胡 10g　鸡血藤 15g　虎杖 30g　月季花 10g　益母草 30g　桃仁 6g　香附 10g　郁金 10g　葛根 30g　鲜铁皮石斛 12g　熟地 12g　马鞭草 15g　月季花 10g　青皮 6g　路路通 15g　7 剂

四诊:5 月 27 日,经行第 4 天。末次月经 5 月 24 日,量偏少。

处方:当归 12g　川芎 10g　制黄精 20g　制首乌 15g　葛根 30g　香附 10g　郁金 10g　川断 15g　菟丝子 30g　覆盆子 15g　丹参 15g　小胡麻 15g　仙灵脾 15g　鸡血藤 15g　川牛膝 15g　蛇床子 6g　生鸡内金 20g　白芥子 15g　炙甲片 6g　皂角刺 10g　7 剂

五诊:6 月 10 日,月经第 18 天,基础体温未升,便干。

处方:葛根 30g　当归 12g　川芎 10g　制黄精 20g　制首乌 15g　丹参 15g　生鸡内金 20g　白芥子 15g　虎杖 30g　桃仁 6g　小胡麻 15g　月季花 10g　炒枳壳 10g　仙灵脾 15g　菟丝子 30g　蛇床子 6g　覆盆子 15g　海藻 20g　炙甲片 6g　7 剂

六诊:6 月 24 日,月经将届。

处方:柴胡 10g　鹿角片 10g　当归 12g　川芎 10g　香附 10g　郁金 10g　仙灵脾 15g　熟地 12g　苁蓉 15g　丹参 15g　泽兰 10g　益母草 30g　桃仁 6g　红花 5g　鸡血藤 15g　青皮 6g　路路通 15g　生甘草 5g　7 剂

7 月 1 日复诊月经未潮,测血 HCG:800IU/L,妊娠。

【按语】

入选 5 个均为 PCOS 的病例,因发病原因各自不同,故治疗各有所施。病例 1 患者肾精亏虚,相火内生,热灼津液,血液渐涸而致经闭。治疗时,当以瓜石汤加减滋水育肾,清热养血,石斛益胃生津,滋阴除热,天花粉甘寒生津,补而不腻,生地滋阴生血,蒲黄、益母草、丹参、小胡麻活血通经,又加鸡内金、白芥子、海藻涤痰散结;制黄精、制首乌、葛根、覆盆子滋肾填精,以化生源。经后期养血补肾滋阴为主,经前期酌加川断、菟丝子、杜仲等补肾健脾、疏肝理气之品。

病例2 患者痰湿内蕴,湿走皮肤而日渐肥胖,痰湿下流胞宫,胞脉不通,故月事不下、闭经,治宜温肾涤痰调冲。何师一、二诊先予益母草、鸡血藤、川牛膝、丹参、皂角刺、刘寄奴等活血通络之品使月经来潮,后再用补肾利湿涤痰之法治本,投以姜半夏、石菖蒲、苍白术、陈胆星、化橘红等健脾化痰,鸡内金、白芥子涤痰散结;皂角刺、当归、川芎、赤芍、丹参活血化瘀,疏通胞脉;香附、郁金理气疏肝;制首乌、制黄精、生黄芪、菟丝子、覆盆子、仙灵脾诸药补肾填精以滋先天,如此井然有序,消补兼施,成效俨然。考虑PCOS具有难治性、终身性的特点,患者又路途较远,复诊不便,因此,经汤剂调理月经趋稳后,以丸药代替汤药,以达到峻药缓图,巩固治疗的目的。

病例3 患者天癸未充,肝肾亏虚,以致肾"主蛰、主封藏"功能失职,血海不固,血去过多,则气随血脱,故应益气固血,滋养肝肾。一诊时患者月经刚净,予乌贼骨温涩收敛,参、芪、术补气健脾,四物养血,黄精、首乌、龟板补肾阴,川断、菟丝子助肾阳,患者已值排卵期,故予白芥子、鸡内金促排卵,从根本上改善其无排卵性功能失调性子宫出血状况。二诊时患者月经延月未净,何师认为胞络阻滞,血不归经而留瘀,故大胆运用丹皮、制军炭散瘀畅流,使瘀血尽去。而崩漏日久,中气必虚,况患者先天不足,头昏腰酸、倦怠乏力,为阳虚中气堤绝之状,故用附子炭6g,又以枸杞、熟地、萸肉等配伍,制约其刚燥之性。

病例4 患者婚久不孕的关键在于排卵障碍。肾藏精,主生殖、发育,充盛的肾精是实现排卵的物质基础,故补肾是治疗不孕症的大法。排卵期是由阴转阳,排出卵子,推动月经周期继续发展的时段。治宜活血祛瘀,理气通络,故在补肾基础上投以促进卵泡成熟破裂、排出的药物,以丹参、赤芍、益母草、鸡血藤活血调经,泽兰辛散温通,茺蔚子活血通络,促动排卵,同时酌加鸡内金、白芥子、海藻之品化痰软坚散结,月季花、砂仁促进气血畅行。何师治疗不孕症也非常强调周期用药,排卵后改投以温阳摄精之品,肾阳温煦有利于黄体的生长。本案患者停经2月余,经何师治疗仅2周,排卵1枚即摄精成孕。

病例5 患者肾水不足,火热内生,煎灼津液、阴血而成瘀,胞脉闭塞而见一侧输卵管通而不畅。治疗以瓜石汤加减,滋水育肾,养阴生津,同时予炙甲片、丹参等祛瘀疏通之品,海藻等软坚散结。如此经水得调,瘀血得化,孕育自成。

(王素霞)

傅 萍

傅萍,生于1954年,女,浙江杭州人,江南何氏女科外姓传人。1972年高中毕业进入杭州市中医院,师从何子淮先生。1978年3月考入浙江中医学院,1982年毕业回院工作,同年成为浙江省名老中医何子淮先生的首批助手。杭州市中医院主任医师、硕士生导师、第五批全国名老中医学术经验传承指导导师,2012年10月成立浙江省名老中医学术经验研究傅萍工作室。历任中华中医药学会妇科专业委员会常务委员、副主任委员,浙江省中医药学会妇科专业委员会副主任委员,浙江省中西医结合学会生殖专业委员会常务委员,国家中医药管理局重点学科杭州市中医院中医妇科学科带头人,卫生部临床重点专科带头人。

在40余年的临床、教学、科研实践中,孜孜不倦,刻苦钻研,理论功底扎实,临床疗效显著。擅长诊治复发性流产、不孕症等妇科疑难杂症。在国家级、省级杂志发表论文50余篇,主编、参编人卫版著作5部,主持省部级课题4项,获省政府科技进步二等奖、省中医药科技创新一等奖等多个奖项。

【诊治特点】

一、对PCOS的认识

多囊卵巢综合征具有病因多样性、病机复杂性、临床表现异质性的特点,近年来发病率呈上升趋势。本人通过数年临床实践得出,该病或因肾中精气亏虚,天癸化源匮乏,冲任不盛,胞宫不能按时满盈泻溢,胎孕难成;或因饮食失节,劳逸失司致脾运失健,水湿内停,聚湿成痰,痰湿阻滞胞络,阻碍血海满盈,使血不得下行而月经延后甚至闭经,发为不孕;或因肾水不足,心火上炎,灼阴伤津,或思虑过度,损伤心脾,化源不足,导致冲任气血渐涸,月事涩少不通,难以成孕;或因脾土不健,胃内燥热,前阴宗筋不润,冲任诸经生疾,而见经水失调,不能有子。治疗中应注意辨病与辨证相结合,通过补肾填精、祛痰化湿、滋阴润燥、运脾清胃使肾精得充,痰脂得祛,阴津得复,脾胃升降得常,最终恢复肾—天癸—冲任—胞宫之间的平衡状态,经水如期而至,两精相搏,胎孕以成。

二、辨证分型

1. **肾精亏损型**　临证可见月经初潮后时有月经停闭,或月经周期建立后,月经延后,经行量少,经色淡黯,甚则闭经或婚久不孕,伴腰膝酸软,头晕耳鸣,面色不华,舌淡苔薄,脉沉细。治宜益肾填精,养血调冲。自拟紫石英方治疗,药用紫石英、紫河车、哈士蟆、覆盆子、菟丝子、熟地、当归、川芎、枸杞子、仙灵脾、巴戟天、苁蓉。

2. **痰湿内阻型**　临证常见形体肥胖,月经后期或闭经,月经量少,不孕,胸胁满闷,神疲倦怠,纳少痰多,便软次增,或带下量多色白,伴肾阳虚者尚有畏寒肢冷,夜尿频多,性欲减退,舌淡苔白,脉沉细或沉滑。治宜化湿健脾,温肾调冲。自拟化湿调冲方治疗,药用陈胆星、天竺黄、制半夏、石菖蒲、官桂、椒目、白芥子、紫石英、巴戟天、仙灵脾、香附、当归。

3. **阴虚血燥型**　临证可见月经先期或延后,经量少,经色紫黯或夹血块,甚者或崩或闭,婚久不孕,伴口干咽燥,大便秘结,夜寐少宁,心烦易怒,形体瘦削,或面部痤疮,舌红少苔或间剥苔,脉细或细数。治以滋阴润燥,养血调冲。自拟蒌石散加味方治疗,药用瓜蒌仁、鲜石斛、天花粉、天冬、麦冬、玉竹、熟地、枸杞子、紫石英、当归、丹参。

4. **脾虚胃热型**　临证以形体壮实者多见,常表现为月经愆期,经行量少,经色黯淡,食欲亢进,口干咽燥,大便溏软次增,倦怠乏力,或伴乳房胀痛,舌淡胖边有齿痕,脉细或细弦。辅助检查常提示为胰岛素抵抗。治拟健脾运中,疏郁清胃。自拟加味芩连汤治疗,药用黄芩、黄连、干姜、柴胡、郁金、鹿角霜、桃仁、红花、当归、川芎、丹参。

三、用药特点

1. 自拟紫石英方。

药物组成:紫河车、哈士蟆油、菟丝子、覆盆子、枸杞子、熟地、仙灵脾、苁蓉、巴戟天。

加减:多用于肾精亏虚证。肾精亏虚,重在血肉有情。《素问·阴阳应象大论》:"形不足者温之以气,精不足者补之以味。"肾精亏虚者,重用血肉有情之品。中紫河车性味甘、咸、温,入肺、心、肾经,"受母之荫,父精母血,相合而成",有补肾益精,益气养血之功。临床上初期由3g起用,可渐至12~15g。紫石英味甘、辛,性温,归心、肝、肺、肾经,其性镇而重,其气暖而补,能"温营血而润养,可通奇脉"。哈士蟆油为林蛙的输卵管,其味甘、咸,性平,归肺、肾经,具有补肾益精、润肺养阴之效。现代药理学研究发现,哈士蟆油能提高免疫功能、促进新陈代谢、调节内分泌、补充雌激素、降低血脂等,尤适用于肾精亏虚之人。方中常配伍养阴通络上品之菟丝子,滋养真阴之覆盆子补肝肾益精血,并用枸杞子、熟地养血滋阴、补精益髓,更以仙灵脾、苁蓉、巴戟天温肾助阳。诸药合用,阴中求阳、阳中求阴,共奏补肾填精之效,使精复月事以时下而有子。

2. 化湿调冲方(经验方)

药物组成:官桂、椒目、陈胆星、天竺黄、制半夏、石菖蒲、白芥子、仙灵脾、巴戟天。

加减:多用于痰湿内阻证。当以温阳利水,《丹溪心法》曰:"肥盛妇人,禀受甚厚,资于酒食,经水不调,不能成孕,以躯脂满溢,痰湿闭塞子宫故也"。法"病痰饮者,当以温药和之"之旨,方中官桂味厚甘辛大热,壮命门之阳,植心肾之气,宣导百药,配椒目下水行湿,陈胆星、天竺黄、制半夏、石菖蒲燥湿化痰,更用白芥子味极辛,气温,搜剔内外痰结及胸膈寒痰,使阳长阴消,痰湿脂膜得化,仙灵脾、巴戟天益肾温阳,共奏化湿健脾,温肾调冲之效。临证若见大便溏者加冬术、怀山药、砂仁、防风等以健脾化湿止泻;中脘不适者加八月札、娑罗子、蒲公英等以理气和胃;带下量多者加椿白皮利湿除带。

3. 瓜石汤。

药物组成：瓜蒌仁、鲜石斛、熟地、枸杞子、玉竹、天花粉、天冬、麦冬、紫石英、当归、丹参。

加减：多用于阴虚血燥证。宜用甘寒润燥，针对多囊卵巢综合征阴虚血燥证，摩学刘奉五先生治疗阴虚胃热导致的月经稀发或血涸经闭之张秉成《成方便读》："凡人之常气，皆禀气于胃，胃中津液一枯，则脏腑皆失其润泽。故以一派甘寒润泽之品，使之引入胃中，以复其阴，自然输精于脾。"本方以瓜蒌仁、鲜石斛为主药，瓜蒌仁甘寒润燥，宽胸利气，鲜石斛甘淡微寒，益胃生津，滋阴除热，共奏宽胸润肠、利气和胃之效，伍熟地、枸杞子、玉竹等滋补肾阴，另加天花粉、天冬、麦冬滋阴增液，紫石英、当归、丹参益肾养血、活血调冲。经前期酌加郁金、柴胡、川楝子等疏肝理气，经行期改用益母草、桃仁、牛膝之属活血化瘀。全方以滋阴清热，补肾填精，疏肝养血之力，使冲任得以调复。

4. 自拟加味芩连汤（经验方）

药物组成：干姜、黄芩、黄连、柴胡、郁金、当归、川芎、桃仁、红花、鹿角霜。

加减：多用于脾虚胃热。法取辛开苦降，因脾虚胃热，冲任失司之多囊卵巢综合征，采用辛开苦降法。此法源于《伤寒杂病论》，用辛热、苦寒两种药性相反的药物配伍组方，一辛一苦，一开一降，相反相成，起到调和阴阳、调节寒热、调畅气机的作用。用干姜辛温散寒，化脾土之阴寒，黄芩、黄连苦寒泄热，除胃中之积热。三药寒热并用，辛开苦降，升脾之阳气、降胃之浊阴。肝藏血，主疏泄，胃热灼伤阴血，肝无源以藏之，疏泄失职，故以柴胡、郁金疏肝畅达，当归、川芎、桃仁、红花养血活血。鹿角霜补肾助阳，温脾健运。全方合用，使脾胃升降之功得复，水谷精微得化，气血生化有源，血海胞宫充盈，两精相搏成孕。若见口干咽燥明显者加麦冬、玉竹以滋阴生津；若饥渴甚者加生石膏、知母以清泻胃热；带下量少者加紫石英、紫河车以填精益血，充盈血海。

【典型病例】

病例1：刘某，女，35岁，已婚。2011年12月21日初诊。

主诉：不避孕年余未孕，月经后期20年。

病史：婚后夫妇同居，性生活正常，年余未孕。初潮14岁，经讯素后期，甚则六月一转，经量中等，经色黯红伴血块，时有腰酸，经前乳胀痛，唇干耳鸣，发白，舌红苔薄，脉细滑。测基础体温单相，曾用来曲唑和HMG 5个月未孕。末次月经：2011年11月27日。

辅助检查：2011年8月查HSG示双侧输卵管通畅。2011年9月B超检查提示：子宫大小正常，左卵巢大小3.1cm×2.9cm×1.8cm，单切面可见23～25个小卵泡；右卵巢大小3.1cm×2.4cm×1.7cm，单切面见17～20个小卵泡。月经第3天血性激素：FSH：9.19mIU/ml，LH：12.15mIU/ml，PRL：6.46ng/ml，

P：0.54nmol/L，E$_2$：21ng/ml，T：0.54ng/ml。

中医诊断：原发性不孕症，月经后期；西医诊断：多囊卵巢综合征

辨证：肾精亏损。

治法：补肾填精，鼓舞冲任。

处方：紫石英方加减。

紫石英24g　紫河车3g　菟丝子24g　覆盆子24g　熟地12g　枸杞子12g　当归15g　川芎12g　香附15g　仙灵脾12g　苁蓉12g　巴戟天12g　党参15g　黄芪15g　丹参12g　路路通12g　皂角刺12g　生甘草5g　7剂。哈士蟆10g，另炖分服。嘱测BBT。

二诊：2011年12月28日，腰酸有所减，BBT未升，前方再进。

三诊：2012年1月11日，末次月经：2011年12月30日，量中，5天净。近日带下量增拉丝状，便软，舌红苔薄，脉细滑。今B超示：内膜0.7cm，较大卵泡1.5cm×1.4cm×1.1cm。宗前意再进，以一诊方加怀山药12g、冬术12g、胡芦巴12g。7剂。

四诊：2012年1月18日，患者试孕中，BBT已升，舌淡红苔薄，脉细滑。予益肾养血，疏理助孕之品。

处方：熟地12g　枸杞子12g　当归12g　川芎9g　紫河车3g　覆盆子20g　川断12g　炒杜仲15g　巴戟天9g　桑寄生15g　绿梅花5g　当归15g　狗脊15g　苁蓉12g　路路通12g　皂角刺12g　7剂

五诊：2012年2月2日，末次月经：2012年2月1日，量中。患者经水已来潮，予活血通利治疗。

处方：熟地12g　当归12g　川芎10g　香附12g　鸡血藤15g　虎杖15g　丹参15g　石楠叶12g　透骨草12g　生草5g　益母草20g　炮姜5g　牛膝15g　桃仁10g　红花6g　5剂

六诊：2012年2月9日，末次月经5天净，经后再以益肾填精，养血助孕之法。

处方：紫石英20g　紫河车3g　覆盆子20g　巴戟天9g　熟地12g　枸杞子12g　当归12g　川芎9g　狗脊12g　川断12g　炒杜仲15g　桑寄生15g　绿梅花5g　党参15g　太子参15g　黄芪15g　陈皮5g　14剂。哈士蟆10g，另炖分服。

七诊：2012年3月15日，BBT上升11天，末次月经2012年3月12日，量中，舌红苔薄，脉细滑。再拟益肾填精，予紫石英方化裁。

处方：紫石英24g　紫河车12g　菟丝子30g　覆盆子30g　巴戟天15g　阿胶珠10g　鹿角片9g　熟地30g　枸杞子12g　山萸肉10g　当归30g　川芎15g　陈皮5g　仙灵脾15g　葛根24g　天麦冬各15g　路路通12g

皂角刺 12g　14 剂,哈士蟆 10g,另炖分服。

八诊:2012 年 3 月 29 日,查 B 超示:内膜 1.0cm,左卵巢内见一卵泡大小约 1.9cm×1.8cm×1.8cm。舌淡红苔薄,脉细滑。予益肾养血,活血通络中药。

处方:熟地 12g　枸杞子 12g　当归 12g　川芎 9g　紫石英 20g　覆盆子 20g　狗脊 12g　川断 12g　炒杜仲 15g　巴戟天 9g　桑寄生 15g　绿梅花 5g　路路通 12g　皂角刺 12g　穿山甲 3g　红花 6g　太子参 15g　黄芪 15g 7 剂

并予针刺 1 次(天枢、气海、关元、中极、归来、子宫、阴陵泉、三阴交,毫针泻法)、HCG 针 10000U 肌注 1 次。

九诊:2012 年 4 月 19 日,患者停经 39 天,BBT 上升 14 天。腹痛便软,便次增,舌红苔薄,脉细滑。2012 年 4 月 13 日查血 HCG:146.4IU/L;2012 年 4 月 18 日复查血 HCG＞1000.0IU/L,E$_2$:339.92pg/ml,P:50.01nmol/L。患者已成功受孕,遂改用补肾安胎方以固胎气。

处方:桑寄生 15g　苎麻根 20g　太子参 12g　黄芪 12g　杭白芍 12g　黄芩 10g　狗脊 12g　旱莲草 12g　阿胶珠 10g　归身 9g　菟丝子 15g　生甘草 5g　覆盆子 20g　紫河车 6g　巴戟天 12g　防风 9g　砂仁 5g　党参 15g　冬术 15g　7 剂

病例 2:何某,女,27 岁,已婚。2009 年 12 月 1 日初诊。

主诉:不避孕未孕 5 年,月经后期 10 年。

病史:患者继发不孕 5 年。初潮 12 岁,周期 30～150 天,经期 5～6 天。平素服达英-35 月经方转。末次月经 2009 年 11 月 1 日。已婚,0-0-1-0,7 年前药流 1 次。2009 年 7 月在某生殖中心取卵 14 颗,配成三颗受精卵,冻胚移植 1 次失败,无冻胚。形体肥胖,BMI 28kg/m^2。腰酸,时有小腹隐痛,便干。舌淡红苔薄,脉细。

辅助检查:2009 年 2 月宫腹腔镜示双侧输卵管通畅。B 超示:子宫内膜 0.7cm,双侧卵巢内见 10 余枚小卵泡。

中医诊断:继发性不孕症,月经后期;西医诊断:多囊卵巢综合征

辨证:肾虚痰瘀。

治法:益肾活血,化湿调冲。

处方:紫石英方合化湿调冲方加减。

石菖蒲 15g　天竺黄 15g　郁金 12g　巴戟天 15g　菟丝子 24g　覆盆子 24g　紫石英 24g　紫河车 6g　丹参 15g　党参 15g　生芪 15g　7 剂

二诊:2009 年 12 月 24 日,患者近日尿感,尿频尿急明显,便干,舌红苔薄,脉细。拟养血化湿调冲治疗。

处方:当归 12g　川芎 10g　赤白芍各 10g　地肤子 12g　白鲜皮 12g

蛇床子 9g　薏苡仁 20g　香附 12g　狗脊 12g　川断 12g　炒杜仲 15g　丹参 12g　紫石英 20g　菟丝子 20g　车前草 12g　7 剂

三诊:2010 年 1 月 20 日,BBT 未升,腰酸,小腹隐痛,便干。舌红苔薄,脉细。予补肾养血,化湿调冲之法。

处方:紫石英 24g　熟地 15g　枸杞子 12g　当归 15g　川芎 10g　丹参 15g　桃仁 10g　泽泻兰各 15g　生山楂 24g　薏苡仁 24g　苏木 12g　郁金 12g　天竺黄 15g　7 剂

四诊:2010 年 2 月 4 日,BBT 已上升。患者仍感腰酸,小腹隐痛,便干,舌红苔薄,脉细,治以补肾养血为主。

五诊:2010 年 2 月 25 日,末次月经 2 月 11 日,量多,7 天净。舌红苔薄,脉细。予益肾养血化湿调冲法。

处方:熟地 12g　枸杞子 12g　当归 12g　川芎 10g　菟丝子 20g　覆盆子 20g　紫石英 24g　䗪虫 6g　橘皮络各 5g　石菖蒲 12g　天竺黄 15g　郁金 12g　苁蓉 12g　丹参 12g　党参 15g　太子参 15g　生芪 12g　7 剂

此后围绕益肾养血化湿调冲治疗。双下腹胀痛,加红藤 24g,蒲公英 24g,败酱草 15g。经期用活血理气桃红四物加味,患者月经 30～60 天一转。

六诊:2010 年 11 月 18 日,末次月经 11 月 8 日,量中,5 天净。11 月 10 日查血 E_2:39pg/ml,LH:8.0IU/L,FSH:5.0IU/L。纳便可,舌淡红苔薄,脉细。继续予益肾养血,化湿调冲。

处方:生熟地各 12g　紫石英 24g　紫河车 6g　制首乌 20g　当归 12g　川芎 10g　菟丝子 20g　覆盆子 20g　仙灵脾 15g　巴戟天 15g　葛根 24g　黄精 20g　生山楂 24g　白芥子 9g　鸡内金 9g　泽泻兰各 15g　14 剂

七诊:2010 年 12 月 20 日,BBT 上升 10 天,末次月经 12 月 16 日,量少。舌黯红苔薄,脉细弦。前意出入。

处方:熟地 12g　枸杞子 12g　当归 12g　川芎 10g　菟丝子 20g　覆盆子 20g　紫石英 24g　紫河车 3g　橘皮络各 5g　黄精 20g　炒玉竹 15g　生甘草 5g　郁金 9g　石菖蒲 15g　7 剂

八诊:2010 年 12 月 27 日,BBT 未升,近日带下量增质稀,予上方加路路通 12g、皂角刺 12g、丹参 15g、赤白芍各 10g,14 剂

九诊:2011 年 2 月 17 日,患者停经 60 天,少量漏红 20 余天,舌红苔薄,脉细滑。即日查血 TSH:1.01mIU/L,HCG>1000IU/L,E_2>1000pg/ml,P:90.31nmol/L,LH:0.15IU/L,FSH:0.32IU/L,T:2.9nmol/L,PRL:21.71μg/L。查 B 超示:胚芽长约 16mm,心搏可见,孕囊下方不规则液性暗区,大小约 31mm×23mm×21mm。患者已妊娠,而有胎漏,更法为补肾养血安胎。

处方:熟地 12g　枸杞子 12g　归身 9g　赤白芍各 12g　菟丝子 20g　覆

益子 20g　桑寄生 15g　苎麻根 20g　乌贼骨 15g　阿胶珠 10g　紫河车 3g
仙鹤草 24g　龙骨 15g　7 剂

用药后漏红已净,双少腹时有隐痛。2 月 24 日复查 HCG:136088IU/L,E₂:
3823.85pg/ml,P:131.17nmol/L。益肾养血安胎再进,至足月娩一健康男婴。

病例 3:徐某,女,26 岁,已婚。2012 年 11 月 17 日初诊。

主诉:月经后期 10 年。

病史:初潮 13 岁,经讯后期,甚则半年一转,经量中等,经色紫黯,面部少量
痤疮,倦怠乏力,便溏次增,腰酸,形体肥胖。自测 BBT 单相,末次月经 10 月 26
日,舌淡苔薄白,脉弦滑。

辅助检查:B 超检查示:子宫大小正常,内膜 0.76cm,左卵巢大小约 3.6cm×
2.7cm×2.0cm,右卵巢大小约 3.7cm×3.5cm×2.6cm,双侧卵巢单个切面均见
12 枚以上小卵泡。月经第三天血性激素示:FSH:11.03IU/L,LH:12.22IU/L,
E₂:12.2pmol/L,T:1.68nmol/L,PRL:10.20μg/L,P:2.40nmol/L。

中医诊断:月经后期;西医诊断:多囊卵巢综合征

辨证:痰湿内阻。

治法:化湿调冲。

处方:化湿调冲方加减。

陈胆星 15g　天竺黄 15g　制半夏 10g　石菖蒲 15g　苍术 9g　茯苓
15g　地肤子 12g　蛇床子 9g　泽泻兰各 9g　香附 15g　当归 15g　紫石英
24g　菟丝子 24g　巴戟天 15g　熟地 15g　枸杞子 12g　丹皮 10g　生甘草
5g　14 剂

二诊:2012 年 12 月 22 日,喉间痰阻,口干咽燥,便溏次多,面部痤疮,舌淡
苔薄,脉细滑。治拟清胃健脾,活血调冲。

处方:黄芩 20g　黄连 10g　干姜 5g　制半夏 9g　当归 30g　川芎 10g
菟丝子 24g　覆盆子 24g　仙灵脾 12g　巴戟天 15g　紫石英 24g　香附
15g　14 剂

同时加用针刺治疗,取穴:天枢、气海、关元、中极、归来、子宫、阴陵泉、三阴
交。毫针刺法,平补平泻,每周 2 次。

三诊:2013 年 1 月 10 日,服上药后诸证有所改善,舌脉同前,再宗前意。

处方:黄芩 20g　黄连 10g　郁金 9g　干姜 5g　鸡内金 15g　冬术 12g
苍术 12g　制半夏 10g　陈胆星 15g　天竺黄 15g　石菖蒲 15g　当归 15g
紫石英 24g　枸杞子 12g　巴戟天 15g　熟地 15g　菟丝子 24g　生甘草 5g
香附 15g　仙灵脾 15g　7 剂

四诊:2013 年 1 月 17 日,BBT 呈双相,面部少量痤疮,小腹隐痛,便溏,舌尖
红苔薄,脉细滑。治以加味芩连汤加减清胃健脾。

处方:黄芩 20g　黄连 10g　干姜 5g　当归 30g　川芎 10g　制半夏 9g　菟丝子 24g　覆盆子 24g　仙灵脾 12g　巴戟天 15g　紫石英 24g　香附 15g　玉竹 15g　黄精 15g　马鞭草 15g　7 剂

五诊:2013 年 1 月 27 日,末次月经 1 月 26 日,量中,舌红苔薄,脉细滑,治以活血调冲。

处方:当归 12g　川芎 10g　丹参 15g　香附 12g　益母草 15g　赤芍 12g　白芍 10g　牛膝 12g　潼蒺藜 10g　生甘草 5g　焦山楂 24g　炮姜 5g　桃仁 10g　5 剂

六诊:2013 年 2 月 15 日,BBT 尚未升,近日带下质稀,便软口干,舌脉同前,再拟健脾清胃治疗。

处方:黄芩 20g　黄连 10g　干姜 5g　苍术 12g　白术 9g　当归 30g　川芎 10g　制半夏 9g　菟丝子 24g　覆盆子 24g　鹿角霜 10g　仙灵脾 12g　巴戟天 15g　紫石英 24g　香附 15g　桃仁 10g　红花 6g　7 剂

如此针药合并进退治疗,月经周期 30～45 天一转,量中,BBT 呈双相。

【按语】

病例 1:《内经》云:"五七阳明脉衰,面始焦,发始堕。"患者年过五七,肾精渐衰,冲任失司,血海不能按时满溢而经迟,证属肾精亏损型,用紫石英方加减治之,栽培体内之精血。经前四诊治疗已奠定基础,肾精渐复,七诊后加大血肉有情之品,紫河车用至 12g 合鹿角片益肾补虚,强精添髓,阿胶峻补精血,既入肝经养血,复入肾经滋水,润而不燥;更加葛根、天麦冬恢复肝肾之阴精,使精血充足,气血调畅,育麟有望。八诊中已见优势卵泡,予针刺促排,并加穿山甲、红花、路路通、皂角刺活血通络,促两精会合,故顺利有子。

病例 2:《万氏妇人科》有云:"惟彼肥硕者,膏脂充满……血海之波不流……为浊,为带,为闭经,为无子之病。"患者形丰,月经后期难下,继发 5 年未孕,盖由肾阳虚蒸化无力,痰湿阻闭、冲经失司,治宜益肾化湿,养血调冲,予紫石英方合化湿调冲方加减治疗。方中以紫石英温下暖宫,菟丝子、覆盆子、巴戟天益肾温阳,石菖蒲、天竺黄豁痰开窍、化湿醒脾,郁金开郁行气,丹参活血化瘀,共奏温阳益肾、化湿活血之功。三诊基础体温未升,在原方中添加苏木、桃仁使痰瘀凝浊流动,血气得以畅行。该病胶着,治疗中须持之以恒,六诊中更以白芥子、鸡内金剔痰祛脂,黄精、首乌益肾填精,使体内痰湿渐化,天癸冲任渐复。患者成功受孕后继以补肾养血安胎治疗,以补先后天之不足。

病例 3:本例为多囊卵巢综合征引起的稀发月经。一诊以化湿健脾调冲,益肾养血为主。二诊时患者自诉喉间有痰,口干咽燥,便溏次增,面部痤疮较前明显,考虑脾虚胃热、痰瘀内停,以自拟加味芩连汤治之。方中芩、连、姜三药寒热并用,辛开苦降,调畅气机,配"善通利经脉,能泻而又能补"之红花、"苦以泄滞血,甘以生新血"之桃仁活血逐瘀,合紫石英、当归益肾养血,仙灵脾、巴戟天恢复肾中阳气,鼓舞脾胃气化蒸腾,同时予以针刺治疗。天枢、归来、阴陵泉、三阴交分别为足阳明与足太阴经穴,能使脾胃升降如常,奏化湿调冲之功;气海、关元、中极为奇经任脉之经穴,使任脉经血畅达,起调和气血之效。针药并用后肾气—天癸—冲任—胞宫轴渐得调复,诸症悉减,BBT呈双相,月经趋于规律。

(傅萍　陈央娣)

陈颖异

陈颖异,女,1957年生,主任中医师,硕士生导师,教授。第四批全国老中医药专家学术经验继承指导老师。现任浙江省中医妇科专业委员会常委委员,浙江省中西医结合学会生殖医学专业委员会委员,温州市中西医结合学会生殖医学专业委员会副主任委员,温州市中医妇科专业委员会副主任委员,瑞安市中医学会副会长。曾是瑞安市第四轮优秀青年专业人才,瑞安市第五轮专业拔尖人才,瑞安市第7～10届政协委员。

陈颖异教授曾师从全国名中医何少山教授,从事中医妇科30余载,共发表学术论文60多篇,主编《围绝经期综合征中西医诊疗与调养》专书,主持课题7项,参与课题3项,其中,获奖课题6项;2项课题分别获浙江省中医药学科学技术创新二等奖与三等奖;1项课题获温州市科技进步三等奖;3项课题获瑞安市科技进步二等奖与三等奖。拥有国家发明专利2项。2011年作为大会演讲者出席了在英国伦敦举办的第8届世界中医药大会,其论文获国际优秀奖。

【诊治特点】

一、对 PCOS 的认识

肾—天癸—冲任平衡是月经正常来潮及受孕的必要条件,而这些功能发挥其正常活动,必须是脏腑功能、冲任功能综合协调完成的,故陈颖异教授认为脏腑功能失常与冲任失调是PCOS发病的内因。脏腑功能失常主要责之于肝脾肾三脏,导致气滞血瘀,水湿内停,化生湿浊,日久化痰化瘀,痰湿瘀互结,壅塞胞宫、冲任,而出现多种临床症状。因冲任之本在于肾,肝失疏泄又是不可忽视的重要环节,故三脏之中重于肝肾。总之,PCOS病因病机是以肝郁、脾虚、肾虚为本,血瘀、痰湿为标。陈颖异教授认为对该病的治疗必须衷中参西、明确诊断,综合分析,辨证施治,补其不足,泻其有余,标本同治,以平为期。

二、辨证分型

PCOS患者临床表现多样化,陈颖异教授根据临床经验及患者体质,并参考亚洲人的BMI(BMI大于等于24.9kg/m^{2}为肥胖,BMI在18.5～24.9之间 kg/m^{2}为正常,BMI小于等于18.5kg/m^{2}为消瘦),将该病分为肥胖型、正常型和消瘦型。

1. 肥胖型

PCOS 患者的体质多为痰湿体质,体重逐渐增加,BMI 大于等于 $24.9kg/m^2$,发生率为 50%,多见于青春期,常伴有 IR,或 T 升高,$I \geqslant 80ng/d$,大致可以分为脾肾阳虚和肾虚痰瘀两型。

(1)脾肾阳虚型 症见月经后期、稀发乃至闭经,气短体乏,肢冷无欲,食欲不振,腰酸乏力,面白畏寒,大便不爽或溏泻,肥胖,多毛,舌淡胖,脉沉细等。生化特征:LH/FSH>2.5 的 PCOS 患者常表现肾阳虚之症,高胰岛素血症 PCOS 患者以脾阳虚为主要临床特征。

(2)肾虚痰瘀型 症见婚久不孕,形体肥胖,月经量少,经期延后或闭经,腰背酸痛,舌淡黯,舌体胖嫩有齿痕,苔薄白,脉沉细涩。B 超提示卵巢多囊样变化,生化特征:T 升高或伴有 IR,少数患者伴有黑棘皮征。

2. 消瘦型

形体消瘦,BMI $\leqslant 18.5kg/m^2$,血清 LH 浓度升高,血清中 FSH 浓度往往在正常低限以内,IR 少见,可以分为肝经郁热型和肝肾阴虚型。

(1)肝经郁热型 症见月经先后不定,或闭经,或阴道出血淋漓不断,婚久不孕,毛发浓密,面部痤疮,乳房胀满,或溢乳,烦躁易怒,口苦咽干,大便秘结,舌质红,苔薄黄,脉弦数。生化特征:以 PRL、T 和 LH 升高为主要特征。

(2)肝肾阴虚型 症见月经初潮迟至,月经稀发、量少或闭经,或不规则阴道流血,婚久不孕,头晕耳鸣,视物昏花,五心烦热,口燥咽干,大便干结,舌红,少苔,脉细数。生化特征:以 LH 升高为主要特征。

3. 正常型

BMI 在 $18.5 \sim 24.9kg/m^2$ 之间,血清 LH 浓度升高,血清 LH/FSH 比值 $\geqslant$ 3,可见 T 或者 PRL 升高,PCOS 不孕患者 LH $\geqslant 10IU/L$ 占 37%,多见肝郁肾虚型。

肝郁肾虚型症见婚后多年不孕,月经量少、稀发或闭经,周期紊乱,乳胀,白带绵绵,腰酸软,四肢不温,头眩健忘,舌质淡,苔白,或舌质黯红,苔薄白,脉沉细或脉弦。生化特征:血 PRL、T、LH、LH/FSH 比值常升高。

三、用药特点

1. 衷中参西,疏补结合,谨慎用药 陈颖异教授以中医为主,倡导中西医结合。根据西医理论,PCOS 患者卵泡往往停滞在早期的窦前阶段,数量增多,无排卵。陈颖异教授认为中医可归为肾虚的范畴,治疗 PCOS 应以补肾为大法。研究证实补肾药可促使卵泡发育,颗粒细胞增生,卵子成熟,排卵。补肾药中,需慎用滋腻、酸敛药物,如胶类之药阻碍气的运行,易导致 PCOS 患者的卵泡发育停滞;山萸肉、金樱子虽然也有补肾之效,但其性收涩,阻碍气机运行。卵泡发育停滞、闭锁过程亦与气滞、气郁有关,故在补肾的同时往往加用理气药。在治疗

PCOS 时,陈颖异教授强调慎用大寒、破血药物,认为过于寒凉,经水难下,或使宫寒不孕;活血破瘀药易损伤子宫内膜,损伤输卵管黏膜、纤毛。

为缩短疗程,增强疗效,陈颖异教授认为必要时采用西药。对有生育要求者,适时加克罗米芬促排卵。无生育要求,伴有高雄激素血症,常用避孕药,如达英-35,改善患者的高雄激素血症;对于高胰岛素血症或肥胖者,多采用二甲双胍、罗格列酮等降胰岛素药;溢乳或血泌乳素偏高者,必要时可合用溴隐亭治疗;伴有肾上腺皮质功能亢进,血 DHEA 水平明显升高者,或加用少量地塞米松治疗。

2. 一证一方,同中求异,知常达变 陈颖异教授辨病亦不忽视辨证,每一证有一张专方。脾肾阳虚型,常用验方强脾温肾调冲汤,方含紫石英、紫河车、仙灵脾、党参、白术、陈皮、鹿角片、丹参、鸡血藤、红花;肾虚痰瘀型,常用验方涤痰祛瘀调冲汤,方含石菖蒲、白术、半夏、泽泻、丹参、鸡血藤、皂角刺、石楠叶、仙灵脾、山甲、巴戟天、鹿角片、牛膝;肝经郁热型,常用验方丹栀调冲汤,方含丹皮、炒栀子、赤芍、茜草、八月札、丹参、女贞子、枸杞子;肝郁肾虚型,常用验方疏肝补肾调冲汤,方含绿萼梅、八月札、菟丝子、石菖蒲、仙灵脾、丹参、鸡血藤、红花、鹿角片、巴戟天;肝肾阴虚,常用验方滋补肝肾调冲汤,方含杜仲、枸杞子、女贞子、丹皮、黄精、熟地、丹参、鸡血藤。

PCOS 治疗应因人而异。若患者头发浓密或面部痤疮严重,加凌霄花、马鞭草、丹皮、红茜草、炒栀子、赤芍等;若患者 B 超提示多囊卵巢,喜用瓦楞子、浙贝、皂角刺、鳖甲、鸡内金、生牡蛎、炮山甲;若患者便秘,用生白术、当归、肉苁蓉;若便溏,用神曲、炒白术、薏苡仁等药物;溢乳者加麦芽。同时陈颖异教授认为不同证型患者,其伴发的兼症有其偏向性。

根据患者发病年龄不同,治疗目的亦不同。对于青春期无生育要求的,注重调经,陈颖异教授将其分为四期,卵泡期采用益肾养阴,阴中求阳;排卵期采用滋阴助阳法,并加入活血理气之品;黄体期则温补肾阳,阳中求阴,以助月经来潮;行经期以活血调经为主。对于有生育要求的患者,在注重调经的同时,还注意抓住时机,促其怀孕。对于已生育 PCOS 患者,既要控制体重,又要辨证论治调理月经,使内膜按时脱落,减少子宫内膜癌的发生。

【典型病例】

病例1:陈某,23 岁,未婚未育,工人,2010 年 9 月 6 日初诊。

主诉:月经停闭半年余。

现病史:月经初潮 14 岁,初潮至今即不调,月经周期 40～80 天不等,经期3～5天,经量少,后经量逐月减少,周期延长,直至经闭。在外院多方治疗,考虑PCOS,曾予人工周期治疗,月经能来潮,停药后月经停闭,需用黄体酮针治疗来潮。末次月经 2010 年 3 月。量少,色鲜红,伴有咽干,手足心热,形体消瘦,

BMI:17kg/m²,视物昏花,大便干结,舌质红,少苔,脉细弱。2010年8月本院性激素测定:E_2:66ng/L,LH:21.1IU/L,FSH:6.0IU/L,T:0.6ng/ml,PRL:9.0ng/ml;血糖正常;空腹及餐后2小时胰岛素正常;B超检查:双层内膜约4mm,双卵巢增大,见多枚小卵泡。

中医诊断:闭经;西医诊断:多囊卵巢综合征

辨证:肝肾不足,冲任失调。

治法:滋补肝肾,调理冲任。

处方:滋补肝肾调冲汤。

杜仲20g　枸杞子15g　女贞子15g　丹皮10g　黄精10g　熟地15g　丹参15g　鸡血藤15g　制首乌15g　桃仁10g　枣仁10g　7剂

嘱其测基础体温。

二诊:2010年9月14日,投上方后,患者咽干、手足心热略好转,基础体温单相,月经未来潮,大便调,舌脉同前。续进前方15剂。

三诊:2010年10月4日,患者于2010年10月2日出现阴道少量出血,色黯,持续约2天,伴有腰酸,咽干,舌质淡红,苔薄,脉弦细。原方加用红花3g,益母草15g。3剂。

四诊:2010年10月7日,经治疗,月经已来潮,初见成效,于9月6日方加紫河车10g,石斛15g。续进20剂。

五诊:2010年11月9日,患者诸况好转,唯经水届期未至,B超检查:子宫4.3cm×3.8cm×5.0cm,双层内膜约8mm,右卵巢3.5cm×3.0cm×2cm,左卵巢3.2cm×1.9cm×2.0cm,原方加用红花3g,益母草15g,川牛膝15g。10剂。

六诊:2010年12月6日,经治疗,本届月经于11月25日来潮,于月经第三天复查性激素:LH:12IU/L,FSH:6.3IU/L,T:0.5ng/ml,PRL:8.7ng/ml,略有改善。继续以滋补肝肾,调理冲任为主,前后共调理1年余,月经能自然来潮,30～35天一行,复查性激素6项指标,基本正常。

病例2:叶某,24岁,未婚未育,护士,2009年6月12日初诊。

主诉:月经周期错后4年。现病史:月经初潮14岁,月经规则,月经周期为28～30天,经期5～7天。4年前因读书期间,课程繁忙,月经周期开始出现错后,常2～3个月一行,量中,色红,有时夹有血块,经期常有乳房胀痛,一直未予重视及正规治疗。患者工作后,压力颇大,形体逐渐消瘦,情绪烦躁,面部多发痤疮,故求诊于陈颖异教授,末次月经2009年5月9日,BMI:18.1kg/m²,舌质红,苔薄,脉弦细。2009年6月2日本院性激素测定:E_2:82ng/L,LH:19.63IU/L,FSH:5.24IU/L,T:1.09ng/ml,PRL:9.27ng/ml,P:1.44ng/ml;血糖正常;空腹及餐后2小时胰岛素正常;B超检查:双卵巢增大,见多枚小卵泡。

中医诊断:月经后期;西医诊断:多囊卵巢综合征

辨证:肝经郁热,冲任失调。

治法:清肝泄热,调理冲任。

处方:丹栀调冲汤。

丹皮 10g　炒栀子 5g　赤芍 15g　红茜草 10g　枸杞子 15g　香附 10g
生地 12g　八月札 15g　怀牛膝 10g　马鞭草 15g　炮山甲 3g　共 6 剂

嘱其测量基础体温。

二诊:2009 年 7 月 2 日,服药后月经仍未来潮,面部痤疮稍好转,基础体温低相,原方加丹参 15g,凌霄花 10g,去掉炮山甲。再续 7 剂。

三诊:2009 年 7 月 16 日,基础体温呈单相,7 月 15 日本院 B 超:双层内膜 9mm,双侧卵巢未见优势卵泡。原方加益母草 15g。7 剂。

四诊:2009 年 7 月 26 日,患者月经在 7 月 22 日来潮,经行 3 天,量中,乳胀减轻。面部痤疮较前减少,巩固治疗。上方去益母草、怀牛膝,加女贞子 12g,菟丝子 15g。10 剂。

五诊以后,该病例陈颖异教授转为养血清肝,调理冲任为主,原方去炒栀子,加女贞子、黄精,并根据伴随症状及月经周期,随症加减。前后共调理 9 月余,月经能自然来潮,28～30 天一行,诸症消失。

病例 3:王某,女,30 岁,工人,2010 年 1 月 21 日初诊。

主诉:结婚 9 年未孕。

现病史:患者 15 岁月经初潮,月经周期素延后,2～6 个月一行,经来量少,5 天净。结婚 9 年,有正常夫妻性生活,其夫精液检查正常,未避孕至今未孕。2009 年 3 月当地妇保院诊断为"多囊卵巢综合征",子宫输卵管碘水造影提示"两侧输卵管通而欠畅";性激素五项:FSH:7.01mIU/ml,LH:3.41mIU/ml,PRL:10.33ng/ml,E_2:35.29pg/ml,T:58.87ng/dl;血糖正常;空腹及餐后 2 小时胰岛素分别为 12.5μIU/ml,34μIU/ml;B 超检查:双卵巢增大,见多枚小卵泡。曾用人工周期治疗,用氯米芬、HMG 治疗未见卵泡发育。患者形体肥胖,BMI:26kg/m^2,时觉腰背酸痛,带下量少,质清稀,纳可,便溏,舌质淡胖,苔白腻,脉沉细。末次月经 2010 年 1 月 8 日。

中医诊断:全不产;西医诊断:多囊卵巢综合征,原发性不孕

辨证:肾虚痰瘀,阻滞冲任。

治法:分阶段治疗:

第一阶段温肾化痰,祛瘀通络,以疏通输卵管,嘱其适当锻炼,合理饮食,先避孕 3 个月。

处方:涤痰祛瘀调冲汤加减。

仙灵脾 10g　巴戟天 10g　鹿角片 10g　菟丝子 15g　石菖蒲 6g　炒白术 10g　半夏 10g　泽泻 10g　丹参 10g　鸡血藤 15g　皂角刺 15g　穿山甲

5g 牛膝 15g

二甲双胍缓释片 1 片/次,1 次/日。

加外用灌肠的经验方。

处方:红藤 20g 败酱草 20g 丹参 20g 制军 15g 三棱 10g 莪术 10g 银花 15g 川芎 10g,一般取 50~100ml 保留灌肠,灌肠后抬高臀部 20~30 分钟,每日 1 次,经期禁用。随证加减连续治疗 3 个月。于 2010 年 5 月 16 日(月经干净后)行输卵管碘油造影,提示两侧输卵管通畅。

第二阶段温肾调冲任,以促怀孕,予监测卵泡、基础体温。

复诊:2012 年 5 月 19 日,患者服药后月经来潮,逐月错后 7~10 天,腰背酸痛好转,大便正常,末次月经 2010 年 5 月 7 日。2012 年 5 月 16 日本院 B 超:双层内膜约 7mm,双卵巢未见优势卵泡。基础体温呈低相。前方去山甲 6g,牛膝 15g,加紫河车 10g,石楠叶 10g。5 剂。

月经第 17 天,B 超监测卵泡:双层内膜约 8mm,左卵巢未见优势卵泡,右卵巢见一枚优势卵泡约 15mm×13mm×16mm,基础体温呈低相。前方去皂角刺,加紫石英 20g。共 4 剂。随后每天 B 超监测卵泡,直至排卵。

2012 年 5 月 26 日早上 9 点(月经第 20 天),B 超:双层内膜约 10mm,右卵巢卵泡 20mm×18mm×22mm,基础体温呈低相。检查 LH:9IU/ml,E_2:320ng/L,自觉诸况良好,舌质淡红,苔白,脉沉细滑。前方加牛膝 10g,穿破石 10g。2 剂。同时注射 HCG 10000U。指导当晚 12 点同房。月经第 21 天,基础体温上升至 37℃,B 超提示已排卵。舌脉正常,嘱 28 日早上再同房。药方改为健脾补肾,养血调冲。

处方:柴胡 3g 当归 5g 白芍 10g 党参 15g 白术 15g 苏梗 10g 巴戟天 10g 熟地黄 12g 菟丝子 15g 共 5 剂

复诊:2012 年 6 月 20 日,月经未潮,血 HCG:629.3mIU/ml,B 超:宫内见 8mm×9mm×11mm 的暗区。陈颖异教授给其保胎至妊娠 12 周后,嘱其定期产检,注意血压及血糖监测,后剖宫产一男胎。

病例 4:包某,女,30 岁,已婚已育,工人,2009 年 10 月 23 日初诊。

主诉:人流后 4 年未孕。

病史:患者 13 岁月经初潮,月经周期正常,一月一行,经来量中,5 天净。4 年前人流后,出现月经周期逐渐错后,40~50 天一行,经量减少,色紫黯,平素有正常夫妻性生活,其夫精液检查正常,未避孕未孕。2009 年 5 月在本院子宫输卵管碘水造影提示"两侧输卵管通畅";性激素五项:FSH:4.11IU/L,LH:17.41IU/L,PRL:40ng/ml,E_2:62ng/L,T:0.6ng/ml;B 超检查:双卵巢增大,见多枚小卵泡;垂体 MRI 提示未见异常。在西医妇科服用溴隐亭治疗。患者形体正常,BMI:24kg/m²,平时感腰背酸软,带下色黄,经前乳房胀痛,夜寐欠安,面部少量痤疮,纳可,便偏干,舌质淡红,苔薄,脉沉细弦。末次月经 2009 年 10 月 8 日。

中医诊断:断绪;西医诊断:多囊卵巢综合征,高泌乳素血症,继发性不孕

辨证:肝郁肾虚,冲任失调。

治法:补肾疏肝,理气通络。

处方:疏肝补肾调冲汤加减。

柴胡 5g　赤芍 10g　炒白芍 10g　绿萼梅 10g　八月札 10g　菟丝子 15g　枸杞子 15g　生麦芽 50g　丹参 10g　鸡血藤 15g　炒杜仲 15g　生白术 10g　木香 10g　7 剂

继续服用溴隐亭 2.5mg,每日 1 片。

二诊:2009 年 11 月 1 日,患者服药后自觉乳房胀痛减轻,仍感腰背酸软,故杜仲加量 30g,寄生 30g。共 5 剂。

三诊:2009 年 11 月 9 日,服药后患者月经未来潮,11 月 8 日本院血 HCG 阴性;B 超:双层内膜 12mm。原方加怀牛膝 15g,红花 3g,益母草 15g。共 7 剂。嘱其测基础体温。

四诊:2009 年 11 月 19 日,基础体温呈双相,患者服药后于 2009 年 11 月 17 日月经来潮,经量偏少,色红,无血块,无痛经,大便溏,改投养血健脾调冲汤。

处方:太子参 12g　柴胡 5g　茯苓 15g　炒白术 15g　紫苏梗 10g　炙甘草 5g　山药 15g　寄生 30g　共 7 剂

嘱其复查 B 超。

五诊:2009 年 11 月 30 日,2009 年 11 月 28 日 B 超:双层内膜约 6mm,双侧卵巢未见优势卵泡。患者服药后无明显不适,原方加滋补肝肾调冲药,紫石英 20g,石楠叶 12g,紫河车 15g,女贞子 15g。共 7 剂。11 月 30 日复查 B 超仍未见优势卵泡。

患者前后调理近 3 个月,复查 PRL 正常范围。2010 年 3 月 25 日停经 39 天,阴道少量出血 2 天来院复诊,查血 HCG:1239.3mIU/ml,P:19.0ng/ml,遂保胎治疗,后顺产一男胎。

【按语】

多囊卵巢综合征是一种临床和实验室均表现复杂的疾病,陈颖异教授提倡利用西医学的检查手段,采用辨病辨证结合,谨守病机,以法统方,临症加减,用药方面注重动静结合,寓补于疏,寓疏于补。

病例 1:患者月经不调,停闭 6 月余,咽干,手足心热,形体消瘦,视物昏花,大便干结,舌质红,少苔,脉细弱。禀赋素体虚弱,肝肾阴虚,热灼津液,血液渐涸,故月经由少至闭。证属肝肾阴虚,阴虚血燥之闭经,综观本病的整个治疗过程,以滋补肝肾调冲汤为基础,佐以丹参、鸡血藤、桃仁补中兼疏,经前经期加用

红花、益母草、牛膝,守方调理年余,滋肾养肝,培补本源,使血海满溢而经自调。

病例2:患者月经稀发,经水2~3个月来潮,从性激素测定及B超来看符合多囊卵巢综合征诊断。月经是通过肾—天癸—冲任—胞宫轴来调节的,其经期常有乳胀,情绪烦躁,面部多发痤疮,证属肝气郁滞,郁久化热,影响冲任,影响精血。治疗初期陈颖异教授重用丹皮、炒栀子、赤芍、生地,清泄肝热,八月札、香附疏理肝气,枸杞子滋养肝肾,历时一个多月治疗,诸症减轻,肝热已泄,即去炒栀子这味苦寒药,加用女贞子、黄精养血清肝,使肝血充盈,冲任调畅,月经按时而下。

病例3:本案的整个治疗过程体现了陈颖异教授衷中参西,辨证与辨病相结合的证治特点,患者多年未孕,形体肥胖,腰背酸痛,便溏,证属肾阳亏虚,开阖不利,痰湿膏脂聚集,阻遏气机,以致痰瘀互结,胞宫胞脉闭塞,不能摄精成孕。治疗采用阶段疗法,陈颖异教授根据检查结果"两侧输卵管通而欠畅",第一阶段,化痰散瘀通络,佐以温肾暖宫,重在疏通输卵管,减轻症状,采用综合疗法,避孕治疗3个月,当碘油造影提示两侧输卵管通畅。第二阶段,重在调经促孕,妙用紫石英、紫河车、石楠叶。且认真监测卵泡、观察基础体温,重视种植窗,当卵泡成熟,内膜增厚,中西医合用,加牛膝、穿破石,同时注射HCG 10000U,指导同房,如此井然有序,终获全效。

病例4:患者系人流后损伤肾气,耗伤精血,血海不充,冲任虚衰,故月事后期而至,加之未孕4年,压力较大,思虑较重,影响情志,肝气郁结,疏泄失常,气血不和,冲任不能相滋,更加难以摄精成孕。证属肝郁肾虚。陈颖异教授治疗不孕症掌握两点:①先治病后促孕;②先调经后促孕。故先用疏肝补肾调冲汤,配合西药溴隐亭,前后调理近3个月,肝气条达,精血生化有源,冲任得养,月水如期满溢而下,复查PRL正常范围,则在原方基础上加滋补肝肾调冲药紫石英、石楠叶、紫河车、女贞子,重用滋补肝肾药,使得肾气充盈,肝气舒畅,摄精成孕。

(周笑梅 蔡宇萍 陈颖异)

马大正

马大正,1949年2月出生,1982年毕业于浙江中医药大学中医系,在温州市中医院从事中医妇科30余年。曾任温州市中医院副院长,现为主任医师,妇科主任,浙江中医药大学兼职教授,上海中医药大学和浙江中医药大学硕士、博士研究生导师,全国第三、五批名老中医药专家学术经验继承指导老师,浙江省名中医。全国中医学会妇科分会常委,浙江省中医药学会妇科分会副主任委员,温州市中医妇科分会主任委员。享受国务院颁发的政府特殊津贴。2012年国家中医药管理局批准成立"马大正全国名老中医药专家传承工作室",2012年中华中医药学会授予首届"全国'郭春园式的好医生'"称号。其擅长治疗不孕不育、多囊卵巢综合征、先兆流产、子宫肌瘤、子宫内膜异位症等妇科疑难疾病。并出版妇科专著 8 部,发表医学文章 100 余篇,其中《妇科证经方心裁》一书荣获 2010 年度中华中医药学会学术著作二等奖,《全国老中医药专家马大正中医妇科医论医案集》的编撰获 2008 年浙江省中医药科学技术创新奖三等奖,"温肾安胎汤治疗先兆流产"的科研课题获 1996 年浙江省中医药科技进步奖、优秀奖,"中国妇产科发展史"的研究课题获 1992 年温州市科技进步奖二等奖。

【诊治特点】

一、对 PCOS 的认识

1. 马大正教授认为多囊卵巢综合征是既常见又疑难的妇科内分泌疾病,该病以长期排卵功能障碍引起的月经失调,雄激素过高及卵巢多囊改变为主要特征。发病率占育龄期妇女的 6%～10%,占无排卵性不孕的 75%,是无排卵性不孕的主要原因。PCOS 患者具有发生 2 型糖尿病、高血压及心脑血管疾病、妇科肿瘤等远期并发症的风险。因此 PCOS 是一种累及全身、威胁健康的终生性内分泌代谢疾病。目前西医对于 PCOS 病因和病理生理机制尚不清楚,普遍认为 PCOS 是一种多基因疾病,在不同基因与环境的多重交互作用下形成了多种 PCOS 表型。由于 PCOS 病因和发病机制的不明确性,临床表现的复杂性和异质性,目前在诊断和治疗上都有着极大的难度。

2. 马大正教授指出中医历来无特定的多囊卵巢综合征相对应的称谓,根据其临床表现,分属于"不孕"、"月经不调"(以月经后期,月经过少为多见)、"闭经"、"崩漏"等范畴。其中以"不孕"和"闭经"最为常见。类似病症在古书中有如下记载:《医学正传·妇人科》:"月经全借肾水施化,肾水既乏,则经血日以干涸……渐而至于闭塞不通。"《本草经疏》云:"血热则瘀,瘀则闭……热去则血和,和则瘀消而闭通。"《兰室秘藏·妇人门》:"妇人脾胃久虚,或形羸气血俱衰,而致经水断绝不行。或病中消胃热,善食渐瘦,津液不生。"《丹溪心法》:"肥盛妇人,禀受甚厚,恣于酒食,经水不调,不能成孕,以躯脂满溢,湿痰闭塞子宫故也。"并说"宜行湿燥痰。"《女科切要》指出闭经乃"痰湿与脂膜壅塞"。《校注妇人良方·求嗣门》:"妇人之不孕,亦有因六淫七情之邪,有伤冲任,或宿疾淹留,传遗脏腑,或子宫虚冷,或气旺血衰;或血中伏热,又有脾胃虚损,不能营养冲任。"《济阴纲目·求子门》:"若是瘦怯性急之人,经水不调,不能成胎,谓之子宫干涩,无血不能摄受精气,宜凉血降火。"马大正教授根据多年的临床总结认为,PCOS 所致的闭经与不孕以肝热、肾虚、痰阻为多见,治疗应秉承《素问·至真要大论》"盛者泻之,虚者补之"的治疗原则,补虚有补肝、肾、气、血之不同,泻盛有理气、化痰、清热之异。

3. 辨证与辨病结合,尤重辨病 "温州其地自温峤山西,民多火耕,虽隆冬恒燠",故以"温州"为名。且山峦众多,江河纵横,地处潮湿,温州人则多具吃苦耐劳,艰苦奋斗,勇于创先的精神。温州在江浙一带具有明显的地域特色与人文特点。因此在多囊卵巢综合征诊治中发现,患者以痤疮,闭经,多毛,舌红,口苦,苔黄腻等肝郁血热兼见湿瘀的证型为多。实验室指标则表现为高雄激素血症和过高的促黄体生成素。故治疗以清热凉血活血为主,自拟方"抑亢汤",采用大量的清热凉血活血药物。该方经过临床验证和课题研究验证,对于治疗以高雄激素血症为主要症状的多囊卵巢综合征具有极高的临床疗效,可降低过高的睾酮及促黄体生成素。但在临床中发现有较大部分的患者临床主证并无血热征象,亦不属于其他典型的中医证型,但有上述异常的生化指标。此时实验室和理化指标即可作为辨证的依据,尤其需要注重辨病论治。此处的"病"并非单纯指西医病名,也可理解为中医的病名。因此在治疗时仍可选用抑亢汤,同样可取得极好的治疗效果,此谓"无证从病"。这是马老治疗该病的一大显著特征。

4. 中西医结合,注重实效 马大正教授根据此病的不可治愈性和不同的治疗目的性,决定采用不同的中西医治疗方法。不孕症采用中药周期疗法。经期用自创"调冲汤",方药组成:菟丝子、枸杞子、覆盆子、巴戟天、淫羊藿、当归、川断、鸡血藤、茺蔚子、何首乌、路路通、香附、丹参。卵泡期用"助孕汤",方药组成:菟丝子、枸杞子、覆盆子、巴戟天、淫羊藿、鹿角片、川断、杜仲、桑椹子、何首乌、紫石英、当归。排卵期用"排卵汤",方药组成:急性子、茺蔚子、丹参、三棱、莪术、王不留行、刘寄奴、当归、路路通、香附、大腹皮。黄体期用"固冲汤",方药组成:菟丝子、枸杞子、覆盆子、巴戟天、淫羊藿、鹿角片、川断、女贞子、旱莲草、杜仲、山药。使用时以上述组方为主,随症加减。并根据实验室检查性激素和彩色多普勒卵泡监测,针对性地使用西药他莫昔酚、来曲唑、尿促性素、果纳芬、丽申宝等促排卵治疗,注重实效,明显缩短治疗周期,大大提高治疗该病的成功率,从而克服传统"慢郎中"的弊端。闭经者当依据主证,随法立方,但需随证和根据不同的周期加减,以取得实效。如在 B 超监测子宫内膜已经达到月经来潮的必要厚度,即 7~8mm 以上(子宫内膜过度损伤者除外),即冲任虽满而未溢之时,即可加入活血破瘀攻下之法。采用虫类破血药物,如䗪虫、水蛭、虻虫、地龙等以噬血破瘀,搜剔巢窟。对于经闭不行伴有大便闭结不通者,用大黄、玄明粉等高屋建瓴,活血攻下。血热或湿热引起的月经后期或闭经,则用凉血清热,活血通经法,自创金平汤,方中用金钱草、平地木、益母草、川牛膝、连翘、茜草、珠儿参、桃仁、牡丹皮、菝葜等。痰阻者则喜用礞石滚痰丸加减。

5. 善用外治法 促排卵常用针刺法:排卵期取穴:三阴交、关元,虚证配足三里、血海、肾俞;实证配太冲、中极。在卵泡成熟时开始针刺诱发排卵。每日 1 次,共 4 日。配合跳绳运动也有助于卵泡的排出。

二、辨证分型

马老在长期的多囊卵巢综合征临床研究以后,将本病分为如下类型辨治:

1. 肾虚型　症见月经失调或闭经,不孕,腰膝酸痛。偏肾阳虚者,可见身冷肢逆,大便不坚,小便清长,舌质稍淡,苔薄白,脉沉细;偏阴虚者,可见五心烦热,口干便秘,舌质红,苔少,脉细数。

2. 肝热型　症见月经量少或闭经,不孕,口苦咽干,乳胀胁痛,性躁心烦,多毛或痤疮,大便干结,小便黄赤,舌红,苔黄,脉弦数。

3. 痰阻型　症见月经稀少或闭经,多毛,肥胖不孕,白带多,痰多胸闷,舌淡,苔腻,脉滑。

4. 气血两虚型　症见月经稀少或闭经,不孕,倦怠懒言,面色少华,头晕,舌质淡嫩,苔薄白,脉细乏力。

三、用药特点

中药治疗方面,马大正教授认为上述各型中以肝热型最为多见,故以抑亢汤为主方加减。

方药组成:紫草 20g　炒栀子 10g　生地黄 10g　龙胆草 5g　柴胡 10g　丹皮 9g　川牛膝 30g　枇杷叶 15g　茜草 10g　制大黄 6g　香附 5g　丹参 15g

方中龙胆草苦寒,折肝胆实火;山栀清降,泻三焦郁火,两者协用,泻肝胆实火。大剂量紫草、茜草具有清热解毒、凉血活血之功;丹皮破血行血除血分之热;丹参凉血行血。上述 4 品共奏清肝活血、开胞脉瘀滞之功。枇杷叶清肺胃之火化痰,大黄泻热毒,行瘀血,开导下泄之路,可祛痰火湿热积聚(滚痰丸中大黄即含此意)。柴胡、香附疏肝开郁,盖肝经郁火宜开而兼清,犹灰中炭火,拨而方熄。肝藏血,体阴而用阳,泻火之余以生地凉血,濡养阴血,以养肝之体,亦防苦寒久服而致伤阴化燥。全方共奏清肝泻火、凉血活血之功。临床证明有显著的降低 PCOS 患者高 T、高 LH 的功效。药理实验表明,紫草能作用于脑垂体,抑制 LH 和 FSH 的合成。丹参是目前已进行药理研究明确具有抗雄激素作用并有温和雌激素效应的中药。大黄中的黄酮类有机酸实验证明能通过提高 SOD 活力,减少自由基的生成,明显减低脂质化参数,对 PCOS 患者的并发症如向心性肥胖、高脂血症等有显著的预防和治疗作用。

临床随症加减:高泌乳素者加龙葵、蝉衣、白蒺藜;肥胖者加浮海石、石菖蒲、荷叶、苍术;便溏者加神曲、槟榔、木香。不孕症在 B 超监测下,内膜厚度达到 8mm,优势卵泡直径达到 18mm 以上时就可以使用排卵汤,有利于成熟卵泡及时排出,如果排卵效果不佳,可加薏苡仁 120g,桃仁 30g。服药期间要继续 B 超监测卵泡及子宫内膜的动态变化,如果优势卵泡萎缩或卵泡出现黄素化,基础体温已经升高,或子宫内膜已经过度增生,便停止使用此方。如服药期间下腹胀甚,出现卵泡过度刺激现象,改用卵巢过度刺激方:茯苓皮、猪苓、白术、泽泻、桂枝、大腹皮、陈皮、桑白皮、赤小豆、车前子、槟榔、天仙藤,并服四磨饮口服液。

【典型病例】

病例1:史某,29岁,职员,2009年10月9日初诊。

病史:婚后未孕3年,月经失调10年。周期4～6个月,经期7天,经量中等,色黯,夹血块,白带多,质稀,纳便正常。Lmp:2009年6月15日。查体:舌淡红,苔薄白,脉细。

妇科检查:外阴无殊,阴道通畅,宫颈轻度炎症,宫体后位,大小正常,活动度可,质中,无压痛,两侧附件无压痛。

辅助检查:输卵管造影示输卵管通畅;性激素检测:LH/FSH =(12.58mIU/ml)/(4.26mIU/ml) > 2.9,T:2.6nmol/L,E_2:176.0pmol/L,P:0.4nmol/L,PRL:186.44mIU/L;B超提示:子宫内膜厚度5mm,双卵巢多囊样改变。

中医诊断:不孕症;西医诊断:多囊卵巢综合征,原发性不孕症

辨证:气血虚弱。

治法:益气养血调冲。

处方:薯蓣丸加减。

山药15g　当归6g　桂枝3g　神曲10g　熟地15g　甘草5g　党参12g　川芎5g　白芍10g　白术10g　麦冬12g　杏仁10g　柴胡6g　桔梗4g　茯苓12g　阿胶10g　干姜3g　防风10g　大枣6g　郁李仁10g　白蔹5g　黑大豆60g　苏梗20g　5剂

二诊、三诊:守上方加减续进19剂。

四诊:2009年11月3日,Lmp:2009年11月1日,量少,色红,大便干结,面部痤疮,舌脉如,改予抑亢汤加大腹皮10g。14剂。

五诊:2009年11月18日,B超检查:子宫内膜厚度7mm,左侧卵巢卵泡17mm×12mm,右侧卵巢卵泡17mm×13mm。舌脉如上,续予抑亢汤加大腹皮10g。3剂。

六诊、七诊续予抑亢汤加减10剂。

八诊:2009年12月5日,月经未来潮,检测血HCG:105.1mIU/ml。改予中药温肾安胎汤加减,4剂。后B超提示:宫内早孕,单胎存活。

病例2:陈某,22岁,职员,2009年10月9日初诊。

病史:婚后未孕2年余。经外院检查诊断为多囊卵巢综合征,经期37～40天一潮2年,经量明显减少2个月,经色或鲜或黯,夹少量血块,经前一周小腹隐痛,经行腹胀,纳欠,寐难,二便正常。Lmp:2009年2月20日。查体:舌稍红,苔薄白,脉细。生育史:孕0。

妇科检查:外阴无殊,阴道通畅,宫颈光滑,子宫后位,偏小,质地中等,活动无压痛,两侧附件无压痛。

辅助检查:输卵管造影示输卵管通畅。B超:子宫三径之和为10.2cm,子宫内膜厚度5mm,双卵巢多囊样改变。

中医诊断:不孕症;西医诊断:多囊卵巢综合征,原发性不孕症

辨证:肝热。

治法:清肝凉血活血。

处方:抑亢汤加减。

紫草20g　炒栀子10g　生地10g　龙胆草5g　柴胡10g　丹皮9g　川牛膝30g　枇杷叶15g　茜草10g　制大黄6g　香附5g　丹参15g　神曲10g　炒谷芽10g　炒麦芽10g　7剂

二诊:2009年3月14日,大便溏,舌脉如上。中药守上方加槟榔10g。7剂。

三诊:2009年3月23日,性激素测定:T:2.22nmol/L,LH/FSH=(13.27mIU/ml)/(5.91mIU/ml)>2。中药守上方加厚朴10g。7剂。

四诊、五诊、六诊:中药守上方,25剂。

七诊:2009年6月19日,月经未来潮,尿妊娠试验阳性。

病例3:朱某,17岁,未婚,学生,2007年9月22日初诊。

病史:从初潮起月经稀发5年,周期最长为半年,经期7天,经量不多,带下量多,大便偏干,Lmp:2007年9月13日。查体:舌稍红,苔薄白,脉细。

辅助检查:性激素测定:T:85.0nmol/L(正常值14.0~76),LH/FSH=(25.4mIU/ml)/(7.4mIU/ml)>3,PRL、E_2、P正常。B超提示:子宫常大,子宫内膜厚度6mm,双卵巢多囊样改变。

中医诊断:月经后期;西医诊断:多囊卵巢综合征,月经稀发

辨证:血热。

治法:清热凉血活血。

处方:抑亢汤加减。

紫草20g　炒栀子10g　生地10g　龙胆草5g　柴胡10g　丹皮9g　川牛膝30g　枇杷叶15g　茜草10g　制大黄6g　香附5g　丹参15g　神曲10g　炒谷芽10g　炒麦芽10g　28剂

二诊:2007年10月24日,Lmp:2007年10月14日。性激素测定:T:1.5nmol/L(正常值0~2.6),LH/FSH=(2.33mIU/ml)/(3.93mIU/ml)<1。舌淡红,苔薄白,脉细。处方:抑亢汤56剂,月经前后用丹栀逍遥散加减28剂。月经分别于2007年11月16日、12月24日、1月31日、3月1日来潮。

病例4:邹某,38岁,2008年9月8日初诊。

病史:月经淋漓不尽2年,原发不孕18年。Lmp:2008年8月16日,现带血24天,血量不多,色黯,无腹痛。查体:舌淡红,苔薄白,脉细。

辅助检查:B超:子宫内膜厚度7mm,双侧卵巢增大,左侧42mm×22mm,右侧33mm×24mm,两侧卵巢一个切面即可见直径5~6mm小卵泡10个以上。

诊断:中医诊断:崩漏;西医诊断:多囊卵巢综合征,功能失调性子宫出血

辨证:血瘀。

治法:化瘀止血。

处方:鼠妇6g　丹参15g　益母草20g　当归9g　川芎9g　鹿衔草20g　蒲黄10g　五灵脂10g　3剂

二诊:2008年9月12日,药毕经水净,妇科检查未见异常。

【按语】

上诉4例病例均属于西医多囊卵巢综合征,临床表现却各不相同。病例1、2以不孕为主证。病例3表现为月经后期,病例4则以崩漏为主证。由此可见该病的临床症状复杂性和多样性。临床诊断必须依靠现代的实验室检查手段,其中前3例均为高T和高LH。4例B超均提示卵巢多囊样改变。

病例1初诊见月经后期,停经3月余兼有不孕。B超提示宫内膜5mm,虽无全身虚象。仍先责之于虚。所谓"若欲通之,必先充之"。故以仲景方薯蓣丸加减补益气血。薯蓣丸原用于"虚劳诸不足,风气百疾",是适用性极广的补益剂。方中以大剂量山药加八珍汤,加阿胶、麦冬补气滋阴血,加柴胡、防风、神曲等行气疏风开郁,是补而不滞的方剂。加用大剂量的黑豆与苏梗,是马大正教授运用新药的独特经验,他认为黑豆具有调中下气,补肾通经的功效,与苏梗合用可促进子宫内膜腺体的增长,用于月经后期以及闭经者效果极佳。守法守方进药24剂后,显现肝热之象,故改用抑亢汤清肝活血,此后经水来潮,排卵正常,一举成孕。

病例2、3症见经量过少、月经后期和不孕。临床表现或见肝热之象,或实验室指标异常。此处遵循"辨病论治"和"异病同治"的原则。用验方抑亢汤加减,疗效极佳。

病例4属于多囊卵巢综合征而见崩漏者,大多属于西医无排卵性功能失调性子宫出血。经水淋漓日久不净,量少色黯,B超提示子宫内膜7mm,卵巢多囊样改变。马大正教授认为此类病案辨治非同于一般崩漏,当注重辨病论治。认为病程日久,久病入络,内有瘀血,血不循经,故见经血淋漓不净。治当通因通用,去瘀生新,万不可见血止血。方中用鼠妇破血逐瘀。鼠妇是一味临床十分少用的药物,古代本草通常亦不收载。在《金匮要略》的鳖甲煎丸含有鼠妇一味,具有破血、利水、解毒、止痛的功效。此案中与益母草、丹参、失笑散等合用,共奏祛瘀止血之功,取效可谓立竿见影。

(陈浩波　马大正)